国家中医药管理局中医师资格认证中心推荐用书
全国卫生专业技术资格考试（中医药类）指导用书

2025
中医妇科学（中级）
专业技术资格考试指导用书

国家中医药管理局专业技术资格考试专家委员会　编写

适用专业
中医妇科学（中级）

附 赠
考试大纲

全国百佳图书出版单位
中国中医药出版社
·北　京·

图书在版编目（CIP）数据

2025中医妇科学（中级）专业技术资格考试指导用书 / 国家中医药管理局专业技术资格考试专家委员会编写 . 北京 ：中国中医药出版社，2024. 12. --（全国卫生专业技术资格考试（中医药类）指导用书）.

ISBN 978-7-5132-9121-7

Ⅰ. R271. 1

中国国家版本馆 CIP 数据核字第 2024T4W823 号

2025年卫生专业技术资格考试（中医药类）指导用书由国家中医药管理局中医师资格认证中心授权中国中医药出版社独家出版。中国中医药出版社各地授权考试用书经销服务商有售，考生可直接到中国中医药出版社天猫旗舰店（https://zgzyycbs.tmall.com）购买正版图书。

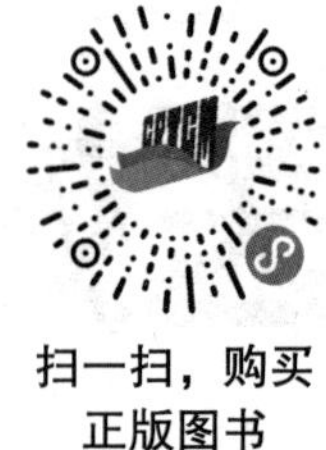

扫一扫，购买
正版图书

中国中医药出版社出版

北京经济技术开发区科创十三街31号院二区8号楼

邮政编码　100176

传真　010-64405721

保定市西城胶印有限公司印刷

各地新华书店经销

开本 787×1092　1/16　印张 46　字数 1384 千字

2024年12月第1版　2024年12月第1次印刷

书号　ISBN 978-7-5132-9121-7

定价　279.00元

网址　www.cptcm.com

服务热线　010-64405510

购书热线　010-89535836

维权打假　010-64405753

微信服务号　zgzyycbs

微商城网址　https://kdt.im/LIdUGr

官方微博　http://e.weibo.com/cptcm

天猫旗舰店网址　https://zgzyycbs.tmall.com

如有印装质量问题请与本社出版部联系（010-64405510）

《2025中医妇科学(中级)专业技术资格考试指导用书》

编写委员会名单

专业主审 崔晓萍

专业主编 冯晓玲 刘春香

分科主审（以姓氏笔画为序）

王庆国 孔军辉 田 侃 闫平慧 李 冀
李秀惠 李灿东 张光霁 范永升 钟赣生
崔晓萍 翟双庆

分科主编（以姓氏笔画为序）

冯晓玲 吉广庆 朱爱松 任艳萍 闫东宁
林雪娟 郑丰杰 孟 月 赵岩松 胡亚男
胡晓阳 姜德友 唐德才 黄象安 蒋 茹
霍增辉

分科编委（以姓氏笔画为序）

王 萍 王 淳 王英豪 王香婷 王章林
王维广 尹 刚 尹丽颖 田 露 付 殷
付 强 任青玲 孙伯驹 孙炤瑛 苏中华
李长香 杨卫彬 肖存利 吴秀艳 汪伯川
张学顺 张翠珍 季旭明 金 华 周志焕
周艳艳 俞 洁 姜开运 袁 颖 夏梦幻
柴 原 高 玲 郭 梅 黄欲晓 常佳怡
廖广辉 樊博雅 燕海霞

出版说明

为进一步体现卫生专业技术资格考试(中医药类)的目标要求,帮助考生有效掌握从事中医、中西医结合、中药等工作所必须具备的基础知识、相关专业知识、专业知识与专业实践能力,国家中医药管理局中医师资格认证中心组织有关专家修订完善了 2025 年卫生专业技术资格考试(中医药类)系列指导用书,共 18 种。

一、2025 年卫生专业技术资格考试(中医药类)指导用书修订重点

在总结几年来卫生专业技术资格考试(中医药类)工作经验的基础上,国家中医药管理局中医师资格认证中心坚持以习近平新时代中国特色社会主义思想为指导,紧密结合《中华人民共和国中医药法》和《中华人民共和国医师法》的要求,依据 2025 年卫生专业技术资格考试(中医药类)大纲对中医学、中西医结合医学、中药学专业技术资格考试指导用书部分内容进行了修订。本次修订工作重点体现三方面的基本原则:一是突出临床综合,重在实践能力;二是注重专业经典考查,强化中医思维;三是强化顶层设计,体现初级士、师及中级三个层次差别。

二、2025 年卫生专业技术资格考试(中医药类)指导用书特点

本系列指导用书具有四个鲜明的特点。一是权威性。实行主编、主审双负责制。本系列指导用书以卫生专业技术资格考试(中医药类)大纲为依据,由国家中医药管理局中医师资格认证中心组织相关专业权威专家编写,是全国卫生专业技术资格考试(中医药类)题库建设的主要依据,也是中医、中西医结合、中药专业拟参加中、初级专业技术资格考试的考生临床实践、复习备考的权威性参考书。二是全面性。本系列指导用书内容涵盖中医、中西医结合、中药三类 18 个专业 / 级别(初级士、师及中级三个层次)、40 余个学科的全部内容。三是实用性。进一步突出中医临床综合知识运用,并深度融合现代医学内容,全面体现专业技术岗位的临床实践能力。进一步体现“读经典,做临床”的导向,增加了临床适用性强的专科经典内容。四是时效性。充分体现现行国家中医药法律法规及相关政策内容以及医学模式从“疾病模式”向“健康模式”转变,以满足人民群众对中医药服务的需求。此系列丛书方便考生全面复习,提升专业能力与素养。

三、2025 年卫生专业技术资格考试(中医药类)指导用书种类

本系列指导用书包括中医、中西医结合类 15 种:中医内科学(中级)专业、中医外科学(中级)专业、中医妇科学(中级)专业、中医儿科学(中级)专业、中医骨伤科学(中级)专业、中医针灸学(中级)专业、中医推拿(按摩)学(中级)专业、中医眼科学(中级)专业、中医耳鼻喉科学(中级)专业、中医皮肤与性病学(中级)专业、中医肛肠科学(中级)专业、全科医学(中医类 / 中级)专业、中西医结合内科学(中级)专业、中西医结合外科学(中级)专业、中西医结合骨伤科学(中级)专业;中药类 3 种:中药学(士)专业、中药学(师)专业、中药学(中级)专业。

四、2025 年卫生专业技术资格考试(中医药类)指导用书购买途径

2025 年卫生专业技术资格考试(中医药类)指导用书由国家中医药管理局中医师资格认证中心授权中国中医药出版社独家出版。中国中医药出版社各地授权考试用书经销服务商有售,考生可直接到中国中医药出版社天猫旗舰店(https://zgzyycbs.tmall.com)购买正版图书。

本系列指导用书的编写和审校得到了各院校相关专家的大力支持,在此谨示感谢!

由于时间仓促,书中难免有不足和疏漏之处,希望各位考生和其他读者在使用过程中提出宝贵意见。

国家中医药管理局中医师资格认证中心

2024 年 11 月

目　录

第一部分　中医基础理论

第二部分　内　经

第三部分　伤　寒　论

第四部分　金 匮 要 略

第五部分　温　病　学

第六部分　中　药　学

第七部分　方　剂　学

第八部分　中医诊断学

第九部分 诊断学基础

第十部分 传染病学

第十一部分 医学心理学

第十二部分 医学伦理学

第十三部分 卫生法规

第十四部分 中医妇科学

第一部分　中医基础理论

第一单元　中医学理论体系的主要特点

细目一　整 体 观 念

整体观念是中医学认识人体自身及人与环境之间联系性和统一性的学术思想。整体观念是中医学理论体系的指导思想，体现在人们观察、分析和认识生命、健康和疾病等问题时，注重人体自身的完整性及人与自然、社会环境之间的统一性与联系性，并贯穿于中医学的生理、病机、诊断、辨证、养生、防治等各个方面。

要点一　人是一个有机整体

（一）生理功能的整体性

主要体现在三个方面，即五脏一体观、形神一体观和精气神一体观。

1. 五脏一体观　人体以五脏为中心，配合六腑、形体、官窍，通过经络系统的联络作用，构成心、肝、脾、肺、肾五个生理系统。

心、肝、脾、肺、肾五个生理系统之间具有结构的联系性和功能的统一性，相互促进，相互制约，共同维持生命活动的正常进行。

2. 形神一体观　形体与精神是生命的两大要素，两者既相互依存，又相互制约，是一个统一的整体。

形，指人的形体结构和生命物质；神，指生命活动的主宰和总体现，包括意识、思维等精神活动。形神一体观，是指形体与精神的结合与统一。

3. 精气神一体观　精、气、血、津液是构成和维持人体生命活动的基本物质，神是人体生命活动的整体表现。

精、气、神为人之“三宝”。精气神一体观，是指精可化气，气可化精，精气生神，精气养神，而神则统驭精与气，形成有机整体。

（二）病机变化的整体性

中医学在分析疾病发生、发展、变化规律时，善于从整体出发，去分析局部病机变化的整体性根源。

1.“有诸内，必形诸外”　人是一个内外紧密联系的整体，因而内脏有病，必然表现于外，具体可反映于相应的形体官窍。

2. 脏腑之间病机上相互影响　在分析某一脏病的病机时，既要考虑到本脏病变对他脏的影响，也要注意到他脏病变对本脏的影响。

3. 形与神在病变上相互影响　形体的病变，皆可引起神的失常；而精神情志活动异常也能导致躯体、脏腑、经络、官窍功能失常，以及生命物质精、气、血、津液的病变。

（三）诊断防治的整体性

中医学在诊察疾病时，可通过观察分析形体、官窍、色脉等外在异常表现，推测内在脏腑的病机变化，从而做出正确诊断。同时，中医学在防治疾病时，强调在整体层次上对全身各局部的调节，使之恢复常态。

（四）养生康复的整体性

人是形神统一的整体，中医养生主张形神共养以维护健康、形神共调以治疗康复疾病。

要点二　人与自然环境的统一性

（一）自然环境对人体生理的影响

自然环境主要包括自然气候和地理环境，古人以“天地”名之。人在自然环境之中，而天地阴阳二气不断地运动变化，人的生理活动必然受到天地之气的影响而有相应的变化。主要包括季节气候、昼夜时辰、地域环境对人体生理的影响。

（二）自然环境对人体疾病的影响

人类适应自然环境的能力是有限的。当气候变化过于急剧，超过人体的适应能力，或机体的调节功能失常，不能适应自然环境的变化时，就会导致疾病的发生。

（三）自然环境与疾病防治的关系

自然环境的变化时刻影响着人的生命活动和疾病变化，因而在疾病的防治过程中，必须重视外在自然环境与人体的关系，在养生防病中顺应自然规律，在治疗过程中遵循因时、因地制宜的原则。

要点三 人与社会环境的统一性

人生活在特定的社会环境中，必然受到社会因素的影响。故人与社会环境既相互统一，又相互联系。

（一）社会环境对人体生理的影响

人所处的社会环境和社会背景不同，造成个人的心理特征与体质的差异。社会地位和经济条件对人的心身功能也有重要影响。

（二）社会环境对人体病变的影响

当社会环境变化时，人的社会地位、经济条件也会随之而变。骤然变化的社会环境，会对人体生理功能造成较大的影响，从而损害人的心身健康。

（三）社会环境与疾病防治的关系

社会环境主要通过影响人体的精神情志活动而对人体的生理功能和疾病变化产生影响，因而预防和治疗疾病时，必须充分考虑社会因素对人体心身功能的影响，以便于维持心身健康，预防疾病的发生，并促进疾病好转。

细目二 辨证论治

辨证论治是中医学认识疾病和治疗疾病的基本原则，并贯穿于预防与康复等医疗保健实践的过程。中医学在认识疾病和处理疾病的过程中，既强调辨证论治，又讲求辨证与辨病相结合。

要点一 症、证、病的概念

1. **症的基本概念** 症，即症状和体征，是机体发病而表现出来的异常表现，包括患者所诉的异常感觉和医生所诊查的各种体征。

2. **证的基本概念** 证是对疾病过程中一定阶段的病因、病位、病性、病势等病机本质的概括。

3. **病的基本概念** 病，即疾病的简称，指有特定的致病因素、发病规律和病机演变的一个完整的异常生命过程，常常有较固定的临床症状和体征、诊断要点、与相似疾病的鉴别点等。

要点二 辨证论治的概念

辨证论治，是中医学诊治疾病的基本理论与思维方法，即根据中医理论分析四诊获得的临床资料，明确病变的本质，拟定治则治法。

（一）辨证

辨证是以中医学理论对四诊（望、闻、问、切）所得的资料进行综合分析，明确病变本质并确立为何种证的思维和实践过程。

1. **辨病因** 探求疾病发生的原因。即根据中医病因理论分析疾病的症状和体征，探求疾病发生的原因和机理。

2. **辨病位** 分析、判别以确定疾病所在部位。不同的致病因素侵袭人体不同的部位，引起不同的病证。

3. **辨病性** 即确定疾病的虚实寒热之性。疾病是邪气作用于人体，人体正气奋起抗邪而引起邪正斗争的结果，邪正盛衰决定病证的虚实。

4. **辨病势** 辨明疾病的发展变化趋势及转归。

（二）论治

论治又称施治，是根据辨证的结果确立相应的治疗原则、方法及处方用药，选择适当的治疗手段和措施来处理疾病的思维和实践过程。

1. **因证立法** 依据证候而确立治则治法。证是辨证的结果，也是论治的依据。只有确立疾病某阶段或某类型的证，才能针对该证性质确定具体的治疗方法。

2. **随法选方** 依据治则治法选择相应的处方。处方，是在确定治疗手段的基础上，依据治法的要求，确定具体的治疗方案。

3. **据方施治** 按照处方，实施治疗方法。针灸、按摩、正骨等手法的治疗实施一般应由医务人员执行，某些情况下可由医生指导患者自己执行。

（三）辨证与论治的关系

辨证是认识疾病，确定证；论治是依据辨证结果，确立治法和处方遣药。辨证是论治的前提和依据，论治是治疗疾病的手段与方法，也是对辨证正确与否的检验。

要点三 同病异治和异病同治

同病异治，指同一种病，由于发病的时间、地域不同，或所处疾病的阶段或类型不同，或患者的体质有异，故反映出的证不同，因而治疗不同。异病同治，指几种不同的疾病，在发展变化过程中出现大致相同的病机，表现为大致相同的证，因而采用相同的治法和方药来治疗。

第二单元　气一元论

细目　气一元论在中医学中的应用

气一元论渗透融汇到中医学，作为重要的认识论和思维方法，构建了人体之气的理论，用以阐释人的生命活动，形成健康观念和养生之道，并指导疾病的诊断与防治。

要点一　构建天人合一整体观

中医学运用气一元论的思想，从自然环境、社会环境、时间、空间等方面综合研究人的生命与健康，指导疾病的诊断、防治与康复等，从而构建中医学天人合一的整体观。

要点二　阐释人体生命活动

中医学认为气是生命的本源，是构成生命的基本物质，维持人体生命活动的各种物质皆包含在气的范畴中。气的运动是生命活动的根本，气化是生命活动的基本形式。

要点三　解释人体疾病变化

中医学将各种致病因素称为“邪气”。自然界气候异常变化或人体抗病能力下降时，邪气则侵袭人体，称为“六淫”之气；具有强烈传染性和致病性的邪气，称为“疠气”，为引起疾病的外感病因。

情志内伤、饮食劳逸所伤等，为内伤病因，导致脏腑阴阳气血功能失常。人体之气的失常变化多端，可因气的生成不足发为气虚；也可因气的升降出入运动失常而为气机失调，发为气滞、气逆、气陷、气闭、气脱等。

要点四　指导疾病的诊治

中医学通过望、闻、问、切四诊，审神色声音，观五官九窍，察五脏病形，以判断人体之气的运行及虚实状态。气的运动失常是人体疾病的基本病机，故调理气机是中医学主要的治疗法则之一。

第三单元　阴阳五行学说

细目一　阴阳学说的基本内容

阴阳学说是以阴阳的对立统一及其相互作用阐释宇宙间万物的生成、发展和变化的根本规律，其主要内容包括阴阳交感、阴阳对立、阴阳互根、阴阳消长、阴阳转化、阴阳自和等方面。

要点一　阴阳交感

阴阳交感，指阴阳二气在运动中相互感应而交合的作用。阴阳交通相合，彼此交感相错，是宇宙万物赖以生成和变化的根源。阴阳交感是天地万物化生的基础。

要点二　阴阳对立

阴阳对立，指阴阳"一分为二"，即矛盾、相反的关系，是事物或现象固有的属性。对立相反是阴阳的基本属性，宇宙间很多事物和现象都存在对立相反的两个方面。《类经附翼·医易》曰："动极者镇之以静，阴亢者胜之以阳。"

要点三　阴阳互根

阴阳互根，指相互对立的阴阳两个方面，具有相辅相成、相互依存的关系。阴阳互根的形式，通过阴阳互藏、互为根本而发挥作用。《素问·阴阳应象大论》曰："阴在内，阳之守也；阳在外，阴之使也。"

要点四　阴阳消长

阴阳消长，指阴阳双方不是静止不变的，而是处于不断地消减和增加的运动变化之中。阴阳消长的形式，属于量变过程中进退、增减、盛衰的运动变化，包括此长彼消、此消彼长的阴阳互为消长与此长彼长、此消彼消的阴阳同消同长。

要点五　阴阳转化

阴阳转化，指事物的阴阳属性，在一定条件下可以向其相反的方向转化，即属阳的事物可以转化为属阴的事物，属阴的事物可以转化为属阳的事物。《素问·阴阳应象大论》曰："寒极生热，热极生寒。"《素问·六元正纪大论》曰："动复则静，阳极反阴。"《灵枢·论疾诊尺》曰："四时之变，寒暑之胜，重阴必阳，重阳必阴。"所谓的"重""极"，即发展到了极限或顶点，具备了促进转化的条件。

要点六　阴阳自和

阴阳自和，指阴阳双方自动维持和自动恢复其协调稳定状态的能力和趋势。阴阳自和的机理，在于阴阳双方彼此的交互作用。阴阳虽然属性相反，但两者存在互生、互化、互制、互用等关系，在交互作用的变化中相反相成，是维持事物或现象协调发展的内在机制。

细目二　阴阳学说在中医学中的应用

阴阳，属于中国古代哲学的一对范畴，是对自然界相互关联的某些事物或现象对立双方属性的概括，并含有对立统一的内涵。阴和阳，既可以代表两种相互对立的事物和现象，又可以代表和用以分析同一事物内部相互对立的两个方面。

阴阳学说是研究阴阳的内涵及其运动变化规律，并用以阐释宇宙万物的发生、发展和变化的一种古代哲学理论。

要点一　说明人体的组织结构

人体是一个有机整体。组成人体的脏腑、经络、形体组织，既有机联系，又可以根据其所在部位、功能特点划分为相互对立的阴阳两部分。如脏为阴，腑为阳；心在上应夏为阳中之阳，肾在下应冬为阴中之阴；背为阳，腹为阴等。

要点二　说明人体的生理功能

人体阴阳二气交感相错，相互作用，推动着人体内物质与物质、物质与能量之间的相互转化，推动和调控着人体的生命过程。并维系其协调平衡，使生命活动及各种生理活动有序进行，并稳定发挥。故《素问·生气通天论》说："阴平阳秘，精神乃治；阴阳离决，精气乃绝。"

要点三　说明人体的病理变化

阴阳学说用以阐释人体的病理变化，主要表现为分析病因的阴阳属性和分析病理变化的基本规律。

一般来说，六淫属阳邪；饮食居处、情志失调等属阴邪。而六淫之中，风邪、暑邪、火(热)邪属阳；寒邪、湿邪属阴。病理变化有阴阳偏盛、阴阳偏衰，以及阴阳互损等，如"阴胜则阳病，阳胜则阴病，阳胜则热，阴胜则寒""阳虚则寒，阴虚则热"。

要点四　指导疾病的诊治

(一) 用于诊断

中医学诊断疾病包括诊察疾病和辨识证候两方面。

望、闻、问、切四诊所收集到的症状和体征，常用阴阳来进行分析。如四诊中，色泽鲜明者属阳，晦暗者属阴；脉浮、数、洪、滑等属阳，沉、迟、细、涩等属阴。

阴阳是"八纲辨证"的总纲，阳证可概括热证、实证、表证，阴证可概括寒证、虚证、里证。

(二) 用于治疗

1. 确定治疗原则　阴阳偏盛的治疗原则：阴阳偏盛为邪气盛的实证，故治疗应"损其有余"。凡阴盛的实寒证，用"寒者热之"的治疗方法；阳盛的实热证，用"热者寒之"的治疗方法。因为阴盛可致阳气损伤(阴长阳消)，阳盛可致阴液耗损(阳长阴消)，"损其有余"的同时，配用"补其不足"(补阳或补阴)之法。

阴阳偏衰的治疗原则：阴阳偏衰为正气不足的虚证，故治宜"补其不足"。凡阴虚不能制阳而致阳相对亢盛(阴消阳长)的虚热证，宜用补阴；阳虚不能制阴而致阴相对亢盛(阳消阴长)的虚寒证，宜用补阳。此种治疗方法称之为"阳病治阴，阴病治阳"。又称作"壮水之主，以制阳光""益火之源，以消阴翳"。若阴损及阳或阳损及阴而致阴阳两虚则应阴阳并补。

2. 药物性能　药性有寒、热、温、凉"四气"。其中寒、凉属阴，热、温属阳。能减轻或消除热证的药物，一般属于寒性或凉性；能减轻或消除寒证的药物，一般属于热性或温性。

药味主要有酸、苦、甘、辛、咸"五味"，还有淡味。其中辛、甘、淡属阳；酸、苦、咸属阴。

升降浮沉是指药物作用的趋向。升是上升，降是下降，浮是发散，沉是泄利。升浮之药，其性多有上升、发散的特点，故属阳。沉降之药，其性多有收涩、泻下、重镇的特点，故属阴。

细目三　五行学说的基本内容

五行学说，属于中国古代哲学理论范畴。木、火、土、金、水的生克制化是宇宙间各种事物普遍联系、协调平衡的基本规律。五行学说的基本内容包括两个方面：一是五行生克制化的正常规律；二是五行生克的异常变化。

要点一　五行生克制化

(一) 五行相生

五行相生，指木、火、土、金、水之间存在有序的递相资生、助长和促进的关系。五行相生次序：木生火，火生土，土生金，金生水，水生木。在五行相生关系中，任何一行都具有"生我"和"我生"两方面的关系。

(二) 五行相克

五行相克，指木、火、土、金、水之间存在有序的间相克制、制约和抑制的关系。五行相克次序：木克土、土克水、水克火、火克金、金克木。在五行相克关系中，任何一行都具有"克我"和"我克"两方面的关系。

(三) 五行制化

制，克制；化，生化。五行制化，指五行之间递相生化，又间相制约，生化中有制约，制约中有生化，两者相辅相成，从而维持其相对平衡和正常的协调关系。五行的相生和相克是不可分割的两个方面，必须生中有克，克中有生，相反相成，才能维持事物间的平衡协调，促进稳定有序的变化与发展。

要点二　五行生克异常

（一）五行母子相及

五行母子相及属于相生关系的异常变化，包括母病及子和子病及母两种情况。

1. 母病及子　指五行中的某一行异常，累及其子行，导致母子两行皆异常。

2. 子病及母　指五行中的某一行异常，累及其母行，终致子母两行皆异常。

（二）五行相乘相侮

五行相乘相侮，属于相克关系的异常变化，包括相乘和相侮两种情况。

1. 相乘　指五行中某一行对其所胜一行的过度制约或克制。五行相乘的次序与相克相同即木乘土，土乘水，水乘火，火乘金，金乘木。导致五行相克的原因有“太过”和“不及”两种情况。

2. 相侮　指五行中某一行对其所不胜一行的反向制约和克制。五行相侮的次序与相克相反，即木侮金，金侮火，火侮水，水侮土，土侮木。导致五行相侮的原因亦有“太过”和“不及”两种情况。

细目四　五行学说在中医学中的应用

五行即木、火、土、金、水五种基本物质和其运动变化。

五行学说是以木、火、土、金、水五种物质的特性及其相生、相克规律来认识世界、解释世界和探求宇宙事物运动变化规律的一种世界观和方法论。

要点一　构建天人一体的五脏系统

五行学说作为中医学主要的认识论，以五行特性类比五脏的生理特点，确定五脏的五行属性，在五脏配属五行基础上，推演络绎人体的各种组织结构与功能，将形体、官窍、情志等分归于五脏，构建以五脏为中心的生理系统。同时，又将自然界的五方、五气、五化、五色、五味等与五脏联系起来，将人体内外环境联结成一个密切联系的整体，形成五脏一体、天人一体的五脏系统（表 1-3-4-1），奠定了中医藏象学说的理论基础。

表 1-3-4-1　事物属性的五行归类表

自然界							五行	人体						
五音	五味	五色	五化	五气	五方	五季		五脏	五腑	五官	形体	情志	五声	变动
角	酸	青	生	风	东	春	木	肝	胆	目	筋	怒	呼	握
徵	苦	赤	长	暑	南	夏	火	心	小肠	舌	脉	喜	笑	忧
宫	甘	黄	化	湿	中	长夏	土	脾	胃	口	肉	思	歌	哕
商	辛	白	收	燥	西	秋	金	肺	大肠	鼻	皮	悲	哭	咳
羽	咸	黑	藏	寒	北	冬	水	肾	膀胱	耳	骨	恐	呻	栗

要点二　说明五脏生理功能及相互关系

1. 说明五脏的生理特点　主要以五行的特性来说明五脏的生理功能。如木有生长、升发、舒畅、条达的特性，而肝喜条达而恶抑郁，有疏通气血、调畅情志的功能，故以肝属木。余依此类推，心属火，脾属土，肺属金，肾属水。

2. 说明五脏生理功能及相互关系　一是以五行相生关系说明五脏之间的资生关系。如肝生心，木生火，即肝藏血以济心，肝之疏泄以助心行血等。二是以五行相克关系说明五脏之间的制约关系。如肾制约心，水克火，即肾水可以上济心阴，以防止心火之亢盛等。三是以五行的制化和胜复来说明五脏之间的自我调节，以保持其整体的协调平衡和人体内环境的统一。

要点三　说明五脏病变的相互影响

五行学说可以阐释五脏病变的相互影响。主要表现在如下方面：一是相生关系的传变，包括“母病及子”和“子病及母”两方面。二是相克关系的传变，包括“相乘”和“相侮”传变两方面。

此外，五行学说还用以阐释五脏疾病与季节的关系。

要点四　指导疾病的诊治

（一）用于诊断

主要在于分析四诊所收集的外在表现，依据五行属性归类和五行生克乘侮规律，以确定五脏病变的部位，并分析其传变趋势等。

从本脏所主的色、味、脉来诊断本脏病。如面色赤，口味苦，脉象洪，可以诊断为心火亢盛等。

（二）用于防治

1. 控制五脏疾病的传变　运用五行母子相及与相乘、相侮关系来说明五脏疾病的相互传变。临床上除针对病脏进行治疗外，还应注意其可能被传及的脏腑，采取预防性治疗措施，控制其传变。如《难经》说“见肝之病，则知肝当传之与脾，故先实其脾气”。疾病的传变与否，主要取决于脏气的盛或衰。而“盛则传，虚则受”，则是五脏疾病传变的基本规律。

2. 确定治疗原则　根据相生关系来确定治疗原则，可以概括为补母和泻子，即《难经》所谓的“虚者补其母，实者泻其子”。补母，即是针对具有母子关系的虚证而治，如肝虚补肾，因为肾为肝之母，所以补肾水可以生肝木。泻子，则是针对具有母子关系的实证而治，如肝实泻心，因为心为肝之子，所以泻心火有助于疏泄肝木。

根据相克关系来确定治疗原则，可以概括为抑强和扶弱，即泻其克者之强，补其被克者之弱。如肝木太过而乘脾土，肝木太过为强，必须泻之，脾土被乘为弱，必须补之。

3. 制订治疗方法　依据五行相生规律确定的治法，常用的有滋水涵木、益火补土、培土生金和金水相生等法。依据五行相克规律确定的治法，常用的有抑木扶土、培土制水、佐金平木和泻南补北等法。

第四单元 藏 象

细目一 藏象学说的概念和特点

要点一 藏象的基本概念

藏，是指藏于体内的内脏，包括五脏（肝、心、脾、肺、肾）、六腑（胆、胃、小肠、大肠、膀胱、三焦）和奇恒之腑（脑、髓、骨、脉、胆、女子胞）。

象，含义有二：一是指表现于外的生理、病理现象，如"肝病者，两胁下痛引少腹，令人善怒"（《素问·脏气法时论》）。二是指内在以五脏为中心的五个生理病理系统与外在自然环境的事物与现象类比所获得的比象，如心气通于夏，"南方赤色，入通于心"（《素问·金匮真言论》）。

要点二 脏腑分类及各自的生理特点

1. 五脏功能的共同特点 化生和贮藏精气。故《素问·五脏别论》说："所谓五脏者，藏精气而不泻也，故满而不能实。"

2. 六腑功能的共同特点 受盛和传化水谷。故《素问·五脏别论》说："六腑者，传化物而不藏，故实而不能满也。"

3. 奇恒之腑功能的共同特点 指形态类似于腑，而功能却与五脏相似。

细目二 心

心居于胸中，在五行属火，起着主宰生命活动的作用。《素问·灵兰秘典论》说："心者，君主之官也，神明出焉。"

要点一 生理功能

1. 心主血脉 心主血脉，指运行在脉中的血液，依赖于心气的推动而循环于周身，发挥其濡养的作用。心、脉、血三者构成一个相对独立的循环系统，这个系统的生理功能，都由心所主，故称心主血脉。

心气充沛，血液才能在脉内正常地运行不息，营养全身，而见面色红润、有光泽，脉象和缓有力等外在表现。心气充沛、血液充盈和脉道通利为血液正常运行最基本的前提条件。如果心气不足，或血脉空虚，可见面色无华，唇甲色淡，脉象细弱无力等；若心血瘀滞，血脉受阻，可见面色紫暗，唇舌青紫，心前区憋闷或刺痛，以及脉象结、代、涩等表现。

2. 心藏神 心藏神，即心主神志，或称心主神明。神有广义和狭义之分。广义之神，是指整个人体生命活动的外在表现；狭义之神，即是心所主之神志，是指人的精神、意识、思维活动等。由于人的精神、意识和思维活动不仅是人体生理功能的重要组成部分，而且在一定条件下，又能影响整个人体生理功能的协调平衡。所以《素问·灵兰秘典论》说："心者，君主之官也，神明出焉。"《灵枢·邪客》说："心者，五脏六腑之大主也，精神之所舍也。"

由于血液是神志活动的主要物质基础，故心主神志的功能主要依赖于心血的营养作用。心主神志的功能正常，则精神振奋，神志清晰，思维敏捷，反应灵敏。如心主神志的功能异常，可出现失眠、多梦、健忘、神志不宁，甚至昏迷、谵狂等临床表现。

要点二 生理特性

1. 心主通明。心属火，为五脏六腑之大主。心脉以通畅为本，心神以清明为要。

2. 心为阳脏而主阳气。

要点三 与形、窍、志、液、时的系统联系

（一）心在体合脉、其华在面

1. 心在体合脉 心合脉，即是指全身的血脉都属于心。心与脉在结构上直接相连，而脉

中的血液要依靠心气的推动方能运行不息。

2. 心其华在面　是指心的功能正常与否，可以从面部色泽的变化显露出来。若心阳不足，则面色皖白、晦滞；心血虚弱，则面色无华；心血瘀阻，则面色青紫等。

（二）心在窍为舌

在窍为舌，又称舌为"心之苗"。舌的味觉功能和正确地表达语言，均有赖于心主血脉和心主神志的生理功能。心的功能正常，则舌体红活荣润，柔软灵活，味觉灵敏，语言流利。

（三）心在志为喜

在志为喜，是指心的生理功能与喜有关。喜，一般来说属于对外界刺激产生的良性反应。喜乐愉悦有益于心主血脉的功能，但喜乐过度则可使心神受伤，精神亢奋可使人喜笑不休，精神萎靡可使人易于悲哀。

（四）心在液为汗

汗液，是津液通过阳气的蒸腾气化后，从玄府（汗孔）排出之液体。由于汗为津液所化生，血与津液又同出一源，所谓"血汗同源"，而血又为心所主，故有"汗为心之液"之称。

（五）心与夏气相通应

心与夏气相通应，是因为自然界在夏季以炎热为主，在人体则心为火脏而阳气最盛，同气相求，故夏气与心相应。

附：心包络

心包络，简称心包，是心脏外面的包膜，有保护心脏的作用，手厥阴心包经与手少阳三焦经相表里，故心包属于脏。在温病学说中，将外感热病中出现的神昏谵语等心神功能失常的病机，归之于"热入心包"或"痰热蒙蔽心包"等。

细目三　肺

肺位于胸腔，左右各一，覆于心上。肺通过肺系与喉、鼻相连，故称喉为肺之门户，鼻为肺之外窍。

要点一　生理功能

（一）肺主气，司呼吸

肺的主气功能包括：主一身之气和主呼吸之气。

肺主一身之气，是指一身之气都归属于肺，由肺所主。其一，肺的呼吸功能健全与否，直接影响着宗气的生成，也影响着全身之气的生成。其二，体现于对全身气机的调节作用。肺有节律地一呼一吸，对全身之气的升降出入运动起着重要的调节作用。所以说，肺主一身之气的作用，主要取决于肺的呼吸功能。

（二）肺主行水，通调水道

肺主行水，指肺气的宣发肃降作用，疏通和调节着全身水液的输布和排泄。其内涵有两方面：一是肺气宣发，将津液布散至全身以濡润之，且主司腠理的开阖，调节汗液的排泄；二是肺气肃降，将体内的津液不断地向下输送，至其他脏腑以濡养之，并将脏腑代谢所产生的浊液，下输至肾，经过肾和膀胱的气化作用，生成尿液而排出体外。所以说"肺主行水""肺为水之上源"。如果肺的通调水道功能减退，就可导致水湿停聚，产生痰饮、尿少、水肿等病变。

（三）肺朝百脉，主治节

1. 肺朝百脉　是指肺具有辅心行血的作用，即全身的血液，都通过经脉而聚会于肺，通过肺的呼吸，进行气体交换，然后再输布到全身。

2. 肺主治节　"治节"，即治理和调节。《素问·灵兰秘典论》说："肺者，相傅之官，治节出焉。"肺的治节作用，主要体现于四个方面：一是肺主呼吸运动；二是随着肺的呼吸运动，治理和调节着全身的气机；三是由于调节着气的升降出入运动，因而辅助心脏，推动和调节血液的运行；四是肺的宣发和肃降，治理和调节津液的输布和排泄。因此，肺主治节，实际上是对肺主要生理功能的高度概括。

要点二　生理特性

（一）肺为华盖，肺为娇脏

1. 肺为华盖　肺位于胸中，左右各一，其位最高，故称"华盖"。

2. 肺为娇脏　因肺叶娇嫩，不耐寒热，易被邪侵，故又称"娇脏"。

（二）主宣发和肃降

1. 肺主宣发　所谓"宣发"，即是升宣和布散，是肺气向上的升宣和向外的布散。

2. 肺主肃降　所谓"肃降"，即是清肃、洁净和下降，是肺气向下向内的通降作用。

肺主宣发和肃降的生理作用，主要体现于三个方面：一是通过肺的宣发，呼出体内的浊气；通过肺的肃降，吸入自然界的清气。二是将肺吸入的清气和由脾转输而来的津液和水谷精微，敷布至全身，宣发外达于皮毛，肃降下行而布散。三是通过宣发卫气，调节腠理之开阖，将代谢后的津液化为汗液，排出体外；通过肃降将脏腑代谢后产生的浊液下输于肾和膀胱，成为尿液生成之源，并能肃清肺和呼吸道内的异物，以保持呼吸道的洁净。

肺气宣发和肃降，是相反相成的矛盾运动。二者功能失去协调，会发生“肺气失宣”或“肺失肃降”的病变，出现呼吸不利、胸闷、咳喘、咳痰、咯血以及鼻塞、无汗等症状。

要点三　与形、窍、志、液、时的系统联系

（一）肺在体合皮，其华在毛

1. 肺在体合皮　在体合皮，指皮肤依赖于卫气和津液的温养和润泽，是抵御外邪侵袭的重要屏障。由于肺具有宣发卫气、输精于皮毛等生理功能，故肺的生理功能正常，皮肤得养，则抵御外邪侵袭的能力亦较强。汗孔又称“气门”，亦有“宣肺气”的作用。

2. 肺其华在毛　由于肺合皮肤，故毫毛也要得到肺宣发的卫气和津液的温养和润泽。肺的功能正常，则毫毛光泽而不易脱落；若肺失宣发，则毫毛憔悴枯槁，并易脱落。

（二）肺在窍为鼻

肺开窍于鼻，鼻与喉相通而连于肺，故有“鼻为肺之窍”“喉为肺之门户”的说法。

（三）肺在志为忧（悲）

悲和忧同属肺志，皆为人体正常的情绪变化或情感反应，是肺气生理功能的表现形式。过度悲伤或忧伤，则易伤肺。悲伤过度，可出现气短等肺气不足的症状。反之，肺虚衰或肺宣降失常时，易产生悲忧的情绪变化。

（四）肺在液为涕

涕是鼻中的津液，具有润泽鼻窍的功能。鼻为肺窍，若寒邪袭肺，则鼻流清涕；肺热壅盛，则鼻流浊涕；燥邪犯肺，则鼻干涕少或无涕。

（五）肺与秋气相通应

肺主秋。肺与秋同属五行之金。时令至秋，暑去而凉生，草木皆凋。人体肺脏主清肃下行，同气相求，故与秋气相应，秋燥更易伤肺。

细目四　脾

脾位于中焦，在膈之下，胃的左侧。人体的消化运动，主要依赖于脾和胃的生理功能，正如《素问·灵兰秘典论》说：“脾胃者，仓廪之官，五味出焉。”

要点一　生理功能

（一）脾主运化

运，即转运输送；化，即消化吸收。脾主运化，是指脾具有把水谷化为精微，并将精微物质转输至全身的生理功能。脾主运化功能可分为运化水谷和运化水液两个方面。

1. 运化水谷　即是对饮食物的消化和吸收。饮食入胃后，经过初步的消化，向下输送到小肠进一步消化，脾吸收其中的精微，然后转输至心肺，化生气血布散于周身。脾气健运，水谷精微能够充分吸收，化生精、气、血、津液等，使脏腑、经络等组织得到充分的营养。反之，脾失健运，则机体的消化吸收功能减退，气血生化不足，出现腹胀、便溏、食欲不振，以至倦怠、消瘦等病变。所以称脾胃为“后天之本”“气血生化之源”。

2. 运化水液　是指对水液的吸收、转输和布散作用。脾主运化水液能将水谷精微所化生的津液上输于肺，又能将代谢后的水液及时地转输至肺和肾，通过肺、肾的气化功能，化为汗和尿排出体外。因此，脾气健运与否影响津液的生成、输布和排泄。脾失健运，导致水液在体内停滞，聚湿、生痰，甚则引起水肿。

（二）脾主统血

脾主统血，即指脾有统摄血液在经脉之中循行，防止逸出脉外的功能。脾统血的主要机理，实际上是脾气固摄作用的体现。脾气充足，血液就能循其常道而行。如脾气虚弱，不能控制血液在脉中流行，则可导致便血、尿血、崩漏等出血病证，也称作“脾不统血”。

要点二　生理特性

1. 脾气主升　所谓“升”，是指脾气的运动特点，以上升为主。包括升清和升举两方面。所谓升清的“清”，是指水谷精微等营养物质。“升清”，是指脾将水谷精微等营养物质吸收和

上输于心、肺、头目，通过心肺的作用化生气血，以营养全身，故说“脾以升为健”。脾主升举以维持人体内脏相对恒定位置。若脾气不能升清，可出现神疲乏力、头目眩晕、腹胀、泄泻等症。若脾气（中气）下陷，则可见久泄脱肛，甚或内脏下垂等。

2. 脾喜燥恶湿　由于内湿、外湿皆能困遏脾气，致使脾气不升，影响正常功能的发挥，故脾脏喜干燥清爽，即所谓“脾喜燥恶湿”。

要点三　与形、窍、志、液、时的系统联系

（一）脾在体合肉，主四肢

1. 脾在体合肉　脾胃为气血生化之源，全身的肌肉都需要依靠脾胃所运化的水谷精微营养，才能丰满壮实。因此，脾的运化功能失常，致肌肉消瘦，软弱无力，甚至萎弱不用。

2. 脾主四肢　人体的四肢，同样需要脾胃运化的水谷精微来营养，以维持其正常的生理活动。脾气健运，四肢的营养充足，则活动轻劲有力；若脾失健运，四肢营养不足，则可见倦怠无力，甚或萎弱不用。

（二）脾在窍为口，其华在唇

1. 脾在窍为口　脾开窍于口，系指饮食口味等与脾的运化功能密切相关。

2. 脾其华在唇　口唇的色泽，与全身的气血是否充盈有关。由于脾为气血生化之源，所以口唇的色泽是否红润，也是脾胃运化功能的反映。

（三）脾在志为思

脾在志为思，是指脾的生理功能与思有直接关系。思虑过度，或所思不遂，易妨碍脾气的运化功能，致使脾胃之气结滞，脾气不能升清、胃气不能降浊，因而出现不思饮食、脘腹胀闷、头目眩晕等症。

（四）脾在液为涎

涎，为唾液中较清稀者，具有保护、润泽口腔的作用。在正常情况下，涎液上行于口，但不溢于口外。若脾胃不和，则往往导致涎液分泌急剧增加，而发生口涎自出等现象。

（五）脾与长夏之气相通应

脾与四时之外的“长夏”（夏至至处暑）相通应。长夏之季节，气候炎热，雨水较多，天气下迫，地气上腾，湿为热蒸，合于土生万物之象，而人体的脾主运化，类于“土爰稼穑”之理，故脾与长夏，同气相求相通应。

细目五　肝

肝位于腹部，横膈之下，右胁之内。肝在五行属木，主动，主升。《素问·灵兰秘典论》说：“肝者，将军之官，谋虑出焉。”

要点一　生理功能

（一）肝主疏泄

肝主疏泄，疏，即疏通；泄，即发泄、升发。肝的疏泄功能，主要表现在以下方面：

1. 调畅气机　气机，即气的升降出入运动。机体脏腑、经络等的生理活动，全赖气的升降出入运动。肝的疏泄功能对气的升降出入之间的平衡协调，起着调节作用。肝的疏泄功能异常，可出现两个方面的病理表现：一是肝失疏泄，气机的疏通和畅达受阻，从而形成气机郁结的病理变化；二是肝的升发太过，形成肝气上逆的病理变化。

血的运行和津液的输布排泄，亦有赖于气的升降出入运动。

2. 促进脾胃的运化功能和胆汁的分泌排泄　肝的疏泄功能可调畅全身气机，促进脾胃之气的升降。如肝的疏泄功能异常，影响脾的升清，见眩晕、食少、飧泄；或影响胃的降浊，见呕逆嗳气、脘腹胀痛、便秘。肝的疏泄有助于胆汁的分泌与排泄。肝气郁结，可影响胆汁的分泌与排泄，出现胁下胀满、疼痛、口苦、纳食不化，甚则黄疸等。

3. 调畅情志　情志活动虽由心主，但与肝的疏泄功能亦密切相关。肝的疏泄功能正常，则气机调畅，气血和调，心情开朗。肝的疏泄功能失常，若肝气郁结，则心情抑郁，多愁善虑；若肝气亢奋，则性情急躁，容易发怒。

4. 女子的月经来潮、男子的排精，亦与肝的疏泄功能密切相关

（二）肝主藏血

肝主藏血，是指肝具有贮藏血液和调节血量的生理功能。肝内贮存一定的血量，可以制约肝气，同时亦有防止出血的作用。当机体活动剧烈或情绪激动时，肝脏就把所贮存的血液向外输布，以供机体的需要。当人体在安静休

息及情绪稳定时,由于全身活动量少,机体的血液需要量相对减少,部分血液便藏之于肝。

肝的调节血量功能,是以贮藏血液为前提的,只有充足的血量贮备,才能有效地进行调节。并且这种调节,实际上是肝的疏泄功能对血液运行发挥作用的一种表现。

要点二 生理特性

1. 肝为刚脏 肝为刚脏,是指肝气主升主动,具有刚强躁急的生理特性而言。肝在五行属木,肝气性喜条达而恶抑郁。肝病常表现为肝气升动太过的病理变化,如肝气上逆、肝火上炎、肝阳上亢和肝风内动等。

2. 肝主升发 肝主升发,是指肝具有升发阳气以调畅气机的作用。肝气通于春,内藏生升之气,肝气升发则气血冲和,五脏安定,生机不息。肝气主升发之特性,决定了肝之病变以升发太过为多见。

要点三 与形、窍、志、液、时的系统联系

(一)肝在体合筋、其华在爪

1. 肝在体合筋 肝主筋,主要是由于筋有赖于肝血的滋养。肝的血液充盈,筋得其养,才能运动有力而灵活。如果肝血衰少,筋失所养,则表现为关节活动不利,容易疲劳,或出现手足震颤、肢体麻木等症。

2. 肝其华在爪 爪,即爪甲,包括指甲和趾甲,乃筋之延续,故称“爪为筋之余”。肝血的盛衰,可影响爪甲的荣枯。

(二)肝在窍为目

肝的经脉上联于目系,眼目有赖于肝气之疏泄和肝血之营养,才能发挥正常的视觉功能,故说“肝开窍于目”。如肝之阴血不足,则两目干涩,视物不清;肝经风热,则目赤痒痛;肝阳上亢,则头目眩晕等。

(三)肝在志为怒

肝在志为怒,怒是人们在情绪激动时的一种情志变化。怒对于人体的生理活动,一般来说是一种不良的刺激,可使气血上逆,阳气升泄。《素问·举痛论》说:“怒则气逆,甚则呕血及飧泄。”

(四)肝在液为泪

肝开窍于目,泪从目出,具有濡润、保护眼睛的功能。如肝的阴血不足,可见两目干涩;肝经湿热,可见目眵增多、迎风流泪等。

(五)肝与春气相通应

肝与春气相通应,是因为春气一年之始,阳气始生,自然界生机勃发,一派欣欣向荣之象。而人体之肝则主疏泄,恶抑郁而喜条达,故肝与春气相通应。

细目六 肾

肾位于腰部,左右各一。《素问·脉要精微论》说:“腰者,肾之府。”由于肾藏“先天之精”,为脏腑阴阳之根、生命之源,故称肾为“先天之本”。

要点一 生理功能

(一)肾藏精,主生长发育和生殖

1. 肾藏精 是指肾对于精气具有闭藏的作用。主要表现在促进机体的生长、发育和生殖能力。

肾所藏的精气,包括“先天之精”和“后天之精”。“先天之精”是禀受于父母的生殖之精。“后天之精”是指出生以后,通过脾胃功能,从饮食中生成的水谷之精气,以及脏腑生理活动中化生的精气通过代谢平衡后的剩余部分。“先天之精”有赖于“后天之精”的不断培育和充养,“后天之精”的化生又依赖于“先天之精”的活力资助。

2. 肾主生长发育 肾藏精,精化气,肾精所化之气为肾气,肾精足则肾气充,肾精亏则肾气衰。人体的生、长、壮、老、已的生命过程取决于肾精及肾气的盛衰。

3. 肾主生殖 青年时期,随着肾中精气的不断充盛,发展到一定阶段,产生了一种促进生殖功能发育成熟的物质,称作“天癸”,于是男子排泄精液,女子月经来潮,具备了生殖能力。如肾中精气不足,可导致生长发育不良、生殖功能低下等病变。

由于肾阴和肾阳是各脏阴阳之根本,故在肾的阴阳失调时,会导致其他各脏的阴阳失调。反之,其他各脏的阴阳失调,日久也必累及于肾,损耗肾中精气,导致肾的阴阳失调,这即是“久病及肾”的理论依据。

（二）肾主水

肾主水，主要指肾中精气的气化功能，对于体内津液的输布和排泄、维持体内津液代谢的平衡，起着极为重要的调节作用。

肾中精气的蒸腾气化主宰着津液代谢，肺、脾等脏对津液的气化作用，均依赖于肾中精气的蒸腾气化。特别是尿液的生成和排泄，更是与肾中精气的蒸腾气化直接相关，而尿液的生成和排泄，在维持津液代谢平衡中又起着极其关键的作用。如果肾中精气的蒸腾气化失常，既可引起关门不利，发生尿少、水肿等病理现象；又可引起气不化水，出现小便清长、尿量增多等病理现象。

（三）肾主纳气

肾主纳气，是指肾有摄纳肺所吸入的清气，防止呼吸表浅，以保证体内外气体正常交换的作用。《类证治裁·喘症论治》说："肺为气之主，肾为气之根。"肺吸入之清气，必须下达于肾，说明肺的呼吸要保持一定的深度。若肾的纳气功能减退，摄纳无权，呼吸就表浅，可出现动辄气喘、呼多吸少等病理表现，这即称为"肾不纳气"。

要点二　生理特性

1. 肾为封藏之本。

2. 肾为水火之宅，主一身之阴阳。

3. 肾恶燥，肾为水脏，主藏精，主津液之气化，燥则阴津受伤，久则耗损肾精，故恶燥。

要点三　与形、窍、志、液、时的系统联系

（一）肾在体合骨、生髓，其华在发

1. 肾在体合骨　骨的生长发育，有赖于骨髓的充盈及其所提供的营养。肾中精气充盈，精气生髓，才能充养骨髓。临床上小儿囟门迟闭，骨软无力，以及老年人骨质脆弱，易于骨折等，都与肾中精气不足有关。"齿为骨之余"，齿亦由肾中精气所充养。

2. 肾生髓　髓有骨髓、脊髓和脑髓之分，这三者均由肾中精气所化生。因此，肾中精气的盛衰，不仅影响骨的生长和发育，也影响到脊髓和脑髓的充盈和发育。

3. 肾其华在发　发的生长，全赖于精和血。发的生长与脱落、润泽与枯槁，不仅依赖于肾中精气之充养，而且亦有赖于血液的濡养，故称"发为血之余"。

（二）肾在窍为耳及二阴

耳的听觉灵敏与否，与肾中精气的盈亏有密切关系。肾中精气充盈，髓海得养，则听觉灵敏；反之，肾中精气虚衰，髓海失养，则听力减退，或见耳鸣，甚则耳聋。故说肾开窍于耳。

二阴中前阴与肾的关系已见前述。粪便的排泄，本是大肠传化糟粕的功能，但亦与肾的气化有关，如肾阴不足时，可致肠液枯涸而便秘；肾阳虚损时，气化无权而致阳虚便秘或阳虚泄泻等。

（三）肾在志为恐

恐与惊相似，但惊为不自知，事出突然而受惊；恐为自知，俗称胆怯。惊或恐，对机体的生理活动来说，均是不良的刺激。惊恐属肾，恐为肾之志，恐和惊的刺激，易致下焦胀满，甚至遗尿或神志错乱等。

（四）肾在液为唾

唾为口津中较稠厚者，为肾精所化，咽而不吐，有滋养肾中精气的作用。故若多唾或久唾，则易耗损肾中精气。

（五）肾与冬气相通应

冬季是一年中最寒冷的季节，自然界的物类闭藏以度冬时。人体中肾为水脏，藏精而为封藏之本。同气相求，故以肾应冬。

附：命门

肾为五脏阴阳之根，内寓真阴和真阳，人体五脏六腑之阴都由肾阴来资助，五脏六腑之阳又都由肾阳来温养。命门之火亦即肾阳，命门之水亦即肾阴，命门亦即生命之门。

细目七　胆

胆为六腑之一，又隶属于奇恒之腑。胆与肝相连，有经脉相互络属而为表里。

要点　胆的生理功能

1. 胆贮藏和排泄胆汁　胆内藏清净之液，即胆汁。胆汁由肝之余气所化生，汇集于胆，泄于小肠，以助饮食物消化。胆汁的化生和排泄，由肝的疏泄功能控制和调节。肝失疏泄，导致胆汁排泄不利，影响脾胃的运化功能；若胆汁

外溢,则可出现黄疸。胆汁直接有助于饮食物的消化,故为六腑之一;因胆本身并无传化饮食物的生理功能,且藏精汁,与胃、肠等腑有别,故又属奇恒之腑。

2. 胆主决断 胆主决断,是指胆在精神意识思维活动中,具有判断事物、作出决断的作用。胆气豪壮之人,剧烈的精神刺激对其所造成的精神影响较小,且恢复较快;胆气虚怯之人,在受到不良的精神刺激后,则易患发疾病,出现易惊、善恐、失眠、多梦等精神异常的表现。

细目八 胃

胃,又称胃脘,分上、中、下三部。即上脘、中脘和下脘。

要点 胃的生理功能

1. 胃主受纳水谷。受纳,是接受和容纳的意思。饮食入口,容纳于胃,故称胃为“太仓”“水谷之海”。机体的生理活动和气血津液的化生,都需要依靠饮食的营养,故又称胃为“水谷气血之海”。

2. 胃主腐熟水谷。腐熟,是饮食物经过胃的初步消化,形成食糜的意思。容纳于胃中的水谷,经过消化腐熟后,下传于小肠,其精微经脾之运化而营养全身。

3. 胃主通降。

细目九 小 肠

小肠位于腹中,其上口在幽门处与胃之下口相接,其下口在阑门处与大肠之上口相连。

要点 小肠的生理功能

1. 小肠主受盛化物 小肠的受盛功能主要体现在两个方面:一是小肠能接受经胃初步消化之饮食物;二是指饮食物在小肠内必须停留相当的时间,以利于脾气与小肠的共同作用,对其进一步消化和吸收。小肠的化物功能,是指将胃下输的食糜,进一步进行消化,化为精微。《素问·灵兰秘典论》说:“小肠者,受盛之官,化物出焉。”

2. 小肠主泌别清浊 小肠的泌别清浊功能,主要体现在三个方面:一是将经过小肠消化后的饮食,分别为水谷精微和食物残渣两个部分。二是将水谷精微吸收,把食物残渣向大肠输送。三是小肠在吸收水谷精微的同时,也吸收了大量的水液,故又称“小肠主液”。因此,临床上治疗泄泻就有“利小便即所以实大便”的治法。

细目十 大 肠

大肠亦居腹中,其上口在阑门处紧接小肠,其下端紧接肛门。

要点 大肠的生理功能

1. 大肠主传化糟粕 大肠接受经小肠泌别清浊后所剩下的食物残渣,再吸收其中剩余的水液,形成粪便,经肛门而排出体外。《素问·灵兰秘典论》说:“大肠者,传道之官,变化出焉。”

2. 大肠主津 大肠接受由小肠下传的含有大量水液的食物残渣,将其中的水液吸收,使之形成粪便,即所谓燥化作用。大肠吸收水液,参与体内的水液代谢,故说“大肠主津”。

细目十一 膀 胱

膀胱位于小腹中央,为贮尿的器官。

要点 膀胱的生理功能

1. 膀胱贮存尿液 人体的津液代谢后的浊液则下归于肾,经肾气的蒸化作用,清者重归于体内参与水液代谢,浊者下归于膀胱,由膀胱来贮存。

2. 膀胱排泄尿液 膀胱中尿液的按时排放,是由肾气和膀胱之气激发和固摄作用调节的。肾气和膀胱之气作用协调，则膀胱开阖有度，尿液正常排泄。若肾气和膀胱之气的激发和固摄作用失常，膀胱开阖无权，既可出现小便不利，又可出现尿频、尿急、小便失禁等症。

细目十二　三　焦

要点　三焦的生理功能

三焦是上焦、中焦、下焦的合称，为六腑之一，并有"孤府"之称。一般认为，三焦是对人体某些部位和内脏等生理病理的概括。三焦的主要生理功能，一是通行元气，二为水液运行之道路。

（一）三焦主通行诸气和运行水液

1. 三焦通行诸气　三焦是诸气升降出入的通道，又是气化的场所。元气，是人体最根本的气。元气根于肾，通过三焦而敷布于五脏六腑，温养于全身，故三焦是元气运行之通道。

2. 三焦运行水液　《素问·灵兰秘典论》说："三焦者，决渎之官，水道出焉。"决，疏通之意；渎，沟渠。决渎，即疏通水道，说明三焦有疏通水道、运行水液的作用，是水液升降出入之道路。

（二）上、中、下三焦各自的生理特点

1. 上焦如雾　上焦的生理功能为主气的升发和宣散，但它不是有升无降，而是"升已而降"，故说"若雾露之溉"。因此《灵枢·营卫生会》将其概括为"上焦如雾"，即指上焦具有宣发卫气、布散精微的作用。

2. 中焦如沤　中焦的生理功能特点，《灵枢·营卫生会》概括为"中焦如沤"，即指脾胃运化水谷、化生气血的作用。

3. 下焦如渎　下焦的生理功能，在于排泄糟粕和尿液，故《灵枢·营卫生会》概括为"下焦如渎"，即指肾、膀胱和大小肠等具有分别清浊、排泄二便的作用。

细目十三　脑

脑居颅内，由髓汇集而成。《灵枢·海论》说："脑为髓之海。"

要点　脑的生理功能

1. 脑主宰生命活动　"脑为元神之府"（《本草纲目》），元神来自先天，由先天之精化成，先天元气充养，元神藏于脑中，为生命之主宰。故《灵枢·经脉》说："人始生，先成精，精成而脑髓生。"

2. 脑主精神意识　人的精神、意识和思维活动，和脑有一定关系。如明代李时珍明确提出脑与精神活动有关，称"脑为元神之府"；清代汪昂在《本草备要》中也有"人之记性，皆在脑中"的记载。

藏象学说是以五脏为中心的，故将脑的生理和病理统归于心而分属于五脏。

3. 脑主感觉运动　脑与人的感觉及运动功能有着密切的联系，如视、听、嗅等感觉和舌的语言运动皆归于脑。这是因为耳、目、鼻等都居于头部，都需依赖脑髓之濡养，才能发挥各自的作用。

细目十四　女　子　胞

女子胞，又称胞宫，即子宫，位于小腹部，在膀胱之后。

要点　女子胞的生理功能

（一）女子胞主月经和孕育胎儿

1. 主持月经　月经，又称月信、月事等。女子 14 岁左右，天癸至，月事以时下，即月经开始来潮；到 49 岁左右，月经闭止。月经的产生，是脏腑经络气血及天癸作用于胞宫的结果，胞宫是产生月经的场所。

2. 孕育胎儿　女子发育成熟之后，月经应时来潮，并有受孕生殖的能力。《类经·藏象类》说："阴阳交媾，胎孕乃凝，所藏之处，名曰子宫。"受孕之后，月经停止来潮，脏腑经络血气皆下注于冲任，到达胞宫以养胎。

（二）女子胞与脏腑经脉的关系

1. 女子胞与冲、任二脉的关系　冲、任二脉同起胞中,其盛衰受着“天癸”的调节。冲脉为“血海”,任主胞胎,十二经脉气血充盈,溢入冲、任二脉,注入胞宫,发生月经,孕育胎儿。

2. 女子胞与心、肝、脾、肾等脏的关系 月经的来潮以及孕育胎儿,均离不开肾精的充盛、气血的充盈和血液的调节。因此,女子胞的功能与心、肝、脾、肾等脏的生理功能有关。

细目十五 脏腑之间的关系

要点一 脏与脏之间的关系

1. 心与肺 心与肺的关系,主要是心主血脉和肺主气之间的关系。肺主宣发肃降和“朝百脉”,能促进心行血;而血液正常循行,营养于周身,方能维持肺呼吸功能的正常进行。由于宗气具有走息道而司呼吸、贯心脉而行气血的生理功能,所以联结心和肺的中心环节主要是“宗气”。

2. 心与脾 心与脾的关系,主要表现在血液的生成和运行方面的密切联系。脾气健运,气血充盈,则心有所主;脾气健旺,脾的统血功能正常,则血行脉中,而不逸出于脉外。在病理上,若脾气虚弱,运化失职,气血生化无源,或脾不统血,导致血液妄行,均可引起血虚而心无所主。可见眩晕、心悸、失眠、多梦、腹胀、食少、体倦、面色无华等临床表现。

3. 心与肝 心与肝的关系,主要体现在血液运行和精神情志活动方面。心之行血功能正常,则肝有所藏;而肝不藏血,心无所主。故在临床上“心肝血虚”亦常同时出现。人的精神情志活动,虽由心所主,但与肝的疏泄功能亦密切相关。由于情志所伤,多化火伤阴,因而在临床上心肝阴虚、心肝火旺常相互影响或同时出现。

4. 心与肾 心与肾的关系,主要表现在心肾阴阳之间互相依存的关系。心在五行属火,位居于上而属阳;肾在五行属水,位居于下而属阴。心火必须下降于肾,肾水必须上济于心,心肾之间的生理功能才能协调,称为“心肾相交”,也称“水火既济”。反之,若心火不能下降于肾而独亢,肾水不能上济于心而凝聚,心肾关系失调,出现失眠、心悸、怔忡、心烦、腰膝酸软,或见男子梦遗、女子梦交等一系列的病理表现,即称为“心肾不交”,也称“水火失济”。

5. 肺与脾 肺与脾的关系,主要表现于气的生成和津液的代谢两个方面。宗气的生成,主要依赖于肺的呼吸功能所吸入的清气和脾的运化功能所化生的水谷精气。津液的输布代谢,主要与肺的宣发肃降、通调水道和脾的运化水液、输布津液的功能有关。脾气虚损时,常可导致肺气不足;脾失健运,津液代谢障碍,水液停聚而生痰成饮,影响肺的宣发和肃降,出现喘咳痰多等临床表现。所以说“脾为生痰之源,肺为贮痰之器”。

6. 肺与肝 肺与肝的关系,主要表现于气机的调节方面。肺主降而肝主升,二者对于全身气机的调畅是一个重要的环节。若肝升太过,或肺降不及,则多致气火上逆,可出现咳逆上气,甚则咯血等症,称之为“肝火犯肺”。相反,肺失清肃,燥热内盛,亦可影响肝,使肝之疏泄不利,在咳嗽的同时,出现胸胁引痛胀满、头晕头痛、面红目赤等症。

7. 肺与肾 肺与肾的关系,主要表现于水液代谢和呼吸运动两个方面。肾为主水之脏,肺为“水之上源”,肺的宣发肃降和通调水道,有赖于肾的蒸腾气化;而肾的主水功能,亦有赖于肺的宣发肃降和通调水道。因此,肺失宣肃、通调水道失职,累及于肾,而致尿少,甚则水肿;肾的气化失司,关门不利,则水泛为肿,甚则出现喘咳而不得平卧。肺主呼气,肾主纳气。肾气充盛,肺吸入之清气方能下纳于肾。此外,肺与肾之间的阴液也是相互资生的,肾阴虚与肺阴虚亦可互相损及而同时并见,出现颧红、骨蒸潮热、盗汗、干咳音哑、腰膝酸软等症。

8. 肝与脾 肝与脾的关系,主要表现在肝的疏泄对脾的运化功能的影响,以及在血的生成、贮藏及运行等方面。肝的疏泄功能正常,则脾的运化功能健旺。若肝失疏泄,影响脾的运化功能,可见精神抑郁、胸胁胀满、腹胀腹痛、泄泻便溏等症。脾运健旺,生血有源,且血不逸出脉外,则肝有所藏。若脾虚气血生化无源,或脾不统血,失血过多,均可导致肝血不足。

9. 肝与肾 肝与肾的关系,主要表现于血和精之间以及阴液之间的相互滋生的关系。肝肾之间有“肝肾同源”之说。肝藏血，肾藏精。肝血的化生，有赖于肾中精气；肾中精气的充盛，亦有赖于肝血的滋养。由于肝肾同源，所以肝肾阴阳相互制约，协调平衡。如肾阴不足可引起肝阴不足，阴不制阳而导致肝阳上亢，称之为“水不涵木”；如肝阴不足，可导致肾阴亏虚，而致虚火内生。另外，肝主疏泄与肾主封藏之间亦存在着相互制约、相反相成的关系，主要表现在女子的月经来潮和男子泄精的生理功能。

10. 脾与肾　脾与肾的关系，主要体现在先后天之本的相互促进方面。脾为后天之本，肾为先天之本。脾之健运，化生精微，须借助于肾阳的温煦；而肾中精气亦有赖于水谷精微的培育和充养，才能不断充盈。因此，脾与肾在生理上是后天与先天之间相互资助、相互促进的关系。如肾阳不足，不能温煦脾阳，可见腹部冷痛、下利清谷，或五更泄泻、水肿等症。若脾阳久虚，进而也可损及肾阳，形成脾肾阳虚之病证。

要点二　腑与腑之间的关系

1. 六腑生理功能的相互联系　六腑，是以“传化物”为其生理特点的，六腑之间的相互关系，主要体现于饮食的消化、吸收和排泄过程中的相互联系和密切配合。

饮食入胃，经胃的腐熟和初步消化，下传于小肠；小肠进一步消化，泌别清浊，其清者为精微物质，经脾的转输，营养全身；其剩余之水液吸收后渗入膀胱；其浊者为糟粕，下达于大肠。渗入膀胱之液，经气化作用及时排出体外；进入大肠的糟粕，经传导与燥化，由肛门排出体外。在饮食的消化、吸收和排泄过程中，还有赖于胆汁的排泄以助食物的消化，三焦的疏通水道以渗水液。由于六腑传化水谷，需要不断地受纳、消化、传导和排泄，虚实更替，宜通而不宜滞，有“六腑以通为用”和“腑病以通为补”的说法。

2. 六腑病理变化的相互影响　六腑在病理上亦可相互影响。如胃有实热，消灼津液，可致大肠传导不利，大便秘结；而大便燥结，便秘不行，亦可影响胃的和降，而使胃气上逆，出现恶心、呕吐等症。又如胆火炽盛，常可犯胃，导致胃失和降而见呕吐苦水；脾胃湿热，熏蒸肝胆，而使胆汁外泄，可发生黄疸等症。

要点三　脏与腑之间的关系

1. 脏腑表里配合关系的依据　主要为经脉络属，生理配合，病理相关。

2. 心与小肠　手少阴的经脉属心而络小肠，手太阳的经脉属小肠而络心，构成了表里关系。心火下降助小肠泌别清浊，小肠腑气通畅亦有助于心火下降。在病理方面，心有实火，可移热于小肠，引起尿少、尿赤、尿痛等症。

3. 肺与大肠　肺气的肃降，有助于大肠传导功能的发挥；大肠传导功能正常，则有助于肺气的肃降。若大肠实热，腑气不通，可影响肺的肃降，产生胸满、喘咳等症。如肺失清肃，津液不能下达而肠燥，可见大便干结或便秘等症。

4. 脾与胃　胃主受纳腐熟，脾主运化，共同完成饮食的消化、吸收及其精微的输布，从而滋养全身，故称脾胃为“后天之本”。脾主升，胃主降，脾气升，则水谷之精微得以输布；胃气降，则水谷及其糟粕才得以下行。故《临证指南医案》说：“脾宜升则健，胃宜降则和。”胃为腑属阳，脾为脏属阴，胃喜润恶燥，脾喜燥恶湿，腑脏燥湿相济，阴阳相合，方能完成饮食物的传化过程。

5. 肝与胆　胆附于肝，胆汁来源于肝之余气，胆汁所以能正常排泄和发挥作用，亦依靠肝的疏泄功能。

6. 肾与膀胱　肾与膀胱之间的关系主要体现在小便排泄方面。

要点四　五脏与奇恒之腑之间的关系

五脏与奇恒之腑具有相同的生理功能特点，即“藏精气而不泻”。因此，五脏与奇恒之腑在生理上存在着相互资助、相互为用的关系，在病变上也相互影响。

（一）五脏与脑

精神活动由心与脑主司，又与五脏密切相关，故有“五神脏”之说。如《素问·宣明五气》说：“心藏神，肺藏魄，肝藏魂，脾藏意，肾藏志。”神以形立，五脏所藏精气乃神的物质基础。神虽分藏于五脏但总由脑之“元神”与心之“识神”调节和控制。五脏藏神，脑为“元神之府”，其相关的生理功能密切相关。

（二）五脏与脉

脉为血之府，是血液运行的通道，故又称“血脉”。脉的生理功能与五脏相关。心主血脉，心与血脉合而为一个相对独立的血液循环系统。肺主气而朝百脉，辅助心脏推动和调节血液的运行。脾主统血，固摄和控制血液在脉中运行而不逸出脉外。肝主疏泄,调畅气机,气机畅达则血脉通利;肝主藏血,调节血量,能防止出血。肾阴肾阳是五脏阴阳之本。肾阳资助心阳,促进血脉流畅:肾阴资助心阴,滋养血脉。

(三)五脏与骨、髓

髓的生成与肾的关系尤为密切。肾精是化髓的基础物质,肾精充盛,化髓充足,则脑脊得养,骨骼得滋,脑脊功能正常,骨骼坚固强韧。

髓的化生又与脾胃、大小肠等脏腑密切相关。《灵枢·五癃津液别》说:"水谷入于口,输于肠胃,其液别为五(汗、溺、泣、唾、髓)。"髓的病变亦与脾胃等有关。

肾"受五脏六腑之精而藏之"(《素问·上古天真论》),故骨与髓的发育与五脏精气也有密切的关系。

(四)五脏与女子胞

女子胞的主要生理功能是主持月经和孕育胎儿,其与心、肝、脾、肾的关系最为密切。心藏神,女子胞主持月经和孕育胎儿的功能受心神调节。心主血脉,化赤为血,心血充盛,血脉充盈,心气充沛,血脉通畅,对女子胞的功能具有重要的资助和促进作用。脾主运化,为气血生化之源,主统血。女子胞与脾的关系,主要表现在经血的化生与固摄两个方面。肝的疏泄和藏血功能正常,可使气血和调,心情舒畅,应时行经、排卵。肾藏精,为先天之本,先天之精是构成胚胎的原始物质,关乎天癸,主生长发育与生殖,与女子胞功能密切相关。

第五单元　精气血津液神

细目一　精

精，是构成人体和维持人体生命活动的最基本物质。中医学精的本始含义，是指具有繁衍后代作用的生殖之精，此称为狭义之精。从精华、精微之意的角度出发，人体之内的血、津液、髓以及水谷精微等一切精微物质，均属于精的广义范畴。

要点一　人体之精的生成、贮藏与施泄

(一) 精的生成

1. 先天之精　禀受于父母，故《灵枢·决气》说："两神相搏，合而成形，常先身生，是谓精。"

2. 后天之精　来源于水谷，又称"水谷之精"。

(二) 精的贮藏

人体之精分藏于五脏，但主要藏于肾中。

(三) 精的施泄

精的施泄有两种形式：一是濡养脏腑，并化气以推动和调控各脏腑的功能。二是化为生殖之精并有度排泄以繁衍生命。

要点二　人体之精的功能

1. 繁衍生命　生殖之精，具有繁衍生命的作用。

2. 营养周身　精能滋养人体各脏腑形体官窍。

3. 化生血液　精可以转化为血，是血液生成的来源之一。

4. 化生为气　先天之精可以化生先天之气，水谷之精可以化生后天之气，再加上肺吸入的自然界清气，综合而成一身之气。

5. 精能化神　精是神化生的物质基础。

细目二　气

气是人体内活力很强运行不息的极精微物质，是构成人体和维持人体生命活动的基本物质之一。

要点一　气的生成

(一) 气的生成来源

人体之气，源于先天之精所化生的先天之气(元气)、水谷之精所化生的水谷之气和自然界的清气。

(二) 气的生成与相关脏腑的关系

1. 肾为生气之根。
2. 脾胃为生气之源。
3. 肺为生气之主。

要点二　气的运动与变化

(一) 气机的概念

气的运动，称作"气机"。

(二) 气的运动形式

气的运动以升、降、出、入为基本形式。气的运动应通畅无阻且升降出入运动之间必须保持平衡协调。

(三) 气运动的意义

人体整个生命活动都离不开气的升降出入运动。同时，人与自然环境之间的联系和适应，亦与气的升降出入运动密切相关，气的升降出入运动一旦停息，也就意味着生命活动的终止。

(四) 气的运动规律及气运动失常的表现形式

1. 脏腑之气的运动规律　体现为脏腑生理活动的特性，亦表现为脏腑之气运动的不同趋势。以五脏而分述之，则心肺位置在上，在上者宜降；肝肾位置在下，在下者宜升；脾胃位置居中，通连上下，为升降转输的枢纽。以六腑而

论之,以降为顺。

2. 气运动失常的表现形式 主要表现为气滞、气逆、气陷、气脱、气闭等。

(五)气化

气化,指气的运动所产生的各种变化,在人体具体表现为精、气、血、津液等生命物质的生成及其相互转化过程。

要点三 气的生理功能

1. 推动与调控作用 人体生长发育及生殖功能的稳定、脏腑经络功能的协调、精血津液的生成及运行输布有序,既有赖于阳气的推动、激发等促进作用,又离不开阴气的宁静、抑制等调控作用,是阴阳二气推动与调控作用相反相成的结果。

2. 温煦与凉润作用 气的温煦作用,具体体现在:温煦机体以维持恒定体温;温煦周身各脏腑组织,以维持其生理活动;维持血和津液等液态物质的正常运行。发挥温煦作用的气是人身之阳气。如果气的温煦作用失常,可以出现体温偏低、畏寒、四肢欠温,或脏腑经络功能低下,或血和津液运行迟缓等病理变化。

发挥凉润作用的气是人身之阴气,阴阳二气的温煦与凉润作用需要对立统一,相反相成。

3. 防御作用 气有护卫肌表,抗御外邪的作用。气的防御作用,一方面防御外邪的入侵,另一方面还可驱邪外出。《素问·刺法论》说:"正气存内,邪不可干。"

4. 固摄作用 固摄作用,是指气对血、津液、精等液态物质具有固护、统摄和控制作用,以防止其无故流失。

5. 中介作用 指气能感应传导信息以维持机体的整体联系。人体内的各种生命信息的感应传递,以及内外环境各种信息的交流和感应,均以气为中介物质而完成。

6. 气化作用 气化是指气的运动所产生的各种运动,具体表现为精、气、血、津液等物质的新陈代谢及其相互转化。

要点四 气的分类

(一)元气的概念、生成、分布与生理功能

1. 元气的概念 元气,又称"原气""真气"。是人体最基本、最重要的气,是人体生命活动的原动力。

2. 元气的生成 元气主要由肾藏的先天之精而化生,又依赖脾胃化生的水谷之精的充养。

3. 元气的分布 元气藏于肾中,实即为肾气,以三焦为通道,流布到全身,内而五脏六腑,外而肌肤腠理,无所不至。

4. 元气的生理功能 一是推动和调节人体的生长发育和生殖功能,二是推动和调控各脏腑、经络、形体、官窍的生理活动。

(二)宗气的概念、生成、分布与生理功能

1. 宗气的概念 宗气,是由谷气与自然界清气相结合而积聚于胸中之气,属后天之气范畴。

2. 宗气的生成 宗气是由肺从自然界吸入的清气和脾胃吸收转输的水谷之精气在胸中相结合而生成。

3. 宗气的分布 宗气积聚于胸中,通过上出息道,贯注心脉及沿三焦下行的方式而布散全身。

4. 宗气的主要功能 ①走息道而司呼吸。②贯心脉而行气血。③宗气作为后天之气,对先天之气有重要的资助作用。

(三)营气的概念、生成、分布与生理功能

1. 营气的概念 营气,是行于脉中而具有营养作用的气,又称"荣气""营阴"。

2. 营气的生成 营气,主要由水谷精气中的精华部分所化生。

3. 营气的分布 营气分布于血脉之中,成为血液的组成部分,循脉上下,营运于全身。

4. 营气的生理功能 化生血液和营养全身。

(四)卫气的概念、生成、分布与生理功能

1. 卫气的概念 卫气,是行于脉外而具有护卫作用的气。卫气与营气相对而言,又称"卫阳"。

2. 卫气的生成 卫气亦由水谷精气所化生。但其特性是"慓疾滑利",即活力特强,流动迅速。

3. 卫气的分布 卫气运行于脉外,不受脉道约束,运行于皮肤、分肉之间,"熏于肓膜,散于胸腹"(《素问·痹论》)。

4. 卫气的生理功能 ①护卫肌表,防御外邪入侵。②温养脏腑、肌肉、皮毛。③调节控制腠理的开阖,控制汗液的正常排泄,以维持体温的相对恒定。

细目三　血

血是循行于脉中而富有营养的红色液态物质，是构成人体和维持人体生命活动的基本物质之一。

要点一　血的生成

水谷精微和肾精是血液化生的基础。它们在脾、胃、心、肺、肾等脏腑的共同作用下，经过气化过程而得以化生为血液。

要点二　血的运行

血液的正常运行，与心、肺、肝、脾等脏腑的功能密切相关。

脉道是否通利，血寒或血热等，也是直接影响血液运行的重要因素。

要点三　血的生理功能

1. 濡养作用　血在脉中循行，内至脏腑，外达皮肉筋骨，不断对全身各脏腑组织起着充分的营养和滋润作用，以维持正常的生理活动。

2. 化神作用　血，是机体精神活动的最主要物质基础。

细目四　津　液

要点一　津液的概念

津液，是机体一切正常水液的总称。它包括各脏腑组织的内在体液及其正常的分泌物，如胃液、肠液和涕、泪等。它也是构成人体和维持人体生命活动的基本物质之一。

津与液的区别：津和液中，质较清稀，流动性较大，布散于体表皮肤、肌肉和孔窍，并能渗注于血脉，起滋润作用的，称为津；质较稠厚，流动性较小，灌注于骨节、脏腑、脑、髓等组织，起濡养作用的，称为液。津和液之间可以相互转化，故津和液在生理状态下常同时并称。

要点二　津液的生成、输布与排泄

1. 津液的生成　津液源于饮食水谷，通过脾胃的运化及小肠的泌别清浊、大肠主津等相关脏腑的功能而生成。

2. 津液的输布　主要依靠脾气的输布散精、肺气的通调水道、肾气的主水液而蒸腾气化，以及肝气疏泄，促进津液输布。此外，三焦水道的通利则保证津液的输布和畅通。

3. 津液的排泄　津液的排泄主要通过汗和尿的排泄来完成。此外，呼气和粪便也能带走少量水液。因此津液的排泄主要与肾、肺、脾的生理功能关系密切。

要点三　津液的生理功能

1. 滋润和濡养作用。

2. 充养血脉。

另外，津液的代谢对调节机体内外环境的阴阳相对平衡起着十分重要的作用。

细目五　神

神是人体生命活动的主宰及其外在总体表现的统称。

要点　神的生成与功能

1. 神的生成

(1) 精气血津液为化神之源。

(2) 脏腑精气对外界环境的应答。

2. 神的功能

(1) 调节精气血津液的代谢。

(2) 调节脏腑的生理功能。

(3) 主宰人体的生命活动。

细目六　气与血的关系

要点一　气为血之帅

1. 气能生血　气能生血，是指血的组成及其生成过程，均离不开气和气的运动变化。

2. 气能行血　血属阴而主静，血不能自行,有赖于气的推动。气行则血行,气滞则血瘀。

3. 气能摄血 血在脉中循行而不逸出脉外,主要依赖于气对血的固摄作用。

要点二 血为气之母

1. 血能养气 是指气的充盛及其功能的发挥均离不开血液的濡养。

2. 血能载气 血是气的载体,气依附于血而得以存于体内,赖血之运载而运行全身。

细目七 气与津液的关系

要点一 气能生津

气是津液生成的动力,津液的生成依赖于气的推动作用。

要点二 气能行津

气是津液在体内正常输布运行的动力,津液的输布及其化为汗、尿等排出体外,全赖于气的推动作用和升降出入运动。

要点三 气能摄津

气的固摄作用控制着津液的排泄,防止其无故地流失。

要点四 津能化气

津液在输布过程中受到各脏腑阳气的蒸腾温化,可以化生为气。

要点五 津能载气

津液亦是气运行的载体。在脉外之气的运行必须依附于津液,不会漂浮失散而无归。

细目八 精血津液之间的关系

要点一 精血同源

精与血都由水谷精微化生和充养,化源相同;两者之间又互相资生,互相转化,并都具有濡养和化神等作用。

要点二 津血同源

血和津液的生成都源于水谷精气,且都具有滋润濡养作用,二者之间可以相互资生,相互转化,故称之为“津血同源”。

细目九 精气神之间的关系

要点一 精气相关

1. 精能化气 人体之精是人体之气的生化之源。先天之精藏于肾,先天之精化生元气;脏腑之精化生脏腑之气。精足则气旺,精亏则气衰。临床上,精亏与失精患者可兼见气虚的病证。

2. 气能生精 先天之气与先天之精互生互化,后天之气主要是脾胃之气的运化功能生成水谷精微,脏腑之气化生脏腑之精,肾气对于生殖之精的生成也具有促进作用。气充则精盈,气虚则精亏。

要点二 精神互用

精是生命产生的本源,神是生命活动的外部表现;精是神得以化生的物质基础,神又能统驭精。精能化神,神寓精中;精盈则神明,神安则精足。

要点三 神气互生

气能养神,神为气主。气为神志活动提供物质基础;神则为气的运动和变化的主宰。故气聚则神生,神至则气动;神寓于气,神以驭气。若气虚或气机失调,均可导致神志异常改变。而精神异常,或七情内伤,均可导致气机紊乱。

总之,精、气、神的关系,可以概括为形神关系。形与神俱,即精气神合一,是生命活动的根本保证。

第六单元　经　络

细目一　经络学说

经络，是经脉和络脉的总称，是运行全身气血、联络脏腑形体官窍、沟通上下内外，感应传导信息的通路系统，是人体结构的重要组成部分。

要点一　经络的基本概念

经络是经脉和络脉的总称，为人体运行气血、联络脏腑、沟通内外、贯穿上下的径路。

经脉是经络系统的主干；络脉是经脉的分支。如《医学入门·经穴起止》说："经者，径也，径直者为经；经之支脉旁出者为络。"经脉多以纵行为主，循行于较深的部位，有一定的循行路径；络脉纵横交错，网络全身，深浅部位皆有分布，浮络循行于较浅的部位。

要点二　经络系统的组成

经络系统，主要由经脉、络脉及其连属部分组成。经脉包括正经、奇经、经别三部分，为经络系统的主要组成部分。络脉有别络、浮络、孙络之分。此外，还有十二经筋和十二皮部，是十二经脉的连属部分。

（一）经脉

1. 正经　正经有十二，即手三阴经、手三阳经、足三阴经、足三阳经，合称十二经脉。

2. 奇经　奇经有八条，即督脉、任脉、冲脉、带脉、阴跷脉、阳跷脉、阴维脉、阳维脉，合称"奇经八脉"。奇经八脉不同于十二经脉，人的气血常行于十二经脉，当十二经脉气血有余时，则流注于奇经八脉，蓄以备用。

3. 经别　十二经别是从十二经脉别出的经脉，具有"离、入、出、合"的循行特点。它区别于十二经脉，但仍属于经脉的范畴。

（二）络脉

络脉包括别络、浮络、孙络三个部分。别络，是较大的主要络脉，共有十五。其中十二经脉和督、任二脉各有一别络，再加上脾之大络，合为十五别络。浮络，是循行于人体浅表部位而常浮现的络脉。因其浮而常见，故称为"浮络"。孙络，是最细小的络脉。

（三）连属部分

连属部分，即经筋和皮部。经筋，是十二经脉之气"结、聚、散、络"于筋肉、关节的体系。具有连缀百骸，维络周身，主司关节活动的作用。皮部，是十二经脉功能活动反映于体表的部位，亦是络脉之气散布之所在。

细目二　十二经脉

要点一　十二经脉的走向交接规律

手三阴经从胸腔走向手指末端，交手三阳经；手三阳经从手指末端走向头面部，交足三阳经；足三阳经从头面部走向足趾末端，交足三阴经；足三阴经从足趾走向腹腔、胸腔，交手三阴经。其中，阴经与阳经相交，是在手足部位；阳经与阳经相交，是在头面部位；阴经与阴经相交，是在胸部。

要点二　十二经脉的分布规律

（一）头面部

手足阳明经行于面部、额部；手太阳经行于面颊部；足太阳经行于头顶及头后部；手足少阳经行于头侧部。由于手三阳与足三阳在头面部交接，故说"头为诸阳之会"。

（二）四肢部

阴经分布在四肢的内侧面，阳经分布在四肢的外侧面，具体如下：

1. 上肢内侧面　手太阴经在前缘，手厥阴经在中线,手少阴经在后缘。

2. 上肢外侧面 手阳明经在前缘,手少阳经在中线,手太阳经在后缘。

3. 下肢内侧面 足太阴经在前缘,足厥阴经在中线,足少阴经在后缘。(注意:内踝上八寸以下,足厥阴肝经在前缘,足太阴脾经在中线;八寸以上,足太阴脾经在前缘,足厥阴肝经在中线。)

4. 下肢外侧面 足阳明经在前缘,足少阳经在中线,足太阳经在后缘。

(三)躯干部

十二经脉在躯干部分布的一般规律是:手三阳经行于肩胛部;手三阴经行于腋部;足太阳经行于腰背部;足少阳经行于侧面;足三阴经及足阳明经行于胸腹部,其中,自胸腹正中线向外的顺序依次为:足少阴肾经、足阳明胃经、足太阴脾经、足厥阴肝经。

要点三 十二经脉的表里关系

手太阴肺经与手阳明大肠经相表里,手厥阴心包经与手少阳三焦经相表里,手少阴心经与手太阳小肠经相表里;足太阴脾经与足阳明胃经相表里,足厥阴肝经与足少阳胆经相表里,足少阴肾经与足太阳膀胱经相表里。相为表里的两经,都在四肢末端交接,分别循行于四肢内外两个侧面的相对位置,分别属络于相为表里的脏腑(如手太阳经属小肠络心,手少阴经属心络小肠)。

要点四 十二经脉的流注次序

十二经脉分布在人体的内外上下,其经脉中的气血流动不息,循环贯注。其流注次序是从手太阴肺经开始,依次流至手阳明大肠经、足阳明胃经、足太阴脾经、手少阴心经、手太阳小肠经、足太阳膀胱经、足少阴肾经、手厥阴心包经、手少阳三焦经、足少阳胆经、足厥阴肝经,再流至手太阴肺经,如此首尾相贯,如环无端。

细目三 奇经八脉

要点一 奇经八脉的主要特点

奇者,异也。奇经,是不同于十二经脉(正经)的经脉。奇经八脉,是督脉、任脉、冲脉、带脉、阴跷脉、阳跷脉、阴维脉、阳维脉的总称。

奇经八脉与正经有所不同,主要有以下三个特点:一是分布不像十二经脉那样规则;二是同脏腑没有直接的相互属络关系;三是相互之间也没有表里配合关系。

要点二 督脉的循行部位及基本功能

1. 督脉的循行部位

主干:起于胞中,下出会阴,沿脊柱里面上行,至项后风府穴处进入颅内,络脑,并由项沿头部正中线,经头顶、额部、鼻部、上唇,到上唇系带处。

分支(从略)。

2. 督脉的基本功能 督脉行于背部正中,多次与手足三阳经及阳维脉交会,能总督一身之阳经,故称为“阳脉之海”。督脉行于脊里,上行入脑,并从脊里分出属肾,故与脑、脊髓、肾有密切联系。

要点三 任脉的循行部位及基本功能

1. 任脉的循行部位

主干:起于胞中,下出会阴,经阴阜,沿腹部和胸部正中线上行,至喉咙,上行至下颌部,环绕口唇,沿面颊,分行至目眶下。

分支(从略)。

2. 任脉的基本功能 任脉行于腹面正中线,多次与手足三阴经及阴维脉交会,能总任一身之阴经,故称为“阴脉之海”。任脉起于胞中,与女子妊娠有关,故又称“任主胞胎”。

要点四 冲脉的循行部位及基本功能

1. 冲脉的循行部位

主干:起于胞中,下出会阴,从气街部起与足少阴经相并,夹脐上行,散布于胸中,再向上行,经喉,环绕口唇,到目眶下。

分支(从略)。

2. 冲脉的基本功能 冲脉上行至头,下至于足,后行于背,前布于胸腹,贯穿全身,成为气血的要冲,能调节十二经气血,故有“十二经脉之海”之称。冲脉又称为“血海”,与女子的月经有密切关系。

要点五　带脉的循行部位及基本功能

1. 带脉的循行部位　起于季胁，斜向下行到带脉穴，绕身一周，环行于腰腹部。在腹面的带脉下垂到少腹。

2. 带脉的基本功能　带脉围腰一周，犹如束带，约束纵行诸经。主司妇女带下。

细目四　经络的生理功能

要点一　沟通联系作用

人体的五脏六腑、四肢百骸、皮肉脉筋骨等组织器官之间的联系主要是依靠经络系统的沟通、联络作用实现的。

要点二　运行气血作用

人体气血通过遍布全身的经络系统运行到各组织器官，发挥营养作用。

要点三　感应传导作用

感应传导，是指经络系统对于针刺或其他刺激的感觉传递和通导的作用。

要点四　调节功能平衡

经络在沟通、传导功能的基础上，又能调节功能活动，使人体复杂的生理功能互相协调，保持相对的平衡状态。

细目五　经络学说的应用

要点一　阐释病理变化及其传变

1. 经络是外邪内传脏腑的途径。
2. 经络是脏腑疾病相互传变的途径。
3. 经络是内脏病变反映于外的途径。

要点二　指导疾病的诊断

包括循经诊断、分经诊断等。

要点三　指导疾病的治疗

包括指导针灸推拿治疗、指导药物治疗等。

第七单元　病　因

细目一　六　淫

六淫，是风、寒、暑、湿、燥、火（热）六种外感病邪的统称。

风、寒、暑、湿、燥、火（热）本来是指六种自然界的正常气候，简称为“六气”。

要点一　六淫共同的致病特点

六淫致病一般具有以下的共同特点：

1. 外感性。
2. 季节性。
3. 地域性。
4. 相兼性。
5. 转化性。

要点二　六淫各自的性质和致病特点

（一）风邪的性质和致病特点

1. 风为阳邪，其性开泄，易袭阳位　风为阳邪，具有轻扬上浮、易袭阳位的性质，所以常伤及人体上部（如头面、咽喉等），见头痛、咽痒、面目浮肿等症状。故《素问·太阴阳明论》说：“伤于风者，上先受之。”风邪具有开泄外越的性质，故易使人体皮毛腠理开泄，出现恶风、汗出等症状。

2. 风性善行而数变　“善行”是指风邪致病具有病位游移、行无定处的特性，如行痹。“数变”是指风邪致病具有变幻无常和发病迅速的特性，如风疹之皮疹瘙痒，发无定处，此起彼伏。

3. 风性主动　“主动”，指风邪致病具有动摇不定的特征。

4. 风为百病之长　风邪为六淫中的主要致病因素，具有兼邪同病的特性，其他五邪常依附于风邪侵犯人体，表现为风寒、风热、风湿等证。所以，风邪常为外邪致病的先导。古人常把风邪作为外感致病因素的总称。

（二）寒邪的性质和致病特点

1. 寒为阴邪，易伤阳气　寒为阴邪，故寒邪致病，为实寒证，并易损伤人体阳气，出现寒盛兼阳伤的虚实夹杂证。寒邪袭表，卫阳被遏可见恶寒；寒邪直中脾胃，损伤脾阳可见呕吐清水、腹泻、脘腹冷痛，以及食欲不振、肢冷、神疲等症。

2. 寒性凝滞　凝滞，即凝结、阻滞不通。寒邪侵犯人体，阻碍气血的运行，使之运行缓慢，甚至凝结不通，不通则痛，故寒邪伤人多见疼痛症状，如头痛、关节痛、腹痛等。

3. 寒性收引　收引，即收缩牵引。寒邪侵袭人体可使气机收敛，腠理、经络、筋脉收缩拘急。如寒邪侵袭肌表，使肌肤收缩而腠理闭塞，可见恶寒、发热、无汗；寒客筋脉，经脉牵引而拘急不舒，可见四肢拘急、屈伸不利。

（三）湿邪的性质和致病特点

1. 湿性重浊　重，即沉重、重着之意；浊，即秽浊。其致病特点一是表现为肢体困重不舒，如头重如裹，周身困重，着痹等。二是分泌物和排泄物多秽浊不清，如湿邪引起的疮疡、湿疹等。其他如苔腻、面垢、眵多、便下黏液、妇女带下等，皆属湿邪的秽浊之性。

2. 湿为阴邪，易阻遏气机，损伤阳气　湿邪为有形之邪，侵犯人体后，最易阻遏气机，故致病常见胸闷脘痞、小便短涩、大便不爽等症。湿为阴邪，阴胜则阳病，故湿邪停留体内时间过久，还会进一步损伤人体的阳气。又因脾喜燥而恶湿，湿易困脾，所以湿邪尤其容易损伤脾阳，出现形寒肢冷、腹泻、水肿、尿少等症。

3. 湿性黏滞　其致病特点一是病程缠绵难愈或反复发作，如湿温病、湿痹、湿疹等。二是湿病症状多黏滞不爽，如分泌物、排泄物滞涩不畅。

4. 湿性趋下，易袭阴位　湿类于水，水性就下，故湿邪亦有趋下的性质。其致病特点是症状多见于下半身，如下肢水肿、小便淋浊、泄痢、妇女带下等。故《素问·太阴阳明论》说：“伤于湿者，下先受之。”

（四）燥邪的性质和致病特点

1. 燥性干涩，易伤津液　燥邪侵犯人体，易损伤津液，表现出各种干燥症状，如皮肤干燥皲裂、鼻干咽燥、口唇燥裂、小便短少、大便干结等。正如《素问·阴阳应象大论》说“燥胜则干”。

2. 燥易伤肺　肺为娇脏，喜润恶燥，又开窍于鼻，故燥邪自口鼻而入，最易伤肺。燥邪损伤肺津，影响肺的宣发肃降功能，导致干咳少痰，或痰黏难咯，或痰中带血，以及喘息胸痛等症。

（五）火（热）邪的性质和致病特点

1. 火热为阳邪，其性炎上　火热为阳盛之邪，阳胜则热，故其致病多见高热、烦渴、汗出、脉洪数等症。火性趋上，侵害人体多在上部，尤以头面为多见，表现为目赤肿痛、咽喉肿痛、口舌生疮糜烂等。

2. 火热易伤津耗气　火热为阳邪，易伤人体津液，故其致病可在高热的同时，伴见口渴多饮、咽干舌燥、小便短赤、大便秘结等津液损伤之症。火热之邪又能损伤人体正气，从而导致全身性的功能衰退。

3. 火热易生风动血　火热之邪侵袭人体，燔灼肝阴，使筋脉失养，肝风内动，症见高热、四肢抽搐、颈项强直、角弓反张、两目上视、牙关紧闭等，称为“热极生风”。火热之邪侵入血分，使血行加速，甚至迫血妄行，而致各种出血，可见吐血、衄血、便血、尿血和皮肤斑疹等症。

4. 火热易致肿疡　火热之邪入于血分，聚于局部，腐蚀血肉而发为痈肿疮疡。火热之邪引起的疮疡，具有红、肿、热、痛的特点。

5. 火热易扰心神　火热之邪入于营血，尤易扰心神，出现心烦失眠、狂躁妄动、神昏谵语等症。

（六）暑邪的性质和致病特点

1. 暑为阳邪，其性炎热　暑为阳邪，其性炎热，致病多出现阳热症状，如高热、心烦、面赤、脉洪大等。

2. 暑性升散，伤津耗气　暑为阳邪，其性上升，故致病易上犯头目，出现头昏、目眩；上扰心神，出现突然昏倒、不省人事。暑性发散，伤津耗气，暑邪伤人使腠理开泄，汗出过多而伤津，气随津泄而致气虚，故暑邪致病可见气短乏力、口渴喜饮、尿赤短少等症。

3. 暑多夹湿　盛夏季节气候炎热、气温较高，且雨水较多、湿度较大，故暑邪易夹湿邪侵犯人体，致病多为暑湿夹杂证，表现为发热、烦渴、四肢困倦、胸闷呕恶、大便溏泄而不爽、苔黄腻等。

细目二　疠　　气

疠气，是一类具有强烈致病性和传染性的外感病邪。在中医文献记载中，又有“疫气”“疫毒”“戾气”“异气”“毒气”“乖戾之气”等名称。

要点一　疠气的致病特点

1. 传染性强，易于流行　疠气具有强烈的传染性和流行性，具有很强的致病性，它可通过口鼻等多种途径在人群中传播，从而造成流行。

2. 发病急骤，病情危重　疠气的致病毒力比一般的六淫之邪更强，热毒更甚，并常兼夹湿毒、毒雾、瘴气等秽浊之气侵犯人体，故比六淫发病更急，且来势凶猛，病情危笃，死亡率高。

3. 一气一病，症状相似　因为一种疠气引起一种疫病，故致病后症状相似。《素问·刺法论》说：“五疫之至，皆相染易，无问大小，病状相似。”

要点二　影响疠气产生的因素

疫疠的发生与流行，多与气候因素、环境因素、预防措施不当和社会因素有关。

细目三　七 情 内 伤

七情即喜、怒、忧、思、悲、恐、惊七种正常的情志活动。

只有突然、强烈或长期持久的情志刺激，超过了人体本身生理活动的范围，使人体气机紊乱，阴阳气血失调，才会使人致病，称七情内伤，属精神致病因素，是内伤病的主要致病因素之一。

要点　七情内伤致病的特点

七情内伤直接损伤内脏，使脏腑气机逆乱，气血失常，导致各种病变发生。

1. **直接伤及内脏** 七情过激可以损伤与之相对应的内脏。如喜、惊伤心,怒伤肝,思伤脾,悲、忧伤肺,恐伤肾。情志所伤的病证,以心、肝、脾三脏和气血失调为多见。

2. **影响脏腑气机** ①喜则气缓,惊则气乱:喜乐过度,能使心气涣散,神不守舍,导致心神不安或心神失常。猝然受惊,导致心神不定,气机逆乱,常见惊悸不安、慌乱失措等。②怒则气上:暴怒或常怒,使肝气上逆,血随气升,并走于上,常见头昏、头痛、面红、目赤,甚至呕血、昏厥。③思则气结:思虑过度,可使脾气郁结,运化功能失常,出现食欲不振、脘腹胀满、便溏等症。④悲则气消,忧则气郁:过度悲伤,使肺气消散而耗损,出现神疲乏力、声低息微等。肺司呼吸,忧愁太过,可使肺气郁结,呼吸不利而感到胸闷、气短。⑤恐则气下:过度的恐惧,使肾气不固,气泄于下,临床可见二便失禁,或骨酸痿厥、遗精等。

3. 情志异常波动,可使病情加重或迅速恶化。

4. 多发为情志病证。

细目四 饮食失宜

要点一 饮食不节

饥饱失常,是指饮食量没有适当的控制,过度饥饿或过度饱胀,二者皆可致病。

要点二 饮食不洁

饮食不洁可引起多种脾胃及肠道疾病,出现脘腹疼痛、呕吐、腹泻、痢疾,或引起肠道寄生虫病,重者可引起昏迷,甚至死亡。

要点三 饮食偏嗜

1. **五味偏嗜** 五味与五脏各有其亲和性,长期偏嗜某味,则可使五脏功能偏盛偏衰,进而导致疾病的发生。

2. **偏寒偏热** 过食生冷寒凉,使脾胃阳气受损,寒湿内生,可发生腹痛、泄泻等症。过食辛温燥热,使脾胃阴液受损,肠胃积热,可发生口渴、口臭、嘈杂易饥、便秘等症。

细目五 劳逸失度

要点一 过劳

1. **劳力过度** 包括劳力过重或时间过长,耗损人体的精气而致病。

2. **劳神过度** 思虑劳神太过,久之则耗伤心血,损伤心神而引起心神不安,见心悸、健忘、失眠、多梦等症;如损伤脾气,使脾运受到影响,则可见食欲不振等脾失健运的症状。

3. **房劳过度** 房劳过度易伤肾中精气,出现腰酸膝软、精神萎靡、头昏耳鸣、性功能减退,男子可有遗精、早泄、阳痿,女子可有带下增多等症。

要点二 过逸

过逸而懒动,日久使人体心肺功能减弱,脾胃功能呆滞,气血运行不畅,消化吸收不良,并使人体脂肪积聚过多,从而出现种种症状,如精神不振,肢体软弱,动则心悸、气短、汗出,食少乏力,或形体肥胖,或继发他病。

细目六 痰饮

痰饮是人体水液代谢障碍所形成的病理性产物,又为继发病因。

痰饮可分为有形与无形两大类。有形之痰饮,指视之可见、闻之有声、触之可及的痰浊和水饮等病理性产物,如咳吐之痰液、瘰疬等。无形之痰饮,指有痰饮致病的证候表现,而无实质性痰饮可见,但用治痰饮的方法能够奏效的一类特殊的病理变化,如眩晕、心悸等。

要点一 痰饮的形成

痰饮多由外感六淫,或饮食失宜及七情内伤等,使肺、脾、肾以及三焦等脏腑气化功能失常,导致津液代谢障碍,从而使水湿停滞体内而形成。

要点二 痰饮的致病特点

1. 阻滞气血运行。
2. 影响水液代谢。
3. 易于蒙蔽心神。
4. 致病广泛,变化多端。

细目七 瘀 血

瘀血,指体内血液停滞,包括离经之血停积于体内,以及血运不畅,阻滞于经脉及脏腑之内。瘀血既是病理性产物,又为继发病因。

要点一 瘀血的形成

一是由于气虚推动无力、气滞血行不利、血寒经脉拘急、血热相互搏结等原因,使血行不畅而阻滞于体内,形成瘀血;二是由于内外伤、气虚失摄、血热妄行等原因,造成血离经脉,停积于体内而形成瘀血。

要点二 瘀血的致病特点

1. 易阻滞气机。
2. 影响血液运行。
3. 影响新血生成。
4. 病位固定,病证繁多。

要点三 瘀血的症状特点

1. 疼痛 一般表现为刺痛,痛处固定不移,拒按,夜间痛势尤甚。

2. 肿块 瘀血积于皮下或体内,则可见肿块,部位固定不移。若在体表,则可见局部青紫,肿胀隆起;若在体内,则扪之质硬,坚固难移。

3. 出血 部分瘀血为病者,可见出血之象,血色紫暗,夹有瘀块。

4. 色诊 多见紫暗:一是面色紫暗,口唇、爪甲青紫等;二是舌质紫暗,或舌有瘀斑、瘀点等。

5. 脉诊 多见涩脉、结脉、代脉等。

6. 其他症状 可见面色黧黑、肌肤甲错、善忘等。

细目八 结 石

要点一 结石的形成

1. 饮食不当 饮食偏嗜,喜食肥甘厚味,影响脾胃运化,蕴生湿热,内结于胆,久则可形成胆结石。湿热下注,蕴结于下焦,导致肾的气化失司,日久可形成肾结石或膀胱结石。空腹食入过多的未熟柿子、黑枣等,可影响胃的受纳和通降,形成胃结石。此外,某些地域的水中含有过量的矿物质及杂质等,也是促使结石形成的原因之一。

2. 情志内伤 若情志不遂,肝气郁结,疏泄失职,可导致胆气不利,胆汁淤积,排泄受阻,日久也可形成肝胆结石。

3. 服药不当 长期过量服用某些药物,致脏腑功能失调,或药物代谢产物沉积于局部,是形成肾或膀胱结石的原因之一。

4. 体质差异 由于先天禀赋及后天因素引起的体质差异,导致某些物质代谢异常,从而易于在体内形成结石。

要点二 结石的致病特点

结石为病,由于致病因素、形成部位不同,临床表现差异很大。但总体而言,气机不畅是各种结石的基本病机,疼痛是各种结石的共同症状。

1. 多发于肝、胆、肾、膀胱等脏腑 肝主疏泄,影响胆汁的生成和排泄,肾气的蒸腾气化,影响尿液的生成和排泄,故肝肾功能失调易生成结石;胆、膀胱等管腔性器官,结石易于停留,故结石为病,以肝胆结石、肾膀胱结石最为常见。

2. 病程较长,病情轻重不一 结石多为湿热内蕴,日渐煎熬而成,故大多数结石的形成过程缓慢。由于结石的大小不等,停留部位不一,故临床表现差异很大。一般来说,结石小,有的甚至无任何症状;结石过大,或梗阻在较狭窄的部位,则发作频繁,症状明显,疼痛剧烈。

3. 阻滞气机,损伤脉络 结石为有形实邪,停留体内,势必阻滞气机,影响气血津液运行,引起局部胀痛、水液停聚等。重者,结石嵌滞于狭窄部位,如胆道或输尿管中,常出现剧烈绞痛;结石嵌滞局部,损伤脉络,可引起出血,如肾结石、膀胱结石可致尿血等。

第八单元 发 病

细目一 发病的基本原理

发病，是指疾病的发生过程。这是机体处于病邪的损害和正气的抗损害之间的矛盾斗争过程。

正气是指人体的功能活动(包括脏腑、经络、气血等功能)和抗病、康复、适应能力，简称为“正”。

邪气泛指各种致病因素，简称为“邪”。包括存在于外界或由人体内产生的种种具有致病作用的因素。

要点一 正气不足是疾病发生的内在因素

中医发病学重视人体的正气，认为正气旺盛，气血充盈，卫外固密，病邪难于侵入，疾病无从发生。《素问·刺法论》说：“正气存内，邪不可干。”

要点二 邪气是发病的重要条件

邪气影响发病的性质、类型与特点、影响病情与病位，某些情况下邪气在发病中起主导作用。

细目二 影响发病的主要因素

要点一 环境与发病

环境因素主要有气候因素，地域因素，生活、工作环境因素等，均可影响疾病的发生。

要点二 体质与发病

体质决定发病倾向，决定对某些病邪的易感受性，决定某些疾病的证候类型等。

要点三 精神状态与发病

情志过激日久，可以成为致病因素，疾病过程中亦可出现异常的情志变化。

细目三 发 病 类 型

要点一 感邪即发

指感邪后立即发病。感邪即发多见于新感外邪较盛、情志剧变、毒物所伤、外伤和感受疠气等情况。

要点二 徐发

是指感邪后缓慢发病，又称缓发。徐发与致病因素的种类、性质，以及体质因素等密切相关。

要点三 伏发

是指感受邪气后，病邪在其体内潜伏一段时间，在诱因的作用下，过时而发。多见于外感疾病和某些外伤。

要点四 继发

是指在原发疾病的基础上，继而发生新的疾病。原发病与新产生的疾病在病理上密切相关。

要点五 复发

复发是指疾病初愈或疾病的缓解阶段，在某些诱因的作用下，引起疾病再度发作或反复发作的一种发病形式。

复发诱因主要有重感致复、食复、劳复、药复、情志致复。

要点六 合病与并病

合病，是指两经或两个部位以上同时受邪所出现的病证。多见于感邪较盛，而正气相对不足之时。

并病是指感邪后某一部位的证候未了，又出现另一部位的病证。多见于病位传变之中。

第九单元 病　机

细目一 邪正盛衰

要点 邪正盛衰与虚实变化

1. 实的病机 实，指邪气亢盛，是以邪盛为矛盾主要方面的一种病理状态。主要特点为邪气和正气都比较强盛，正邪相搏，可出现一系列病理性反应比较剧烈而有余的证候表现。

2. 虚的病机 虚，指正气不足，是以正气虚损为矛盾主要方面的一种病理反应。诸如卫气不固，脏腑功能低下，气血津液生化不足或气化无力，以及气机下降不及等，均属虚性病理变化。

3. 虚中夹实 指病理变化以正气虚损为主，又兼夹实邪结滞，从而形成正虚邪实的虚实错杂病理状态。

4. 实中夹虚 指病理变化以邪实为主，又兼有正气虚损不足，从而形成邪实正虚的虚实错杂病理状态。

5. 真虚假实 即"至虚有盛候"，指"虚"为病机的本质，而其"实"乃是病证假象的病理状态。即所说"至虚之病，反见盛势"。

6. 真实假虚 即"大实有羸状"，指"实"为病机的本质，而其"虚"乃是病证假象的病理状态。即所说"大实之病，反有羸状"。

细目二 阴阳失调

阴阳失调，是指机体在疾病的发生发展过程中，由于各种致病因素的影响，导致机体的阴阳消长失去相对的平衡，从而形成阴阳偏盛、偏衰，或阴不制阳、阳不制阴的病理状态。

要点一 阴阳偏盛

指病邪侵袭人体，导致机体阴阳双方某一方的病理性亢盛状态，属"邪气盛则实"的实证。

1. 阳偏盛 阳偏盛，即阳盛，指机体在疾病过程中所出现的一种阳气病理性亢盛，功能亢奋，机体反应性增强，热量过剩的病理状态。其病机特点多表现为阳盛而阴未虚（或虚亏不甚）的实热病证。

2. 阴偏盛 阴偏盛，即阴盛，指机体在疾病过程中所出现的一种阴气病理性偏盛，功能抑制或减退，热量耗伤过多，以及病理性代谢产物积聚的病理状态。其病机特点为阴盛而阳未虚（或虚损不甚）的实寒病证。

要点二 阴阳偏衰

阴或阳的偏衰，是指"精气夺则虚"的虚证。即人体阴或阳亏虚不足所引起的病理变化。

1. 阳偏衰 阳偏衰，即阳虚，指机体阳气虚损，功能减退或衰弱，代谢减缓，产热不足的病理状态。阳虚病机特点，多表现为机体阳气不足，阳不制阴，阴气相对亢盛的虚寒病证。

2. 阴偏衰 阴偏衰，即阴虚，指机体阴气不足，精、血、津液等阴液亏少，以及由于阴虚不能制阳，导致阳气相对亢盛，功能虚性亢奋的病理状态。阴虚病机特点，多表现为阴气不足，制约阳热及滋养、宁静功能减退，阳相对亢盛的虚热病证。

要点三 阴阳互损

阴阳互损，是指在阴或阳任何一方虚损的前提下，病变发展影响到相对的一方，形成阴阳两虚的病机。

要点四 阴阳格拒

阴阳格拒，是在阴阳偏盛基础上由阴阳双方相互排斥而出现寒热真假病变的一类病机。

1. 阴盛格阳 阴盛格拒又称格阳。指阴寒偏盛至极，壅闭于内，逼迫阳气浮越于外，致使阴阳不相维系顺接，而相互格拒的一种病理状态，其证候表现为真寒假热。

2. 阳盛格阴 阳盛格阴又称格阴。指阳热偏盛至极，深伏于里，不能外达于肢体，从而将阴气排斥于外的一种病理状态，其证候表现为真热假寒。

要点五 阴阳转化

阴阳转化，指阴阳之间在“极”或“重”的条件下，证候性质向相反方面转化的病机过程，包括由阴转阳和由阳转阴两方面。

1. 由阴转阳 指阴偏盛的寒证，转化为阳偏盛的热证的病机过程。临床表现为由寒化热的病性转化。如太阳病初起为表寒证，继而出现阳明里证，症见壮热，不恶寒，心烦口渴，大汗出，脉数，则表示病变已从表入里，从阳化热。

2. 由阳转阴 指阳偏盛的热证，转化为阴偏盛的寒证的病机过程。临床表现为由热化寒的病性转化。如某些外感疾病初期出现热邪亢盛之象，属阳证；由于邪热炽盛，或失治误治，突然出现面色苍白、四肢厥冷、冷汗淋漓、脉微欲绝等亡阳危象，属阴证。

要点六 阴阳亡失

阴阳亡失，是指机体的阴气或阳气突然大量地亡失，导致生命垂危的一种病理状态。

1. 亡阳 机体阳气发生突然性大量脱失，而致全身属阳的功能突然严重衰竭的病理状态。

2. 亡阴 机体阴气阴液发生突然性大量耗伤或丢失，而致全身属阴的功能出现严重衰竭的病理状态。

细目三 气的失常

气的失常包括气虚和气机失调等病理变化。

要点一 气虚

气虚，指一身之气耗损，周身之气不足及功能减弱，脏腑功能衰退，抗病能力下降的病理状态。

要点二 气滞

气滞，即气机郁滞，指气的流通不畅，郁滞不通的病理状态。

要点三 气逆

指气机升降失常，或气升之太过，或降之不及，脏腑之气逆上的病理状态。

要点四 气陷

指在气虚病变基础上发生的以气的上升不足或下降太过，气的升举无力而下陷为特征的病理状态。

要点五 气闭

气闭，指气机闭阻，外出严重障碍，以致清窍闭塞，出现昏厥等的病理状态。

要点六 气脱

气脱，多由于正不敌邪，或正气的持续衰弱，以致气不内守，大量向外亡失，导致功能突然衰竭的病理状态。气脱实际上是各种虚脱病变的主要病机。

细目四 血的失常

血的失常包括血虚和血液运行失常等病理变化。

要点一 血虚

血虚，指血液不足，濡养功能减退，以致脏腑百脉、形体器官失养的病理状态。

要点二 血行失常

1. 血寒 指血脉受寒，血流滞缓，乃至停止不行的病机变化。

2. 血热 指热入血脉，使血行加速，脉络扩张，或灼伤血脉，迫血妄行的病机变化。

3. 血瘀 指血液循行迟缓，或流行不畅，甚则血液瘀结停滞成积的病理状态。

4. 出血 指血液逸出血脉的病理状态。

细目五　气与血关系失调

要点一　气滞血瘀

因气的运行郁滞不畅,以致血液运行滞涩或障碍,继而出现血瘀的病理状态。

要点二　气虚血瘀

指因气对血的推动无力而致血行不畅,甚至瘀阻不行的病理状态。

要点三　气不摄血

指因气虚不足,统摄血液功能减弱,血不循经而逸出脉外,导致各种出血的病理状态。

要点四　气随血脱

指在大量出血的同时,气随血液的突然流失而急剧脱散,从而形成气血并脱的危重病理状态。

要点五　气血两虚

指气虚和血虚同时存在,组织器官失养,而致功能减退的病理状态。

细目六　津液代谢失常

津液的代谢失常,是指全身或某一环节的津液代谢发生异常,从而导致津液的生成、输布和排泄发生紊乱或障碍的病理过程。

要点一　津液不足

津液不足,指机体津液亏少,致使脏腑、形体、官窍、皮毛失其滋养、濡润和充盈,从而产生一系列干燥、枯涩、失润的病理状态。

要点二　津液输布、排泄障碍

1. 津液的输布障碍　指津液不能正常转输和布散,导致津液在体内升降环流迟缓,因而湿浊内生,或滞留于某一局部,导致津液不化,湿浊困阻,或酿痰成饮的病理状态。

2. 津液的排泄障碍　主要是指津液转化为汗液和尿液的功能减退,而致水液潴留。

细目七　津液与气血关系失调

要点一　水停气阻

即津停气阻,指津液代谢障碍,水湿痰饮潴留,导致气机阻滞的病理状态。多由痰饮水湿病变发展,影响气机通利所致。

要点二　气随津脱

即气随液脱,指津液大量丢失,气失其依附而随津液外泄,以致暴脱亡失的病理状态。

要点三　津枯血燥

津枯血燥主要指津液亏乏枯竭,导致血燥而虚热内生或血燥生风的病理状态。

要点四　津亏血瘀

津亏血瘀主要指津液耗损,导致血行滞涩不畅的病理状态。

要点五　血瘀水停

血瘀水停,指血脉瘀阻,导致津液输布障碍而水液停聚的病机变化。

细目八　内生“五邪”

内生“五邪”,是指在疾病的发展过程中,由于气血津液和脏腑等生理功能异常而产生的类似风、寒、湿、燥、火等外邪致病的病理变化。由于病起于内,故分别称为“内风”“内寒”“内湿”“内燥”和“内火”等,统称为内生“五邪”。

要点一　风气内动

指在疾病过程中,或因阳盛,或因阴虚,或血虚,或热极伤及营血,以致阴虚不能制阳,阳升无制,或筋脉失其濡养,从而出现动风的病理状态。由于“内风”与肝的关系较为密切,故又称肝风内动或肝风。

主要有肝阳化风、热极生风、阴虚风动、血虚生风、血燥生风等五种类型。

要点二　寒从中生

指机体阳气虚衰，温煦气化功能减退，虚寒内生，或阴寒之邪弥漫积滞的病理状态。

要点三　湿浊内生

指由于脾的运化功能和输布津液功能障碍，从而引起湿浊蓄积停滞的病理状态。

要点四　津伤化燥

指机体津液不足，人体各组织器官和孔窍失其濡润，因而出现干燥枯涩的病理状态。

要点五　火热内生

指由于阳盛有余，或阴虚阳亢，或气血郁结，郁久化热化火，或病邪郁结，从阳化热化火，因而产生火热内扰，功能亢奋的病理状态。

细目九　疾病传变

要点一　疾病传变的概念

传变，是指疾病在机体脏腑经络等组织中的相互影响传递和变化。

要点二　病位传变

1. 表里出入　病邪出入，又称"病势出入"，是指致病因素作用于机体，正气与之进行抗争所出现的表邪入里，或里病出表的病理过程。

2. 外感病传变　一般而论，外感病发于表，发展变化过程是由表入里，由浅入深的传变。包括六经传变、三焦传变、卫气营血传变。

3. 内伤病传变　内伤病是内脏遭到某些病因损伤所导致的一类疾病。包括脏与脏传变、脏与腑传变、腑与腑传变、形脏内外传变。

要点三　病性转化

1. 寒热转化　在疾病过程中，随着阴阳的盛衰，病证的性质，可由寒化热，或由热转寒。

寒热的转化，主要由于"从化"。所谓"从化"，是指病邪侵入机体，能随人之体质、病因，以及病程或治疗失当等发生性质的改变，形成与原来病邪性质相反而与机体的体质一致的病理变化。

2. 虚实转化　虚实，决定于邪正盛衰。当正邪双方力量对比发生变化，并达到主要与次要矛盾方面互易其主次位置的程度时，则疾病的虚实性质亦会发生根本的转变，或由实转虚，或因虚致实。

要点四　影响疾病传变的因素

在决定并影响疾病传变的各种因素中，邪正斗争及其盛衰变化不仅决定其疾病传变与否，而且决定着传变的方向和速度，并有一定的规律可循。此外，其他影响疾病传变的因素主要还有体质、地区方域和气候以及生活状况等。

第十单元　养生与防治原则

细目一　养　　生

要点　养生的基本原则

养生，是研究增强体质，提高健康水平，预防疾病及延缓衰老，延年益寿的理论。

1. 顺应自然　是中医养生学的重要原则。人以天地之气生，四时之法成。人生于天地之间，依赖于自然而生存，同时也受到自然规律的支配和制约，即人与天地相参、与日月相应。

中医学倡导起居有常、动静和宜、衣着适当、调和饮食，以适应四时气候、昼夜晨昏、地区方域等外界环境的变化，均是顺应自然养生的体现。

2. 形神共养　指形体与精神的协调统一，是身心和谐的养生原则。不仅要注意形体的保养，而且要注意精神的调摄，使形体强健，精力充沛，身体和精神得到协调发展，才能保持健康长寿。

中医学认为，人的形体与精神活动具有相互依存、不可分离的密切关系。这种“形神合一”或称“形与神俱”的生命观，是“形神共养”养生原则的理论依据。

3. 保精护肾　指利用各种方法调养肾精，使精气充足、体健神旺，从而达到延年益寿的目的。肾精不仅是繁衍的生命之源，亦是生命活动的重要基本物质。故精和肾的功能正常与否，是决定人体能否健康长寿的关键因素。

肾易虚而难盈，精易泄而难秘，因此，保精护肾实为养生健体、抗衰老的中心环节。保养肾精的原则，首重节欲保精，使精气充盛，有利于身心健康。

4. 调养脾胃　指利用各种方法调护保养脾胃，发挥脾升胃降协调、受纳运化相因、水谷精气充足、营养脏腑经络及四肢百骸的功能。

脾胃为后天之本、气血生化之源，人体脏腑、营卫经络、形体官窍无不依赖于脾胃，元气之滋养亦全在脾胃。故脾胃之强弱与人体之盛衰、生命之寿夭关系甚为密切。

细目二　治　未　病

治未病，是中医学的预防思想，包括未病先防、既病防变和愈后防复三个方面。

要点一　未病先防

未病先防，是指在疾病发生之前，做好各种预防工作，以防止疾病的发生。疾病的发生，关系到邪正两个方面。因此，治未病，必须从这两方面着手。

1. 调养身体，提高正气抗邪能力。
2. 防止病邪的侵害。

要点二　既病防变

1. 早期诊治。
2. 根据疾病传变规律，先安未受邪之地。

要点三　愈后防复

愈后防复指在疾病初愈、缓解或痊愈时，要注意从整体上调理阴阳，维持并巩固阴阳平衡的状态，预防疾病复发及病情反复。初愈后，要根据患者具体情况，扶助正气、消除宿根、避免诱因，防其复发。

细目三　治　　则

治则，即治疗疾病的法则。治则是治疗疾病时所必须遵循的基本原则，而治疗方法则是治则的具体化。

要点一　正治与反治

（一）正治的概念及应用

正治，是逆其证候性质而治的一种常用治疗法则，又称逆治。逆，是指采用方药的性质与疾病的性质相反。如辨明疾病的寒热虚实，分别采用“寒者热之”“热者寒之”“虚则补之”“实则泻之”等不同方法去治疗，即为正治。正治，适用于疾病的征象与本质相一致的病证。

（二）反治的概念及应用

反治，是顺从疾病假象而治的一种治疗原则，又称从治。从，是指采用方药的性质顺从疾病的假象，故其实质上仍是“治病求本”。

1. 寒因寒用　是以寒治寒，即用寒性药物治疗具有假寒症状的病证。适用于阳盛格阴的真热假寒证。

2. 热因热用　是以热治热，即用热性药物治疗具有假热症状的病证。适用于阴盛格阳的真寒假热证。

3. 塞因塞用　是以补开塞，即用补益的药物治疗具有虚性闭塞不通症状的病证。适用于因虚而闭阻的真虚假实证。

4. 通因通用　是以通治通，即用通利的药物治疗具有实性通泻症状的病证。适用于食积所致的腹痛、泻下不畅、热结旁流，瘀血所致的崩漏，膀胱湿热所致的尿频、尿急、尿痛等病证。

要点二　治标与治本

本和标是一个相对的概念，主要是用以说明病变过程中各种矛盾的主次关系。如从邪正双方来说，则正气是本，邪气是标；从病因与症状来说，则病因是本，症状是标；从疾病先后来说，则旧疾、原发病是本，新病、继发病是标。

1. 缓则治本　指在病情缓和，病势迁延，暂无急重病状情况下，即应着眼于疾病本质的治疗，这是治病求本原则最直接的体现。

2. 急则治标　指标病急重，甚则影响本病的治疗，则当先治，故急治其标病。如病因明确的剧痛，应先止痛。

3. 标本兼治　指标病本病并重，或标本均不太急时，则当标本兼顾，予以治疗。

要点三　扶正与祛邪

（一）扶正与祛邪的概念

扶正，即扶助正气，增强体质，提高机体的抗邪及康复能力。扶正多用补虚方法，适用于各种虚证。

祛邪，即祛除病邪，使邪去而正安。祛邪多用泻实的方法，适用于各种实证。

（二）扶正祛邪的应用

总的原则是要做到扶正不留邪，祛邪不伤正。

1. 扶正，适用于以正气虚为主要矛盾，而邪气也不盛的虚性病证。

2. 祛邪，适用于以邪盛为主要矛盾，而正气未衰的实性病证。

3. 扶正与祛邪兼用，适用于正虚邪盛，单扶正则易留邪，单祛邪则易伤正的虚实夹杂病证。

4. 先祛邪后扶正，适用于虽然邪盛正虚，但正气尚能耐攻，或同时兼顾扶正反而会助邪的病证。

5. 先扶正后祛邪，适用于正虚邪盛，以正虚为主的病证，因正气过于虚弱，兼以攻邪则反而更伤正气，故应先扶正后祛邪。

要点四　调整阴阳

调整阴阳，使之恢复平衡，促进阴平阳秘，是临床治疗的根本法则之一。

1. 损其有余　阴阳偏盛，可采用“损其有余”治之。如阳热亢盛的实热证，应“治热以寒”，即“热者寒之”，清泻其阳热；阴寒内盛的实寒证，则应“治寒以热”，即用“寒者热之”，温散其阴寒。

2. 补其不足　阴阳偏衰，即阴液或阳气的一方虚损不足的病证，如阴虚、阳虚或阴阳两虚等，应采用“补其不足”治之。

若阴阳两虚，则应阴阳双补。由于阴阳是互根互用的，故在使用上述治法的同时，还应注意“阳中求阴”或“阴中求阳”。

阴阳两虚病证应用阴阳双补，还应分清主次。亡阳者，当回阳以固脱。亡阴者，当救阴以固脱。

要点五　调和脏腑

在治疗脏腑病变时，既要考虑一脏一腑之阴阳气血失调，更要注意从整体入手调和各脏腑之间的关系，使之恢复平衡状态。

1. 顺应脏腑生理特性　根据脏腑的阴阳五行属性、气机升降出入规律、四时通应及喜恶在志等，顺应脏腑之特性而治。如脾主升而喜燥恶湿,胃主降而喜润恶燥,故治脾常宜甘温、辛散之剂以助其升运,而慎用阴寒之品以免助湿伤阳;治胃常用甘寒之剂以生津润燥、降气和胃之剂以助其通降,而慎用温燥之品以免伤其阴。

2. 调和脏腑阴阳气血 根据脏腑病机变化,或虚或实,或寒或热,予以虚则补之、实则泻之、寒者热之、热者寒之的治疗方法。如肝藏血而主疏泄,以血为体,以气为用,病机特点为肝气易郁易逆、肝阳易亢、肝阴肝血常不足等,故治疗肝病重在调气、补血、抑阳、滋阴,结合病机予以清肝、滋肝、平肝等。

3. 调和脏腑相互关系

(1) 根据五行生克规律调和脏腑

根据五行相生规律确立治则治法:临床上运用五行相生规律来治疗疾病的基本原则是补母和泻子,即“虚者补其母,实者泻其子”(《难经·六十九难》)。其基本治法包括滋水涵木法、益火补土法、培土生金法、金水相生法。

根据五行相克规律确立治则治法:临床上运用五行相克规律来治疗疾病的基本原则是抑强和扶弱。其基本治法包括抑木扶土法、佐金平木法、泻南补北法、培土制水法。

(2) 根据脏腑相合关系调理:人体脏与腑的配合体现了阴阳表里配合的关系。脏行气于腑,腑输精于脏。脏与腑在生理上彼此协调,病机上又相互影响、相互传变。因此,治疗脏腑病变,除直接治疗本脏本腑之外,还可以根据脏腑相合理论,或脏病治腑,或腑病治脏,或脏腑同治。

要点六 调理精气血津液

精、气、血、津液是脏腑经络功能活动的物质基础,生理上各有不同功用,彼此之间又相互为用。因此,调理精、气、血、津液是针对精气血津液失调而设的治疗原则。

1. 调精 包括补精、固精、疏精等法。

2. 调气 包括气虚宜补、气滞宜疏、气陷宜升、气逆宜降、气脱则固、气闭则开等法。

3. 调血 包括血虚则补、血瘀则行、血寒则温、血热则凉、出血则止等法。

4. 调津液 包括滋养津液、祛除水湿痰饮等法。

5. 调理气血津液关系

(1) 调理气与血的关系:包括气病治血、血病治气。

(2) 调理气与津液的关系:气虚而致津液化生不足者,宜补气生津;气不行津而成水湿痰饮者,宜补气、行气以行津;气不摄津而致体内津液丢失者,宜补气以摄津。津停而致气阻者,在治水湿痰饮的同时,应辅以行气导滞;气随津脱者,宜补气以固脱,辅以补津。

(3) 调理气与精的关系:气滞可致精阻而排精障碍,治宜疏利精气;精亏不化气可致气虚,气虚不化精可致精亏,治宜补气填精并用。

(4) 调理精血津液的关系:“精血同源”,故血虚者在补血的同时,也可填精补髓;精亏者在填精补髓的同时,也可补血。“津血同源”,津血同病而见津血亏少或津枯血燥,治当补血养津或养血润燥。

要点七 三因制宜

(一) 因时制宜

根据不同季节气候的特点,来考虑治疗用药的原则,即为“因时制宜”。《素问·六元正纪大论》说“用寒远寒,用凉远凉,用温远温,用热远热,食宜同法”,正是这个道理。

(二) 因地制宜

根据不同地区的地理特点,来考虑治疗用药的原则,即为“因地制宜”。

(三) 因人制宜

根据患者年龄、性别、体质、生活习惯等不同特点,来考虑治疗用药的原则,即为“因人制宜”。

1. 年龄 不同年龄,则生理状况和气血盈亏不同,治疗用药也应有区别。

2. 性别 男女性别不同,各有其生理特点。妇女有经、带、胎、产等情况,治疗用药应加以考虑。

3. 体质 体质有强弱与寒热之偏。阳盛或阴虚之体,慎用温热伤阴之剂;阳虚或阴盛之体,慎用寒凉伤阳之药。

第二部分　内　　经

《素问·上古天真论》

要点一　养生原则及意义

【原文】上古之人，其知道者，法于阴阳，和于术数，食饮有节，起居有常，不妄作劳，故能形与神俱，而尽终其天年，度百岁乃去。今时之人不然也，以酒为浆，以妄为常，醉以入房，以欲竭其精，以耗散其真，不知持满，不时御神，务快其心，逆于生乐，起居无节，故半百而衰也。（《素问·上古天真论》）

【按语】本段通过对比的方法，强调养生的重要性，并阐述了养生的基本原则与方法。养生原则包括两方面：一是对外顺应自然规律，适应自然环境的变化，避免邪气的侵袭，如“法于阴阳”；二是保持健康的生活方式，如通过调摄情志、饮食起居、劳逸等，使精神守持于内，真气调达和顺，从而突出保养真气、倡导“形与神俱”的健康观。养生方法有五项：一是法于阴阳，如顺应四时昼夜变化调摄身体；二是和于术数，恰当使用修身养性之术，如导引、按跷等；三是食饮有节，注意饮食调养；四是起居有常，使生活有规律；五是不妄作劳，主张劳作适度。

要点二　人生长壮老的规律，肾气与生长、发育、生殖的关系

【原文】帝曰：人年老而无子者，材力尽邪？将天数然也？岐伯曰：女子七岁，肾气盛，齿更发长；二七而天癸至，任脉通，太冲脉盛，月事以时下，故有子；三七，肾气平均，故真牙生而长极；四七，筋骨坚，发长极，身体盛壮；五七，阳明脉衰，面始焦，发始堕；六七，三阳脉衰于上，面皆焦，发始白；七七，任脉虚，太冲脉衰少，天癸竭，地道不通，故形坏而无子也。丈夫八岁，肾气实，发长齿更；二八，肾气盛，天癸至，精气溢泻，阴阳和，故能有子；三八，肾气平均，筋骨劲强，故真牙生而长极；四八，筋骨隆盛，肌肉满壮；五八，肾气衰，发堕齿槁；六八，阳气衰竭于上，面焦，发鬓颁白；七八，肝气衰，筋不能动，天癸竭，精少，肾脏衰，形体皆极；八八，则齿发去。肾者主水，受五脏六腑之精而藏之，故五脏盛，乃能泻。今五脏皆衰，筋骨解堕，天癸尽矣。故发鬓白，身体重，行步不正，而无子耳。（《素问·上古天真论》）

【按语】本段以男八女七为阶段，阐释人的生殖功能盛衰过程，提出肾气自然盛衰规律是决定生殖功能盛衰与机体生长发育的主导因素。先天之精由父母遗传而来，藏于肾，精化为气，乃为先天之真气，即本段之肾气，它又受后天五脏六腑之精滋养。经文论及人体发育与生殖功能的变化，从二七、二八至七七、八八，由盛转衰，以“肾者主水”作结，表明肾气的盛衰起着主导作用，此为后世肾主生殖、主生长发育的理论奠定了基础，也为从肾气盛衰探讨衰老原理，从生殖功能状况推断衰老进度，采取节欲保精等养生方法以防衰缓老提供了重要依据。

《素问·生气通天论》

要点　阳气的重要性、阳气失常所致病证及病机变化

1. 阳气的重要性

【原文】阳气者，若天与日，失其所则折寿而不彰，故天运当以日光明。是故阳因而上，卫外者也。（《素问·生气通天论》）

【按语】本段论述阳气对于人体生命活动的重要性。经文根据“天人相应”的思想，应用取象比类的方法，从生理、病理两个方面论述人身阳气的重要作用。人身阳气就像自然界中的太阳一样，运转不息，向上布散，温养人体、护

卫肌表、抵抗外邪。倘若人身阳气运行失常,功能衰退,失去护卫肌表、抵抗外邪的作用,便会经常受到外邪侵袭,轻者折损寿命,重者造成死亡。这些认识为后世重阳学派的创立与发展提供了理论依据。

2. 阳气卫外失常所致病证及特点

【原文】因于寒,欲如运枢,起居如惊,神气乃浮。因于暑,汗,烦则喘喝,静则多言,体若燔炭,汗出而散。因于湿,首如裹,湿热不攘,大筋软短,小筋弛长。软短为拘,弛长为痿。因于气,为肿。四维相代,阳气乃竭。(《素问·生气通天论》)

【按语】阳失卫外,外邪侵犯,寒、暑、湿、气(风)四种邪气有各自的致病特点,发生不同的病证。寒主收引,故寒邪外束,阳气被郁,症见发热体若燔炭,并伴恶寒、无汗、脉浮紧等。此邪在表,若有汗出,则热随汗泄。暑为阳邪,其性炎热,暑邪外袭,易迫津外出,扰动心肺,故汗多心烦、喘喝有声;暑热内扰神明,神识昏乱,则见神昏、谵语。湿为阴邪,其性重浊,易困遏清阳,阻滞气机。感受湿邪,清阳之气受阻,不能上达头面,则见头重而胀,甚至昏蒙,如以物包裹之状。湿邪中人,郁而化热,湿热交并,阻滞筋脉,气血不能通达濡润,致使筋失所养,或为短缩而拘急,或为松弛而萎缓不用,从而表现为肢体运动障碍之类病证。风邪外袭,肺肾功能失调,行水、主水功能失司,出现头面甚或全身水肿,《素问·水热穴论》称之为风水。

3. 阳气功能失常的病机变化

【原文】阳气者,烦劳则张,精绝,辟积于夏,使人煎厥。目盲不可以视,耳闭不可以听,溃溃乎若坏都,汩汩乎不可止。阳气者,大怒则形气绝,而血菀于上,使人薄厥。有伤于筋,纵,其若不容,汗出偏沮,使人偏枯。汗出见湿,乃生痤疿。高梁之变,足生大丁,受如持虚。劳汗当风,寒薄为皶,郁乃痤。(《素问·生气通天论》)

【按语】本段论述各种原因导致阳气运行失常所产生的病变。影响阳气正常运行的因素有六淫侵袭(寒、暑、湿、风)、七情过激(大怒)、烦劳过度(烦劳)、饮食不节(膏粱之变)等,所致病变既有外感,亦有内伤,更有痤、疿、疔、皶等皮肤疾病,说明阳气失常致病的广泛性,以及病机变化的多样性,如煎厥的阳亢阴竭、薄厥的阳气逆乱、偏枯的阳气偏阻、疔疮的阳热蓄积、痤疿的阳气郁遏等。

《素问·阴阳应象大论》

要点一　阴阳的基本概念、属性特征

1. 基本概念

【原文】阴阳者,天地之道也,万物之纲纪,变化之父母,生杀之本始,神明之府也,治病必求于本。故积阳为天,积阴为地。阴静阳躁,阳生阴长,阳杀阴藏。阳化气,阴成形。寒极生热,热极生寒。寒气生浊,热气生清。清气在下,则生飧泄;浊气在上,则生䐜胀。此阴阳反作,病之逆从也。(《素问·阴阳应象大论》)

【按语】阴阳是自然界事物运动变化的根本规律。阴性静、重浊而下降,阳性动、清轻而上升;阳主化气,阴主成形;阴阳两者相依相召、互根互用、相互转化。阴阳之气的相互作用,决定了自然万物的发生、发展以至消亡,也是形成自然气象、气候、物候变化的根本原因。人依赖于自然而生存,人的生命活动遵循自然阴阳运动的基本规律,因此,人之疾病发生的根本原因就在于“阴阳反作”,治疗疾病必须抓住阴阳这个根本。

“治病必求于本”之“本”指阴阳。中医学以调节阴阳为治疗总纲和基本原则,故《素问·至真要大论》云:“谨察阴阳所在而调之,以平为期。”需要指出的是,疾病的具体治法也有“治病求本”,但它是针对疾病主要矛盾而制定的原则,与此不同。

2. 属性特征

【原文】故清阳为天,浊阴为地。地气上为云,天气下为雨;雨出地气,云出天气。故清阳出上窍,浊阴出下窍;清阳发腠理,浊阴走五脏;清阳实四肢,浊阴归六腑。(《素问·阴阳应象大论》)

【按语】清阳向上向外升发、浊阴向下向内沉降,这是自然界与人共有的规律,文中“清阳”“浊阴”的含义也不相同。“清阳出上窍,浊阴出下窍”,此清阳即饮食所化之精微,其轻清部分上升布散于头面七窍,以成发声、视觉、嗅觉、味觉、听觉等功能;其糟粕重浊沉降,由前后二阴排出。“清阳发腠理，浊阴走五脏”，此清阳指卫气，浊阴指精血津液。饮食所化之精微，其轻清部分外行于腠理肌表，其浓稠部分内注于五脏。“清阳实四肢，浊阴归六腑”，此清阳即饮食物化生的精气，充养于四肢，其代谢后的糟粕，由六腑排出。文中提出的人之清阳向上向外升发、浊阴向下向内沉降的特性，为中医治疗学中多种治疗方法的形成奠定了理论基础。如治疗耳目失聪的益气升提法、治疗邪在肌腠的解表法、治疗手足厥逆的温阳法、治疗肠胃积滞的攻下法、治疗五脏精气虚损的补益法、治疗水肿的利水逐水法等，均是在此理论的启发下发展而成的。

要点二 六淫致病的特点

【原文】风胜则动，热胜则肿，燥胜则干，寒胜则浮，湿胜则濡泻。(《素问·阴阳应象大论》)

【按语】经文所述“风胜则动，热胜则肿，燥胜则干，寒胜则浮，湿胜则濡泻”是六淫致病的基本特点，对中医临床辨证有一定的指导作用，而且丰富了“六气化病”的病机学说。首先提出不同邪气致病显示相应病象，然后根据病象探求病因病机，提出病因辨证的观点，这对临床分析病机及确立治法都具有重要意义。

要点三 因势利导治则

【原文】病之始起也，可刺而已；其盛，可待衰而已。故因其轻而扬之，因其重而减之，因其衰而彰之。形不足者，温之以气；精不足者，补之以味。其高者，因而越之；其下者，引而竭之；中满者，泻之于内；其有邪者，渍形以为汗；其在皮者，汗而发之；其慓悍者，按而收之；其实者，散而泻之。审其阴阳，以别柔刚，阳病治阴，阴病治阳。定其血气，各守其乡，血实宜决之，气虚宜掣引之。(《素问·阴阳应象大论》)

【按语】因势利导是《内经》治则之一，其本义是顺应事物发展的自然趋势而加以疏利引导。其在《内经》中内容有三：

(1) 根据邪正斗争之盛衰趋势择时治疗。如某些周期性发作性疾病，应在发病前治疗，如“其盛，可待衰而已”。

(2) 根据邪气性质及所在部位治疗。如“因其轻而扬之，因其重而减之”“其高者，因而越之”“其下者，引而竭之”“中满者，泻之于内”“其有邪者，渍形以为汗”“其在皮者，汗而发之”，即根据邪气性质及其所在的部位加以引导，使邪气从最简捷的途径、以最快的速度排出。

(3) 根据正气作用的生理趋势加以引导，协助其使逆乱的阴阳气血恢复生理状态，如“气虚宜掣引之”。

《素问·六节藏象论》

要点 藏象学说的基本内容

【原文】心者，生之本，神之变也，其华在面，其充在血脉，为阳中之太阳，通于夏气。肺者，气之本，魄之处也，其华在毛，其充在皮，为阳中之太阴，通于秋气。肾者，主蛰，封藏之本，精之处也，其华在发，其充在骨，为阴中之少阴，通于冬气。肝者，罢极之本，魂之居也，其华在爪，其充在筋，以生血气，其味酸，其色苍，此为阳中之少阳，通于春气。脾、胃、大肠、小肠、三焦、膀胱者，仓廪之本，营之居也，名曰器，能化糟粕，转味而入出者也，其华在唇四白，其充在肌，其味甘，其色黄，此至阴之类，通于土气。凡十一脏取决于胆也。(《素问·六节藏象论》)

【按语】本段从五脏功能所主，外应于四时，内藏精舍神，并联系五体等，论五脏在生命活动中的核心地位。其中心为生之本、肺为气之本、肾为封藏之本、肝为罢极之本、脾为仓廪之本的论述，体现了中医五脏概念的核心内涵。依据本段，藏象的基本内容主要有三个方面：①五脏的主要生理功能及与体表组织的通应关系；②五脏的阴阳属性；③五脏与四时的通应关系。

本段所论五脏的阴阳属性，取决于两个因素：一是五脏所在的位置，膈上属阳，膈下属阴，故心、肺为阳，肝、脾、肾为阴。二是五脏的五行属性及与四时的通应关系。心属火，其气通于夏，故为太阳；肺属金，其气通于秋，故为少阴；肾属水，其气通于冬，故为太阴；肝属木，其气通于春，故为少阳；脾属土，应于长夏，称为至阴，其中“至”为到达之意。

原文所述五脏的阴阳属性，经《新校正》引

《针灸甲乙经》《黄帝内经太素》勘校,又有《灵枢·阴阳系日月》内证,多数学者倾向于校后之论:心为阳中之太阳,肺为阳中之少阴,肾为阴中之太阴,肝为阴中之少阳,脾为至阴。

《素问·脉要精微论》

要点一　诊脉的最佳时间

【原文】诊法常以平旦,阴气未动,阳气未散,饮食未进,经脉未盛,络脉调匀,气血未乱,故乃可诊有过之脉。(《素问·脉要精微论》)

【按语】本段论述“诊法常以平旦”的缘由。“诊法常以平旦”,为医者诊断疾病确定了最佳时间,即清晨时分诊脉最为合适,但临床上不可能都在此时诊病,故对此句经文应灵活看待,掌握其精神实质。诊脉要在经脉气血平静稳定、未受周围环境干扰(如未进食、未运动等)的情况下进行,此时获得的脉象能最真实地反映病变的基本情况。

要点二　脉象与主病

【原文】夫脉者,血之府也,长则气治,短则气病,数则烦心,大则病进,上盛则气高,下盛则气胀,代则气衰,细则气少,涩则心痛,浑浑革至如涌泉,病进而色弊,绵绵其去如弦绝,死。(《素问·脉要精微论》)

【按语】本段明确提出脉诊的原理,即脉为气血藏聚流通之处,脉象可反映气血的盛衰变化;列举了十一种脉象及其主病。

长脉脉体超越本位,表示气血充盈,运行正常。短脉为脉体短小,不及本位,提示气血病变,如短而细小为气血两虚,短而艰涩为气滞血瘀。大脉脉体宽大,无论虚实,均提示病情在进一步发展。虚证见大脉是虚劳深重之兆;实证见大脉是邪正交争激烈之象。数脉谓脉来急速,一息六至以上。数脉多有心烦症状,因数脉主热,虚热可见五心烦热,实热可见躁烦不安。“上盛则气高,下盛则气胀”,上、下指寸口脉的近腕部、远腕部。上部脉盛提示邪壅于上,故有气逆、喘满;下部脉盛提示邪滞于下,故为腹部胀满。代脉是脉来缓慢而有歇止的脉象,提示脏气衰败。细脉指脉来细小如丝线,提示气血皆少,无力鼓动、充盈脉管。涩脉指脉来艰涩如轻刀刮竹,提示气血运行不畅。常有涩脉而伴心痛之症,是胸阳不振,心血瘀阻之象。“浑浑革至如涌泉”指脉来滚滚而急,如涌泉般,提示邪盛正衰,病情危急。“绵绵其去如弦绝”,乃五脏真气衰竭,阴阳将要分离之脉。提示在诊脉时,一要注意脉动的频率快慢,如“数则烦心”;二要注意脉动的节律齐差,如“代则气衰”;三要注意脉象的体态,如上、下、长、短几种脉象是对脉位的论述,浑浑、绵绵、大脉是论脉势,细脉论脉体的狭,涩脉论脉中气血运行的流利程度。本段所列举的脉诊要点,对脉诊的应用起到了提纲挈领的作用。

《素问·玉机真脏论》

要点　五实证、五虚证的传变与转归

【原文】黄帝曰:余闻虚实以决死生,愿闻其情。岐伯曰:五实死,五虚死。帝曰:愿闻五实五虚。岐伯曰:脉盛,皮热,腹胀,前后不通,闷瞀,此谓五实。脉细,皮寒,气少,泄利前后,饮食不入,此谓五虚。帝曰:其时有生者,何也。岐伯曰:浆粥入胃,泄注止,则虚者活;身汗得后利,则实者活。(《素问·玉机真脏论》)

【按语】五实证,即“脉盛,皮热,腹胀,前后不通,闷瞀”五种实证,其病变机理为邪气盛于心则脉盛、盛于肺则皮热、盛于脾则腹胀、盛于肾则二便不通、盛于肝则闷瞀。五虚证,即“脉细,皮寒,气少,泄利前后,饮食不入”五种虚证,其病变机理为心气虚则脉细、肺气虚则皮寒、肝气虚则气少乏力、肾气虚则二便不禁、脾气虚则不欲饮食。从病邪传变与疾病预后转归关系分析:五实证是因邪气盛于五脏,不得外泄而出,邪无出路而形成的闭证,预后凶险;五虚证因五脏精气俱夺,又因“饮食不入”使精气无源,“泄利前后”加剧耗损,致使五脏精气有出无入,故而预后不良。

临床见此五实证、五虚证,通常可以判断其预后险恶,但在临证时,如能及时采取有效

方法，使实证邪有出路，则正气可得以安定，五实证就会出现好的转机，如经文中所云“身汗得后利，则实者活”。同样，五虚证的转机出现在“浆粥入胃，泄注止，则虚者活”之上，提示正气衰竭之证，若胃气尚能来复，肾关得以固守，精气停止耗损，并得到水谷之气的补益，则死证仍有回春的希望。经文的这一论述，为临床实证治疗重在使邪气有出路、虚证治疗重在恢复胃气和防止精气妄泄等法则的确立提供了理论基础。

《素问·脏气法时论》

要点 五脏所苦的治则

【原文】肝苦急，急食甘以缓之。

心苦缓，急食酸以收之。

脾苦湿，急食苦以燥之。

肺苦气上逆，急食苦以泄之。

肾苦燥，急食辛以润之，开腠理，致津液，通气也。（《素问·脏气法时论》）

【按语】本段是《内经》苦欲补泻理论中的五脏所苦的治则。五脏所苦，即五脏的性能、病变特点。苦，即病证、病理状态，由于多种因素导致自身收、散、升、降等特性被违逆或者功能降低，其表现形式或太过，或不及。因此，治疗上以顺其性为补，逆其性为泻，运用五味的特异作用，对五脏施以补泻。肝为刚脏，在志为怒，过怒则气急而肝伤；肝藏血，主筋，肝病多致筋脉拘急、痉挛。甘味性缓，可缓急止痛，以柔制刚，缓解肝之急。心在志为喜，过喜则气缓，心气涣散不收。酸味主收，故以酸收敛心气。脾主运化水湿，脾病则湿不化，外湿亦通于脾，湿胜易困脾。苦能燥湿，故以苦味治之。肺气以降为顺，肺病多气逆，发为咳喘。苦味能泄，故用苦味降逆以通泄肺气。肾为水脏，以燥为苦。辛能发散，化气行津，且入肺能通调水道，下输膀胱，故肾燥以辛药润之。

《素问·热论》

要点 热病治疗大法与饮食宜忌

【原文】帝曰：治之奈何？岐伯曰：治之各通其脏脉，病日衰已矣。其未满三日者，可汗而已；其满三日者，可泄而已。帝曰：热病已愈，时有所遗者，何也？岐伯曰：诸遗者，热甚而强食之，故有所遗也。若此者，皆病已衰，而热有所藏，因其谷气相薄，两热相合，故有所遗也。帝曰：善。治遗奈何？岐伯曰：视其虚实，调其逆从，可使必已矣。帝曰：病热当何禁之？岐伯曰：病热少愈，食肉则复，多食则遗，此其禁也。（《素问·热论》）

【按语】热病的治疗大法是“各通其脏脉”，以“通”字强调外感热病以祛邪的思想，给邪以出路。“其未满三日者”说明邪仍在三阳之表，采用汗法，以疏通在表被郁之阳，祛其表邪；“其满三日者”，邪热壅积于三阴之里，施行泄法，以泄其里热，祛除里邪。至于外感热病的饮食宜忌，主要是禁多食、肉食，以防热遗与病复发。

《素问·咳论》

要点 “五脏六腑皆令人咳”的病机

【原文】黄帝问曰：肺之令人咳，何也？岐伯对曰：五脏六腑皆令人咳，非独肺也。帝曰：愿闻其状。岐伯曰：皮毛者，肺之合也，皮毛先受邪气，邪气以从其合也。其寒饮食入胃，从肺脉上至于肺，则肺寒，肺寒则外内合邪，因而客之，则为肺咳。五脏各以其时受病，非其时，各传以与之。（《素问·咳论》）

【按语】咳嗽是肺的病变，但本段又提出“五脏六腑皆令人咳，非独肺也”和“五脏各以其时受病，非其时，各传以与之”的理论，从整体观的高度阐明五脏六腑病变皆能影响肺气的宣降而致咳,对临床辨证有一定的指导意义。关于咳证成因,本段指出一是外感邪气、内伤饮冷的“外内合邪”导致肺咳,二是各季节之淫气,乘主时之五脏,进而传与肺,导致咳。

《素问·举痛论》

要点一 研究医学的思维方法及疼痛的病因病机

【原文】黄帝问曰:余闻善言天者,必有验于人;善言古者,必有合于今;善言人者,必有厌于己。如此,则道不惑而要数极,所谓明也。今余问于夫子,令言而可知,视而可见,扪而可得,令验于己,而发蒙解惑,可得而闻乎?岐伯再拜稽首对曰:何道之问也?帝曰:愿闻人之五脏卒痛,何气使然?岐伯对曰:经脉流行不止,环周不休,寒气入经而稽迟,泣而不行,客于脉外则血少,客于脉中则气不通,故卒然而痛。(《素问·举痛论》)

【按语】《内经》提出“善言天者,必有验于人;善言古者,必有合于今;善言人者,必有厌于己”的观点,这是研究世界万物的重要思维方法,研究中医学亦是如此。人与自然息息相关,欲探究人的生命活动,必须联系自然环境对人体的影响;鉴古可以知今,故研究古代历史必须联系现代;以人为镜可以明得失,故谈论人必联系自己。经文强调理论须与实践相结合,在疾病的诊断中,要求医生既精通望、闻、问、切四诊的理论,又要有临证运用的实际经验,才能作出正确的诊断。

关于疼痛的病因病机,本段认为由于寒邪客于经脉内外,使气血留滞不行,脉涩不通而痛者,为实痛;由于血脉凝涩,运行的气血虚少,使组织失养,不荣则痛者,为虚痛。引起疼痛的因素虽多,然以寒邪为主因;其病机亦有“不通则痛”和“不荣则痛”的虚实之分。原文“客于脉外则血少,客于脉中则气不通”概括了虚痛与实痛的病机。本节关于疼痛病因病机的认识,对痛证的辨证具有现实指导意义。

要点二 “百病生于气”的发病学观点

【原文】余知百病生于气也。怒则气上,喜则气缓,悲则气消,恐则气下,寒则气收,炅则气泄,惊则气乱,劳则气耗,思则气结,九气不同,何病之生?岐伯曰:怒则气逆,甚则呕血及飧泄,故气上矣。喜则气和志达,荣卫通利,故气缓矣。悲则心系急,肺布叶举,而上焦不通,荣卫不散,热气在中,故气消矣。恐则精却,却则上焦闭,闭则气还,还则下焦胀,故气不行矣。寒则腠理闭,气不行,故气收矣。炅则腠理开,荣卫通,汗大泄,故气泄。惊则心无所倚,神无所归,虑无所定,故气乱矣。劳则喘息汗出,外内皆越,故气耗矣。思则心有所存,神有所归,正气留而不行,故气结矣。(《素问·举痛论》)

【按语】本段提出“百病生于气”的论断,认为气机逆乱是产生各种疾病的基本病机,并论述情志、劳倦、寒热导致气机失常的病变机理。

(1)情志过激所致的气机病变:大怒伤肝,肝气上逆,血随气升而呕血,肝木乘脾而飧泄,故“怒则气上”。过喜则伤心,导致心气滞缓乏力,心神涣散不收,故“喜则气缓”。悲生于心而成于肺,过度悲哀则心系紧急,肺叶张举,致使上焦闭塞,营卫之气不能布达于外,郁而为热,热聚胸中,耗损气血,故“悲则气消”。大恐伤肾,肾伤则精气不升,水火不交,上下不通,肾气下陷而为病,故“恐则气下”。惊伤心肝,神魂散乱,以致心无所主,神无所附,思虑不定,脏气紊乱为病,故“惊则气乱”。思虑过度,精神高度集中,气结于心、滞于脾,故“思则气结”。

(2)劳倦过度所致的气机病变:劳力太过,气血外张,上逆则为喘息,外泄则为汗出,内外皆越而正气亏耗,故“劳则气耗”。

(3)寒热失调所致的气机病变:寒性收引,寒束则腠理闭塞,卫气不能外达肌肤而收敛于内,故“寒则气收”。热性开泄,热迫则腠理开放荣卫外达而大汗出,气随汗泄,故“炅则气泄”。

《素问·痹论》

要点 行痹、痛痹、着痹的成因

【原文】黄帝问曰：痹之安生？岐伯对曰：风寒湿三气杂至合而为痹也。其风气胜者为行痹，寒气胜者为痛痹，湿气胜者为着痹也。(《素问·痹论》)

【按语】从疾病的表现分析，痹证是由风、寒、湿三气杂至而成的。可以进一步推断，痹证的发生是风、寒、湿三邪杂合侵犯人体，与人体内在的逆乱营卫之气相结合，导致机体经络阻滞、营卫之气凝涩、脏腑气血运行不畅。其中，行痹是感受痹邪以风为主，临床以酸痛、游走无定处为特点的痹证，亦称风痹；痛痹是感受痹邪以寒为主，临床以疼痛剧烈、痛有定处为特点的痹证，亦称寒痹；着痹是感受痹邪以湿为主，临床以痛处重滞固定，或顽麻不仁为特点的痹证，亦称湿痹。

《素问·刺禁论》

要点 五脏气机输布规律

【原文】肝生于左，肺藏于右，心部于表，肾治于里，脾为之使，胃为之市。(《素问·刺禁论》)

【按语】经文从五脏配属五行方位的角度认识五脏气机输布运行规律。古人对方位的表述是人体面南而立，则左东木春肝，右西金秋肺，上南火夏心，下北水冬肾，中央土长夏脾。肝主春，其气升，位居东方，所以“肝生于左”。肺主秋，其气降，位居西方，所以“肺藏于右”。心为阳中之太阳，布阳于表；肾为阴中之太阴，主阴于里，所以“心部于表，肾治于里”。脾土旺于四季，转输气机，且主运化水谷，以营四肢，所以“脾为之使”。胃受纳、腐熟水谷，饮食不能久藏，故“为之市”。后人从“脾为之使，胃为之市”一句阐发，认为脾胃为气机输布的“转枢”，有制约各脏气机过度升降、维持其调和状态的作用。

《素问·至真要大论》

要点 病机十九条、病机的概念及其意义

1. 病机十九条

【原文】帝曰：愿闻病机何如？岐伯曰：诸风掉眩，皆属于肝。诸寒收引，皆属于肾。诸气膹郁，皆属于肺。诸湿肿满，皆属于脾。诸热瞀瘛，皆属于火。诸痛痒疮，皆属于心。诸厥固泄，皆属于下。诸痿喘呕，皆属于上。诸禁鼓慄，如丧神守，皆属于火。诸痉项强，皆属于湿。诸逆冲上，皆属于火。诸胀腹大，皆属于热。诸躁狂越，皆属于火。诸暴强直，皆属于风。诸病有声，鼓之如鼓，皆属于热。诸病胕肿，疼酸惊骇，皆属于火。诸转反戾，水液浑浊，皆属于热。诸病水液，澄澈清冷，皆属于寒。诸呕吐酸，暴注下迫，皆属于热。(《素问·至真要大论》)

【按语】本段所论即“病机十九条”。它从病象入手，按五脏六气的特性、特点进行病因、病位、病性的归类分析，以推求病证的本质属性，即病机，从而为进行正确的防治提供可靠依据。“病机十九条”分析病机的方法有以下几种：

(1) 定位：即辨别疾病的病位所在。病机十九条首先提出五脏的病机，提示定位应以五脏为中心，其次亦可进行上下、六经、营卫气血等辨别。

(2) 求因：即根据疾病的症状特点探求致病之因，主要是辨别六淫之邪的性质。

(3) 辨性：即辨别疾病的寒热虚实。本段指出辨寒热的方法，同时后文要求“盛者责之，虚者责之”。

(4) 同中求异，异中求同：病机十九条许多条文的证机之间存在着复杂的交叉关系，提示证机之间的关系存在多向性，因此要善于同中求异、异中求同。

六气病机尚缺燥的病机，金人刘完素在《素问玄机原病式》中补充了“诸涩枯涸，干劲

皴揭,皆属于燥”一条,使六淫病机趋于完整。病机十九条的意义,在于示范临床审机求属的方法,后世则发展为辨证求本。因此,学习病机十九条,应着重领会其分析证候、探求病机的方法,在具体运用时要防止将条文绝对化。

2. 病机的概念及其意义

【原文】夫百病之生也,皆生于风寒暑湿燥火,以之化之变也。经言盛者泻之,虚者补之。余锡以方士,而方士用之尚未能十全,余欲令要道必行,桴鼓相应,犹拔刺雪污,工巧神圣,可得闻乎?岐伯曰:审察病机,无失气宜,此之谓也。

故《大要》曰:谨守病机,各司其属,有者求之,无者求之,盛者责之,虚者责之,必先五胜,疏其血气,令其调达,而致和平。(《素问·至真要大论》)

【按语】明代张介宾曰:“机者,要也,变也,病变所由出也。”病机的内容包括疾病发生的原因、部位、性质及其发展演变。经文指出,一般医生虽然掌握了六气致病的特点,并了解“盛者泻之,虚者补之”的治疗大法,却不能取得满意的临床疗效,其根本原因在于未能全面掌握疾病的病机,充分说明准确审察病机是提高临床疗效的关键。

明代张介宾对“有者求之,无者求之,盛者责之,虚者责之”多有阐述,认为病机十九条的精神实质在于探讨疾病病机的“有无盛虚”,即从邪正两个方面、阴阳两个方面去分析病机,才能正确理解病机的具体内容,对于临床灵活运用十九条病机理论颇有启发。

《灵枢·本神》

要点　五脏藏五神及五脏虚实证候

【原文】肝藏血,血舍魂,肝气虚则恐,实则怒。脾藏营,营舍意,脾气虚则四肢不用,五脏不安,实则腹胀,经溲不利。心藏脉,脉舍神,心气虚则悲,实则笑不休。肺藏气,气舍魄,肺气虚则鼻塞不利、少气,实则喘喝,胸盈仰息。肾藏精,精舍志,肾气虚则厥,实则胀,五脏不安。(《灵枢·本神》)

【按语】《内经》将人的精神活动概括为神、魂、魄、意、志五种,以心总统之,而分属于五脏,即《素问·三部九候论》所说“神脏五”,王冰注曰“五神脏”。五神脏理论将人的精神活动归属于五脏,通过五脏分主及五脏间的阴阳五行制化调节,阐发精神活动的机制与规律,为神志疾病的诊断与防治奠定了理论基础。本段论述的五脏虚实病证,其具体病机需结合脏腑气血阴阳盛衰和致病因素的影响加以分析。其中脾、肾两脏病变可致“五脏不安”,突出了脾为后天之本、肾为先天之本的临床意义。

《灵枢·百病始生》

要点　“三部之气”的病因分类

【原文】三部之气各不同,或起于阴,或起于阳,请言其方。喜怒不节则伤脏,脏伤则病起于阴也,清湿袭虚,则病起于下,风雨袭虚,则病起于上,是谓三部。至于其淫泆,不可胜数。(《灵枢·百病始生》)

【按语】根据邪气的来源、损伤部位不同,经文将病因分为“三部之气”:源于天之风雨寒暑等六淫邪气,始伤人体的上部;源于地之寒湿之邪,始伤人体的下部;源于人体自身的喜怒不节等情志因素,则直接伤人脏腑。将外邪及其所致疾病按上下分列,在临床中有实际意义。虽同属外邪,清湿却与伤上的风雨所致疾病不同,风雨引发外感热病,清湿袭人既可发为肢体关节病,如《素问·阴阳应象大论》所言“地之湿气,感则害皮肉筋脉”,为“足悗”“着痹”等,也可伤及体内脏腑,为“胀”、为“积”等。后世医家亦重视上下两部邪气的区别,金代张从正《儒门事亲》将邪分而为三,曰天邪、地邪、人邪,指出所致疾病各有特点,祛邪途径亦不同。

第三部分 伤 寒 论

第一单元 太阳病辨证论治

细目一 太阳病本证

要点一 中风表虚证

桂枝汤证

【原文】太阳中风，阳浮而阴弱。阳浮者，热自发，阴弱者，汗自出。啬啬恶寒，淅淅恶风，翕翕发热，鼻鸣干呕者，桂枝汤主之。(12)

【释义】本条论述太阳中风表虚证治。"阳浮而阴弱"，既指脉象浮缓，又言病机营卫不调，即卫阳浮盛、营阴失守。风寒之邪侵袭人体，体表营卫之气受邪，卫气奋起抗邪，趋向于外，与邪相争则见发热、脉浮，故曰"阳浮者，热自发"；卫气受邪，失于固密，营阴不能内守，泄漏于外，则见汗出，故曰"阴弱者，汗自出"；卫气为风寒所袭，失其"温分肉"之职，加之汗出肌疏，故见恶风恶寒。太阳中风为表证，其热不似阳明里热发于内，其热势不高，故曰"翕翕发热"。太阳中风证表气不和，每每影响里气，致里气不调，肺气不利，则见鼻鸣；肺胃同主肃降，肺气不利，胃气固而上逆，可见干呕等症。

桂枝汤方中，桂枝辛温，温经通阳，疏风散寒；芍药酸苦微寒，敛阴和营。两者等量相配，一辛一酸，一散一敛，一开一合，于解表中寓敛汗养阴之意，和营中有调卫散邪之功，调和营卫。因脾胃为营卫生化之本，故又用生姜、大枣益脾和胃。生姜辛散止呕，助桂枝以调卫。大枣味甘，补中和胃，助芍药以和营。姜、枣合用，亦有调和营卫之功。炙甘草补中气且调和诸药，与桂枝、生姜等辛味相合，辛甘化阳，可增强温阳之力；与芍药之酸味相配，酸甘化阴，能增强益阴之功。

【原文】太阳病，初服桂枝汤，反烦不解者，先刺风池、风府，却与桂枝汤则愈。(24)

【释义】本条论述太阳中风邪郁较重者可针药并用。太阳中风表虚证，治以桂枝汤解肌祛风，为正治之法，当遍身微汗而解。然初服桂枝汤后，病非但不解，反增烦闷不舒，应当仔细辨析是药不对证，还是疾病发生传变。若发生传变，烦闷因于里热者，则当见壮热口渴、舌红脉数等；烦闷因于里寒者，自有恶寒身蜷、脉微肢厥等。然条文中未曾提及上述变化，而仍治以桂枝汤解表，可知不是传变，也并非药不对证。反烦不解，乃太阳中风，邪气较重，服桂枝汤后正气得药力相助，欲祛邪外出，但力尚不足，正邪相争激烈，经气郁滞，阳郁不宣所致。除增烦闷外，其他证候如发热、汗出、恶风、头痛、脉浮缓等应均在。仍需解表，治宜先刺风池、风府，以疏通经脉，泄除风邪，再服桂枝汤解肌祛风，调和营卫。针药并施，两效相加，则祛邪之力倍增，可促使疾病尽快痊愈。此正合《素问·评热病论》"表里刺之，饮之服汤"之法。

【原文】病常自汗出者，此为荣气和，荣气和者，外不谐，以卫气不共荣气谐和故尔。以荣行脉中，卫行脉外，复发其汗，荣卫和则愈，宜桂枝汤。(53)

【释义】本条论述病常自汗出的证治。本条冠以"病"字，既包括外感也包括杂病。然患者只有自汗出，而无恶寒、头痛、发热等症，则知非为外感，而是杂病之自汗。究其病机，当为营卫不和所致，从文中"荣气和""外不谐""以卫气不共荣气谐和故尔"等可知。卫在脉外，而敷布于表，司固外开阖之权；营在脉中，调和于五脏，洒陈于六腑。卫营运行不休，密切配合，功能协调，即为营卫调和。若卫气不能正常司行其开阖之权，而致营不内守流泄于外，则曰"卫气不共荣气谐和"，以致自汗出。治宜"复发其汗"，用桂枝汤，因其具有调和营卫之功，可通过发汗之法，达到止汗之目的，故曰："荣卫和则愈，宜桂枝汤。"所谓"复发其汗"，指本有"自汗出"，又用桂枝汤缓发其汗，使营卫恢复协调，则自汗必愈。从"病常自汗出"到"复发其汗"，提示自汗与发汗有根本的区别，诚如徐灵胎《伤寒论类方·桂枝汤类》云："自汗乃营卫相离，发汗使营卫相合,自汗伤正,发汗祛邪。复发者,因其自汗而更发之,则荣卫和而自汗反止矣。”可谓要言不烦,深得仲景之心法。

【原文】病人脏无他病,时发热自汗出而不愈者,此卫气不和也。先其时发汗则愈,宜桂枝汤。(54)

【释义】本条论述时发热自汗出的证治。本条紧承53条而来,亦属杂病范畴。“病人”泛指已病之人;“脏无他病”指无脏腑病变,里气调和。“时发热自汗出而不愈”者,则无关于脏腑乃营卫不和所致。正常情况下,营卫谐和,阴阳制约。若“卫气不和”,必然开阖失常,固密无权,营阴因而无以内守而外泄,故时发热自汗出。其与外感风寒汗出的鉴别要点在于外感风寒之自汗,发热自汗无休止,且伴见脉浮、头痛、鼻塞、流涕等;杂病营卫不和,发热自汗时作时休,多无上述伴见症。“先其时发汗”指在发热汗出之先,予桂枝汤取微汗。一是在病将发作之前服药,可调和营卫于失调之先,有截断扭转之意;二是可防止汗出“如水流漓”之意。本条辨证的眼目有二:一为“脏无他病”,二为“卫气不和”。论治的要点在于“先其时发汗”,予以桂枝汤治疗。

要点二　伤寒表实证

1. 麻黄汤证

【原文】太阳病,头痛,发热,身疼,腰痛,骨节疼痛,恶风,无汗而喘者,麻黄汤主之。(35)

【释义】本条论太阳伤寒表实证治。外邪袭表,正邪交争,表闭阳郁,不得宣泄,故发热;寒邪束表,卫阳被遏,失其温煦之职,故恶风。寒为阴邪,寒性收引,营阴闭郁故无汗。头项腰脊为太阳经脉循行之处,寒邪侵袭太阳经脉,经气运行不畅,故见头痛,身疼,腰痛,骨节疼痛。肺主气,外合皮毛,毛窍闭塞,肺失宣降,肺气不利,故气喘。由于其喘与毛窍闭塞相关,故言“无汗而喘”。因其病机是风寒束表,卫阳被遏,营阴郁滞,经气不利,肺气失宣,故治以麻黄汤发汗解表、宣肺平喘。

麻黄汤由麻黄、桂枝、杏仁、炙甘草组成。方中麻黄为主药,微苦辛温,发汗解表,宣肺平喘。桂枝辛甘温,解肌祛风,助麻黄发汗。杏仁宣肺降气,助麻黄平喘。炙甘草甘微温,一者调和诸药,二者可缓麻、桂之性,防过汗伤正。全方为辛温发汗之峻剂。

【原文】太阳与阳明合病,喘而胸满者,不可下,宜麻黄汤。(36)

【释义】本条论述太阳阳明合病,喘而胸满的证治。合病,即两经或两经以上证候同时出现。本条云“太阳与阳明合病”,表明发热、恶寒、无汗、身痛等太阳伤寒表证症状与便秘不通等阳明里结证症状同时并见。然其中证候之孰轻孰重,孰主孰次,又当仔细分析。条文明确揭示“喘而胸满”,而对阳明病则戒之以“不可下”,说明病证以太阳伤寒为主,而阳明病次之。肺主宣降,肺气上逆则喘,肺气壅滞则胸满,皆因风寒袭表,不唯皮毛受邪,且内合于肺使然。二阳合病,虽有阳明之某种征象,如不大便,而病机重心在太阳之表,故宜麻黄汤外散其风寒。风寒得祛,则不唯发热、恶寒等症可愈,喘息亦可随之平复。表气得宣之际,肺气肃降而使里气自和,而阳明之证或不药可愈。设表解里未和者,微和胃气,当可作为其后续之治法。《医宗金鉴》谓:“太阳阳明合病,不利不呕者,是里气实不受邪也。若喘而胸满,是表邪盛,气壅于胸肺间也。邪在高分之表,非结胸也,故不可下,以麻黄汤发表通肺,喘满自愈矣。”

2. 葛根汤证

【原文】太阳病,项背强几几,无汗,恶风,葛根汤主之。(31)

【释义】本条论述太阳伤寒兼经输不利的证治。太阳病无汗恶风,为太阳伤寒表实证,又兼见项背拘急不舒,活动不能自如,此为风寒袭表,邪客太阳经输,经气不利,气血运行不畅,经脉失养所致。治以葛根汤,发汗解表,升津舒经。

葛根汤由桂枝汤减轻桂、芍用量,加葛根、麻黄而成。方中葛根为主药,功擅解肌退热,且能升津液、舒经脉,以疗项背拘急;能入脾胃,升发清阳而止泻利。桂枝汤减少桂、芍而加麻黄者,一则欲其调和营卫,以利太阳经气运行;再则欲其发汗解表,以治恶风无汗之表实,而又不致峻汗以顾护阴津。本方既能发汗升津,又无麻黄汤过汗之虞,且方中芍药、生姜、大枣、炙甘草又可补养阴血,助津液升发之源。本方服药后不必啜粥,只需温覆取微汗出。余遵桂枝汤调护之法。

【原文】太阳与阳明合病者,必自下利,葛根汤主之。(32)

【释义】本条论述太阳阳明合病自下利的证治。所谓太阳与阳明合病,意指太阳表证与阳明里证同时出现。但从“葛根汤主之”一语，以方测证，仍以太阳表证为主，且为表实无汗之证，故发热、恶风寒、头痛、无汗、脉浮或浮紧等为必具之脉症。又有下利清稀，间或伴有肠鸣腹胀等涉阳明胃肠的里证。“必自下利”，“必”当“假设”讲，即上述太阳伤寒证，如果同时出现下利，则病涉阳明胃肠，故称太阳阳明合病。究其机理，乃风寒束表，内迫阳明，导致大肠传导功能失常，而非邪气内传胃肠蓄热所致。“下利”前冠一“自”字，是说下利由于风寒内迫肠道而自然发生，既非误治，亦非里虚、里热等所致。既属风寒表证下利，则多为水粪杂下，而无臭秽及肛门灼热感，更无口渴、心烦、脉数、舌红等热象。病虽涉太阳阳明两经，然其病机重心在于表寒束闭，故治之以辛温发汗，解除寒闭，更佐以升清止利以治其标，方选葛根汤。其主药葛根，既能辛散解表，又能升津止利，故本方适用于风寒邪气内迫阳明，致使大肠传导过速的下利。

3. 大青龙汤证

【原文】太阳中风，脉浮紧，发热恶寒，身疼痛，不汗出而烦躁者，大青龙汤主之。若脉微弱，汗出恶风者，不可服之。服之则厥逆，筋惕肉瞤，此为逆也。(38)

【释义】本条论太阳伤寒兼里热证的证治及大青龙汤的禁忌。“太阳中风”是病因概念，系指风寒之邪伤人肌表，非太阳中风证。发热恶寒、身痛、脉浮紧是典型的伤寒表实证，应予麻黄汤治疗。然“烦躁”一症又与麻黄汤证有别。从“不汗出而烦躁”分析，“不汗出”，既为症状，又成为“烦躁”之因。由于寒邪闭表，阳郁不得宣泄，郁而生热，热邪上扰故“烦躁”。大青龙汤证为表寒里热、表里俱实之证，大青龙汤为发汗峻剂。若表里俱虚者，不得与之。原文言“脉微弱”示里虚，“汗出恶风”又为表虚，表里俱虚，则为大青龙汤之禁例。若误服，则亡阳损阴，四肢筋脉失于温养，出现手足逆冷、筋肉跳动等变证，从而产生“厥逆，筋惕肉瞤”之变证。大青龙汤证为风寒束表，卫阳被遏，营阴郁滞，内有郁热所致，证属表寒里热，表里俱实，故宜表里两解，重在解表，兼以清热。

大青龙汤由麻黄汤重用麻黄，另加石膏、生姜、大枣组成。方中麻黄用量较麻黄汤多一倍，为发汗峻剂，意在外散风寒，开郁闭之表；加石膏，清郁闭之里；用炙甘草，加生姜、大枣，和中以滋汗源。麻黄、石膏相配，既相反相成，相互制约，又各行其道，为寒温并用、表里双解之剂。

4. 小青龙汤证

【原文】伤寒表不解，心下有水气，干呕，发热而咳，或渴，或利，或噎，或小便不利、少腹满，或喘者，小青龙汤主之。(40)

【释义】本条论太阳伤寒兼水饮内停的证治。“伤寒表不解”，除条中所载发热外，应见恶寒、无汗、脉浮紧等。“心下有水气”，是水饮停蓄于心下胃脘部。此处内近肺胃，水饮扰胃，胃气上逆则呕；水寒射肺，肺气失宣则咳。自“或渴”以后，皆为或然症。由于水饮之邪变动不居，可随三焦气机升降出入，或壅于上，或积于中，或滞于下，故其症状也多有变化。水停为患，一般不渴，但饮停不化，津液不滋，也可口渴，但多渴喜热饮，或饮量不多；水走肠间，清浊不分则下利；水寒滞气，气机不利，故小便不利，甚则少腹胀满；水寒射肺，肺气上逆则喘。诸或然症，并非必然出现，但病机关键为水饮内停。本证为外有表寒，内有水饮，故以小青龙汤发汗蠲饮，表里同治。

小青龙汤由麻黄汤、桂枝汤合方去杏仁、生姜、大枣，加干姜、细辛、半夏、五味子而成。方中麻黄发汗、平喘、利水，配桂枝则增强通阳宣散之力；芍药与桂枝配伍，调和营卫；干姜大辛、大热，合细辛性温，散寒温肺，化痰涤饮；五味子味酸性温，敛肺止咳；半夏味辛性温，降逆止呕，燥湿祛痰；炙甘草调和诸药。

要点三 太阳病里证

1. 太阳蓄水证(五苓散证)

【原文】太阳病，发汗后，大汗出，胃中干，烦躁不得眠，欲得饮水者，少少与饮之，令胃气和则愈。若脉浮，小便不利，微热消渴者，五苓散主之。(71)

中风发热，六七日不解而烦，有表里证，渴欲饮水，水入则吐者，名曰水逆，五苓散主之。(74)

【释义】71条论太阳蓄水证的病因、证治及其和胃津不足证的鉴别。太阳病发汗为正治之法，如果汗不如法，或汗之太过，有可能出现两种变化。其一，患者出现烦躁不得眠，口干渴想喝水，为发汗虽使表邪得解，但因汗出太过，损伤胃津，胃中津液一时不足。胃不和则寐不安，津不足自欲饮水以润其燥。对此只需“少少与饮之”，即少量地多次给水，至胃津恢复，胃气调和，可不药而愈。其二，患者表现为脉浮、微热，为汗不如法，表邪不解；口渴多饮、小便不利为太阳表邪循经入腑，膀胱气化失司，水道失调，水蓄于内，不能化为津液上承所致，称为太阳蓄水证。74条论蓄水重证的临床特点和治疗。太阳表证虽然经过六七日，然表证不解而又见烦热和渴欲饮水，是外有表邪，内有蓄水之证，故云“有表里证”。“水入则吐”为水蓄下焦，下窍不利，水邪上逆，遂使胃气亦随之上逆所致，仲景名为“水逆”。太阳蓄水证是因太阳表邪不解，随经入腑，致使水蓄膀胱，气化不利，证属表里同病，而以里之膀胱气化不利为主要病机。治宜通阳化气利水，兼以解表。方用五苓散。

五苓散用猪苓、茯苓、泽泻淡渗利水，用白术健脾燥湿，用桂枝解表邪，兼通阳化气，促进气化，共成外疏内利、表里两解之剂。

2. 太阳蓄血证（桃核承气汤证）

【原文】太阳病不解，热结膀胱，其人如狂，血自下，下者愈。其外不解者，尚未可攻，当先解其外；外解已，但少腹急结者，乃可攻之，宜桃核承气汤。(106)

【释义】本条论太阳蓄血轻证的证治及治禁。太阳病发热、恶寒、头痛等表证没有解除。邪气已经化热入里，与血结于下焦膀胱。血热结于下焦，气血凝滞，故见少腹疼痛、胀满、拘急不舒；热在血分，瘀热上扰心神，故见躁动如狂。如果血热初结，病证尚浅，或可有瘀血自下，邪热随血而去，病证自愈的机转。如不能自愈，应遵循先表后里的原则，先行解表，待表证解除后，只见如狂和少腹急结者，可用桃核承气汤泄热化瘀。

桃核承气汤由桃仁、桂枝、大黄、芒硝、炙甘草五药组成。方中桃仁活血化瘀为主药；桂枝温通经脉，辛散血结，助桃仁活血；大黄苦寒清泄热邪，祛瘀生新；芒硝咸寒，软坚散结；炙甘草调和诸药。诸药合用为泄热逐瘀轻剂。

细目二　太阳病变证

要点一　热证

1. 麻黄杏仁甘草石膏汤证

【原文】发汗后，不可更行桂枝汤，汗出而喘，无大热者，可与麻黄杏仁甘草石膏汤。(63)

【释义】本条论邪热壅肺的证治。太阳病，汗后，若表证未去，宜再用桂枝汤解表。然本条指出汗后不可再用桂枝汤，是因下文云“汗出而喘，无大热者”。肺主气而司呼吸，邪热壅肺，宣降失司，故见喘逆；肺合皮毛，热壅于肺，热迫津泄，则有汗出。其“无大热者”，是谓表无大热，而里热壅盛，并非热势不甚。此证尚可伴有咳嗽、口渴、苔黄、脉数等。麻黄汤证与本证皆有喘，麻黄汤证之重点在表，因皮毛为肺之合，伤寒表实而致肺气上逆，故无汗而喘；本证重点在肺，肺热壅盛，则蒸迫津液而外泄，故汗出而喘。因本证不在太阳之表，而是汗后外邪入里化热，热壅于肺，故治当清宣肺热，用麻杏甘石汤。

麻黄杏仁甘草石膏汤为麻黄汤去桂枝加石膏，是变辛温发表之法而为辛凉宣透之方。方中麻黄辛温宣肺定喘，石膏辛寒直清里热。麻黄配石膏，清宣肺中郁热而定喘逆，而且石膏用量倍于麻黄，故可借石膏辛凉之性，以制麻黄辛温发散之力，又能外透肌表，使邪无复留。杏仁宣肺降气而治咳喘，协同麻黄更增平喘之效。甘草和中缓急，调和诸药。四药相伍，宣肺清热、降逆平喘。

2. 葛根黄芩黄连汤证

【原文】太阳病，桂枝证，医反下之，利遂不止，脉促者，表未解也；喘而汗出者，葛根黄芩黄连汤主之。(34)

【释义】本条论里热夹表下利的证治。太阳病，桂枝证，当用汗解，若用攻下，是属误治。“利遂不止”，乃误下后损伤胃肠，邪气内陷所致。“脉促”，即脉数而急促，反映人体阳气盛，有抗邪达表之势，表邪未能全部内陷，故曰“表未解”。既有表邪未解，又有里热下利，故可称之为里热夹表邪的下利，即“协热下利”。肠热上攻，表热内迫，肺气不利，故喘；里热迫津外泄，故汗出。下利既然是由热邪下迫所致，则具备大便臭秽、肛门灼热、小便短黄等热证特征。治用葛根黄芩黄连汤清热止利，兼以解表。

葛根黄芩黄连汤为表里双解之剂。方用葛根轻清升发，升津止利，又可透邪；黄芩、黄连苦寒清热，厚肠胃，坚阴止利；炙甘草甘缓和中，调和诸药。四药配伍，清热止利，坚阴厚肠，兼以透表。故无论有无表证，均可用之。

要点二 心阳虚证

1. 桂枝甘草汤证

【原文】发汗过多，其人叉手自冒心，心下悸，欲得按者，桂枝甘草汤主之。(64)

【释义】本条论述发汗过多，损伤心阳而致心悸的证治。发汗之法，原为祛除表邪而设，即使表证用汗法，亦贵在适度。发汗不及，则邪不能外解；发汗过多，则损阴伤阳。汗为心液，由阳气蒸化而成，过汗则心阳随汗外泄，心阳受损，尤其心阳素虚者更易出现。心阳一虚，心脏失去阳气的鼓动，则空虚无主，故见心中悸动不安。因阳虚而悸，虚则喜实，内不足者求助于外，故患者两手交叉，以手按其心胸部，以求稍安。本证除心悸外，常伴见胸闷、短气、乏力等心阳气虚之表现。纵观本证，以心阳不足为主要病机，故宜桂枝甘草汤温通心阳。

桂枝甘草汤由桂枝、炙甘草两味药物组成。桂枝辛甘性温，入心经，通阳气；炙甘草甘温，益气补中。两药相配，有辛甘温通心阳之功，心阳复则悸动愈。本方为温通心阳之祖方，药味虽少，但用量较大，且取顿服之法，意在急复心阳而愈悸动。临床治疗心阳虚证，常以本方为基础加味，以适应病情变化。

2. 桂枝加桂汤证

【原文】烧针令其汗，针处被寒，核起而赤者，必发奔豚。气从少腹上冲心者，灸其核上各一壮，与桂枝加桂汤，更加桂二两也。(117)

【释义】本条论述心阳虚奔豚的证治。用烧针强令发汗，汗出则腠理开，外寒从针处内入，则致气血凝涩，卫阳郁结，故局部出现“核起而赤”；强责发汗，损伤心阳，不能温暖下焦，阳虚阴乘，下焦水寒之气乘虚上犯心胸，发为奔豚之证。由于本条所述之证系内外为患，外为寒闭阳郁而见“核起而赤”，治疗当先灸针刺部位之赤核各一壮，助阳气以散寒邪；内为心阳虚致下焦水寒之气上冲而发为奔豚，再服用桂枝加桂汤，以平冲降逆，温通心阳。

桂枝加桂汤由桂枝汤重用桂枝而成，重用之桂枝通心阳而平冲逆，配以甘草，更佐姜、枣辛甘合化，温通心阳，强壮君火，以镇下焦水寒之气而降冲逆，即方后注所言“能泄奔豚气”；芍药缓急，破阴结，利小便，祛水气。诸药合用，共奏温通心阳、平冲降逆之功。

要点三 水气证

茯苓桂枝白术甘草汤证

【原文】伤寒，若吐、若下后，心下逆满，气上冲胸，起则头眩，脉沉紧。发汗则动经，身为振振摇者，茯苓桂枝白术甘草汤主之。(67)

【释义】本条论述脾虚水气上冲的证治及治疗禁忌。条文中“茯苓桂枝白术甘草汤主之”当接在“脉沉紧”之后，属倒装文法。太阳病伤寒表证，应以辛温解表之法治疗。若误用吐下之法，则可损伤脾之阳气。脾阳损伤，水失运化而水饮内生，脾阳虚不能制水而水饮上逆。水停心下，气机不利，则心下逆满；水饮上冲于胸，则症见气上冲胸。清阳之气为水饮阻滞，失于上达，或水气上蒙清阳，症可见头晕目眩。沉脉主水主里，紧脉主寒，脾阳虚鼓动无力，水寒之气阻滞气机，故脉沉而紧。本证为脾阳虚水气上冲之证，当温阳健脾、利水降冲，方用茯苓桂枝白术甘草汤。禁用发汗、吐下之法。若医者不知温阳健脾利水之法，而据脉紧而误认为表寒甚而发其汗，则可导致阳气更伤。阳虚不能温养经脉，水饮浸渍筋肉，则出现筋肉动惕，身体振颤动摇之症状。

茯苓桂枝白术甘草汤由茯苓、桂枝、白术、炙甘草组成。方中茯苓淡渗利水健脾，是为主药；桂枝温阳降冲，配茯苓温阳化气、利水降冲，配炙甘草辛甘合化而通阳健脾；白术配茯苓健脾燥湿利水，配炙甘草健脾益气。本方温能化气，甘能补脾，燥能祛湿，淡能利水，诸药共奏温阳健脾、利水化饮之功。

要点四 脾虚证

小建中汤证

【原文】伤寒二三日，心中悸而烦者，小建中汤主之。(102)

【释义】本条论述伤寒里虚，心中悸而烦的证治。伤寒二三日，尚为新病，当见发热、恶寒、无汗等症，未经误治即见心悸而烦，说明其人里气先虚，心脾不足、气血双亏，复被邪扰。里虚邪扰，气血不足，心无所主则悸，邪扰神志，神志不宁则烦。治此证不可攻邪，但需建中补虚，益气血生化之源，正气充盛，则邪气自退，烦悸自止。故治宜小建中汤建中补虚，调补气血，安内攘外。

小建中汤由桂枝汤倍用芍药加饴糖组成。

方中重用饴糖甘温补中,配以甘草、大枣补益脾胃,安奠中州,中气得复则气血生化有源;倍用芍药配甘草、大枣酸甘化阴,以养血和营,缓急止痛;桂枝、生姜温通心脾阳气,与甘草相合,辛甘化阳以温阳养心。诸药协同,建中补虚而气血阴阳双补,具平衡阴阳、协调营卫、缓急止痛等多种作用。中气健则邪自解,实有安内攘外之功。

要点五　肾阳虚证

真武汤证

【原文】太阳病发汗,汗出不解,其人仍发热,心下悸,头眩,身瞤动,振振欲擗地者,真武汤主之。(82)

【释义】本条论述肾阳虚水泛的证治。太阳病本应微汗而愈,若表证不因汗解,究其因,或为汗不得法,过汗伤阳,或为素体阳虚,汗后阳损更甚。"其人仍发热",指发汗后热不除。太阳病,热在肌表,汗后热当随汗外散,汗后热不除者,非属表邪闭郁,因太阳少阴相表里,发汗常会伤及少阴,肾阳被伤,虚阳外越,所以其人仍发热。少阴肾阳不足,不能化气行水,可见水气泛溢。水气上凌于心则心下悸,上干清阳则头眩;阳虚不能温养筋脉肌肉,水气浸渍肌肉筋脉,则身体筋肉跳动,振颤不稳而欲倒地。证属阳虚水泛,故治以真武汤温肾阳,利水气。

真武汤由炮附子、白术、生姜、茯苓、芍药组成。方中炮附子辛热,温补肾阳,使水有所主;白术甘温,健脾燥湿,使水有所制;生姜辛温,宣发肺气,使水有所散;茯苓淡渗,走膀胱,佐白术健脾,是于制水中有利水之用;芍药活血脉,利小便,是于制水之中有利水之法,且芍药有敛阴和营之用,可制姜、附的刚燥之性。全方从三脏二腑着眼,尤以芍药利肌里腠间水气为妙,既能活血以利水,又能开痹以泄络,如此,三焦上下脏腑之水、肌腠表里内外之水皆可一役而去。

要点六　阴阳两虚证

炙甘草汤证

【原文】伤寒,脉结代,心动悸,炙甘草汤主之。(177)

【释义】本条论述心阴阳两虚的证治。本条冠以"伤寒",当知本病成因为外感病,若病在太阳,当见发热恶寒、脉浮等表证。今不见发热恶寒,脉不浮而结代,并见心动悸,说明病始为太阳而渐内累于心,今外邪已罢,仅存里虚之证。心主血脉,赖阳气以温煦、阴血以滋养,心阴阳气血不足,则心失所养,故见心动悸;心阳虚鼓动无力,心阴虚脉道不充,心之阴阳俱不足,故脉结代。治宜炙甘草汤补阴阳,调气血以复脉。

炙甘草汤由炙甘草、生姜、人参、生地黄、桂枝、阿胶、麦冬、麻子仁、大枣和清酒组成。方中重用炙甘草补中益气,以充气血生化之源,合人参、大枣补中气,滋化源,气足血生,以复脉之本;生地黄、麦冬、阿胶、麻子仁养心阴,补心血,以充血脉;然阴无阳则无以化,故用桂枝、生姜宣阳化阴,且桂枝、炙甘草相合辛甘化阳,以温通心阳;加清酒振奋阳气,温通血脉。诸药合用,阳生阴长,阴阳并补,共奏通阳复脉、滋阴养血之功。

要点七　热实结胸证

小陷胸汤证

【原文】小结胸病,正在心下,按之则痛,脉浮滑者,小陷胸汤主之。(138)

【释义】本条论小结胸病的证治。本病与大结胸类似,多为伤寒表邪入里,或表证误下,邪热内陷与痰相结而成。小结胸病变范围比较局限,正在心下,提示痞硬胀满仅在心下胃脘部。按之则痛,不按不痛,临证虽也有不按也痛者,但疼痛程度较轻,绝不会出现石硬拒按、手不可近的状况,说明邪热较轻,结聚不深。脉浮主热,也示病位较浅;脉滑主痰,也主热。脉浮滑既是小结胸病的主脉,也提示小结胸病的主要病机是痰热相结。由于痰热互结于心下,本证临床除有正在心下、按之则痛的证候特征外,还可伴有胸膈满闷、咳吐黄痰、恶心呕吐等痰热在上气逆不降的症状,治疗宜清热涤痰开结。方用小陷胸汤。

小陷胸汤由黄连、半夏、瓜蒌三味药组成。黄连苦寒,清泄心下之热结;半夏辛温,化痰涤饮,消痞散结;瓜蒌甘寒滑润,既能助黄连清热泻火,又能助半夏化痰开结,同时还有润便导下的作用。三药合用,使本方具有辛开苦降、清热涤痰开结的功效。

要点八　痞证

1. 半夏泻心汤证

【原文】伤寒五六日,呕而发热者,柴胡汤证具,而以他药下之,柴胡证仍在者,复与柴胡汤。此虽已下之,不为逆。必蒸蒸而振,却发热

汗出而解。若心下满而硬痛者，此为结胸也，大陷胸汤主之。但满而不痛者，此为痞，柴胡不中与之，宜半夏泻心汤。(149)

【释义】本条论柴胡证误下后的三种转归及治疗。伤寒，病本在表，经五六日，邪气有内传之机，症见“呕而发热”，说明邪传少阳。少阳属胆与三焦，凡阳经为病，必见发热。邪在胆，逆在胃，胃气上逆则作呕，故发热而呕是少阳主症，即“柴胡汤证具”。病在少阳，治宜和解，而医误行泻下，从而发生以下三种转归：①柴胡证仍在，说明其人正气较盛，未因误下而引邪内陷形成坏病，故曰“此虽已下之，不为逆”，可复与柴胡汤。但误下毕竟正气受挫，服柴胡汤后，正气得药力之助而奋起抗邪，可出现“蒸蒸而振，却发热汗出而解”的战汗。②变为大陷胸汤证，若其人素有水饮内停，少阳病误下后，邪热内陷，与水饮结于胸膈，则成心下满而硬痛的结胸证，当以大陷胸汤泄热逐水破结。③成为半夏泻心汤证，若其人内无痰水实邪，误下后损伤脾胃之气，少阳邪热乘机内陷，致寒热错杂于中，脾胃升降失常，气机痞塞，形成满而不痛的痞证。此之痞满在于心下，不在胸胁，是中焦气机痞塞，非为少阳半表半里之邪不解，故不能再用柴胡汤，可用半夏泻心汤和中降逆消痞。“但满而不痛”，是痞证的辨证眼目。由于本条之心下痞是由寒热之邪痞塞中焦，脾胃升降失和所致，故当兼见恶心、呕吐等胃气不降之症，及肠鸣、下利等脾气不升之症。《金匮要略·呕吐哕下利病脉证治》谓：“呕而肠鸣，心下痞者，半夏泻心汤主之。”该条文是对本条痞证的补充，也是将半夏泻心汤证列为呕利痞的主要依据。

半夏泻心汤由半夏、干姜、黄连、黄芩、人参、甘草、大枣七味药组成。本证以呕吐为主症，故方以半夏为君，并以之为名，和胃降逆止呕，合干姜之辛温，温中散寒，消痞结。黄连、黄芩苦寒泄降，清热和胃，泄其满。佐以人参、甘草、大枣甘温调补，补脾胃之虚以复其升降之职。全方寒温并用，辛开苦降，攻补兼施，阴阳并调，是为和解之剂。本方取去滓再煎之法，意在使药性和合，作用协调，并行不悖，而利于和解。

2. 旋覆代赭汤证

【原文】伤寒发汗，若吐若下，解后心下痞硬，噫气不除者，旋覆代赭汤主之。(161)

【释义】本条论述胃虚痰阻气逆致痞的证治。伤寒发汗，乃正治之法，或吐或下，则为误治。所谓解后，是指表邪已解，但脾胃气伤，脾胃运化腐熟功能失常，痰饮内生，阻于心下，胃气不和，气机痞塞，故心下痞硬。胃气已虚，兼之土虚木乘，肝胃气逆，则噫气不除。治宜旋覆代赭汤和胃化痰、镇肝降逆。

旋覆代赭汤由旋覆花、人参、生姜、代赭石、炙甘草、半夏、大枣七味药组成。方中旋覆花苦辛而咸，主下气消痰，降气行水；代赭石苦寒入肝，镇肝降逆。两者相合，下气消痰，镇肝胃之虚逆，为本方之主药。半夏与较大剂量的生姜为伍，和胃降逆化痰；人参、甘草、大枣补中益气，扶脾胃之虚。诸药配合，除痰下气，而消痞止噫。本方也取去滓再煎之法，意与半夏泻心汤相同。

第二单元　阳明病辨证论治

细目一　阳明病本证

要点一　阳明病热证

白虎加人参汤证

【原文】服桂枝汤，大汗出后，大烦渴不解，脉洪大者，白虎加人参汤主之。(26)

伤寒若吐若下后，七八日不解，热结在里，表里俱热，时时恶风，大渴，舌上干燥而烦，欲饮水数升者，白虎加人参汤主之。(168)

伤寒，无大热，口燥渴，心烦，背微恶寒者，白虎加人参汤主之。(169)

伤寒脉浮，发热无汗，其表不解，不可与白虎汤。渴欲饮水，无表证者，白虎加人参汤主之。(170)

【释义】此四条论胃热弥漫，津气两伤的证治。本证为邪入阳明化热，进而耗伤气阴所致。热结在里，表里俱热，是阳明胃热炽盛，里热外蒸，邪热弥漫周身，充斥内外的表现。“大汗出”是里热逼迫津液外泄所致。“大烦渴不解”“舌上干燥而烦，欲饮水数升”“口燥渴”，口干舌燥，渴欲饮水是里热伤津，津伤则引水自救，故见口渴。热盛耗气，气伤则不能将水化为津液，故饮水数升而口渴不解。“脉洪大”是里热炽盛，气血鼓动之征。“背微恶寒”和“时时恶风”是汗出肌疏，津气两伤，不胜风袭所致。证为胃热弥漫、津气两伤，治用白虎加人参汤清热、益气、生津。

白虎加人参汤由知母、石膏、炙甘草、人参、粳米组成。用白虎汤辛寒清热，用人参益气生津。

要点二　阳明病实证

1. 调胃承气汤证

【原文】阳明病，不吐不下，心烦者，可与调胃承气汤。(207)

太阳病三日，发汗不解，蒸蒸发热者，属胃也，调胃承气汤主之。(248)

伤寒吐后，腹胀满者，与调胃承气汤。(249)

【释义】此三条论述阳明燥热证的证治。太阳病或汗或吐后，邪气传入阳明化热成燥；或阳明经表受邪，邪气循经入里化热成燥而形成本证。因阳明燥热上扰心神，故心烦；里热炽盛，故蒸蒸发热；燥实内结，腑气不通，故腹胀满。综合以上三条，调胃承气汤证当见心烦、蒸蒸发热、腹胀满，其病机当是邪热与阳明糟粕初结，里热炽盛为主，腑气不畅为辅。治以调胃承气汤泄热和胃，润燥软坚。

调胃承气汤由甘草、芒硝、大黄组成。大黄苦寒，攻积导滞，荡涤肠胃，推陈致新，泄热祛实。芒硝咸苦寒，润燥软坚，泄热导滞。硝黄合用，清胃热，润胃燥，泄热通便。妙在甘草一味，甘缓和中，既可缓硝黄峻下之力，使之作用于胃，又可护胃和中，使燥热邪气去而不损中州正气。

2. 小承气汤证

【原文】阳明病，其人多汗，以津液外出，胃中燥，大便必硬，硬则谵语，小承气汤主之。若一服谵语止者，更莫复服。(213)

阳明病，谵语发潮热，脉滑而疾者，小承气汤主之。(214上)

太阳病，若吐、若下、若发汗后，微烦，小便数，大便因硬者，与小承气汤，和之愈。(250)

【释义】此三条论阳明燥结证的证治。太阳病汗、吐、下后，津液受伤，邪气入里，从阳明燥化；或是阳明病，其人多汗，伤津化燥成实而形成本证。多汗是里热迫津外泄的表现。汗出太多，津液耗伤，邪气化燥成实，燥实结滞，故大便结硬。心烦、谵语为阳明燥热秽浊之气循经上扰心神所致。阳明燥热逼迫津液偏渗，从小便数多一症，可知津液不能还入胃肠，大便必然硬结。阳明之气旺于日晡所，当阳明燥热内盛时，每于日晡前后正邪斗争激烈，而见发潮热。以上诸症颇类似大承气汤证，但因其脉滑而疾而不是脉沉实，犹恐燥实敛结程度尚浅，故不敢贸然投用大承气汤，而试投小承气汤治之。由于证为里热燥结、气滞胃肠所致，属里热腑实证，故治宜通便导滞、行气除满。

小承气汤由大黄、厚朴、枳实组成。大黄苦寒，泄热祛实、推陈致新。厚朴苦辛而温，行气除满。枳实苦而微寒，理气消痞。三药合用，共成通便导滞之剂。本方不用芒硝而用枳、朴，泄热之力较调胃承气汤为弱，但通腑之力较调胃承气汤为强。其所用枳、朴之量较大承气汤为小，又无芒硝，故泄热及通腑之力皆逊于大承气汤，因此名曰小承气汤。

3. 大承气汤证

【原文】阳明病，下之，心中懊憹而烦，胃中有燥屎者，可攻……若有燥屎者，宜大承气汤。(238)

病人不大便五六日，绕脐痛，烦躁，发作有时者，此有燥屎，故使不大便也。(239)

阳明病，谵语，有潮热，反不能食者，胃中必有燥屎五六枚也；若能食者，但硬耳。宜大承气汤下之。(215)

大下后，六七日不大便，烦不解，腹满痛者，此有燥屎也。所以然者，本有宿食故也，宜大承气汤。(241)

病人小便不利，大便乍难乍易，时有微热，喘冒不能卧者，有燥屎也，宜大承气汤。(242)

伤寒，若吐若下后不解，不大便五六日，上至十余日，日晡所发潮热，不恶寒，独语如见鬼状。若剧者，发则不识人，循衣摸床，惕而不安，微喘直视，脉弦者生，涩者死。微者，但发热谵语者，大承气汤主之。若一服利，则止后服。(212)

阳明病，脉迟，虽汗出不恶寒者，其身必重，短气，腹满而喘，有潮热者，此外欲解，可攻里也。手足濈然汗出者，此大便已硬也，大承气汤主之。若汗多，微发热恶寒者，外未解也，其热不潮，未可与承气汤。若腹大满不通者，可与小承气汤，微和胃气，勿令至大泄下。(208)

【释义】以上数条论阳明燥热实邪内结的证治。伤寒吐、下后，津液被伤，邪气传入阳明化燥化热；或阳明经脉受邪，邪气循经入里化燥化热；或素有食积内停，邪气与食积结合，化燥化热，皆可形成本证。综合上述条文，大承气汤证的主症和病机：①日晡所发潮热，提示阳明之热和阳明糟粕相结，热邪已经内收内敛，致使其他时间发热并不明显，而阳明阳气旺于日晡所，此时正邪斗争激烈，发热则会明显增高，每日如此，故称发潮热。②阳明经别上通于心，阳明燥热循经上扰心神，使心主神志和心主言的功能失常，轻则致谵语、烦躁、烦不解、心中懊憹，重则热盛神昏而见独语如见鬼状、不识人；津竭正衰，心神失养还可导致循衣摸床、惕而不安的危象。③身重是阳热壅滞经脉所致；微喘、喘冒不能卧，是阳明燥热耗伤肺气，肺虚气逆并有燥热迫肺的表现；腹胀满、绕脐痛、腹满痛，为燥热实邪阻滞阳明，腑气壅遏，当见腹满疼痛而拒按。④燥热实邪阻结，则大便难、大便硬、不大便、有燥屎；燥热下迫，则大便乍易。⑤邪热伤津，津液不足，则小便不利；实热壅滞，腑气闭阻，则不能食。本证属阳明燥热内盛，腑气壅滞，是阳明腑实证中病情最重者。治以大承气汤攻下实热，荡涤燥结。

大承气汤由大黄、厚朴、枳实、芒硝组成。大黄攻积导滞，荡涤肠胃，推陈致新，泄热祛实。芒硝润燥软坚，泄热导滞。枳实理气消痞。厚朴利气消满。诸药共成攻下实热、荡涤燥结之峻剂。

4. 麻子仁丸证

【原文】趺阳脉浮而涩，浮则胃气强，涩则小便数，浮涩相搏，大便则硬，其脾为约，麻子仁丸主之。(247)

【释义】本条论述脾约证的证治。趺阳脉位于足阳明胃经的冲阳穴处，扪之可候脾胃之气的盛衰。趺阳脉浮，主胃有热，胃热则逼迫津液偏渗，故小便数，小便数多则脾阴伤，故趺阳脉见涩象。浮涩并见，反映了胃热盛脾阴虚的状态，即胃强脾弱。水液入胃，散布精气，上输于脾，脾得转输，为胃行其津液，则胃肠不燥。脾输布津液的功能为胃热所约束，津液不能还入肠道，而偏渗于膀胱，故大便硬。脾约之证与承气汤证不同，其临床特点是大便干结，甚则干如羊屎，但不更衣十余日无所苦，同时无潮热、谵语、腹满痛等症，当以麻子仁丸泄热润肠，缓通大便。

麻子仁丸由小承气汤加麻子仁、芍药、杏仁、蜂蜜组成。方中重用麻子仁，甘平润肠通便，为君；芍药补益脾阴，杏仁降气润肠，为臣；小承气汤泄下通便、行气导滞，为佐；蜂蜜味甘，润肠通便，为使。诸药合而为丸，为润肠滋燥、缓通大便之良方。麻子仁丸虽为缓通大便之剂，但方中毕竟含小承气汤药物，故虚人不宜久服，孕妇亦当慎用。由于病证有轻重、体质有不同,麻子仁丸应从小量起服,逐渐加量,以大便通畅为准,即“以知为度”之意。

5. 阳明病中风中寒证(吴茱萸汤证)

【原文】食谷欲呕,属阳明也,吴茱萸汤主之。得汤反剧者,属上焦也。(243)

【释义】本条论述阳明中寒欲呕证治及与上焦热呕的鉴别。食谷欲呕,病位有中焦、上焦之分,证有寒热之别。据 190 条“阳明病,若能食,名中风;不能食,名中寒”之说,本证当为阳明寒呕。胃阳虚衰,受纳腐熟无权,或寒饮内停,浊阴上逆,则见食谷欲呕。还可伴有不能食,食难用饱,呕吐清涎冷沫,或呕吐物无酸腐气味,舌淡苔白,脉缓弱等症。此皆可用吴茱萸汤温胃散寒,降逆止呕。但也有上焦有热、胃气上逆致食谷欲呕者,此时若用吴茱萸汤之辛温,以热助热,必拒而不纳,反使呕逆加剧。呕吐一症,寒热之别迥异,临证当参合他脉症细致辨析。

本方由吴茱萸、人参、生姜、大枣组成。方中吴茱萸为主药,主入肝,兼入胃脾,具有温肝暖胃、降逆止呕的功效;重用生姜之辛温,可以温胃化饮、降逆止呕;配以人参之甘温、大枣之甘平,补虚以和中。全方具有温中补虚、散寒降逆的功效。凡脾胃虚寒,或肝胃虚寒、浊阴上逆等证,皆可用之。

细目二 阳明病变证

要点 湿热发黄证

茵陈蒿汤证

【原文】阳明病,发热汗出者,此为热越,不能发黄也。但头汗出,身无汗,剂颈而还,小便不利,渴引水浆者,此为瘀热在里,身必发黄,茵陈蒿汤主之。(236)

伤寒七八日,身黄如橘子色,小便不利,腹微满者,茵陈蒿汤主之。(260)

阳明病,无汗,小便不利,心中懊侬者,身必发黄。(199)

【释义】此三条论述湿热发黄的证治。236 条所言阳明病发热汗出,是邪热得以向外发散,湿不得与热邪相结,故不能发黄。若发热仅伴有头汗出,颈以下无汗,说明热不能随汗而畅泄;又见小便不利,说明湿不得下行,湿热二邪相合于内,熏蒸肝胆,疏泄失常,胆汁外溢,故见发黄,其黄色鲜明如橘子色。湿热交阻,气化不利,津液不布,更因热伤津液,故见渴引水浆。湿热蕴结中焦,气机阻滞,可见腹满;湿热邪气上扰心神,故心中懊侬。本证病机为湿热蕴结,并兼有腑气壅滞,故治用茵陈蒿汤,清利湿热,通腑退黄。

茵陈蒿汤由茵陈、栀子、大黄组成。方中茵陈为主药,苦寒清热利湿,并有疏利肝胆、退黄的作用。栀子苦寒,清泄三焦而利小便。大黄苦寒,泄热行瘀,兼有利胆退黄的作用。三药合用,使大小便通利,湿热尽去,且取效甚捷。

第三单元　少阳病辨证论治

细目一　少阳病本证

要点　少阳病本证

小柴胡汤证

【原文】伤寒五六日，中风，往来寒热，胸胁苦满，嘿嘿不欲饮食，心烦喜呕，或胸中烦而不呕，或渴，或腹中痛，或胁下痞硬，或心下悸，小便不利，或不渴，身有微热，或咳者，小柴胡汤主之。(96)

【释义】本条论少阳病的主症与治法方药。太阳病伤寒或中风，过了五六日，出现往来寒热、胸胁苦满、嘿嘿不欲饮食、心烦喜呕等症，这说明太阳表证已罢，邪入少阳。少阳为半表半里，少阳受邪，枢机不利，正邪纷争，进退于表里之间，正胜则发热，邪胜则恶寒，邪正交争，互有胜负，呈现寒去热来，寒热交替，休作有时的特点，故称为往来寒热。足少阳之脉，下胸中，贯膈，络肝属胆，循胁里，邪犯少阳，经气不利，故见胸胁苦满。肝胆气郁，疏泄失职，故神情默默而寡言；胆热内郁，影响脾胃，脾失健运则不欲饮食。胆火内郁，上扰心神则心烦；胆热犯胃，胃失和降则喜呕。以上四症充分反映少阳病胆热内郁、枢机不利、脾胃失和的病机特点，治当和解少阳、畅达气机，使邪去病解，方用小柴胡汤。少阳手足两经，络属胆与三焦，少阳之位，在表里之间，邪犯少阳，胆火内郁，三焦不利，内外失和，故其病变可及表里内外、上中下三焦，出现或然之症。如邪郁胸胁，未犯胃腑，则胸中烦而不呕；邪热伤津则口渴；少阳胆腑气郁较甚，经气郁结较重，则胁下痞硬；邪犯少阳，三焦不利，气化失职，水气内停，水停心下则心下悸，水停下焦则小便不利；表邪未解，津液未伤则不渴，身有微热；寒饮犯肺，肺气上逆则咳。以上诸症，总以胆热内郁、枢机不利、三焦失畅、脾胃失和为主要病机，故仍当以小柴胡汤加减化裁治之。

小柴胡汤为和解少阳之主方。方中柴胡气质轻清，味苦微寒，可疏解少阳，使少阳邪热外解；黄芩苦寒，气味较重，清泄邪热，可使少阳胆腑邪热内消。柴、芩合用，外透内泄，可以疏解少阳半表半里之邪。按剂量分析，柴胡重于黄芩，其外透之力强于内泄之功。半夏、生姜调和胃气，降逆止呕。人参、炙甘草、大枣益气和中，扶正祛邪，使中土健旺，不受木邪之害。方中既有柴、芩苦寒清降，又有姜、夏辛开散邪，复有参、枣、草之甘补调中。药共七味，寒温并用，升降协调，攻补兼施，有和解少阳、疏利三焦、调达上下、宣通内外、和畅气机之作用，故为和解之良方。本方用去滓再煎之法，乃因方中药性有寒温之差，味有苦、辛、甘之异，功用又有祛邪扶正之别，去滓再煎可使诸药气味醇和，有利于透邪外达，而无敛邪之弊。

【原文】伤寒中风，有柴胡证，但见一证便是，不必悉具。凡柴胡汤病证而下之，若柴胡证不罢者，复与柴胡汤，必蒸蒸而振，却复发热汗出而解。(101)

【释义】本条论述小柴胡汤的运用原则及误下后的证治与机转。此条可分两段理解。自“伤寒中风”至“不必悉具”为第一段，阐述小柴胡汤的运用原则。“伤寒中风”，即不论伤寒还是中风；“有柴胡证”，指口苦、咽干、目眩、往来寒热、胸胁苦满、默默不欲饮食、心烦喜呕诸症；“但见一证便是，不必悉具”，言临床凡见到柴胡证的一部分主症，只要能反映少阳病枢机不利、胆火上炎的病机特点，确认为少阳病，即可应用和解之法，投以小柴胡汤，而不必待其主症全部具备再行其方。本条明确指出灵活运用小柴胡汤的原则与方法。论中有“呕而发热者”“胸满胁痛者”“胸胁满不去者”“续得寒热发作有时者”均与小柴胡汤治疗，便是典型例证。

自“凡柴胡汤病证而下之”至“却复发热汗出而解”为第二段，论误下后复服柴胡汤的机转。凡柴胡证，当用和解之法，不可攻下。若用之,当属误治,此时有两种可能:一是邪气内陷,产生变证;二是误下之后,正气尚旺,邪气未陷,柴胡证仍在,可再用柴胡汤。然而服汤之后,可出现蒸蒸而振战,遂发热汗出而解。这种病解的机转,称作"战汗"。产生战汗的原因,在于误下之后,证虽未变,但正气受挫,抗邪乏力,当此之时,服药后正气借药力之助,奋起抗邪,邪正交争剧烈则作战,正胜邪却则作汗而解。

细目二　少阳病兼变证

要点　少阳病兼变证

1. 柴胡桂枝汤证

【原文】伤寒六七日,发热微恶寒,支节烦疼,微呕,心下支结,外证未去者,柴胡桂枝汤主之。(146)

【释义】本条论述少阳兼太阳表证的证治。伤寒六七日,多为太阳病邪解除之期,若不解,则有传变之机。若见发热微恶寒、肢节烦疼,知太阳病未罢,即外证未去之意;微呕、心下支结,为少阳枢机不利,胆热犯胃之征。此乃太阳病邪未解,而又并入少阳,形成太阳少阳并病。然恶寒为微,仅四肢关节疼痛,而无头身疼痛,说明太阳病较轻;微呕、心下支结,较心烦喜呕、胸胁苦满而言,足证少阳病亦不重。此太阳少阳并病而证候俱轻,治以太少两解之法,以小柴胡汤、桂枝汤各取半量,合为柴胡桂枝汤。"外证未去者",强调使用柴胡桂枝汤的前提是表里同病。

柴胡桂枝汤由小柴胡汤与桂枝汤合方组成。方用小柴胡汤原方之半量和解少阳枢机,扶正达邪,以治微呕、心下支结;取桂枝汤原方之半量解肌祛风,调和营卫,解太阳未尽之表邪,以治发热微恶寒、肢节烦疼。此属太阳少阳并病之轻证,故投以小柴胡汤、桂枝汤原方各二分之一,是为太少表里双解之轻剂。

2. 大柴胡汤证

【原文】太阳病,过经十余日,反二三下之,后四五日,柴胡证仍在者,先与小柴胡。呕不止,心下急,郁郁微烦者,为未解也,与大柴胡汤,下之则愈。(103)

伤寒发热,汗出不解,心中痞硬,呕吐而下利者,大柴胡汤主之。(165)

【释义】103 条论述少阳病兼阳明里实的证治。太阳表证已罢,邪已传入少阳,谓之"过经"。病入少阳,当以和解为主,汗、吐、下之法均属禁忌。今反二三下之,是为误治,误治可能产生变证。但"后四五日,柴胡证仍在",表明邪气并未因下而内陷,邪仍在少阳,故先与小柴胡汤以和解少阳。服小柴胡汤后,如枢机运转,病即可愈。但服后病未好转,而反加重,由喜呕变为"呕不止",此乃邪热不解,内并阳明,热壅于胃,胃气上逆所致;由胸胁苦满变为"心下急",是邪入阳明,胃热结聚,气机阻滞所致;由心烦而变为"郁郁微烦",是气机郁遏,里热渐甚。呕不止、心下急、郁郁微烦说明邪由少阳误治,化燥成实,兼入阳明。少阳证不解,则不可下,而阳明里实,又不得不下,遂用大柴胡汤和解与通下并行,双解少阳、阳明之邪。

165 条补述少阳兼阳明里实另一证型的治法。伤寒表证之发热,多能随汗出热退而病解。今"汗出不解",并伴有心中痞硬、呕吐而下利等,是邪入少阳更兼阳明里实之证。阳明邪热内盛,迫津外泄,故汗出而热不退。"心中痞硬"即心下胃脘部痞满而硬痛,为邪入少阳、胆热内郁、枢机不利兼阳明里实、腑气壅滞之故。少阳胆热内郁,上犯于胃则呕吐,下迫于肠则下利;然少阳胆热兼阳明燥实内结,故其下利必以臭秽不爽、肛门灼热为特点。此证虽下利,但燥热里实不去,故治当和解少阳与通下里实并施,方用大柴胡汤。

大柴胡汤为小柴胡汤与小承气汤合方加减而成。方中柴胡、黄芩疏利少阳,清泄郁热;芍药缓急止痛;半夏、生姜降逆止呕;枳实、大黄利气消痞,通下热结;大枣和中。诸药配合,共奏和解少阳、通下里实之功,实为少阳、阳明双解之剂。

第四单元　太阴病辨证论治

细目　太阴腹痛证

要点　太阴腹痛证

桂枝加芍药汤证

【原文】本太阳病，医反下之，因尔腹满时痛者，属太阴也，桂枝加芍药汤主之。(279)

【释义】本条论太阳病误下邪陷太阴的证治。太阳病当用汗法，禁用攻下，今不当下而误下，故曰“反”。误下伤脾，脾伤运化失职，气机壅滞则腹满；血脉不和，太阴经络不通则腹痛；因病位在脾，故曰“属太阴也”。然此虽属太阴，却与太阴病本证不同，彼为脾阳不足、寒湿内盛所致，故除见腹满时痛外，更见食不下、呕吐、下利等，当用理中汤治疗；而本证仅见腹满时痛，余症不显，为脾伤气滞络瘀所致，故治以通阳益脾、活络止痛，方用桂枝加芍药汤。

桂枝加芍药汤由桂枝汤倍用芍药组成，虽只有一味药量不同，功效却有很大差别。本方用桂枝配合甘草辛甘化阳，通阳益脾；生姜与大枣合用亦能辛甘合化，补脾和胃；重用芍药取其双重作用，一者与甘草配伍，缓急止痛，二者活血和络，经络通则满痛止，故用于腹满时痛十分恰当。

第五单元　少阴病辨证论治

细目一　少阴病本证

要点一　少阴寒化证

1. 四逆汤证

【原文】少阴病，脉沉者，急温之，宜四逆汤。(323)

【释义】本条论述少阴盛阳衰的证治。条文以脉代证，提示少阴病施治宜早，切勿拖延。仅言脉沉，尚未至脉微或脉微欲绝，说明虽已显示少阴不足，但阳虚并不太甚，尚未出现典型的少阴里虚寒证（厥逆、吐利等）。此时强调"急温"是因为病入少阴，涉及根本，阳亡迅速，死证太多。故少阴之治，贵在及早。当脉沉显示阳虚征兆时，即当急温，以防亡阳之变。一旦延误施治，则吐利、厥逆诸症接踵而至，治亦晚矣。本条体现了中医"治未病"的预防治疗学思想，值得重视。

四逆汤由干姜、附子、炙甘草组成。方中附子温肾回阳，干姜温中散寒，两药合用，增强回阳之力，炙甘草温补调中，三药相须为用，为回阳救逆之代表方。

2. 通脉四逆汤证

【原文】少阴病，下利清谷，里寒外热，手足厥逆，脉微欲绝，身反不恶寒，其人面色赤，或腹痛，或干呕，或咽痛，或利止脉不出者，通脉四逆汤主之。(317)

【释义】本条论述少阴病阴盛格阳证的证治。本条所论之下利清谷，为脾肾阳衰水谷不化的特有表现；手足厥逆，为心肾阳衰失于温煦所致；脉微，为阳虚鼓动无力。以上三症为少阴寒化证典型脉症。在此基础上，若见脉微欲绝，则提示此证非一般性少阴寒化证，而是真阳衰竭之危候。阳气极虚，阴寒内盛，病生格拒之变，阴盛格阳，虚阳外浮，则身反不恶寒；虚阳上浮则面色赤，特点为嫩红色，且游移不定，与属热属实的阳明病"面合色赤"及二阳并病的"面色缘缘正赤"而不游移截然不同。本证为阴盛格阳证，论中所云"里寒外热"实指内真寒外假热。由于阴阳格拒证势危重，复杂多变，故除主症外，又多有或然症：阴寒凝结，脾络不通则腹痛；阴寒犯胃，胃失和降，胃气上逆则干呕；虚阳上浮，扰及咽部则咽痛；阳气欲绝，下利至甚，无物可下，阴液将竭则利止脉不出。此证较四逆汤证危重，如进一步发展则会阴阳离决，已非四逆汤所能胜任，需大力回阳，急驱内寒，故用通脉四逆汤破阴回阳，通达内外。

本方即四逆汤加大生附子、干姜用量而成。重用附子，倍用干姜，以大辛大热之药急驱内寒，破阴回阳，通达脉气，故名为通脉四逆汤。面赤，加葱白宣通上下阳气，破除阴阳格拒；腹痛，加芍药缓急和络止痛；干呕，加生姜温胃降逆止呕；咽痛，加桔梗利咽开结止痛；利止脉不出，加人参大补气阴，固脱复脉。方后强调"病皆与方相应者，乃服之"，意在示人处方选药必须契合病机，随证加减。

3. 真武汤证

【原文】少阴病，二三日不已，至四五日，腹痛，小便不利，四肢沉重疼痛，自下利者，此为有水气，其人或咳，或小便利，或下利，或呕者，真武汤主之。(316)

【释义】本条论少阴阳虚水泛的证治。少阴病二三日不已，至四五日，邪气渐深，肾阳日亏，阳虚寒盛，水气不化，泛溢为患。水气浸渍肌肉，则四肢沉重疼痛；浸渍胃肠则腹痛下利；水气内停，阳虚气化不行则小便不利。水饮随气机升降，变动不居，上逆犯肺，肺气不利则咳；水气犯胃，胃气上逆则呕。肾主二便，肾阳亏虚，失于固摄则下利加重，不能制水则小便清长。本证属肾阳虚衰，水气泛滥，故用真武汤温阳化气行水。

真武汤由茯苓、芍药、白术、生姜、炮附子组成。炮附子壮肾阳，补命火，使水有所主；白术燥湿健脾，使水有所制；生姜宣散，佐附子助阳、消水；茯苓淡渗，佐白术健脾利水；芍药活血脉，利小便，又可敛阴和营制姜、附刚燥之性，使之温经散寒而不伤阴。诸药合之，共奏温阳利水之效。

要点二 少阴热化证

1. 黄连阿胶汤证

【原文】少阴病，得之二三日以上，心中烦，不得卧，黄连阿胶汤主之。(303)

【释义】本条论少阴阴虚火旺，心肾不交的证治。由于素体少阴阴虚阳亢，外邪从阳化热，肾阴不足，不能上济心火，心火亢盛，心肾不交，则见心中烦，不得卧。还应当伴见口燥咽干、舌红少苔、脉细数等。治用黄连阿胶汤滋阴清火，交通心肾。

黄连阿胶汤由黄连、黄芩、芍药、鸡子黄、阿胶组成。黄连、黄芩清心火，以除炎上之热；阿胶、鸡子黄滋肾阴、养心血，以补阴涵阳；芍药与芩、连相配，酸苦涌泄以清火，与阿胶、鸡子黄相配，酸甘化阴以滋液。诸药共成滋阴清火、交通心肾之剂。

2. 猪苓汤证

【原文】少阴病，下利六七日，咳而呕渴，心烦不得眠者，猪苓汤主之。(319)

若脉浮，发热，渴欲饮水，小便不利者，猪苓汤主之。(223)

【释义】此二条论阴虚水热互结的证治。本证成因有二，一是素体少阴阴虚阳盛，邪从热化，热与水结；二是阳明经热误下伤阴，邪热和水结于下焦。邪气来路虽不同，但均致阴虚水热互结证。肾阴虚于下，心火亢于上，心肾不交，火水未济，则可见心烦、不得眠。水热互结，津液不化，又有阴虚津乏，则见口渴；水热互结，气化不利，症见小便短赤频数、尿道涩痛、小便不利。水热互结，水邪偏渗大肠，或可见下利；水邪上逆犯肺，肺气上逆，或可见咳；水邪上逆犯胃，胃气上逆，或可见呕吐。证属阴虚水热互结，治用猪苓汤育阴清热利水。

猪苓汤由猪苓、茯苓、泽泻、阿胶、滑石组成。猪苓、茯苓、泽泻淡渗利水，阿胶滋阴，滑石清热利窍，共成育阴清热利尿之剂。

细目二 少阴病兼变证

要点一 兼表证

麻黄细辛附子汤证

【原文】少阴病，始得之，反发热，脉沉者，麻黄细辛附子汤主之。(301)

【释义】本条论少阴寒化兼表的证治。少阴寒化不应发热，今始得之即出现发热，故谓之“反发热”，乃少阴阳虚复感外邪所致。因证兼太阳之表，除发热外，当有无汗恶寒、头痛等症。然太阳病发热，其脉当浮，今脉不浮而沉，知非纯为太阳表证。脉沉主里为少阴里虚寒之征象，323条“少阴病，脉沉者，急温之”可证。本证为少阴寒化兼太阳表证，法当表里双解，用麻黄细辛附子汤温阳解表。

麻黄细辛附子汤由麻黄、附子、细辛三味药组成。方中麻黄发汗解表；附子温经扶阳；细辛辛温雄烈，通达内外，外助麻黄解表，内合附子温阳。三药合用，共奏温经解表之效。

要点二 少阴阳郁证

四逆散证

【原文】少阴病，四逆，其人或咳，或悸，或小便不利，或腹中痛，或泄利下重者，四逆散主之。(318)

【释义】本条论阳郁厥逆的证治。本条只提“四逆”主症，他症皆称或然症，知“四逆”是本证的辨证指征。少阴寒化证，阳虚不温四肢，易见四逆，证属虚寒。而本证的“四逆”是肝郁气滞，阳气内郁不达四肢而致，证属实属郁。症同而病机不同，故特提“四逆”以示虚、实之别。因阳气郁遏，气机不畅，故可见诸多或然症。若兼肺寒气逆，则为咳；心阳不足，则为悸；气化不行，则小便不利；阳虚中寒，则腹中痛；兼中寒气滞，则泄利下重。总之，本证病机为阳郁，非阳虚，故治不用回阳救逆的四逆汤，而用宣通阳气、疏达郁滞的四逆散。

四逆散由柴胡、枳实、芍药、甘草组成。方中柴胡疏肝解郁，透达阳气；芍药苦泄破结，通络止痛；枳实导滞行气；甘草调和诸药。诸药共奏疏畅气机、透达郁阳之功。若咳，加干姜、五味子温肺敛气；心悸，加桂枝温壮心阳；小便不利，加茯苓淡渗利湿；腹中痛，加附子温阳止痛；泄利下重，加薤白通阳行滞。

细目三　咽　痛　证

要点　甘草汤证、桔梗汤证

【原文】少阴病二三日,咽痛者,可与甘草汤,不差,与桔梗汤。(311)

【释义】本条论述少阴客热咽痛的证治。外感邪热客于少阴经脉,经气不利故致咽痛。病之初起,邪热轻浅,仅见咽喉轻微红肿疼痛,用甘草汤清热解毒而止咽痛。若服甘草汤而咽痛不除,是肺气不宣而客热不解,用桔梗汤清热解毒,开肺利咽。

甘草汤,用生甘草一味,凉而泻火,清热解毒,消痈肿而利咽喉。桔梗汤在甘草汤基础上加桔梗辛开苦泄,宣肺散结,利咽止痛,两药相伍,为治疗实热咽痛之基础方。

第六单元　厥阴病辨证论治

细目　厥阴病本证

要点一　寒热错杂证

乌梅丸证

【原文】伤寒脉微而厥，至七八日肤冷，其人躁无暂安时者，此为脏厥，非蛔厥也。蛔厥者，其人当吐蛔，今病者静，而复时烦者，此为脏寒，蛔上入其膈，故烦，须臾复止，得食而呕，又烦者，蛔闻食臭出，其人常自吐蛔。蛔厥者，乌梅丸主之。又主久利。(338)

【释义】本条论脏厥与蛔厥的鉴别及蛔厥的证治，可分为三段理解。第一段为“伤寒脉微而厥”至“非蛔厥也”，论脏厥的脉症，厥乃阳气衰微之象。病经七八日，患者周身肌肤皆冷，加之躁扰不宁，病情十分危险，预后不良。脏厥属阳衰阴盛、脏气衰败之证，与蛔厥的病机及证候都有所不同。第二段为“蛔厥者”至“乌梅丸主之”，论蛔厥的症状表现及治疗。蛔厥因蛔虫内扰所致，有时作时止的特点，且常有吐出蛔虫的病史，故曰“今病者静，而复时烦”“其人当吐蛔”。因患者脾虚肠寒，蛔虫不安其位，内扰上窜，产生剧烈疼痛，而使患者烦躁不宁。若蛔虫内伏不扰，则疼痛、烦躁消失，故称“须臾复止”。若患者进食，则可引起蛔虫扰动，不仅疼痛又生而烦躁，且可致胃失和降而发生呕吐，蛔虫有可能随之吐出。蛔厥与脏厥均可出现手足厥冷，不同的是蛔厥无周身肌肤冷，且时静时烦、时作时止，与进食有关；脏厥周身肌肤寒冷，且“其人躁无暂安时”。蛔厥的治疗当清上温下、安蛔止痛，方用乌梅丸。第三段为“又主久利”。下利发病日久，多气血两虚，且易致阴阳紊乱，寒热错杂。乌梅丸并非治疗蛔虫病的专方，也可以用于此类慢性发作性疾病。

乌梅丸由乌梅、细辛、干姜、黄连、当归、炮附子、蜀椒、桂枝、人参、黄柏组成。方中重用乌梅，并用醋渍，更增其酸性，为安蛔止痛之主药；用苦寒之黄连、黄柏，以清上热；用辛热之细辛、干姜、炮附子、蜀椒、桂枝，取其辛以伏蛔，温以祛下寒；用人参、当归益气养血；米饭、蜂蜜和胃缓急。全方酸苦辛甘并投，寒温攻补兼用，为清上温下、安蛔止痛之要方，亦可治寒热错杂、虚实互见之“久利”，实为厥阴病寒热错杂证之主方。

要点二　厥阴病寒证

1. 当归四逆汤证

【原文】手足厥寒，脉细欲绝者，当归四逆汤主之。(351)

【释义】本条论血虚寒厥的证治。脉细欲绝，即脉细如发如丝，主肝血虚少，脉道不充，血脉不利，因此，手足厥寒当是肝血不足，四末失养，复感寒邪，寒凝经脉所致。既可以称其为血虚寒厥证，又可以称其为血虚经寒证。治以当归四逆汤养血通脉，温经散寒。由于患者血虚寒凝的部位不同，也可出现相应的临床表现：若寒滞经脉，留于关节，则四肢关节疼痛，或身痛腰痛；若寒凝胞宫，则见月经后期，经期腹痛，经血量少色暗；若寒凝腹中，则脘腹冷痛。症状虽异，病机则一，故皆可选用当归四逆汤为主方治疗。

当归四逆汤即桂枝汤去生姜，倍用大枣，加当归、细辛、通草而成。当归补肝养血，又能行血，为本方君药；配桂枝温经通阳，芍药和营养血，细辛温散血中之寒邪，通草通行血脉，大枣、甘草益脾养营。诸药相合，养血通脉，温经散寒。

2. 吴茱萸汤证

【原文】干呕，吐涎沫，头痛者，吴茱萸汤主之。(378)

【释义】本条论肝寒犯胃，浊阴上逆的证治。厥阴肝寒犯胃，胃失和降则干呕。肝寒犯胃，胃寒饮停，泛溢于口，则吐清涎冷沫。厥阴肝经与督脉会于颠顶，阴寒循经上攻，故见头痛以颠顶为甚。证属肝寒犯胃，浊阴上逆，治以吴茱萸汤暖肝、温胃、降浊。

吴茱萸汤由吴茱萸、生姜、人参、大枣组成。吴茱萸暖肝胃,散阴寒,下气降浊,为方中主药;重用生姜温胃化饮,降逆止呕;配人参、大枣补虚和中。诸药共成温中祛寒、降逆和胃的良方。

要点三　厥阴热证

白头翁汤证

【原文】热利下重者,白头翁汤主之。(371)

下利,欲饮水者,以有热故也,白头翁汤主之。(373)

【释义】此二条论述厥阴热利的证治。"热利"指热性下利;"下重"即里急后重,表现为腹痛急迫欲下,而肛门重坠难出。两症由于肝热下迫大肠,湿热内蕴,气滞壅塞,秽浊郁滞,欲出不得所致。由于湿热之邪郁遏不解,损伤肠道络脉,化腐成脓,则便中往往夹有红白黏液或脓血。这种热利多属痢疾。因证属肝经湿热下迫大肠,故常伴有身热、渴欲饮水、舌红、苔黄腻等热象,治宜白头翁汤清热燥湿、凉肝止利。

白头翁汤由白头翁、秦皮、黄连、黄柏组成。方中白头翁味苦性寒,善清肠热而治毒痢,又能疏肝凉血,是治疗热毒赤痢之要药。秦皮味苦性寒,能清肝胆及大肠湿热,与白头翁配伍清热解毒,凉血止痢。佐以黄连、黄柏清热燥湿,坚阴厚肠。四药相合,共奏清热燥湿、凉肝解毒、坚阴止利之功。

第七单元　霍乱病辨证论治

细目　霍乱病辨治

要点　霍乱病辨治

理中丸证

【原文】霍乱，头痛发热，身疼痛，热多欲饮水者，五苓散主之；寒多不用水者，理中丸主之。(386)

【释义】本条论霍乱病表里寒热不同的证治。既言霍乱，必有猝然吐利，若又见头痛、发热、身疼痛等症，是属霍乱兼表证；若吐利兼见脉浮发热、头痛身疼、小便不利、渴欲饮水，是病证偏表，然表邪内外相干，胃肠功能逆乱，故发吐利。唯其吐利，清浊不分，三焦水道不利，津液运行失常，既不能上承于口，又不能下输膀胱，但浸渍胃肠，故常兼见口渴、小便不利，宜用五苓散外疏内利、表里双解。若吐利甚而寒多不渴，说明病证属里属阴。此乃中焦阳虚、寒湿内阻、清气不升、浊气上逆，其证当伴见腹中冷痛、喜温喜按、舌淡苔白、脉缓弱等。因其表里同病，但以里虚寒证为急，故以理中汤(丸)温中散寒、健脾燥湿。

理中丸用人参、炙甘草健脾益气，干姜温中散寒，白术健脾燥湿。脾阳得运，寒湿可去，则中州升降调和而吐利自止。本方为太阴病虚寒下利的主方，因具有温运中阳、调理中焦的功效，故取名“理中”，此方又名人参汤。理中丸为一方二法，既可制成丸剂，亦可煎汤服用。病情缓而需久服者用丸剂，病势急而丸不济事者用汤剂。服药后腹中由冷而转热感者，说明有效，可续服；若腹中未热，说明效不明显或无效，多为病重药轻之故，当增加丸药的服用量，由一丸加至三四丸，或改用汤剂。为增强药物疗效，服药后约一顿饭的时间，可喝些热粥，并温覆取暖，以助药力。

理中丸方后记载随证加减法有 8 种：①脐上悸动者，是肾虚水气上冲之象，去白术之壅补，加桂枝以温肾降冲、通阳化气。②吐多者，是胃寒饮停而气逆，故去白术之补土壅塞，加生姜以温胃化饮、下气止呕。③下利严重者，是脾气下陷、脾阳失运，故还需用白术健脾燥湿以止利。④心下悸者，是水邪凌心，可加茯苓淡渗利水、宁心安神。⑤渴欲饮水者，乃脾不散精、水津不布，宜重用白术健脾益气，以运水化津。⑥腹中痛者，是中气虚弱，故重用人参至四两半。⑦里寒甚，表现为腹中冷痛者，重用干姜温中祛寒。⑧腹满者，因寒凝气滞，故去白术之壅塞，加附子以辛温通阳、散寒除满。

第八单元　阴阳易差后劳复病辨证论治

细目　差后劳复证

要点　差后劳复证

1. 理中丸证

【原文】大病差后，喜唾，久不了了，胸上有寒，当以丸药温之，宜理中丸。(396)

【释义】本条论述大病瘥后，肺脾虚寒喜唾的证治。大病瘥后，病虽已除，但时时泛吐涎沫，久不能愈。《素问·宣明五气》言“脾为涎”，涎乃脾之液，喜唾乃脾阳虚致涎液不收所致。足太阴脾与手太阴肺经脉相连，脾寒易致肺寒，肺寒则水气不降，聚而为饮。脾肺虚寒，津液不化而泛溢，故见多唾，且久不得愈，即所谓“久不了了”。“胸上有寒”，是对本证脾肺虚寒喜唾病机的概括。既属脾肺虚寒，温摄失司，必伴见口淡不渴，畏寒怯冷，小便清长，舌淡胖、苔白滑，脉缓弱等虚寒征象，治当温脾暖肺、散寒化饮，宜理中丸。因病久势缓，故予丸剂缓图；若病重者，亦可改丸为汤剂。肺脾得温，阳气健运，津液得化，多唾之证自愈。

2. 竹叶石膏汤证

【原文】伤寒解后，虚羸少气，气逆欲吐，竹叶石膏汤主之。(397)

【释义】本条论病后余热未清，气阴两伤的证治。伤寒热病解后，气液两伤，余热未尽。因津液损伤，不能滋养形骸，故见身体虚弱消瘦；中气不足，所以少气不足以息；加之未尽之余热内扰，胃失和降，故气逆欲吐。此条述证过简，临证还可见发热、口渴、心烦、少寐、舌红少苔、脉虚数等脉证。治宜清热和胃，益气生津。方用竹叶石膏汤。

竹叶石膏汤由竹叶、石膏、半夏、麦冬、人参、甘草、粳米组成。方中竹叶、石膏甘寒清热除烦；人参、麦冬益气生津、滋液润燥；甘草、粳米补中益气养胃；半夏既能和胃降逆止呕，又能防止补药之滞，用意尤妙。诸药相合，既清余热，又益气阴，更有和胃降逆之功，故为清热滋阴和胃之佳方。

第四部分　金匮要略

第一单元　脏腑经络先后病脉证

细目一　已病防传，虚实异治

要点

【原文】问曰：上工治未病，何也？师曰：夫治未病者，见肝之病，知肝传脾，当先实脾。四季脾旺不受邪，即勿补之。中工不晓相传，见肝之病，不解实脾，惟治肝也。

夫肝之病，补用酸，助用焦苦，益用甘味之药调之。酸入肝，焦苦入心，甘入脾。脾能伤肾，肾气微弱，则水不行；水不行，则心火气盛，则伤肺；肺被伤，则金气不行；金气不行，则肝气盛，则肝自愈。此治肝补脾之要妙也。肝虚则用此法，实则不在用之。

经曰：虚虚实实，补不足，损有余，是其义也。余脏准此。(1)

【释义】本条论述已病防传和虚实异治的治未病法则。

人体是脏腑相关的有机整体，一脏有病，可影响他脏，即条文所举"肝传脾"之例，故"上工"除治已病之脏腑外，还应注意调治未病之脏腑，以防疾病传变，即"当先实脾"，此为治未病的含义之一。若忽视已病防传治则，则会使病情更加复杂，影响疗效。

第二段以肝病为例论述脏腑病证虚实异治的治则。"补用酸，助用焦苦，益用甘味之药调之"是肝虚证的治法，不适用于肝实证。若虚证误用泻法，使正气更虚，谓之"虚虚"；实证误用补法，使病邪更盛，谓之"实实"，两者均为误治。第一段中的"四季脾旺不受邪，即勿补之"也体现了视病证虚实而治的治则，若脾气充盛、不易受邪，则不需补益。

细目二　发病与预防

要点

【原文】夫人禀五常，因风气而生长，风气虽能生万物，亦能害万物，如水能浮舟，亦能覆舟。若五脏元真通畅，人即安和，客气邪风，中人多死。千般疢难，不越三条：一者，经络受邪，入脏腑，为内所因也；二者，四肢九窍，血脉相传，壅塞不通，为外皮肤所中也；三者，房室、金刃、虫兽所伤。以此详之，病由都尽。

若人能养慎，不令邪风干忤经络，适中经络，未流传脏腑，即医治之；四肢才觉重滞，即导引、吐纳、针灸、膏摩，勿令九窍闭塞；更能无犯王法，禽兽灾伤；房室勿令竭乏，服食节其冷热苦酸辛甘，不遗形体有衰，病则无由入其腠理。腠者，是三焦通会元真之处，为血气所注；理者，是皮肤脏腑之文理也。(2)

【释义】本条论述内伤杂病的发病机理、致病途径、预防措施和早期治疗原则。

人与自然之间存在着辩证共生关系，疾病的发生、传变与病位，除与外界邪气性质相关外，更与人体元真状态有关。如果能达到"五脏元真通畅"的状态，人就不易受邪发病。人体发病主要有三种途径：一是邪中经络，正气未能抗邪于外，以致邪入脏腑；二是邪中四肢九窍，但正气尚可抗邪，则邪留皮肤而致血脉壅塞，但不会内传；三是房室、金刃、虫兽等因素直接损伤人体。

因此，疾病的预防要内养正气、外慎邪气。具体措施包括避免触冒邪气、虫兽、外伤及触犯王法；节制房事，勿竭乏元真之气；饮食有节，避免寒热过极与五味偏嗜伤及五脏。以此达到形体不衰的目的，使邪气失去由经络、皮肤等表浅部位通过腠理、三焦、气血等途径内伤脏腑元真的机会。

本条还以四肢出现重滞感为例,阐述有病早治的治疗策略:当出现邪中于经络、四肢等表浅部位的症状后,应尽快采用导引、吐纳、针灸、膏摩等方法,使九窍通畅,截断邪气内传脏腑、由浅入深、由轻变重的发展过程。

本条与第一条是对广义“治未病”未病先防、有病早治、已病防传三方面策略的全面、具体阐释。

第二单元 痉湿暍病脉证治

细目一 柔痉证治

要点 瓜蒌桂枝汤证

【原文】太阳病，其证备，身体强，几几然，脉反沉迟，此为痉，瓜蒌桂枝汤主之。(11)

瓜蒌桂枝汤方：

栝楼根二两 桂枝三两 芍药三两 甘草二两 生姜三两 大枣十二枚

上六味，以水九升，煮取三升，分温三服，取微汗。汗不出，食顷，啜热粥发之。

【释义】本条论述柔痉证治。

病因病机：风寒(以风邪为主)邪气阻滞经脉，营卫运行不利，加之素体津液不足，不能濡润筋脉，两者相互影响，从而形成此证。

证候：一是太阳中风，证见身热，恶风汗出，头项强痛，身体强，几几然；二是脉反沉迟，太阳病汗出恶风，脉象当见浮缓，今反沉迟，提示素有津液不足，不能濡养筋脉。

辨证：太阳中风，津亏失濡。

治法：疏散风邪，调和营卫，滋液柔筋。

方药：瓜蒌桂枝汤。栝楼根即天花粉，甘凉生津滋液，柔润筋脉，合桂枝汤疏散风邪，调和营卫。

细目二 湿病证治

要点一 麻黄杏仁薏苡甘草汤证

【原文】病者一身尽疼，发热，日晡所剧者，名风湿。此病伤于汗出当风，或久伤取冷所致也，可与麻黄杏仁薏苡甘草汤。(21)

麻黄杏仁薏苡甘草汤方：

麻黄(去节)半两(汤泡) 甘草一两(炙) 薏苡仁半两 杏仁十个(去皮尖，炒)

上锉麻豆大，每服四钱匕，水盏半，煮八分，去滓，温服。有微汗，避风。

【释义】本条论述风湿在表的成因和证治。

病因病机：本条指出风湿病发病原因，即汗出当风，或久伤取冷。汗出之时，腠理疏松，风邪乘隙侵入，或经常贪凉受冷，湿从外侵，风湿相合侵犯人体，郁阻经脉，不通则痛而发此证。

证候：“伤于汗出当风”或“久伤取冷”，肌腠受邪，风湿在表，经脉痹阻，故一身尽疼、发热。日晡属阳明，风为阳邪，风与湿合，有化热化燥之势，故发热日晡所剧。

辨证：风湿相搏，滞于肌表。

治法：轻清宣化，解表祛湿。

方药：麻黄杏仁薏苡甘草汤。麻黄配伍炙甘草、薏苡仁，发汗而不致太过，以达微汗之目的；杏仁宣肺利气；薏苡仁、炙甘草健脾祛湿除痹。

要点二 防己黄芪汤证

【原文】风湿，脉浮，身重，汗出，恶风者，防己黄芪汤主之。(22)

防己黄芪汤方：

防己一两 甘草半两(炒) 白术七钱半 黄芪一两一分(去芦)

上锉麻豆大，每抄五钱匕，生姜四片，大枣一枚，水盏半，煎八分，去滓，温服，良久再服。喘者，加麻黄半两；胃中不和者，加芍药三分；气上冲者，加桂枝三分；下有陈寒者，加细辛三分。服后当如虫行皮中，从腰下如冰，后坐被上，又以一被绕腰以下，温令微汗，瘥。

【释义】本条论述风湿兼气虚的证治。

病因病机：患者素体虚弱肌表疏松，卫阳不固，又外感风湿之邪，出现气虚不固之象，脉浮、汗出、恶风；风性疏泄，风易行而湿黏滞，汗出湿不解，经络不和而身重。

证候：一是表虚，见汗出、恶风、脉浮；二是湿性重着而身体沉重。

辨证：风湿在表，气虚不固。

治法：健脾益气，祛风除湿。

方药：防己黄芪汤。黄芪益气固表，防己、白术祛风除湿，甘草、生姜、大枣调和营卫。

兼见气喘者加麻黄以宣肺平喘，兼胃中不和者加芍药以柔肝和胃，兼气上冲者加桂枝以平冲逆，兼腰冷肢凉、陈寒凝滞者加细辛以散寒通阳。“服后当如虫行皮中”，是卫阳振奋、风湿欲解之征。

第三单元 百合狐蜮阴阳毒病脉证治

细目一 百合病脉证与病机

要点

【原文】论曰：百合病者，百脉一宗，悉致其病也。意欲食复不能食，常默默，欲卧不能卧，欲行不能行，饮食或有美时，或有不用闻食臭时，如寒无寒，如热无热，口苦，小便赤，诸药不能治，得药则剧吐利，如有神灵者，身形如和，其脉微数。

每溺时头痛者，六十日乃愈；若溺时头不痛，淅然者，四十日愈；若溺快然，但头眩者，二十日愈。其证或未病而预见，或病四五日而出，或病二十日，或一月微见者，各随证治之。(1)

【释义】本条论述百合病病因病机、脉症、预后及治则。

“百脉一宗”言其病机。人体之脉同出一源，由心肺所统，心肺受累则症状百出。百合病临床表现主要有三方面：一是神志症状，表现为“默默”抑郁状和“如有神灵”般的非自主行为；二是饮食起居行为与感觉失调，即“意欲食复不能食”“欲卧不能卧，欲行不能行，饮食或有美时，或有不用闻食臭时，如寒无寒，如热无热”；三是阴虚内热证，如口苦、小便赤、脉微数。因患者神病但形似无病，即“身形如和”，故临床易误诊误治而发生吐利反应。

肺通调水道，外合皮毛，下输膀胱，膀胱经从颠入络脑，故根据小便时有无头痛、是否寒战推断病情轻重及病程。百合病既可发于热病之后伤及心肺，也可因情志不遂、郁久化火伤阴所致，临床不拘泥于病因，应审机论治，即“随证治之”。

细目二 百合病正治法

要点 百合地黄汤证

【原文】百合病，不经吐、下、发汗，病形如初者，百合地黄汤主之。(5)

百合地黄汤方：

百合七枚(擘) 生地黄汁一升

上以水洗百合，渍一宿，当白沫出，去其水，更以泉水二升，煎取一升，去滓，内地黄汁，煎取一升五合，分温再服。中病，勿更服。大便当如漆。

【释义】本条论述百合病正治法。

病因病机：百合病未经汗、吐、下误治，病情如初，或虽经失治、误治而主证未变，病机仍为心肺阴虚内热。

证候：神志症状、饮食起居行为与感觉失调症状，以及口苦、小便赤、脉微数等阴虚内热症状。

辨证：心肺阴虚内热。

治法：养心润肺，益阴清热。

方药：百合地黄汤。百合甘凉，清心润肺安神；生地黄汁甘寒而润，滋肾水、益心阴、清血热；泉水利小便而下热气。

细目三 狐蜮病证治

要点 甘草泻心汤证

【原文】狐蜮之为病，状如伤寒，默默欲眠，目不得闭，卧起不安，蚀于喉为蜮，蚀于阴为狐，不欲饮食，恶闻食臭，其面目乍赤、乍黑、乍白。蚀于上部则声喝一作嗄，甘草泻心汤主之。(10)

甘草泻心汤方：

甘草四两 黄芩 人参 干姜各三两 黄

连一两　大枣十二枚　半夏半升

上七味,水一斗,煮取六升,去滓,再煎,温服一升,日三服。

【释义】本条论述狐蜮病临床表现及内服方。

病因病机:湿热内蕴于脾胃、困扰心神,时而熏蒸于上部眼目、咽喉,时而下注于前后二阴。

证候:以咽喉、二阴溃烂为主症,兼见声音嘶哑、发热恶寒、精神困顿却躁动失眠、厌食,可见面部皮肤及巩膜发生颜色变化。

辨证:湿热化生虫毒。

治法:清热燥湿,和中解毒。

方药:甘草泻心汤。重用甘平之生甘草,配以苦寒之黄芩、黄连清热解毒,辛温之半夏、辛苦之干姜宣化内湿,人参、大枣扶正和胃。

细目四　狐蜮病酿脓证治

要点　赤小豆当归散证

【原文】病者脉数,无热,微烦,默默但欲卧,汗出,初得之三四日,目赤如鸠眼;七八日,目四眦一本此有黄字黑。若能食者,脓已成也,赤小豆当归散主之。(13)

赤小豆当归散方:

赤小豆三升(浸令芽出,曝干)　当归三两

上二味,杵为散,浆水服方寸匕,日三服。

【释义】本条论述狐蜮病酿脓证治。

病因病机:湿热内蕴扰心,内热而表和。湿热循肝经上侵于目,蓄热不解,湿毒不化,热盛肉腐,酿成痈脓,瘀血内积。因病位局限于目,对脾胃影响反而减轻。

证候:以目赤后出现目四眦黑为辨证要点,兼见纳佳、脉数、嗜卧、心烦、自汗。

辨证:狐蜮病日久,湿热蓄毒腐败气血,蕴酿成脓。

治法:清热渗湿,活血排脓。

方药:赤小豆当归散。赤小豆渗湿清热、解毒排脓;当归祛瘀生新;浆水清凉解毒。

第四单元　中风历节病脉证并治

细目一　风湿历节证治

要点　桂枝芍药知母汤证

【原文】诸肢节疼痛，身体魁羸，脚肿如脱，头眩短气，温温欲吐，桂枝芍药知母汤主之。(8)

桂枝芍药知母汤方：

桂枝四两　芍药三两　甘草二两　麻黄二两　生姜五两　白术五两　知母四两　防风四两　附子二枚(炮)

上九味，以水七升，煮取二升，温服七合，日三服。

【释义】本条论述历节病风湿偏胜的证治。

病因病机：本证由于风湿之邪合而流注于筋骨，搏结于关节，气血痹阻不畅而致诸肢节疼痛而肿大；风湿相搏，病久不解，正虚邪盛，营卫气血耗损，而日渐化热伤阴。

证候：诸肢节疼痛，身体魁羸，脚肿如脱，头眩短气，温温欲吐。

辨证：风湿历节(风寒湿邪外袭，痹阻筋脉关节，日渐化热伤阴)。

治法：祛风除湿，温经散寒，佐以滋阴清热。

方药：桂枝芍药知母汤。桂枝、麻黄、防风辛温发散，祛风除湿；附子大辛大热，散寒除湿，通经止痛；白术、甘草、生姜除湿健脾和中；芍药、知母养阴清热；芍药配甘草，酸甘化阴，缓急止痛。

桂枝芍药知母汤多用于感受风湿，化热伤阴之痹证。本证病程日久，本虚标实，其辨证特点为身体消瘦，关节疼痛、肿大或变形等。治疗上祛风散寒化湿与温阳扶正并用。临证时根据证候复杂情况，可扶正祛邪同用或寒温药物并投。

细目二　寒湿历节证治

要点　乌头汤证

【原文】病历节，不可屈伸，疼痛，乌头汤主之。(10)

乌头汤方：治脚气疼痛，不可屈伸。

麻黄　芍药　黄芪各三两　甘草三两(炙)　川乌五枚(㕮咀，以蜜二升，煎取一升，即出乌头)

上五味，㕮咀四味，以水三升，煮取一升，去滓，内蜜煎中，更煎之，服七合。不知，尽服之。

【释义】本条论述历节病寒湿偏胜的证治。

病因病机：寒湿留于关节，经脉痹阻不通，气血运行不畅。

证候：身体多处关节疼痛、肿大，甚至屈伸不利，日久则见关节变形。

辨证：寒湿历节。

治法：温经散寒，除湿止痛。

方药：乌头汤。乌头温经散寒，除湿止痛，通阳行痹；麻黄祛风发汗，以散寒湿；芍药、甘草酸甘柔筋，缓急止痛；黄芪温分肉，益气固卫行湿，既可助麻黄、乌头温经散寒，又可防麻黄过汗伤阳；白蜜甘缓，解乌头毒性，并缓诸药之燥。

乌头辛热而毒性较强，临床常用治沉寒痼冷病证，对于寒湿历节、阴寒腹痛有很好的疗效。乌头的用量及煎服法，一般应注意以下几点：一要斟酌用量，临床使用乌头时，要因人而异，视患者体质强弱而决定用量，并宜从小量开始，逐渐加量；二要煎药得当，即乌头要先煎、久煎或与蜜同煎，待其麻味去后，方可加入其他药同煎；三要配伍恰当，若非特殊情况或有充分的把握，不要与“十八反”所载的反药同用，而选择与干姜、生姜、甘草、蜂蜜等药相伍，既可缓解乌头燥烈之性，也可加强其蠲痹止痛之功。尤其是与蜜同煎，蜜既能制乌头毒性,又能延长药效。服药后唇、舌、肢体麻木,甚至昏眩吐泻,但脉搏、呼吸、神志等方面无较大变化,则为"瞑眩"反应,是有效之征;如服后出现呼吸、心跳加快,脉搏有间歇,甚至昏迷,则为中毒反应,急当抢救。

第五单元　血痹虚劳病脉证并治

细目一　血痹重症证治

要点　黄芪桂枝五物汤证

【原文】血痹，阴阳俱微，寸口关上微，尺中小紧，外证身体不仁，如风痹状，黄芪桂枝五物汤主之。(2)

黄芪桂枝五物汤方：

黄芪三两　芍药三两　桂枝三两　生姜六两　大枣十二枚

上五味，以水六升，煮取二升，温服七合，日三服。

【释义】本条论述血痹病重症的证治。

病因病机：本证由于患者素体营卫气血不足，感受风邪，血行凝滞，痹阻局部肌肤而致。

证候：外证身体不仁，肌肤不觉痛痒，严重者亦有酸痛感。

辨证：气虚血痹。

治法：益气行痹。

方药：黄芪桂枝五物汤。本方即桂枝汤去甘草，倍生姜，加黄芪组成。黄芪甘温益气；桂枝温通经脉；倍生姜以助桂枝走表散邪；芍药和营理血；生姜、大枣调和营卫。

细目二　虚劳失精证治

要点　桂枝加龙骨牡蛎汤证

【原文】夫失精家，少腹弦急，阴头寒，目眩(一作目眶痛)，发落，脉极虚芤迟，为清谷、亡血、失精。脉得诸芤动微紧，男子失精，女子梦交，桂枝加龙骨牡蛎汤主之。(8)

桂枝加龙骨牡蛎汤方：

桂枝　芍药　生姜各三两　甘草二两　大枣十二枚　龙骨　牡蛎各三两

上七味，以水七升，煮取三升，分温三服。

【释义】本条论述虚劳失精致阴阳失调的证治。

病因病机：本证由于久患遗精，阴精耗损太甚，肾阴亏虚，阴损及阳，阴阳两虚，阳气虚弱，失于固摄而致。

证候：经常梦遗滑精或梦交，兼有头昏、目眩、发落、少腹弦急不舒、外阴寒冷。

辨证：阴阳两虚。

治法：调补阴阳，固精止遗。

方药：桂枝加龙骨牡蛎汤，即桂枝汤加龙骨、牡蛎。桂枝汤调和阴阳；龙骨、牡蛎潜镇固涩、宁心安神、交通心肾。

细目三　虚劳腰痛证治

要点　肾气丸证

【原文】虚劳腰痛，少腹拘急，小便不利者，八味肾气丸主之。(15)

肾气丸方：

干地黄八两　薯蓣　山茱萸各四两　泽泻　茯苓　牡丹皮各三两　桂枝　附子(炮)各一两

上八味，末之，炼蜜和丸，梧子大，酒下十五丸，加至二十五丸，日再服。

【释义】本条论述肾气不足虚劳腰痛的证治。

病因病机：本证由于肾气不足，不能温养腰府及影响膀胱的气化功能而致。

证候：一是腰痛；二是气化失常而见少腹拘急、小便不利。

辨证:肾气不足。

治法:温补肾气。

方药:八味肾气丸。干地黄、山药、山茱萸与泽泻、牡丹皮、茯苓三补三泻,滋补肾阴,加桂枝、附子温阳化气。

细目四　虚劳不寐证治

要点　酸枣仁汤证

【原文】虚劳虚烦不得眠,酸枣仁汤主之。(17)

酸枣仁汤方:

酸枣仁二升　甘草一两　知母二两　茯苓二两　芎䓖二两

上五味,以水八升,煮酸枣仁,得六升,内诸药,煮取三升,分温三服。

【释义】本条论述虚劳病心肝血虚失眠的证治。

病因病机:本证由于肝之阴血亏虚,血不养心,心血不足,阴虚内热,心神不安而致。

证候:一见肝心阴血不足引起的失眠或心悸、眩晕、口干等;二见阴虚内热并常伴潮热、惊悸、盗汗、口疮、眩晕、舌红、脉细数等。

辨证:心肝阴血不足。

治法:养阴清热,安神宁心。

方药:酸枣仁汤。酸枣仁甘酸性平,养肝阴,益心血,主治失眠,并与甘草为伍,酸甘化阴,以增强养阴之效;茯苓安神宁心;川芎味辛以调肝气;知母苦寒以清虚热。全方补肝养血,安神宁心。

第六单元　肺痿肺痈咳嗽上气病脉证治

细目一　虚热肺痿证治

要点　麦门冬汤证

【原文】大逆上气，咽喉不利，止逆下气者，麦门冬汤主之。(10)

麦门冬汤方：

麦门冬七升　半夏一升　人参二两　甘草二两　粳米三合　大枣十二枚

上六味，以水一斗二升，煮取六升，温服一升，日三夜一服。

【释义】本条论述虚热肺痿的证治。

病因病机：本证由于肺胃津液耗损，虚火上炎，以致肺胃之气俱逆而致。

证候：肺胃气逆当见咳喘、呃逆；津伤虚热熏灼，故咽喉干燥不适，痰黏咳咯不爽；此外，当有口干欲得凉润、舌红少苔、脉象虚数等症。

辨证：肺胃津亏，虚火上炎。

治法：养阴清热，止逆下气。

方药：麦门冬汤。重用麦冬滋阴润肺，清降虚火；半夏下气化痰，虽性温，但用量较轻，且与大量清润药物相伍，则不嫌其燥；人参、甘草、大枣、粳米益气养胃，生津润燥。

细目二　虚寒肺痿证治

要点　甘草干姜汤证

【原文】肺痿吐涎沫而不咳者，其人不渴，必遗尿，小便数，所以然者，以上虚不能制下故也。此为肺中冷，必眩，多涎唾，甘草干姜汤以温之。若服汤已渴者，属消渴。(5)

甘草干姜汤方：

甘草四两(炙)　干姜二两(炮)

上㕮咀，以水三升，煮取一升五合，去滓，分温再服。

【释义】本条论述虚寒肺痿的证治。

病因病机：本证由于上焦阳虚，肺中虚冷而致痿。上焦阳虚者，多因中焦虚寒，土不生金所致。阳虚不能化气，气虚不能输布津液，津液停聚而频吐涎沫；上焦虚冷，通调失常，不能制约下焦而遗尿或小便频数；肺气虚寒，清阳不能上升而见头眩。

证候：频嗽涎沫，咳轻而口不渴，咳则遗尿或小便频数，头眩。

辨证：上焦阳虚，肺中虚冷。

治法：温肺复气。

方药：甘草干姜汤。炙甘草甘温，补中益气；干姜辛温，温复脾肺之阳。两者辛甘合化，益气温阳，培土生金，则虚寒肺痿可愈。

细目三　肺痈邪实壅滞证治

要点　葶苈大枣泻肺汤证

【原文】肺痈，喘不得卧，葶苈大枣泻肺汤主之。(11)

葶苈大枣泻肺汤方：

葶苈(熬令黄色，捣丸如弹子大)　大枣十二枚

上先以水三升，煮枣取二升，去枣，内葶苈，煮取一升，顿服。

肺痈胸满胀，一身面目浮肿，鼻塞清涕出，不闻香臭酸辛，咳逆上气，喘鸣迫塞，葶苈大枣泻肺汤主之。

【释义】本条论述肺痈实证喘满的治法。

病因病机：风热之邪，壅滞于肺，肺气不利，

通调失常,津液不能正常输布,故见喘咳不能平卧,属于邪实气闭于肺的实证。

证候:喘咳,喘鸣迫塞。

辨证:邪实气闭。

治法:泻肺逐邪。

方药:葶苈大枣泻肺汤。葶苈子苦寒,能开泄肺气,具有泻下逐痰之功,治实证有捷效。恐其峻利而伤及正气,故佐以大枣之甘温安中而缓和药性,祛邪而不伤正。

细目四　咳嗽上气寒饮郁肺证治

要点　射干麻黄汤证

【原文】咳而上气,喉中水鸡声,射干麻黄汤主之。(6)

射干麻黄汤方:

射干十三枚一法三两　麻黄四两　生姜四两　细辛　紫菀　款冬花各三两　五味子半升　大枣七枚　半夏(大者,洗)八枚一法半升

上九味,以水一斗二升,先煮麻黄两沸,去上沫,内诸药,煮取三升,分温三服。

【释义】本条论述咳嗽上气病之寒饮郁肺证治。

病因病机:寒饮郁肺,肺气失宣,痰涎阻塞,气道不利。

证候:除咳嗽气喘、喉中痰鸣外,兼见胸膈满闷、痰白质稀、苔白滑或白腻、脉浮弦或浮紧。

辨证:寒饮郁肺。

治法:散寒宣肺,降逆化痰。

方药:射干麻黄汤。射干消痰开结以利咽喉;麻黄发散风寒,宣肺平喘;半夏、生姜、细辛散寒蠲饮;五味子收敛肺气,与麻、辛、姜、夏之辛散药相伍,以复肺气之宣肃;紫菀、款冬花温肺化痰止咳;大枣扶正安中。

第七单元　胸痹心痛短气病脉证治

细目一　胸 痹 病 机

要点

【原文】师曰：夫脉当取太过不及，阳微阴弦，即胸痹而痛，所以然者，责其极虚也。今阳虚知在上焦，所以胸痹、心痛者，以其阴弦故也。(1)

【释义】本条以阳微阴弦的病理来阐释胸痹心痛的病机。

阳微指寸脉微；阴弦指尺脉弦。微脉见于寸口，可知上焦的阳气虚衰；弦脉见于尺部，可知下焦的阴寒痰浊壅盛。上虚则阴寒痰浊自下乘之，阻闭胸阳，故见胸痹心痛。由于上焦阳虚，水气痰饮等阴邪便乘虚而居于阳位，故导致胸中闭塞，阳气不通，不通则痛，故云“所以然者，责其极虚也”。

细目二　胸痹主证证治

要点　瓜蒌薤白白酒汤证

【原文】胸痹之病，喘息咳唾，胸背痛，短气，寸口脉沉而迟，关上小紧数，瓜蒌薤白白酒汤主之。(3)

瓜蒌薤白白酒汤方：

瓜蒌实一枚(捣)　薤白半升　白酒七升

上三味，同煮，取二升，分温再服。

【释义】本条论述胸痹病的典型证候和主治方剂。

病因病机：寸口沉取而迟，是上焦阳虚，胸阳不振之象；关上出现小紧，是中焦(胃)有停饮，阴寒内盛之征。上焦阳虚，则痰饮上乘，以致阴邪停聚于胸中，故有此种脉象。病机皆由“阳微阴弦”，阳虚邪闭而成。阳虚邪闭，胸背之气痹而不通，故胸背痛而短气；胸背之气痹而不通，则肺气不能宣降，故喘息咳唾。

证候：“喘息咳唾，胸背痛，短气”是胸痹病的主证，而其中“胸背痛，短气”是辨证的关键。

辨证：上焦阳虚，痰饮上乘，胸阳痹阻不通。

治法：化痰散结，宣痹通阳。

方药：瓜蒌薤白白酒汤。瓜蒌涤痰宽胸；薤白通阳散结；白酒辛温通阳，调达气血，轻扬善行以助药势。

细目三　胸痹急症证治

要点　薏苡附子散证

【原文】胸痹缓急者，薏苡附子散主之。(7)

薏苡附子散方：

薏苡仁十五两　大附子十枚(炮)

上二味，杵为散，服方寸匕，日三服。

【释义】本条论述胸痹急症的治法。

病因病机：本证由于阳气衰微，阴寒痰湿壅盛所致。阳气不伸，胸阳闭塞，可见胸中痛剧；阳气不达四肢，见四肢逆冷。

证候：胸中痛剧，四肢逆冷，尚可见舌淡苔白而滑，脉象沉伏，或涩，或微细而迟，或紧细而急。

辨证：阳气衰微，阴寒痰湿凝滞胸中。

治法：温阳化湿，开痹以缓急。

方药：薏苡附子散。重用炮附子通阳散寒，温经止痛；薏苡仁除湿宣痹，缓解拘挛。因病情急迫，两药相合为散，取其药力迅速而收速效。此方有缓解血脉拘急和扶阳抑阴的效果。

细目四　心痛重症证治

要点　乌头赤石脂丸证

【原文】心痛彻背,背痛彻心,乌头赤石脂丸主之。(9)

乌头赤石脂丸方:

蜀椒一两(一法二分)　乌头一分(炮)　附子半两(炮)(一法一分)　干姜一两(一法一分)　赤石脂一两(一法二分)

上五味,末之,蜜丸如梧子大,先食服一丸,日三服。不知,稍加服。

【释义】本条论述心痛重症证治。

病因病机:阳气衰微,阴寒痼结,经脉凝滞不通,故见心痛彻背,背痛彻心,痛无休止,四肢厥冷,脉来沉紧。

证候:心痛彻背,背痛彻心。

辨证:阴寒痼结,寒凝气痹。

治法:温阳散寒,峻逐阴邪。

方药:乌头赤石脂丸。方中乌、附、椒、姜为大辛大热之品,协同配伍,逐寒止痛之力极强,并用赤石脂温涩调中,收敛阳气。

第八单元　腹满寒疝宿食病脉证治

细目一　脾虚寒盛证治

要点　大建中汤证

【原文】心胸中大寒痛，呕不能饮食，腹中寒，上冲皮起，出见有头足，上下痛而不可触近，大建中汤主之。(14)

大建中汤方：

蜀椒二合(去汗)　干姜四两　人参二两

上三味，以水四升，煮取二升，去滓，内胶饴一升，微火煎取一升半，分温再服；如一炊顷，可饮粥二升，后更服，当一日食糜，温覆之。

【释义】本条论述脾虚寒盛的腹满痛证治。

病因病机：脾胃阳衰，中焦寒甚，阴寒之气肆行于腹中而致腹满痛。

证候：心胸中大寒痛，呕不能饮食，腹中寒，上冲皮起，出见有头足，上下痛而不可触近。

辨证：脾胃阳衰，中焦寒甚。

治法：温补建中，散寒止痛。

方药：大建中汤。方中蜀椒、干姜温中散寒，与人参、饴糖之温补脾胃合用，大建中气，使中阳得运，则阴寒自散，诸症悉愈。

细目二　寒实内结证治

要点　大黄附子汤证

【原文】胁下偏痛，发热，其脉紧弦，此寒也，以温药下之，宜大黄附子汤。(15)

大黄附子汤方：

大黄三两　附子三枚(炮)　细辛二两

上三味，以水五升，煮取二升，分温三服；若强人，煮取二升半，分温三服。服后如人行四五里，进一服。

【释义】本条论述寒实内结腹满的证治。

病因病机：寒实内结，不通则痛，而见胁下偏痛。

证候：胁腹疼痛，大便不通，脉象紧弦。此外，可伴有恶寒肢冷、舌苔黏腻等。

辨证：寒实内结。

治法：温阳散寒，通便止痛。

方药：大黄附子汤。方中大黄泻下通便以祛里实，附子、细辛温经散寒，并能止痛，苦寒之性得辛温之制，而为温下之法。

第九单元　五脏风寒积聚病脉证并治

细目一　肾着证治

要点　甘姜苓术汤证

【原文】肾着之病，其人身体重，腰中冷，如坐水中，形如水状，反不渴，小便自利，饮食如故，病属下焦，身劳汗出，衣一作表里冷湿，久久得之，腰以下冷痛，腹重如带五千钱，甘姜苓术汤主之。(16)

甘草干姜茯苓白术汤方：

甘草　白术各二两　干姜　茯苓各四两

上四味，以水五升，煮取三升，分温三服，腰中即温。

【释义】本条论述肾着的病因与证治。

病因病机：湿冷衣物长期贴身，致使寒湿侵袭腰部，阳气痹阻。虽尚未影响肾脏功能，但腰为肾之外府，故名肾着。

证候：腰痛、腰冷、腰重，或身体沉重。无口渴、小便不利、纳少纳呆等脾肾症状。

辨证：寒湿痹着腰部。

治法：温中健脾，散寒除湿。

方药：甘姜苓术汤。重用干姜，配甘草以温中散寒；重用茯苓，配白术以健脾祛湿。

细目二　肝着证治

要点　旋覆花汤证

【原文】肝着，其人常欲蹈其胸上，先未苦时，但欲饮热，旋覆花汤主之。臣亿等校诸本旋覆花汤方，皆同。(7)

旋覆花汤方：

旋覆花三两　葱十四茎　新绛少许

上三味，以水三升，煮取一升，顿服之。

【释义】本条论述肝着证治。

病因病机：病位初在气分，若得热饮则可使气机通利，痛苦减轻。迨至病成，渐及血分，经脉瘀滞，虽得揉按或热饮亦无益。

证候：胸胁痞闷不舒，甚或胀痛、刺痛，喜叩击、揉按，善太息。

辨证：肝脏受邪而疏泄失常，经脉气血郁滞，着而不行。

治法：行气活血，通阳散结。

方药：旋覆花汤。旋覆花下气而善通肝络；新绛活血行瘀；葱白通阳散结。

第十单元　痰饮咳嗽病脉证并治

细目一　痰饮病治则

要点

【原文】病痰饮者，当以温药和之。(15)

【释义】本条论述痰饮病的治疗大法。

此处所谓痰饮为广义痰饮。肺、脾、肾三脏阳气虚弱，气化不利，水液停聚而成饮。饮为阴邪，遇寒则聚，遇阳则行，得温则化。因此，治疗痰饮需借助“温药”以振奋阳气、开发腠理、通调水道。阳气振奋，既可温化饮邪，又可绝痰饮滋生之源；开发腠理、通调水道是给饮邪以出路，使其能从表、从下、从前后分消而去。“和之”指温药不可过用，因专补碍邪、过燥伤正，故应以和为原则，调和人体阳气，实为治本之法。

细目二　饮停心下证治

要点　苓桂术甘汤证

【原文】心下有痰饮，胸胁支满，目眩，苓桂术甘汤主之。(16)

苓桂术甘汤方：

茯苓四两　桂枝三两　白术三两　甘草二两

上四味，以水六升，煮取三升，分温三服，小便则利。

夫短气，有微饮，当从小便去之，苓桂术甘汤主之(方见上)；肾气丸亦主之(方见脚气中)。

【释义】本条论述饮停心下的证治。

病因病机：心下即胃之所在，胃中有停饮，故胸胁支撑胀满；饮阻于中，清阳不升，故头目眩晕。

证候：胸胁支满，目眩，或伴有小便不利。

辨证：脾阳不足，痰饮内停。

治法：温阳蠲饮，健脾利水。

方药：苓桂术甘汤。方中茯苓淡渗利水，桂枝辛温通阳，振奋阳气以消饮邪，两药相合可温阳化饮；白术健脾燥湿，甘草和中益气，两药相伍能补土制水。

细目三　饮逆致呕兼眩悸证治

要点　小半夏加茯苓汤证

【原文】卒呕吐，心下痞，膈间有水，眩悸者，小半夏加茯苓汤主之。(30)

小半夏加茯苓汤方：

半夏一升　生姜半斤　茯苓三两一法四两

上三味，以水七升，煮取一升五合，分温再服。

【释义】本条论述饮邪致呕兼眩悸证治。

病因病机：偶犯外邪，停聚于膈间的饮邪随胃气上逆，饮阻气滞，清阳不升，水气凌心。

证候：突然剧烈呕吐，病势急迫，兼见胃脘痞闷、头眩、心悸。

辨证：饮邪上逆。

治法：蠲饮降逆，宁心镇悸。

方药：小半夏加茯苓汤。本方在小半夏汤基础上加茯苓，方中半夏辛温，涤痰化饮，降逆止呕；生姜辛散，温中降逆，消散寒饮，又能抑制半夏之悍性；茯苓淡渗利水，宁心镇悸。

细目四　痰饮冒眩证治

要点　泽泻汤证

【原文】心下有支饮,其人苦冒眩,泽泻汤主之。(25)

泽泻汤方:

泽泻五两　白术二两

上二味,以水二升,煮取一升,分温再服。

【释义】本条论述痰饮冒眩证治。

病因病机:饮停于中,升降受阻,浊阴不能下行,清阳不能上达。

证候:上脘支撑胀满,头昏如冒,目眩懒睁。

辨证:脾虚饮泛,蒙蔽清阳。

治法:健脾化饮,降逆止眩。

方药:泽泻汤。重用泽泻五两,重在利水蠲饮,导浊阴下行;白术健脾制水,培土以断生饮之源。

第十一单元　消渴小便不利淋病脉证并治

细目　消 渴 证 治

要点　白虎加人参汤证

【原文】渴欲饮水，口干舌燥者，白虎加人参汤主之。(方见中暍中)(12)

白虎加人参汤方：

知母六两　石膏一斤(碎)　甘草二两　粳米六合　人参三两

上五味，以水一斗，煮米熟汤成，去滓，温服一升，日三服。

【释义】本条论述肺胃热盛、气津两伤的消渴证治。

病因病机：肺胃热盛而伤及津液，热能伤津，亦能耗气，气虚不能化津，津亏无以上承，则口干舌燥、渴欲饮水，可见舌红苔黄而燥，脉大而细数。

证候：口干舌燥，渴欲饮水，可见舌红，苔黄而燥，脉大而细数。

辨证：肺胃热盛，气津两伤。

治法：清热止渴，益气生津。

方药：白虎加人参汤。方中生石膏、知母清热止渴，人参、甘草、粳米益气生津，使邪热得清，气复津生，消渴乃止。

第十二单元　水气病脉证并治

细目一　风水夹热证治

要点　越婢汤证

【原文】风水恶风，一身悉肿，脉浮不渴，续自汗出，无大热，越婢汤主之。(23)

越婢汤方：

麻黄六两　石膏半斤　生姜三两　大枣十五枚　甘草二两

上五味，以水六升，先煮麻黄，去上沫，内诸药，煮取三升，分温三服。恶风者加附子一枚炮，风水加术四两《古今录验》。

【释义】本条论述风水夹热证治。

病因病机：风水为病，初病在表，水为风激，泛溢于肌表，且有化热趋势。风性开泄，加之热迫津泄，热随汗出，但并未尽去。

证候：周身浮肿，以面目先肿或面目及腰以上肿甚为特征，恶风，低热或中度发热，口渴，自汗出，脉浮。

辨证：风水夹热。

治法：散邪清热，发越水气。

方药：越婢汤。方中麻黄配生姜发越宣散；重用辛寒之石膏，清解郁热；大枣、甘草益气和中以助药力。方后注“恶风者加附子”中的“恶风”指因此方发散太过，损伤卫阳，致恶风加重或不解，故加用附子以温经助阳；“加术”指水湿过盛者，宜加白术与麻黄相配，并行表里之湿以达微汗之效。

细目二　脾虚气滞证治

要点　枳术汤证

【原文】心下坚，大如盘，边如旋盘，水饮所作，枳术汤主之。(32)

枳术汤方：

枳实七枚　白术二两

上二味，以水五升，煮取三升，分温三服，腹中软，即当散也。

【释义】本条论述气分病脾虚气滞证治。

病因病机：脾虚气滞，失于健运转输，致水饮与气痞结于心下。

证候：心下坚块漫大如盘，上脘胀闷或疼痛。

辨证：脾虚气滞。

治法：行气散结，健脾化饮。

方药：枳术汤。方中枳实苦泄，行气散结消痞；白术苦温，健脾燥湿化饮。

第十三单元　黄疸病脉证并治

细目一　湿热并重证治

要点　茵陈蒿汤证

【原文】谷疸之为病，寒热不食，食即头眩，心胸不安，久久发黄，为谷疸，茵陈蒿汤主之。(13)

茵陈蒿汤方：

茵陈蒿六两　栀子十四枚　大黄二两

上三味，以水一斗，先煮茵陈，减六升，内二味，煮取三升，去滓，分温三服。小便当利，尿如皂角汁状，色正赤，一宿腹减，黄从小便去也。

【释义】本条论述黄疸湿热并重的证治。

病因病机：本证由湿热内蕴脾胃所致。湿热交蒸，营卫不和则生寒热；湿热内蕴，脾胃升降失常则不欲饮食，若勉强进食，反而增湿助热；湿热上冲，则见头目眩晕、心胸不安；湿热郁蒸日久累及血分则形成黄疸。

证候：寒热不食，食即头眩，心胸不安，身黄如橘子色，腹微满，小便不利。

辨证：湿热俱盛。

治法：清利湿热退黄。

方药：茵陈蒿汤。方中茵陈清热利湿退黄，为治疗黄疸的要药；栀子清热除烦，利湿退黄。两药合用，使湿热从小便而去。大黄活血化瘀，泻热退黄，通利大便。三味合用，清热利湿，行瘀退黄，使湿热、瘀热从大小便排泄。

细目二　湿重于热证治

要点　茵陈五苓散证

【原文】黄疸病，茵陈五苓散主之。(18)

茵陈五苓散方：

茵陈蒿末十分　五苓散五分

上二物和，先食饮方寸匕，日三服。

【释义】本条论述湿重于热的黄疸证治。

病因病机：湿热黄疸，湿多热少。

证候：全身发黄，黄色不甚鲜明，食少脘痞，身重便溏，小便不利，苔腻淡黄。

辨证：湿重于热。

治法：利湿清热退黄。

方药：茵陈五苓散。方中茵陈清热利湿退黄，五苓散化气利水除湿。

第十四单元　妇人妊娠病脉证并治

细目一　胎与癥的鉴别及癥病证治

要点　桂枝茯苓丸证

【原文】妇人宿有癥病，经断未及三月，而得漏下不止，胎动在脐上者，为癥痼害。妊娠六月动者，前三月经水利时，胎也。下血者，后断三月，衃也。所以血不止者，其癥不去故也，当下其癥，桂枝茯苓丸主之。(2)

桂枝茯苓丸方：

桂枝　茯苓　牡丹(去心)　桃仁(去皮尖，熬)　芍药各等分

上五味，末之，炼蜜和丸，如兔屎大，每日食前服一丸。不知，加至三丸。

【释义】本条论述胎与癥的鉴别及癥病漏下的治法。

病因病机：素有癥病为患，导致血瘀气滞，经水异常，渐至停经；瘀血内阻，血不归经，则漏下不止。

证候：妇人小腹包块疼痛拒按，下血色晦暗而有瘀块，舌质紫暗，脉沉涩。

辨证：瘀血阻滞，寒痰(湿)凝滞。

治法：祛瘀消癥。

方药：桂枝茯苓丸。方中桂枝、芍药通调血脉；桃仁、牡丹皮活血化瘀消癥；血不利易为水，茯苓利水以和血脉。炼蜜和丸，调和药性，起渐消缓散之功。

细目二　腹痛肝脾失调证治

要点　当归芍药散证

【原文】妇人怀妊，腹中㽲痛，当归芍药散主之。(5)

当归芍药散方：

当归三两　芍药一斤　茯苓四两　白术四两　泽泻半斤　芎䓖半斤(一作三两)

上六味，杵为散，取方寸匕，酒和，日三服。

【释义】本条论述肝脾不和腹痛的证治。

病因病机：本证由于肝虚气郁则血滞，脾虚气弱则湿停，肝病及脾，肝脾失调而致。

证候：腹中绵绵而痛或拘急而痛，体倦，浮肿，白带量多，小便不利，泄泻等。

辨证：肝脾失调，气郁血滞湿阻。

治法：养血疏肝，健脾利湿。

方药：当归芍药散。方中重用芍药养血柔肝，缓急止痛，辅以当归养血活血，川芎行血中之气；茯苓、白术健脾除湿；泽泻用量亦重，意在渗湿于下。

第十五单元　妇人杂病脉证并治

细目一　月经病冲任虚寒夹瘀证治

要点　温经汤证

【原文】问曰：妇人年五十所，病下利，数十日不止，暮即发热，少腹里急，腹满，手掌烦热，唇口干燥，何也？师曰：此病属带下。何以故？曾经半产，瘀血在少腹不去。何以知之？其证唇口干燥，故知之，当以温经汤主之。(9)

温经汤方：

吴茱萸三两　当归　芎䓖　芍药各二两　人参　桂枝　阿胶　牡丹皮(去心)　生姜　甘草各二两　半夏半升　麦门冬一升(去心)

上十二味，以水一斗，煮取三升，分温三服。亦主妇人少腹寒，久不受胎；兼取崩中去血，或月水来过多，及至期不来。

【释义】本条论述妇人冲任虚寒夹有瘀血而致崩漏的证治。

病因病机：妇人年五十所，七七之期任脉虚，太冲脉衰，经水当止。今下血数十日不止，乃属崩漏之疾。据条文“曾经半产，瘀血在少腹不去”结合年龄可知，证属冲任虚寒瘀血内阻。由于冲任虚损，气血运行不畅，瘀血阻滞，胞宫失养，故致崩漏下血，见少腹里急、腹满，或伴有刺痛、拒按等症。下血数十日不止，耗损阴血，阴血不足，虚热内生，则见暮即发热、手掌烦热等症。瘀血不去则新血不生，津液失于上润，故见唇口干燥。

证候：少腹里急，腹满或疼痛拒按，崩漏不止，或月经后期、量少，甚或闭经，经期腹痛等，并兼有气血不足的症状。

辨证：冲任虚寒，瘀血内停。

治法：温养血脉。

方药：温经汤。方中吴茱萸、生姜、桂枝温经散寒，通利血脉；阿胶、川芎、当归、芍药、牡丹皮养血和血行瘀；人参、甘草益气补虚；半夏降逆和中；麦冬养阴以制半夏辛燥而清虚热。

细目二　梅核气气滞痰凝证治

要点　半夏厚朴汤证

【原文】妇人咽中如有炙脔，半夏厚朴汤主之。(5)

半夏厚朴汤方：

半夏一升　厚朴三两　茯苓四两　生姜五两　干苏叶二两

上五味，以水七升，煮取四升，分温四服，日三夜一服。

【释义】本条论述咽中气滞痰凝的证治。

病因病机：本病多由于七情郁结，气机不畅，气滞痰凝阻于咽喉所致。

证候：自觉咽中阻塞不适，如有异物感，吞之不下，咯之不出，饮食无碍。

辨证：气滞痰凝。

治法：开结化痰，顺气降逆。

方药：半夏厚朴汤。方中半夏、厚朴、生姜辛以散结，苦以降逆；佐茯苓渗利下气化痰；紫苏叶芳香入肺，以宣气解郁。

细目三　脏躁证治

要点　甘麦大枣汤证

【原文】妇人脏躁,喜悲伤欲哭,象如神灵所作,数欠伸,甘麦大枣汤主之。(6)

甘草小麦大枣汤方:

甘草三两　小麦一升　大枣十枚

上三味,以水六升,煮取三升,温分三服。亦补脾气。

【释义】本条论述脏躁证治。

病因病机:本证多因情志不舒或思虑过度,肝郁化火,伤阴耗液,心脾两伤,心神失养所致。

证候:情志失常,无故悲伤欲哭,频作伸欠,神疲乏力。

辨证:心脾两虚,心神失养。

治法:补益心脾,宁心安神。

方药:甘麦大枣汤。小麦养心安神;甘草、大枣甘润补中,补益心脾。

第五部分 温 病 学

第一单元 温热类温病

温热类温病指病因为温热性病邪，兼湿邪不明显的温病，主要包括风温病、春温病、暑温病、秋燥病等，具有起病急、传变快、易化燥伤阴的特点，治疗以清泄热邪为基础，还要时时顾护阴液。本单元以风温病、春温病、暑温病作为温热类温病之代表，进行详细论述。

细目一 主要温热类温病的传变规律

要点一 风温病的传变规律

风温病是感受风热病邪引起的，多发生于冬春季节的急性外感热病。风温病初起以发热、微恶风寒、口微渴、咳嗽等肺卫表热证为主要表现，属于新感温病。发于冬季者，称为冬温。

如肺卫表热证不解，则其发展可以有两种情况：第一种是传入气分，病位可在肺、胃、大肠等。邪热犯于肺者，可致肺热咳喘，或痰热壅肺证；邪热犯于胃肠者，可出现阳明热盛证或阳明热结证，其中肺卫之热传于气分者，称为顺传。第二种是传入心包，出现神昏谵语、舌謇肢厥等临床表现，是肺卫之邪直接传入营分，称为逆传，此即叶天士所说“温邪上受，首先犯肺，逆传心包”。风温病后期，多见肺胃阴伤证。总的来说，风温病以肺为病变中心，以热伤肺胃之阴为主要病理损伤。

西医学中的大叶性肺炎、病毒性肺炎，或冬春季节的上呼吸道感染、流行性感冒、急性支气管炎等呼吸系统感染性疾病可参考风温病辨治。

要点二 春温病的传变规律

春温病是发生于春季的急性外感热病。传统认为其病因是冬季的寒邪潜伏于体内，郁久化热形成温热病邪，曾名“伏寒化温病邪”。春温病发病之初就有明显的里热证表现，如发热、烦渴、舌红苔黄，严重者可见神昏、痉厥、斑疹，属于伏邪温病，这是春温病与风温病的鉴别点。

因感邪轻重、体质强弱的差异，春温病初期有发于气分和发于营分的不同。发于气分者，邪气虽盛，而正气亦强，病情相对较轻，若病情进一步发展，亦可深入营分、血分；发于营分者，邪热炽盛，营阴亏损，病情较重，可出现伤阴、闭窍、动风、动血等危重症。春温病初期虽以里热证为主，也可有短暂的卫表证表现。新感引动伏邪，称为“新感引发”；无卫表证表现者，称为“伏邪自发”。春温病后期，邪少虚多，主要损耗肝肾阴液，或致虚风内动，与风温病后期主要损伤肺胃阴液不同。春温病恢复期可见余邪留伏阴分，阴液被伤，表现为夜热早凉。

西医学中发生于春季的流行性脑脊髓膜炎、病毒性脑炎、重症流感等外感病可参考春温病辨治。

要点三 暑温病的传变规律

暑温病是感受暑热病邪引起的，发生于夏暑季节的急性外感热病。暑温病初起即见壮热、烦渴、多汗、脉洪大等阳明气分热证表现，即叶天士所说“夏暑发自阳明”。

暑热内炽阳明，极易伤津耗气，甚则导致津气两脱。暑热之邪内陷心营，炼液为痰，可闭阻心包，见神昏谵语；暑热之邪引动肝风，可致痉厥；暑热之邪燔灼营血，可致出血、发斑。暑温病后期，邪热渐退，正虚邪恋，或见暑伤心肾证，或余邪夹痰瘀滞络而出现各种后遗症。暑热之邪易夹湿，因此，暑温病中亦可见暑湿犯肺、暑湿困阻中焦、暑湿弥漫三焦、暑湿伤气等证候。

西医学中发生于夏季的流行性乙型脑炎、登革热、钩端螺旋体病、流行性感冒等疾病可参考暑温病辨治。

细目二　温热类温病主要证治

要点一　卫分证治

温热类温病的卫分证以发热、微恶寒、口微渴为主要见症,可伴有头痛、无汗或少汗、咳嗽、舌边尖红、苔薄白、脉浮数等。此肺卫证主要见于风温病和秋燥病,以疏表透邪为基本治法,以风温病初起银翘散证治为代表。

邪袭肺卫

病机:风温病初起,风热病邪袭于肺卫。

证候表现:发热,微恶寒,头痛,无汗或少汗,咳嗽,口微渴,或咽喉肿痛,舌边尖红,苔薄白,脉浮数。

治法:辛凉解表,宣肺泄热。

方药:银翘散、桑菊饮。

银翘散(辛凉平剂)

金银花　连翘　桔梗　薄荷　竹叶　甘草　荆芥穗　淡豆豉　牛蒡子　鲜芦根

桑菊饮(辛凉轻剂)

杏仁　连翘　薄荷　桑叶　菊花　桔梗　芦根　生甘草

银翘散和桑菊饮都适用于风热犯于肺卫证,但清解之力有轻重之别。银翘散中有辛散透表之荆芥穗、淡豆豉,疏表祛邪力大,且金银花、连翘用量较大,再配竹叶,全方清热力亦强,故称为辛凉平剂。桑菊饮中无荆、豉,解表力较银翘散逊,且桑、菊清热之力亦无银、翘强,故称为辛凉轻剂;方中杏仁宣降肺气,止咳作用优于银翘散。两方均为轻清之剂,不宜久煎。

银翘散适用于风热袭表,卫气闭郁较重,即恶寒、无汗或少汗、头痛等表证明显者;桑菊饮适用于风热袭表,表证较轻,咳嗽较明显者。临床应用时,口渴甚可加天花粉、沙参;咽肿、项肿可加马勃、玄参;咳嗽甚除加杏仁、桔梗外,还可加前胡、紫菀等;有痰可加川贝母、瓜蒌。

要点二　气分证治

气分证温邪较盛,正气亦不衰,正邪相争剧烈,多处于温病的中期和极期,见发热、不恶寒、口渴、苔黄、脉数有力等。气分证可由风温病、秋燥病卫分之邪由表入里传变而致;而春温病属于伏邪温病,暑温病"夏暑发自阳明",故初起即可见到气分证。

1. 肺热腑实

病机:痰热阻肺,肠腑热结。

证候表现:发热,痰涎壅盛,喘促,便秘,苔黄腻或黄滑,脉右寸实大。

治法:宣肺化痰,通腑泄热。

方药:宣白承气汤。

生石膏　生大黄　杏仁粉　瓜蒌皮

此为肺与大肠同病,痰热壅阻,肺气不降,则腑气难以下行;肠腑热结,腑气不通,则肺热无从外泄。故当肺与肠同治。宣白承气汤取麻杏甘石汤、承气汤合用之意,宣肺通腑,脏腑同治。肺系感染性疾病适当应用肺肠同治法,可提高泄热清肺的疗效,同时也提示,治疗此类疾病时要注意了解大便情况,如大便不通,在清解肺热的同时有必要通利大便,使邪热快速外解。

肺热炽盛,可加桑白皮、黄芩、鱼腥草;痰涎壅盛,加贝母、葶苈子等。

2. 燥热伤肺

病机:燥热壅肺,津液受损。

证候表现:发热,干咳无痰或少痰,气逆而喘,胸胁满闷,鼻咽干燥,心烦口渴,乏力,苔薄白干燥或薄黄干燥,舌边尖红赤。

治法:辛凉甘润,清肺润燥。

方药:清燥救肺汤。

生石膏　桑叶　甘草　人参　胡麻仁　阿胶　麦冬　杏仁　枇杷叶

本证为燥热病邪犯肺,致肺气郁闭,肺津受损,进而肺气上逆而致干咳少痰、痰黏难咳。燥热病邪与风热病邪都以肺为病变中心,但前者主要产生于秋季,更易致津液干燥,故治疗在清泄燥热的同时,要注意清润养阴,避免过用苦燥之品。

卫分之邪未尽,加连翘、牛蒡子;痰多,加贝母、瓜蒌;痰中带血,加白茅根、仙鹤草、侧柏叶;津伤重,加沙参等。

要点三　营分证治

营分证指热邪深入,劫灼营阴,扰乱心神而产生的病变,比气分证更深一层,病情较重。营分证多由气分邪热深入营分而致;或卫分证不解,邪热直接内陷营分;或体内热邪郁伏,暗耗营阴所致。心主血属营,营气通于心,营分的病变会影响到心神，可出现心烦不寐，甚或谵语等明显神志异常的表现；营和血都行于脉中，热窜血络则出现斑疹隐隐的表现。

热灼营阴

病机：营热阴伤，扰神窜络。

证候表现：身热夜甚，心烦不寐，甚或时有谵语，斑疹隐隐，咽燥口干反不甚渴，舌质红绛，苔薄或无苔，脉细数。

本证纯属营分，见舌质红绛，苔薄或无苔。若邪热初入营分而气分热未解，则多兼有黄白苔。

治法：清营解毒，透热养阴。

方药：清营汤。

犀角（现用水牛角代） 生地黄 玄参 竹叶心 麦冬 丹参 黄连 金银花 连翘

本方为温病营分证主方，其中生地黄、玄参、麦冬甘寒清热养阴，水牛角、黄连清营热解毒，丹参化瘀以防瘀热互结，金银花、连翘、竹叶心轻清透热，配入清营养阴解毒之品中，清解并外透营热，体现了叶天士"入营犹可透热转气"的营分证治疗特色。

若营热兼有表证，微恶风寒、咽痛，可加薄荷、蝉蜕、牛蒡子等疏散表邪；若兼神昏谵语、舌謇肢厥，可加安宫牛黄丸或紫雪丹。

要点四 热陷心包证治

热陷心包证亦称心包证，其发生或由风温病肺卫证误治、失治，加之平素心阴心气不足，致邪热与痰相结，未传气分而径入心包，即"逆传心包"；或气分证、营分证发展的过程中，邪热炽盛，炼液成痰，痰热闭窍，扰乱神明。本证是温病的危急重症。

热陷心包

病机：痰热内陷，闭阻心包。

证候表现：身灼热，神昏谵语，或昏愦不语，舌謇肢厥，舌色纯绛鲜泽，脉细数。

心包证属营分病变范畴，与热灼营分证不同的是，本证神志异常严重，表现为神昏谵语或昏愦不语；营分证神志异常较轻，仅表现为心烦不寐，或时有谵语，此外尚有营阴受损和血络受伤之表现。

治法：清心凉营，豁痰开窍。

方药：清宫汤送服安宫牛黄丸，或送服紫雪丹、至宝丹。

清宫汤

玄参心 莲子心 竹叶卷心 连翘心 犀角尖（现用水牛角尖代） 连心麦冬

安宫牛黄丸

市售成药，组成略。

紫雪丹

市售成药，组成略。

至宝丹

市售成药，组成略。

安宫牛黄丸、紫雪丹、至宝丹皆为凉开剂，有开窍醒神之功，又称为温病"三宝"，临证宜区别使用。安宫牛黄丸最凉，长于清热解毒，适用于高热神昏者；紫雪丹重镇药多，长于止痉息风、泄热通便，适用于高热惊厥、便秘者；至宝丹长于芳香辟秽，适用于痰浊蒙蔽心窍，神昏谵语者。

若热闭心包兼腑实，安宫牛黄丸可配以攻下药，如牛黄承气汤（安宫牛黄丸合生大黄末）；若病情突然逆转，正气外脱，称为内闭外脱，"三宝"应与固脱救逆之品同用，其中津气外脱者合生脉散，阳气暴脱者合参附汤。

要点五 热盛动风证治

温病过程中，邪热炽盛，热陷厥阴，引动肝风，属于实证动风，多出现在温病极期高热时，是温病危急重症。

热盛动风

病机：邪热亢盛，深入厥阴，肝风内动。

证候表现：高热不退，头痛头胀，心中躁扰，甚则神昏，手足抽搐，颈项强直，甚或角弓反张，舌干红绛，脉弦数。

治法：清热凉肝，息风止痉。

方药：羚角钩藤汤。

羚羊角 桑叶 菊花 钩藤 生地黄 白芍 竹茹 川贝母 茯神 甘草

羚角钩藤汤是治疗热盛动风的基本方，有息风止痉、清热增液舒筋的功效，温病治疗中多与其他药物配合使用。如抽搐兼见壮热、烦渴、舌红、脉洪大有力，为阳明气分热盛，引动肝风，当配以生石膏、知母清泄气分热；若兼见身热夜甚、舌质红绛，为心营热盛，引动肝风，当配以清营汤；若兼腑实便秘，当配以大黄、芒硝通下泄热；若有窍道出血，或斑疹外发，当配以水牛角、牡丹皮、紫草等凉血消斑；若有神昏狂躁，邪热内陷心包，当与"三宝"同用。

要点六　血分证治

血分证指热邪深入血分,引起耗血、动血的证候。血分证可由卫、气分之邪不解,深入血分而致,也可由营分之热发展而来,亦可由伏气温病发于血分而致。血分证一般病情危重,发展迅速,多见于温病的极期、后期,出血重者可见正气骤然外脱。

热盛迫血

病机:血分热毒炽盛,动血耗血,瘀热互结。

证候表现:灼热夜甚,躁扰不安,甚或昏狂谵妄,斑疹密布,色深红或紫黑,或吐血、衄血、便血、尿血,舌质深绛,脉数。

血分证以血热妄行之出血(窍道出血、斑疹)为主要临床特点,这是与营分证的不同之处。

治法:凉血散血,清热解毒。

方药:犀角地黄汤。

犀角(现用水牛角代)　生地黄　白芍　牡丹皮

本方清热凉血、滋养阴血、消散瘀血,清、养、散三法合用,凉血而不伤血,止血而不留瘀。其中生地黄用量应大,既凉血又养阴,同时起散血的作用。全方体现了叶天士入血"则恐耗血动血,直须凉血散血"的血分证治疗大则。临证运用,应根据出血部位配伍凉血止血之品,如吐血加侧柏叶、白茅根,衄血加白茅根、焦栀子、黄芩,便血加槐花、地榆,尿血加小蓟、琥珀、白茅根等。病情重,见高热、出血发斑等气血两燔之重症,可用清瘟败毒饮。

要点七　真阴耗竭证治

温邪久羁不退,耗伤肝肾之阴血,呈现邪少虚多之势,属温病后期下焦证候。

真阴耗竭

病机:温病日久,真阴耗伤,邪少虚多。

证候表现:低热不退,手足心热甚于手足背,口干咽燥,齿黑,或心悸,或神疲多眠,耳聋,舌干绛或枯萎,或紫晦而干,脉虚软或结代。

治法:滋补肝肾,润养阴液。

方药:加减复脉汤。

炙甘草　干地黄　麦冬　阿胶　麻仁　白芍

本方由《伤寒论》炙甘草汤去参、桂、姜、枣,加白芍而来,是温病后期邪入下焦、肝肾阴伤之主方。方中多滋润之品,邪少虚多时才可使用,邪热尚盛、正邪交争剧烈时不可用,以免敛邪助热。

本方去麻仁,加龙骨、牡蛎,名救逆汤,治温病误汗,损伤心气心阴,致心中动悸,汗出不止,若脉虚大欲散者,再加人参补元气固脱;大便溏薄,去麻仁,加牡蛎(名一甲复脉汤)滋阴固摄;虚风内动,手足蠕动,加生牡蛎、生鳖甲(名二甲复脉汤)以防痉厥。

要点八　虚风内动证治

虚风内动证是因肾阴耗竭导致的动风证,属于虚证动风。吴鞠通所言"热邪深入,或在少阴,或在厥阴,均宜复脉"即温病后期的厥、少同病证。本证与热盛动风证的区别,在动风表现上,虚证动风多为四末、口角的蠕动或颤动,徐缓无力,实证动风多为躯干、四肢抽搐有力,牙关紧闭;在发生的时间上,虚证动风多出现在温病后期,由热久伤阴,水不涵木,筋脉失养而致,实证动风多发生在温病的中期或极期,邪正抗争剧烈,由邪热炽盛,燔灼筋脉而致。

阴虚动风

病机:温病后期,水不涵木,虚风内动。

证候表现:低热,手足蠕动或瘛疭,心悸或心中憺憺大动,甚则心痛,形消神倦,咽干齿黑,舌干绛,脉虚细无力。

治法:滋养阴血,柔肝息风。

方药:三甲复脉汤、大定风珠。

三甲复脉汤

炙甘草　干地黄　白芍　麦冬　阿胶　麻仁　生牡蛎　生鳖甲　生龟甲

本方为加减复脉汤加生牡蛎、生鳖甲、生龟甲而成,治疗温病后期阴虚动风证,症见手足蠕动或瘛疭,心中憺憺大动,甚则心痛。

大定风珠

炙甘草　干地黄　白芍　麦冬　阿胶　麻仁　生牡蛎　生鳖甲　生龟甲　五味子　鸡子黄

本方为三甲复脉汤加五味子、鸡子黄而成。五味子酸敛,以防厥脱之变;鸡子黄为血肉有情之品,填阴增液息风。全方用于肝肾阴竭,阴阳时时欲脱之证。

本着阴阳互生之义,纯补阴方中,必要时当加补气固脱药物。如肺气将绝,喘息气促,加人参;阴阳两脱,自汗不止,加人参、龙骨、浮小麦;

阴气大伤，心悸不已，加人参、茯苓、炒酸枣仁、浮小麦等。

要点九 后期正虚邪恋证治

温病后期，肝肾阴液被伤，余邪尚未尽退，处于正虚邪恋阶段，治疗既要扶助正气，又要清除余邪，当慎用性味猛烈或滋腻厚重的药物，以免伤正，闭门留寇。阴虚火炽证、邪留阴分证是温病后期具有代表性的正虚邪恋证候。

1. 阴虚火炽

病机：温病后期，肾阴耗伤，心火仍炽，心肾不能互济。

证候表现：身热，心烦不得卧，口燥咽干，舌红，苔黄或薄黑而干，脉细数。

治法：泻心火，育肾阴。

方药：黄连阿胶汤。

黄连　黄芩　炒白芍　阿胶　鸡子黄

本方甘、苦、酸同用，上泻心火，下滋肾水，攻补兼施，泻南补北。正如吴鞠通《温病条辨》所说："名黄连阿胶汤者，取一刚以御外侮，一柔以护内主之义也。"

若心火亢盛，加莲子心、栀子、淡竹叶；若津伤口渴较甚，可加麦冬、生地黄、知母；若兼有气短乏力，脉散大，可加生脉散。

2. 邪留阴分

病机：温病后期，阴液亏损，余邪留伏阴分。

证候表现：夜热早凉，热退无汗，能食形瘦，舌红少苔，脉沉细略数。

治法：滋阴透邪。

方药：青蒿鳖甲汤。

青蒿　鳖甲　生地黄　知母　牡丹皮

本方养阴透邪，亦属攻补兼施方。青蒿、鳖甲一以透热，一以养阴，为全方之君。正如吴鞠通所说："青蒿不能直入阴分，有鳖甲领之入也；鳖甲不能独出阳分，有青蒿领之出也。"若兼肺阴虚，可加沙参、麦冬、川贝母；若兼胃阴虚，可加玉竹、石斛、山药；若虚热明显，五心烦热，可加地骨皮、白薇、胡黄连。

真阴耗竭证、阴虚动风证、阴虚火炽证、邪留阴分证都属温病后期的证候，吴鞠通提出的"壮火尚盛者，不得用定风珠、复脉；邪少虚多者，不得用黄连阿胶汤；阴虚欲痉者，不得用青蒿鳖甲汤"即对以上四方证的鉴别。

第二单元　湿热类温病

湿热类温病为湿热性质的温邪所致，主要包括湿温病、伏暑病等，多见以脾胃为中心而弥漫全身的湿热症状，起病较缓、传变较慢、病势缠绵，证候有湿与热之偏重，病位有上、中、下焦之分，其中湿热邪气的转归有化燥伤阴、化寒伤阳之不同。此类温病的治疗以清化湿热为基本原则，注重分解湿热、因势利导以祛邪、顾护阴阳以扶正。本单元以湿温病、伏暑病作为湿热类温病之代表，进行详细论述。

细目一　主要湿热类温病的传变规律

要点一　湿温病的传变规律

湿温病是感受湿热病邪引起的急性外感热病，全年可见，但多发生于雨湿较盛、气候炎热的长夏。湿温病初起以湿遏卫气为主要病机，见身热不扬、恶寒少汗、身重肢倦、胸闷脘痞、苔腻脉缓等症。

湿温病起病较缓，传变亦较慢，因湿为阴邪，化热较慢，往往初起湿象偏重。湿温病初起见湿遏卫气证，或可见湿阻膜原证。随着卫分之邪内传或膜原之邪渐趋于脾胃，而出现气分湿热证。气分湿热证按湿与热的多少可分为湿重于热、热重于湿、湿热并重三种类型。中气虚者，中阳不足，热从湿化，病变偏于太阴脾，多呈现湿重于热证；中气实者，中阳偏旺，湿从热化，病变偏于阳明胃，多呈现热重于湿证；介于两者之间，湿与热互结者，证属湿热并重。湿热病邪弥漫，蒙上流下，上壅咽喉、头目，可致喉痹、头目不清；犯于肝胆，可出现黄疸；阻于肠道，则大便不通；蕴结膀胱，则小便不通等。本病若进入气分恢复阶段，余邪未尽，脾胃功能未复，治以轻清芳化，清涤余湿。

湿温病以脾胃为病变中心，其病邪是湿与热两种性质不同的邪气相合而成，故湿温病的转归有别于温热类温病。一种转归是湿从热化，日久化燥化火深入营血，可以伤阴、闭窍、动风、动血；另一种转归是热从湿化，耗伤脾肾之阳，导致“湿胜阳微”之阴寒证。

西医学中发生于夏秋季节的伤寒、副伤寒、沙门菌感染、钩端螺旋体病、流行性乙型脑炎、某些肠道病毒感染性疾病、流行性感冒，以及其他属于湿热性质的疾病可参考湿温病辨治。

要点二　伏暑病的传变规律

伏暑病是夏季感受暑邪，伏藏于体内，于秋冬季节发病的急性外感热病。本病以暑湿邪气伏藏为多见，初起即可见高热、烦渴、脘痞、苔腻等暑湿郁蒸气分证，属于伏邪温病。

伏暑病初起多见表里同病。夏月感受暑湿病邪，郁而未发，至深秋或冬月，由时令之邪引发，出现暑湿郁蒸气分兼表证，为卫气同病；素体阴虚内热重者，初起见营血分兼表证，为卫营同病。随着病情进一步发展，恶寒、无汗之表证去，暑湿邪气郁蒸气分者，可出现暑湿郁阻少阳、弥漫三焦、阻滞肠道等证；暑湿化燥化火入营血者，或出现内闭包络证，或出现瘀热蕴结下焦证等。本病后期，不论气分湿热证，还是营血分阴伤证，皆气阴大伤，甚则出现肾气大伤、下元亏损之险证。

西医学中发生于秋冬季节的重型流感、流行性出血热、散发性脑炎，以及其他一些具有湿热性质的疾病可参考伏暑病辨治。

细目二　湿热类温病主要证治

要点一　湿温病初发证治

湿温病初发，外内合邪为病，常见卫气同病，呈湿重热轻证候。

湿遏卫气

病机：湿温病初起，卫气同病，湿重热轻。

证候表现：身热不扬，午后热显，恶寒，无汗或少汗，头重如裹，身重肢倦，胸闷脘痞，面淡黄，口不渴，苔白腻，脉濡缓。

身热不扬是湿温病湿重于热的典型发热类型，由湿热病邪郁阻卫气，热为湿遏，热势不能外达所致，多伴有汗出热不解；湿热蕴蒸，导致胸脘痞闷、身重纳呆、舌苔白腻、脉濡缓等症状。本证发热恶寒，无汗或少汗，类似伤寒太阳表证，但胸闷脘痞、苔白腻、脉濡缓等湿邪表现突出。胸闷脘痞类似伤食积滞里证，但无苔垢浊、嗳腐食臭；午后热显似阴虚发热，但无颧红、五心烦热及舌红少苔，以上可作为证候鉴别依据。

治法：芳香化湿，宣通气机。

方药：三仁汤、藿朴夏苓汤。

三仁汤

杏仁 滑石 通草 豆蔻 竹叶 厚朴 生薏苡仁 半夏

藿朴夏苓汤

藿香 半夏 赤茯苓 杏仁 薏苡仁 豆蔻 猪苓 泽泻 淡豆豉 厚朴

两方都有杏仁、豆蔻、薏苡仁，均有开上、畅中、渗下的作用。三仁汤中有滑石、竹叶泄湿中之热，宜用于湿渐化热者；藿朴夏苓汤中有藿香、淡豆豉透表，猪苓、赤茯苓、泽泻渗利，宜用于表证明显且湿盛者。湿温病初起禁用辛温发汗、苦寒攻下、滋养阴液药，误用的不良后果如吴鞠通所说："汗之则神昏耳聋，甚则目瞑不欲言；下之则洞泄；润之则病深不解。"

若湿象较甚，可加苍术、石菖蒲、佩兰；若热象较甚，可加连翘、金银花、黄芩。

要点二 湿困中焦证治

湿困中焦证属于湿温病气分证，多由湿遏卫气证发展而来。湿温病气分证有湿与热偏重的不同，此证为湿重于热证。

湿重热轻，困阻中焦

病机：湿邪阻于中焦，脾胃升降失司。

证候表现：身热不扬，胸闷脘痞，腹胀，恶心呕吐，口不渴，或渴不欲饮，或渴喜热饮，大便溏泄，小便浑浊，苔白腻，脉濡缓。

本证为湿温病气分证，湿邪遏阻中焦，湿重于热，病变偏于脾。身热不扬、口不渴、小便浑浊、苔白腻、脉濡缓，均为湿邪偏重表现；胸闷脘痞、腹胀、恶心呕吐，为湿困中焦脾胃的表现。

治法：芳香宣化，燥湿运脾。

方药：雷氏芳香化浊法合三仁汤。

雷氏芳香化浊法

藿香 佩兰 半夏 陈皮 厚朴 大腹皮 荷叶

三仁汤（见湿遏卫气证治）

雷氏芳香化浊法芳化、温燥药多，功在畅脾气、化湿浊。

若湿浊重，胸腹满闷，苔白厚浊腻明显，可加用茯苓、薏苡仁等淡渗利湿药，利小便以加强利湿；若湿邪蒙蔽于上，见神志如蒙、头昏胀，可配合苏合香丸开窍（苏合香丸，市售成药，组成略）；若湿已化热，口微渴，小便黄赤，可加竹叶、栀子、黄芩、滑石、生甘草；若胸闷脘痞较甚，可加枳壳、郁金、紫苏梗。

要点三 湿阻膜原证治

湿阻膜原证为湿热秽浊郁伏膜原，阻遏气机所致，可见于湿温病初起，也可由湿遏卫气证转化而来。膜原位置特殊，清代温病学家薛生白说："膜原者，外通肌肉，内近胃腑，即三焦之门户，实一身之半表半里也。"湿阻膜原证亦归属于中焦证。

邪阻膜原，湿浊偏盛

病机：湿热秽浊郁伏膜原，阻遏气机。

证候表现：寒热往来，寒甚热微，身痛有汗，手足沉重，呕逆胀满，舌苔白厚腻浊如积粉，脉缓。

膜原为一身之半表半里，湿热秽浊郁伏膜原，阻滞表里气机，阳气被阻遏，故寒热往来，寒甚热微；舌苔白厚腻浊如积粉为湿浊内盛之象，也是湿阻膜原证的特征性舌象。

治法：疏利透达膜原湿热。

方药：雷氏宣透膜原法。

槟榔 厚朴 草果 黄芩 甘草 藿香 半夏 生姜

湿阻膜原证湿浊重，非一般燥湿药所能为功，当疏利透达膜原湿浊。雷氏宣透膜原法由明末医家吴又可的达原饮化裁而来，槟榔、厚朴、草果为核心药物，辛开行气，芳香辟秽，直达膜原；辅以藿香、半夏、生姜燥湿化浊；佐以黄芩、甘草泄热、和中。本方性温燥，不可过用。

若秽浊内盛，可加苍术、石菖蒲、佩兰；若太阳不开，腰背项痛，可加羌活；若阳明腑实，大便秘结，可加大黄；若少阳不利，胁痛、口苦，可加柴胡。

要点四　湿热中阻证治

湿热中阻证可由湿困中焦证发展而来，为湿热并重证。

湿热并重，困阻中焦

病机：湿热交蒸，郁阻中焦，脾胃升降失司。

证候表现：发热，汗出不解，口渴不欲多饮，脘痞呕恶，心中烦闷，便溏色黄，小便短赤，苔黄腻，脉滑或濡数。

湿热并重困阻中焦证与湿重热轻困阻中焦证，病位都在中焦，皆有脘痞、呕恶、便溏等脾胃升降失常表现，但湿与热的轻重不同。前者湿热并重，热象已显，见发热汗出不解、小便短赤、苔黄滑腻、脉濡数等；后者湿重于热，湿象明显，见身热不扬、口不渴、小便浑浊、苔白腻、脉濡缓等。

治法：辛开苦降，燥湿泄热。

方药：王氏连朴饮。

黄连　厚朴　石菖蒲　半夏　淡豆豉　栀子　芦根

黄连、栀子为苦寒药，与朴、夏辛苦温药相伍，寒温并用，苦辛并进，分解中焦湿热，调整脾胃升降，即辛开苦降之意；石菖蒲、淡豆豉、芦根芳香、宣透、淡渗，与辛苦温燥之品共用，湿热两解。

若呕吐重，加姜汁、竹茹；若身发白痦，加薏苡仁、竹叶；若兼食滞，加茵陈、麦芽；若津伤口渴，小便短赤，加白茅根。

要点五　湿热蕴毒证治

温病出现局部红肿热痛，甚则溃烂，或发斑疹，称为温毒类温病。湿热蕴毒为气分湿热之邪蕴结壅滞成毒，导致咽喉肿痛或身黄，可参考温毒类温病辨治。

湿热蕴毒

病机：湿热交蒸，充斥气分，蕴酿成毒。

证候表现：发热口渴，咽喉肿痛，小便黄赤，或身目发黄，脘腹胀满，肢酸倦怠，苔黄腻，脉滑数。

本证为湿热交蒸，弥漫上下，蕴结成毒所致。身目发黄、咽喉肿痛分别为湿热犯于肝胆和湿热蕴毒上壅咽喉之征；脘腹胀满、肢酸倦怠说明中焦湿热为患。

治法：清热化湿，解毒利咽。

方药：甘露消毒丹。

滑石　茵陈　黄芩　石菖蒲　川贝母　木通　藿香　射干　连翘　薄荷　豆蔻

本方又名普济解毒丹，清代著名温病学家王孟英称其为“治湿温时疫之主方”，该方煎剂在现代临床有广泛应用。

心烦热，加栀子、黄连；口渴重，加天花粉、芦根；咽喉肿痛甚或化脓，加金银花、板蓝根、白僵蚕；黄疸明显，可加大黄、栀子。

要点六　湿热酿痰蒙蔽心包证治

湿温病气分湿热日久不解，酿蒸痰浊，蒙蔽心包，出现神志异常，为湿热酿痰蒙蔽心包证。本证临床特点为神志似清似昧，或时清时昧，即使清醒也表情淡漠，反应迟钝，严重时谵语乱言，亦是温病的危重症。

湿热酿痰，蒙蔽心包

病机：气分湿热久郁，酿成痰浊，蒙蔽心包。

证候表现：身热不退，朝轻暮重，神志昏蒙，似清似昧或时清时昧，时或谵语，舌苔黄腻，脉濡滑数。

治法：清热化湿，豁痰开窍。

方药：菖蒲郁金汤送服苏合香丸或至宝丹。

菖蒲郁金汤

鲜石菖蒲　郁金　炒栀子　连翘　木通　鲜竹叶　牡丹皮　竹沥　灯心草　玉枢丹

苏合香丸

市售成药，组成略。

至宝丹

市售成药，组成略。

菖蒲郁金汤中石菖蒲、郁金、竹沥、玉枢丹芳香辟秽化痰，连翘、鲜竹叶、炒栀子、牡丹皮清热透湿，木通、灯心草导湿热下行，共成湿热酿痰蒙蔽心包证的基础方；若增强豁痰开窍力量，需配合苏合香丸或至宝丹。若湿浊偏盛，如苔白腻、脉濡缓，配苏合香丸；若热象明显，如苔黄腻、脉濡滑数，配至宝丹。苏合香丸以辛香药为主体，祛湿化痰、开闭通窍力强，属于温开剂。

如见神昏谵语，或昏愦不语，身体灼热，舌苔渐化燥，舌质红绛，舌謇肢厥，说明湿热已化燥，成痰热而内陷心包，病变由气分入营分，当治以清心凉营、豁痰开窍。

要点七　暑湿郁阻少阳证治

暑湿病邪由暑热邪气夹湿邪而成，其导致的证候可见于夏暑季节的暑温病，亦可见于秋冬季节的伏暑病，属于湿热性质证候。“少阳”指足少阳胆和手少阳三焦，是人体表里之枢和气机、水液运行的通道。暑湿郁阻少阳可见表里不和、三焦不利的表现。

暑湿郁阻少阳

病机:暑湿郁蒸少阳气分,气机郁阻,热重湿轻。

证候表现:寒热似疟,身热午后甚,入暮尤剧,天明得汗诸症稍减,但胸腹灼热不除,口渴心烦,脘痞呕恶,舌红,苔黄白而腻,脉弦数。

暑湿郁阻少阳证是气分湿热证中的一类证候,因邪在少阳,枢机不利,故寒热似疟;脘痞呕恶、苔黄白而腻为湿阻中焦,胃气上逆之象;口渴心烦、舌红脉数为暑热内郁之象。

治法:清泄少阳,分消湿热。

方药:蒿芩清胆汤。

青蒿 黄芩 竹茹 半夏 枳壳 陈皮 赤茯苓 碧玉散

若心烦重,为热邪扰心,加栀子、淡豆豉;恶心呕吐明显,为痰热犯胃,加黄连、紫苏叶、生姜;若湿邪较重,加豆蔻、薏苡仁、通草;黄疸,可加茵陈、苦参、栀子、金钱草等。

要点八 暑湿夹滞阻结肠道证治

暑湿属湿热性病邪,易侵犯胃肠道,若与肠中糟粕搏结,则郁滞肠腑,邪热与有形之邪相合可导致身热稽留、脘腹胀满、胃失和降、肠道失司等表现,常见于夏秋季节暑温病或伏暑病。

暑湿夹滞,阻结肠道

病机:暑湿邪气与肠中积滞胶结,郁蒸气分,阻滞气机。

证候表现:身热稽留,胸腹灼热,恶心呕吐,脘腹痞胀,大便溏而不爽,色黄如酱,苔黄垢腻,脉滑数。

暑湿与肠中积滞相互胶结,郁蒸胃肠,则身热稽留,胸腹灼热;肠道气机阻滞,传导失司,则致大便溏而不爽,色黄如酱,多伴有恶心呕吐、脘腹痞胀等症状;苔黄垢腻、脉滑数为湿热积滞之象。

治法:导滞通下,清热化湿。

方药:枳实导滞汤。

枳实 生大黄 山楂 槟榔 厚朴 黄连 神曲 连翘 紫草 木通 生甘草

本证需与肠热下利、热结肠腑鉴别。肠热下利多见泻下稀便臭秽,伴肛门灼热,苔黄燥;热结肠腑可见下利臭秽稀水,伴腹部胀满硬痛,苔焦燥起刺。两者均无本证湿邪阻滞的便溏而不爽、苔黄腻特征,可资鉴别。

如脘腹胀满,气机阻滞较甚,加陈皮、木香、大腹皮等;如呕逆较甚,胃气不和,加半夏、生姜、紫苏叶等。

要点九 暑湿弥漫三焦证治

暑湿邪气属于湿热性质的邪气,其暑热邪气偏盛,可蒸腾湿邪弥漫于上下表里。

暑湿弥漫三焦

病机:气分暑湿郁蒸,弥漫于上、中、下三焦。

证候表现:身热,汗出,口渴,面赤,耳聋,眩晕,胸闷喘咳,痰中带血,脘痞腹胀,下利稀水,小便短赤,舌红赤,苔黄滑,脉滑数。

暑湿弥漫三焦,蒸郁上焦可见面赤、耳聋、目昏;暑湿犯肺,肺气不利,见胸闷咳嗽,甚则咳血;蒸郁中焦可见脘痞腹胀,恶心呕吐,不甚渴饮;蒸郁下焦可见小便短赤,下利清水。

治法:清暑化湿,宣通三焦。

方药:三石汤。

滑石 石膏 寒水石 杏仁 竹茹 金银花 金汁 通草

上焦证重而咳嗽胸闷明显,加瓜蒌、贝母、大豆黄卷等;中焦证重而脘痞腹胀明显,甚至出现呕恶,加豆蔻、半夏、厚朴等;下焦证重而见小便短少或不畅,加猪苓、茯苓、泽泻等。

要点十 余湿留恋证治

湿温病恢复期,邪气渐退,余湿未尽,脾胃功能未完全恢复,需清除余邪,活跃中焦气机,以恢复脾胃功能。

后期余湿留恋

病机:湿温病气分证后期,余湿未尽,脾气不舒,胃气未醒。

证候表现:身热已退,或有低热,脘中微闷,知饥不食,苔薄腻,脉濡缓。

治法:轻清芳化,清涤余湿。

方药:薛氏五叶芦根汤。

藿香叶 鲜荷叶 枇杷叶 佩兰叶 薄荷叶 芦根 冬瓜子

湿温病恢复期,正虚邪恋,忌用重剂。薛生白说:"此湿热已解,余邪蒙蔽清阳,胃气不舒,宜用极轻清之品,以宣上焦阳气。若投味重之剂,是与病情不相涉矣。"

若脾虚湿重,困倦乏力,可加苍术、茯苓;若恶心呕吐,可加豆蔻、紫苏梗;若便溏,食欲不振,可加白扁豆、炒薏苡仁、炒麦芽。

第三单元　温毒类温病

细目　温毒类温病主要证治

温毒类温病是温病的一种特殊类型，由温毒病邪引起，包括大头瘟、烂喉痧等疾病，多发生于冬春两季。温毒病邪具有六淫病邪的性质，又具有攻冲走窜、蕴结壅滞之特性，所以温毒类温病除具有一般外感热病的临床表现外，还具有局部红肿热痛，甚则溃烂，或发斑疹之特点。

现代临床中的颜面丹毒、腮腺炎、猩红热等疾病可参考温毒类温病辨治。

要点一　大头瘟毒壅肺胃证治

大头瘟是感受风热时毒引起的急性外感热病，初起即见卫气同病，继则肺胃热毒炽盛。本病以头面红肿疼痛，甚则溃烂等为特征。毒盛肺胃证为大头瘟气分热毒炽盛、化火攻冲头面的证候。

毒盛肺胃

病机：肺胃热毒炽盛，攻冲头面。

证候表现：壮热口渴，烦躁不安，头面焮肿疼痛，咽喉疼痛加剧，舌红苔黄，脉数有力。

治法：清热解毒，疏风消肿。

方药：普济消毒饮。

黄芩　黄连　玄参　板蓝根　马勃　牛蒡子　薄荷　连翘　僵蚕　桔梗　升麻　柴胡　陈皮　生甘草

本方是清热解毒、疏散头面风热时毒之要方。吴鞠通《温病条辨》说："温毒咽痛喉肿，耳前耳后肿，颊肿，面正赤，或喉不痛，但外肿，甚则耳聋，俗名大头温、虾蟆温者，普济消毒饮去柴胡、升麻主之。初起一二日，再去芩连，三四日加之佳。""其方之妙，妙在以凉膈散为主，而加入清气之马勃、僵蚕、银花，得轻可去实之妙；再加元参、牛蒡、板蓝根，败毒而利肺气，补肾水以上济邪火……此方皆系轻药，总走上焦，开天气、肃肺气。"可供临床参考。

若邪毒偏盛，头面红肿较甚，可加夏枯草、菊花；若头面肿胀紫赤，加牡丹皮、桃仁、紫草；若兼腑实便秘，可加大黄、芒硝。

要点二　烂喉痧毒燔气营（血）证治

烂喉痧是感受温热时毒引起的急性外感热病，以咽喉肿痛糜烂、肌肤丹痧密布为临床特征，又名疫喉痧、时喉痧，属于传染病，与乙类传染病中的猩红热极为相似。温热时毒从口鼻而入，直犯肺胃。咽喉为肺胃之门户，肺主皮毛，胃主肌肉，正如何廉臣所说："疫痧时气，吸从口鼻，并入肺经气分则烂喉，并入胃经血分则发痧。"毒燔气营（血）证为疫毒之邪深入营血分，气营（血）同病的危重证候。

毒燔气营（血）

病机：烂喉痧邪毒化火，燔灼气营（血）。

证候表现：壮热，烦躁口渴，咽喉肿痛糜烂，甚则气道不通，肌肤丹痧紫赤密布，红晕融合成片，舌绛干燥起芒刺，状如杨梅，脉细数。

治法：气营（血）两清，解毒救阴。

方药：凉营清气汤。

犀角（现用水牛角代）　鲜石斛　黑栀子　牡丹皮　鲜生地黄　薄荷叶　黄连　赤芍　玄参　生石膏　生甘草　连翘　竹叶　白茅根　芦根　金汁

痰多加竹沥水，或珠黄散（珍珠、西牛黄）内服或吹于患处；咽喉肿痛腐烂，加服六神丸。本证危重，易内陷出现热闭心包之神昏谵语、热盛动风之痉厥，甚则出现内闭外脱等变证。

第六部分　中　药　学

第一单元　中药的产地

细目　产　　地

要点　主要道地药材

如甘肃的当归，宁夏的枸杞，青海的大黄，内蒙古的黄芪，东北的人参、细辛、五味子，山西的党参，河南的地黄、牛膝、山药、菊花，云南的三七、茯苓，四川的黄连、川芎、贝母、乌头，山东的阿胶，浙江的贝母，江苏的薄荷，广东的陈皮、砂仁等，自古以来都被称为道地药材，沿用至今。

第二单元 中药炮制

炮制，古时又称“炮炙”“修事”“修治”，是指药物在应用或制成各种剂型前，根据医疗、调剂、制剂的需要，而进行必要的加工处理的过程。

细目 炮制目的与方法

要点一 炮制目的

炮制的目的大致可以归纳为以下八个方面：

1. 纯净药材，保证质量，分拣药物，区分等级。
2. 切制饮片，便于调剂、制剂。
3. 干燥药材，利于贮藏。
4. 矫味、矫臭，便于服用。
5. 降低毒副作用，保证安全用药。
6. 增强药物功能，提高临床疗效。
7. 改变药物性能，扩大应用范围。
8. 引药入经，便于定向用药。

要点二 常用炮制方法

一般来讲可以分为以下五类：

修治：常见的方法有纯净药材、粉碎药材、切制药材。

水制：常见的方法有漂洗、闷润、浸泡、喷洒、水飞等。

火制：可分为炒、炙、烫、煅、煨、炮、燎、烘等八种。

水火共制：包括蒸、煮、炖、焯、淬等方法。

其他制法：常见的方法有制霜、发酵、精制、药拌。

第三单元 药性理论

中药的性能是中药作用的基本性质和特征的高度概括，又称药性。药性理论是中药理论的核心，主要包括四气、五味、升降浮沉、归经、有毒无毒等。

细目一 四 气

要点一 四气所表示药物的作用

一般来讲，寒凉药分别具有清热泻火、凉血解毒、滋阴除蒸、泻热通便、清热利尿、清化热痰、清心开窍、凉肝息风等作用；而温热药则分别具有温里散寒、暖肝散结、补火助阳、温阳利水、温经通络、引火归原、回阳救逆等作用。

要点二 四气对临床用药的指导意义

1.《素问·至真要大论》“寒者热之，热者寒之”、《神农本草经·序录》“疗寒以热药，疗热以寒药”指出了如何掌握药物的四气理论以指导临床用药的原则。具体来说，温热药多用于治疗中寒腹痛、寒疝作痛、阴寒水肿、风寒痹证、血寒经闭、亡阳虚脱等一系列阴寒证；而寒凉药则主要用于温毒发斑、血热吐衄、火毒疮疡、热淋涩痛、黄疸水肿、痰热喘咳、高热神昏等一系列阳热证。

2. 由于寒与凉、热与温之间具有程度上的差异，因而在用药时也要注意。如当用热药而用温药、当用寒药而用凉药，则病重药轻，达不到治愈疾病的目的；反之，当用温药而用热药则反伤其阴，当用凉药反用寒药则易伤其阳。

3. 表寒里热、上热下寒、寒热中阻而致的寒热错杂的复杂病证，当寒热药并用，使寒热并除。若为寒热错杂、阴阳格拒的复杂病证，又当采用寒热并用佐治之法治之，即张介宾“以热治寒，而寒拒热，则反佐以寒药而入之；以寒治热，而热拒寒，则反佐以热药而入之”之谓也。如遇到真寒假热则当用热药治疗，真热假寒证则当选用寒药以治之，不可真假混淆。

细目二 五 味

要点 五味所表示药物的作用

辛：“能散、能行”，即具有发散、行气行血的作用。一般来讲，解表药、行气药、活血药多具有辛味。因此辛味药多用于治疗表证及气血阻滞之证。如苏叶发散风寒、木香行气除胀、川芎活血化瘀等。此外，辛味药还有润养的作用，如款冬花润肺止咳等。

甘：“能补、能和、能缓”，即具有补益、和中、调和药性和缓急止痛的作用。一般来讲，滋养补虚、调和药性及制止疼痛的药物多具有甘味。甘味药多用于治疗正气虚弱、身体诸痛及调和药性、中毒解救等几个方面。如人参大补元气、熟地滋补精血、饴糖缓急止痛、甘草调和药性并解药食中毒等。

酸：“能收、能涩”，即具有收敛、固涩的作用。一般固表止汗、敛肺止咳、涩肠止泻、固精缩尿、固崩止带的药物多具有酸味。酸味药多治体虚多汗、肺虚久咳、久泻肠滑、遗精遗尿、崩带不止等证。如五味子固表止汗、乌梅敛肺止咳、五倍子涩肠止泻等。

苦：“能泄、能燥、能坚”，即具有清泄火热、泄降气逆、通泄大便、燥湿、坚阴（泻火存阴）等作用。一般来讲，清热泻火、下气平喘、降逆止呕、通利大便、清热燥湿、苦温燥湿、泻火存阴的药物多具有苦味。苦味药多用于治疗热证、火证、喘咳、呕恶、便秘、湿证、阴虚火旺等证。如黄芩清热泻火、苦杏仁降气平喘、半夏降逆止呕、大黄泻热通便、黄连清热燥湿、苍术苦温燥湿、黄柏泻火存阴等。

咸:“能下、能软”,即具有泻下通便、软坚散结的作用。一般来讲,泻下或润下通便及软化坚硬、消散结块的药物多具有咸味。咸味药多用于治疗大便燥结、瘰核、瘿瘤、癥瘕痞块等证。如芒硝泻热通便,海藻、牡蛎消散瘿瘤等。

淡:“能渗、能利”,即具有渗湿利小便的作用。故有些利水渗湿的药物具有淡味。淡味药多用于治疗水肿、脚气、小便不利之证,如薏苡仁、通草、灯心草、茯苓等。由于《神农本草经》未提淡味,后世医家主张“淡附于甘”,故只言五味,不称六味。

涩:与酸味药的作用相似,多用于治疗虚汗、泄泻、尿频、遗精、滑精、出血等证。如莲子固精止带、禹余粮涩肠止泻、乌贼骨收涩止血等。

细目三　升降浮沉

要点一　影响升降浮沉的因素

药物的升降浮沉主要与四气五味及药物质地轻重有密切关系,并受到炮制和配伍的影响。

1. 药物的升降浮沉与四气五味有关　一般来讲,凡味属辛、甘,气属温、热的药物,大都是升浮药,如麻黄、升麻、黄芪等药;凡味属苦、酸、咸,性属寒、凉的药物,大都是沉降药,如大黄、芒硝、山楂等。

2. 药物的升降浮沉与药物的质地轻重有关　一般来讲,花、叶、皮、枝等质轻的药物大多为升浮药,如苏叶、菊花、蝉蜕等;而种子、果实、矿物、贝壳及质重者大多都是沉降药,如苏子、枳实、牡蛎、代赭石等。除上述一般规律外,某些药也有特殊性,如“诸花皆升,旋覆独降;诸子皆降,苍耳独升”。此外,部分药物本身就具有双向性,如川芎能上行头目、下行血海,白花蛇能内走脏腑、外彻皮肤。

3. 药物的升降浮沉与炮制配伍的影响有关　药物的炮制可以影响、转变其升降浮沉的性能。如有些药物酒制则升,姜炒则散,醋炒收敛,盐炒下行。如大黄,属于沉降药,峻下热结,泻热通便,酒炒后,大黄则可清上焦火热,可治目赤头痛。如升浮药升麻配当归、肉苁蓉等咸温润下药同用,虽有升降合用之意,究成润下之剂,即少量升浮药配大量沉降药也随之下降;又牛膝引血下行为沉降药,与桃仁、红花及桔梗、柴胡、枳壳等升达清阳、开胸行气药同用,也随之上升,主治胸中瘀血证,这就是少量沉降药与大队升浮药同用,随之上升的例证。

要点二　升浮与沉降的不同作用

一般升浮药,分别具有疏散解表、宣毒透疹、解毒消疮、宣肺止咳、温里散寒、暖肝散结、温通经脉、通痹散结、行气开郁、活血消癥、开窍醒神、升阳举陷、涌吐等作用。故解表药、温里药、祛风寒湿药、行气药、活血祛瘀药、开窍药、补益药、涌吐药等多具有升浮特性。

一般沉降药,分别具有清热泻火、泻下通便、利水渗湿、重镇安神、平肝潜阳、息风止痉、降逆平喘、止呕、止呃、消积导滞、固表止汗、敛肺止咳、涩肠止泻、固崩止带、涩精止遗、收敛止血、收湿敛疮等作用。故清热药、泻下药、利水渗湿药、降气平喘药、降逆和胃药、安神药、平肝息风药、收敛止血药、收涩药等多具有沉降药性。

要点三　升浮与沉降对临床用药的指导意义

药物具有升降浮沉的性能,可以调整脏腑气机的紊乱,使之恢复正常的生理功能,或作用于机体的不同部位,因势利导,驱邪外出,从而达到治愈疾病的目的。具体而言:

1. 病变部位在上、在表者宜升浮不宜沉降,如外感风热,则应选用薄荷、菊花等升浮药来疏散。

2. 病变部位在下、在里者宜沉降不宜升浮,如热结肠燥大便秘结者,则应选用大黄、芒硝等沉降药来泻热通便。

3. 病势上逆者宜降不宜升,如肝阳上亢头晕目眩,则应选用代赭石、石决明等沉降药来平肝潜阳。

4. 病势下陷者宜升不宜降,如气虚下陷久泻脱肛,则应用黄芪、升麻等升浮药来升阳举陷。

必须针对疾病发生部位有在上、在下、在表、在里的区别,根据药物有升、降、浮、沉的不同特性，恰当选用药物，这也是指导临床用药必须遵循的重要原则。

细目四 归 经

要点一 归经的理论基础和依据

中药归经理论是在中医基本理论指导下，以脏腑经络学说为基础，以药物所治疗的具体病证为依据，经过长期临床实践总结出来的用药理论。

要点二 归经理论对临床用药的指导意义

1. 掌握归经便于临床辨证用药。

2. 掌握归经理论有助于区别功效相似的药物。

3. 运用归经理论指导临床用药，还要依据脏腑经络相关学说，注意脏腑病变的相互影响，恰当选择用药。

细目五 毒 性

要点一 毒性的含义

1. 古代药物毒性的概念　古代药物毒性的含义较广，既认为毒药是药物的总称，毒性是药物的偏性，又认为毒性是药物毒副作用大小的标志。而后世本草书籍在其药物性味下标明“有毒”“大毒”“小毒”等，则大都指药物的毒副作用的大小。

2. 现代药物毒性的概念　一般系指药物对机体所产生的不良影响及损害性。包括急性毒性、亚急性毒性、亚慢性毒性、慢性毒性，和特殊毒性如致癌、致突变、致畸胎、成瘾等。所谓毒药一般系指对机体发生化学或物理作用，能损害机体引起功能障碍疾病甚至死亡的物质。

要点二 不良反应及副作用

不良反应是指合格药物在正常用法、用量时出现与用药目的无关的或意外的有害反应。副作用是指在以常用剂量服用药物时出现的与治疗需要无关的不适反应。副作用对人体危害轻微，停药后能消失。

要点三 正确对待中药的毒性

正确对待中药的毒性，是安全用药的保证。这里包含如何总体评价中药的毒性、如何正确看待文献记载及如何正确看待临床报告。

1. 正确总体评价中药毒性　目前中药品种已达12800多种，而见中毒报告的才100余种，其中许多还是临床很少使用的剧毒药，因此大多数中药品种是安全的，这是中药一大优势。

2. 正确对待本草文献记载　历代本草对药物毒性多有记载，这是前人的经验总结，值得借鉴。但由于受历史条件的限制，也出现了不少缺漏和错误的地方，如《本草纲目》认为马钱子无毒，《中国药学大辞典》认为黄丹、桃仁无毒等，所以要相信文献，但不能尽信文献，实事求是，才是科学态度。

3. 重视中药中毒的临床报道　自新中国成立以来，出现了大量中药中毒报告，仅单味药引起中毒就达上百种之多，其中植物药九十多种。文献中认为大毒、剧毒的固然有中毒致死的，小毒、微毒甚至无毒的同样也有中毒病例发生，故临床应用有毒中草药要慎重，就是“无毒”的也不可掉以轻心。

4. 加强对有毒中药的使用管理　此处所称的有毒中药，系指列入国务院《医疗用毒性药品管理办法》的中药品种，即砒石、砒霜、水银、生马钱子、生川乌、生草乌、生白附子、生附子、生半夏、生南星、生巴豆、斑蝥、青娘虫、红娘虫、生甘遂、生狼毒、生藤黄、生千金子、生天仙子、闹羊花、雪上一枝蒿、红升丹、白降丹、蟾酥、洋金花、红粉、轻粉、雄黄。

要点四 引起中药中毒的主要原因

引起中药中毒的主要原因有：剂量过大；误服伪品；炮制不当；制剂服法不当；配伍不当。此外，药不对证、自行服药、乳母用药及个体差异也是引起中毒的原因。

要点五　掌握药物毒性对指导临床用药的意义

1. 在应用毒药时要针对体质的强弱、疾病部位的深浅,恰当选择药物并确定剂量,中病即止,不可过服,以防止过量和蓄积中毒。同时要注意配伍禁忌,并严格毒药的炮制工艺,以降低毒性。此外,还要注意个体差异,适当增减用量。医药部门要抓好药品鉴别,防止伪品混用,注意保管好剧毒中药,从不同的环节努力,确保用药安全,以避免中毒的发生。

2. 根据中医“以毒攻毒”的原则,在保证用药安全的前提下,也可采用某些毒药治疗某些疾病。如用雄黄治疗疔疮恶肿、水银治疗疥癣梅毒、砒霜治疗白血病等等,让有毒中药更好地为临床服务。

3. 掌握药物的毒性及其中毒后的临床表现,便于诊断中毒原因,以便及时采取合理、有效的抢救治疗手段,这对于搞好中药中毒抢救工作具有十分重要的意义。

第四单元　中药的配伍与用药禁忌

细目一　中药的配伍

要点一　配伍的意义

既照顾到复杂病情，又增进了疗效，扩大治疗范围，减少了毒副作用。因此，掌握中药配伍规律对指导临床用药意义重大。

要点二　配伍的内容

《神农本草经·序录》将各种药物的配伍关系归纳为“有单行者，有相须者，有相使者，有相畏者，有相恶者，有相反者，有相杀者，凡此七情，合和视之”。这“七情”之中除单行者外，都是谈药物配伍关系的，分述如下：

1. 单行　就是单用一味药来治疗某种病情单一的疾病。对那些病情比较单纯的病证，往往选择一种针对性较强的药物即可达到治疗目的。如古方独参汤，即单用一味人参，治疗大失血所引起元气虚脱的危重病证。

2. 相须　就是两种功效类似的药物配合应用，可以增强原有药物的功效。如麻黄配桂枝，能增强发汗解表、祛风散寒的作用，它构成了复方用药的配伍核心，是中药配伍应用的主要形式之一。

3. 相使　就是以一种药物为主，另一种药物为辅，两药合用，辅药可以提高主药的功效。如黄芪配茯苓治脾虚水肿，黄芪为健脾益气、利尿消肿的主药，茯苓淡渗利湿，可增强黄芪益气利尿的作用。这是功效不同相使配伍的例证，可见相使配伍药不必同类。一主一辅，相辅相成，辅药能提高主药的疗效，即是相使的配伍。

4. 相畏　就是一种药物的毒副作用能被另一种药物所抑制。如半夏畏生姜，即生姜可以抑制半夏的毒副作用。

5. 相杀　就是一种药物能够消除另一种药物的毒副作用。

6. 相恶　就是一种药物能破坏另一种药物的功效。如人参恶莱菔子，莱菔子能削弱人参的补气作用。

7. 相反　就是两种药物同用能产生剧烈的毒副作用。如甘草反甘遂，贝母反乌头等，详见用药禁忌“十八反”“十九畏”中若干药物。

上述药物七情，除单行外，其余六项均是对药物基本配伍关系的论述。其中相须、相使表示增效，临床用药要充分利用；相畏、相杀表示减毒，应用毒烈药时须考虑选用；相恶表示减效，用药时应加以注意；相反表示增毒，原则上应绝对禁止。

细目二　中药的用药禁忌

中药的用药禁忌主要包括配伍禁忌、证候禁忌、妊娠禁忌和服药时的饮食禁忌四个方面。

要点一　配伍禁忌

《蜀本草》谓《神农本草经》载药365种，相反者18种，相恶者60种。《新修本草》承袭了18种反药的数目。《证类本草》载反药24种。金元时期将反药概括为“十八反”“十九畏”，累计37种反药，并编成歌诀，便于诵读。

“十八反”：“十八反”歌诀最早见于张子和《儒门事亲》，其云：“本草明言十八反，半蒌贝蔹及攻乌，藻戟遂芫俱战草，诸参辛芍叛藜芦。”共载相反中药18种，即乌头反贝母、瓜蒌、半夏、白及、白蔹；甘草反甘遂、大戟、海藻、芫花；藜芦反人参、丹参、玄参、沙参、细辛、芍药。

“十九畏”：“十九畏”歌诀首见于明代刘纯《医经小学》，其云：“硫黄原是火中精，朴硝一见便相争，水银莫与砒霜见，狼毒最怕密陀僧，巴豆性烈最为上，偏与牵牛不顺情，丁香莫与郁金见，牙硝难合京三棱，川乌草乌不顺犀，人参最怕五灵脂,官桂善能调冷气,若逢石脂便相欺,大凡修合看顺逆,炮爁炙煿莫相依。”指出了19个相畏(反)的药物,即硫黄畏朴硝,狼毒畏密陀僧,巴豆畏牵牛,丁香畏郁金,川乌、草乌畏犀角,牙硝畏三棱,官桂畏赤石脂,人参畏五灵脂。

要点二 妊娠用药禁忌

根据药物对于胎元损害程度的不同,一般可分为慎用与禁用两大类。慎用的药物包括通经祛瘀、行气破滞及辛热滑利之品,如桃仁、红花、牛膝,大黄、枳实,附子、肉桂、干姜,木通、冬葵子、瞿麦等;而禁用的药物是指毒性较强或药性猛烈的药物,如巴豆、牵牛子、大戟、商陆、麝香、三棱、莪术、水蛭、斑蝥、雄黄、砒霜等。

要点三 证候用药禁忌

其内容详见各论中每味中药的“使用注意”部分。

要点四 服药时的饮食禁忌

在服药期间,一般应忌食生冷、油腻、腥膻、有刺激性的食物。此外,根据病情的不同,饮食禁忌也有区别。如热性病,应忌食辛辣、油腻、煎炸食物;寒性病,应忌食生冷食物、清凉饮料等;胸痹患者应忌食肥肉、脂肪、动物内脏及烟、酒等;肝阳上亢头晕目眩、烦躁易怒等应忌食胡椒、辣椒、大蒜、白酒等辛热助阳之品。

第五单元　中药的剂量与用法

细目一　剂　　量

要点　确定剂量的因素

一般来讲，确定中药的剂量，应考虑如下几方面的因素：

1. 药物性质与剂量的关系　剧毒药或作用峻烈的药物，应严格控制剂量。开始时用量宜轻，逐渐加量，一旦病情好转后，应当立即减量或停服，中病即止，防止过量或蓄积中毒。此外，花、叶、皮、枝等量轻质松及性味浓厚、作用较强的药物用量宜小；矿物、介壳质重沉坠及性味淡薄、作用温和的药物用量宜大；鲜品药材含水分较多，用量宜大（一般为干品的4倍）；干品药材用量当小；过于苦寒的药物也不要久服过量，免伤脾胃；牛黄、猴枣、鹿茸、珍珠等贵重药材，在保证药效的前提下应尽量减少用量。

2. 剂型、配伍与剂量的关系　在一般情况下，同样的药物入汤剂比入丸散剂的用量要大些；单味药使用比复方中应用剂量要大些；在复方配伍使用时，主要药物比辅助药物用量要大些。

3. 年龄、体质、病情与剂量的关系　由于年龄、体质的不同，对药物耐受程度不同，则药物用量也就有了差别。一般老年、小儿、妇女产后及体质虚弱的患者，都要减少用量；成人及平素体质壮实的患者用量宜重。一般5岁以下的小儿用成人药量的1/4，5岁以上的儿童按成人用量减半服用。病情轻重、病势缓急、病程长短与药物剂量也有密切关系。一般病情轻、病势缓、病程长者用量宜小，病情重、病势急、病程短者用量宜大。

4. 季节变化与剂量的关系　夏季发汗解表药及辛温大热药不宜多用，冬季发汗解表药及辛热大热药可以多用；夏季苦寒降火药用量宜重，冬季苦寒降火药则用量宜轻。

除了剧毒药、峻烈药、精制药及某些贵重药外，一般中药常用内服剂量为5~10g，部分常用量较大剂量为15~30g，新鲜药物常用量为30~60g。

细目二　用　　法

要点一　特殊煎法

某些药物因其质地不同，煎法比较特殊，处方上需加以注明，归纳起来包括有先煎、后下、包煎、另煎、溶化、泡服、冲服、煎汤代水等不同煎煮法。

1. 先煎　主要指一些有效成分难溶于水的金石、矿物、介壳类药物，应打碎先煎，煮沸20~30分钟，再下其他药物同煎，以使有效成分充分析出。如磁石、代赭石、生铁落、生石膏、寒水石、紫石英、龙骨、牡蛎、海蛤壳、瓦楞子、珍珠母、石决明、紫贝齿、龟甲、鳖甲等。此外，附子、乌头等毒副作用较强的药物，宜先煎45~60分钟后再下他药，久煎可以降低毒性，安全用药。

2. 后下　主要指一些气味芳香的药物，久煎其有效成分易于挥发而降低药效，须在其他药物煎沸5~10分钟后放入，如薄荷、青蒿、香薷、木香、砂仁、沉香、白豆蔻、草豆蔻等。此外，有些药物虽不属芳香药，但久煎也能破坏其有效成分，如钩藤、大黄、番泻叶等，亦属后下之列。

3. 包煎　主要指那些黏性强、粉末状及带有绒毛的药物，宜先用纱布袋装好，再与其他药物同煎，以防止药液混浊或刺激咽喉引起咳嗽及沉于锅底加热时引起焦化或煳化。如蛤粉、滑石、青黛、旋覆花、车前子、蒲黄、灶心土等。

4. 另煎　又称另炖，主要是指某些贵重药材，为了更好地煎出有效成分应单独另煎2~3

小时。煎液可以另服，也可与其他煎液混合服用，如人参、西洋参、羚羊角等。

5. 溶化 又称烊化，主要是指某些胶类药物及黏性大而易溶的药物，为避免入煎粘锅或黏附其他药物影响煎煮，可单用水或黄酒将此类药加热溶化后，用煎好的药液冲服，也可将此类药放入其他药物煎好的药液中加热烊化后服用，如阿胶、鹿角胶、龟甲胶、鳖甲胶及蜂蜜、饴糖等。

6. 泡服 又叫焗服，主要是指某些有效成分易溶于水或久煎容易破坏药效的药物，可以用少量开水或复方中其他药物滚烫的煎出液趁热浸泡，加盖闷润，减少挥发，半小时后去渣即可服用，如藏红花、番泻叶、胖大海等。

7. 冲服 主要指某些贵重药，用量较轻，为防止散失，常需要研成细末制成散剂，用温开水或复方其他药物煎液冲服，如牛黄、珍珠、羚羊角、猴枣、马宝、西洋参、鹿茸、人参、蛤蚧等；某些药物，根据病情需要，为提高药效，也常研成散剂冲服，如用于止血的三七、花蕊石、白及、紫珠草、血余炭、棕榈炭，用于息风止痉的蜈蚣、全蝎、僵蚕、地龙，用于制酸止痛的乌贼骨、瓦楞子、海蛤壳、延胡索等；某些药物高温容易破坏药效或有效成分难溶于水，也只能做散剂冲服，如雷丸、鹤草芽、朱砂等。此外，还有一些液体药物，如竹沥汁、姜汁、藕汁、荸荠汁、鲜地黄汁等，也须冲服。

8. 煎汤代水 主要指某些药物为了防止与其他药物同煎使煎液混浊，难于服用，宜先煎后取其上清液代水再煎煮其他药物，如灶心土等。此外，某些药物质轻用量多，体积大，吸水量大，如玉米须、丝瓜络、金钱草等，也须煎汤代水用。

要点二 服药法

（一）服药时间

汤剂一般每日 1 剂，煎 2 次分服，两次间隔时间为 4~6 小时。临床用药时可根据病情增减，如急性病、热性病可一日 2 剂。至于饭前还是饭后服则主要取决于病变部位和性质。一般来讲，病在胸膈以上者，如眩晕、头痛、目疾、咽痛等宜饭后服；如病在胸腹以下，如胃、肝、肾等脏腑疾患，则宜饭前服。某些对胃肠有刺激性的药物宜饭后服；补益药多滋腻碍胃，宜空腹服；治疟药宜在疟疾发作前的两小时服用；安神药宜睡前服；慢性病定时服；急性病、呕吐、惊厥及石淋、咽喉病须煎汤代茶饮者，均可不定时服。

（二）服药方法

1. 汤剂 一般宜温服。但解表药要偏热服，服后还须温覆盖好衣被，或进热粥，以助汗出。寒证用热药宜热服，热证用寒药宜冷服，以防格拒于外。如出现真热假寒当寒药温服，真寒假热者则当热药冷服。

2. 丸剂 颗粒较小者，可直接用温开水送服；大蜜丸者，可以分成小粒吞服；若水丸质硬者，可用开水溶化后服。

3. 散剂、粉剂 可用蜂蜜加以调和送服，或装入胶囊中吞服，避免直接吞服，刺激咽喉。

4. 膏剂 宜用开水冲服，避免直接倒入口中吞咽，以免粘喉引起呕吐。

5. 冲剂、糖浆剂 冲剂宜用开水冲服，糖浆剂可以直接吞服。

此外，危重患者宜少量频服；呕吐患者可以浓煎药汁，少量频服；对于神志不清或因其他原因不能口服时，可采用鼻饲给药法。在应用发汗、泻下、清热药时，若药力较强，要注意患者个体差异，一般得汗、泻下、热降即可停药，适可而止，不必尽剂，以免汗、下、清热太过，损伤人体的正气。

第六单元 解 表 药

细目一 概 述

要点一 解表药的性能特点

本类药物大多辛散轻扬，主入肺、膀胱经，偏行肌表，能促进机体发汗，使表邪由汗出而解，从而达到治愈表证、防止疾病传变的目的。

要点二 解表药的功效

本类药物具有发散表邪的作用，部分解表药兼能利水消肿、止咳平喘、透疹、止痛、消疮等。

要点三 解表药的适应范围

解表药主要用于治疗恶寒发热、头身疼痛、无汗或有汗不畅、脉浮之外感表证。部分解表药尚可用于水肿、咳喘、麻疹、风疹、风湿痹痛、疮疡初起等兼有表证者。

要点四 解表药的使用注意事项

1. 使用发汗力较强的解表药时，用量不宜过大，以免发汗太过，耗伤阳气，损及津液，造成“亡阳”“伤阴”的弊端。

2. 汗为津液，血汗同源，故表虚自汗、阴虚盗汗以及疮疡日久、淋证、失血患者，虽有表证，也应慎用解表药。

3. 使用解表药还应注意因时因地而异，如春夏腠理疏松，容易出汗，解表药用量宜轻；冬季腠理致密，不易汗出，解表药用量宜重；北方严寒地区用药宜重；南方炎热地区用药宜轻。

4. 解表药多为辛散轻扬之品，入汤剂不宜久煎，以免有效成分挥发而降低药效。

要点五 解表药的分类

本类药物按药性、功效及主治病证不同分为两类：发散风寒药，又称辛温解表药；发散风热药，又称辛凉解表药。

要点六 各类解表药的性能特点

发散风寒药：性味多属辛温，辛以发散，温可祛寒。

发散风热药：性味多辛苦而偏寒凉，辛以发散，凉可祛热。

要点七 各类解表药的功效

发散风寒药：有发散肌表风寒邪气的作用。部分发散风寒药分别兼有祛风止痒、止痛、止咳平喘、利水消肿、消疮等功效。

发散风热药：以发散风热为主要作用，发汗解表作用较发散风寒药缓和。部分发散风热药分别兼有清头目、利咽喉、透疹、止痒、止咳的作用。

要点八 各类解表药的适应范围

发散风寒药：主要用于风寒表证，症见恶寒发热，无汗或汗出不畅，头身疼痛，鼻塞流涕，口不渴，舌苔薄白，脉浮紧等。部分药物又可用于治疗风疹瘙痒、风湿痹证、咳喘以及水肿、疮疡初起等兼有风寒表证者。

发散风热药：主要用于风热感冒以及温病初起邪在卫分，症见发热，微恶风寒，咽干口渴，头痛目赤，舌边尖红，苔薄黄，脉浮数等。部分药物又可用于治疗风热所致目赤多泪、咽喉肿痛、麻疹不透、风疹瘙痒以及风热咳嗽等证。

细目二 发散风寒药

麻黄

【性能】辛、微苦，温。归肺、膀胱经。

【功效】发汗解表，宣肺平喘，利水消肿，散寒通滞。

【应用】①风寒感冒。为发汗解表之要药。②咳嗽气喘。为治疗肺气壅遏所致喘咳的要药。③风水水肿。④风寒痹证，阴疽，痰核。

【用法用量】煎服，2~10g。止咳平喘多炙用。

【使用注意】凡表虚自汗、阴虚盗汗及肺肾虚喘者均当慎用。

桂枝

【性能】辛、甘，温。归心、肺、膀胱经。

【功效】发汗解肌，温通经脉，助阳化气。

【应用】①风寒感冒。②寒凝血滞诸痛证。③痰饮、蓄水证。④心悸。

【用法用量】煎服，3~10g。

【使用注意】凡外感热病、阴虚火旺、血热妄行等证，均当忌用。孕妇及月经过多者慎用。

紫苏

【性能】辛，温。归肺、脾经。

【功效】解表散寒，行气宽中。

【应用】①风寒感冒。②脾胃气滞，胸闷呕吐。

此外，紫苏能解鱼蟹毒，治进食鱼蟹中毒而致腹痛吐泻者。

【用法用量】煎服，5~10g，不宜久煎。

生姜

【性能】辛，微温。归肺、脾、胃经。

【功效】解表散寒，温中止呕，温肺止咳。

【应用】①风寒感冒。②脾胃寒证。③胃寒呕吐。有“呕家圣药”之称。④肺寒咳嗽。

此外，生姜对生半夏、生南星等药物之毒，以及鱼蟹等食物中毒，均有一定的解毒作用。

【用法用量】煎服，3~10g，或捣汁服。

【使用注意】热盛及阴虚内热者忌服。

香薷

【性能】辛，微温。归肺、脾、胃经。

【功效】发汗解表，化湿和中，利水消肿。

【应用】①风寒感冒。前人称“香薷乃夏月解表之药”。②水肿脚气。

【用法用量】煎服，3~10g。

【使用注意】本品辛温，发汗之力较强，表虚有汗及暑热证当忌用。

荆芥

【性能】辛，微温。归肺、肝经。

【功效】祛风解表，透疹消疮，止血。

【应用】①外感表证。外感表证，无论风寒、风热还是寒热不明显者，均可使用。②麻疹不透，风疹瘙痒。③疮疡初起兼有表证。④吐衄下血。

【用法用量】煎服，5~10g，不宜久煎。止血宜炒用。

防风

【性能】辛、甘，微温。归膀胱、肝、脾经。

【功效】祛风解表，胜湿止痛，止痉。

【应用】①外感表证。外感风寒、风湿、风热表证均可配伍使用。②风疹瘙痒。③风湿痹痛。④破伤风证。

此外，亦可用于脾虚湿盛、清阳不升所致的泄泻。用于土虚木乘，肝郁侮脾，肝脾不和，腹泻而痛者。

【用法用量】煎服，5~10g。

【使用注意】阴血亏虚、热病动风者不宜使用。

【鉴别用药】荆芥与防风均味辛性微温，温而不燥，对于外感表证，无论是风寒感冒还是风热感冒，两者均可使用。同时，两者也可用于风疹瘙痒。但荆芥质轻透散，发汗之力较防风强，风寒感冒、风热感冒均常选用，又能透疹、消疮、止血。防风质松而润，祛风之力较强，为“风药之润剂”“治风之通用药”，又能胜湿、止痛、止痉，可用于外感风湿，头痛如裹、身重肢痛等。

羌活

【性能】辛、苦，温。归膀胱、肾经。

【功效】解表散寒，祛风胜湿，止痛。

【应用】①风寒感冒。②风寒湿痹。治上半身风寒湿痹、肩背肢节疼痛者尤为多用。

【用法用量】煎服，3~10g。

【使用注意】阴血亏虚者慎用。量多易呕，脾胃虚弱者不宜服。

白芷

【性能】辛，温。归肺、胃、大肠经。

【功效】解表散寒，祛风止痛，通鼻窍，燥湿止带，消肿排脓。

【应用】①风寒感冒。②头痛、牙痛、痹痛等多种疼痛证。③鼻渊。④带下证。⑤疮痈肿毒。

此外，本品祛风止痒，治皮肤风湿瘙痒。

【用法用量】煎服，3~10g。外用适量。

【使用注意】阴虚血热者忌服。

细辛

【性能】辛，温；有小毒。归肺、肾、心经。

【功效】解表散寒，祛风止痛，通窍，温肺化饮。

【应用】①风寒感冒。②头痛，牙痛，风湿痹痛。③鼻渊。④肺寒咳喘。

【用法用量】煎服，1~3g；散剂每次服

0.5~1g。

【使用注意】阴虚阳亢头痛、肺燥伤阴干咳者忌用。不宜与藜芦同用。

藁本

【性能】辛,温。归膀胱经。

【功效】祛风散寒,除湿止痛。

【应用】①风寒感冒,颠顶疼痛。②风寒湿痹。

【用法用量】煎服,3~10g。

【使用注意】凡阴血亏虚、肝阳上亢、火热内盛之头痛者忌服。

苍耳子

【性能】辛、苦,温;有毒。归肺经。

【功效】发散风寒,通鼻窍,祛风湿,止痛。

【应用】①风寒感冒。②鼻渊。③风湿痹痛。

此外,本品治风疹瘙痒,治疥癣麻风,皆取散风除湿的作用。

【用法用量】煎服,3~10g。或入丸散。

【使用注意】血虚头痛不宜服用。过量服用易致中毒。

辛夷

【性能】辛,温。归肺、胃经。

【功效】发散风寒,通鼻窍。

【应用】①风寒感冒。②鼻渊。为治鼻渊头痛、鼻塞流涕之要药。

【用法用量】煎服,3~10g,包煎。

【使用注意】鼻病之阴虚火旺者忌服。

细目三　发散风热药

薄荷

【性能】辛,凉。归肺、肝经。

【功效】疏散风热,清利头目,利咽透疹,疏肝行气。

【应用】①风热感冒,温病初起。②头痛眩晕,目赤多泪,咽喉肿痛。③麻疹不透,风疹瘙痒。④肝郁气滞,胸闷胁痛。

此外,兼能化湿和中,用于治疗夏令感受暑湿秽浊之气,脘腹胀痛,呕吐泄泻。

【用法用量】煎服,3~6g,宜后下。

【使用注意】体虚多汗者不宜使用。

牛蒡子

【性能】辛、苦,寒。归肺、胃经。

【功效】疏散风热,宣肺祛痰,利咽透疹,解毒消肿。

【应用】①风热感冒,温病初起。②麻疹不透,风疹瘙痒。③痈肿疮毒,丹毒,痄腮,喉痹。

【用法用量】煎服,6~12g。炒用可使其苦寒及滑肠之性略减。

【使用注意】本品滑肠,气虚便溏者慎用。

蝉蜕

【性能】甘,寒。归肺、肝经。

【功效】疏散风热,利咽开音,透疹,明目退翳,息风止痉。

【应用】①风热感冒,温病初起,咽痛音哑。②麻疹不透,风疹瘙痒。③目赤翳障。④急慢惊风,破伤风证。

此外,亦可用于治疗小儿夜啼不安。

【用法用量】煎服,3~6g。

【使用注意】《名医别录》有"主妇人生子不下"的记载,故孕妇当慎用。

桑叶

【性能】甘、苦,寒。归肺、肝经。

【功效】疏散风热,清肺润燥,清肝明目。

【应用】①风热感冒,温病初起。②肺热咳嗽,燥热咳嗽。③目赤昏花。

此外,尚能凉血止血,治血热妄行之咳血、吐血、衄血。

【用法用量】煎服,5~10g。肺燥咳嗽多用蜜制桑叶。

菊花

【性能】甘、苦,微寒。归肺、肝经。

【功效】疏散风热,平肝明目,清热解毒。

【应用】①风热感冒,温病初起。②肝阳上亢。③目赤昏花。④疮痈肿毒。

【用法用量】煎服,5~10g。疏散风热宜用黄菊花,平肝、清肝明目宜用白菊花。

【鉴别用药】桑叶与菊花皆能疏散风热,清肝明目,同可用治风热感冒或温病初起,发热、微恶风寒、头痛;风热上攻或肝火上炎所致的目赤肿痛,以及肝肾精血不足,目暗昏花等。但桑叶疏散风热之力较强,又能清肺润燥,凉血止血。菊花清肝明目之力较强,又能平抑肝阳,清热解毒。

蔓荆子

【性能】辛、苦,微寒。归膀胱、肝、胃经。

【功效】疏散风热,清利头目。

【应用】①风热感冒,头昏头痛。②目赤肿痛。

【用法用量】煎服,5~10g。

柴胡

【性能】辛、苦,微寒。归肝、胆、肺经。

【功效】解表退热,疏肝解郁,升举阳气。

【应用】①表证发热及少阳证。为治少阳证之要药。②肝郁气滞。③气虚下陷,脏器脱垂。

此外,还可退热截疟,治疗疟疾寒热。

【用法用量】煎服,3~10g。

【使用注意】古人有“柴胡劫肝阴”之说,阴虚阳亢、肝风内动、阴虚火旺及气机上逆者忌用或慎用。

升麻

【性能】辛、微甘,微寒。归肺、脾、胃、大肠经。

【功效】解表透疹,清热解毒,升举阳气。

【应用】①外感表证。②麻疹不透。③齿痛口疮,咽喉肿痛,温毒发斑。④气虚下陷,脏器脱垂,崩漏下血。

【用法用量】煎服,3~10g。升阳举陷宜炙用。

【使用注意】麻疹已透、阴虚火旺以及阴虚阳亢者,均当忌用。

葛根

【性能】甘、辛,凉。归脾、胃经。

【功效】解肌退热,透疹,生津止渴,升阳止泻。

【应用】①表证发热,项背强痛。②麻疹不透。③热病口渴,消渴证。④热泻热痢,脾虚泄泻。

【用法用量】煎服,10~15g。升阳止泻宜煨用。

淡豆豉

【性能】苦、辛,凉。归肺、胃经。

【功效】解表,除烦,宣发郁热。

【应用】①外感表证。②热病烦闷。

【用法用量】煎服,6~12g。

第七单元　清　热　药

细目一　概　　述

要点一　清热药的性能特点

本类药物药性寒凉,沉降入里。

要点二　清热药的功效

本类药物具有清热泻火、凉血、解毒、燥湿及清虚热等不同作用,使里热得以清解。

要点三　清热药的适应范围

清热药主要用于治疗温热病高热烦渴、湿热泻痢、温毒发斑、痈肿疮毒及阴虚发热等里热证。

清热泻火药:功能清气分热,主治气分实热证。

清热燥湿药:性偏苦燥清泄,功能清热燥湿,主治湿热泻痢、黄疸等证。

清热凉血药:主入血分,功能清血分热,主治血分实热证。

清热解毒药:功能清热解毒,主治热毒炽盛之痈肿疮疡等证。

清虚热药:功能清虚热、退骨蒸,主治热邪伤阴,阴虚发热。

要点四　清热药的使用注意事项

1. 本类药物性多寒凉,易伤脾胃,故脾胃气虚、食少便溏者慎用。

2. 苦寒药物易化燥伤阴,热证伤阴或阴虚患者慎用。

3. 清热药禁用于阴盛格阳或真寒假热之证。

要点五　清热药的分类

本类药物按药性、功效及主治病证不同分为清热泻火药、清热燥湿药、清热解毒药、清热凉血药和清虚热药五类。

要点六　各类清热药的性能特点

清热泻火药:性味多苦寒或甘寒,清热力较强。

清热燥湿药:性味苦寒,清热之中,燥湿力强。

清热解毒药:性质寒凉,清热之中更长于解毒。

清热凉血药:性味多为苦寒或咸寒,偏入血分以清热,多归心、肝经。

清虚热药:药性寒凉,主入阴分。

要点七　各类清热药的功效

清热泻火药:以清泄气分邪热为主。

清热燥湿药:以清热燥湿为主。

清热解毒药:以清解火热毒邪为主。

清热凉血药:有清解营分、血分热邪的作用。

清虚热药:有清虚热、退骨蒸的作用。

要点八　各类清热药的适应范围

清热泻火药:适用于热病邪入气分而见高热、口渴、汗出、烦躁甚或神昏谵语、舌红苔黄、脉洪数实者。此外,因各药归经的差异,还分别适用于肺热、胃热、心火、肝火等引起的脏腑火热证。

清热燥湿药:主要用于湿热证。因其苦降泄热力大,故本类药物多能清热泻火,可用于治疗脏腑火热证。因湿热所侵机体部位的不同,临床症状各异。如湿温或暑温夹湿,湿热壅结,气机不畅,则症见身热不扬、胸脘痞闷、小便短赤、舌苔黄腻;若湿热蕴结脾胃,升降失常,则症见脘腹胀满、呕吐、泻痢;若湿热壅滞大肠,传导失职,则症见泄泻、痢疾、痔疮肿痛;若湿热蕴蒸肝胆,则症见黄疸、尿赤、胁肋胀痛、耳肿流脓;若湿热下注,则症见带下色黄或热淋灼痛;若湿热流注关节,则症见关节红肿热痛;若湿热浸淫肌肤,则可见湿疹、湿疮。上述湿热为患诸病证均属本类药物主治范围。

清热解毒药:主要适用于痈肿疮毒、丹毒、

温毒发斑、痄腮、咽喉肿痛、热毒下痢、虫蛇咬伤、癌肿、水火烫伤以及其他急性热病等。

清热凉血药:主要用于营分、血分等实热证。如温热病热入营分,热灼营阴,心神被扰,症见舌绛、身热夜甚、心烦不寐、脉细数,甚则神昏谵语、斑疹隐隐;若热陷心包,则神昏谵语、言謇肢厥、舌质红绛;若热盛迫血,心神被扰,症见舌色深绛、吐血衄血、尿血便血、斑疹紫暗、躁扰不安甚或昏狂等。亦可用于其他疾病引起的血热出血证。

清虚热药:主要用于肝肾阴虚、虚火内扰所致的骨蒸潮热、午后发热、手足心热、虚烦不寐、盗汗遗精、舌红少苔、脉细而数,以及温热病后期,邪热未尽,伤阴劫液,而致夜热早凉、热退无汗、舌质红绛、脉象细数等虚热证。

细目二　清热泻火药

石膏

【性能】甘、辛,大寒。归肺、胃经。

【功效】生用以清热泻火,除烦止渴;煅用以敛疮生肌,收湿,止血。

【应用】①温热病气分实热证。为清泻肺胃气分实热之要药。②肺热喘咳证。③胃火牙痛、头痛、消渴证。④溃疡不敛、湿疹瘙痒、水火烫伤、外伤出血。

【用法用量】煎服,15~60g,宜先煎。煅石膏适量外用。

【使用注意】脾胃虚寒及阴虚内热者忌用。

知母

【性能】苦、甘,寒。归肺、胃、肾经。

【功效】清热泻火,滋阴润燥。

【应用】①热病烦渴。②肺热燥咳。③骨蒸潮热。④内热消渴。⑤肠燥便秘。

【用法用量】煎服,6~12g。

【使用注意】本品有滑肠作用,故脾虚便溏者不宜用。

【鉴别用药】石膏与知母均能清热泻火,可用于治疗温热病气分热盛及肺热咳嗽等证。石膏泻火之中长于清解,重在清泻肺胃实火,肺热喘咳、胃火头痛牙痛多用石膏;知母泻火之中长于清润,肺热燥咳、内热骨蒸、消渴者多选知母。

芦根

【性能】甘,寒。归肺、胃经。

【功效】清热泻火,生津止渴,除烦,止呕,利尿。

【应用】①热病烦渴。②胃热呕哕。③肺热咳嗽,肺痈吐脓。④热淋涩痛。

【用法用量】煎服,15~30g,鲜品加倍,或捣汁用。

【使用注意】脾胃虚寒者忌服。

天花粉

【性能】甘、微苦,微寒。归肺、胃经。

【功效】清热泻火,生津止渴,消肿排脓。

【应用】①热病烦渴。②肺热燥咳。③内热消渴。④疮疡肿毒。

【用法用量】煎服,10~15g。

【使用注意】不宜与川乌、草乌、附子同用。孕妇慎用。

竹叶

【性能】甘、辛、淡,寒。归心、胃、小肠经。

【功效】清热泻火,除烦,生津,利尿。

【应用】①热病烦渴。②口疮,尿赤。

【用法用量】煎服,6~15g;鲜品15~30g。

【使用注意】阴虚火旺、骨蒸潮热者忌用。

淡竹叶

【性能】甘、淡,寒。归心、胃、小肠经。

【功效】清热泻火,除烦,利尿。

【应用】①热病烦渴。②口疮、尿赤、热淋涩痛。

【用法用量】煎服,6~10g。

栀子

【性能】苦,寒。归心、肺、三焦经。

【功效】泻火除烦,清热利湿,凉血解毒。焦栀子凉血止血。

【应用】①热病心烦。为治热病心烦、躁扰不宁之要药。②湿热黄疸。③血淋涩痛。④血热吐衄。⑤目赤肿痛。⑥火毒疮疡。

【用法用量】煎服,6~10g。外用生品适量。

【使用注意】脾虚便溏者不宜用。

夏枯草

【性能】辛、苦,寒。归肝、胆经。

【功效】清热泻火,明目,散结消肿。

【应用】①目赤肿痛、头痛眩晕、目珠夜痛。②瘰疬、瘿瘤。③乳痈肿痛。

【用法用量】煎服，9~15g。

【使用注意】脾胃虚寒者慎用。

决明子

【性能】甘、苦、咸，微寒。归肝、大肠经。

【功效】清热明目，润肠通便。

【应用】①目赤肿痛、羞明多泪、目暗不明。②头痛、眩晕。③肠燥便秘。

【用法用量】煎服，9~15g。用于润肠通便，不宜久煎。

【使用注意】气虚便溏者不宜用。

谷精草

【性能】辛、甘，平。归肝、肺经。

【功效】疏散风热，明目，退翳。

【应用】①风热目赤肿痛、羞明、眼生翳膜。②风热头痛。

【用法用量】煎服，5~10g。

【使用注意】阴虚血亏之眼疾者不宜用。

密蒙花

【性能】甘，微寒。归肝、胆经。

【功效】清热泻火，养肝明目，退翳。

【应用】①目赤肿痛、羞明多泪、眼生翳膜。②肝虚目暗、视物昏花。

【用法用量】煎服，3~9g。

细目三　清热燥湿药

黄芩

【性能】苦，寒。归肺、胆、脾、大肠、小肠经。

【功效】清热燥湿，泻火解毒，止血，安胎。

【应用】①湿温暑湿，胸闷呕恶，湿热痞满，黄疸泻痢。②肺热咳嗽，高热烦渴。③血热吐衄。④痈肿疮毒。⑤胎动不安。

【用法用量】煎服，3~10g。安胎多炒用，清上焦热可酒炙用，止血可炒炭用。

【使用注意】脾胃虚寒者不宜使用。

黄连

【性能】苦，寒。归心、脾、胃、胆、大肠经。

【功效】清热燥湿，泻火解毒。

【应用】①湿热痞满，呕吐吞酸。②湿热泻痢。为治泻痢要药。③高热神昏，心烦不寐，血热吐衄。④痈肿疖疮，目赤牙痛。尤善疗疔毒。⑤消渴。⑥外治湿疹、湿疮、耳道流脓。

【用法用量】煎服，2~5g。外用适量。

【使用注意】脾胃虚寒者忌用；苦燥易伤阴津，阴虚津伤者慎用。

黄柏

【性能】苦，寒。归肾、膀胱、大肠经。

【功效】清热燥湿，泻火除蒸，解毒疗疮。

【应用】①湿热带下、热淋。②湿热泻痢、黄疸。③湿热脚气、痿证。④骨蒸劳热，盗汗，遗精。⑤疮疡肿毒，湿疹瘙痒。

【用法用量】煎服，3~12g。外用适量。

【鉴别用药】黄芩、黄连与黄柏三药性味皆苦寒，而黄连为苦寒之最。三药共同功效是清热燥湿、泻火解毒，同可用治湿热内盛或热毒炽盛之证，常相须为用。但黄芩偏泻上焦肺火，肺热咳嗽者多用；黄连偏泻中焦胃火，并长于泻心火，中焦湿热、痞满呕逆及心火亢盛、高热心烦者多用；黄柏偏泻下焦相火、除骨蒸，湿热下注诸证及骨蒸劳热者多用。

龙胆

【性能】苦，寒。归肝、胆经。

【功效】清热燥湿，泻肝胆火。

【应用】①湿热黄疸，阴肿阴痒，带下，湿疹瘙痒。②肝火头痛，目赤耳聋，胁痛口苦。③惊风抽搐。

【用法用量】煎服，3~6g。

【使用注意】脾胃寒者不宜用，阴虚津伤者慎用。

秦皮

【性能】苦、涩，寒。归肝、胆、大肠经。

【功效】清热燥湿，收涩止痢，止带，明目。

【应用】①湿热泻痢、带下。②肝热目赤肿痛、目生翳膜。

【用法用量】煎服，6~12g。外用适量。

【使用注意】脾胃虚寒者忌用。

苦参

【性能】苦，寒。归心、肝、胃、大肠、膀胱经。

【功效】清热燥湿，杀虫，利尿。

【应用】①湿热泻痢，便血，黄疸。②湿热带下，阴肿阴痒，湿疹湿疮，皮肤瘙痒，疥癣。③湿热小便不利。

【用法用量】煎服，5~10g。外用适量。

【使用注意】脾胃虚寒者忌用。反藜芦。

白鲜皮

【性能】苦，寒。归脾、胃、膀胱经。

【功效】清热燥湿,祛风解毒。

【应用】①湿热疮毒,湿疹,疥癣。②湿热黄疸,风湿热痹。

【用法用量】煎服,5~10g。外用适量。

【使用注意】脾胃虚寒者慎用。

细目四　清热解毒药

金银花

【性能】甘,寒。归肺、心、胃经。

【功效】清热解毒,疏散风热。

【应用】①痈肿疔疮。为治一切内痈外痈之要药。②外感风热,温病初起。③热毒血痢。④咽喉肿痛、小儿热疮及痱子。

【用法用量】煎服,6~15g。炒炭宜用于热毒血痢,露剂多用于暑热烦渴。

【使用注意】脾胃虚寒及气虚疮疡脓清者忌用。

连翘

【性能】苦,微寒。归肺、心、小肠经。

【功效】清热解毒,消肿散结,疏散风热,清心利尿。

【应用】①痈肿疮毒,瘰疬痰核。有"疮家圣药"之称。②风热外感,温病初起。③热淋涩痛。

【用法用量】煎服,6~15g。

【使用注意】脾胃虚寒及气虚脓清者不宜用。

【鉴别用药】连翘与金银花二药均归心、肺经,共同功效为清热解毒、疏散风热,既能透热达表,又能清里热而解毒,对外感风热、温病初起、热毒疮疡等证常相须为用。然连翘清心解毒之力强,并善于消痈散结,为疮家圣药,亦治瘰疬痰核,兼能清心利尿,用于治疗热淋涩痛;金银花疏散表热之效优,且炒炭后善于凉血止痢,用于治疗热毒血痢。

穿心莲

【性能】苦,寒。归心、肺、大肠、膀胱经。

【功效】清热解毒,凉血,消肿,燥湿。

【应用】①外感风热,温病初起。②肺热咳喘,肺痈吐脓,咽喉肿痛。③湿热泻痢,热淋涩痛,湿疹瘙痒。④痈肿疮毒,蛇虫咬伤。

【用法用量】煎服,6~9g。外用适量。

【使用注意】脾胃虚寒者不宜用。

大青叶

【性能】苦、寒。归心、胃经。

【功效】清热解毒,凉血消斑。

【应用】①热入营血,温毒发斑。②喉痹口疮,痄腮丹毒。

【用法用量】煎服,9~15g,鲜品30~60g。外用适量。

【使用注意】脾胃虚寒者忌用。

板蓝根

【性能】苦,寒。归心、胃经。

【功效】清热解毒,凉血,利咽。

【应用】①外感发热,温病初起,咽喉肿痛。②温毒发斑,痄腮,丹毒,痈肿疮毒。

【用法用量】煎服,9~15g。

【使用注意】体虚而无实火热毒者忌服;脾胃虚寒者慎用。

青黛

【性能】咸,寒。归肝、肺经。

【功效】清热解毒,凉血消斑,清肝泻火,定惊。

【应用】①温毒发斑,血热吐衄。②咽痛口疮,火毒疮疡。③咳嗽胸痛,痰中带血。④暑热惊痫,惊风抽搐。

【用法用量】内服1~3g,本品难溶于水,一般作散剂冲服,或入丸剂服用。外用适量。

【使用注意】胃寒者慎用。

贯众

【性能】苦,微寒;有小毒。归肝、脾经。

【功效】清热解毒,凉血止血,杀虫。

【应用】①风热感冒,温毒发斑。②血热出血。尤善治崩漏下血。③虫疾。④烧烫伤及妇人带下等。

【用法用量】煎服,5~10g。外用适量。

【使用注意】用量不宜过大。服用本品时忌油腻。脾胃虚寒者及孕妇慎用。

蒲公英

【性能】苦、甘,寒。归肝、胃经。

【功效】清热解毒,消肿散结,利湿通淋。

【应用】①痈肿疔毒,乳痈内痈。为治疗乳痈之要药。②热淋涩痛,湿热黄疸。

【用法用量】煎服,10~15g。

【使用注意】量大可致缓泻。

紫花地丁

【性能】苦、辛，寒。归心、肝经。

【功效】清热解毒，凉血消肿。

【应用】①疔疮肿毒，乳痈肠痈。尤以治疔毒为其特长。②毒蛇咬伤。③肝热目赤肿痛以及外感热病。

【用法用量】煎服，15~30g。外用适量。

【使用注意】体质虚寒者忌服。

野菊花

【性能】苦、辛，微寒。归肝、心经。

【功效】清热解毒，泻火平肝。

【应用】①痈疽疔疖，咽喉肿痛。②目赤肿痛，头痛眩晕。③湿疹、湿疮、风疹痒痛。

【用法用量】煎服，9~15g。外用适量。

重楼

【性能】苦，微寒；有小毒。归肝经。

【功效】清热解毒，消肿止痛，凉肝定惊。

【应用】①痈肿疔疮，咽喉肿痛，毒蛇咬伤。②惊风抽搐。③跌打损伤。

【用法用量】煎服，3~9g。外用适量。

【使用注意】体虚、无实火热毒者、孕妇及患阴证疮疡者均忌服。

土茯苓

【性能】甘、淡，平。归肝、胃经。

【功效】解毒，除湿，通利关节。

【应用】①杨梅毒疮，肢体拘挛。为治梅毒要药。②淋浊带下，湿疹瘙痒。③痈肿疮毒。

【用法用量】煎服，15~60g。外用适量。

【使用注意】肝肾阴虚者慎服。服药时忌茶。

鱼腥草

【性能】辛，微寒。归肺经。

【功效】清热解毒，消痈排脓，利尿通淋。

【应用】①肺痈吐脓，肺热咳嗽。为治肺痈之要药。②热毒疮毒。③湿热淋证，湿热泻痢。

【用法用量】煎服，15~25g。不宜久煎，外用适量。

【使用注意】虚寒证及阴性疮疡忌服。

金荞麦

【性能】微辛、涩，凉。归肺经。

【功效】清热解毒，排脓祛瘀。

【应用】①肺痈，肺热咳嗽。②瘰疬疮疖，咽喉肿痛。

此外，尚能健脾消食，治腹胀食少、疳积消瘦等症。

【用法用量】煎服，15~45g。

大血藤

【性能】苦，平。归大肠、肝经。

【功效】清热解毒，活血，祛风，止痛。

【应用】①肠痈腹痛，热毒疮疡。为治肠痈要药。②跌打损伤，经闭痛经。③风湿痹痛。

【用法用量】煎服，9~15g。外用适量。

【使用注意】孕妇慎服。

败酱草

【性能】辛、苦，微寒。归胃、大肠、肝经。

【功效】清热解毒，消痈排脓，祛瘀止痛。

【应用】①肠痈肺痈，痈肿疮毒。②产后瘀阻腹痛。③肝热目赤肿痛及赤白痢疾。

【用法用量】煎服，6~15g。外用适量。

【使用注意】脾胃虚弱，食少泄泻者忌服。

射干

【性能】苦，寒。归肺经。

【功效】清热解毒，消痰，利咽。

【应用】①咽喉肿痛。②痰盛咳喘。

【用法用量】煎服，3~10g。

【使用注意】脾虚便溏者不宜使用。孕妇忌用或慎用。

山豆根

【性能】苦，寒；有毒。归肺、胃经。

【功效】清热解毒，利咽消肿。

【应用】①咽喉肿痛。为治疗咽喉肿痛的要药。②牙龈肿痛。③湿热黄疸，肺热咳嗽，痈肿疮毒。

【用法用量】煎服，3~6g。外用适量。

【使用注意】过量服用易引起呕吐、腹泻、胸闷、心悸等副作用，故用量不宜过大。脾胃虚寒者慎用。

马勃

【性能】辛，平。归肺经。

【功效】清热解毒，利咽，止血。

【应用】①咽喉肿痛，咳嗽失音。②吐血衄血，外伤出血。

【用法用量】煎服，2~6g，布包煎。外用适量。

【使用注意】风寒伏肺、咳嗽失音者禁服。

白头翁

【性能】苦，寒。归胃、大肠经。

【功效】清热解毒，凉血止痢。

【应用】①热毒血痢。为治热毒血痢之良药。②疮痈肿毒。③阴痒带下。

【用法用量】煎服,9~15g,鲜品 15~30g。外用适量。

【使用注意】虚寒泻痢者忌服。

马齿苋

【性能】酸,寒。归肝、大肠经。

【功效】清热解毒,凉血止血,止痢。

【应用】①热毒血痢。②热毒疮疡。③崩漏,便血。④湿热淋证、带下。

【用法用量】煎服,9~15g。外用适量。

【使用注意】脾胃虚寒,肠滑作泻者忌服。

地锦草

【性能】辛,平。归肝、大肠经。

【功效】清热解毒,凉血止血,利湿退黄。

【应用】①热泻热痢。②血热出血。③湿热黄疸。④疮疡痈肿,蛇虫咬伤。

【用法用量】煎服,9~20g;鲜品,30~60g。外用适量。

鸦胆子

【性能】苦,寒;有小毒。归大肠、肝经。

【功效】清热解毒,止痢,截疟;外用腐蚀赘疣。

【应用】①热毒血痢,冷积久痢。②各型疟疾。③鸡眼赘疣。

【用法用量】内服,0.5~2g,以干龙眼肉包裹或装入胶囊包裹吞服,亦可压去油制成丸剂、片剂服,不宜入煎剂。外用适量。

【使用注意】本品有毒,对胃肠道及肝肾均有损害,内服需严格控制剂量,不宜多用久服。外用注意用胶布保护好周围正常皮肤,以防止对正常皮肤的刺激。孕妇及小儿慎用。胃肠出血及肝肾病患者,应忌用或慎用。

半边莲

【性能】辛,平。归心、小肠、肺经。

【功效】清热解毒,利水消肿。

【应用】①疮痈肿毒,蛇虫咬伤。②腹胀水肿。③湿疮湿疹。

【用法用量】煎服,9~15g,鲜品 30~60g。外用适量。

【使用注意】虚证水肿者忌用。

白花蛇舌草

【性能】微苦、甘,寒。归胃、大肠、小肠经。

【功效】清热解毒,散结消肿,利湿通淋。

【应用】①痈肿疮毒,咽喉肿痛,毒蛇咬伤,各种癌症。②热淋涩痛。③湿热黄疸。

【用法用量】煎服,6~30g。外用适量。

【使用注意】阴疽及脾胃虚寒者忌用。

山慈菇

【性能】甘、微辛,凉。归肝、脾经。

【功效】清热解毒,化痰散结。

【应用】①痈疽疔毒,瘰疬痰核。②癥瘕痞块。

【用法用量】煎服,3~9g。外用适量。

【使用注意】正虚体弱者慎用。

熊胆粉

【性能】苦,寒。归肝、胆、心经。

【功效】清热解毒,息风止痉,清肝明目。

【应用】①热极生风,惊痫抽搐。②热毒疮痈。③目赤翳障。④黄疸,小儿疳积,风虫牙痛。

【用法用量】内服,0.25~0.5g,入丸、散。由于本品有腥苦味,口服易引起呕吐,故宜用胶囊剂。外用适量。

【使用注意】脾胃虚寒者忌用。

白蔹

【性能】苦、辛,微寒。归心、胃经。

【功效】清热解毒,消痈散结,敛疮生肌。

【应用】①疮痈肿毒,瘰疬痰核。②水火烫伤,手足皲裂。

此外,本品尚可治疗血热之咯血、吐血、扭挫伤痛等。

【用法用量】煎服,5~10g。外用适量。

【使用注意】脾胃虚寒者不宜服。不宜与川乌、制川乌、草乌、制草乌、附子同用。

细目五　清热凉血药

生地黄

【性能】甘、苦,寒。归心、肝、肾经。

【功效】清热凉血,养阴生津。

【应用】①热入营血,舌绛烦渴,斑疹吐衄。为清热、凉血、止血之要药。②阴虚内热,骨蒸劳热。③津伤口渴,内热消渴,肠燥便秘。

【用法用量】煎服,10~15g。

【使用注意】脾虚湿滞,腹满便溏者不宜使用。

玄参

【性能】甘、苦、咸,微寒。归肺、胃、肾经。

【功效】清热凉血,泻火解毒,滋阴。

【应用】①温邪入营，内陷心包，温毒发斑。②热病伤阴，津伤便秘，骨蒸劳嗽。③目赤咽痛，瘰疬，白喉，痈肿疮毒。

【用法用量】煎服，9~15g。

【使用注意】脾胃虚寒，食少便溏者不宜服用。反藜芦。

牡丹皮

【性能】苦、辛，微寒。归心、肝、肾经。

【功效】清热凉血，活血祛瘀。

【应用】①温毒发斑，血热吐衄。②温病伤阴，阴虚发热，夜热早凉，无汗骨蒸。为治无汗骨蒸之要药。③血滞经闭、痛经、跌打伤痛。④痈肿疮毒。

【用法用量】煎服，6~12g。活血祛瘀宜酒炙用。

【使用注意】血虚有寒、月经过多及孕妇不宜用。

赤芍

【性能】苦，微寒。归肝经。

【功效】清热凉血，散瘀止痛。

【应用】①温毒发斑，血热吐衄。②目赤肿痛，痈肿疮疡。③肝郁胁痛，经闭痛经，癥瘕腹痛，跌打损伤。

【用法用量】煎服，6~12g。

【使用注意】血寒经闭不宜用。不宜与藜芦同用。

紫草

【性能】甘、咸，寒。归心、肝经。

【功效】清热凉血，活血，解毒透疹。

【应用】①温病血热毒盛，斑疹紫黑，麻疹不透。②疮疡，湿疹，水火烫伤。

【用法用量】煎服，5~10g。外用适量。

【使用注意】脾虚便溏者忌服。

水牛角

【性能】苦，寒。归心、肝经。

【功效】清热凉血，解毒，定惊。

【应用】①温病高热，神昏谵语，惊风，癫狂。②血热妄行之斑疹、吐衄。③痈肿疮疡，咽喉肿痛。

【用法用量】镑片或粗粉煎服，15~30g，宜先煎3小时以上。水牛角浓缩粉冲服，每次1.5~3g，每日2次。

【使用注意】脾胃虚寒者忌用。

细目六 清虚热药

青蒿

【性能】苦、辛，寒。归肝、胆经。

【功效】清透虚热，凉血除蒸，解暑，截疟。

【应用】①温邪伤阴，夜热早凉。②阴虚发热，劳热骨蒸。③暑热外感，发热口渴。④疟疾寒热。

【用法用量】煎服，6~12g，不宜久煎，鲜用绞汁服。

【使用注意】脾胃虚弱、肠滑泄泻者忌服。

白薇

【性能】苦、咸，寒。归胃、肝、肾经。

【功效】清热凉血，利尿通淋，解毒疗疮。

【应用】①阴虚发热，产后虚热。②热淋，血淋。③疮痈肿毒，毒蛇咬伤，咽喉肿痛。④阴虚外感。

【用法用量】煎服，5~10g。

【使用注意】脾胃虚寒、食少便溏者不宜服用。

地骨皮

【性能】甘，寒。归肺、肝、肾经。

【功效】凉血除蒸，清肺降火，生津止渴。

【应用】①阴虚发热，盗汗骨蒸。除有汗之骨蒸。②肺热咳嗽。③血热出血。④内热消渴。

【用法用量】煎服，9~15g。

【使用注意】外感风寒发热及脾虚便溏者不宜服用。

银柴胡

【性能】甘，微寒。归肝、胃经。

【功效】清虚热，除疳热。

【应用】①阴虚发热。②疳积发热。

【用法用量】煎服，3~10g。

【使用注意】外感风寒、血虚无热者忌用。

胡黄连

【性能】苦，寒。归肝、胃、大肠经。

【功效】退虚热，除疳热，清湿热。

【应用】①骨蒸潮热。②小儿疳热。③湿热泻痢。④痔疮肿痛。

【用法用量】煎服，3~10g。

【使用注意】脾胃虚寒者慎用。

第八单元 泻 下 药

细目一 概 述

要点一 泻下药的性能特点

本类药物为沉降之品，主归大肠经。

要点二 泻下药的功效

本类药物主要具有泻下通便作用，以排除胃肠积滞和燥屎等，或清热泻火，使实热壅滞之邪通过泻下而清解，起到“上病治下”“釜底抽薪”的作用，或逐水退肿，使水湿停饮随大小便排出，达到祛除停饮、消退水肿的目的。部分药物还兼有解毒、活血祛瘀等作用。

要点三 泻下药的适应范围

泻下药主要用于大便秘结、胃肠积滞、实热内结及水肿停饮等里实证。部分药物还可用于治疗疮痈肿毒及瘀血证。

要点四 泻下药的使用注意事项

1. 泻下药中的攻下药、峻下逐水药，因其作用峻猛，或具有毒性，易伤正气及脾胃，故年老体虚、脾胃虚弱者当慎用。

2. 妇女胎前产后及月经期应当忌用。

3. 应用作用较强的泻下药时，当奏效即止，切勿过剂，以免损伤胃气。

4. 应用作用峻猛而有毒性的泻下药时，一定要严格炮制法度，控制用量，避免中毒现象发生，确保用药安全。

要点五 泻下药的分类

本类药物按药性、功效及主治病证不同分为攻下药、润下药、峻下逐水药三类。

要点六 各类泻下药的性能特点

攻下药：本类药物大多苦寒沉降，主入胃、大肠经。

润下药：本类药物多为植物种子和种仁，富含油脂，味甘质润，多入脾、大肠经。

峻下逐水药：本类药物大多苦寒有毒，药力峻猛。

要点七 各类泻下药的功效

攻下药：本类药物既有较强的攻下通便作用，又有清热泻火之效。

润下药：本类药物能润滑大肠，促使排便而不致峻泻。

峻下逐水药：本类药物服用后能引起剧烈腹泻，有的兼能利尿，能使体内潴留的水饮通过二便排出体外，消除肿胀。

要点八 各类泻下药的适应范围

攻下药：主要适用于大便秘结、燥屎坚结及实热积滞之证。又可用于热病高热神昏、谵语发狂，火热上炎所致的头痛、目赤、咽喉肿痛、牙龈肿痛，以及火热炽盛所致的吐血、衄血、咯血等上部出血证。上述病证，无论有无便秘，应用本类药物，以清除实热，或导热下行，起到“釜底抽薪”的作用。此外，对痢疾初起，下痢后重，或饮食积滞，泻而不畅之证，可适当配用本类药物，以攻逐积滞，消除病因。对肠道寄生虫病，本类药与驱虫药同用，可促进虫体的排出。

润下药：适用于年老津枯、产后血虚、热病伤津及失血等所致的肠燥津枯便秘。

峻下逐水药：适用于全身水肿、大腹胀满以及停饮等正气未衰之证。

细目二 攻 下 药

大黄

【性能】苦，寒。归脾、胃、大肠、肝、心包经。

【功效】泻下攻积，清热泻火，凉血解毒，逐瘀通经，清利湿热。

【应用】①积滞便秘。为治疗积滞便秘之要药。②血热吐衄，目赤咽肿。③热毒疮疡，烧烫伤。④瘀血诸证。⑤湿热痢疾，黄疸，淋证。

【用法用量】煎服，3~15g；入汤剂应后下，或用开水泡服。外用适量。

【使用注意】本品峻烈，如非实证，不宜妄用。脾胃虚弱者慎用；孕妇及月经期、哺乳期忌用。

芒硝

【性能】咸、苦，寒。归胃、大肠经。

【功效】泻下攻积，润燥软坚，清热消肿。

【应用】①积滞便秘。对实热积滞，大便燥结者尤为适宜。②咽痛，口疮，目赤，痈疮肿痛。

【用法用量】6~12g，冲服。外用适量。

【使用注意】孕妇及哺乳期妇女忌用或慎用。不宜与硫黄、三棱同用。

【鉴别用药】大黄与芒硝二药均为泻下药，均有泻下攻积的功效，同可用治积滞便秘。大黄味苦，泻下力强，为治热结便秘之主药；芒硝味咸，可软坚泻下，善除燥屎坚结。但大黄又有清热泻火、凉血解毒、逐瘀通经功效；芒硝又有清热消肿功效。

番泻叶

【性能】甘、苦，寒。归大肠经。

【功效】泻下通便，行水消胀。

【应用】①热结便秘。②腹水肿胀。

【用法用量】后下或开水泡服，2~6g。

【使用注意】妇女哺乳期、月经期及孕妇忌用。

芦荟

【性能】苦，寒。归肝、胃、大肠经。

【功效】泻下通便，清肝，杀虫。

【应用】①热结便秘。②烦躁惊痫。③小儿疳积。④癣疮。

【用法用量】入丸散服，每次2~5g。外用适量。

【使用注意】脾胃虚弱、食少便溏及孕妇忌用。

细目三　润　下　药

火麻仁

【性能】甘，平。归脾、胃、大肠经。

【功效】润肠通便，滋养补虚。

【应用】肠燥便秘。又兼有滋养补虚作用。

【用法用量】煎服，10~15g，打碎入煎。

郁李仁

【性能】辛、苦、甘，平。归脾、大肠、小肠经。

【功效】润肠通便，利水消肿。

【应用】①肠燥便秘。②水肿胀满及脚气浮肿。

【用法用量】煎服，6~10g，打碎入煎。

【使用注意】孕妇慎用。

松子仁

【性能】甘，温。归肺、肝、大肠经。

【功效】润肠通便，润肺止咳。

【应用】①肠燥便秘。②肺燥干咳。

【用法用量】煎服，5~10g。

【使用注意】脾虚便溏、湿痰者禁用。

细目四　峻下逐水药

甘遂

【性能】苦，寒；有毒。归肺、肾、大肠经。

【功效】泻水逐饮，消肿散结。

【应用】①水肿，鼓胀，胸胁停饮。②风痰癫痫。③疮痈肿毒。

【用法用量】入丸散服，每次0.5~1.5g。外用适量，生用。内服醋制用，以减低毒性。

【使用注意】虚弱者及孕妇禁用。不宜与甘草同用。

京大戟

【性能】苦，寒；有毒。归肺、脾、肾经。

【功效】泻水逐饮，消肿散结。

【应用】①水肿，鼓胀，胸胁停饮。②痈肿疮毒，瘰疬痰核。

【用法用量】煎服，1.5~3g；入丸散服，每次1g。外用适量，生用。内服醋制用，以减低毒性。

【使用注意】虚弱者及孕妇禁用。不宜与甘草同用。

芫花

【性能】苦、辛，温；有毒。归肺、脾、肾经。

【功效】泻水逐饮，祛痰止咳，杀虫疗疮。

【应用】①胸胁停饮，水肿，鼓胀。②咳嗽

痰喘。③头疮、白秃、顽癣及痈肿。

【用法用量】煎服，1.5~3g；入丸散服，每次0.6g。外用适量。内服醋制用，以降低毒性。

【使用注意】虚弱者及孕妇禁用。不宜与甘草同用。

商陆

【性能】苦，寒；有毒。归肺、脾、肾、大肠经。

【功效】泻下逐水，消肿散结。

【应用】①水肿，鼓胀。②疮痈肿毒。

【用法用量】煎服，3~9g。醋制以降低毒性。外用适量。

【使用注意】孕妇禁用。

牵牛子

【性能】苦，寒；有毒。归肺、肾、大肠经。

【功效】泻下逐水，消积杀虫。

【应用】①水肿，鼓胀。②痰饮喘咳。③虫积腹痛。

【用法用量】煎服，3~6g。入丸散服，每次1.5~3g。本品炒用药性减缓。

【使用注意】孕妇禁用。不宜与巴豆、巴豆霜同用。

巴豆霜

【性能】辛，热；有大毒。归胃、大肠经。

【功效】峻下冷积，逐水退肿，祛痰利咽，外用蚀疮。

【应用】①寒积便秘。②腹水鼓胀。③喉痹痰阻。④痈肿脓成未溃，疥癣恶疮。

【用法用量】入丸散服，每次0.1~0.3g。外用适量。

【使用注意】孕妇及体弱者禁用。不宜与牵牛子同用。

第九单元　祛风湿药

细目一　概　　述

要点一　祛风湿药的性能特点

祛风湿药多为辛散苦燥之品，其性或温或凉。

要点二　祛风湿药的功效

本类药物具有祛除肌肉、经络、筋骨风湿的作用，有的还分别兼有散寒或清热、舒筋、通络、止痛、解表以及补肝肾、强筋骨等作用。

要点三　祛风湿药的适应范围

本类药物主要适用于风湿痹痛、筋脉拘挛、麻木不仁、腰膝酸痛、下肢痿弱，或热痹关节红肿，兼治痹证兼肝肾不足、外感表证夹湿、头风头痛等。

要点四　祛风湿药的使用注意事项

痹证多属慢性疾患，需较长时间治疗，为服用方便，本类药物可制成酒剂或丸剂常服。

本类药物中部分药物辛温香燥，易耗伤阴血，故阴亏血虚者应慎用。

要点五　祛风湿药的分类

本类药物按药性、功效及主治病证不同分为祛风寒湿药、祛风湿热药、祛风湿强筋骨药三类。

要点六　各类祛风湿药的性能特点

祛风寒湿药：本类药物多为辛、苦、温之品，入肝、脾、肾经。

祛风湿热药：本类药物多为辛、苦、寒之品，入肝、脾、肾经。

祛风湿强筋骨药：本类药物主入肝、肾经。

要点七　各类祛风湿药的功效

祛风寒湿药：有较好的祛风、除湿、散寒、止痛、通经络等作用，尤以止痛为其特点。

祛风湿热药：具有祛风除湿、通络止痛、清热消肿等作用。

祛风湿强筋骨药：具有祛风除湿、补肝肾、强筋骨等作用。

要点八　各类祛风湿药的适应范围

祛风寒湿药：主要适用于风寒湿痹，肢体关节疼痛，痛有定处，遇寒加重，筋脉拘挛，屈伸不利等。

祛风湿热药：主要适用于风湿热痹、关节红肿热痛等。

祛风湿强筋骨药：主要适用于风湿日久，肝肾虚损，腰膝酸软，脚弱无力等。

细目二　祛风寒湿药

独活

【性能】辛、苦，微温。归肾、膀胱经。

【功效】祛风湿，止痹痛，解表。

【应用】①风寒湿痹，腰膝酸痛。尤以腰膝、腿足关节疼痛属下部寒湿者为宜。②风寒夹湿表证。③少阴头痛，皮肤湿痒。

【用法用量】煎服，3~10g。外用适量。

【使用注意】本品辛温苦燥，易伤气耗血，无风寒湿邪或气血虚者慎用。

【鉴别用药】独活与羌活二药，均善祛风散寒、胜湿止痛、发表，同治风寒湿痹、风寒表证、表证夹湿及头风头痛等。然独活药力较缓，主散在里之伏风及寒湿而通利关节止痛，善治腰以下风寒湿痹及少阴伏风头痛；羌活则作用强烈，主散肌表游风及寒湿而通利关节止痛，善治上半身风寒湿痹、太阳经（后脑）头痛及项背强痛。

威灵仙

【性能】辛、咸，温。归膀胱经。

【功效】祛风湿，通经络。

【应用】风寒湿痹，肢体拘挛，瘫痪麻木。

【用法用量】煎服,6~10g。外用适量。

【使用注意】气血虚弱者慎服。

川乌

【性能】辛、苦,热;有大毒。归心、肝、肾、脾经。

【功效】祛风湿,散寒止痛。

【应用】①风寒湿痹。②心腹冷痛,寒疝腹痛。③跌打损伤,麻醉止痛。

【用法用量】煎服,1.5~3g,宜先煎、久煎。外用适量。

【使用注意】孕妇禁用。不宜与贝母类、半夏、白及、白蔹、天花粉、瓜蒌类同用。内服一般应炮制用。

蕲蛇

【性能】甘、咸,温;有毒。归肝经。

【功效】祛风,通络,止痉。

【应用】①风湿顽痹,中风半身不遂。②小儿惊风,破伤风。③麻风,疥癣。④瘰疬,梅毒,恶疮。

【用法用量】煎汤,3~9g;研末服,一次1~1.5g,一日2~3次。或酒浸、熬膏、入丸散服。

【使用注意】阴虚内热者忌服。

木瓜

【性能】酸,温。归肝、脾经。

【功效】祛风湿,舒筋活络,和胃化湿。

【应用】①风湿痹痛。尤为治湿痹、筋脉拘挛要药。②脚气水肿。③吐泻转筋。④消化不良,津伤口渴。

【用法用量】煎服,6~9g。

【使用注意】内有郁热,小便短赤者忌服。

乌梢蛇

【性能】甘,平。归肝经。

【功效】祛风,通络,止痉。

【应用】①风湿顽痹,中风半身不遂。②小儿惊风,破伤风。③麻风,疥癣。④瘰疬,恶疮。

【用法用量】煎服,6~12g;研末服,每次2~3g;或入丸剂、酒浸服。外用适量。

【使用注意】血虚生风者慎服。

蚕沙

【性能】甘、辛,温。归肝、脾、胃经。

【功效】祛风湿,和胃化湿。

【应用】①风湿痹证。②吐泻转筋。③风疹湿疹瘙痒。

【用法用量】煎服,5~15g,包煎。外用适量。

伸筋草

【性能】微苦、辛,温。归肝、脾、肾经。

【功效】祛风湿,舒筋活络。

【应用】①风寒湿痹,肢软麻木。②跌打损伤。

【用法用量】煎服,3~12g。外用适量。

【使用注意】孕妇慎用。

寻骨风

【性能】辛、苦,平。归肝经。

【功效】祛风湿,通络止痛。

【应用】①风湿痹证。②跌打损伤。

此外,本品又可用于胃痛、牙痛、痈肿。

【用法用量】煎服,10~15g。外用适量。

松节

【性能】苦、辛,温。归肝、肾经。

【功效】祛风湿,通络止痛。

【应用】①风寒湿痹。②跌打损伤。

【用法用量】煎服,10~15g。外用适量。

【使用注意】阴虚血燥者慎服。

海风藤

【性能】辛、苦,微温。归肝经。

【功效】祛风湿,通络止痛。

【应用】①风湿痹痛。②跌打损伤。

【用法用量】煎服,6~12g。外用适量。

路路通

【性能】苦,平。归肝、肾经。

【功效】祛风活络,利水,通经。

【应用】①风湿痹痛,中风半身不遂。②跌打损伤。③水肿。④经行不畅,经闭。⑤乳少,乳汁不通。

此外,本品能祛风止痒,用于风疹瘙痒。

【用法用量】煎服,5~10g。外用适量。

【使用注意】月经过多及孕妇忌服。

细目三　祛风湿热药

秦艽

【性能】辛、苦,平。归胃、肝、胆经。

【功效】祛风湿,通络止痛,退虚热,清湿热。

【应用】①风湿痹证。为风药中之润剂。②中风不遂。③骨蒸潮热,疳积发热。④湿热黄疸。

【用法用量】煎服，3~10g。

防己

【性能】苦、辛，寒。归膀胱、肺经。

【功效】祛风湿，止痛，利水消肿。

【应用】①风湿痹证。②水肿，小便不利，脚气。③湿疹疮毒。

【用法用量】煎服，5~10g。

【使用注意】胃纳不佳及阴虚体弱者慎服。

桑枝

【性能】微苦，平。归肝经。

【功效】祛风湿，利关节。

【应用】风湿痹证。

【用法用量】煎服，9~15g。外用适量。

豨莶草

【性能】辛、苦，寒。归肝、肾经。

【功效】祛风湿，利关节，解毒。

【应用】①风湿痹痛，中风半身不遂。②风疹，湿疮，疮痈。③高血压。

【用法用量】煎服，9~12g。治风寒湿痹宜制用，治热痹、肿毒、湿疹宜生用。

【使用注意】胃纳不佳及阴虚体弱者慎服。

臭梧桐

【性能】辛、苦、甘，凉。归肝经。

【功效】祛风湿，通经络，平肝。

【应用】①风湿痹证。②风疹，湿疮。③肝阳上亢，头痛眩晕。

【用法用量】煎服，5~15g；研末服，每次3g。外用适量。用于高血压不宜久煎。

络石藤

【性能】苦，微寒。归心、肝、肾经。

【功效】祛风通络，凉血消肿。

【应用】①风湿热痹。②喉痹，痈肿。③跌仆损伤。

【用法用量】煎服，6~12g。外用适量，鲜品捣敷。

雷公藤

【性能】苦、辛，寒；有大毒。归肝、肾经。

【功效】祛风除湿，活血通络，消肿止痛，杀虫解毒。

【应用】①风湿顽痹。为治风湿顽痹要药。②麻风，顽癣，湿疹，疥疮，皮炎，皮疹。③疔疮肿毒。

【用法用量】煎汤，1~3g，先煎。外用适量。

【使用注意】内脏有器质性病变及白细胞减少者慎服；孕妇禁用。

丝瓜络

【性能】甘，平。归肺、胃、肝经。

【功效】祛风，通络，活血，下乳。

【应用】①风湿痹证。②胸胁胀痛。③乳汁不通，乳痈。

【用法用量】煎服，5~12g。外用适量。

细目四　祛风湿强筋骨药

五加皮

【性能】辛、苦，温。归肝、肾经。

【功效】祛风湿，补肝肾，强筋骨，利水。

【应用】①风湿痹证。②筋骨痿软，小儿行迟，体虚乏力。③水肿，脚气浮肿。

【用法用量】煎服，5~10g；或酒浸、入丸散服。

桑寄生

【性能】苦、甘，平。归肝、肾经。

【功效】祛风湿，补肝肾，强筋骨，安胎。

【应用】①风湿痹证。②崩漏经多，妊娠漏血，胎动不安。③高血压。

【用法用量】煎服，9~15g。

狗脊

【性能】苦、甘，温。归肝、肾经。

【功效】祛风湿，补肝肾，强腰膝。

【应用】①风湿痹证。②腰膝酸软，下肢无力。③遗尿，白带过多。④金疮出血。

【用法用量】煎服，6~12g。

【使用注意】肾虚有热，小便不利或短涩黄赤者慎服。

千年健

【性能】苦、辛，温。归肝、肾经。

【功效】祛风湿，强筋骨。

【应用】风寒湿痹。

【用法用量】煎服，5~10g；或酒浸服。

【使用注意】阴虚内热者慎服。

鹿衔草

【性能】甘、苦，温。归肝、肾经。

【功效】祛风湿，强筋骨，止血，止咳。

【应用】①风湿痹证。②月经过多，崩漏，咯血，外伤出血。③久咳劳嗽。

【用法用量】煎服，9~15g。外用适量。

第十单元 化 湿 药

细目一 概 述

要点一 化湿药的性能特点

本类药物多辛香温燥，主入脾、胃经。

要点二 化湿药的功效

本类药物具有化湿醒脾或燥湿运脾作用，兼可解暑发表。

要点三 化湿药的适应范围

本类药物主要用于脾为湿困，运化失职所致脘腹痞满、呕吐泛酸、大便溏泄、食少倦怠、舌苔白腻，或湿热困脾之口甘多涎，以及湿温等。兼治阴寒闭暑等。

要点四 化湿药的使用注意事项

本类药物多辛香温燥，易耗气伤阴，故阴虚、血燥、气虚者慎用。

其气芳香，大多含挥发油，故入汤剂不宜久煎，以免降低疗效。

细目二 具 体 药 物

广藿香

【性能】辛，微温。归脾、胃、肺经。

【功效】化湿，止呕，解暑。

【应用】①湿滞中焦。为芳香化湿浊要药。②呕吐。③暑湿或湿温初起。

【用法用量】煎服，3~10g。鲜品加倍。

佩兰

【性能】辛，平。归脾、胃、肺经。

【功效】化湿，解暑。

【应用】①湿阻中焦。治脾经湿热，口中甜腻、多涎、口臭等的脾瘅证。②暑湿、湿温。

【用法用量】煎服，3~10g。鲜品加倍。

苍术

【性能】辛、苦，温。归脾、胃、肝经。

【功效】燥湿健脾，祛风散寒，明目。

【应用】①湿阻中焦证。②风寒湿痹。③风寒夹湿表证。④夜盲症及眼目昏涩。

【用法用量】煎服，3~9g。

【使用注意】阴虚内热、气虚多汗者忌用。

厚朴

【性能】苦、辛，温。归脾、胃、肺、大肠经。

【功效】燥湿消痰，下气除满。

【应用】①湿阻中焦，脘腹胀满。为消除胀满的要药。②食积气滞，腹胀便秘。③痰饮喘咳。此外，燥湿消痰、下气宽中，治梅核气证。

【用法用量】煎服，3~10g。或入丸散。

【使用注意】本品辛苦温燥，易耗气伤津，故气虚津亏者及孕妇当慎用。

【鉴别用药】苍术与厚朴二药，共同功效为燥湿，同治湿阻中焦证。苍术兼健脾，湿阻兼脾虚食少便溏者多用，为治湿阻中焦之要药；厚朴兼行气，湿阻兼气滞胀满者宜之，并治脾胃气滞，为消除胀满的要药。然苍术能祛风湿而除痹，善治风湿痹痛；厚朴能消积，善治食积胀满或大便秘结。苍术兼发表、明目，又治表证夹湿、夜盲及目昏眼涩；厚朴善平喘，又治痰饮喘咳。

砂仁

【性能】辛，温。归脾、胃、肾经。

【功效】化湿行气，温中止泻，安胎。

【应用】①湿阻中焦证及脾胃气滞证。②脾胃虚寒吐泻。③气滞妊娠恶阻及胎动不安。

【用法用量】煎服，3~6g。入汤剂宜打碎后下。

【使用注意】阴虚血燥者慎用。

豆蔻

【性能】辛，温。归肺、脾、胃经。

【功效】化湿行气，温中止呕。

【应用】①湿阻中焦及脾胃气滞证。②呕吐。

【用法用量】煎服,3~6g。入汤剂宜打碎后下。

【使用注意】阴虚血燥者慎用。

草豆蔻

【性能】辛,温。归脾、胃经。

【功效】燥湿行气,温中止呕。

【应用】①寒湿中阻证。②寒湿呕吐证。

【用法用量】煎服,3~6g。入散剂较佳。入汤剂宜后下。

【使用注意】阴虚血燥者慎用。

草果

【性能】辛,温。归脾、胃经。

【功效】燥湿温中,除痰截疟。

【应用】①寒湿中阻证。②疟疾。

【用法用量】煎服,3~6g。

【使用注意】阴虚血燥者慎用。

第十一单元　利水渗湿药

细目一　概　　述

要点一　利水渗湿药的性能特点

本类药物味多甘淡，主归膀胱、小肠、肾、脾经，作用趋向偏于下行。

要点二　利水渗湿药的功效

本类药物具有利水渗湿、利尿通淋、利湿退黄等功效。

要点三　利水渗湿药的适应范围

本类药物主要用于小便不利、水肿、泄泻、痰饮、淋证、黄疸、湿疮、带下、湿温等水湿所致的各种病证。

要点四　利水渗湿药的使用注意事项

本类药物易耗伤津液，阴亏津伤、肾虚遗精尿少者应慎用或忌用。

个别药物有较强的通利作用，孕妇应慎用。

要点五　利水渗湿药的分类

本类药物按药性、功效及主治病证不同分为利水消肿药、利尿通淋药、利湿退黄药三类。

要点六　各类利水渗湿药的性能特点

利水消肿药：性味多甘淡平或微寒。

利尿通淋药：性味多苦寒，或甘淡而寒。苦能降泄，寒能清热，善走下焦。

利湿退黄药：性味多苦寒，主入脾、胃、肝、胆经。苦寒能清泄湿热。

要点七　各类利水渗湿药的功效

利水消肿药：具有利水消肿作用。

利尿通淋药：具有利尿通淋作用。

利湿退黄药：具有利湿退黄作用。

要点八　各类利水渗湿药的适应范围

利水消肿药：主要适用于水湿内停之水肿、小便不利，以及泄泻、痰饮等证。

利尿通淋药：主要适用于小便短赤、热淋、血淋、石淋及膏淋等证。

利湿退黄药：主要适用于湿热黄疸、目黄、身黄、小便黄。部分药物还可用于湿疮痈肿等证。

细目二　利水消肿药

茯苓

【性能】甘、淡，平。归心、肺、脾、肾经。

【功效】利水渗湿，健脾，宁心。

【应用】①水肿。为利水消肿之要药。治寒热虚实各种水肿。②痰饮。③脾虚泄泻。④心悸，失眠。

【用法用量】煎服，10~15g。

薏苡仁

【性能】甘、淡，凉。归脾、胃、肺经。

【功效】利水渗湿，健脾止泻，除痹，排脓，解毒散结。

【应用】①水肿，小便不利，脚气。②脾虚泄泻。③湿痹拘挛。④肺痈，肠痈。⑤赘疣，癌肿。

【用法用量】煎服，9~30g。清利湿热宜生用，健脾止泻宜炒用。

【使用注意】孕妇慎用。

【鉴别用药】薏苡仁与茯苓二药，均能利水渗湿、健脾，同治水肿、小便不利及脾虚诸证。然茯苓性平，药力较强，凡水湿停滞及脾虚诸证无论寒热均宜。薏苡仁生用微寒，利水力虽不及茯苓，但兼清热，凡水湿停滞轻证或兼热者宜用；炒用寒性减而长于健脾止泻，治脾虚泄泻。茯苓又能宁心安神，治心脾两虚或水气凌心之心悸、失眠；薏苡仁生用又能清热除痹、排脓、解毒散结，治湿热痹痛或湿痹拘挛、肺痈、肠痈等。

猪苓

【性能】甘、淡，平。归肾、膀胱经。

【功效】利水，渗湿。

【应用】水肿，小便不利，泄泻。

【用法用量】煎服，6~12g。

泽泻

【性能】甘、淡，寒。归肾、膀胱经。

【功效】利水渗湿，泄热，化浊降脂。

【应用】①水肿，小便不利，泄泻。②淋证，遗精。③高脂血症。

【用法用量】煎服，6~10g。

冬瓜皮

【性能】甘，凉。归脾、小肠经。

【功效】利水消肿，清热解暑。

【应用】①水肿。②暑热证。

【用法用量】煎服，9~30g。

玉米须

【性能】甘、淡，平。归肾、肝、胆经。

【功效】利水消肿，利湿退黄。

【应用】①水肿。②黄疸。

【用法用量】煎服，15~30g，鲜者加倍。

香加皮

【性能】辛、苦，温；有毒。归肝、肾、心经。

【功效】利水消肿，祛风湿，强筋骨。

【应用】①水肿，小便不利。②风湿痹证。

【用法用量】煎服，3~6g。浸酒或入丸散，酌量。

【使用注意】本品有毒，内服不宜过量。

细目三　利尿通淋药

车前子

【性能】甘，寒。归肝、肾、肺、小肠经。

【功效】清热利尿通淋，渗湿止泻，明目，祛痰。

【应用】①淋证，水肿。②泄泻。③目赤肿痛，目暗昏花，翳障。④痰热咳嗽。

【用法用量】煎服，9~15g。宜包煎。

【使用注意】孕妇及肾虚精滑者慎用。

滑石

【性能】甘、淡，寒。归膀胱、肺、胃经。

【功效】利尿通淋，清热解暑；外用祛湿敛疮。

【应用】①热淋，石淋，尿热涩痛。②暑湿，湿温。③湿疮，湿疹，痱子。

【用法用量】煎服，10~20g。宜包煎。外用适量。

【使用注意】脾虚、热病伤津及孕妇慎用。

木通

【性能】苦，寒。归心、小肠、膀胱经。

【功效】利尿通淋，清心除烦，通经下乳。

【应用】①热淋涩痛，水肿。②口舌生疮，心烦尿赤。③经闭乳少。④湿热痹痛。

【用法用量】煎服，3~6g。

【使用注意】孕妇慎用。

通草

【性能】甘、淡，微寒。归肺、胃经。

【功效】清热利尿，通气下乳。

【应用】①淋证，水肿。②产后乳汁不下。

【用法用量】煎服，3~5g。

【使用注意】孕妇慎用。

瞿麦

【性能】苦，寒。归心、小肠经。

【功效】利尿通淋，活血通经。

【应用】①淋证。②闭经，月经不调。

【用法用量】煎服，9~15g。

【使用注意】孕妇慎用。

萹蓄

【性能】苦，微寒。归膀胱经。

【功效】利尿通淋，杀虫止痒。

【应用】①热淋，血淋。②虫证，湿疹，阴痒。

【用法用量】煎服，9~15g。鲜者加倍。外用适量。

地肤子

【性能】辛、苦，寒。归肾、膀胱经。

【功效】清热利湿，祛风止痒。

【应用】①淋证。②阴痒带下，风疹，湿疹。

【用法用量】煎服，9~15g。外用适量。

海金沙

【性能】甘、咸，寒。归膀胱、小肠经。

【功效】清利湿热，通淋止痛。

【应用】淋证。尤善止尿道疼痛。

【用法用量】煎服，6~15g。宜包煎。

石韦

【性能】甘、苦，微寒。归肺、膀胱经。

【功效】利尿通淋，清肺止咳，凉血止血。

【应用】①淋证。尤宜于血淋。②肺热咳喘。③血热出血。

【用法用量】煎服，6~12g。

冬葵子

【性能】甘、涩，凉。归大肠、小肠、膀胱经。

【功效】清热利尿，下乳，润肠。

【应用】①淋证。②乳汁不通、乳房胀痛。③便秘。

【用法用量】煎服，3~9g。

【使用注意】本品寒润滑利，脾虚便溏者与孕妇慎用。

灯心草

【性能】甘、淡，微寒。归心、肺、小肠经。

【功效】利小便，清心火。

【应用】①淋证。②心烦失眠，口舌生疮。

【用法用量】煎服，1~3g。外用适量。

萆薢

【性能】苦，平。归肾、胃经。

【功效】利湿去浊，祛风除痹。

【应用】①膏淋，白浊。为治膏淋要药。②风湿痹痛。

【用法用量】煎服，9~15g。

【使用注意】肾阴亏虚，遗精滑泄者慎用。

细目四　利湿退黄药

茵陈

【性能】苦、辛，微寒。归脾、胃、肝、胆经。

【功效】清利湿热，利胆退黄。

【应用】①黄疸。为治黄疸之要药。②湿疹瘙痒。

【用法用量】煎服，6~15g。外用适量。

【使用注意】蓄血发黄者及血虚萎黄者慎用。

金钱草

【性能】甘、咸，微寒。归肝、胆、肾、膀胱经。

【功效】利湿退黄，利尿通淋，解毒消肿。

【应用】①湿热黄疸。②石淋，热淋。尤宜于治疗石淋。③痈肿疔疮、毒蛇咬伤。

【用法用量】煎服，15~60g，鲜品加倍。外用适量。

虎杖

【性能】微苦，微寒。归肝、胆、肺经。

【功效】利湿退黄，清热解毒，散瘀止痛，化痰止咳。

【应用】①湿热黄疸，淋浊，带下。②水火烫伤，痈肿疮毒，毒蛇咬伤。③经闭，癥瘕，跌打损伤。④肺热咳嗽。⑤热结便秘。有泻热通便作用。

【用法用量】煎服，9~15g。外用适量。

【使用注意】孕妇慎用。

垂盆草

【性能】甘、淡，凉。归肝、胆、小肠经。

【功效】利湿退黄，清热解毒。

【应用】①黄疸。②痈肿疮疡，喉痛，蛇伤，烫伤。

【用法用量】煎服，15~30g。

第十二单元　温　里　药

细目一　概　述

要点一　温里药的性能特点

本类药物多味辛性温热。

要点二　温里药的功效

本类药物具有温里散寒、温经止痛作用，个别药物尚能助阳、回阳。

要点三　温里药的适应范围

本类药物主要适用于里寒证，个别药物还可用于治疗虚寒证、亡阳证。

要点四　温里药的使用注意事项

1. 本类药物多辛热燥烈，易耗阴动火，故天气炎热时或素体火旺者应减少用量。

2. 热伏于里、热深厥深、真热假寒证禁用。

3. 凡实热证、阴虚火旺、津血亏虚者忌用。

4. 孕妇慎用。

细目二　具 体 药 物

附子

【性能】辛、甘，大热；有毒。归心、肾、脾经。

【功效】回阳救逆，补火助阳，散寒止痛。

【应用】①亡阳证。为"回阳救逆第一品药"。②阳虚证。③寒痹证。

【用法用量】煎服，3~15g。本品有毒，宜先煎、久煎至口尝无麻辣感为度。

【使用注意】孕妇及阴虚阳亢者忌用。不宜与半夏、瓜蒌、瓜蒌子、瓜蒌皮、天花粉、川贝母、浙贝母、平贝母、伊贝母、湖北贝母、白蔹、白及同用。生品外用，内服须炮制。

干姜

【性能】辛，热。归脾、胃、肾、心、肺经。

【功效】温中散寒，回阳通脉，温肺化饮。

【应用】①腹痛，呕吐，泄泻。为温暖中焦之主药。②亡阳证。③寒饮喘咳。

【用法用量】煎服，3~10g。

【使用注意】本品辛热燥烈，阴虚内热、血热妄行者忌用，孕妇慎用。

【鉴别用药】附子与干姜二药，均善回阳、散寒止痛，同治亡阳欲脱、脾肾阳虚、外寒直中、寒湿痹痛等。但附子有毒力强，为回阳救逆第一要药，为治亡阳证之首选药；又善补火助阳，治命门火衰阳痿、宫冷、遗尿、尿频，以及阳虚水肿、外感、自汗、胸痹痛等。干姜则无毒力弱兼通脉，治亡阳须配附子方效；又长于温脾阳，善治脾阳不足之脘腹冷痛、吐泻；还能温肺化饮，治寒饮咳喘。

肉桂

【性能】辛、甘，大热。归肾、脾、心、肝经。

【功效】补火助阳，散寒止痛，温通经脉，引火归原。

【应用】①阳痿，宫冷。②腹痛，寒疝。善除痼冷沉寒。③腰痛，胸痹，阴疽，闭经，痛经。④虚阳上浮诸症。⑤气血虚衰证。有鼓舞气血生长之效。

【用法用量】煎服，1~5g，宜后下或焗服；研末冲服，每次1~2g。

【使用注意】阴虚火旺、里有实热、血热妄行出血及孕妇忌用。不宜与赤石脂同用。

【鉴别用药】附子与肉桂二药，既善补火助阳，治肾阳虚衰或脾肾阳虚所致的诸证；又善散寒止痛，治寒邪直中、寒湿痹痛、胸痹冷痛等证。但附子有毒力强，又善回阳救逆，治亡阳欲脱及阳虚自汗、阳虚外感等。肉桂则无毒力缓，虽不能回阳救逆，但长于引火归原，益阳消阴，治下元虚衰、虚阳上浮所致诸证；又入血分，善温经通脉，治经寒血滞痛经、经闭，以及寒疝腹痛、阴疽流注等。

吴茱萸

【性能】辛、苦,热;有小毒。归肝、脾、胃、肾经。

【功效】散寒止痛,降逆止呕,助阳止泻。

【应用】①寒凝疼痛。为治肝寒气滞诸痛之主药。②胃寒呕吐。③虚寒泄泻。

【用法用量】煎服,2~5g。外用适量。

【使用注意】阴虚有热者忌服。

小茴香

【性能】辛,温。归肝、肾、脾、胃经。

【功效】散寒止痛,理气和胃。

【应用】①寒疝腹痛,睾丸偏坠胀痛,少腹冷痛,痛经。②中焦虚寒气滞证。

【用法用量】煎服,3~6g。外用适量。

【使用注意】阴虚火旺者慎用。

丁香

【性能】辛,温。归脾、胃、肺、肾经。

【功效】温中降逆,散寒止痛,温肾助阳。

【应用】①胃寒呕吐、呃逆。为治胃寒呕逆之要药。②脘腹冷痛。③阳痿,宫冷。

【用法用量】煎服,1~3g。外用适量。

【使用注意】热证及阴虚内热者忌用。不宜与郁金同用。

高良姜

【性能】辛,热。归脾、胃经。

【功效】散寒止痛,温中止呕。

【应用】①胃寒冷痛。②胃寒呕吐。

【用法用量】煎服,3~6g。

花椒

【性能】辛、温。归脾、胃、肾经。

【功效】温中止痛,杀虫止痒。

【应用】①中寒腹痛,寒湿吐泻。②虫积腹痛,湿疹,阴痒。

【用法用量】煎服,3~6g。外用适量,煎汤熏洗。

第十三单元　理　气　药

细目一　概　述

要点一　理气药的性能特点

本类药物味多辛苦芳香，性多温，主归脾、胃、肝、肺经，善于行散或泄降。

要点二　理气药的功效

本类药物能理气健脾、疏肝解郁、理气宽胸、行气止痛、破气散结。

要点三　理气药的适应范围

本类药物主要适用于脾胃气滞之脘腹胀痛、嗳气吞酸、恶心呕吐、腹泻或便秘等；肝气郁滞之胁肋胀痛、抑郁不乐、疝气疼痛、乳房胀痛、月经不调等；肺气壅滞之胸闷胸痛、咳嗽气喘等证。

要点四　理气药的使用注意事项

本类药物性多辛温香燥，易耗气伤阴，故气阴不足者慎用。

细目二　具体药物

陈皮

【性能】辛、苦，温。归脾、肺经。

【功效】理气健脾，燥湿化痰。

【应用】①脾胃气滞证。②呕吐、呃逆证。③湿痰、寒痰咳嗽。为治痰之要药。④胸痹。

【用法用量】煎服，3~10g。

青皮

【性能】苦、辛，温。归肝、胆、胃经。

【功效】疏肝破气，消积化滞。

【应用】①肝郁气滞证。②气滞脘腹疼痛。③食积腹痛。④癥瘕积聚，久疟痞块。

【用法用量】煎服，3~10g。醋炙疏肝止痛力强。

【鉴别用药】陈皮与青皮二药，均可行气消积化滞，同治食积停滞、脘腹胀痛及呕吐食少等症。但陈皮质轻力缓，温和不峻，主理脾肺气滞；又燥湿化痰，治咳嗽痰多、胸闷不畅、湿浊中阻之胸闷腹胀和肝气乘脾、腹痛泄泻。青皮质重沉降，下行力猛，主疏肝破气；又善散结止痛，治肝郁胸胁胀痛、乳房胀痛或结块、乳痈、疝气肿痛、癥瘕积聚、久疟癖块。

枳实

【性能】苦、辛、酸，微寒。归脾、胃经。

【功效】破气消积，化痰散痞。

【应用】①胃肠积滞，湿热泻痢。②胸痹、结胸。③气滞胸胁疼痛。④产后腹痛。⑤胃扩张、胃下垂、子宫脱垂、脱肛等脏器下垂病证。

【用法用量】煎服，3~10g，大剂量可用30g。炒后性平和。

【使用注意】孕妇慎用。

木香

【性能】辛、苦，温。归脾、胃、大肠、胆、三焦经。

【功效】行气止痛，健脾消食。

【应用】①脾胃气滞证。②泻痢里急后重。③腹痛胁痛，黄疸，疝气疼痛。④胸痹。

此外，本品气芳香，能醒脾开胃，故在补益方剂中用之，能减轻补益药的腻胃和滞气之弊，有助于消化吸收。

【用法用量】煎服，3~6g。生用行气力强；煨用行气力缓而实肠止泻，用于泄泻腹痛。

沉香

【性能】辛、苦，微温。归脾、胃、肾经。

【功效】行气止痛，温中止呕，纳气平喘。

【应用】①胸腹胀痛。②胃寒呕吐。③虚喘证。

【用法用量】煎服，1~5g，宜后下；或磨汁冲服。

檀香

【性能】辛，温。归脾、胃、心、肺经。

【功效】行气温中，开胃止痛。

【应用】胸腹寒凝气滞。

【用法用量】煎服，2~5g，宜后下。

【使用注意】阴虚火旺、实热吐衄者慎用。

川楝子

【性能】苦，寒；有小毒。归肝、小肠、膀胱经。

【功效】疏肝泄热，行气止痛，杀虫。

【应用】①肝郁化火所致诸痛证。②虫积腹痛。③头癣、秃疮。

【用法用量】煎服，5~10g。外用适量。炒用寒性减低。

【使用注意】不宜过量或持续服用，以免中毒。脾胃虚寒者慎用。

乌药

【性能】辛，温。归肺、脾、肾、膀胱经。

【功效】行气止痛，温肾散寒。

【应用】①寒凝气滞胸腹诸痛证。②尿频，遗尿。

【用法用量】煎服，6~10g。

荔枝核

【性能】甘、微苦，温。归肝、肾经。

【功效】行气散结，祛寒止痛。

【应用】①疝气痛，睾丸肿痛。②胃脘久痛，痛经，产后腹痛。

【用法用量】煎服，5~10g。或入丸散剂。

香附

【性能】辛、微苦、微甘，平。归肝、脾、三焦经。

【功效】疏肝解郁，调经止痛，理气宽中。

【应用】①肝郁气滞胁痛、腹痛。②月经不调，痛经，乳房胀痛。为妇科调经之要药。③气滞腹痛。

【用法用量】煎服，6~10g。醋炙止痛力增强。

佛手

【性能】辛、苦、酸，温。归肝、脾、胃、肺经。

【功效】疏肝理气，和胃止痛，燥湿化痰。

【应用】①肝郁胸胁胀痛。②气滞脘腹疼痛。③久咳痰多，胸闷作痛。

【用法用量】煎服，3~10g。

薤白

【性能】辛、苦，温。归肺、胃、大肠经。

【功效】通阳散结，行气导滞。

【应用】①胸痹证。为治胸痹之要药。②脘腹痞满胀痛，泻痢里急后重。

【用法用量】煎服，5~10g。

柿蒂

【性能】苦、涩，平。归胃经。

【功效】降气止呃。

【应用】呃逆证。为止呃要药。

【用法用量】煎服，5~10g。

大腹皮

【性能】辛，微温。归脾、胃、大肠、小肠经。

【功效】行气宽中，行水消肿。

【应用】①胃肠气滞，脘腹胀闷，大便不爽。②水肿胀满，脚气浮肿，小便不利。

【用法用量】煎服，5~10g。

第十四单元　消　食　药

细目一　概　述

要点一　消食药的性能特点

本类药物味多甘性平，主归脾、胃经。

要点二　消食药的功效

本类药物具有消食化积、健脾开胃、和中作用。

要点三　消食药的适应范围

本类药物主要适用于食积不化所致的脘腹胀满、嗳腐吞酸、恶心呕吐、不思饮食、大便失常及脾胃虚弱、消化不良等症。

要点四　消食药的使用注意事项

气虚无积滞者慎用。

细目二　具 体 药 物

山楂

【性能】酸、甘，微温。归脾、胃、肝经。

【功效】消食健胃，行气散瘀，化浊降脂。

【应用】①肉食积滞证。治各种饮食积滞，尤为消化油腻肉食积滞之要药。②泻痢腹痛，疝气痛。③瘀阻胸腹痛，痛经。④高脂血症，冠心病，高血压，细菌性痢疾等。

【用法用量】煎服，9~12g。生山楂、炒山楂多用于消食散瘀；焦山楂、山楂炭多用于止泻痢。

【使用注意】脾胃虚弱而无积滞者或胃酸分泌过多者均慎用。

神曲

【性能】甘、辛，温。归脾、胃经。

【功效】消食和胃。

【应用】饮食积滞证。此外，凡丸剂中有金石、贝壳类药物者，前人用本品为糊做丸以助消化。

【用法用量】煎服，6~15g。消食宜炒焦用。

麦芽

【性能】甘，平。归脾、胃经。

【功效】行气消食，健脾开胃，回乳消胀。

【应用】①米面薯芋食滞证。②断乳，乳房胀痛。③肝气郁滞或肝胃不和之胁痛、脘腹痛等。

【用法用量】煎服，10~15g。生麦芽多用于健脾和胃，疏肝行气；炒麦芽多用于回乳消胀；焦麦芽多用于消食化滞。

【使用注意】哺乳期妇女不宜使用。

谷芽

【性能】甘，温。归脾、胃经。

【功效】消食和中，健脾开胃。

【应用】食积不消，腹胀口臭，脾胃虚弱，不饥食少。

【用法用量】煎服，9~15g。炒谷芽偏于消食；焦谷芽偏于化积滞。

莱菔子

【性能】辛、甘，平。归脾、胃、肺经。

【功效】消食除胀，降气化痰。

【应用】①食积气滞证。②咳喘痰多，胸闷食少。

【用法用量】煎服，5~12g。生用吐风痰；炒用消食下气化痰。

【使用注意】气虚及无食积、痰滞者慎用。

【鉴别用药】莱菔子、山楂二药的共同功效为消食化积，主治食积证。但山楂长于消积化滞，主治肉食积滞；而莱菔子尤善消食行气消胀，主治食积气滞证。

鸡内金

【性能】甘，平。归脾、胃、小肠、膀胱经。

【功效】健胃消食,涩精止遗,通淋化石。

【应用】①饮食积滞,小儿疳积。广泛用于米面薯芋乳肉等各种食积证。②肾虚遗精、遗尿。③石淋证,胆结石。

【用法用量】煎服,3~10g;研末服,每次1.5~3g。研末服效果比煎剂好。

【使用注意】脾虚无积滞者慎用。

第十五单元　驱　虫　药

细目一　概　　述

要点一　驱虫药的性能特点

本类药物入脾、胃、大肠经，部分药物具有一定的毒性，对人体寄生虫，特别是肠道寄生虫有杀灭、麻痹或促排作用。

要点二　驱虫药的功效

本类药物具有杀虫或驱虫作用。

要点三　驱虫药的适应范围

本类药物主要适用于肠道寄生虫病，如蛔虫病、蛲虫病、绦虫病、钩虫病等。

要点四　驱虫药的使用注意事项

1. 本类药物一般应在空腹时服用，以使药物充分作用于虫体，而保证疗效。

2. 部分药有毒性，应用时应严格控制剂量，以免中毒。

3. 在发热或腹痛较剧时，宜先清热或止痛，待症状缓解后再使用驱虫药。

4. 孕妇及老弱患者应慎用。

细目二　具 体 药 物

使君子

【性能】甘，温。归脾、胃经。

【功效】杀虫，消积。

【应用】①蛔虫病，蛲虫病。为驱蛔要药。②小儿疳疾。

【用法用量】煎服，9~12g，捣碎。取仁炒香嚼服，6~9g。小儿每岁1~1.5粒，一日总量不超过20粒，空腹服用，每日1次，连用3天。

【使用注意】①本品大量服用可致呃逆、眩晕、呕吐等反应，故不宜超量服。②若与热茶同服，亦可引起呃逆，故服药时忌饮茶。

苦楝皮

【性能】苦，寒；有毒。归肝、脾、胃经。

【功效】杀虫，疗癣。

【应用】①蛔虫病，钩虫病，蛲虫病。②疥癣，湿疮。

【用法用量】煎服，3~6g。外用适量。

【使用注意】不宜过量或持续久服。孕妇、脾胃虚寒及肝肾功能不全者慎用。

槟榔

【性能】苦、辛，温。归胃、大肠经。

【功效】杀虫，消积，行气，利水，截疟。

【应用】①多种肠道寄生虫病。②食积气滞，泻痢后重。③水肿，脚气肿痛。④疟疾。

【用法用量】煎服，3~10g；驱绦虫、姜片虫30~60g。炒用力缓。

【使用注意】脾虚便溏或气虚下陷者忌用；孕妇慎用。

南瓜子

【性能】甘，平。归胃、大肠经。

【功效】杀虫。

【应用】①绦虫病。②血吸虫病。

【用法用量】研粉，60~120g，冷开水调服。

第十六单元　止　血　药

细目一　概　述

要点一　止血药的性能特点

本类药物虽性味各异,但均入血分,归心、肝、脾经。

要点二　止血药的功效

本类药物均能止血,分别具有凉血止血、化瘀止血、收涩止血及温经止血作用。

要点三　止血药的适应范围

本类药物主要适用于咳血、吐血、衄血、便血、尿血、崩漏、紫癜及创伤出血等。

要点四　止血药的使用注意事项

1. 出血过多而致气虚欲脱者,如单用止血药,则缓不济急,应急予大补元气之药,以挽救气脱危候。

2. “止血不留瘀”,这是运用止血药必须始终注意的问题。而凉血止血药和收敛止血药,易凉遏恋邪,有止血留瘀之弊,故出血兼有瘀滞者不宜单独使用。应酌加活血化瘀药,不能单纯止血,以免留瘀。

要点五　止血药的分类

止血药根据寒、温、散、敛之异,分为凉血止血药、温经止血药、化瘀止血药、收敛止血药四类。

要点六　各类止血药的性能特点

凉血止血药:性属寒凉,味多甘苦,善入血分而清泄血分之热。

化瘀止血药:既能止血,又能化瘀,具有止血而不留瘀的特点。

收敛止血药:大多味涩,或为炭类,或质黏,因性善收涩,故有留瘀恋邪之弊。

温经止血药:性属温热,主入脾经,能温内脏、益脾阳、固冲脉而统摄血液。

要点七　各类止血药的功效

凉血止血药:有凉血止血之功。

化瘀止血药:以化瘀止血为主,有的兼能消肿、止痛。

收敛止血药:有收敛止血作用。

温经止血药:有温经止血作用。

要点八　各类止血药的适应范围

凉血止血药:主要用于血热妄行引起的各种出血病证。

化瘀止血药:主要用于瘀血内阻,血不循经之出血病证,以及跌打损伤、经闭、瘀滞心腹疼痛等。

收敛止血药:广泛用于各种出血病证。

温经止血药:主要用于脾不统血、冲脉失固之虚寒性出血病证。

细目二　凉血止血药

小蓟

【性能】甘、苦,凉。归心、肝经。

【功效】凉血止血,散瘀解毒消痈。

【应用】①血热出血。尤善治尿血、血淋。②热毒疮痈。

【用法用量】煎服,5~12g。外用鲜品适量,捣敷患处。

大蓟

【性能】甘、苦,凉。归心、肝经。

【功效】凉血止血,散瘀解毒消痈。

【应用】①血热出血。②热毒痈肿。

【用法用量】煎服,9~15g。外用适量,捣敷患处。

【鉴别用药】大蓟、小蓟二药的共同功效为

凉血止血、散瘀、解毒消痈，主治血热出血诸证及热毒疮疡。然大蓟凉血止血、散瘀消痈力强，多用于吐血、咳血及崩漏下血；小蓟兼能利尿通淋，故以治血尿、血淋为佳，其散瘀、解毒消肿之力略逊于大蓟。

地榆

【性能】苦、酸、涩，微寒。归肝、大肠经。

【功效】凉血止血，解毒敛疮。

【应用】①血热出血。尤宜于下焦之便血、痔血、崩漏下血。②烫伤、湿疹、疮疡痈肿。为治水火烫伤之要药。

【用法用量】煎服，9~15g。外用适量。止血多炒炭用，解毒敛疮多生用。

【使用注意】本品性寒酸涩，凡虚寒性出血或有瘀者慎用。对于大面积烧伤患者，不宜使用地榆制剂外涂，以防其所含鞣质被大量吸收而引起中毒性肝炎。

槐花

【性能】苦，微寒。归肝、大肠经。

【功效】凉血止血，清肝泻火。

【应用】①血热出血。对下部血热所致的痔血、便血等最为适宜。②目赤头痛。

【用法用量】煎服，5~10g。外用适量。止血多炒炭用，清热泻火宜生用。

【使用注意】脾胃虚寒及阴虚发热而无实火者慎用。

【鉴别用药】地榆、槐花二药的共同功效为凉血止血，主治血热妄行之出血诸证，因其性下行，故以治下部出血证为宜。然地榆凉血之中兼能收涩，凡下部之血热出血，诸如便血、痔血、崩漏、血痢等皆宜；槐花无收涩之性，其止血功在大肠，故以治便血、痔血为佳。

侧柏叶

【性能】苦、涩，寒。归肺、肝、脾经。

【功效】凉血止血，化痰止咳，生发乌发。

【应用】①血热出血。为治各种出血病证之要药。②肺热咳嗽。③脱发、须发早白。

【用法用量】煎服，6~12g。外用适量。止血多炒炭用。

白茅根

【性能】甘，寒。归肺、胃、膀胱经。

【功效】凉血止血，清热利尿，清肺胃热。

【应用】①血热出血。②水肿，热淋，黄疸。③胃热呕吐，肺热咳喘。

【用法用量】煎服，9~30g。止血多炒炭用，清热利尿宜生用。

【鉴别用药】白茅根、芦根二药的共同功效为清肺胃热而利尿，主治肺热咳嗽、胃热呕吐和热淋涩痛。然白茅根偏入血分，以凉血止血见长；而芦根偏入气分，以清热生津为优。

苎麻根

【性能】甘，寒。归心、肝经。

【功效】凉血止血，安胎，清热解毒。

【应用】①血热出血。②胎动不安，胎漏下血。③热毒痈肿。

【用法用量】煎服，10~30g；鲜品30~60g，捣汁服。外用适量。

细目三 化瘀止血药

三七

【性能】甘、微苦，温。归肝、胃经。

【功效】散瘀止血，活血定痛。

【应用】①出血。有止血不留瘀、化瘀不伤正的特点。②跌打损伤，瘀血肿痛。③虚损劳伤。

【用法用量】多研末吞服，1~3g；煎服，3~9g，亦入丸散。外用适量。

【使用注意】孕妇慎用。阴虚血热之出血不宜单用。

茜草

【性能】苦，寒。归肝经。

【功效】凉血，祛瘀，止血，通经。

【应用】①出血。②血瘀经闭、跌打损伤，风湿痹痛。

【用法用量】煎服，6~10g。亦入丸散。止血炒炭用，活血通经生用或酒炒用。

蒲黄

【性能】甘，平。归肝、心包经。

【功效】止血，化瘀，利尿通淋。

【应用】①出血。②瘀血痛证。③血淋尿血。

【用法用量】煎服，5~10g，包煎。外用适量，研末外掺或调敷。止血多炒用，化瘀、利尿多生用。

【使用注意】生蒲黄有收缩子宫作用，故孕妇忌服。

花蕊石

【性能】酸、涩,平。归肝经。

【功效】化瘀止血。

【应用】①出血。②跌仆伤痛。

【用法用量】多研末服,4.5~9g。外用适量。

【使用注意】孕妇慎用。

降香

【性能】辛,温。归肝、脾经。

【功效】化瘀止血,理气止痛。

【应用】①出血。②胸胁疼痛、跌损瘀痛。③呕吐腹痛。

【用法用量】煎服,9~15g,宜后下。外用适量,研末外敷。

细目四　收敛止血药

白及

【性能】苦、甘、涩,寒。归肺、胃、肝经。

【功效】收敛止血,消肿生肌。

【应用】①出血。尤多用于肺胃出血之证。②痈肿疮疡,手足皲裂,水火烫伤。

【用法用量】煎服,6~15g;研末吞服,每次3~6g。外用适量。

【使用注意】不宜与川乌、制川乌、草乌、制草乌、附子同用。

仙鹤草

【性能】苦、涩,平。归心、肝经。

【功效】收敛止血,止痢,截疟,补虚,解毒。

【应用】①出血。②腹泻、痢疾。③疟疾寒热。④脱力劳伤。⑤疮疖痈肿,阴痒带下。

【用法用量】煎服,6~12g,大剂量可用至30~60g。外用适量。

棕榈炭

【性能】苦、涩,平。归肝、肺、大肠经。

【功效】收敛止血。

【应用】出血。为收敛止血之要药,尤多用于崩漏。此外,能止泻止带,用于久泻久痢,妇人带下。

【用法用量】煎服,3~9g。

【使用注意】出血兼有瘀滞、湿热下痢初起者慎用。

血余炭

【性能】苦,平。归肝、胃经。

【功效】收敛止血,化瘀,利尿。

【应用】①出血。②小便不利。

【用法用量】煎服,5~10g。外用适量。

藕节

【性能】甘、涩,平。归肝、肺、胃经。

【功效】收敛止血,化瘀。

【应用】出血。

【用法用量】煎服,9~15g,大剂量可用至30g;鲜品30~60g,捣汁饮用。亦可入丸、散。

细目五　温经止血药

艾叶

【性能】辛、苦,温;有小毒。归肝、脾、肾经。

【功效】温经止血,散寒止痛,调经,安胎;外用可祛湿止痒。

【应用】①出血。尤宜于崩漏。②月经不调,痛经。为治妇科下焦虚寒或寒客胞宫之要药。③胎动不安。为妇科安胎之要药。④皮肤瘙痒。

【用法用量】煎服,3~9g。外用适量。

炮姜

【性能】辛,热。归脾、胃、肾经。

【功效】温经止血,温中止痛。

【应用】①出血。②腹痛、腹泻。

【用法用量】煎服,3~9g。

【鉴别用药】生姜、干姜与炮姜三药的共同功效为温中散寒,主治脾胃寒证。然生姜长于散表寒,为呕家之圣药;干姜偏于祛里寒,为温中散寒之要药;炮姜善走血分,长于温经止血。

第十七单元　活血化瘀药

细目一　概　　述

要点一　活血化瘀药的性能特点

本类药物味多辛、苦、温，主入心、肝二经，入血分。

要点二　活血化瘀药的功效

本类药物善活血化瘀，并通过活血化瘀作用而产生多种不同的功效，包括活血止痛、活血调经、活血消肿、活血疗伤、活血消痈、破血消癥等。

要点三　活血化瘀药的适应范围

本类药物主要适用于血液运行不畅、瘀血阻滞血脉所引起的多种疾病，主治范围很广，遍及内、外、妇、儿、伤等各科。如内科的胸、腹、头痛，痛如针刺，痛有定处，体内的癥瘕积聚，中风不遂，肢体麻木以及关节痹痛日久；伤科的跌仆损伤，瘀肿疼痛；外科的疮疡肿痛；妇科的月经不调、经闭、痛经、产后腹痛等。

要点四　活血化瘀药的使用注意事项

本类药物行散力强，易耗血动血，不宜用于妇女月经过多以及其他出血证无瘀血现象者；对于孕妇尤当慎用或忌用。

要点五　活血化瘀药的分类

本类药物按其作用特点和临床应用的侧重点，分为活血止痛药、活血调经药、活血疗伤药及破血消癥药四类。

要点六　各类活血化瘀药的性能特点

活血止痛药：多具辛味，辛散善行，既入血分，又入气分，活血每兼行气。

活血调经药：大多辛散苦泄，主归肝经血分，尤善通畅血脉而调经水。

活血疗伤药：味多辛苦咸，主归肝、肾经。

破血消癥药：味多辛苦，虫类药居多，兼有咸味，入归肝经血分，药性峻猛，走而不守。

要点七　各类活血化瘀药的功效

活血止痛药：有良好的活血止痛作用。

活血调经药：有活血散瘀之功，尤善通畅血脉而调经水。

活血疗伤药：有活血化瘀、消肿止痛、续筋接骨、止血生肌敛疮等作用。

破血消癥药：有破血逐瘀、消癥散积作用。

要点八　各类活血化瘀药的适应范围

活血止痛药：主要适用于气血瘀滞所致的各种痛证，如头痛、胸胁痛、心腹痛、痛经、产后腹痛、肢体疼痛、跌打损伤之瘀痛等，也可用于其他瘀血病证。

活血调经药：主治血行不畅所致的月经不调、痛经、经闭及产后瘀滞腹痛，亦常用于瘀血痛证、癥瘕、跌打损伤、疮痈肿毒。

活血疗伤药：主要适用于跌打损伤、瘀肿疼痛、骨折筋损、金疮出血等伤科疾患。

破血消癥药：主要适用于瘀血时间长、程度重的癥瘕积聚，以及血瘀经闭、瘀肿疼痛、偏瘫等证。

细目二　活血止痛药

川芎

【性能】辛，温。归肝、胆、心包经。

【功效】活血行气，祛风止痛。

【应用】①血瘀气滞痛证。为“血中之气药”。为妇科要药。②头痛，风湿痹痛。为治头痛要药。

【用法用量】煎服,3~10g。

【使用注意】阴虚阳亢之头痛,阴虚火旺、多汗、热盛及无瘀之出血证者不宜使用。孕妇慎用。

延胡索

【性能】辛、苦,温。归肝、脾经。

【功效】活血,行气,止痛。

【应用】气血瘀滞之痛证。能“行血中之气滞,气中血滞,故专治一身上下诸痛”。

【用法用量】煎服,3~10g;研末吞服,每次1.5~3g。醋制可增强止痛作用。

郁金

【性能】辛、苦,寒。归肝、心、肺经。

【功效】活血止痛,行气解郁,清心凉血,利胆退黄。

【应用】①气滞血瘀痛证。②热病神昏,癫痫痰闭。③热迫血行之吐血、衄血、倒经、尿血、血淋。④肝胆湿热黄疸、胆石症。

【用法用量】煎服,3~10g。

【使用注意】不宜与丁香、母丁香同用。

【鉴别用药】香附与郁金二药,均可疏肝解郁,同治肝郁气滞证。然香附药性偏温,专入气分,善疏肝行气、调经止痛,长于治疗肝郁气滞之月经不调。郁金药性偏寒,既入血分,又入气分,善活血止痛、行气解郁,长于治疗肝郁气滞血瘀之痛证。此外,还有清心凉血、利胆退黄之功。

姜黄

【性能】辛、苦,温。归脾、肝经。

【功效】破血行气,通经止痛。

【应用】①气滞血瘀痛证。②风湿肩臂痹痛。尤长于行肢臂而除痹痛。

【用法用量】煎服,3~10g。外用适量。

【使用注意】血虚无气滞血瘀者及孕妇慎用。

【鉴别用药】郁金与姜黄二药,均可活血散瘀、行气止痛,同治气滞血瘀证。然姜黄辛温行散,祛瘀力强,以治寒凝气滞血瘀之证为宜,且可祛风通痹而用于风湿痹痛。郁金苦寒降泄,行气力强,以治血热瘀滞之证为宜,又能利胆退黄,清心凉血,用于湿热黄疸、热病神昏、血热出血等证。

乳香

【性能】辛、苦,温。归心、肝、脾经。

【功效】活血定痛,消肿生肌。

【应用】①跌打损伤,疮疡痈肿。为伤科要药。②气滞血瘀痛证。

【用法用量】煎汤或入丸、散,3~5g,宜炒去油用。外用适量,研末调敷。

【使用注意】孕妇及胃弱者慎用。

没药

【性能】辛、苦,平。归心、肝、脾经。

【功效】散瘀定痛,消肿生肌。

【应用】与乳香相似。常与乳香相须为用。

【用法用量】3~5g,炮制去油,多入丸散用。外用适量。

【使用注意】同乳香。

五灵脂

【性能】苦、咸、甘,温。归肝经。

【功效】活血止痛,化瘀止血。

【应用】①瘀血阻滞痛证。为治疗瘀滞疼痛之要药。②瘀血阻滞出血证。

【用法用量】煎服,3~10g,宜包煎。

【使用注意】血虚无瘀及孕妇慎用。“十九畏”认为人参畏五灵脂,一般不宜同用。

细目三　活血调经药

丹参

【性能】苦,微寒。归心、肝经。

【功效】活血祛瘀,通经止痛,凉血消痈,清心除烦。

【应用】①月经不调,闭经痛经,产后瘀滞腹痛。②血瘀胸痹心痛,脘腹疼痛,癥瘕积聚,跌打损伤,风湿痹证。③疮痈肿毒。④热病烦躁神昏及心悸失眠。

【用法用量】煎服,10~15g。活血化瘀宜酒炙用。

【使用注意】不宜与藜芦同用。

【鉴别用药】川芎与丹参二药,均能活血行瘀止痛,同治妇科月经不调、经闭、痛经、癥瘕、产后瘀阻,内科胸痹、心痛、脘腹痛,外科痈肿疮毒,伤科跌打损伤等血滞证。然丹参微寒,又善凉血,故宜于血瘀血热之妇、内、外、伤科诸证,并治肝脾肿大、风湿热痹,还能清心,无论外感或内伤之血热心烦不眠均可使用。川芎则性温味辛，又能行气散风寒，故宜于血瘀有寒或又兼气滞之妇、内、外、伤科诸证，并治肝郁气滞胁痛、各种头痛、风寒湿痹等。

红花

【性能】辛，温。归心、肝经。

【功效】活血通经，散瘀止痛。

【应用】①血滞经闭、痛经，产后瘀滞腹痛。②癥瘕积聚。③胸痹心痛，血瘀腹痛、胁痛。④跌打损伤，瘀滞肿痛。⑤瘀滞斑疹色暗。

【用法用量】煎服，3~10g。外用适量。

【使用注意】孕妇及有出血倾向者慎用。

桃仁

【性能】苦、甘，平。归肝、心包、大肠经。

【功效】活血祛瘀，润肠通便，止咳平喘。

【应用】①瘀血阻滞诸证。②肺痈，肠痈。③肠燥便秘。④咳嗽气喘。

【用法用量】煎服，5~10g，捣碎用。

【使用注意】孕妇及便溏者慎用。

【鉴别用药】红花与桃仁均具活血化瘀之功，同治妇科血滞经闭、痛经、癥瘕积聚、产后瘀阻腹痛，内科胸痛、心痛，以及伤科跌打瘀痛。然桃仁性平，甘苦润降，破瘀生新为长；又能润肠通便，治肠痈、肺痈、肠燥便秘；还能止咳平喘，治咳嗽气喘。红花性温，辛散温通，又能化斑消肿，治痈肿疮毒、脱疽、斑疹。

益母草

【性能】苦、辛，微寒。归肝、心包、膀胱经。

【功效】活血调经，利尿消肿，清热解毒。

【应用】①血滞经闭、痛经、经行不畅、产后恶露不尽、瘀滞腹痛。为妇产科要药。②水肿，小便不利。尤宜于水瘀互结的水肿。③跌打损伤，疮痈肿毒，皮肤瘾疹。

【用法用量】煎服，9~30g；鲜品12~40g；或熬膏，入丸剂。外用适量，捣敷或煎汤外洗。

【使用注意】孕妇慎用。

泽兰

【性能】苦、辛，微温。归肝、脾经。

【功效】活血调经，祛瘀消痈，利水消肿。

【应用】①血瘀经闭、痛经，产后瘀滞腹痛。②跌打损伤，瘀肿疼痛及疮痈肿毒。③水肿、腹水。

【用法用量】煎服，6~12g。外用适量。

【使用注意】血虚及无瘀滞者慎用。

牛膝

【性能】苦、甘、酸，平。归肝、肾经。

【功效】逐瘀通经，补肝肾，强筋骨，利尿通淋，引血下行。

【应用】①瘀血阻滞之经闭、痛经、经行腹痛、胞衣不下及跌仆伤痛。②腰膝酸痛、下肢痿软。③淋证、水肿、小便不利。④阴虚阳亢之头痛、眩晕，胃火上炎之齿痛、口舌生疮，气火上逆，迫血妄行之吐血、衄血。

【用法用量】煎服，5~12g。活血通经、利水通淋、引火(血)下行宜生用；补肝肾、强筋骨宜酒炙用。

【使用注意】孕妇及月经过多者慎用。中气下陷、脾虚泄泻，下元不固、多梦遗精者慎用。

鸡血藤

【性能】苦、甘，温。归肝、肾经。

【功效】活血补血，调经止痛，舒筋活络。

【应用】①月经不调、痛经、闭经。②风湿痹痛，手足麻木，肢体瘫痪及血虚萎黄。

【用法用量】煎服，9~15g。或浸酒服，或熬膏服。

王不留行

【性能】苦、平。归肝、胃经。

【功效】活血通经，下乳消肿，利尿通淋。

【应用】①血瘀经闭、痛经、难产。②产后乳汁不下，乳痈肿痛。③热淋、血淋、石淋。

【用法用量】煎服，5~10g。外用适量。

【使用注意】孕妇慎用。

凌霄花

【性能】甘、酸，寒。归肝、心包经。

【功效】活血通经，凉血祛风。

【应用】①血瘀经闭、癥瘕积聚、产后乳肿及跌打损伤。②风疹、皮癣、皮肤瘙痒、痤疮。

【用法用量】煎服，5~9g。外用适量。

【使用注意】孕妇慎用。

细目四 活血疗伤药

土鳖虫

【性能】咸，寒；有小毒。归肝经。

【功效】破血逐瘀，续筋接骨。

【应用】①跌打损伤，筋伤骨折，瘀肿疼痛。

②血瘀经闭,产后瘀滞腹痛,癥瘕痞块。

【用法用量】煎服,3~10g。

【使用注意】孕妇禁用。

马钱子

【性能】苦,温;有大毒。归肝、脾经。

【功效】散结消肿,通络止痛。

【应用】①跌打损伤,骨折肿痛。②痈疽疮毒,咽喉肿痛。③风湿顽痹,麻木瘫痪。

【用法用量】0.3~0.6g,炮制后入丸散用。外用适量。

【使用注意】内服不宜生用及多服久服。本品所含有毒成分能被皮肤吸收,故外用亦不宜大面积涂敷。孕妇禁用,体虚者忌用,运动员慎用。

自然铜

【性能】辛,平。归肝经。

【功效】散瘀止痛,续筋接骨。

【应用】跌打损伤,骨折筋断,瘀肿疼痛。长于促进骨折的愈合,为伤科要药。

【用法用量】3~9g。多入丸散服,若入煎剂宜先煎。外用适量。

【使用注意】不宜久服。孕妇慎用。

苏木

【性能】甘、咸,平。归心、肝、脾经。

【功效】活血,祛瘀,消肿止痛。

【应用】①跌打损伤,骨折筋伤,瘀滞肿痛。②血滞经闭,产后瘀阻腹痛,痛经,心腹疼痛,痈肿疮毒。

【用法用量】煎服,3~9g。外用适量。

【使用注意】月经过多者和孕妇慎用。

骨碎补

【性能】苦,温。归肝、肾经。

【功效】疗伤止痛,补肾强骨。外用消风祛斑。

【应用】①跌打损伤或创伤,筋骨损伤,瘀滞肿痛。为伤科要药。②肾虚腰痛脚弱,耳鸣耳聋,牙痛,久泻。③外治斑秃、白癜风。

【用法用量】煎服,3~9g。外用适量,研末调敷或鲜品捣敷,亦可浸酒擦患处。

【使用注意】孕妇及阴虚火旺、血虚风燥者慎用。

血竭

【性能】甘、咸,平。归心、肝经。

【功效】活血定痛,化瘀止血,生肌敛疮。

【应用】①跌打损伤,瘀滞心腹疼痛。②外伤出血。③疮疡不敛。

【用法用量】内服多入丸、散,研末服,每次1~2g。外用研末撒或入膏药用。

【使用注意】孕妇及月经期忌用。

刘寄奴

【性能】苦,温。归心、肝、脾经。

【功效】散瘀止痛,疗伤止血,破血通经,消食化积。

【应用】①跌打损伤,肿痛出血。②血瘀经闭,产后瘀滞腹痛。③食积腹痛,赤白痢疾。

【用法用量】煎服,3~10g。外用适量。

【使用注意】孕妇慎用。

细目五　破血消癥药

莪术

【性能】辛、苦,温。归肝、脾经。

【功效】行气破血,消积止痛。

【应用】①癥瘕积聚,经闭,心腹瘀痛。②食积脘腹胀痛。③跌打损伤,瘀肿疼痛。

【用法用量】煎服,6~9g。醋制后可加强祛瘀止痛作用。外用适量。

【使用注意】孕妇及月经过多者禁用。

三棱

【性能】辛、苦,平。归肝、脾经。

【功效】破血行气,消积止痛。

【应用】与莪术基本相同,常相须为用。

【用法用量】煎服,5~10g。醋制后可加强祛瘀止痛作用。

【使用注意】孕妇及月经过多者禁用。不宜与芒硝、玄明粉同用。

水蛭

【性能】咸、苦,平;有小毒。归肝经。

【功效】破血通经,逐瘀消癥。

【应用】①血瘀经闭,癥瘕积聚。②中风偏瘫,跌打损伤,心腹疼痛。

【用法用量】煎服,1~3g;研末服,0.3~0.5g。以入丸散或研末服为宜。或以鲜活者放置于瘀肿局部吸血消肿。

【使用注意】孕妇及月经过多者禁用。

斑蝥

【性能】辛,热;有大毒。归肝、肾、胃经。

【功效】破血逐瘀,散结消癥,攻毒蚀疮。

【应用】①癥瘕、经闭。②痈疽恶疮，顽癣，瘰疬，痈疽不溃，恶疮死肌。

此外，外敷有发疱作用，可做发疱疗法以治多种疾病，如面瘫、风湿痹痛等。

【用法用量】内服炮制后多入丸散，0.03~0.06g。外用适量，研末敷贴，或酒、醋浸涂，或做发疱用。内服需以糯米同炒，或配青黛、丹参以缓其毒。

【使用注意】本品有大毒，内服宜慎，应严格掌握剂量，体弱忌用，孕妇禁用。外用对皮肤、黏膜有很强的刺激作用，能引起皮肤发红、灼热、起疱甚至腐烂，故不宜久敷和大面积使用。

穿山甲

【性能】咸，微寒。归肝、胃经。

【功效】活血消癥，搜风通络，通经下乳，消肿排脓。

【应用】①血滞癥瘕，经闭。②风湿痹痛，中风瘫痪。③产后乳汁不下。为治疗产后乳汁不下之要药。④痈肿疮毒，瘰疬。为治疗疮疡肿痛之要药。

【用法用量】煎服，5~10g，一般炮制后用。

【使用注意】孕妇慎用。痈肿已溃者忌用。

第十八单元　化痰止咳平喘药

细目一　概　　述

要点一　化痰止咳平喘药的性能特点

本类药物或辛或苦，或温或凉，多入肺经，辛开苦降，温以散寒，凉可清热。

要点二　化痰止咳平喘药的功效

本类药物具有宣降肺气、化痰止咳、降气平喘之功。

要点三　化痰止咳平喘药的适应范围

化痰药主治痰证。痰的病证甚多：如痰阻于肺之咳喘痰多；痰蒙心窍之昏厥、癫痫；痰蒙清阳之眩晕；痰扰心神之睡眠不安；肝风夹痰之中风、惊厥；痰阻经络之肢体麻木、半身不遂、口眼㖞斜；痰火互结之瘰疬、瘿瘤；痰凝肌肉，流注骨节之阴疽流注等。止咳平喘药用于外感、内伤所致的各种咳嗽和喘息。

要点四　化痰止咳平喘者的使用注意事项

1. 刺激性较强的化痰药，不宜用于咳嗽兼有出血倾向者，以免加重出血。

2. 麻疹初起兼有表证之咳嗽，应以疏解清宣为主，不可单用止咳药，忌用温燥及具有收敛之性的止咳药，以免影响麻疹透发。

要点五　化痰止咳平喘药的分类

本类药物根据药性、功能及临床应用的不同，分为温化寒痰药、清化热痰药、止咳平喘药三类。

要点六　各类化痰止咳平喘药的性能特点

温化寒痰药：多辛苦，性多温燥，主归肺、脾、肝经。

清化热痰药：多寒凉，部分药物质润，兼能润燥；部分药物味咸，兼能软坚散结。

止咳平喘药：主入肺经，味或辛或苦或甘，性或温或寒，由于药物性味不同，质地润燥有异，其止咳平喘的机理也各不一样。

要点七　各类化痰止咳平喘药的功效

温化寒痰药：有温肺祛寒、燥湿化痰作用，有的兼能消肿止痛。

清化热痰药：有清化热痰之功，兼能润燥化痰，软坚散结。

止咳平喘药：有宣降止咳、清肺止咳、润肺止咳、降肺止咳、敛肺止咳及化痰止咳之功。

要点八　各类化痰止咳平喘药的适应范围

温化寒痰药：主要适用于寒痰、湿痰证，如咳嗽气喘、痰多色白，以及由寒痰、湿痰所致的眩晕、肢体麻木、阴疽流注等。

清化热痰药：主要适用于热痰、燥痰证，如咳嗽气喘、痰黄质稠或干咳少痰、痰稠难咯、唇舌干燥，以及痰热癫痫、中风惊厥、瘿瘤、痰火瘰疬等。

止咳平喘药：主要适用于外感或内伤所致的咳喘、痰多，或痰饮喘息。

细目二　温化寒痰药

半夏

【性能】辛，温；有毒。归脾、胃、肺经。

【功效】燥湿化痰，降逆止呕，消痞散结。外用消肿止痛。

【应用】①湿痰，寒痰证。为燥湿化痰、温化寒痰之要药。②呕吐。为止呕要药，尤宜于痰饮或胃寒呕吐。③心下痞，胸痹，结胸，梅核气。④瘿瘤，痰核，痈疽肿毒及毒蛇咬伤。

【用法用量】煎服，3~9g，一般宜制过用。炮制品中姜半夏长于降逆止呕；法半夏长于燥湿且温性较弱；半夏曲则有化痰消食之功；竹沥半夏能清化热痰，主治热痰、风痰之证。外用适量。

【使用注意】不宜与川乌、制川乌、草乌、制草乌、附子同用。生品内服宜慎。阴虚燥咳、血证、热痰、燥痰者慎用。

天南星

【性能】苦、辛，温；有毒。归肺、肝、脾经。

【功效】燥湿化痰，祛风止痉。外用散结消肿。

【应用】①顽痰咳嗽，湿痰，寒痰证。②风痰眩晕，中风，癫痫，惊风，破伤风。③痈疽肿痛，痰核瘰疬，蛇虫咬伤。

【用法用量】煎服，3~9g，多制用。外用生品适量，研末以醋或酒调敷患处。

【使用注意】阴虚燥痰及孕妇慎用。

【鉴别用药】半夏与天南星二药，均能燥湿化痰，为治寒痰、湿痰要药；生品外用消肿止痛，治痈疽肿毒、瘰疬痰核等证。其中，半夏主归脾、胃经，善除脾胃湿痰；天南星主归肝经，温燥之性强于半夏，善治顽痰并祛经络风痰。然半夏能降逆止呕，消痞散结，又治呕吐、胸脘痞闷、梅核气、结胸等证。天南星能祛风止痉，又治中风口眼㖞斜、破伤风等证。

白附子

【性能】辛，温；有毒。归胃、肝经。

【功效】祛风痰，定惊搐，解毒散结，止痛。

【应用】①中风痰壅，口眼㖞斜，惊风癫痫，破伤风。②痰厥头痛、眩晕。尤擅治头面部诸疾。③瘰疬痰核，毒蛇咬伤。

【用法用量】煎服，3~6g，宜炮制后用。外用生品适量捣烂，熬膏或研末以酒调敷患处。

【使用注意】阴虚血虚动风或热盛动风者不宜使用；孕妇慎用。内服用炮制品。

芥子

【性能】辛，温。归肺经。

【功效】温肺豁痰利气，散结通络止痛。

【应用】①寒痰喘咳，悬饮。②阴疽流注，肢体麻木，关节肿痛。善散“皮里膜外之痰”。③冷哮日久。可于夏令外敷肺俞等穴。

【用法用量】煎服，3~9g。外用适量，研末调敷，或作发疱用。

【使用注意】久咳肺虚及阴虚火旺者忌用；消化道溃疡、出血者及皮肤过敏者忌用。用量不宜过大。

皂荚

【性能】辛、咸，温；有小毒。归肺、大肠经。

【功效】祛痰开窍，散结消肿。

【应用】①顽痰阻肺，咳喘痰多。②中风，痰厥，癫痫，喉痹痰盛。③疮肿未溃，皮癣，便秘。

【用法用量】多入丸散，1~1.5g。外用适量，研末吹鼻取嚏或研末调敷患处。

【使用注意】内服剂量不宜过大，以免引起呕吐、腹泻。辛散走窜之性强，非顽疾证实体壮者慎用。孕妇、气虚阴亏及有出血倾向者忌用。

旋覆花

【性能】苦、辛、咸，微温。归肺、胃、大肠经。

【功效】降气，消痰，行水，止呕。

【应用】①咳喘痰多，痰饮蓄结，胸膈痞满。②噫气，呕吐。③气血不和之胸胁痛。

【用法用量】煎服，3~9g。包煎。

【使用注意】阴虚劳嗽、津伤燥咳者慎用。

白前

【性能】辛、苦，微温。归肺经。

【功效】降气，消痰，止咳。

【应用】肺气壅实，咳嗽痰多，气喘。

【用法用量】煎服，3~10g。

细目三　清化热痰药

川贝母

【性能】苦、甘，微寒。归肺、心经。

【功效】清热润肺，化痰止咳，散结消痈。

【应用】①虚劳咳嗽，肺热燥咳。②瘰疬，乳痈，肺痈。

【用法用量】煎服，3~10g；研粉冲服，一次1~2g。

【使用注意】不宜与川乌、制川乌、草乌、制草乌、附子同用。

浙贝母

【性能】苦，寒。归肺、心经。

【功效】清热化痰止咳，解毒散结消痈。

【应用】①风热、痰热咳嗽。②瘰疬，瘿瘤，乳痈疮毒，肺痈。

【用法用量】煎服，5~10g。

【使用注意】同川贝母。

【鉴别用药】川贝母与浙贝母二药，均可清热化痰、散结消痈，同治肺热咳嗽、瘰疬、乳痈等证。然川贝母味甘偏润，又能润肺止咳，又可治虚劳咳嗽、肺燥咳嗽；浙贝母苦寒降泄，功专清热散结，善治风热、肺热咳嗽及瘰疬、瘿瘤、乳痈等证。

瓜蒌

【性能】甘、微苦，寒。归肺、胃、大肠经。

【功效】清热涤痰，宽胸散结，润燥滑肠。

【应用】①痰热咳喘。②胸痹，结胸。③肺痈，肠痈，乳痈。④肠燥便秘。

【用法用量】煎服，全瓜蒌 9~15g，瓜蒌皮 6~10g，瓜蒌子 9~15g，打碎入煎。

【使用注意】本品甘寒而滑，脾虚便溏者及寒痰、湿痰证忌用。不宜与川乌、制川乌、草乌、制草乌、附子同用。

竹茹

【性能】甘，微寒。归肺、胃、心、胆经。

【功效】清热化痰，除烦，止呕。

【应用】①痰热、肺热咳嗽，痰热心烦不寐。②中风痰迷，舌强不语。③胃热呕吐，妊娠恶阻。为治热性呕逆之要药。④吐血、衄血等血热出血证。

【用法用量】煎服，5~10g。生用清化痰热，姜汁炙用止呕。

竹沥

【性能】甘，寒。归心、肺、肝经。

【功效】清热豁痰，定惊利窍。

【应用】①痰热咳喘。最宜于痰稠难咯，顽痰胶结者。②中风痰迷，惊痫癫狂。

【用法用量】内服，30~50ml，冲服。

【使用注意】寒痰及便溏者忌用。

天竺黄

【性能】甘，寒。归心、肝经。

【功效】清热豁痰，凉心定惊。

【应用】①小儿惊风，中风癫痫，热病神昏。②痰热咳喘。

【用法用量】煎服，3~9g。

前胡

【性能】苦、辛，微寒。归肺经。

【功效】降气化痰，散风清热。

【应用】①痰热咳喘。②风热咳嗽。

【用法用量】煎服，3~10g。

桔梗

【性能】苦、辛，平。归肺经。

【功效】宣肺，祛痰，利咽，排脓。

【应用】①咳嗽痰多，胸闷不畅。②咽喉肿痛，音哑失音。③肺痈吐脓。④癃闭、便秘。⑤载药上行。

【用法用量】煎服，3~10g。

【使用注意】本品性升散，凡气机上逆之呕吐、呛咳、眩晕，阴虚火旺咳血等不宜用，胃、十二指肠溃疡者慎服。用量过大易致恶心呕吐。

胖大海

【性能】甘，寒。归肺、大肠经。

【功效】清热润肺，利咽开音，润肠通便。

【应用】①肺热声哑，咽喉疼痛，肺热燥咳，干咳少痰。②燥热便秘，头痛目赤。

【用法用量】2~3 枚，沸水泡服或煎服。

海藻

【性能】苦、咸，寒。归肝、胃、肾经。

【功效】消痰软坚散结，利水消肿。

【应用】①瘿瘤、瘰疬、睾丸肿痛。②痰饮水肿。

【用法用量】煎服，6~12g。

【使用注意】不宜与甘草同用。

昆布

【性能】咸，寒。归肝、胃、肾经。

【功效】消痰软坚散结，利水消肿。

【应用】同海藻，常与海藻相须而用。

【用法用量】煎服，6~12g。

海蛤壳

【性能】苦、咸，寒。归肺、肾、胃经。

【功效】清热化痰，软坚散结。

【应用】①肺热、痰热咳喘。②瘿瘤，瘰疬，痰核。

此外，有利尿、制酸之功，用于水气浮肿、小便不利及胃痛泛酸之证。研末外用，可收湿敛疮，治湿疮、烫伤。

【用法用量】煎服，6~15g，先煎。蛤粉宜包煎。外用适量，研极细粉撒布或油调后敷患处。

浮海石

【性能】咸，寒。归肺、肾经。

【功效】清肺化痰，软坚散结，利尿通淋。

【应用】①痰热咳喘。②瘰疬，瘿瘤。③血淋，石淋。

【用法用量】煎服，10~15g。打碎先煎。

瓦楞子

【性能】咸，平。归肺、胃、肝经。

【功效】消痰，化瘀，软坚散结，制酸止痛。

【应用】①顽痰胶结，黏稠难咯。②瘰疬，瘿瘤。③癥瘕痞块。④肝胃不和，胃痛吐酸。

【用法用量】煎服，9~15g，宜打碎先煎。研末服，每次1~3g。生用消痰散结，煅用制酸止痛。

细目四 止咳平喘药

苦杏仁

【性能】苦，微温；有小毒。归肺、大肠经。

【功效】降气止咳平喘，润肠通便。

【应用】①咳嗽气喘，无论新久、寒热，皆可配伍用之。②肠燥便秘。

【用法用量】煎服，5~10g，宜打碎入煎，生品入煎剂宜后下，或入丸、散。

【使用注意】阴虚咳喘及大便溏泄者慎用。本品有小毒，用量不宜过大。婴儿慎用。

紫苏子

【性能】辛，温。归肺经。

【功效】降气化痰，止咳平喘，润肠通便。

【应用】①咳喘痰多。②肠燥便秘。

【用法用量】煎服，3~10g；煮粥食或入丸、散。

【使用注意】脾虚便溏者慎用。

【鉴别用药】苦杏仁与紫苏子，均可止咳平喘、润肠通便，同治咳喘气逆、肠燥便秘。然苦杏仁味苦，具小毒，又能宣肺，为治咳喘要药，又治各种咳喘；紫苏子善于降气消痰，既治咳喘痰壅气逆，又治上盛下虚之久咳痰喘。

百部

【性能】甘、苦，微温。归肺经。

【功效】润肺下气止咳，杀虫灭虱。

【应用】①新久咳嗽，百日咳，肺痨咳嗽。②蛲虫病、阴道滴虫、头虱及疥癣等。

【用法用量】煎服，3~9g。外用适量，水煎或酒浸。久咳虚嗽宜蜜炙用。

紫菀

【性能】辛、苦，温。归肺经。

【功效】润肺下气，消痰止咳。

【应用】咳嗽有痰。无论外感内伤、寒热虚实，皆可应用。

【用法用量】煎服，5~10g。外感暴咳宜生用，肺虚久咳宜蜜炙用。

款冬花

【性能】辛、微苦，温。归肺经。

【功效】润肺下气，止咳化痰。

【应用】咳嗽气喘。无论寒热虚实，皆可随证配伍。尤宜于寒咳。

【用法用量】煎服，5~10g。外感暴咳宜生用，内伤久咳宜炙用。

枇杷叶

【性能】苦，微寒。归肺、胃经。

【功效】清肺止咳，降逆止呕。

【应用】①肺热咳嗽，气逆喘急。②胃热呕吐，哕逆，烦热口渴。

【用法用量】煎服，6~10g。止咳宜蜜炙用，止呕宜生用。

桑白皮

【性能】甘，寒。归肺经。

【功效】泻肺平喘，利水消肿。

【应用】①肺热咳喘。②水肿。③衄血、咯血及肝阳偏亢、肝火偏旺之高血压。

【用法用量】煎服，6~12g。肺虚咳嗽宜蜜炙用，泻肺利水、平肝清火宜生用。

葶苈子

【性能】辛、苦，大寒。归肺、膀胱经。

【功效】泻肺平喘，行水消肿。

【应用】①痰涎壅盛，喘息不得平卧。②水肿、悬饮、胸腹积水、小便不利。

【用法用量】煎服，3~10g，包煎。炒用缓其寒性，不易伤脾胃。

【鉴别用药】桑白皮与葶苈子，均能泻肺平喘、利水消肿，同治咳嗽喘满、水肿、小便不利等证。然桑白皮味甘性寒，清肺消痰而降气平喘，肺热咳喘多用之；葶苈子苦辛大寒，善泻肺中水饮，且泻肺气之闭塞以利尿消肿，药力颇强，善治咳逆痰多、喘息不得卧及胸腹积水。

白果

【性能】甘、苦、涩，平；有毒。归肺、肾经。

【功效】敛肺定喘，止带缩尿。

【应用】①哮喘痰嗽。②带下，白浊，尿频，遗尿。

【用法用量】煎服，5~10g。

【使用注意】本品有毒，不可多用，小儿尤当注意。忌生食。过食白果可致中毒，出现腹痛、吐泻、发热、发绀以及昏迷、抽搐，严重者可呼吸麻痹而死亡。

第十九单元　安　神　药

细目一　概　　述

要点一　安神药的性能特点

本类药物主入心、肝经。

要点二　安神药的功效

本类药物具有重镇安神、养心安神作用，某些药物还兼有清热解毒、平肝潜阳、纳气平喘、敛汗、润肠、祛痰等作用。

要点三　安神药的适应范围

本类药物主要用于心神不宁的心悸怔忡、失眠多梦；亦可作为惊风、癫狂等病证的辅助药物。部分安神药又可用于治疗热毒疮肿、肝阳眩晕、自汗盗汗、肠燥便秘、痰多咳喘等证。

要点四　安神药的使用注意事项

1. 本类药物多属对症治标之品，特别是矿石类重镇安神药及有毒药物，只宜暂用，不可久服，应中病即止。

2. 矿石类安神药，如作丸散剂服时，须配伍养胃健脾之品，以免伤胃耗气。

要点五　安神药的分类

本类药物按药性、功效及主治病证不同可分为重镇安神药和养心安神药两类。

要点六　各类安神药的性能特点

重镇安神药：多为矿石、化石、介类药物，具有质重沉降之性。

养心安神药：多为植物类种子、种仁，具有甘润滋养之性。

要点七　各类安神药的功效

重镇安神药：有镇安心神、平惊定志、平肝潜阳等作用。

养心安神药：有滋养心肝、益阴补血、交通心肾等作用。

要点八　各类安神药的适应范围

重镇安神药：主要用于心火炽盛、痰火扰心、肝郁化火及惊吓等引起的心神不宁、心悸失眠及惊痫、肝阳眩晕等证。

养心安神药：主要用于阴血不足、心脾两虚、心肾不交等导致的心悸怔忡、虚烦不眠、健忘多梦、遗精、盗汗等证。

细目二　重镇安神药

朱砂

【性能】甘，微寒；有毒。归心经。

【功效】清心镇惊，安神解毒。

【应用】①心神不宁，心悸，失眠。②惊风，癫痫。③疮疡肿毒，咽喉肿痛，口舌生疮。

【用法用量】内服，只宜入丸、散服，每次0.1~0.5g，不宜入煎剂。外用适量。

【使用注意】内服不可过量或持续服用，孕妇及肝功能不全者禁服。忌火煅。

磁石

【性能】咸，寒。归心、肝、肾经。

【功效】镇惊安神，平肝潜阳，聪耳明目，纳气平喘。

【应用】①心神不宁，惊悸，失眠及癫痫。②头晕目眩。③耳鸣耳聋，视物昏花。④肾虚气喘。

【用法用量】煎服，9~30g，宜打碎先煎；入丸散，每次1~3g。

【使用注意】如入丸散，不可多服，脾胃虚弱者慎用。

龙骨

【性能】甘、涩，平。归心、肝、肾经。

【功效】镇惊安神，平肝潜阳，收敛固涩。

【应用】①心神不宁，心悸失眠，惊痫癫狂。②肝阳眩晕。③滑脱诸证。④湿疮痒疹，疮疡久溃不敛。

【用法用量】煎服，15~30g；宜先煎。外用适量。

【使用注意】湿热积滞者不宜使用。

琥珀

【性能】甘，平。归心、肝、膀胱经。

【功效】镇惊安神，活血散瘀，利尿通淋。

【应用】①心神不宁，心悸失眠，惊风，癫痫。②痛经经闭，心腹刺痛，癥瘕积聚。③淋证，癃闭。④疮痈肿毒。

【用法用量】研末冲服，或入丸散，每次1.5~3g。外用适量。不入煎剂。

细目三　养心安神药

酸枣仁

【性能】甘、酸，平。归心、肝、胆经。

【功效】养心益肝，安神，敛汗，生津止渴。

【应用】①心悸失眠。②自汗，盗汗。③伤津口渴咽干。

【用法用量】煎服，10~15g。本品炒后质脆易碎，便于煎出有效成分，可增强疗效。

柏子仁

【性能】甘，平。归心、肾、大肠经。

【功效】养心安神，润肠通便，止汗。

【应用】①心悸失眠。②肠燥便秘。③阴虚盗汗，小儿惊痫。

【用法用量】煎服，3~10g。

【使用注意】便溏及多痰者慎用。

【鉴别用药】柏子仁与酸枣仁，均可养心安神，同可用治阴血不足、心神失养所致的心悸怔忡、失眠、健忘等证，常相须为用。然酸枣仁安神作用较强，又可收敛止汗，生津止渴，可用于治疗体虚自汗、盗汗，伤津口渴咽干。柏子仁质润多脂，又可润肠通便，用于治疗肠燥便秘。

首乌藤

【性能】甘，平。归心、肝经。

【功效】养血安神，祛风通络。

【应用】①心神不宁，失眠多梦。②血虚身痛，风湿痹痛。③皮肤痒疹。

【用法用量】煎服，9~15g。

合欢皮

【性能】甘，平。归心、肝、肺经。

【功效】解郁安神，活血消肿。

【应用】①心神不宁，忿怒忧郁，烦躁失眠。为悦心安神要药。②跌打骨折，血瘀肿痛。③肺痈，疮痈肿毒。

【用法用量】煎服，6~12g。外用适量。

【使用注意】孕妇慎用。

远志

【性能】苦、辛，温。归心、肾、肺经。

【功效】安神益智，交通心肾，祛痰消肿。

【应用】①失眠多梦，心悸怔忡，健忘。为交通心肾、安定神志、益智强识之佳品。②癫痫，惊狂。③咳嗽痰多。④痈疽疮毒，乳房肿痛，喉痹。

【用法用量】煎服，3~10g。外用适量。化痰止咳宜炙用。

【使用注意】凡实热或痰火内盛者，以及有胃溃疡或胃炎者慎用。

第二十单元　平肝息风药

细目一　概　述

要点一　平肝息风药的性能特点

本类药物皆入肝经，多为介类、昆虫等动物类药物及矿石类药物。

要点二　平肝息风药的功效

本类药物主要具有平肝潜阳、息风止痉功效。部分药物兼有镇惊安神、清肝明目、降逆、凉血等作用，某些息风止痉药物兼有祛风通络之功。

要点三　平肝息风药的适应范围

本类药物主要适应于肝阳上亢、肝风内动的病证。部分药物又可用于治疗心神不宁、目赤肿痛、呕吐、呃逆、喘息、血热出血以及风中经络之口眼㖞斜、痹痛等证。

要点四　平肝息风药的使用注意事项

1. 本类药物有性偏寒凉或性偏温燥之不同，故使用时当注意。

2. 脾虚慢惊者，不宜用寒凉之品。

3. 阴虚血亏者，当忌温燥之品。

要点五　平肝息风药的分类

本类药物按药性、功效及主治病证不同可分为平肝息风药和息风止痉药两类。

要点六　各类平肝息风药的性能特点

平抑肝阳药：多为质重之介类或矿石类药物。

息风止痉药：主入肝经。

要点七　各类平肝息风药的功效

平抑肝阳药：有平抑肝阳或平肝潜阳之功效。

息风止痉药：以息肝风、止痉抽为主要功效。部分兼有平肝潜阳、清泻肝火、祛外风作用。

要点八　各类平肝息风药的适应范围

平抑肝阳药：主要用于肝阳上亢之头晕目眩、头痛、耳鸣，和肝火上攻之面红、口苦、目赤肿痛、烦躁易怒、头痛头昏等症，亦用于治疗肝阳化风痉挛抽搐及肝阳上扰烦躁不眠者。

息风止痉药：主要用于温热病热极动风、肝阳化风、血虚生风等所致之眩晕欲仆、项强肢颤、痉挛抽搐等症，以及风阳夹痰、痰热上扰之癫痫、惊风抽搐，或风毒侵袭引动内风之破伤风痉挛抽搐、角弓反张等症。部分息风止痉药，亦可用于治疗肝阳眩晕和肝火上攻之目赤、头痛或风邪中经络之口眼㖞斜、肢麻痉挛、头痛、痹证等。

细目二　平抑肝阳药

石决明

【性能】咸，寒。归肝经。

【功效】平肝潜阳，清肝明目。

【应用】①肝阳上亢，头晕目眩。②目赤，翳障，视物昏花。③胃酸过多之胃脘痛，外伤出血。

【用法用量】煎服，6~20g，先煎。外用点眼宜煅用、水飞。

【使用注意】脾胃虚寒，食少便溏者慎用。

珍珠母

【性能】咸，寒。归肝、心经。

【功效】平肝潜阳，安神，定惊明目，燥湿收敛。

【应用】①肝阳上亢，头晕目眩。②惊悸失眠，心神不宁。③目赤翳障，视物昏花。④湿疮瘙痒，溃疡久不收口，口疮。

【用法用量】煎服，10~25g，宜打碎先煎；或入丸、散剂。外用适量。

【使用注意】脾胃虚寒者、孕妇慎用。

牡蛎

【性能】咸，微寒。归肝、胆、肾经。

【功效】重镇安神，潜阳补阴，软坚散结，收敛固涩，制酸止痛。

【应用】①心神不安，惊悸失眠。②肝阳上亢，头晕目眩。③痰核，瘰疬，瘿瘤，癥瘕积聚。④滑脱诸证。⑤胃痛泛酸。

【用法用量】煎服，9~30g，宜打碎先煎。外用适量。收敛固涩宜煅用，其他宜生用。

【鉴别用药】龙骨与牡蛎，均可重镇安神、平肝潜阳、收敛固涩，同可用治心神不安、惊悸失眠、阴虚阳亢、头晕目眩及各种滑脱证。然龙骨长于镇惊安神，且收敛固涩力优于牡蛎，外用又可收湿、敛疮、生肌，常用于治疗湿疮痒疹，疮疡久溃不敛。牡蛎又可补阴，软坚散结，制酸止痛，常用于治疗热病日久，灼烁真阴，虚风内动，四肢抽搐之症，痰核，瘰疬，瘿瘤，癥瘕积聚，胃痛泛酸。

赭石

【性能】苦，寒。归肝、心经。

【功效】平肝潜阳，重镇降逆，凉血止血。

【应用】①肝阳上亢，头晕目眩。②呕吐、呃逆、噫气等证。为重镇降逆要药。③气逆喘息。④血热吐衄、崩漏。

【用法用量】煎服，9~30g；宜打碎先煎。外用适量。

【使用注意】孕妇慎用。因含微量砷，故不宜长期服用。

蒺藜

【性能】辛、苦，微温；有小毒。归肝经。

【功效】平肝解郁，活血祛风，明目，止痒。

【应用】①肝阳上亢，头晕目眩。②胸胁胀痛，乳闭胀痛。③风热上攻，目赤翳障。④风疹瘙痒，白癜风。

【用法用量】煎服，6~10g；或入丸、散剂。外用适量。

【使用注意】孕妇慎用。

罗布麻叶

【性能】甘、苦，凉。归肝经。

【功效】平抑肝阳，清热，利尿。

【应用】①头晕目眩。②水肿，小便不利。

【用法用量】煎服或开水泡服，6~12g。肝阳眩晕宜用叶片，治疗水肿多用根。

细目三　息风止痉药

羚羊角

【性能】咸，寒。归肝、心经。

【功效】平肝息风，清肝明目，散血解毒，解热，镇痛。

【应用】①肝风内动，惊痫抽搐。为治惊痫抽搐之要药。②肝阳上亢，头晕目眩。③肝火上炎，目赤头痛。④温热病壮热神昏，热毒发斑。⑤风湿热痹，肺热咳喘，百日咳。

【用法用量】煎服，1~3g；宜单煎 2 小时以上。磨汁或研粉服，每次 0.3~0.6g。

【使用注意】脾虚慢惊者忌用。

牛黄

【性能】甘，凉。归心、肝经。

【功效】化痰开窍，凉肝息风，清热解毒。

【应用】①热病神昏。②小儿惊风，癫痫。③口舌生疮，咽喉肿痛，牙痛，痈疽疔毒。

【用法用量】入丸、散剂，每次 0.15~0.35g。外用适量。

【使用注意】非实热证不宜用，孕妇慎用。

珍珠

【性能】甘、咸，寒。归心、肝经。

【功效】安神定惊，明目消翳，解毒生肌，润肤养颜。

【应用】①心神不宁，心悸失眠。②惊风，癫痫。③目赤翳障，视物不清。④口内诸疮，疮疡肿毒，溃久不敛。⑤皮肤色斑。

【用法用量】内服入丸、散用，0.1~0.3g。外用适量。

钩藤

【性能】甘，凉。归肝、心包经。

【功效】清热平肝，息风止痉。

【应用】①头痛，眩晕。②肝风内动，惊痫抽搐。

【用法用量】煎服，3~12g；后下。

天麻

【性能】甘，平。归肝经。

【功效】息风止痉，平抑肝阳，祛风通络。

【应用】①肝风内动，惊痫抽搐。不论寒热

虚实,皆可配伍应用。②眩晕,头痛。为治眩晕、头痛之要药。③肢体麻木,手足不遂,风湿痹痛。

【用法用量】煎服,3~10g。研末冲服,每次1~1.5g。

【鉴别用药】钩藤、天麻两药均能平肝息风,同可用治肝风内动之惊痫抽搐,肝阳上亢之头痛、眩晕。然钩藤长于清热息风,用于治疗小儿高热惊风轻证为宜。又可清热透邪,常用于治疗风热外感、头痛、目赤及斑疹透发不畅之证。天麻甘平质润,清热之力不及钩藤,但肝风内动、惊痫抽搐之证,不论寒热虚实皆可配伍应用。又可祛风通络,多用于治疗肢体麻木、手足不遂、风湿痹痛。

地龙

【性能】咸,寒。归肝、脾、膀胱经。

【功效】清热定惊,通络,平喘,利尿。

【应用】①高热惊痫,癫狂。②气虚血滞,半身不遂。③痹证。④肺热哮喘。⑤小便不利,尿闭不通。

【用法用量】煎服,5~10g。研末吞服,每次1~2g。外用适量。

全蝎

【性能】辛,平;有毒。归肝经。

【功效】息风镇痉,攻毒散结,通络止痛。

【应用】①痉挛抽搐。为治痉挛抽搐之要药。②疮疡肿毒,瘰疬结核。③风湿顽痹。④顽固性偏正头痛。

【用法用量】煎服,3~6g。外用适量。

【使用注意】本品有毒,用量不宜过大。孕妇禁用。

蜈蚣

【性能】辛,温;有毒。归肝经。

【功效】息风镇痉,攻毒散结,通络止痛。

【应用】①痉挛抽搐。②疮疡肿毒,瘰疬结核。③风湿顽痹。④顽固性头痛。

【用法用量】煎服,3~5g。外用适量。

【使用注意】本品有毒,用量不宜过大。孕妇禁用。

僵蚕

【性能】咸、辛,平。归肝、肺、胃经。

【功效】息风止痉,祛风定惊,化痰散结。

【应用】①惊痫抽搐。②风中经络,口眼㖞斜。③风热头痛,目赤,咽痛,风疹瘙痒。④痰核,瘰疬。

【用法用量】煎服,5~10g。散风热宜生用,其他多制用。

第二十一单元　开　窍　药

细目一　概　　述

要点一　开窍药的性能特点

本类药物味辛，其气芳香，善于走窜，皆入心经。

要点二　开窍药的功效

本类药物主要有通关开窍、启闭回苏、醒脑复神的功效。部分开窍药以其辛香行散之性，尚兼活血、行气、止痛、辟秽、解毒等功效。

要点三　开窍药的适应范围

本类药物主要适应于温病热陷心包、痰浊蒙蔽清窍之神昏谵语，以及惊风、癫痫、中风等猝然昏厥、痉挛抽搐等症。又可用于治疗湿浊中阻，胸脘冷痛满闷；血瘀、气滞疼痛，经闭癥瘕；湿阻中焦，食少腹胀及目赤咽肿、痈疽疔疮等证。

要点四　开窍药的使用注意事项

1. 开窍药辛香走窜，为救急、治标之品，且能耗伤正气，故只宜暂服，不可久用。

2. 因开窍药性质辛香，其有效成分易于挥发，内服多不宜入煎剂，只入丸剂、散剂服用。

细目二　具 体 药 物

麝香

【性能】辛，温。归心、脾经。

【功效】开窍醒神，活血通经，消肿止痛。

【应用】①闭证神昏。为醒神回苏之要药。②疮疡肿毒，瘰疬痰核，咽喉肿痛。③血瘀经闭，癥瘕，心腹暴痛，头痛，跌打损伤，风寒湿痹等证。

【用法用量】入丸散，每次0.03~0.1g。外用适量。不宜入煎剂。

【使用注意】孕妇禁用。

冰片

【性能】辛、苦，微寒。归心、脾、肺经。

【功效】开窍醒神，清热止痛。

【应用】①闭证神昏。②目赤肿痛，喉痹口疮。③疮疡肿痛，疮溃不敛，水火烫伤。

【用法用量】入丸散，每次0.15~0.3g。外用适量，研粉点敷患处。不宜入煎剂。

【使用注意】孕妇慎用。

苏合香

【性能】辛，温。归心、脾经。

【功效】开窍醒神，辟秽，止痛，温通散寒。

【应用】①寒闭神昏。为治面青、身凉、苔白、脉迟之寒闭神昏之要药。②胸腹冷痛，满闷。③冻疮。

【用法用量】入丸散，0.3~1g。外用适量。不入煎剂。

石菖蒲

【性能】辛、苦，温。归心、胃经。

【功效】开窍豁痰，醒神益智，化湿开胃。

【应用】①痰蒙清窍，神志昏迷。②湿阻中焦，脘腹痞满，胀闷疼痛。③噤口痢。④健忘，失眠，耳鸣，耳聋。

【用法用量】煎服，3~10g，鲜品加倍。

第二十二单元　补　虚　药

细目一　概　　述

要点一　补虚药的性能特点

根据“甘能补”的理论，本类药物大多具有甘味。

要点二　补虚药的功效

本类药物具有补虚作用，具体地讲，补虚药的补虚作用又有补气、补阳、补血与补阴的不同。此外，有的补虚药还分别兼有祛寒、润燥、生津、清热及收涩功效。

要点三　补虚药的适应范围

本类药物主要适应于人体正气虚弱、精微物质亏耗引起的精神萎靡，体倦乏力，面色淡白或萎黄，心悸气短，脉象虚弱等。具体地讲，补虚药分别主治气虚证、阳虚证、血虚证和阴虚证。

要点四　补虚药的使用注意事项

1. 补虚药要防止不当补而误补。邪实而正不虚者，误用补虚药有“误补益疾”之弊。

2. 应避免当补而补之不当。如不分气血，不别阴阳，不辨脏腑，不明寒热，盲目使用补虚药，不仅不能收到预期的疗效，而且还可能导致不良后果。

3. 补虚药用于扶正祛邪，不仅要分清主次，处理好祛邪与扶正的关系，而且应避免使用可能妨碍祛邪的补虚药，使祛邪而不伤正，补虚而不留邪。

4. 应注意补而兼行，使补而不滞。部分补虚药药性滋腻，不容易消化，过用或用于脾运不健者可能妨碍脾胃运化，应掌握好用药分寸，或适当配伍健脾消食药顾护脾胃。同时，补气还应辅以行气、除湿、化痰，补血还应辅以行血。

5. 补虚药如作汤剂，一般宜适当久煎，使药味尽出。虚弱证一般病程较长，补虚药宜采用蜜丸、煎膏（膏滋）、口服液等便于保存、服用并可增效的剂型。

要点五　补虚药的分类

本类药物按药性、功效及主治病证不同分为补气药、补阳药、补血药和补阴药四类。

要点六　各类补虚药的性能特点

补气药：性味以甘温或甘平为主。其中，少数兼能清火或燥湿者，可有苦味。能清火者，药性偏寒。大多数药主要归脾、肺经。少数药兼能补心气者，可归心经。

补阳药：味多甘辛咸，药性多温热，主入肾经。

补血药：甘温质润，主入心、肝血分。

补阴药：性味以甘寒为主，能清热者，可有苦味。其中能补肺、胃之阴者，主要归肺、胃经；能滋养肝、肾之阴者，主要归肝、肾经；少数药能养心阴，可归心经。

要点七　各类补虚药的功效

补气药：具有补气的功效，能补益脏气以纠正人体脏气虚衰的病理偏向。补气又包括补脾气、补肺气、补心气、补元气等。某些药物还兼有养阴、生津、养血等不同功效。

补阳药：补肾助阳，能补助一身之元阳。

补血药：具有补血作用。

补阴药：具有补阴作用，并多兼润燥和清热之效。

要点八　各类补虚药的适应范围

补气药：用于脾气虚，症见食欲不振，脘腹虚胀，大便溏薄，体倦神疲，面色萎黄，消瘦，或一身虚浮，甚或脏器下垂，血失统摄等；肺气虚，症见气少不足以息，动则益甚，咳嗽无力，声音低怯，甚或喘促，体倦神疲，易出虚汗等；心气虚，症见心悸怔忡，胸闷气短，活动后加剧等；元气虚极欲脱，可见气息短促，脉微欲绝。某些药物还可用于治疗阴虚津亏证或血虚证，尤宜于气阴(津)两伤或气血俱虚之证。

补阳药:主要用于肾阳不足,症见畏寒肢冷,腰膝酸软,性欲淡漠,阳痿早泄,精寒不育或宫冷不孕,尿频遗尿;脾肾阳虚,症见脘腹冷痛,或阳虚水泛之水肿;肝肾不足,精血亏虚之眩晕耳鸣,须发早白,筋骨痿软,或小儿发育不良,囟门不合,齿迟行迟;肺肾两虚,肾不纳气之虚喘;以及肾阳亏虚,下元虚冷,崩漏带下等。

补血药:主要用于各种血虚证。症见面色苍白或萎黄,唇爪苍白,眩晕耳鸣,心悸怔忡,失眠健忘,或月经愆期,量少色淡,甚则闭经,舌淡脉细等。

补阴药:主治肺阴虚、胃(脾)阴虚、肝阴虚、肾阴虚、心阴虚证。

细目二 补 气 药

人参

【性能】甘、微苦,微温。归肺、脾、心、肾经。

【功效】大补元气,复脉固脱,补脾益肺,生津养血,安神益智。

【应用】①元气虚脱证。为拯危救脱要药。②肺脾心肾气虚证。③热病气虚津伤口渴及消渴证。④心神不宁。

【用法用量】煎服,3~9g;挽救虚脱可用15~30g。宜文火另煎分次对服。野山参研末吞服,每次2g,日服2次。

【使用注意】不宜与藜芦、五灵脂同用。

西洋参

【性能】甘、微苦,凉。归肺、心、肾、脾经。

【功效】补气养阴,清热生津。

【应用】①气阴两伤证。②肺气虚及肺阴虚证。③热病气虚津伤口渴及消渴。

【用法用量】另煎兑服,3~6g。

【使用注意】不宜与藜芦同用。

党参

【性能】甘,平。归脾、肺经。

【功效】补脾肺气,补血,生津。

【应用】①脾肺气虚证。②气血两虚证。③气津两伤证。

【用法用量】煎服,9~30g。

【使用注意】不宜与藜芦同用。

太子参

【性能】甘、微苦,平。归脾、肺经。

【功效】补气健脾,生津润肺。

【应用】脾肺气阴两虚证。

【用法用量】煎服,9~30g。

【使用注意】脾寒滑肠久泄者忌用。

黄芪

【性能】甘,微温。归脾、肺经。

【功效】健脾补中,升阳举陷,固表止汗,利尿消肿,生津养血,托毒生肌,行滞通痹。

【应用】①脾气虚证。②肺气虚证。③气虚自汗证。④气血亏虚,疮疡难溃难腐,或溃久难敛。⑤痹证、中风后遗症。

【用法用量】煎服,10~30g。蜜炙可增强其补中益气作用。

【使用注意】表实邪盛,疮痈初起者忌用。

【鉴别用药】人参与黄芪,均可补脾肺之气,同可用治脾气虚、肺气虚之证。但人参又可大补元气,生津,安神益智,扶正祛邪。常用于治疗元气虚脱证;心气虚衰,心悸怔忡,胸闷气短,脉虚;肾不纳气的短气虚喘,肾虚阳痿;热病气虚津伤口渴;消渴证;失眠、健忘;气虚外感或里实热结而邪实正虚等证。而黄芪又可补气升阳,益卫固表,托疮生肌,利水退肿。常用于治疗脾虚气陷;表虚自汗,浮肿尿少;气血亏虚,疮疡难溃难腐,或溃久难敛;痹证、中风后遗症等。

白术

【性能】甘、苦,温。归脾、胃经。

【功效】健脾益气,燥湿利尿,止汗,安胎。

【应用】①脾气虚证。为“补气健脾第一要药”。②气虚自汗。③脾虚胎动不安。

【用法用量】煎服,6~12g。炒用可增强补气健脾止泻作用。

【使用注意】本品性偏温燥,热病伤津及阴虚燥渴者不宜用。

山药

【性能】甘,平。归脾、肺、肾经。

【功效】益气养阴,补脾肺肾,固精止带。

【应用】①脾虚证。②肺虚证。③肾虚证。④消渴气阴两虚证。

【用法用量】煎服,15~30g。麸炒可增强补脾止泻作用。

【使用注意】湿盛中满者忌用。

白扁豆

【性能】甘,微温。归脾、胃经。

【功效】补脾和中,化湿。

【应用】①脾气虚证。②暑湿吐泻。

【用法用量】煎服,9~15g。用于健脾止泻及做散剂服用时宜炒用。

【使用注意】阴寒内盛者忌用。

甘草

【性能】甘,平。归心、肺、脾、胃经。

【功效】补脾益气,祛痰止咳,缓急止痛,清热解毒,调和诸药。

【应用】①心气不足,脉结代,心动悸。②脾气虚证。③咳喘。④脘腹、四肢挛急疼痛。⑤热毒疮疡,咽喉肿痛,药物、食物中毒。⑥在方剂中发挥调和药性作用。

【用法用量】煎服,2~10g。生用性微寒,可清热解毒;蜜炙药性微温,并可增强补益心脾之气和润肺止咳作用。

【使用注意】不宜与海藻、红大戟、京大戟、芫花、甘遂同用。本品有助湿壅气之弊,湿盛胀满、水肿者不宜用。大剂量久服可导致水钠潴留,引起浮肿。

大枣

【性能】甘,温。归脾、胃、心经。

【功效】补中益气,养血安神。

【应用】①脾虚证。②脏躁及失眠证。③与部分药性峻烈或有毒的药物同用,有保护胃气、缓和其毒烈药性之效。

【用法用量】劈破煎服,6~15g。

饴糖

【性能】甘,温。归脾、胃、肺经。

【功效】补益中气,缓急止痛,润肺止咳。

【应用】①中虚脘腹疼痛。②肺燥咳嗽。

【用法用量】入汤剂须烊化冲服,每次30~60g。

【使用注意】本品有助湿壅中之弊,湿阻中满者不宜服。

蜂蜜

【性能】甘,平。归肺、脾、大肠经。

【功效】补中,润燥,止痛,解毒。

【应用】①脾气虚弱及中虚脘腹挛急疼痛。②肺虚久咳及燥咳证。③便秘证。④解乌头类药毒。

此外,外用,对疮疡肿毒有解毒消疮之效,对溃疡、烧烫伤有解毒防腐、生肌敛疮之效。

【用法用量】煎服或冲服,15~30g。外用适量。

【使用注意】本品助湿壅中,又能润肠,故湿阻中满及便溏泄泻者慎用。

细目三　补　阳　药

鹿茸

【性能】甘、咸,温。归肾、肝经。

【功效】壮肾阳,益精血,强筋骨,调冲任,托疮毒。

【应用】①肾阳虚衰,精血不足证。②肾虚骨弱,腰膝无力或小儿五迟。③妇女冲任虚寒,崩漏带下。④疮疡久溃不敛,阴疽疮肿内陷不起。

【用法用量】1~2g,研末吞服,或入丸散。

【使用注意】服用本品宜从小剂量开始,缓缓增加,不可骤用大量,以免阳升风动,头晕目赤,或伤阴动血。凡发热者均当忌服。

淫羊藿

【性能】辛、甘,温。归肾、肝经。

【功效】补肾壮阳,祛风除湿。

【应用】①肾阳虚衰,阳痿尿频,腰膝无力。②风寒湿痹,肢体麻木。

【用法用量】煎服,6~10g。

【使用注意】阴虚火旺者不宜服。

巴戟天

【性能】甘、辛,微温。归肾、肝经。

【功效】补肾助阳,祛风除湿。

【应用】①肾阳虚阳痿、宫冷不孕、小便频数。②风湿腰膝疼痛及肾虚腰膝酸软无力。

【用法用量】煎服,3~10g。

【使用注意】阴虚火旺及有热者不宜服。

仙茅

【性能】辛,热;有毒。归肾、肝经。

【功效】温肾壮阳,祛寒除湿。

【应用】①肾阳不足,命门火衰之阳痿精冷、小便频数。②腰膝冷痛,筋骨痿软。

【用法用量】煎服,3~10g;或酒浸服,亦入丸散。

【使用注意】阴虚火旺者忌服。燥烈有毒,不宜久服。

杜仲

【性能】甘,温。归肝、肾经。

【功效】补肝肾,强筋骨,安胎。

【应用】①肾虚腰痛及各种腰痛。②胎动不安或习惯性堕胎。

【用法用量】煎服,6~10g。

【使用注意】炒用破坏其胶质有利于有效成分煎出,故比生用效果好。本品为温补之品,阴虚火旺者慎用。

续断

【性能】苦、辛,微温。归肝、肾经。

【功效】补肝肾,强筋骨,续折伤,止崩漏。

【应用】①阳痿不举,遗精遗尿。②腰膝酸痛,寒湿痹痛。③崩漏下血,胎动不安。④跌打损伤,筋伤骨折。

【用法用量】煎服,9~15g,崩漏下血宜炒用。

【使用注意】风湿热痹者忌服。

肉苁蓉

【性能】甘、咸,温。归肾、大肠经。

【功效】补肾阳,益精血,润肠通便。

【应用】①肾阳亏虚,精血不足之阳痿早泄、宫冷不孕、腰膝酸痛、痿软无力。②肠燥津枯便秘。

【用法用量】煎服,6~10g。

【使用注意】本品能助阳、滑肠,故阴虚火旺及大便泄泻者不宜服。

锁阳

【性能】甘,温。归肝、肾、大肠经。

【功效】补肾阳,益精血,润肠通便。

【应用】①肾阳亏虚,精血不足之阳痿、不孕、下肢痿软、筋骨无力。②血虚津亏肠燥便秘。

【用法用量】煎服,5~15g。

【使用注意】阴虚阳亢、脾虚泄泻、实热便秘均忌服。

补骨脂

【性能】辛、苦,温。归肾、脾经。

【功效】补肾壮阳,固精缩尿,温脾止泻,纳气平喘。外用消风祛斑。

【应用】①肾虚阳痿、腰膝冷痛。②肾虚遗精、遗尿、尿频。③脾肾阳虚五更泄泻。④肾不纳气,虚寒喘咳。⑤白癜风,斑秃。

【用法用量】煎服,6~10g。外用20%~30%酊剂涂患处。

【使用注意】阴虚火旺及大便秘结者忌服。

益智仁

【性能】辛,温。归肾、脾经。

【功效】暖肾固精缩尿,温脾止泻摄唾。

【应用】①下元虚寒遗精、遗尿、小便频数。②脾胃虚寒,腹痛吐泻及口涎自流。

【用法用量】煎服,3~10g。

【使用注意】阴虚火旺、因热遗泄、尿频者忌用。

菟丝子

【性能】辛、甘,平。归肾、肝、脾经。

【功效】补肾益精,养肝明目,止泻安胎。外用消风祛斑。

【应用】①肾虚腰痛、阳痿遗精、尿频及宫冷不孕。②肝肾不足,目暗不明。③脾肾阳虚,便溏泄泻。④肾虚胎动不安。⑤肾虚消渴。⑥白癜风。

【用法用量】煎服,10~20g。

【使用注意】本品为平补之药,但偏补阳,阴虚火旺,大便燥结,小便短赤者不宜服。

沙苑子

【性能】甘,温。归肝、肾经。

【功效】补肾固精,养肝明目。

【应用】①肾虚腰痛、阳痿遗精、遗尿尿频、白带过多。②目暗不明、头昏目花。

【用法用量】煎服,9~15g。

【使用注意】本品为温补固涩之品,阴虚火旺及小便不利者忌服。

蛤蚧

【性能】咸,平。归肺、肾经。

【功效】补肺益肾,纳气平喘,助阳益精。

【应用】①肺虚咳嗽,肾虚作喘,虚劳喘咳。②肾虚阳痿。

【用法用量】多入丸散或酒剂,3~6g。

【使用注意】风寒或实热咳喘忌服。

冬虫夏草

【性能】甘,平。归肾、肺经。

【功效】补肾益肺,止血化痰。

【应用】①阳痿遗精、腰膝酸痛。②久咳虚喘、劳嗽痰血。③病后体虚不复或自汗畏寒。

【用法用量】煎服,3~9g。也可入丸散。

【使用注意】有表邪者不宜用。

细目四　补　血　药

当归

【性能】甘、辛，温。归肝、心、脾经。

【功效】补血调经，活血止痛，润肠通便。

【应用】①血虚诸证。为补血之圣药。②血虚血瘀，月经不调，经闭，痛经。③虚寒性腹痛，跌打损伤，痈疽疮疡，风寒痹痛。④血虚肠燥便秘。

【用法用量】煎服，6~12g。

【使用注意】湿盛中满、大便泄泻者忌服。

熟地黄

【性能】甘，微温。归肝、肾经。

【功效】补血养阴，填精益髓。

【应用】①血虚诸证。②肝肾阴虚诸证。

【用法用量】煎服，9~15g。

【使用注意】本品性质黏腻，较生地黄更甚，有碍消化，凡气滞痰多、脘腹胀痛、食少便溏者忌服。重用久服宜与陈皮、砂仁等同用，防止黏腻碍胃。

白芍

【性能】苦、酸，微寒。归肝、脾经。

【功效】养血敛阴，柔肝止痛，平抑肝阳，止汗。

【应用】①肝血亏虚，月经不调。②肝脾不和，胸胁脘腹疼痛，四肢挛急疼痛。③肝阳上亢之头痛眩晕。④外感风寒、营卫不和之汗出恶风，阴虚盗汗。

【用法用量】煎服，6~15g，大剂量15~30g。

【使用注意】阳衰虚寒之证不宜用。反藜芦。

阿胶

【性能】甘，平。归肺、肝、肾经。

【功效】补血，滋阴，润肺，止血。

【应用】①血虚诸证。为补血要药。②出血。③肺阴虚燥咳。④热病伤阴，心烦失眠，阴虚风动，手足瘛疭。

【用法用量】3~9g，入汤剂宜烊化。

【使用注意】本品黏腻，有碍消化，脾胃虚弱者慎用。

何首乌

【性能】苦、甘、涩，微温。归肝、肾经。

【功效】制用：补益精血。生用：解毒，截疟，润肠通便。

【应用】①精血亏虚、头晕眼花、须发早白、腰膝酸软。②久疟、痈疽、瘰疬、肠燥便秘等。

【用法用量】煎服，生何首乌3~6g，制何首乌6~12g。

【使用注意】大便溏泄及湿痰较重者不宜用。

龙眼肉

【性能】甘，温。归心、脾经。

【功效】补益心脾，养血安神。

【应用】思虑过度，劳伤心脾，惊悸怔忡，失眠健忘。

【用法用量】煎服，9~15g。

【使用注意】湿盛中满或有停饮、痰、火者忌服。

细目五　补　阴　药

北沙参

【性能】甘、微苦，微寒。归肺、胃经。

【功效】养阴清肺，益胃生津。

【应用】①肺阴虚证。②胃阴虚证。

【用法用量】煎服，5~12g。

【使用注意】不宜与藜芦同用。

南沙参

【性能】甘，微寒。归肺、胃经。

【功效】养阴清肺，清胃生津，益气，化痰。

【应用】①肺阴虚证。②胃阴虚证。

【用法用量】煎服，9~15g。

【使用注意】不宜与藜芦同用。

百合

【性能】甘，微寒。归肺、心、胃经。

【功效】养阴润肺，清心安神。

【应用】①肺阴虚证。②阴虚有热之失眠心悸及百合病心肺阴虚内热证。

【用法用量】煎服，6~12g。蜜炙可增加润肺作用。

【使用注意】脾肾虚寒、便溏者忌用。

麦冬

【性能】甘、微苦，微寒。归胃、肺、心经。

【功效】养阴润肺，益胃生津，清心除烦。

【应用】①胃阴虚证。②肺阴虚证。③心阴虚证。

【用法用量】煎服，6~12g。

【使用注意】肺胃有痰饮、湿浊者忌用。

天冬

【性能】甘、苦，寒。归肺、肾、胃经。

【功效】养阴润燥，清肺生津。

【应用】①肺阴虚证。②肾阴虚证。③热病伤津之食欲不振、口渴及肠燥便秘。

【用法用量】煎服，6~12g。

【使用注意】本品甘寒滋腻之性较强，脾虚泄泻、痰湿内盛者忌用。

【鉴别用药】麦冬与天冬，既能滋肺阴，润肺燥，清肺热，又可养胃阴，清胃热，生津止渴，润肠通便。常用于治疗肺阴虚、胃阴虚及热病伤津之肠燥便秘。然麦冬微寒，清火与滋润之力虽稍弱，但滋腻性亦较小，而天冬苦寒之性较甚，清火与润燥之力强于麦冬。麦冬又可清心除烦，宁心安神，常用于治疗心阴不足及心热亢旺之心烦、失眠多梦、健忘、心悸怔忡等证。天冬又可滋肾阴，降虚火，常用于治疗肾阴亏虚之眩晕、耳鸣、腰膝酸痛，及阴虚火旺之骨蒸潮热、内热消渴等证。

石斛

【性能】甘，微寒。归胃、肾经。

【功效】益胃生津，滋阴清热。

【应用】①胃阴虚及热病伤津证。②肾阴虚证。

【用法用量】煎服，6~12g，鲜用15~30g。

【使用注意】脾胃虚寒、便溏者忌用。

玉竹

【性能】甘，微寒。归肺、胃经。

【功效】养阴润燥，生津止渴。

【应用】①肺阴虚证。②阴虚之体感受风温及冬温咳嗽、咽干痰结等。③胃阴虚证。④热伤心阴之烦热多汗、惊悸等证。

【用法用量】煎服，6~12g。

【使用注意】痰湿便溏者忌用。

黄精

【性能】甘，平。归脾、肺、肾经。

【功效】补气养阴，健脾，润肺，益肾。

【应用】①阴虚肺燥，干咳少痰，肺肾阴虚，劳咳久咳。②脾胃虚弱。③肾精亏虚，内热消渴。

【用法用量】煎服，9~15g。

【使用注意】痰湿、便溏、气滞者忌用。

枸杞子

【性能】甘，平。归肝、肾经。

【功效】滋补肝肾，益精明目。

【应用】肝肾阴虚及早衰证。

【用法用量】煎服，6~12g。

【使用注意】便溏者忌用。

墨旱莲

【性能】甘、酸，寒。归肝、肾经。

【功效】滋补肝肾，凉血止血。

【应用】①肝肾阴虚证。②阴虚血热的失血证。

【用法用量】煎服，6~12g。

【使用注意】脾胃虚寒者忌用。

女贞子

【性能】甘、苦，凉。归肝、肾经。

【功效】滋补肝肾，乌须明目。

【应用】肝肾阴虚证。

【用法用量】煎服，6~12g。

【使用注意】脾胃虚寒泄泻者忌用。

黑芝麻

【性能】甘，平。归肝、肾、大肠经。

【功效】补益肝肾，润肠通便。

【应用】①精血亏虚，头晕眼花，须发早白。②肠燥便秘。

【用法用量】煎服，9~15g。

【使用注意】脾虚便溏者忌用。

龟甲

【性能】咸、甘，微寒。归肾、肝、心经。

【功效】滋阴潜阳，益肾健骨，养血补心，止血。

【应用】①阴虚阳亢，阴虚内热，阴虚风动。②肾虚骨痿，囟门不合。③阴血亏虚，惊悸，失眠，健忘。④阴虚血热，冲任不固之崩漏、月经过多。

【用法用量】煎服，9~24g。宜先煎。

【使用注意】胃有虚寒者忌用。

鳖甲

【性能】咸，微寒。归肝、肾经。

【功效】滋阴潜阳，退热除蒸，软坚散结。

【应用】①阴虚发热、阴虚阳亢，阴虚风动。②癥瘕积聚。

【用法用量】煎服，9~24g。宜先煎。

【使用注意】脾胃虚寒者忌用。

【鉴别用药】龟甲与鳖甲二者均可滋阴潜

阳、退虚热,同可用治肾阴不足、虚火亢旺之骨蒸潮热、盗汗、遗精及肝阴不足、肝阳上亢之头痛、眩晕等症。但龟甲长于滋肾,鳖甲长于退虚热。龟甲又可健骨、补血、养心,常用于治疗肝肾不足,筋骨痿弱,腰膝酸软,妇女崩漏,月经过多,及心血不足,失眠,健忘等证。鳖甲又可软坚散结,常用于治疗腹内癥瘕积聚,疟疾日久不愈,胁下痞硬成块。

第二十三单元 收 涩 药

细目一 概 述

要点一 收涩药的性能特点

收涩药味多酸涩，性温或平，主入肺、脾、肾、大肠经。有敛耗散、固滑脱之功，即陈藏器所谓“涩可固脱”、李时珍所谓“脱则故而不收，故用酸涩药，以敛其耗散”之意。

要点二 收涩药的功效

本类药物分别具有固表止汗、敛肺止咳、涩肠止泻、固精缩尿、收敛止血、止带等作用。

要点三 收涩药的适应范围

本类药物主要适应于久病体虚、正气不固、脏腑功能衰退所致的自汗、盗汗、久咳虚喘、久泻、久痢、遗精、滑精、遗尿、尿频、崩带不止等滑脱不禁的病证。

要点四 收涩药的使用注意事项

1. 本类药物性涩敛邪，故凡表邪未解，湿热内蕴所致之泻痢、带下，血热出血以及余热未清者，均不宜用，误用有“闭门留寇”之弊。

2. 某些收涩药除具收涩作用之外，还兼有清湿热、解毒等功效，则又当分别对待。

要点五 收涩药的分类

本类药物根据其药性和临床应用的不同，可分为固表止汗药、敛肺涩肠药、固精缩尿止带药三类。

要点六 各类收涩药的性能特点

固表止汗药：本类药物性味多为甘平，性收敛，多入肺、心二经。

敛肺涩肠药：本类药物酸涩收敛，主入肺经或大肠经。

固精缩尿止带药：本类药物酸涩收敛，主入肾、膀胱经。某些药物性甘温。

要点七 各类收涩药的功效

固表止汗药：有固表汗止汗之功。

敛肺涩肠药：有敛肺止咳喘、涩肠止泻痢作用。

固精缩尿止带药：有固精、缩尿、止带作用。某些药物还兼有补肾之功。

要点八 各类收涩药的适应范围

固表止汗药：主要用于气虚肌表不固，腠理疏松，津液外泄而自汗；阴虚不能制阳，阳热迫津外泄而盗汗。

敛肺涩肠药：主要用于肺虚喘咳，久治不愈，或肺肾两虚，摄纳无权的虚喘证；大肠虚寒不能固摄或脾肾虚寒所致的久泻、久痢。

固精缩尿止带药：主要用于肾虚不固所致的遗精、滑精、遗尿、尿频以及带下清稀等。

细目二 固表止汗药

麻黄根

【药性】甘、涩，平。归肺经。

【功效】固表止汗。

【应用】自汗，盗汗。为敛肺固表止汗之要药。

【用法用量】煎服，3~9g。外用适量。

【使用注意】有表邪者忌用。

浮小麦

【药性】甘，凉。归心经。

【功效】固表止汗，益气，除热。

【应用】①自汗，盗汗。②骨蒸劳热。

【用法用量】煎服，6~12g。

【使用注意】表邪汗出者忌用。

糯稻根须

【药性】甘，平。归心，肝经。

【功效】固表止汗，益胃生津，退虚热。

【应用】①自汗，盗汗。②虚热不退，骨蒸

潮热。

【用法用量】煎服,30~60g。

细目三　敛肺涩肠药

五味子

【药性】酸、甘,温。归肺、心、肾经。

【功效】收敛固涩,益气生津,补肾宁心。

【应用】①久咳虚喘。为治疗久咳虚喘之要药。②自汗,盗汗。③遗精、滑精。④久泻不止。⑤津伤口渴,消渴。⑥心悸,失眠,多梦。

【用法用量】煎服,2~6g。

【使用注意】凡表邪未解,内有实热,咳嗽初起,麻疹初期,均不宜用。

乌梅

【药性】酸、涩,平。归肝、脾、肺、大肠经。

【功效】敛肺止咳,涩肠止泻,安蛔止痛,生津止渴,消疮毒。炒炭固冲止漏。

【应用】①肺虚久咳。②久泻,久痢。③蛔厥腹痛,呕吐。为安蛔之良药。④虚热消渴。⑤胬肉外突,头疮。⑥崩漏不止,便血。

【用法用量】煎服,6~12g。外用适量,捣烂或炒炭研末外敷。止泻止血宜炒炭用。

【使用注意】外有表邪或内有实热积滞者均不宜服。

【鉴别用药】五味子与乌梅二药的共同功效为敛肺、涩肠、生津,同可用治肺虚久咳、久泻、虚热消渴。然五味子又可止汗,益气,补肾涩精,宁心安神。常用于治疗自汗、盗汗、热伤气阴、汗多口渴、肺肾两虚喘咳、遗精、滑精、心悸、失眠、多梦等。而乌梅又可安蛔止痛,炒炭止血,常用于治疗蛔厥腹痛、呕吐、崩漏不止、便血等。

五倍子

【药性】酸、涩,寒。归肺、大肠、肾经。

【功效】敛肺降火,止咳止汗,涩肠止泻,固精止遗,收敛止血,收湿敛疮。

【应用】①咳嗽,咯血。②自汗,盗汗。③久泻,久痢。④遗精、滑精。⑤崩漏,便血痔血。⑥湿疮,肿毒。

【用法用量】煎服,3~6g。外用适量。

【使用注意】湿热泻痢者忌用。

诃子

【药性】苦、酸、涩,平。归肺、大肠经。

【功效】涩肠止泻,敛肺止咳,利咽开音。

【应用】①久泻,久痢。②久咳,失音。为治失音之要药。

【用法用量】煎服,3~10g。涩肠止泻宜煨用。

【使用注意】凡外有表邪、内有湿热积滞者忌用。

肉豆蔻

【药性】辛,温。归脾、胃、大肠经。

【功效】涩肠止泻,温中行气。

【应用】①虚泻,冷痢。为治疗虚寒性泻痢之要药。②胃寒胀痛,食少呕吐。

【用法用量】煎服,3~10g。内服须煨熟去油用。

【使用注意】湿热泻痢者忌用。

赤石脂

【药性】甘、酸、涩,温。归大肠、胃经。

【功效】涩肠止泻,收敛止血,敛疮生肌。

【应用】①久泻,久痢。②崩漏,便血。③疮疡久溃。外用。

【用法用量】煎服,9~12g。先煎。外用适量。

【使用注意】湿热积滞泻痢者忌服。孕妇慎用。不宜与肉桂同用。

细目四　固精缩尿止带药

山茱萸

【药性】酸、涩,微温。归肝、肾经。

【功效】补益肝肾,收敛固涩。

【应用】①腰膝酸软,头晕耳鸣,阳痿。②遗精滑精,遗尿尿频。③崩漏,月经过多。④大汗不止,体虚欲脱。为防止元气虚脱之要药。⑤消渴证。

【用法用量】煎服,6~12g,急救固脱20~30g。

【使用注意】素有湿热而致小便淋涩者,不宜应用。

覆盆子

【药性】甘、酸,温。入肝、肾经。

【功效】固精缩尿,益肝肾明目。

【应用】①遗精滑精，遗尿尿频。②肝肾不足，目暗不明。

【用法用量】煎服，6~12g。

桑螵蛸

【药性】甘、咸，平。归肝、肾经。

【功效】固精缩尿，补肾助阳。

【应用】①肾虚不固之遗精滑精、遗尿尿频、白浊。②肾虚阳痿。

【用法用量】煎服，5~10g。

【使用注意】本品助阳固涩，故阴虚多火、膀胱有热而小便频数者忌用。

金樱子

【药性】酸、涩，平。归肾、膀胱、大肠经。

【功效】固精缩尿止带，涩肠止泻。

【应用】①遗精滑精，遗尿尿频，带下。②脾虚久泻、久痢。③崩漏，脱肛，子宫脱垂等。

【用法用量】煎服，6~12g。

海螵蛸

【药性】咸、涩，温。归肝、肾经。

【功效】固精止带，收敛止血，制酸止痛，收湿敛疮。

【应用】①遗精，带下。②崩漏，吐血，便血，外伤出血。③胃痛吐酸。④湿疮，湿疹，溃疡不敛。

【用法用量】煎服，5~10g。外用适量。

莲子

【药性】甘、涩，平。归脾、肾、心经。

【功效】益肾固精，补脾止泻止带，养心安神。

【应用】①遗精滑精。②带下。③脾虚泄泻。④心悸，失眠。

【用法用量】煎服，6~15g，去心打碎用。

芡实

【药性】甘、涩，平。归脾、肾经。

【功效】益肾固精，健脾止泻，除湿止带。

【应用】①遗精滑精。②脾虚久泻。③带下。

【用法用量】煎服，9~15g。

椿皮

【药性】苦、涩，寒。归大肠、肝经。

【功效】清热燥湿，收敛止带，止泻，止血。

【应用】①赤白带下。②久泻久痢，湿热泻痢。③崩漏经多，便血痔血。

此外，尚有杀虫功效，内服治蛔虫腹痛，外洗治疥癣瘙痒。

【用法用量】煎服，6~9g。外用适量。

【使用注意】脾胃虚寒者慎用。

第二十四单元　涌　吐　药

细目一　概　述

要点一　涌吐药的性能特点

涌吐药味多酸、苦、辛，归胃经。

要点二　涌吐药的功效

本类药物具有涌吐毒物、宿食、痰涎的作用。

要点三　涌吐药的适应范围

本类药物主要用于误食毒物，停留胃中，未被吸收；或宿食停滞不化，尚未入肠，胃脘胀痛；或痰涎壅盛，阻于胸膈或咽喉，呼吸急促；或痰浊上涌，蒙蔽清窍，癫痫发狂等。

要点四　涌吐药的使用注意事项

1. 涌吐药作用强烈，且多具毒性，易伤胃损正，故仅适用于形证俱实者。

2. 宜采用“小量渐增”的使用方法，切忌骤用大量；同时要注意“中病即止”，只可暂投，不可连服或久服，谨防中毒或涌吐太过，导致不良反应。

3. 若用药后不吐或未达到必要的呕吐程度，可饮热开水以助药力，或用翎毛探喉以助涌吐。

4. 若药后呕吐不止，应立即停药，并积极采取措施，及时抢救。吐后应适当休息，不宜马上进食，待胃肠功能恢复后，再进流质或易消化的食物，以养胃气，忌食油腻辛辣及不易消化之物。

5. 凡年老体弱、小儿、妇女胎前产后，以及素体失血、头晕、心悸、劳嗽喘咳等，均当忌用。

细目二　具体药物

常山

【药性】苦、辛，寒；有毒。归肺、心、肝经。

【功效】涌吐痰涎，截疟。

【应用】①胸中痰饮证。②疟疾。为治疟之要药。

【用法用量】煎服，5~9g；入丸、散酌减。截疟宜酒制用。治疟宜在病发作前半天或2小时服用，并配伍陈皮、半夏等减轻其致吐的副作用。

【使用注意】本品有毒，且能催吐，故用量不宜过大，体虚者及孕妇不宜用。

甜瓜蒂

【药性】苦，寒；有毒。归胃经。

【功效】涌吐痰食，祛湿退黄。

【应用】①风痰、宿食停滞及食物中毒诸证。②湿热黄疸。

【用法用量】煎服，2.5~5g；入丸散服，每次0.3~1g。外用适量。研末吹鼻，待鼻中流出黄水即可停药。

【使用注意】体虚、吐血、咯血、胃弱、孕妇及上部无实邪者忌用。

胆矾

【药性】酸、涩、辛，寒；有毒。归肝、胆经。

【功效】涌吐痰涎，解毒收湿，祛腐蚀疮。

【应用】①喉痹、癫痫、误食毒物。②风眼赤烂、口疮、牙疳。③胬肉、疮疡。

【用法用量】温水化服，0.3~0.6g。外用适量。

【使用注意】孕妇、体虚者禁用。

第二十五单元 攻毒杀虫止痒药

细目一 概 述

要点一 攻毒杀虫止痒药的性能特点

本类药物以外用为主,兼可内服。

要点二 攻毒杀虫止痒药的功效

本类药物以攻毒疗疮、杀虫止痒为主要作用。

要点三 攻毒杀虫止痒药的适应范围

攻毒杀虫止痒药主要适用于某些外科、皮肤科及五官科病证,如疮痈疔毒、疥癣、湿疹、聤耳、梅毒及虫蛇咬伤、癌肿等。

要点四 攻毒杀虫止痒药的使用注意事项

1. 本类药物的外用方法因病因药而异,如研末外撒,或煎汤洗渍及热敷、浴泡、含漱,或用油脂及水调敷,或制成软膏涂抹,或做成药捻、栓剂用等。

2. 本类药物内服使用时,宜作丸散剂应用,使其缓慢溶解吸收,且便于掌握剂量。

3. 本类药物多具不同程度的毒性,所谓"攻毒"即有以毒制毒之意,无论外用或内服,均应严格掌握剂量及用法,不可过量或持续使用,以防发生毒副反应。

4. 制剂时应严格遵守炮制和制剂法度,以减低毒性而确保用药安全。

细目二 具体药物

雄黄

【药性】辛,温;有毒。归肝、胃、大肠经。

【功效】解毒,杀虫,祛痰截疟。

【应用】①痈肿疔疮,湿疹疥癣,蛇虫咬伤。②癫痫,小儿喘满咳嗽,疟疾。

【用法用量】外用适量,研末敷,香油调搽或烟熏。内服0.05~0.1g,入丸散用。

【使用注意】内服宜慎,不可久服。外用不宜大面积涂搽及长期持续使用。孕妇禁用。忌火煅。

硫黄

【药性】酸,温;有毒。归肾、大肠经。

【功效】外用解毒杀虫疗疮,内服补火助阳通便。

【应用】①外用治疥癣,湿疹,阴疽疮疡。为治疗疥疮的要药。②内服治阳痿、虚喘冷哮、虚寒便秘。

【用法用量】外用适量,研末敷或加油调敷患处。内服1.5~3g,炮制后入丸散服。

【使用注意】阴虚火旺及孕妇忌服。

白矾

【药性】酸、涩,寒。归肺、脾、肝、大肠经。

【功效】外用解毒杀虫,燥湿止痒;内服止血,止泻,祛风痰。

【应用】①外用治湿疹瘙痒,疮疡疥癣。②内服治便血,吐衄,崩漏,久泻久痢,痰厥,癫狂痫证,湿热黄疸。

【用法用量】外用适量,研末撒布、调敷或化水洗患处。内服0.6~1.5g,入丸散服。

【使用注意】体虚胃弱及无湿热痰火者忌服。

蛇床子

【药性】辛、苦,温;有小毒。归肾经。

【功效】杀虫止痒,燥湿祛风,温肾壮阳。

【应用】①阴部湿痒,湿疹,疥癣。②寒湿带下,湿痹腰痛。③肾虚阳痿,宫冷不孕。

【用法用量】外用适量,多煎汤熏洗或研末调敷。内服3~10g。

【使用注意】阴虚火旺或下焦有湿热者不宜内服。

蟾酥

【药性】辛,温;有毒。归心经。

【功效】解毒,止痛,开窍醒神。

【应用】①痈疽疔疮,瘰疬,咽喉肿痛,牙痛。②痧胀腹痛,神昏吐泻。

【用法用量】内服,0.015~0.03g,研细,多入丸散用。外用适量。

【使用注意】本品有毒,内服慎勿过量。外用不可入目。孕妇忌用。

大蒜

【药性】辛,温。归脾、胃、肺经。

【功效】解毒杀虫,消肿,止痢。

【应用】①痈肿疔毒,疥癣。②痢疾,泄泻,肺痨,顿咳。③钩虫病,蛲虫病。

【用法用量】外用适量,捣敷、切片擦或隔蒜灸。内服,9~15g,或生食,或制成糖浆服。

【使用注意】外敷可引起皮肤发红、灼热,甚至起疱,故不可敷之过久。阴虚火旺及有目、舌、喉、口齿诸疾者不宜服用。孕妇忌灌肠用。

第二十六单元　拔毒化腐生肌药

细目一　概　　述

要点一　拔毒化腐生肌药的性能特点

本类药物多为矿石重金属类，或经加工炼制而成，多具剧烈毒性或强大刺激性。

要点二　拔毒化腐生肌药的功效

本类药物以外用拔毒化腐、生肌敛疮为主要作用。

要点三　拔毒化腐生肌药的适应范围

本类药物主要适应于痈疽疮疡溃后脓出不畅，或溃后腐肉不去，新肉难生，伤口难以生肌愈合之证；癌肿；梅毒；有些还常用于皮肤湿疹瘙痒，五官科的口疮、喉证、目赤翳障等。

要点四　拔毒化腐生肌药的使用注意事项

1. 本类药物的外用方法，可根据病情和用途而定，如研末外撒，加油调敷，或制成药捻，或外用膏药敷贴，或点眼、吹喉、搐鼻、滴耳等。

2. 拔毒化腐生肌药多具剧烈毒性或强大刺激性，使用时应严格控制剂量和用法，外用也不可过量或过久应用，有些药还不宜在头面及黏膜上使用，以防发生毒副反应而确保用药安全。其中含砷、汞、铅类的药物毒副作用甚强，更应严加注意。

细目二　具 体 药 物

升药

【药性】辛，热；有大毒。归肺、脾经。

【功效】拔毒，去腐。

【应用】痈疽溃后，脓出不畅，或腐肉不去，新肉难生。此外，升药也可治湿疮、黄水疮、顽癣及梅毒等。

【用法用量】外用适量。本品只供外用，不能内服。且不用纯品，而多配煅石膏外用。用时，研极细粉末，干掺或调敷，或以药捻蘸药粉使用。

【使用注意】本品有大毒，外用亦不可过量或持续使用。外疡腐肉已去或脓水已尽者，不宜用。

轻粉

【药性】辛，寒；有毒。归大肠、小肠经。

【功效】外用攻毒杀虫，敛疮；内服逐水通便。

【应用】①外用治疮疡溃烂、疥癣瘙痒、湿疹、酒渣鼻、梅毒下疳。②内服治水肿胀满、二便不利。

【用法用量】外用适量，研末调涂或干掺，或制膏外贴。内服，每次0.1~0.2g，入丸散服。

【使用注意】本品有毒，内服宜慎，且服后应漱口。体虚及孕妇禁用。

砒石

【药性】辛，大热；有大毒。归肺、肝经。

【功效】外用攻毒杀虫，蚀疮去腐；内服劫痰平喘，截疟。

【应用】①腐肉不脱之恶疮，瘰疬，顽癣，牙疳，痔疮。②寒痰哮喘。

【用法用量】外用适量，研末撒敷，宜作复方散剂或入膏药、药捻用。内服，一次0.002~0.004g，入丸散服。

【使用注意】本品剧毒，内服宜慎；外用亦应注意，以防局部吸收中毒。孕妇禁用。不可作酒剂服。忌火煅。

铅丹

【药性】辛、咸，寒；有毒。归心、肝经。

【功效】外用拔毒生肌，内服坠痰镇惊。

【应用】①外用治疮疡溃烂、湿疹瘙痒、疥

癣、狐臭、酒渣鼻。②内服治惊痫癫狂。

【用法用量】外用适量,研末撒布或熬膏贴敷。内服每次 0.9~1.5g,入丸散服。

【使用注意】用之不当可引起铅中毒,宜慎用;不可持续使用,以防蓄积中毒。

炉甘石

【药性】甘,平。归肝、胃经。

【功效】解毒明目退翳,收湿止痒敛疮。

【应用】①目赤翳障。②溃疡不敛,湿疮,湿疹,眼睑溃烂。

【用法用量】外用适量,研末撒布或调敷。水飞点眼、吹喉。一般不内服。

【使用注意】宜炮制后用。

硼砂

【药性】甘、咸,凉。归肺、胃经。

【功效】外用清热解毒,内服清肺化痰。

【应用】①咽喉肿痛,口舌生疮,目赤翳障。②痰热咳嗽。

【用法用量】外用适量,研极细末干撒或调敷患处,或化水含漱。内服,1.5~3g,入丸散用。

【使用注意】本品以外用为主,内服宜慎。

第七部分　方　剂　学

第一单元　概　　述

细目一　方剂与治法

要点一　方剂与治法的关系

临床过程中，在辨证的基础上确定治法，在治法的指导下选用适宜的药物组成方剂。方剂组成后，它的功用、主治必须与治法相一致。概而言之，治法是组方的依据，方剂是治法的体现，即"方从法出""法随证立"。

要点二　常用治法

程钟龄将诸多治法概括为汗、吐、下、和、温、清、消、补"八法"。

1. 汗法是通过发汗解表、宣肺散邪的方法，使在表的六淫之邪随发散而解的一种治法。适用于外感表证以及疹出不透、疮疡初起、水肿、泄泻、咳嗽、疟疾等而有表证者。

2. 吐法是通过涌吐的方法，使停留在咽喉、胸膈、胃脘的痰涎、宿食以及毒物等从口中吐出的一种治法。适用于中风痰壅、宿食壅阻胃脘，毒物尚在胃中，痰涎壅盛之癫狂、喉痹，以及干霍乱吐泻不得等证。

3. 下法是通过荡涤肠胃、通泻大便的方法，使停留在肠胃的有形积滞从大便排出的一种治法。适用于燥屎内结、冷积不化、瘀血内停、宿食不消、结痰停饮以及虫积等证。

4. 和法是通过和解与调和的方法，使半表半里之邪，或脏腑、阴阳失和之证得以解除的一种治法。其中，和解之法适用于邪犯少阳，证属半表半里者；调和之法适用于肝脾不和、寒热错杂、表里同病等。此外，尚有和营卫、和胃气等，亦属和法范畴。

5. 清法是通过清热、泻火、凉血等方法，使在里之热邪得以解除的一种治法。适用于里热证。

6. 温法是通过温里祛寒的方法，使在里之寒邪得以消散的一种治法。适用于里寒证。

7. 消法是通过消食导滞、行气活血、化痰利水以及驱虫等方法，使气、血、痰、食、水、虫等所结成的有形之邪渐消缓散的一种治法。适用于饮食停滞、气滞血瘀、癥瘕积聚、水湿内停、痰饮不化、疳积虫积等病证。

8. 补法是通过补益人体气血阴阳，以主治各种虚弱证候的一种治法。适用于各种虚证。

细目二　方剂的组成与变化

要点一　方剂配伍的目的

方剂配伍的目的是通过合理组织药物，调其偏性，制其毒性，增强或改变原有功能，消除或缓解其对人体的不良因素，发挥其相辅或相反相成的综合作用，使各具特性的群药组合成一个新的有机整体。方剂配伍的总体目的不外增效、减毒两个方面。

要点二　方剂的组方原则

1. 君药是针对主证或主病起主要治疗作用的药物。其药力居方中之首，用量较作为臣、佐药应用时要大，是不可缺少的药物。

2. 臣药有两种意义：一是辅助君药加强治疗主证或主病的药物。二是针对兼证或兼病起主要治疗作用的药物。它的药力小于君药。

3. 佐药其意义有三：一是佐助，即协助君臣药以加强治疗作用，或直接治疗次要症状。二是佐制，即用以消除或减缓君臣药的毒性与烈性的药物。三是反佐，即根据病情需要，用与君药性味相反而又能起相成作用的药物。佐药的药力小于臣药，一般用量较轻。

4. 使药有两种意义：一是引经药，即能引方中诸药直达病所的药物。二是调和药，即具有调和诸药作用的药物。使药的药力较小,用量亦轻。

要点三　方剂的变化形式

1. 药味加减的变化。方剂中药味的增减,必然使方中药物间的配伍关系发生变化,从而导致方剂的功效相应发生变化。

2. 药量加减的变化。当方剂的组成药物相同而用量不相同时,则具体药物在方中的药力和地位发生变化,从而改变了方剂的功用与主治。

3. 剂型的变化。对方剂的功效有一定的影响,同一方剂其剂型不同,功效则有所差异。

细目三　常 用 剂 型

要点　常用剂型的特点及临床意义

1. 汤剂的特点是吸收快,能迅速发挥药效,便于随证加减,适用于病证较重或病情不稳定的患者。

2. 丸剂的特点是吸收较慢,药效持久,节省药材,便于携带与服用。适用于慢性、虚弱性疾病。但亦有峻急者,此则多为芳香类药物与毒剧药物,不宜作汤剂煎服者。

3. 散剂分内服和外用两类。散剂的特点是制备方法简便,吸收较快,节省药材,性质较稳定,不易变质,便于服用与携带。外用散剂一般作为外敷,亦有作点眼、吹喉等用。

4. 膏剂有内服和外用两种。内服有流浸膏、浸膏、煎膏三种;外用分软膏、硬膏两种。

5. 酒剂又称药酒,是将药物用白酒或黄酒浸泡,或加温隔水炖煮,去渣取液供内服或外用。酒有活血通络、易于发散和助长药效的特性,故常于祛风通络和补益方剂中使用。

6. 丹剂分内服和外用两类。内服丹剂有丸剂,也有散剂,每以药品贵重或药效显著而名之曰丹。外用丹剂亦称丹药,是以某些矿物类药经高温烧炼制成的不同结晶形状的制品。常研粉涂疮面,亦可制成药条、药线。

7. 栓剂古称坐药或塞药,用于腔道并在其间融化或溶解而释放药物,有杀虫止痒、滑润、收敛等作用。

8. 注射剂亦称针剂,具有剂量准确、药效迅速、适于急救、不受消化系统影响的特点,对于神志昏迷,难于口服用药的患者尤为适宜。

第二单元 解 表 剂

细目一 概 述

要点一 解表剂的适用范围

解表剂适用于六淫外邪侵袭人体肌表、肺卫所致的表证。凡风寒外感或温病初起，以及麻疹、疮疡、水肿、痢疾等病初起而有表证者，均为解表剂的适用范围。

要点二 解表剂的应用注意事项

不宜久煎。一般宜温服，或增衣被，或辅之以热粥，取微汗，汗后避风寒；汗出病瘥，即停服。注意忌食生冷、油腻之品。若外邪已入里，或麻疹已透，或疮疡已溃，或虚证水肿，均不宜使用。

细目二 辛温解表

要点一 麻黄汤（《伤寒论》）

【组成】麻黄三两　桂枝二两　杏仁七十个　甘草（炙）一两

【用法】水煎服，温覆取微汗。

【功用】发汗解表，宣肺平喘。

【主治】外感风寒表实证。恶寒发热，头身疼痛，无汗而喘，舌苔薄白，脉浮紧。

【组方原理】本证由风寒束表、肺气失宣所致。治宜发汗解表，宣肺平喘。方中麻黄辛温，既开腠理、透毛窍，发汗以祛在表之风寒；又开宣肺气，宣散肺经风寒而平喘，为君药。臣以辛温而甘之桂枝解肌发表，通达营卫，既助麻黄发汗散寒之力，又可温通营卫之郁。麻黄、桂枝相须为用，可使风寒去而营卫和。肺主宣降，肺气郁闭，宣降失常，故又佐以杏仁利肺平喘，与麻黄相伍，一宣一降，以复肺气宣降之权而平喘，又使邪气去而肺气和。使以炙甘草，既调和药性，又缓麻、桂峻烈之性，使汗出而不致耗伤正气。四药相伍，麻桂相须，腠开营畅，麻杏相使，宣降得宜，使风寒得散，肺气得宣，诸症可愈。

要点二 桂枝汤（《伤寒论》）

【组成】桂枝三两　芍药三两　甘草（炙）二两　生姜三两　大枣十二枚

【用法】上五味，㕮咀，以水七升，微火煮取三升，适寒温，服一升。服已须臾，啜热稀粥一升余，以助药力。温覆令一时许，遍身絷絷微似有汗者益佳，不可令如水流漓，病必不除。若一服汗出病瘥，停后服，不必尽剂；若不汗，更服，依前法；又不汗，后服小促其间，半日许令三服尽。若病重者，一日一夜服，周时观之，服一剂尽，病证犹在者，更作服；若汗不出，乃服至二三剂。禁生冷、黏滑、肉、面、五辛、酒酪、臭恶等物。

【功用】解肌发表，调和营卫。

【主治】外感风寒表虚证。恶风发热，汗出头痛，鼻鸣干呕，苔白不渴，脉浮缓或浮弱。

【组方原理】本证由外感风寒，卫强营弱，营卫失和所致。治宜解肌发表，调和营卫。方以桂枝为君药，助卫阳，通经络，发汗解表而散卫中之邪气。臣以芍药，益阴敛营，敛固外泄之营阴。桂、芍等量相伍，则发汗不伤阴，敛阴不留邪，散中有收，汗中寓补，针对卫强营弱之机。生姜散寒祛邪，兼能和胃止呕；大枣益血生津，并可补脾益气。二药合用，调和营卫，又调补脾胃，共为佐药。佐使以炙甘草，调和药性，合桂枝辛甘化阳以实卫，合芍药酸甘化阴以和营。本方为滋阴和阳、调和营卫、解肌发汗之总方。

【附方】桂枝加桂汤主治太阳病发汗太过，耗损心阳，肾中寒气凌心之奔豚，故以本方再加桂枝二两以增温通心阳、平冲降逆之力；桂枝加芍药汤主治太阳病误下伤中，邪陷太阴，土虚木乘之腹痛，故用桂枝汤通阳温脾，倍芍药以柔肝缓急止痛。

【鉴别】麻黄汤与桂枝汤同为辛温解表剂。麻黄汤发汗散寒力强,又能宣肺平喘,为辛温发汗之重剂,主治恶寒发热、无汗而喘之表实证;桂枝汤发汗解表之力逊于麻黄汤,但具调和营卫之功,为辛温解表之和剂,主治恶风发热而自汗出之表虚证。

要点三　九味羌活汤(张元素方,录自《此事难知》)

【组成】羌活　防风　苍术各一两半　细辛五分　川芎　白芷　生地黄　黄芩　甘草各一两

【用法】水煎服。

【功用】发汗祛湿,兼清里热。

【主治】外感风寒湿邪,内有蕴热证。恶寒发热,无汗,头痛项强,肢体酸楚疼痛,口苦微渴,舌苔白或微黄,脉浮。

【组方原理】本证由外感风寒湿邪,内有蕴热所致。治宜疏风散寒,祛湿解表,兼清里热。方中羌活解表散寒,祛风胜湿,兼治太阳经头痛而为君药。防风、苍术发汗祛湿,助羌活解表祛邪,同为臣药。细辛、川芎、白芷祛风散寒,止头身痛;生地黄、黄芩清泄里热,并防诸辛温燥烈之品伤津之弊,共为佐药。甘草调和药性,为使药。方中细辛善止少阴头痛,白芷善解阳明头痛,川芎长于止少阳、厥阴头痛,体现了分经论治的用药特点。

【常用加减】若湿邪较轻,肢体酸楚不甚者,可去苍术以减温燥之性;如肢体关节痛剧者,加独活、威灵仙、姜黄等以加强宣痹止痛之力。

要点四　小青龙汤(《伤寒论》)

【组成】麻黄　芍药　细辛　干姜　甘草(炙)　桂枝各三两　半夏半升　五味子半升

【用法】水煎服。

【功用】解表散寒,温肺化饮。

【主治】外寒内饮证。恶寒发热,头身疼痛,无汗,喘咳,痰涎清稀而量多,胸痞,或干呕,或不得平卧,或身体疼重,头面四肢浮肿,舌苔白滑,脉浮。

【组方原理】本证由外感风寒,内停水饮所致。治宜解表散寒与温化寒饮并举。方中麻黄、桂枝相须为君药,发汗散寒以解表邪,且麻黄又能宣肺而平喘,桂枝温阳以化饮。干姜、细辛为臣药,温肺化饮,兼助麻、桂解表祛邪。佐用五味子敛肺止咳,芍药和营养血。二药与辛散之品相配,有散有收,既可增止咳平喘之力,又可制约诸药辛散太过,防止温燥药伤津。半夏燥湿化痰,和胃降逆,亦为佐药。炙甘草为佐使药,益气和中,又能调和药性。本方配伍散中有收,开中有合,使之散不伤正,收不留邪。

【常用加减】兼有热象而出现烦躁者,加生石膏以清郁热;兼喉中痰鸣,加杏仁、射干、款冬花以化痰降气平喘。

要点五　止咳散

【组成】桔梗　荆芥　紫菀　百部　白前各二斤　甘草(炙)十二两　陈皮一斤

【用法】作汤剂,水煎服。

【功用】宣利肺气,疏风止咳。

【主治】风邪犯肺之咳嗽证。咳嗽咽痒,咯痰不爽,或微恶风发热,舌苔薄白,脉浮缓。

【组方原理】本证为外感风邪咳嗽,或因治不如法,表解不彻而咳仍不止者。治宜重在宣肺止咳,兼以解表。方中紫菀、百部甘苦而微温,专入肺经,为止咳化痰要药,对于新久咳嗽皆宜,故共用为君。桔梗苦辛而性平,善于宣肺止咳;白前辛苦微温,长于降气化痰。两者协同,一宣一降,以复肺气之宣降,合君药则止咳化痰之力尤佳,共为臣药。荆芥辛而微温,疏风解表,以祛在表之余邪;陈皮行气化痰,二者共为佐药。甘草合桔梗以利咽止咳,兼能调和诸药,是为佐使之用。诸药配伍,肺气得宣,外邪得散,则咳痰咽痒得瘥。

要点六　香苏散(《太平惠民和剂局方》)

【组成】香附子　紫苏叶各四两　甘草(炙)一两　陈皮二两

【用法】为散。

【功用】疏散风寒,理气和中。

【主治】外感风寒,内有气滞证。恶寒身热,头痛无汗,胸脘痞闷,不思饮食,舌苔薄白,脉浮。

【组方原理】本证由外感风寒,内伤气滞所致。治当疏散风寒,理气化滞。方以紫苏叶发表散寒,理气宽中,为君药。香附善疏肝理气,通调三焦气机,为臣药。二药气味芳香辛散,兼有辟秽之用。佐以陈皮理气醒脾以行气滞,燥湿和胃以除痞闷。炙甘草和中调药,为使药。

【常用加减】气滞闷痛较甚者,加大腹皮、

青皮；胃脘痞闷者，加木香、砂仁；不思饮食，湿甚苔腻者，加砂仁、苍术。

要点七 正柴胡饮(《景岳全书》)

【组成】柴胡一至三钱 防风一钱 陈皮一钱半 芍药二钱 甘草一钱 生姜五片

【用法】水煎服。

【功用】解表散寒。

【主治】外感风寒轻证。微恶风寒，发热，无汗，头疼身痛，舌苔薄白，脉浮。

【组方原理】本病系外感风寒之轻证。治宜轻疏肌表，微发其汗。方中以柴胡为君药，功能疏散表邪。防风为臣药，散寒解表，祛风止痛。生姜辛温发散，助柴胡、防风解表透邪；陈皮疏畅气机，以助祛邪外出；芍药益阴和营，防辛散伤阴，共为佐药。甘草调药为使药。

细目三 辛凉解表

要点一 银翘散(《温病条辨》)

【组成】连翘 银花各一两 苦桔梗 薄荷 牛蒡子各六钱 竹叶 芥穗各四钱 淡豆豉 生甘草各五钱

【用法】为散。鲜苇根汤煎，勿过煎，温服。

【功用】辛凉透表，清热解毒。

【主治】温病初起。发热，微恶风寒，无汗或有汗不畅，头痛口渴，咳嗽咽痛，舌尖红，苔薄白或薄黄，脉浮数。

【组方原理】本证为外感风热，卫气被郁，肺失清肃所致。治宜疏风透表，清热解毒。方中重用银花、连翘为君药，既疏散风热，清热解毒，又可辟秽化浊。薄荷、牛蒡子辛凉，疏散风热，清利头目，并可解毒利咽；芥穗、淡豆豉辛温发散，配入辛凉解表方中，可增辛散透表之力。四药共用以加强解表散邪之力，同为臣药。芦根清热生津；竹叶清上焦热；桔梗开宣肺气，止咳利咽，皆为佐药。生甘草清热解毒，调和药性，合桔梗又止咳利咽，为佐使药。全方辛凉之中配伍少量辛温之品，疏散风邪与清热解毒相伍。

【常用加减】渴甚者，为伤津较甚，加天花粉生津止渴；项肿咽痛者，系热毒较甚，加马勃、玄参清热解毒，利咽消肿；胸膈闷者，加藿香、郁金芳香化湿，辟秽祛浊。

要点二 桑菊饮(《温病条辨》)

【组成】桑叶二钱五分 菊花一钱 杏仁二钱 连翘一钱五分 薄荷八分 苦桔梗二钱 生甘草八分 苇根二钱

【用法】水煎温服。

【功用】疏风清热，宣肺止咳。

【主治】风温初起，邪客肺络证。但咳，身热不甚，口微渴，脉浮数。

【组方原理】本证系风温初起之轻证。治当从“辛凉微苦”立法，即疏风清热，宣肺止咳。方中桑叶甘苦性凉，善走肺络，疏散风热，又清宣肺热而止咳嗽；菊花辛甘性寒，疏散风热，又清利头目而肃肺。二药相须，直走上焦，协同为用，以疏散肺中风热见长，共为君药。杏仁苦降，肃降肺气；桔梗辛散，开宣肺气，相须为用，一宣一降，以复肺之宣降功能而止咳，共为臣药。薄荷辛凉解表，助君药疏散风热之力；连翘透邪解毒；芦根清热生津，共为佐药。甘草调和诸药为使。诸药相伍，使上焦风热得以疏散，肺气得以宣降，则表证解，咳嗽止。

【常用加减】原著指出：“二三日不解，气粗似喘，燥在气分者，加石膏、知母；舌绛，暮热，甚燥，邪初入营，加元参二钱，犀角一钱；在血分者，去薄荷、芦根，加麦冬、细生地、玉竹、丹皮各二钱；肺热甚，加黄芩；渴者，加花粉。”

【鉴别】银翘散与桑菊饮中均有连翘、桔梗、甘草、薄荷、芦根五药，功能辛凉解表而治温病初起。但银翘散用银花配伍荆芥、豆豉、牛蒡子、竹叶，解表清热之力强，为“辛凉平剂”；桑菊饮用桑叶、菊花配伍杏仁，肃肺止咳之力大，而解表清热之力逊，故为“辛凉轻剂”。

要点三 麻黄杏仁甘草石膏汤(《伤寒论》)

【组成】麻黄四两 杏仁五十个 甘草(炙)二两 石膏半斤

【用法】水煎服。

【功用】辛凉疏表，清肺平喘。

【主治】外感风邪，邪热壅肺证。身热不解，咳逆气急，甚则鼻扇，口渴，有汗或无汗，舌苔薄白或黄，脉浮而数者。

【组方原理】本证由风邪化热，壅遏于肺，

肺失宣降而致。治宜辛凉宣肺，清热平喘。方中麻黄宣肺平喘，解表散邪。石膏清泄肺胃之热以生津。二药相伍，既宣散肺中风热，又清解肺中郁热，共为君药。石膏倍于麻黄，使全方不悖辛凉之旨。麻黄得石膏，宣肺平喘而不助热；石膏得麻黄，清解肺热而不凉遏。杏仁降利肺气以平喘咳，与麻黄相配则宣降相因，与石膏相伍则清肃协同，为臣药。炙甘草既能益气和中，又防石膏寒凉伤中，更能调和于寒温宣降之间，为佐使药。

【常用加减】如肺热甚，壮热汗出者，宜增石膏用量，酌加桑白皮、黄芩、知母；表邪偏重，无汗而恶寒，石膏用量宜减，酌加薄荷、紫苏叶、桑叶。

要点四　柴葛解肌汤(《伤寒六书》)

【组成】干葛　柴胡　黄芩　芍药　羌活　白芷　桔梗　甘草

【用法】加生姜三片、大枣两个，槌法加石膏一钱，水煎服。

【功用】解肌清热。

【主治】外感风寒，郁而化热证。恶寒渐轻，身热增盛，无汗头痛，目疼鼻干，心烦不眠，咽干耳聋，眼眶痛，舌苔薄黄，脉浮微洪。

【组方原理】本证因外邪郁而化热，传入阳明、少阳，属三阳合病。治宜辛凉解肌，兼清里热。方中葛根、白芷、石膏善于清透阳明之邪热；柴胡、黄芩长于透解少阳之邪热；羌活发散太阳之风寒，如此三阳并治。桔梗宣肺解表；白芍、大枣敛阴养血，防止辛散太过伤阴；生姜发散风寒，合大枣调和营卫，均为佐药。甘草调药为使药。

要点五　升麻葛根汤(《太平惠民和剂局方》)

【组成】升麻　白芍药　甘草(炙)各十两　葛根十五两

【用法】水煎服。

【功用】解肌透疹。

【主治】麻疹初起。疹发不透，身热头痛，咳嗽，目赤流泪，口渴，舌红，苔薄白，脉浮数。

【组方原理】本证属麻疹初起，透发不畅。治宜辛凉解肌，透疹解毒。方中升麻、葛根皆为解表透疹之要药。升麻善于解肌透疹解毒；葛根善于解肌透疹生津。二药相配，为解肌透疹之常用配伍，为君药。芍药和营泻热，为臣药。炙甘草调和诸药，为使药。

细目四　扶正解表

要点一　人参败毒散(《太平惠民和剂局方》)

【组成】柴胡　前胡　川芎　枳壳　羌活　独活　茯苓　桔梗　人参　甘草各三十两

【用法】散剂。加生姜、薄荷少许，水煎服。

【功用】散寒祛湿，益气解表。

【主治】气虚外感风寒湿。憎寒壮热，头项强痛，肢体酸痛，无汗，鼻塞声重，咳嗽有痰，胸膈痞满，舌淡苔白，脉浮而按之无力。

【组方原理】本证系正气素虚，风寒湿邪袭于肌表所致。治当散寒祛湿，益气解表。方中羌活、独活发散风寒、除湿止痛，羌活长于祛上部风寒湿邪，独活长于祛下部风寒湿邪，合用通治一身风寒湿邪，为君药。川芎行气活血祛风；柴胡解肌透邪行气，助君药解表逐邪，又可加强止痛之力，共为臣药。桔梗宣肺利膈，枳壳理气宽中，二药相伍，一升一降，畅通胸膈气机；前胡化痰止咳；茯苓渗湿消痰，俱为佐药。佐入人参，益气扶正，鼓邪外出，并寓防邪复入之义。生姜、薄荷为引，助解表之力；甘草调和药性，益气和中，共为佐使之品。喻嘉言用本方治外邪陷里而成之痢疾，意即疏散表邪，表气疏通，里滞亦除，其痢自止，故称此为“逆流挽舟”法。

【常用加减】若正气未虚，而表寒较甚者，去人参，加荆芥、防风；痢疾之腹痛、便脓血、里急后重甚者，可加白芍、木香。

要点二　参苏饮(《太平惠民局方》)

【组成】陈皮　枳壳　桔梗　甘草(炙)　木香各半两　半夏　紫苏叶　干葛　前胡　人参　茯苓各三分

【用法】加生姜7片，大枣1枚，水煎温服。

【功用】益气解表，理气化痰。

【主治】气虚外感，内有痰湿证。恶寒发热，无汗，头痛鼻塞，咳嗽痰白，胸脘满闷，倦怠无力，气短懒言，苔白脉弱。

【组方原理】本证由素体气虚，内有痰湿，又外感风寒而致。治当益气解表，理气化痰。方中苏叶辛温，发散表邪，宣肺宽中，故为君药。臣以葛根助君药发散风寒，解肌舒筋。佐以半夏、前胡、桔梗化痰止咳；陈皮、木香、枳壳理气宽胸；脾为生湿生痰之源，茯苓健脾渗湿以治生痰之源。化痰与理气兼顾，既寓“治痰先治气”之意，又使升降复常，有助于表邪之宣散、肺气之开阖。更佐入人参益气扶正，既助解表，又使表药祛邪不伤正。炙甘草合茯苓、人参益气健脾，兼和诸药，为佐使。煎服时，少加生姜、大枣，可助发表、益脾。诸药相合，散补同用，燥行合法，散不伤正，补不留邪，使邪去正安，气顺痰消。

【鉴别】参苏饮与人参败毒散皆佐入人参、茯苓、甘草，治气虚外感风寒之证。然人参败毒散以羌活、独活、川芎、柴胡等祛邪为主，以治风寒夹湿之表证；而参苏饮以苏叶、葛根配半夏、陈皮等，治外感表邪而内有痰湿之证。

要点三　麻黄细辛附子汤（《伤寒论》）

【组成】麻黄二两　附子一枚　细辛二两

【用法】水煎服。

【功用】助阳解表。

【主治】素体阳虚，外感风寒证。发热，恶寒甚，神疲欲寐，脉微细。

【组方原理】本证为素体阳虚，外感风寒所致。治宜助阳与解表合用。方以麻黄发汗散寒；附子温肾助阳，共为君药。二药相伍，既能鼓邪外出，且无过汗亡阳之虞。细辛温经散寒，外可助麻黄解表，内可助附子温里，为臣佐药。

【常用加减】若阳气虚弱者，加人参、黄芪；兼咳痰者，加半夏、杏仁。

要点四　加减葳蕤汤（《重订通俗伤寒论》）

【组成】生葳蕤二钱至三钱　生葱白二枚至三枚　桔梗一钱至钱半　东白薇五分至一钱　淡豆豉三钱至四钱　苏薄荷一钱至钱半　炙草五分　红枣二枚

【用法】水煎服。

【功用】滋阴解表。

【主治】素体阴虚，外感风热证。头痛身热，微恶风寒，无汗或有汗不多，咳嗽，心烦，口渴，咽干，舌红，脉数。

【组方原理】本证由素体阴虚，外感风热所致。治宜滋阴与解表兼顾。方中葳蕤（即玉竹）润肺养胃，清热生津，滋而不腻，对阴虚而有表邪者颇宜；薄荷疏散风热，清利咽喉，为君药。葱白、淡豆豉助薄荷以增发散表邪之力，为臣药。白薇清热而不伤阴，于阴虚有热者甚宜；桔梗宣肺止咳；大枣甘润养血，为佐药。使以甘草调和药性。

【鉴别】银翘散与加减葳蕤汤均可治风热表证。但银翘散功善疏散风热，清解热毒，主治风温初起之实证；加减葳蕤汤滋阴解表，适于阴虚之体感受风热证。

第三单元　泻　下　剂

细目一　概　　述

要点一　泻下剂的适用范围

泻下剂适用于热结、寒结、燥结、水结等里实证，亦可用于体质虚弱而兼里实者。

要点二　泻下剂的应用注意事项

应用泻下剂，必待表邪已解，里实已成。若里实较急重，应峻攻急下；较缓者，宜轻下、缓下。泻下剂多峻烈，孕妇、产后、月经期及年老体弱、病后伤津或亡血者，应慎用或禁用。泻下剂易伤正气，应得效即止。

细目二　寒　　下

要点一　大承气汤(《伤寒论》)

【组成】大黄四两　厚朴半斤　枳实五枚　芒硝三合

【用法】水煎，先煎厚朴、枳实，后下大黄，芒硝冲服。

【功用】峻下热结。

【主治】

1. 阳明腑实证。大便不通，频转矢气，脘腹痞满，腹痛拒按，按之则硬，潮热谵语，手足濈然汗出，舌苔焦黑燥裂，甚则起芒刺，脉沉实。

2. 热结旁流证。下利清水，色纯青，其气臭秽，脐腹疼痛，按之坚硬有块，口舌干燥，脉滑实。

3. 里热结实证之热厥、痉病或发狂。

【组方原理】本方之阳明腑实证系由伤寒之邪内传阳明之腑，入里化热，或温热之邪入胃肠，热盛灼津，邪热与肠中燥屎互结成实所致。治宜峻下热结，以"釜底抽薪，急下存阴"之法。方中大黄苦寒通降，泻热通便，荡涤肠胃实热积滞，为君药；芒硝咸寒，软坚润燥，泻热通便，助大黄以除燥结，为臣药。厚朴下气除满，枳实行气消痞，共为佐药；合而用之，既消痞除满，又行气通便。全方泻下与行气并重，泻下以利行气，行气以助泻下，使胃肠气机畅通，为峻下热结之最佳配伍。

【鉴别】小承气汤、调胃承气汤皆为大承气汤类方。大承气汤硝、黄并用，大黄后下，且加枳、朴，攻下之力颇峻，为"峻下剂"，主治痞、满、燥、实四症俱全之阳明热结重证；小承气汤不用芒硝，且三味同煎，枳、朴用量亦减，攻下之力较轻，称为"轻下剂"，主治痞、满、实之阳明热结轻证；调胃承气汤不用枳、朴，后纳芒硝，大黄与甘草同煎，泻下之力较大承气汤缓和，称为"缓下剂"，主治阳明燥热内结，燥、实而无痞、满之症。

要点二　大陷胸汤(《伤寒论》)

【组成】大黄六两　芒硝一升　甘遂一钱匕

【用法】水煎，溶芒硝，冲甘遂末服。

【功用】泻热逐水。

【主治】结胸证。从心下至少腹硬满而痛不可近，大便秘结，日晡小有潮热，或短气躁烦，舌上燥而渴，脉沉紧，按之有力。

【组方原理】本方之大结胸证系水热结实所致。治宜急泻其热，破结逐水。方中甘遂泻热散结，峻下泻水逐饮，使结于胸腹之水从二便而去，为君药。辅以大黄荡涤胸腹之邪热；芒硝泻热通滞，润燥软坚。二药相须为用，泻热破积，软坚通滞，共为臣佐药。

细目三 温下

要点一 大黄附子汤(《金匮要略》)

【组成】大黄三两 附子(炮)三枚 细辛二两

【用法】水煎服。

【功用】温里散寒,通便止痛。

【主治】寒积里实证。腹痛便秘,胁下偏痛,发热,畏寒肢冷,舌苔白腻,脉弦紧。

【组方原理】本方所治之寒积里实证为里寒积滞内结,阳气不运所致。治宜温里散寒,通便止痛。方中重用附子温里助阳,散寒止痛,为君药。里已成实,虽用温药以祛其寒,同时亦需配伍泻下之品以通其结,故以大黄通导大便,荡涤肠道积滞,为臣药。大黄性虽寒凉,与大辛大热之附子相伍,其寒性去而走泄之性存,为"去性存用"之制。附子、大黄并用,前者散寒助阳,后者通积导滞,是温下法的常用配伍。佐以细辛,辛温宣通,既散寒结以止痛,又助附子温里祛寒。三药并用,苦寒辛热合法,相反相成,共奏温里散寒、攻下寒积之效。

要点二 温脾汤(《备急千金要方》卷十三)

【组成】大黄五两 当归 干姜各三两 附子 人参 芒硝 甘草各二两

【用法】水煎服。

【功用】攻下冷积,温补脾阳。

【主治】阳虚寒积证。腹痛便秘,脐下绞结,绕脐不止,手足不温,苔白不渴,脉沉弦而迟。

【组方原理】本证由脾阳不足,阴盛寒积所致。治宜攻积与温阳并举。方中附子温壮脾阳,温散寒凝;大黄泻下攻积,与大热之附子相伍,则寒性去而泻下之功犹存,共为君药。芒硝软坚散结,助大黄泻下攻积;干姜温中助阳,助附子温中祛寒,均为臣药。人参、当归益气养血,使下不伤正,共为佐药。甘草益气调药,为佐使药。

【鉴别】

1. 温脾汤与大黄附子汤均治冷积里实之腹痛便秘,均以大黄配伍附子为主。但大黄附子汤主治中气未虚,寒实积滞之腹痛便秘;而温脾汤主治脾阳不足,冷积阻滞,虚中夹实之便秘腹痛。

2.《备急千金要方》卷十五之温脾汤较卷十三少芒硝、当归,大黄用四两,且附子用量大于干姜,该方主治久痢赤白,虽有寒积,但其证大便自利,故只用大黄,并减其用量,同时重用附子意在温阳;而卷十三之温脾汤治证以寒积为主,故芒硝、大黄并用,且干姜用量大于附子。

要点三 三物备急丸(《金匮要略》)

【组成】大黄一两 干姜一两 巴豆一两

【用法】为丸,用米汤或温水送下;口噤不开者,鼻饲。

【功用】攻逐寒积。

【主治】寒积急证。猝然心腹胀痛,痛如锥刺,气急口噤,大便不通,甚或暴厥,苔白,脉沉而紧。

【组方原理】本方是为寒凝气阻、里实寒积之急证而设。因发病暴急,非用急攻峻下之品不可。方中巴豆辛热峻下,为君药。干姜辛热温中,温经逐寒,助巴豆以攻逐肠胃寒积,为臣药。大黄泻下积滞,且能兼制巴豆辛热之毒,为佐使药。

细目四 润下

要点一 麻子仁丸(脾约丸)(《伤寒论》)

【组成】麻子仁二升 芍药半斤 枳实半斤 大黄一斤 厚朴一尺 杏仁一升

【用法】炼蜜为丸。

【功用】润肠泻热,行气通便。

【主治】脾约证。肠胃燥热,津液不足,大便干结,小便频数。

【组方原理】本证由肠胃燥热,津液不足,肠失濡润所致。治宜润肠泻热,行气通便。方中麻子仁滋脾润肠而通便,为君药。大黄泻热通便,杏仁降气润肠,芍药养阴和里,共为臣药。枳实下气破结,厚朴行气除满。二者相伍,破结除满,以加强降泄通便之功,共为佐药。蜂蜜为使药,润肠通便,又调和诸药。

要点二　济川煎(《景岳全书》)

【组成】当归三至五钱　牛膝二钱　肉苁蓉二至三钱　泽泻一钱半　升麻五分至七分或一钱　枳壳一钱

【用法】水煎服。

【功用】温肾益精,润肠通便。

【主治】肾虚精亏之大便秘结。大便秘结,小便清长,腰膝酸软,头目眩晕,舌淡苔白,脉沉迟。

【组方原理】本证由肾虚开阖失司所致。治宜温肾益精,润肠通便。方中肉苁蓉为君药,温肾益精,润肠通便。当归养血润肠;牛膝补肾益精,引药下行,共为臣药。枳壳宽肠下气,升麻轻宣升阳。两药相伍,使清阳升,浊阴降,且有欲降先升之妙。泽泻甘淡渗利,分泄肾浊,与枳壳相伍,使浊阴降而大便自通,以上共为佐药。全方欲降先升,寓通于补。

【鉴别】麻子仁丸与济川煎均治津液不足之便秘。但麻子仁丸证为肠胃燥热所致,故以润肠药与小承气汤合方;而济川煎证为肾虚津亏而成,以补肾益精、养血润肠为法。

细目五　逐　水

要点一　十枣汤(《伤寒论》)

【组成】芫花　甘遂　大戟各等分

【用法】捣为散。先煮大枣肥者十枚,纳药末。

【功用】攻逐水饮。

【主治】

1. 悬饮。咳唾胸胁引痛,心下痞硬胀满,干呕短气,头痛目眩,胸背掣痛不得息,舌苔滑,脉沉弦。

2. 实水。一身悉肿,尤以身半以下为重,腹胀喘满,二便不利。

【组方原理】本证由水饮壅盛于里,停于胸胁,或水饮泛溢肢体所致。治宜攻逐水饮。方中甘遂善行经隧水湿,为君药。大戟善泻脏腑水湿,芫花善消胸胁伏饮痰癖,为臣药。以大枣肥者十枚为佐,煎汤送服,既可益气护胃,培土制水,使下不伤正,又可缓和诸药毒峻之性。四药合用,共成峻下逐水之剂。

【使用注意】本方药性峻猛,孕妇禁用,年老体弱者慎用。宜清晨空腹时服用,并从小量开始,或据病情增减用量。若服后虽泻不爽,水饮未尽,次日可渐加量再服,总以快利为度;若体虚邪实又非攻不可者,可与健脾补益之剂交替使用;若服药得快利后,当食糜粥以保养脾胃。

要点二　舟车丸(《太平圣惠方》,录自《袖珍方》)

【组成】黑丑四两　甘遂　芫花　大戟各一两　大黄二两　青皮　陈皮　木香　槟榔各五钱　轻粉一钱

【用法】为丸,清晨空腹服。

【功用】逐水泻热行气。

【主治】水肿水热内壅,气机阻滞证。口渴,气粗,腹胀而坚,大小便秘,脉沉数有力。

【组方原理】本证由水热壅盛,气机壅滞所致。治宜泻热逐水,调畅气机。方以甘遂、大戟、芫花三者共为君药,攻逐胸胁、脘腹、经隧之水。大黄泻热通便;黑丑通导二便,攻逐水热,为臣药。君臣相配,使水热之邪从二便分消。佐以青皮破气散结,陈皮理气燥湿,槟榔下气行水,木香调气导滞。轻粉通利二便,逐水消肿,为佐使药。

细目六　攻补兼施

要点一　黄龙汤(《伤寒六书》)

【组成】大黄　芒硝　枳实　厚朴　当归　人参　甘草

【用法】加桔梗一撮、生姜三片、大枣二枚水煎,芒硝冲服。

【功用】攻下热结,补气养血。

【主治】阳明腑实,气血不足证。自利清水,色纯青,或大便秘结,脘腹胀满,腹痛拒按,身热口渴,神疲少气,谵语,甚则循衣摸床,撮空理线，神昏肢厥，舌苔焦黑，脉虚。

【组方原理】本证因邪热与燥屎内结，腑气不通，气血不足所致。治当泻热通便，补气养血。方中大黄、芒硝、枳实、厚朴(类大承气)攻下热结，荡涤肠胃实热积滞，急下存阴。人参、当归益气补血，使攻不伤正。桔梗开肺气以利大肠，与大黄配伍，上宣下通，以降为主。姜、枣、草补益脾胃，甘草又能调和诸药。

【鉴别】新加黄龙汤与黄龙汤均治热结里实而正气内虚者。黄龙汤用大承气汤攻下热结，配伍益气养血之品，其攻下之力较峻；新加黄龙汤则以调胃承气汤缓下热结，配伍滋补阴液与益气养血之品，其攻下之力较缓，而滋阴增液之力强。

要点二 增液承气汤(《温病条辨》)

【组成】玄参一两　麦冬八钱　细生地八钱　大黄三钱　芒硝一钱五分

【用法】水煎，芒硝冲服。

【功用】滋阴增液，泻热通便。

【主治】阳明温病，热结阴亏证。燥屎不行，或下之不通，口干唇燥，舌红苔黄，脉数。

【组方原理】本证由温病热邪入里，燥屎内结，阴津亏损，无水行舟所致。治宜滋阴增液与泻热通便并行。方中重用玄参为君药，以生地、麦冬为臣药，滋阴增液，润肠通便。三药并用，有滋养阴津、增水行舟之意。以大黄、芒硝为佐药，泻热通便，软坚润燥，攻下热结。

第四单元 和 解 剂

细目一 概 述

要点一 和解剂的适用范围

和解剂除和解少阳证外，还包括调和肝脾、调和肠胃、调和表里等。

要点二 和解剂的应用注意事项

和解剂以祛邪为主，纯虚者不宜用，以防其伤正。本类方剂又多兼顾正气，纯属实者亦不可选。

细目二 和解少阳

要点一 小柴胡汤(《伤寒论》)

【组成】柴胡半斤 黄芩三两 人参三两 甘草(炙)三两 半夏半升 生姜三两 大枣十二枚

【用法】去滓再煎，温服。

【功用】和解少阳。

【主治】

1. 伤寒少阳证。往来寒热，胸胁苦满，默默不欲饮食，心烦喜呕，口苦，咽干，目眩，舌苔薄白，脉弦。

2. 热入血室证。妇人伤寒，经水适断，寒热发作有时。

3. 黄疸、疟疾以及内伤杂病而见少阳证者。

【组方原理】本证由邪入少阳，经气不利，郁而化热，胆热犯胃，胃失和降所致；或妇人经水适断，邪热乘虚传入血室，热与血结，少阳经气不利。邪在表里之间，治宜和解之法。方中柴胡透泄少阳之邪，又疏散气机之郁滞，为君药。黄芩清泄少阳之热，为臣药。柴胡与黄芩相伍，一散一清，共解少阳之邪。佐以半夏、生姜和胃降逆止呕；又佐人参、大枣益气健脾，一者取其扶正以祛邪，一者取其益气以御邪内传。生姜、大枣合用，又可调和脾胃，兼顾表里。炙甘草助人参、大枣扶正，且能调和诸药，为使药。

本方为和解少阳之代表方。原方“去滓再煎”，使药性更为醇和。服本方后有不经汗出而病解者，亦有得汗而愈者，或见先寒战后发热而汗出的“战汗”现象，均属正胜邪却之征。

【常用加减】若胸中烦而不呕，为热聚于胸，去半夏、人参，加瓜蒌；渴者，是热伤津液，去半夏，加天花粉；腹中痛，是肝气乘脾，宜去黄芩，加芍药；胁下痞硬，是气滞痰郁，去大枣，加牡蛎；心下悸，小便不利，为水气凌心，去黄芩，加茯苓；不渴，外有微热，是表邪仍在，去人参，加桂枝；咳者，为素有肺寒留饮，去人参、大枣、生姜，加五味子、干姜。

要点二 蒿芩清胆汤(《重订通俗伤寒论》)

【组成】青蒿脑钱半至二钱 淡竹茹三钱 仙半夏钱半 赤茯苓三钱 青子芩钱半至三钱 生枳壳钱半 陈广皮钱半 碧玉散(滑石、甘草、青黛)三钱(包)

【用法】水煎服。

【功用】清胆利湿，和胃化痰。

【主治】少阳湿热证。寒热如疟，寒轻热重，口苦膈闷，吐酸苦水，或呕黄涎而黏，甚则干呕呃逆，胸胁胀痛，小便黄少，舌红苔白腻，间现杂色，脉数而右滑左弦。

【组方原理】本证为少阳胆热偏重，兼有湿热痰浊。治宜清胆利湿，和胃化痰。方中青蒿之嫩芽苦寒芳香，既清透少阳邪热，又辟秽化湿；黄芩善清胆热，并能燥湿。两药相合，既清少阳之热，又祛少阳之湿，共为君药。竹茹善清胆胃之热，化痰止呕；赤茯苓清热利湿，健脾和胃，为臣药。枳壳行气宽中，除痰消痞；半夏燥湿化痰，和胃降逆；陈皮理气化痰，宽胸畅膈，共为佐药。碧玉散清热利湿，导邪从小便而去，用为佐使药。

【鉴别】蒿芩清胆汤与小柴胡汤均能和解少阳，用于邪在少阳，往来寒热，胸胁不适者。但小柴胡汤和解中兼有益气扶正之功，宜于邪踞少阳，胆胃不和者；蒿芩清胆汤和解之中兼具清热利湿、理气化痰之效，宜于少阳胆热偏重，兼有湿热痰浊者。

要点三 达原饮(《瘟疫论》)

【组成】槟榔二钱 厚朴一钱 草果仁五分 知母一钱 芍药一钱 黄芩一钱 甘草五分

【用法】水煎服。

【功用】开达膜原，辟秽化浊。

【主治】瘟疫或疟疾，邪伏膜原证。憎寒壮热，或一日三次，或一日一次，发无定时，胸闷呕恶，头痛烦躁，脉数，舌边深红，舌苔垢腻，或苔白厚如积粉。

【组方原理】本方是为瘟疫秽浊毒邪伏于膜原而设。治宜开达膜原，辟秽化浊。方中槟榔为君药，破滞气，消痰癖。厚朴芳香化浊，理气祛湿；草果辛香化浊，辟秽止呕，共为臣药。以上三药气味辛烈，可直达膜原，逐邪外出。凡瘟疫毒邪，最易化火伤阴，故用白芍、知母清热滋阴，并可防诸辛燥药之耗散阴津；黄芩苦寒，清热燥湿，共为佐药。配以甘草生用为使，既能清热解毒，又可调和诸药。诸药相伍，苦温芳化与苦寒清热之中少佐酸甘，透达膜原而不伤阴，可使秽浊得化，热毒得清，则邪气溃散，速离膜原，故以“达原饮”名之。为治瘟疫秽浊毒邪伏于膜原证之主方。

细目三 调和肝脾

要点一 四逆散(《伤寒论》)

【组成】甘草(炙) 枳实 柴胡 芍药各十分

【用法】水煎服。

【功用】透邪解郁，疏肝理脾。

【主治】

1. 阳郁厥逆证。手足不温，或腹痛，或泄利下重，脉弦。

2. 肝脾不和证。胁肋胀闷，脘腹疼痛，脉弦。

【组方原理】本证之阳郁厥逆，缘于外邪入里，气机郁滞，阳气内郁，阴阳气不相顺接所致。此“四逆必不甚冷，或指头微温”。治宜透邪解郁，调畅气机。方中柴胡升发阳气，疏肝解郁，透邪外出，为君药。白芍敛阴养血柔肝，为臣药。白芍与柴胡合用，以补养肝血，条达肝气，可使柴胡升散而不伤阴血。佐以枳实理气解郁，泻热破结。枳实与柴胡相伍，一升一降，疏畅气机，并奏升清降浊之效；与白芍相配，理气和血，使气血调和。使以甘草，调药和中，与白芍相伍，酸甘化阴，缓急止痛。本方亦有疏肝理脾之效，主治肝脾不和之证。

【常用加减】若咳者，加五味子、干姜；悸者，加桂枝；小便不利者，加茯苓；腹中痛者，加炮附子；泄利下重者，加薤白；气郁甚者，加香附、郁金；有热者，加栀子。

要点二 逍遥散(《太平惠民和剂局方》)

【组成】甘草(炙)半两 当归 白茯苓 白芍药 白术 柴胡各一两

【用法】加薄荷少许、烧生姜一块，水煎服。

【功用】疏肝解郁，养血健脾。

【主治】肝郁血虚脾弱证。两胁作痛，头痛目眩，口燥咽干，神疲食少，或月经不调，乳房胀痛，脉弦而虚。

【组方原理】本证由肝郁血虚，脾失健运所致。治宜疏肝解郁，养血健脾。方中柴胡疏肝解郁，条达肝气，为君药。当归养血和血，兼可理气；白芍养血敛阴，柔肝缓急；归、芍与柴胡同用，补肝体而和肝用，共为臣药。白术、茯苓、甘草健脾益气，实土以御木侮，且使营血生化有源；薄荷少许，疏散透热；烧生姜辛散和中，共为佐药。柴胡为肝经引经药，甘草尚能调和诸药，兼使药之用。

【附方】加味逍遥散，本方加丹皮、栀子，用治肝郁血虚有热之月经不调，以及经期吐衄等。黑逍遥散，本方加地黄，治逍遥散证而血虚较甚者。

【鉴别】逍遥散与四逆散均具疏肝理气之功。但四逆散专于疏泄肝郁，主治阳郁厥逆或肝脾不和之证。逍遥散除疏肝解郁外,又有养血健脾之功,主治肝郁血虚脾弱证。

要点三 痛泻要方(《丹溪心法》)

【组成】白术三两 白芍药二两 陈皮一两五钱 防风一两

【用法】水煎服。

【功用】补脾柔肝,祛湿止泻。

【主治】脾虚肝旺之痛泻。肠鸣腹痛,大便泄泻,泻必腹痛,泻后痛缓,舌苔薄白,脉两关不调,左弦而右缓者。

【组方原理】本证由土虚木乘,肝脾不和所致。治宜补脾抑肝,祛湿止泻。方中白术补脾燥湿以治土虚,为君药。白芍柔肝缓急止痛,与白术相配,于土中泻木,为臣药。陈皮理气燥湿,醒脾和胃,为佐药。配伍少量防风,与白术、白芍相伍,辛香以疏肝脾,且有燥湿以助止泻之功,又为脾经引经药,为佐使之用。

【鉴别】逍遥散与痛泻要方均可治肝郁脾虚之证。但痛泻要方以治脾为主,兼事柔肝,主治脾虚肝旺之痛泻。逍遥散以疏肝为主,又有健脾养血之功,主治肝郁血虚脾弱证。

细目四 调和肠胃

要点 半夏泻心汤(《伤寒论》)

【组成】半夏半升 黄芩 干姜 人参各三两 黄连一两 大枣十二枚 甘草(炙)三两

【用法】水煎服。

【功用】寒热平调,消痞散结。

【主治】寒热错杂之痞证。心下痞,但满而不痛,或呕吐,肠鸣下利,舌苔腻而微黄。

【组方原理】本证由小柴胡汤证误用攻下,损伤中阳,少阳热邪乘虚入内,升降失常,寒热互结于心下所致。治宜寒热平调,散结消痞。方中以半夏为君药,散结除痞,降逆止呕。臣以干姜,温中散寒;黄芩、黄连泻热开痞。人参、大枣甘温益气,以补脾虚,为佐药。使以甘草补脾和中而调诸药。全方寒热互用以和其阴阳,苦辛并进以调其升降,补泻兼施以顾其虚实,体现寒热并用、辛开苦降、补泻兼施之配伍特点。

【附方】生姜泻心汤即半夏泻心汤减干姜二两,加生姜四两而成,意在和胃而降逆,宣散水气而消痞满,配合辛开苦降、补益脾胃之品,适于水热互结于中焦,脾胃升降失常之痞证。甘草泻心汤,即半夏泻心汤加重炙甘草用量,重在调中补虚,适于胃气虚弱、寒热错杂之痞证。

第五单元　清　热　剂

细目一　概　　述

要点一　清热剂的适用范围

清热剂适用于里热证，凡温热疫毒邪气入气分、营血、脏腑，或五志过极，脏腑阳气偏胜，生热化火而致里热证，均为清热剂的适用范围。

要点二　清热剂的应用注意事项

清热剂须在表证已解，里热炽盛，或里热尚未结实的情况下应用。热邪伤阴者忌用苦寒药。假热而真寒之象，不可误用寒凉。热邪炽盛，服清热剂入口即吐者，可采用反佐法。

细目二　清 气 分 热

要点一　白虎汤（《伤寒论》）

【组成】石膏一斤　知母六两　甘草（炙）二两　粳米六合

【用法】以水煮，米熟汤成，温服。

【功用】清热生津。

【主治】阳明、气分热盛证。壮热面赤，烦渴引饮，汗出恶热，脉洪大有力。

【组方原理】本证乃伤寒化热内传阳明之经，或温邪传入气分之热盛证。治当清热生津。方中重用石膏为君药，清阳明、气分大热，又止渴除烦。臣以知母，既助石膏清肺胃之热，又滋阴润燥救已伤之阴津。君臣相须为用，为阳明、气分大热之最佳配伍。粳米、炙甘草益胃生津，亦可防大寒伤中之弊，均为佐药。炙甘草兼以调药为使。

【常用加减】若胃热津伤明显而见烦渴引饮，甚或消渴者，加天花粉、芦根、麦冬；胃热化燥成实而兼见大便秘结者，加大黄、芒硝；气血两燔，引动肝风而见神昏谵语、抽搐者，加羚羊角（代）、水牛角。

【附方】白虎加人参汤，即本方加人参，主治气分热盛，气津两伤，兼见背微恶寒，或饮不解渴，或脉浮大而芤，及暑病见身大热，属气津两伤者；白虎加桂枝汤，本方加桂枝，主治温疟，症见其脉如平、身无寒但热、骨节疼烦、时呕，以及风湿热痹，见壮热、气粗烦躁、关节肿痛、口渴、苔白、脉弦数；白虎加苍术汤，本方加苍术，主治湿温病，症见身热胸痞、汗多、舌红苔白腻，以及风湿热痹，身大热、关节肿痛等。

要点二　竹叶石膏汤（《伤寒论》）

【组成】竹叶二把　石膏一斤　半夏半升　麦冬一升　人参二两　甘草（炙）二两　粳米半升

【用法】水煎服。

【功用】清热生津，益气和胃。

【主治】伤寒、温病、暑病，余热未清，气津两伤证。身热多汗，心胸烦闷，气逆欲呕，口干喜饮，或虚烦不寐，舌红苔少，脉虚数。

【组方原理】本证乃热病后期，余热未清，气津两伤，胃气不和所致。治当清热生津，益气和胃。方中石膏清热除烦，为君药；麦冬养阴生津清热，为臣药；佐以人参益气生津，半夏降逆止呕。半夏性温而燥，然倍用麦冬，则燥性去而降逆之用存。竹叶清热除烦，为佐药。甘草、粳米和中养胃为佐使药。本方清而不寒，补而不滞。

【鉴别】竹叶石膏汤与白虎汤均治气分热证。然白虎汤所治为正盛邪实之证，以大热、大汗、大渴、脉洪大有力为主要表现，为清泄之方。竹叶石膏汤证则为余热未清而气津两伤，为清补之方。

细目三 清营凉血

要点一 清营汤(《温病条辨》)

【组成】犀角三钱(水牛角代) 生地五钱 玄参三钱 竹叶心一钱 麦冬三钱 丹参二钱 黄连一钱五分 银花三钱 连翘(带心)二钱

【用法】水煎服。

【功用】清营解毒,透热养阴。

【主治】邪热入营证。身热夜甚,神烦少寐,时有谵语,目常喜开或喜闭,口渴或不渴,斑疹隐隐,舌绛而干,脉数或细数。

【组方原理】本证乃邪热内传营分,耗伤营阴所致。治宜清营解毒为主,辅以透热养阴。方用犀角(水牛角代)清解营分之热毒为君药。生地凉血滋阴,麦冬清热养阴生津,玄参滋阴降火解毒。三药即为增液汤,养阴生津,清营凉血解毒,共为臣药。佐以银花、连翘清热解毒,芳香透散,使营分热邪透转气分而解,宗叶氏"入营犹可透热转气"之说;黄连清心解毒;竹叶心专清心热;丹参清热凉血,并能散瘀以防血与热结,为佐药。本方以清营解毒为主,养阴生津与透热转气为辅。

要点二 犀角地黄汤(芍药地黄汤)(《小品方》,录自《外台秘要》)

【组成】犀角屑(水牛角代)一两 地黄半斤 芍药三分 丹皮一两

【用法】水煎。水牛角镑片,先煎,余药后下。

【功用】清热解毒,凉血散瘀。

【主治】

1. 热入血分证。身热谵语,斑色紫黑,舌绛起刺,脉细数;或喜忘如狂;或漱水不欲咽,大便色黑易解等。

2. 热伤血络证。斑色紫黑、吐血、衄血、便血、尿血等,舌红绛,脉数。

【组方原理】本证由热毒深入血分,耗血动血所致。治当清热解毒,凉血散瘀。方中君药犀角(水牛角代)清热凉血,清心解毒。生地凉血滋阴生津,既助犀角清热凉血,又能养血,为臣药。丹皮、赤芍凉血散瘀为佐药,二药合用,使止血不留瘀。本方凉血与活血散瘀并用,使热清血宁而无耗血动血之虑,凉血止血而无留瘀之弊。

【鉴别】犀角地黄汤与清营汤均可治疗热入营血证。但犀角地黄汤在清热解毒之中配伍泄热散瘀药,寓凉血散血之意,用治热入血分而见耗血、动血之证。清营汤则是在清营解毒养阴中伍轻清宣透之品,寓有"透热转气"之意,适于热邪初入营分尚未动血之证。

细目四 清热解毒

要点一 黄连解毒汤(《肘后备急方》,名见《外台秘要》引崔氏方)

【组成】黄连三两 黄芩 黄柏各二两 栀子十四枚

【用法】水煎服。

【功用】泻火解毒。

【主治】三焦火毒证。大热烦躁,口燥咽干,错语不眠;或热病吐血、衄血;或热甚发斑;或身热下利;或湿热黄疸;或外科痈肿疔毒,小便黄赤,舌红苔黄,脉数有力。

【组方原理】本证由火毒充斥三焦所致。治宜泻火解毒,苦寒直折。方中君药黄连尤善泻心及中焦之火。臣以黄芩清泻上焦之火,黄柏清泻下焦之火。更配栀子通泻三焦之火,且可导热下行,为佐使之用。

【常用加减】若吐血、衄血、发斑者,酌加生地、白茅根、玄参、牡丹皮;发黄者,加茵陈、大黄;痈肿疔毒者,加紫花地丁、蒲公英。

要点二 清瘟败毒饮(《疫疹一得》)

【组成】生石膏 小生地 乌犀角(水牛角代) 真川连 生栀子 桔梗 黄芩 知母 赤芍 玄参 连翘 甘草 丹皮 竹叶

【用法】先煎石膏、水牛角,后下诸药。

【功用】清热泻火,凉血解毒。

【主治】瘟疫热毒,气血两燔证。大热渴饮,头痛如劈，谵语神昏，口干咽痛，或发斑，或吐血、衄血，或四肢抽搐，或厥逆，脉沉细而数，或沉数，或浮大而数，舌绛唇焦。

【组方原理】本证为瘟疫热毒，充斥内外，气血两燔。病重势急，治当气血两清。方以白虎汤、犀角地黄汤、黄连解毒汤三方化裁而为方，意在清热凉血解毒，泻三焦火热之邪。配玄参滋阴降火解毒，连翘清热散结解毒，竹叶清心除烦，桔梗清利咽喉。

要点三 凉膈散（《太平惠民和剂局方》）

【组成】川大黄 朴硝 甘草（爁）各二十两 山栀子仁 薄荷叶 黄芩各十两 连翘二斤半

【用法】加白蜜、竹叶少许，水煎服。

【功用】泻热通便，清上泻下。

【主治】上中二焦火热证。烦躁口渴，面热头昏，舌肿目赤，口舌生疮，咽痛鼻衄，或睡卧不宁，谵语狂妄，便秘溲赤，或大便不畅，舌红苔黄，脉滑数。

【组方原理】本证由脏腑郁热，聚于胸膈所致。治宜泻火通便，清上泻下。方中重用连翘清热解毒，袪上焦之热，为君药。黄芩清胸膈郁热；山栀子通泻三焦，引火下行；大黄、芒硝泻火通便，“以泻代清”，共为臣药。薄荷、竹叶轻清上疏，兼有“火郁发之”之义；白蜜少许，润燥生津，共为佐药。使以甘草调和药性。全方清上与泻下并行，所谓“以泻代清”之法。

要点四 普济消毒饮（《东垣试效方》）

【组成】黄芩 黄连各半两 人参三钱 橘红 玄参 生甘草各二钱 连翘 板蓝根 马勃 鼠粘子各一钱 白僵蚕（炒） 升麻各七分 柴胡 桔梗各二钱

【用法】水煎服。

【功用】清热解毒，疏风散邪。

【主治】大头瘟。恶寒发热，头面红肿焮痛，目不能开，咽喉不利，舌燥口渴，舌红苔黄，脉浮数有力。

【组方原理】本证由风热疫毒之邪，壅于上焦，攻冲头面所致。治宜疏散上焦风热，清解上焦疫毒。重用黄连、黄芩清泻心肺热毒，为君药。牛蒡子（鼠粘子）、连翘、僵蚕辛凉疏散上焦头面风热，为臣药。玄参、马勃、板蓝根清热解毒，橘红理气消壅，人参扶正祛邪，桔梗、甘草清利咽喉，共为佐药。升麻、柴胡疏散风热，既引药上行，又有“火郁发之”之意，为佐使药。

本方出自《东垣试效方》，方中有人参，但其论述中有薄荷而无人参，后世《普济方》《医方集解》等从其论，用薄荷而不用人参。薄荷之用意在疏散上焦之热，且清利咽喉。

【鉴别】普济消毒饮与银翘散均具疏散风热、清热解毒之功。普济消毒饮重在清上焦热毒，为治疗大头瘟之效方；银翘散以疏散风热为主，为治疗温病初起之代表方。

细目五 清脏腑热

要点一 导赤散（《小儿药证直诀》）

【组成】生地黄 木通 生甘草梢各等分

【用法】入竹叶水煎。

【功用】清心利水养阴。

【主治】心经火热证。心胸烦热，口渴面赤，意欲饮冷，以及口舌生疮；或心热移于小肠，小溲赤涩刺痛，舌红，脉数。

【组方原理】本证由心经火热或心热下移小肠所致。治当清心利水养阴。方中木通入心、小肠经，降火利水；生地入心、肾经，清热养阴以制心经火热。二药合用，清心养阴而不恋邪，利水通淋而不伤阴，共为君药。竹叶清心除烦，淡渗利水，导心经火热下行，为臣药。生甘草梢泻火解毒，可直达茎中而止痛，并能调和诸药，为佐使药。

要点二 龙胆泻肝汤（《医方集解》）

【组成】龙胆草（酒炒） 黄芩（炒） 栀子（酒炒） 泽泻 木通 车前子 当归（酒炒） 柴胡 生甘草 生地黄（酒炒）

【用法】水煎服。

【功用】清泻肝胆实火，清利肝经湿热。

【主治】

1. 肝胆实火上炎证。头痛目赤，胁痛口苦，耳聋，耳肿，舌红苔黄，脉弦数有力。

2. 肝经湿热下注证。阴肿，阴痒，阴汗，小便淋浊，妇女带下黄臭等，舌红苔黄腻，脉弦数有力。

【组方原理】本证由肝胆实火上炎，或湿热循经下注所致。治当清泻肝胆实火，清利肝经湿热。方用龙胆草大苦大寒，上清肝胆实火，下利肝经湿热，两擅其功，为君药。黄芩、栀子清上导下，增君药泻火除湿之力；泽泻、木通、车前子导湿热下行，使邪有出路，共为臣药。生地、当归滋阴养血，防苦燥渗利伤阴；柴胡疏畅肝胆之气，并引诸药入肝胆，伍生地、当归以适肝体阴用阳之性，俱为佐药。甘草调和诸药，为使药。

【鉴别】龙胆泻肝汤与当归龙荟丸均能泻肝经实火。但龙胆泻肝汤泻肝胆实火，并能清利湿热，用治肝胆实火上炎，或湿热下注之证；当归龙荟丸则着重于泻肝胆实火，使从二便分消，乃攻泻之剂，用治肝经实火证。

要点三　左金丸（《丹溪心法》）

【组成】黄连六两　吴茱萸一两

【用法】为丸。

【功用】清肝泻火，降逆止呕。

【主治】肝火犯胃证。胁肋疼痛，嘈杂吞酸，呕吐口苦，舌红苔黄，脉弦数。

【组方原理】本证由肝郁化火，横逆犯胃而成。治当清肝泻火为主，兼以降逆止呕。方中重用黄连为君药，清泻肝火，肝火得清自不横逆犯胃；又善清泻胃火，一药两得。少佐辛热之吴茱萸，一则辛散以疏泄肝郁；二则佐制黄连苦寒之性，使泻火而无凉遏之弊；三则取其下气之用，助黄连和胃降逆；四则可引黄连入肝经，为佐使药。

【鉴别】左金丸与龙胆泻肝汤均具清肝泻火之用。左金丸主要用于肝火犯胃之呕吐吞酸，有降逆和胃之功；龙胆泻肝汤除用于肝经实火之证外，还有清利湿热之功，亦用于肝经湿热下注之证。

要点四　清胃散（《脾胃论》）

【组成】生地黄　当归身各三分　牡丹皮半钱　黄连六分　升麻一钱

【用法】水煎服。

【功用】清胃凉血。

【主治】胃火牙痛。牙痛牵引头脑，面颊发热，其齿喜冷恶热，或牙宣出血，或牙龈红肿溃烂，或唇舌颊腮肿痛，口气热臭，口干舌燥，舌红苔黄，脉滑数。

【组方原理】本证为阳明胃中积热，循经上攻所致。治当清胃凉血。方中黄连直清胃腑之火，为君药。升麻清热解毒，有“火郁发之”之意。黄连得升麻，则泻火而无凉遏之弊；升麻得黄连，则散火而无升焰之虞。生地凉血滋阴；丹皮凉血清热，皆为臣药。当归引血归经，又养血活血，以助消肿止痛，为佐药。升麻兼以引经为使药。

【常用加减】若肠燥便秘者，加大黄；若口渴饮冷者，加石膏、玄参、天花粉；若胃火牙衄，加牛膝。

【鉴别】泻黄散与清胃散均具清泻胃火之功。但泻黄散兼以泻脾中伏火，清泻与升发并用，脾胃兼顾，用治口疮口臭、脾热弄舌等；清胃散功善清胃凉血，升散解毒，用治胃火牙痛、牙宣、颊腮肿痛等。

要点五　玉女煎（《景岳全书》）

【组成】生石膏三至五钱　熟地三至五钱或一两　麦冬二钱　知母　牛膝各钱半

【用法】水煎服。

【功用】清胃热，滋肾阴。

【主治】胃热阴虚证。头痛，牙痛，齿松牙衄，烦热干渴，舌红苔黄而干。亦治消渴，消谷善饥等。

【组方原理】本证乃阴虚胃热，相因为病。治宜清胃热，滋肾阴。方中石膏清阳明有余之热，为君药。熟地滋补肾水之不足，为臣药。君臣配伍，清胃热而滋肾阴。知母滋阴清热，既助石膏清阳明有余之热，又助熟地黄滋养肾阴；麦冬滋阴养液，配熟地滋少阴肾水不足，而兼清胃热，共为佐药。牛膝引血下行，且能滋补肝肾，用为佐使药。本方清胃与滋肾并进，虚实兼治，但以治实为主。

【鉴别】清胃散与玉女煎同治胃热牙痛。但清胃散重在清胃火，兼用凉血散瘀之品。玉女煎清胃热，滋肾阴，主治胃经有热而肾水不足之牙痛。

要点六　泻白散（《小儿药证直诀》）

【组成】地骨皮　桑白皮（炒）各一两　甘草（炙）一钱

【用法】为末，加粳米一撮。

【功用】泻肺清热，止咳平喘。

【主治】肺热喘咳证。气喘，咳嗽，皮肤蒸热，日晡尤甚，舌红苔黄，脉细数。

【组方原理】本证为肺有“伏火”郁热。治宜泻肺清热，止咳平喘。方中桑白皮清泻肺热，下气平喘,为君药。地骨皮甘寒入肺,助君药清降肺中伏火,为臣药。君臣相配,清泻肺中伏火郁热。粳米、炙甘草养胃和中,"培土生金",共为佐使药。本方清中有润,泻中有补,对小儿"稚阴"之体具标本兼顾之功。

【鉴别】泻白散与麻杏甘石汤均具泻肺清热、止咳平喘之功。泻白散所治属火热郁伏于肺;麻杏甘石汤所治属外邪未解,化热壅肺所致。

要点七 芍药汤(《素问病机气宜保命集》)

【组成】芍药一两 当归 黄连各半两 槟榔 木香 甘草(炙)各二钱 大黄三钱 黄芩半两 官桂二钱半

【用法】水煎服。

【功用】清热燥湿,调和气血。

【主治】湿热痢疾。腹痛,便脓血,赤白相兼,里急后重,肛门灼热,小便短赤,舌苔黄腻,脉弦数。

【组方原理】本证由湿热壅滞肠中,气血失调所致。治宜清热燥湿,调和气血。黄连、黄芩燥湿清热,合而清肠中湿热,为君药。重用芍药养血和营,柔肝缓急;配以当归养血活血,即"行血则便脓自愈"之义。木香、槟榔行气导滞,乃"调气则后重自除"之理。四药调和气血,为臣药。佐入大黄泻热导滞,兼破瘀活血,属"通因通用"之法。少佐肉桂,取其辛热之性,既防苦寒药伤中及冰伏湿遏,又助归芍以行血。使以甘草调和诸药,与芍药相配更能缓急止痛。本方清热燥湿与攻下积滞合用,柔肝理脾与调气和血并施。

要点八 白头翁汤(《伤寒论》)

【组成】白头翁二两 黄柏三两 黄连三两 秦皮三两

【用法】水煎服。

【功用】清热解毒,凉血止痢。

【主治】热毒痢疾。下痢脓血,赤多白少,腹痛,里急后重,肛门灼热,渴欲饮水,舌红苔黄,脉弦数。

【组方原理】本证因热毒深陷血分,下迫大肠所致。治宜清热解毒,凉血止痢。方用苦寒而入"阳明血分"之白头翁为君,清热解毒,凉血止痢。黄连泻火解毒,燥湿厚肠,为治痢要药;黄柏清下焦湿热,二者助君药清热解毒、燥湿止痢而为臣。秦皮苦寒性涩,清热解毒而兼以收涩止痢,用为佐使。四药合用,苦寒之中寓凉血之力,清燥之内存收涩之义,共奏清热解毒、凉血止痢之功。

【鉴别】白头翁汤与芍药汤同为治痢之方。但白头翁汤主治热毒血痢,乃热毒深陷血分,功能清热解毒、凉血止痢,使热毒解、痢止而后重自除;芍药汤治下痢赤白,属湿热痢,而兼气血失调证,治以清热燥湿与调和气血并进,且取"通因通用"之法,使"行血则便脓自愈,调气则后重自除"。

细目六 清虚热

要点一 青蒿鳖甲汤(《温病条辨》)

【组成】青蒿二钱 鳖甲五钱 细生地四钱 知母二钱 丹皮三钱

【用法】水煎服。

【功用】养阴透热。

【主治】热病后期,邪伏阴分证。夜热早凉,热退无汗,舌红苔少,脉细数。

【组方原理】本证为温病后期,邪热未尽,深伏阴分,阴液已伤所致。治宜养阴与透邪兼顾。方中鳖甲咸寒,直入阴分,滋阴退热;青蒿苦辛芳香,清热透络,引邪外出,共为君药。二药配伍,吴瑭称"此有先入后出之妙,青蒿不能直入阴分,有鳖甲领之入也;鳖甲不能独出阳分,有青蒿领之出也"。生地滋阴凉血,知母滋阴降火,共助鳖甲以养阴退虚热,为臣药。丹皮泻血中伏火,为佐药。

【鉴别】青蒿鳖甲汤与清骨散同治阴虚发热。但青蒿鳖甲汤养阴与透邪并进,治热病伤阴,邪伏阴分之夜热早凉,热退无汗;清骨散以一派清虚热之品组方,以清透为主,治阴虚内热之骨蒸潮热。

要点二 当归六黄汤(《兰室秘藏》)

【组成】当归 生地黄 黄芩 黄柏 黄连 熟地黄各等分 黄芪加一倍

【用法】水煎服。

【功用】滋阴泻火,固表止汗。

【主治】阴虚火旺之盗汗。发热盗汗,面

赤心烦,口干唇燥,大便干结,小便黄赤,舌红苔黄,脉数。

【组方原理】本证由阴虚火扰所致。治宜滋阴泻火,固表止汗。方中生地、熟地、当归滋阴养血,使阴血充则水能制火,共为君药。臣以黄连清泻心火,合黄芩、黄柏泻火以除烦,清热以坚阴。倍用黄芪既益气实卫以固表,又可合熟地、当归以益气养血,亦为臣药。本方养血育阴与泻火除热并进,标本兼顾;益气固表与育阴泻火相配,育阴泻火为本,益气固表为标。

第六单元 祛 暑 剂

细目一 概 述

要点一 祛暑剂的适用范围

祛暑剂适用于夏月感受暑邪之病，症见恶寒发热，吐泻腹痛，或身热面赤，烦渴喜饮，体倦汗多，小便不利，脉数等。

要点二 祛暑剂的应用注意事项

当辨暑病的性质属阴属阳。暑多夹湿，祛暑剂每多配伍祛湿药，应用本类方剂时须注意暑与湿的主次轻重。

细目二 祛 暑 解 表

要点 香薷散(《太平惠民和剂局方》)

【组成】香薷一斤 白扁豆 厚朴各半斤

【用法】水煎或加酒少量同煎。

【功用】祛暑解表，化湿和中。

【主治】阴暑。恶寒发热，头重身痛，无汗，腹痛吐泻，胸脘痞闷，舌苔白腻，脉浮。

【组方原理】本证乃夏月乘凉饮冷，外感风寒，内伤于湿所致。治当祛暑解表，化湿和中。方中香薷辛香，为夏月祛暑解表要药，重用为君药。厚朴行气除满，燥湿化滞，为臣药。白扁豆健脾和中，渗湿消暑，为佐药。入酒少许意在温通经脉，助药力通达全身。

【常用加减】若兼内热者，加黄连；湿盛于里者，加茯苓、甘草；胸闷、腹胀、腹痛甚者，可加砂仁、藿香、枳壳。

细目三 祛 暑 利 湿

要点一 六一散(《黄帝素问宣明论方》)

【组成】滑石六两 甘草一两

【用法】包煎，或温开水调下。

【功用】清暑利湿。

【主治】暑湿证。身热烦渴，小便不利，或泄泻。

【组方原理】本证乃暑热夹湿所致。治宜清暑利湿。方中滑石为君药，清解暑热而除烦止渴，渗利小便使暑湿之邪从下而泄。甘草生用为佐药，清热泻火，益气和中，与滑石配伍，可防滑石寒滑伤胃，亦可甘寒生津，使小便利而津液不伤。

【附方】益元散，本方加辰砂三钱；功用清暑利湿，镇惊安神；主治暑湿证，烦渴多汗，心悸怔忡，失眠多梦，小便不利。碧玉散，本方加青黛；功用祛暑利湿，清热解毒；主治暑湿证兼肝胆郁热，目赤咽痛，或口舌生疮。鸡苏散，本方加薄荷叶末一分；功用清暑利湿，辛凉解表；主治暑湿证兼微恶风寒，头痛头胀，咳嗽不爽。

要点二 桂苓甘露散(《黄帝素问宣明论方》)

【组成】茯苓一两 甘草(炙)二两 白术半两 泽泻一两 官桂半两 石膏二两 寒水石二两 滑石四两 猪苓半两

【用法】水煎服。

【功用】清暑解热，化气利湿。

【主治】暑湿证。发热头痛，烦渴引饮，小便不利，以及霍乱吐泻。

【组方原理】本证由暑热夹湿所致。治宜清解暑热，化气利湿。本方即六一散合五苓散，加石膏、寒水石而成。方中重用滑石为君药，清解暑热,利水渗湿。石膏、寒水石清解暑热为臣药。猪苓、茯苓、泽泻利水祛湿;白术健脾化湿;肉桂助膀胱气化以行水湿,且防大寒之剂寒凉碍湿之弊,共为佐药。甘草调和诸药,且防"三石"寒遏重坠,为佐使药。

细目四　清暑益气

要点　清暑益气汤(《温热经纬》)

【组成】西洋参　石斛　麦冬　黄连　竹叶　荷梗　知母　甘草　粳米　西瓜翠衣

【用法】水煎服。

【功用】清暑益气,养阴生津。

【主治】暑热气津两伤证。身热汗多,口渴心烦,小便短赤,体倦少气,精神不振,脉虚数。

【组方原理】本证由暑热耗伤气津所致。治当清热解暑,养阴生津。方中西洋参益气生津,养阴清热;西瓜翠衣清热解暑,生津止渴,共为君药。荷梗助西瓜翠衣清热解暑;石斛、麦冬助西洋参养阴生津,且石斛兼能清热,麦冬兼能清心除烦,共为臣药。黄连泻火以助清热之力,知母泻火滋阴,竹叶清热除烦,均为佐药。甘草、粳米益胃和中,用为佐使药。

【鉴别】清暑益气汤与竹叶石膏汤皆可治暑热耗伤气津之证,症见身热汗多、口渴心烦、脉虚数等。但竹叶石膏汤以石膏与麦冬为主,功善清热泻火养阴,辅以人参、半夏调和脾胃,重在清解余热,兼以益气生津和胃。清暑益气汤以西瓜翠衣、西洋参、石斛、麦冬为主,功善清暑益气养阴,重在清暑养阴生津。

第七单元 温 里 剂

细目一 概 述

要点一 温里剂的适用范围

温里剂适用于里寒证。凡外寒传经入里或寒邪直中三阴，或素体阳虚，或误治，或过食寒凉伤阳，以致寒从内生所致之病证，症见畏寒肢凉，脘腹疼痛，口淡不渴，甚则四肢厥逆，恶寒蜷卧，舌质淡，脉沉迟等，均为温里剂的适用范围。

要点二 温里剂的应用注意事项

真热假寒证禁用。温热药易伤阴血，素体阴虚或失血之人应慎用。若阴寒太盛，或真寒假热，服药即吐者，可反佐少量寒凉药物，或热药冷服，避免格拒。

细目二 温 中 祛 寒

要点一 理中丸(《伤寒论》)

【组成】人参 干姜 甘草(炙) 白术各三两

【用法】为丸。

【功用】温中祛寒，补气健脾。

【主治】

1. 脾胃虚寒证。脘腹疼痛，喜温喜按，恶心呕吐，不欲饮食，大便稀溏，畏寒肢冷，口不渴，舌淡苔白，脉沉细或沉迟无力。

2. 阳虚失血证。便血、衄血或崩漏等，血色暗淡或清稀。

3. 胸痹、小儿慢惊、病后喜唾涎沫、霍乱等属中焦虚寒者。

【组方原理】本证或因素体脾胃虚弱，或因寒凉伤及脾胃，或因外寒直中中焦所致。治当温中祛寒，补气健脾。方以干姜为君药，温阳散寒。人参为臣药，补益脾气。佐以白术燥湿运脾，与干姜相配，一温一燥，可使脾阳强，湿浊化，运化复常。佐使炙甘草，助人参、白术补脾益气；与干姜相配，辛甘化阳，以增强散寒之力；又可调和诸药。全方一温一补一燥，温补并用，以温为主，温中寓补，兼以燥湿。

胸痹、阳虚失血、小儿慢惊、病后涎唾多等病证属中阳不足者，应用本方温中散寒、补气健脾，是治病求本，异病同治之理。

【附方】附子理中丸，本方加附子；功用温阳祛寒，补气健脾；主治脾胃沉寒痼冷，或脾肾虚寒证，症见脘腹冷痛，手足厥寒，呕吐泄利，或霍乱吐利转筋等。桂枝人参汤，本方加桂枝；功用温阳健脾，解表散寒；主治脾胃虚寒，复感风寒表邪者。

要点二 小建中汤(《伤寒论》)

【组成】桂枝三两 甘草(炙)二两 大枣十二枚 芍药六两 生姜三两 胶饴一升

【用法】水煎取汁，兑入饴糖，文火加热熔化。

【功用】温中补虚，和里缓急止痛。

【主治】中焦虚寒，肝脾失调，阴阳不和证。脘腹拘急疼痛，时轻时重，喜温喜按，神疲乏力；或心中悸动，虚烦不宁；或四肢酸楚，手足烦热，咽干口燥，舌淡苔白，脉细弦。

【组方原理】本证由中焦虚寒，肝脾失调，阴阳不和所致。病机虽多，但以中焦虚寒，肝脾失和为要。治宜温补中焦为主，兼以调和肝脾，滋阴和阳。方中重用甘温质润之饴糖，温中补虚，缓急止痛，一药两擅其功而为君药。臣以桂枝温阳气，祛寒气。饴糖与桂枝相伍，辛甘化阳，温中益气，使中气健旺，不受肝木之侮。更臣以芍药，滋养营阴；与饴糖相伍，酸甘化阴而缓急止痛；与桂枝相配，调和营卫，燮理阴阳。佐以生姜，助桂枝温胃散寒；大枣助饴糖补益脾虚。

姜枣合用，又可调营卫，和阴阳。佐使炙甘草益气补虚，配芍药缓急止痛，又调和诸药。

【附方】黄芪建中汤，本方加黄芪一两半；功用温中补气，和里缓急；主治气虚明显者，症见脘腹拘急疼痛，喜温喜按，形体羸瘦，面色无华，心悸气短，自汗盗汗等。当归建中汤，本方加当归四两；功用温补气血，缓急止痛；主治血虚甚者，或产后虚羸不足，腹中疠痛不已，吸吸少气，或小腹拘急挛痛引腰背，不能饮食者。

【鉴别】小建中汤与理中丸同为温中祛寒之剂。小建中汤以甘温补脾柔肝为主，兼以调和阴阳，主治中焦虚寒，肝脾失和，腹痛拘急，兼有阴阳失调之证。理中丸则纯用温补，温中祛寒，补气健脾，主治中焦脾胃虚寒，腹痛隐隐等。

要点三　吴茱萸汤（《伤寒论》）

【组成】吴茱萸一升　人参三两　生姜六两　大枣十二枚

【用法】水煎服。

【功用】温中补虚，降逆止呕。

【主治】

1. 胃寒呕吐证。食谷欲呕，或兼胃脘疼痛，吞酸嘈杂，舌淡，脉沉弦而迟。

2. 肝寒上逆证。干呕吐涎沫，头痛，颠顶痛甚，舌淡，脉沉弦。

3. 肾寒上逆证。呕吐下利，手足厥冷，烦躁欲死，舌淡，脉沉细。

【组方原理】本方主治有三证，病机则同属虚寒之邪上逆犯胃所致。治当温中补虚，降逆止呕。方中吴茱萸上可温胃寒，下可暖肝肾，又能降逆止呕，一药三擅其功而为君药。重用生姜为臣药，温胃散寒，降逆止呕。佐以人参补益脾胃之虚；佐使以大枣，益气补脾，调和诸药。全方肝、肾、胃同治，温、降、补并施。

【鉴别】

1. 理中丸与吴茱萸汤均可治中焦虚寒证。但理中丸温中祛寒，补气健脾，为治脾胃虚寒，腹痛吐利之基础方。吴茱萸汤以温胃降逆为主，兼补中虚，为治胃寒呕吐、肝寒及肾寒上逆之经典方。

2. 吴茱萸汤与左金丸皆治肝木犯胃之呕吐。但吴茱萸汤所治为肝寒上犯于胃而致胃脘疼痛、吞酸嘈杂、呕吐涎沫等。左金丸所治则为肝火犯胃之嘈杂吞酸、呕吐口苦等。

要点四　大建中汤（《金匮要略》）

【组成】蜀椒二合　干姜四两　人参二两

【用法】水煎服，饴糖冲服。

【功用】温中补虚，缓急止痛。

【主治】中阳虚衰，阴寒内盛之脘腹疼痛。心胸中大寒痛，呕不能食，腹中寒，上冲皮起，出见有头足，上下痛而不可触近，舌苔白滑，脉细沉紧，甚则肢厥脉伏。

【组方原理】本证之腹痛由中阳虚衰，阴寒内盛所致。治宜温中以散阴寒，补虚缓急止痛，标本兼顾。方中蜀椒味辛性热，温脾胃，助命火，散寒止痛。伍以辛热之干姜温脾暖胃，令蜀椒散寒之力倍增；以甘温之饴糖温中补虚，缓急止痛，增强蜀椒止痛之功。复以人参补脾益气，补虚助阳，合饴糖重建中脏，缓急止痛，又使中气旺而邪不可干。四药配伍，纯用辛甘，温补兼施，以温为主，共奏补虚缓急、散寒止痛之效。

细目三　回阳救逆

要点一　四逆汤（《伤寒论》）

【组成】甘草（炙）二两　干姜一两半　附子（生用）一枚

【用法】水煎服。

【功用】回阳救逆。

【主治】心肾阳衰之寒厥证。四肢厥逆，神衰欲寐，面色苍白，恶寒蜷卧，腹痛下利，呕吐不渴，甚则冷汗淋漓，舌淡苔白滑，脉微欲绝，以及误汗亡阳者。

【组方原理】本证系阴寒内盛，阳气衰微所致。治宜大辛大热之品，速回阳气，破散阴寒，以挽垂危之急。方以大辛大热之生附子为君药，温壮元阳，破散阴寒，以救助心肾阳气。附子生用能迅达周身内外，是“回阳救逆第一品药”。臣以辛热之干姜，散寒助阳通脉。君臣相须为用，使阳气复，阴寒散，血脉通，为回阳救逆的最佳配伍。佐使之炙甘草，一则有益气补虚之效；二则缓干姜、生附子峻烈之性，使其破阴回阳而无暴散虚阳之虞；三则调和药性，使药力持久。

【附方】通脉四逆汤，即本方加重干姜、附子用量；功用回阳复脉；主治四逆汤证更见“身反不恶寒，其人面色赤，或腹痛，或干呕，或咽痛，或利止脉不出”等。四逆加人参汤，本方加人参；功用回阳救逆，益气固脱；主治四逆汤证利止而四逆证仍在，甚见气短、气促者。白通汤，本方去甘草，减干姜用量，再加葱白；功用破阴回阳，宣通上下；主治少阴病阴盛戴阳证，见手足厥逆，下利，脉微，面赤者。

【鉴别】四逆汤与参附汤均具回阳救逆之功。但四逆汤以生附子配干姜，重在温壮元阳，破散阴寒，以回阳救逆；参附汤则重用人参配炮附子，为峻补阳气以救暴脱之剂。

要点二 回阳救急汤(《伤寒六书》)

【组成】熟附子 干姜 人参 甘草 白术(炒) 肉桂 陈皮 五味子 茯苓 半夏(制)

【用法】加姜三片，水煎，麝香冲服。

【功用】回阳救逆，益气生脉。

【主治】寒邪直中三阴，真阳衰微证。四肢厥冷，神衰欲寐，恶寒蜷卧，吐泻腹痛，或身寒战栗，或指甲口唇青紫，或吐涎沫，舌淡苔白，脉沉微，甚或无脉。

【组方原理】本证因寒邪直中三阴，阴寒内盛，真阳衰微所致。治疗急当破散阴寒，回阳救逆，固脱生脉。本方以四逆汤合六君子汤，加肉桂、五味子、麝香、生姜组成。方中熟附子温里散寒，回阳救逆；干姜温中散寒，助阳通脉；肉桂补元阳，通血脉。佐入六君子汤补益脾胃，固护中州。其中人参与附子相配，回阳救逆，益气固脱。更用麝香，通阳开窍，通行十二经脉。伍五味子，一者收敛虚阳以固脱；二者与人参相合，益气生脉；三者与麝香相合，散中有收，防麝香耗散正气。生姜温中散寒，并可解附子、半夏之毒。

细目四 温 经 散 寒

要点一 当归四逆汤(《伤寒论》)

【组成】当归 桂枝 芍药 细辛各三两 甘草(炙) 通草各二两 大枣二十五枚

【用法】水煎服。

【功用】温经散寒，养血通脉。

【主治】血虚寒厥证。手足厥寒，口不渴，舌淡苔白，脉沉细或细而欲绝。或腰、股、腿、足、肩臂疼痛兼见畏寒肢冷者。

【组方原理】本证由素体营血虚弱，感受寒邪，血行不畅所致。治当温经补血，散寒通脉。方由桂枝汤去生姜，倍大枣，加当归、通草、细辛组成。桂枝温经散寒，温通血脉；细辛通达表里，温散寒凝，共为君药。当归养血和血，白芍滋养阴血，共为臣药。君臣相伍，一则散寒通脉，一则温补营血。佐入通草，通行经脉。重用大枣与甘草相伍，补中健脾而益气血，又防燥烈伤及阴血。全方温、补、通三者并用，温中有补，补中兼行，扶正祛邪，标本兼顾。

【常用加减】若腰、股、腿、足疼痛，属血虚寒凝者，加川断、牛膝、木瓜等活血通经，除痹止痛；内有胃寒，呕吐腹痛者，加吴茱萸、生姜温胃散寒，降逆止呕；妇女血虚寒凝、经期腹痛，男子寒疝、睾丸掣痛、牵引少腹冷痛，肢冷脉弦者，加乌药、茴香、良姜、香附等温行厥阴，理气止痛。

要点二 黄芪桂枝五物汤(《金匮要略》)

【组成】黄芪三两 芍药三两 桂枝三两 生姜六两 大枣十二枚

【用法】水煎服。

【功用】益气温经，和血通痹。

【主治】血痹。肌肤麻木不仁，恶风，易汗出，舌淡苔白，脉微涩而紧。

【组方原理】本证由素体气虚，营卫不足，肌表不固，复感风邪，血行不畅所致。治当益气温阳以固卫表，疏风和营以通血痹。方以黄芪为君药，益气固表。臣以桂枝，温阳疏风，通行经脉。两药相配，温补之中兼以疏散，益气之中兼以通脉，使气旺血行，肌肤麻木得除。且黄芪得桂枝固表而不恋邪，桂枝得黄芪散邪而不伤正。更臣以芍药，养血和血，敛阴和营。桂、芍相配，疏散外风，调和营卫。生姜辛温表散；大枣甘温补血。姜、枣相伍，亦可和营卫，调诸药，为佐使药。

【鉴别】黄芪桂枝五物汤与当归四逆汤均由桂枝汤化裁而来。黄芪桂枝五物汤主治血痹，乃由素体气虚血弱，微受风邪，血行不畅而致肌肤麻木不仁；当归四逆汤主治血虚寒厥，则由阳虚血弱，寒凝经脉，血行不利而致手足厥寒。

要点三　暖肝煎(《景岳全书》)

【组成】当归二三钱　枸杞子三钱　茯苓二钱　小茴香二钱　肉桂一二钱　乌药二钱　沉香(或木香亦可)一钱

【用法】水煎服。

【功用】温补肝肾,行气止痛。

【主治】肝肾不足,寒滞肝脉证。睾丸冷痛,或小腹疼痛,疝气痛,畏寒喜暖,舌淡苔白,脉沉迟。

【组方原理】本证系由肝肾不足,寒客肝脉,气机郁滞所致。治宜补肝肾,散寒凝,行气滞。方中肉桂辛甘性热,温肾暖肝,祛寒止痛;小茴香味辛性温,暖肝散寒,理气止痛。二药合用,温肾暖肝散寒。当归辛甘性温,养血补肝;枸杞子味甘性平,补肝益肾,二药补肝肾之不足治其本;乌药、沉香辛温散寒,行气止痛,以去阴寒冷痛之标。茯苓甘淡渗湿健脾;生姜辛温散寒和胃,扶脾暖胃,顾护后天。综观全方,辛散甘温合法,纳行散于温补,肝肾兼顾,使下元虚寒得温,寒凝气滞得散,则睾丸冷痛、少腹疼痛、疝气痛诸症可愈。

第八单元　表里双解剂

细目一　概　　述

要点一　表里双解剂的适用范围

表里双解剂适用于表证未解，又见里证，或原有宿疾，复感表邪，出现表证与里证并见的证候。

要点二　表里双解剂的应用注意事项

表里双解剂之使用，首先是有邪气在表，而里证又急之证候；其次，要辨别表证与里证的寒、热、虚、实属性，并据表证与里证的轻重主次，权衡表药与里药之配伍比例，以免太过或不及之弊。

细目二　解 表 清 里

要点　葛根黄芩黄连汤（《伤寒论》）

【组成】葛根半斤　甘草（炙）二两　黄芩三两　黄连三两

【用法】上四味，以水八升，先煮葛根，减二升，纳诸药，煮取二升，去滓，分温再服。

【功用】解表清里。

【主治】表证未解，邪热入里证。身热，下利臭秽，胸脘烦热，口干作渴，或喘而汗出，舌红苔黄，脉数或促。

【组方原理】外感表证，邪在太阳，法当解表，倘误用攻下，伤及正气，脾气不升，以致表邪内陷阳明而现“协热下利”。治宜外解肌表之邪，内清胃肠之热。方中重用葛根为君，甘辛而凉，主入阳明经，外解肌表之邪，内清阳明之热，又升发脾胃清阳而止泻升津，使表解里和。臣以黄芩、黄连苦寒清热，厚肠止利。甘草甘缓和中，调和诸药，为佐使药。四药合用，辛凉升散与苦寒清降共施，以成清热升阳止利之法，外疏内清，表里同治，使表解里和，身热下利自愈。

细目三　解 表 攻 里

要点　大柴胡汤（《伤寒论》）

【组成】柴胡半斤　黄芩三两　芍药三两　半夏半升　枳实四枚　大黄二两　大枣十二枚　生姜五两

【用法】水煎服。

【功用】和解少阳，内泻热结。

【主治】少阳阳明合病。往来寒热，胸胁苦满，呕不止，郁郁微烦，心下痞硬，或心下急痛，大便不解或协热下利，舌苔黄，脉弦数有力。

【组方原理】本方所治少阳与阳明合病，乃因少阳之邪内传阳明，化热成实而致。治当和解少阳为主，辅以内泻阳明热结。本方以和解少阳的小柴胡汤与轻下阳明热结的小承气汤合方加减而成。少阳之邪气未解，故取柴胡与黄芩相伍，和解清热，以解少阳之邪。柴胡善疏少阳之邪，黄芩清泄少阳郁热。里实已成，大黄配枳实，泻热通腑，行气破结，内泻阳明热结。芍药缓急止痛，与大黄相配可治腹中实痛，合枳实能调和气血，以除心下满痛；半夏和胃降逆，辛开散结；配伍大量生姜，既增止呕之功，又解半夏之毒。大枣和中益气，与生姜相配，调脾胃、和营卫，并调和诸药。诸药相伍，和下并用，主以和解少阳，辅以内泻热结，佐以缓急降逆。使少阳与阳明之邪得以分解。

【鉴别】大柴胡汤与小柴胡汤均有柴胡、黄芩、半夏、生姜、大枣，具和解少阳之功。小柴

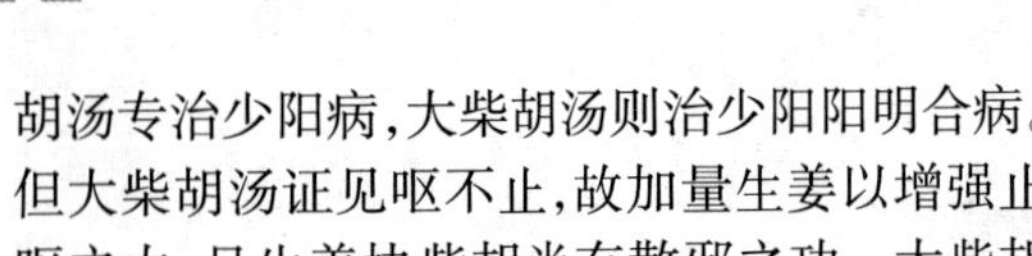

胡汤专治少阳病，大柴胡汤则治少阳阳明合病。但大柴胡汤证见呕不止，故加量生姜以增强止呕之力，且生姜协柴胡尚有散邪之功。大柴胡汤中减去小柴胡汤之人参、甘草，乃因少阳之邪渐次传里，阳明实热已结，且见“呕不止”，故不用人参、甘草，以减甘壅致满之弊；加大黄、枳实，意在泻热除结以轻下阳明之实，伍芍药旨在加强缓急止痛之功。

第九单元　补　益　剂

细目一　概　述

要点一　补益剂的适用范围及配伍规律

补益剂适用于各种虚证，包括气虚、血虚、气血两虚、阴虚、阳虚、阴阳两虚等。

气虚重者应适当补血，血虚重者应适当补气。若血虚急证与大失血者，尤当着重补气。补阴方中常佐以温阳之品，补阳方中每配补阴之味。五脏之虚除直接补其虚外，亦可采取“虚则补其母”的治法。补益之药常少佐行气活血之品，以使其补而不滞。

要点二　补益剂的应用注意事项

应注意辨别虚实真假。补益剂多为滋腻之品，易碍胃气，故应酌加健胃消导之品。

细目二　补　气

要点一　四君子汤(《太平惠民和剂局方》)

【组成】人参　白术　茯苓　甘草(炙)各等分

【用法】水煎服。

【功用】益气健脾。

【主治】脾胃气虚证。面色萎白，语声低微，气短乏力，食少便溏，舌淡苔白，脉虚弱。

【组方原理】本证由脾胃气虚，运化乏力所致。治宜补益脾胃之气。本方以人参为君药，甘温益气，健补脾胃。臣以白术，既补脾胃之气，又运脾燥湿。佐以茯苓健脾利湿，又使参、术补而不滞。炙甘草益气兼调药，为佐使药。

【附方】异功散，本方加陈皮，功兼行气化滞，适用于脾胃气虚兼气滞证；六君子汤，本方加半夏、陈皮，功兼和胃燥湿，适用于脾胃气虚兼痰湿证；香砂六君子汤，本方加半夏、陈皮、木香、砂仁，功在益气和胃、行气化痰，适于脾胃气虚，痰阻气滞证。

要点二　参苓白术散(《太平惠民和剂局方》)

【组成】莲子肉　薏苡仁　缩砂仁　桔梗各一斤　白扁豆一斤半　白茯苓　人参　甘草(炒)　白术　山药各二斤

【用法】上末，枣汤调下。

【功用】益气健脾，渗湿止泻。

【主治】脾虚湿盛证。饮食不化，胸脘痞闷，肠鸣泄泻，四肢乏力，形体消瘦，面色萎黄，舌淡苔白腻，脉虚缓。

【组方原理】本证由脾虚湿盛所致。治宜补益脾胃，渗湿止泻。方中人参、白术、茯苓益气健脾渗湿为君药。臣以山药、莲子肉助君药以健脾益气，兼能止泻；白扁豆、薏苡仁助白术、茯苓以健脾渗湿。佐以砂仁醒脾和胃，行气化湿；桔梗宣肺利气，以通调水道，又能载药上行。炒甘草健脾和中，调和诸药，为佐使药。本方兼能补益肺气，培土生金，故亦可用于肺损虚劳证。

【鉴别】参苓白术散与四君子汤均具益气健脾之功，但四君子汤补气健脾之功专，为治脾胃气虚之基础方；参苓白术散则补气健脾与祛湿止泻并重，为治脾虚夹湿之主方。

要点三　补中益气汤(《内外伤辨惑论》)

【组成】黄芪(病甚、劳役热甚者一钱)　甘草(炙)各五分　人参三分　当归二分　橘皮二分或三分　升麻二分或三分　柴胡二分或三分　白术三分

【用法】水煎服。

【功用】补中益气，升阳举陷。

【主治】

1. 脾胃气虚证。饮食减少,体倦肢软,少气懒言,面色㿠白,大便稀薄,脉虚软。

2. 气虚下陷证。脱肛,子宫脱垂,久泻,久痢,崩漏等,气短乏力,舌淡,脉虚。

3. 气虚发热证。身热,自汗,渴喜热饮,气短乏力,舌淡,脉虚大无力。

【组方原理】本证由饮食劳倦,损伤脾胃,清阳下陷所致。治宜补益脾胃中气,升阳举陷。方中重用黄芪补中益气,升阳固表,为君药。臣以人参、炙甘草、白术补气健脾,以增黄芪补益中气之功。当归养血和营,使血有所归;陈皮理气和胃,使补而不滞;以少量升麻、柴胡升阳举陷,助君药升提下陷之中气,共为佐药。炙甘草调药为使药。全方补气与升提并用,使气虚者补之,气陷者升之,甘温而能除热,亦可治气虚发热。

要点四 生脉散(《医学启源》)

【组成】人参五分 麦冬五分 五味子七粒

【用法】水煎服。

【功用】益气生津,敛阴止汗。

【主治】

1. 温热、暑热,耗气伤阴证。汗多神疲,体倦乏力,气短懒言,咽干口渴,舌干红少苔,脉虚数。

2. 久咳伤肺,气阴两虚证。干咳少痰,短气自汗,口干舌燥,脉虚细。

【组方原理】本证由感受暑热之邪,或温热病后期,伤气耗津所致。治宜补气养阴生津。方用人参为君药,大补元气,并能止渴生津。臣以麦冬养阴,清热生津,且润肺止咳。五味子配人参补固正气,伍麦冬收敛阴津,为佐药。三药一补一润一敛,共奏益气养阴、生津止渴、敛阴止汗之功。全方补正气以鼓动血脉,滋阴津以充养血脉,气阴生而脉气复。

【鉴别】生脉散与竹叶石膏汤均可治热病后期,气阴两伤之证。但竹叶石膏汤清热之力较强,兼以益气养阴,降逆和胃,适宜于热病后期,余热未尽,气阴两伤证。生脉散重在益气养阴,生津止渴,敛阴止汗,适宜于热病后期,气阴两伤之重证。

要点五 玉屏风散(《医方类聚》)

【组成】防风一两 黄芪 白术各二两

【用法】研末,枣汤送服。

【功用】益气固表止汗。

【主治】表虚自汗。汗出恶风,面色㿠白,舌淡苔薄白,脉浮虚。亦治虚人腠理不固,易感风邪。

【组方原理】本证由卫气虚弱,不能固表所致。治宜益气实卫,固表止汗。本方以黄芪为君药,内可大补脾肺之气,外可固表止汗。臣以白术益气健脾,助黄芪补气固表之力。佐以防风走表而祛风邪,且“黄芪得防风而功愈大”,相畏而相激也。三药补中寓散,散不伤正,补不留邪。

【鉴别】玉屏风散与桂枝汤均治表虚自汗。然桂枝汤之自汗,由外感风寒,营卫不和所致,虽云表虚,但为表实。玉屏风散证之自汗,是因卫气虚弱,腠理不固所致。二者均见汗出恶风,但桂枝汤证亦有发热、鼻鸣、身痛等外感表证。

细目三 补 血

要点一 四物汤(《仙授理伤续断秘方》)

【组成】当归 川芎 白芍 熟干地黄各等分

【用法】水煎服。

【功用】补血调血。

【主治】营血虚滞证。头晕目眩,心悸失眠,面色无华,妇人月经不调,量少或经闭不行,脐腹作痛,甚或瘕块硬结,舌淡,口唇、爪甲色淡,脉细弦或细涩。

【组方原理】本证由营血亏虚,血行不畅所致。治宜补血和血。方中熟地滋补营血为君药。当归补血和血为臣药。芍药养血敛阴,柔肝和营,为佐药。川芎活血行气,祛瘀止痛,使补而不滞,为使药。四药重在滋补,且补中寓行,使补而不滞,行血而不伤血。

【常用加减】血热重者,易熟地为生地,用量宜重;血瘀重者,易白芍为赤芍;血虚重者,可加鹿角胶、阿胶,或适当加人参、黄芪。

【附方】胶艾汤,本方加阿胶、艾叶、甘草,侧重养血止血,兼以调经安胎,既可用于冲任虚损、血虚有寒之月经过多、产后下血不止,又可用治妊娠胎漏下血。桃红四物汤，本方加桃仁、红花，偏重活血化瘀，适用于血虚血瘀之月经不调、痛经。圣愈汤，本方加参、芪以补气摄血，适用于气血两虚而血失所统之月经先期量多。

要点二　当归补血汤（《内外伤辨惑论》）

【组成】黄芪一两　当归二钱

【用法】水煎服。

【功用】补气生血。

【主治】血虚阳浮发热证。肌热面赤，烦渴欲饮，脉洪大而虚，重按无力。亦治妇人经期、产后血虚发热头痛；或疮疡溃后，久不愈合者。

【组方原理】本证由劳倦内伤，血虚气弱，阳气浮越所致。治宜补气生血。方中重用黄芪（五倍于当归）为君药，一为大补脾肺之气，使气旺血生，即"有形之血不能速生，无形之气所当急固"；二则固护肌表，摄纳浮阳。臣以少量当归养血和营，则阳生阴长，气旺血生，虚热自退。

要点三　归脾汤（《正体类要》）

【组成】白术　当归　白茯苓　黄芪　远志　龙眼肉　酸枣仁各一钱　人参一钱　木香五分　甘草（炙）三分

【用法】加生姜、大枣，水煎服。

【功用】益气补血，健脾养心。

【主治】

1. 心脾气血两虚证。心悸怔忡，健忘失眠，盗汗，体倦食少，面色萎黄，舌淡，苔薄白，脉细弱。

2. 脾不统血证。便血，皮下紫癜，妇女崩漏，月经超前，量多色淡，或淋漓不止，舌淡，脉细弱。

【组方原理】本证因思虑过度，劳伤心脾，气血亏虚所致。治宜健脾养心，益气补血。方中黄芪补脾益气；龙眼肉补脾气，养心血，共为君药。人参、白术补脾益气，助黄芪补脾益气之力；当归补血养心，酸枣仁宁心安神，二药助龙眼肉补心血，安神志，均为臣药。佐以茯神养心安神；远志宁神益智；更佐木香，理气醒脾，使补而不滞。炙甘草补益心脾，并调和诸药，为佐使药。姜枣调和脾胃。全方心脾同治，以补脾为主；气血双补，以补气为重。

【常用加减】崩漏下血偏寒者，可加炮姜炭、艾叶炭；偏热者酌加生地炭、地榆炭。

细目四　气 血 双 补

要点一　炙甘草汤（复脉汤）（《伤寒论》）

【组成】甘草（炙）四两　生姜三两　桂枝三两　人参二两　生地黄一斤　阿胶二两　麦门冬半升　麻仁半升　大枣三十枚

【用法】水煎，阿胶烊化，冲服。

【功用】滋阴养血，益气温阳，复脉定悸。

【主治】

1. 阴血不足，阳气虚弱证。脉结代，心动悸，虚羸少气，舌光少苔，或质干而瘦小。

2. 虚劳肺痿。干咳无痰，或咳吐涎沫，量少，形瘦短气，虚烦不眠，自汗盗汗，咽干舌燥，大便干结，脉虚数。

【组方原理】本方原治"伤寒脉结代、心动悸"，至于虚劳肺痿，亦为气血阴阳皆亏所致。治宜补养阴阳气血。方中重用生地为君药，滋阴养血。臣以炙甘草益气养心；麦门冬滋养心阴；桂枝温通心阳。三药与生地相伍，可收气血阴阳并补之效。佐以人参补中益气；阿胶滋阴养血；麻仁滋阴润燥；大枣益气养血；生姜合桂枝以温通阳气，配大枣益脾胃，调阴阳，和气血。加酒可温通血脉，以行药势。全方滋而不腻，温而不燥，刚柔相济，相得益彰。

【常用加减】若气虚偏重，可加黄芪；血虚偏重，加熟地、当归；阳虚者易桂枝为肉桂，甚者可加鹿角胶、熟附子。

【附方】加减复脉汤由炙甘草汤化裁而成。因温病后期，热灼阴伤，故去益气温阳之人参、大枣、桂枝、生姜，加养血敛阴之白芍，变阴阳气血并补之剂为滋阴养液之方。

【鉴别】炙甘草汤与生脉散均有补肺气、养肺阴之功，可治疗肺气阴两虚之久咳不已。但炙甘草汤益气养阴作用较强，敛肺止咳之力不足，重在治本，偏于温补；而生脉散益气养阴之力虽不及本方，但伍用收敛之五味子，故止咳之功较著，偏于清补。

要点二　八珍汤（八珍散）（《瑞竹堂经验方》）

【组成】人参　白术　白茯苓　当归　川

芎　白芍药　熟地黄　甘草(炙)各一两

【用法】加生姜、大枣,水煎服。

【功用】益气补血。

【主治】气血两虚证。面色苍白或萎黄,头晕目眩,四肢倦怠,气短懒言,心悸怔忡,饮食减少,舌淡苔薄白,脉细弱或虚大无力。

【组方原理】本证多由素体虚弱或劳役过度,或病后产后失调,或久病失治,或失血过多所致。治宜双补气血。本方用四君子汤补气,四物汤补血。姜枣为引,调和脾胃,为佐使药。

【鉴别】十全大补汤、人参养荣汤均由八珍汤加减而成,皆有益气补血之功。十全大补汤较八珍汤多芪、桂,偏于温补;人参养荣汤较十全大补汤多远志、陈皮、五味子,并去川芎之辛窜,而增宁心安神之功。

要点三　泰山磐石散(《古今医统大全》)

【组成】人参　黄芪各一钱　白术　炙甘草各五分　当归一钱　川芎　白芍药　熟地黄各八分　川续断一钱　糯米一撮　黄芩一钱　砂仁五分

【用法】为散。

【功用】益气健脾,养血安胎。

【主治】堕胎、滑胎。胎动不安,或屡有堕胎宿疾,面色萎白,倦怠乏力,不思饮食,舌淡苔薄白,脉滑无力。

【组方原理】本证之妇女妊娠、胎动不安由气血虚弱所致。治宜补气血、养肝肾,固护胎元之法。本方以益气补血之八珍汤加减而成。但增续断补肝肾、益冲任,黄芪益气升阳以固胎元,黄芩、糯米、砂仁清热养胃安胎,且去茯苓之渗利,而成颐养胎元之专剂。

细目五　补　阴

要点一　六味地黄丸(地黄丸)(《小儿药证直诀》)

【组成】熟地黄八钱　山萸肉　干山药各四钱　泽泻　牡丹皮　茯苓各三钱

【用法】为丸。

【功用】滋补肝肾。

【主治】肝肾阴虚证。腰膝酸软,头晕目眩,耳鸣耳聋,盗汗,遗精,消渴,骨蒸潮热,手足心热,口燥咽干,牙齿动摇,足跟作痛,小便淋漓,以及小儿囟门不合,舌红少苔,脉沉细数。

【组方原理】本证由阴精不足,虚热内扰所致。治宜滋补阴精为主,兼以清降虚火,即“壮水之主,以制阳光”。方中重用熟地为君药,填精益髓,滋阴补肾。臣以山萸肉,补养肝肾,并能涩精;山药既养脾阴,又固肾精。三药所谓“三阴并补”,但以滋补肾阴为主。泽泻利湿泄浊,并防熟地之滋腻;丹皮清泻相火,并制山萸肉之温涩;茯苓健脾渗湿,配山药补脾而助健运,共为佐药。此三药所谓“三泻”,泻湿浊而降相火。全方三补配三泻,以三补为主,但以补肾阴为重;三泻利湿降火,伍于大队滋补药中可使补而不滞。

【附方】都气丸,本方加五味子,适于肾不纳气之虚喘证;知柏地黄丸,本方加知母、黄柏,适于阴虚火旺之骨蒸潮热、遗精盗汗;杞菊地黄丸,本方加枸杞子、菊花,适于肝肾阴虚之两目昏花、视物模糊;麦味地黄丸,本方加麦冬、五味子,适于肺肾阴虚之喘嗽。

要点二　大补阴丸(大补丸)(《丹溪心法》)

【组成】熟地黄　龟板各六两　黄柏　知母各四两

【用法】为末,猪脊髓适量蒸熟,捣泥,炼蜜为丸。

【功用】滋阴降火。

【主治】阴虚火旺证。骨蒸潮热,盗汗遗精,咳嗽咯血,心烦易怒,足膝疼热,舌红少苔,尺脉数而有力。

【组方原理】本证由肝肾阴虚,相火亢盛所致。治宜大补真阴以治本,降火以治标。方用熟地滋补真阴,填精益髓;龟板滋阴潜阳,补肾健骨。二药补阴固本,滋水制火,共为君药。黄柏降相火;知母泻火滋阴。二药相须为用,善清降阴虚之火,为臣药。猪脊髓补髓养阴,蜂蜜补中润燥,共增滋补真阴之效,为佐药。全方培本清源,补泻兼施,但以滋阴培本为主,降火清源为辅。

【常用加减】若阴虚较重者,加天门冬、玄

参;遗精者加金樱子、山萸肉、沙苑子;盗汗多者,加煅龙骨、煅牡蛎。

【鉴别】六味地黄丸与大补阴丸均属滋阴降火之剂。但六味地黄丸以滋补肾阴为主,降火之功稍逊,适于阴虚而虚火较轻者;而大补阴丸滋阴与降火并重,适于阴虚火旺俱甚者。

要点三　一贯煎(《续名医类案》)

【组成】北沙参　麦冬　当归身　生地黄　枸杞子　川楝子

【用法】水煎服。

【功用】滋阴疏肝。

【主治】肝肾阴虚,肝气郁滞证。胸脘胁痛,吞酸吐苦,咽干口燥,舌红少津,脉细弱或虚弦。亦治疝气瘕聚。

【组方原理】本证由肝肾阴血亏虚而肝气不疏所致。治宜重用滋养肝肾,兼以条达肝气。方中重用生地为君药,滋养肝肾阴血,涵养肝木。臣以枸杞补养肝肾;当归补血养肝,且补中有行;沙参、麦冬养肺阴以清金制木,养胃阴以培土荣木。少佐川楝子疏肝泻热,理气止痛,顺其条达之性。全方在大队滋阴药中少佐理气之品,使行气而不伤阴,滋阴而不滞气。

【鉴别】一贯煎与逍遥散均能疏肝理气,主治肝气不疏之胁痛。但逍遥散疏肝、养血、健脾三者并重,主治肝郁脾虚血弱之胁肋疼痛;一贯煎则重在滋养肝肾之阴,主治阴虚气滞之胁肋疼痛。

要点四　左归丸(《景岳全书》)

【组成】大怀熟地八两　山药　枸杞　山茱萸各四两　川牛膝三两　鹿角胶　龟板胶　菟丝子各四两

【用法】为丸。

【功用】滋阴补肾,填精益髓。

【主治】真阴不足证。头晕目眩,腰酸腿软,遗精滑泄,自汗盗汗,口燥舌干,舌红少苔,脉细。

【组方原理】本证由真阴不足,肾精亏虚所致。治宜补肾滋阴,填精益髓。方中重用熟地滋肾阴,益精髓,补真阴之不足,为君药。山茱萸补养肝肾,固秘精气;山药补脾益阴,滋肾固精;龟板胶滋阴补髓;鹿角胶补益精血,温壮肾阳,有"阳中求阴"之义,皆为臣药。枸杞补肝肾,益精血;菟丝子补肝肾,助精髓;川牛膝益肝肾,强筋骨,俱为佐药。

【鉴别】左归丸与六味地黄丸均为滋阴补肾之剂。但六味地黄丸补肾阴之中佐以降相火之品,适于肾阴虚兼虚火妄动之证;左归丸纯甘壮水,补而不泻,其滋补肾阴之力胜六味地黄丸,适于真阴不足、精髓亏损之证。

细目六　补　　阳

要点一　肾气丸(《金匮要略》)

【组成】干地黄八两　山药　山茱萸各四两　泽泻　茯苓　牡丹皮各三两　桂枝　附子各一两

【用法】蜜丸。

【功用】补肾助阳化气。

【主治】肾阳气不足证。腰痛脚软,身半以下常有冷感,少腹拘急,小便不利,或小便反多,入夜尤甚,阳痿早泄,舌淡而胖,脉虚弱,尺部沉细;以及痰饮,水肿,消渴,脚气,转胞等。

【组方原理】本证皆由肾精不足,肾阳虚弱,气化失常所致。治宜滋养肾精,温补肾气。方用干地黄(今用熟地)为君药,滋补肾阴,益精填髓。山茱萸补肝肾,涩精气;山药健脾气,固肾精;附子、桂枝温肾助阳,鼓舞肾气,于"阴中求阳",共为臣药。佐以茯苓健脾益肾,泽泻、丹皮降相火而制浮阳,且茯苓、泽泻均有渗湿泄浊之功。全方"纳桂、附于滋阴剂中十倍之一,意不在补火,而在微微生火,即生肾气也"。

【常用加减】现多将干地黄易为熟地,桂枝改为肉桂。若用于肾阳虚衰,阳事痿弱者,宜加淫羊藿、巴戟天。

【附方】加味肾气丸由肾气丸加车前子、牛膝而成,但方中熟地等用量锐减,而附子之量倍增,重在温阳利水,补肾之力较轻,主治阳虚水肿而肾虚不著者。

要点二　右归丸(《景岳全书》)

【组成】熟地黄八两　山药四两　山茱萸三两　枸杞子三两　菟丝子四两　鹿角胶四两　杜仲四两　肉桂二两　当归三两　制附子二两(可加至五六两)

【用法】为丸。

【功用】温补肾阳,填精益髓。

【主治】肾阳不足,命门火衰证。年老或久病气衰神疲,畏寒肢冷,腰膝软弱,阳痿遗精,或阳衰无子,或饮食减少,大便不实,或小便自遗,舌淡苔白,脉沉而迟。

【组方原理】本证由命门火衰,阳气不振所致。治宜温补命门,填精益髓之法。方中附子、肉桂温壮元阳,鹿角胶温肾益精,为君药。熟地、山萸、枸杞、山药滋阴益肾,填精补髓,并养肝补脾,亦取"阴中求阳"之义,为臣药。佐以菟丝子、杜仲补肝肾,强腰膝;当归养血补肝,与补肾之品相合共补精血。

【鉴别】右归丸系肾气丸减去"三泻",加鹿角胶、菟丝子、杜仲、枸杞子、当归诸补肾益精血之品,组成"纯甘补阳"之剂,则温肾阳、补精血之力较之肾气丸更胜一筹。

细目七 阴阳双补

要点一 地黄饮子(地黄饮)(《圣济总录》)

【组成】熟干地黄 巴戟天 山茱萸 石斛 肉苁蓉 附子 五味子 官桂 白茯苓 麦门冬 菖蒲 远志各半两

【用法】加姜枣、薄荷水煎。

【功用】滋肾阴,补肾阳,开窍化痰。

【主治】下元虚衰,痰浊上泛之喑痱证。舌强不能言,足废不能用,口干不欲饮,足冷面赤,脉沉细弱。

【组方原理】本证之"喑痱"由下元虚衰,阴阳两亏,虚阳上浮,痰阻清窍所致。治宜补养下元,摄纳浮阳,佐以开窍化痰。方用熟地、山茱萸滋补肾阴,肉苁蓉、巴戟天温壮肾阳,共为君药。臣以附子、肉桂以助温养下元,摄纳浮阳,引火归原;石斛、麦冬、五味子滋养肺肾,壮水以济火。佐以石菖蒲、远志、茯苓,开窍化痰,交通心肾。少佐薄荷解郁开窍。姜、枣和中调药,为佐使药。全方标本兼治,阴阳并补,上下同治,而以治本治下为主。

要点二 龟鹿二仙胶(《医便》)

【组成】鹿角十斤 龟板五斤 人参十五两 枸杞子三十两

【用法】熬胶,空心以酒少许送服。

【功用】滋阴填精,益气壮阳。

【主治】真元虚损,精血不足证。全身瘦削,阳痿遗精,两目昏花,腰膝酸软,久不孕育。

【组方原理】本证由真元虚损,阴阳精血俱不足所致。治宜培补真元,填精补髓,益气养血,阴阳并补。方用血肉有情之鹿角胶、龟板胶,能峻补阴阳,填精补髓,滋养阴血,共为君药。人参大补元气,培补脾胃;枸杞子益肝肾,补精血,为臣药。

要点三 七宝美髯丹(《本草纲目》引《积善堂方》)

【组成】赤白何首乌各一斤 赤白茯苓各一斤 牛膝 当归 枸杞子 菟丝子各八两 补骨脂四两

【用法】为蜜丸,淡盐水送服。

【功用】补益肝肾,乌发壮骨。

【主治】肝肾不足证。须发早白,脱发,齿牙动摇,腰膝酸软,梦遗滑精,不育等。

【组方原理】本证由肝肾不足所致。治宜养肝补肾。方中重用赤、白何首乌补肝肾,益精血,乌须发,壮筋骨,为君药。赤、白茯苓补脾益气,宁心安神,以人乳制用,增滋补之力,为臣药。佐以枸杞子、菟丝子补肝肾,益精血;当归补血养肝;牛膝补肝肾,坚筋骨,活血脉。少佐补骨脂补肾温阳,固精止遗,寓"阳中求阴"之意。

第十单元 固 涩 剂

细目一 概 述

要点一 固涩剂的适用范围

固涩剂适用于气、血、精、津液耗散滑脱之证，症见自汗、盗汗、久咳不止、久泻久痢、遗精滑泄、小便失禁，以及崩漏带下等。

要点二 固涩剂的应用注意事项

固涩剂多适宜于正虚无邪者，凡外邪未去，里实尚存者，均应慎用，以免"闭门留寇"，转生他变。

细目二 固 表 止 汗

要点 牡蛎散(《太平惠民和剂局方》)

【组成】黄芪 麻黄根 牡蛎各一两

【用法】为粗散，加小麦，水煎服。

【功用】敛阴止汗，益气固表。

【主治】体虚自汗、盗汗证。自汗，夜卧更甚，心悸惊惕，短气烦倦，舌淡红，脉细弱。

【组方原理】本方证由气虚卫外不固，心阳不潜所致。治宜敛阴止汗，益气固表。方中煅牡蛎敛阴潜阳，固涩止汗，为君药。黄芪益气实卫，固表止汗，为臣药。麻黄根收敛止汗，为佐药。小麦入心经，养气阴，退虚热，为佐使药。

【鉴别】牡蛎散与玉屏风散均具固表止汗之功。但牡蛎散固表敛汗之力较强，主治卫气不固，心阳不潜之自汗、盗汗，属标本兼治之法；玉屏风散健脾益气之力较大，主治表虚自汗或体虚易感风邪者，属治本之法。

细目三 敛 肺 止 咳

要点 九仙散(《卫生宝鉴》引王子昭方)

【组成】人参 款冬 桑白皮 桔梗 五味子 阿胶 乌梅各一两 贝母半两 罂粟壳(蜜炒黄)八两

【用法】散或汤剂。

【功用】敛肺止咳，益气养阴。

【主治】久咳肺虚证。久咳不已，咳甚则气喘自汗，痰少而黏，脉虚数。

【组方原理】本方主治乃久咳不已，肺虚阴伤之证。方中重用罂粟壳，敛肺止咳甚著，为君药。五味子、乌梅收敛肺气，助君药敛肺止咳，并养阴润肺；人参益气生津，阿胶滋阴养肺，共为臣药。款冬花、桑白皮止咳平喘，贝母润肺止咳化痰；桔梗利肺化痰止咳，兼能载药上行，共为佐使药。

细目四 涩 肠 固 脱

要点一 真人养脏汤(《太平惠民和剂局方》)

【组成】人参 当归 白术各六钱 肉豆蔻半两 肉桂 甘草(炙)各八钱 白芍药一两六钱 木香一两四钱 诃子一两二钱 罂粟壳三两六钱

【用法】水煎服。

【功用】涩肠固脱，温补脾肾。

【主治】久泻久痢，脾肾虚寒证。泻痢无度，滑脱不禁,甚至脱肛坠下,脐腹疼痛,喜温喜按,倦怠食少,舌淡苔白,脉迟细。

【组方原理】本证之久泻久痢,因脾肾虚寒,关门不固所致。治当涩肠固脱治标为主,温补脾肾治本为辅。方中重用罂粟壳涩肠固脱,为君药。肉豆蔻温中涩肠,诃子涩肠止泻,共为臣药。肉桂温肾暖脾;人参、白术补气健脾;当归、白芍养血和血;木香理气醒脾,又补而不滞,共为佐药。甘草和中调药,为佐使药。

【鉴别】真人养脏汤与芍药汤均可治痢疾。但真人养脏汤涩肠固脱之力较强,重在治标,适宜于脾肾虚寒,关门不固之泻痢无度;芍药汤偏于清热燥湿,调和气血,适宜于湿热壅滞肠中,气血失和之湿热痢疾。

要点二　四神丸(《内科摘要》)

【组成】肉豆蔻二两　补骨脂四两　五味子二两　吴茱萸一两

【用法】为末。另取生姜、大枣五十枚共煮,取枣肉为丸。

【功用】温肾暖脾,涩肠止泻。

【主治】脾肾阳虚之肾泄。五更泄泻,不思饮食,食不消化,或久泻不愈,腹痛喜温,腰酸肢冷,神疲乏力,舌淡,苔薄白,脉沉迟无力。

【组方原理】五更泄多由命门火衰,火不暖土所致。治宜温肾暖脾,固涩止泻。方中重用补骨脂补命门之火,以温养脾土,为君药。肉豆蔻温中涩肠,既助君药温肾暖脾,又涩肠止泻,为臣药。吴茱萸温脾暖胃以散阴寒;五味子固肾涩肠,合吴茱萸以助君臣药温涩止泻之力,共为佐药。重用姜、枣同煮,枣肉为丸,意在温补脾胃。

【鉴别】四神丸与真人养脏汤均能温肾暖脾,涩肠止泻,用于脾肾虚寒之泄泻证,伴有不思饮食、神疲乏力、腹冷痛等症者。但真人养脏汤重用罂粟壳为君,以固涩为主,兼以温补脾肾,主治脾肾虚寒、以脾虚为主的泻痢日久、滑脱不禁证;四神丸以补骨脂为君,重在温补命门之火,以温肾为主,兼以暖脾涩肠,主治命门火衰、火不生土所致之五更泻。

细目五　涩精止遗

要点一　金锁固精丸(《医方集解》)

【组成】沙苑蒺藜　芡实　莲须各二两　龙骨(酥炙)　牡蛎各一两

【用法】以莲子粉糊丸。

【功用】涩精补肾。

【主治】肾虚精关不固之遗精。遗精滑泄,神疲乏力,腰痛耳鸣,舌淡苔白,脉细弱。

【组方原理】本证由肾精亏虚,精关不固所致。方中沙苑蒺藜补肾固精为君药。莲须固肾涩精,芡实、莲子益肾涩精,补脾养心,莲子并能交通心肾,三药共助君药补肾涩精之力,为臣药。煅龙骨、煅牡蛎收敛固涩,助君臣药涩精止遗,为佐药。

要点二　桑螵蛸散(《本草衍义》)

【组成】桑螵蛸　远志　菖蒲　龙骨　人参　茯神　当归　龟甲各一两

【用法】研末,睡前以人参汤调下。

【功用】涩精止遗,调补心肾。

【主治】心肾两虚之遗精、遗尿。小便频数,或尿如米泔色,或遗尿,或遗精,心神恍惚,健忘,舌淡苔白,脉细弱。

【组方原理】本证由心肾两虚,水火不交所致。方中桑螵蛸补肾涩精止遗,为君药。龙骨涩精止遗,镇心安神;龟甲滋阴潜阳,补益心肾,共为臣药。人参大补元气,当归补养营血,二者合用气血双补。茯神宁心安神,使心气下达于肾;远志安神定志,通肾气上达于心;菖蒲开心窍,益心智。三药合用以交通心肾,共为佐药。

要点三　缩泉丸(《魏氏家藏方》)

【组成】天台乌药　益智仁各等分

【用法】上为末,酒煎山药末为糊,丸桐子大,每服七十丸,盐、酒或米饮下。

【功用】温肾祛寒,缩尿止遗。

【主治】膀胱虚寒证。小便频数,或遗尿不禁,舌淡,脉沉弱。

【组方原理】本证为肾气虚弱,膀胱虚寒所致。治宜温肾祛寒,缩尿止遗。方中益智仁温肾固精,缩小便,为君药。乌药行气散寒,能除膀胱肾间冷气,以止小便频数,为臣药。君臣相配,收散有序,涩而不滞。山药健脾补肾,固涩精气,为佐药。三药合用,温肾祛寒,温中兼补,涩中寓行，使膀胱约束有权，而缩尿止遗。

【鉴别】缩泉丸与桑螵蛸散均能治疗小便频数或遗尿，有固涩止遗之功。但缩泉丸以益智仁配伍乌药，重在温肾祛寒，用于下元虚冷而致者；桑螵蛸散则以桑螵蛸配伍龟板、龙骨、茯神、远志等，偏于调补心肾，适用于心肾两虚所致者。

细目六 固崩止带

要点一 固冲汤(《医学衷中参西录》)

【组成】白术一两 生黄芪六钱 龙骨 牡蛎 萸肉各八钱 生杭芍 海螵蛸各四钱 茜草三钱 棕榈炭二钱 五倍子五分

【用法】水煎服。

【功用】固冲摄血，益气健脾。

【主治】脾肾亏虚，冲脉不固之崩漏。血崩或月经过多，或漏下不止，色淡质稀，头晕肢冷，心悸气短，神疲乏力，腰膝酸软，舌淡，脉微弱。

【组方原理】本证由肾虚不固，脾虚不摄所致。治当急治其标，固冲摄血为主，辅以健脾益气。方中山萸肉既补益肝肾，又收敛固涩，重用为君药。煅龙骨、煅牡蛎助君药固涩滑脱；白术、黄芪补气健脾，以复统血之权，共为臣药。生白芍补益肝肾，养血敛阴；棕榈炭、五倍子收敛止血；海螵蛸、茜草止血化瘀，使血止而无留瘀之弊，共为佐药。

【鉴别】固冲汤与归脾汤均能治疗女子月经过多或漏下不止。固冲汤以众多收涩药固涩滑脱为主，配伍补气药以助固摄为辅，意在急则治标，侧重于固冲摄血，以治脾肾亏虚、冲脉不固之出血证。归脾汤心脾同治，重在补脾，侧重于益气补血、健脾养心，以治心脾气血两虚及脾不统血证。

要点二 固经丸(《丹溪心法》)

【组成】黄芩 白芍 龟板(炙)各一两 黄柏三钱 椿根皮七钱半 香附二钱半

【用法】水泛丸。

【功用】固经止血，滋阴清热。

【主治】阴虚血热之崩漏。月经过多，或崩中漏下，血色深红或紫黑稠黏，手足心热，腰膝酸软，舌红，脉弦数。

【组方原理】本证由阴虚血热，迫血妄行所致。治宜固经止血，滋阴清热之法。方中重用龟板滋养肝肾，潜阳制火。白芍敛阴益血以养肝，与龟板合用肝肾并补，共为君药。黄芩清热泻火以止血；黄柏泻火坚阴，既助黄芩清热，又助龟板降火，共为臣药。椿根皮固涩止血；香附理气调经，共为佐药。

【鉴别】固经丸与大补阴丸均能滋阴降火治疗阴虚火旺证。固经丸以滋阴药、清热降火药与收涩止血药相配，标本兼顾，具有滋阴清热、固经止血的功用，主治阴虚血热之崩漏。大补阴丸以滋阴药与清热降火药相配，培本清源，具有滋阴降火的功效，主治阴虚火旺证。

要点三 易黄汤(《傅青主女科》)

【组成】山药(炒) 芡实(炒)各一两 黄柏(盐炒)二钱 车前子(酒炒)一钱 白果十枚

【用法】水煎服。

【功用】补益脾肾，清热祛湿，收涩止带。

【主治】脾肾虚弱，湿热带下。带下黏稠量多，色如浓茶汁，其气臭秽，舌红，苔黄腻。

【组方原理】本方为脾肾两虚，湿热带下而设。方中重用炒山药、炒芡实，补脾益肾，固精止带，共为君药。白果收涩止带，为臣药。黄柏清热燥湿，车前子清热利湿，共为佐药。

【鉴别】易黄汤与龙胆泻肝汤均能清热祛湿而治疗湿热带下。易黄汤补涩清利并用，以补为主，辅以清利，主要治疗脾肾虚弱而湿热带下，着重补脾肾祛湿。龙胆泻肝汤泻中有补，利中有滋，降中寓升，祛邪而不伤正，泻火而不伐胃。能治疗肝胆实火和肝经湿热，重在清泻肝胆之火与湿热。

第十一单元 安 神 剂

细目一 概 述

要点一 安神剂的适用范围

安神剂适用于神志不安证，多表现为惊狂易怒，烦躁不安，心悸健忘，虚烦失眠等。

要点二 安神剂的应用注意事项

重镇安神剂多由金石、贝壳类药物组方，不宜久服。某些安神药，如朱砂等有一定的毒性，不宜久服、多服。

细目二 重镇安神

要点一 朱砂安神丸(《内外伤辨惑论》)

【组成】朱砂(另研，水飞为衣)五钱 黄连六钱 炙甘草五钱半 生地黄一钱半 当归二钱半

【用法】炼蜜为丸。

【功用】镇心安神，清热养血。

【主治】心火亢盛，阴血不足证。失眠多梦，惊悸怔忡，心烦神乱，或胸中懊侬，舌尖红，脉细数。

【组方原理】本证由心火亢盛，灼伤阴血，扰及心神所致。治宜镇心安神，清热养血。方中朱砂长于重镇安神，清泻心火，为君药。黄连助君药清心泻火以除烦热，为臣药。生地滋阴清热，当归补养心血，俱为佐药。甘草调药和中，防朱砂质重碍胃，为佐使药。

要点二 珍珠母丸(真珠丸)(《普济本事方》)

【组成】珍珠母三分 当归 熟干地黄各一两半 人参 酸枣仁 柏子仁各一两 犀角(水牛角代，镑) 茯神 沉香 龙齿各半两

【用法】蜜丸，辰砂为衣，银花、薄荷汤下。

【功用】镇心安神，平肝潜阳，滋阴养血。

【主治】阴血不足之神魂不安。夜卧不宁，状若惊悸，或入夜少寐，脉细弦。

【组方原理】本证由心肝阳亢，阴血不足，肝不舍魂所致。治宜养阴血，安心神。方中珍珠母、龙齿平肝潜阳，镇惊安神，为君药。人参、酸枣仁、柏子仁、茯神宁神止悸；熟地、当归滋阴养血，为臣药。犀角(水牛角代)加强清热镇惊之力，沉香摄纳浮阳，为佐药。银花、薄荷汤送服，增平肝清热之效；辰砂加强镇惊安神之效，共为佐使药。

【鉴别】珍珠母丸与磁朱丸均为重镇安神之剂。但珍珠母丸主治肝经阴血不足之心神不安。磁朱丸主治心肾不交之视物昏花，耳鸣耳聋，心悸失眠等，亦治癫痫。

细目三 滋养安神

要点一 酸枣仁汤(《金匮要略》)

【组成】酸枣仁二升 甘草一两 知母 茯苓 川芎各二两

【用法】水煎服。

【功用】养血安神，清热除烦。

【主治】肝血不足，虚热内扰证。虚烦失眠，心悸不安，头目眩晕，咽干口燥，舌红，脉弦细。

【组方原理】本证由肝血不足，阴虚内热所致。治宜养血安神，清热除烦。方中重用酸枣仁补肝养血，宁心安神，为君药。茯苓宁心安神；知母滋阴润燥，清热除烦，为臣药。川芎伍酸枣仁，辛散与酸收并用，具养血调肝之妙，为佐药。甘草和中缓急调药，为佐使药。

要点二 天王补心丹(《校注妇人良方》)

【组成】人参 茯苓 玄参 丹参 桔梗 远志各五钱 当归 五味子 麦门冬 天门冬 柏子仁 酸枣仁各一两 生地黄四两

【用法】为丸,朱砂水飞为衣,温水或桂圆肉煎汤送服。

【功用】滋阴清热,养血安神。

【主治】阴虚血少,神志不安证。心悸怔忡,虚烦失眠,神疲健忘,或梦遗,手足心热,口舌生疮,舌红少苔,脉细数。

【组方原理】本证由心肾两亏,阴虚血少,虚火内扰所致。治宜滋阴清热,养血安神。方中重用生地,滋阴养血,壮水以制虚火,为君药。天冬、麦冬滋阴清热,当归补血润燥,酸枣仁、柏子仁养心安神,共为臣药。玄参滋阴降火;茯苓、远志养心安神;人参补气生血,安神益智;五味子敛心气,安心神;丹参清心活血,使补而不滞;朱砂镇心安神,共为佐药。桔梗载药上行,为使药。

【鉴别】天王补心丹、柏子养心丸二方同治阴血亏虚之虚烦不眠。但天王补心丹重用生地配伍二冬、玄参等大队滋阴清热药以滋补心肾之阴,以补心为主,主治以阴虚内热为主的心神不安证;柏子养心丸重用柏子仁与枸杞子配伍熟地黄、当归等,滋阴之力弱,适宜于心肾两虚之轻证。

要点三 甘麦大枣汤(《金匮要略》)

【组成】甘草三两 小麦一升 大枣十枚

【用法】水煎服。

【功用】养心安神,和中缓急。

【主治】脏躁。精神恍惚,喜悲伤欲哭,心中烦乱,睡眠不安,甚则言行失常,呵欠频作,舌淡红苔少,脉细略数。

【组方原理】本证由思虑过度,心神失宁,肝气失和所致。当宗“肝苦急,急食甘以缓之”之旨,宜养心安神,和中缓急。方中重用小麦甘凉,补心养肝,益阴除烦,宁心安神,为君药。甘草甘平,补养心气,和中缓急,为臣药。大枣甘温,益气和中,润燥缓急,为佐药。

第十二单元 开 窍 剂

细目一 概 述

要点一 开窍剂的适用范围

开窍剂适用于窍闭神昏之证。本证可分为热闭和寒闭两种。热闭多见高热,神昏,谵语,甚或痉厥等;寒闭多见突然昏倒,牙关紧闭,不省人事等。

要点二 开窍剂的应用注意事项

首先应辨别闭证和脱证,其次辨清闭证之寒热属性。对于阳明腑实证而见神昏谵语者,只宜寒下,不宜用开窍剂,但兼有邪陷心包之证,可开窍与寒下并用。开窍剂多辛香走窜,不宜久服。

细目二 凉 开

要点一 安宫牛黄丸(《温病条辨》)

【组成】牛黄 郁金 犀角(水牛角代) 黄连 朱砂各一两 梅片 麝香各二钱五分 珍珠五钱 山栀 雄黄 黄芩各一两

【用法】炼蜜为丸,金箔为衣,蜡护。脉虚者人参汤下,脉实者银花、薄荷汤下。

【功用】清热解毒,开窍醒神。

【主治】邪热内陷心包证。高热烦躁,神昏谵语,言謇肢厥,舌红或绛,脉数有力。亦治中风昏迷,小儿惊厥,属邪热内闭者。

【组方原理】本证由温热之邪内陷心包,痰热蒙蔽心窍所致。治宜清热解毒,开窍醒神。方中牛黄清心解毒,豁痰开窍;麝香通达十二经,为开窍醒神之要药。二药清心开窍,芳香辟秽,共为君药。犀角(水牛角代)清心凉血解毒;冰片善通诸窍,兼散郁火;珍珠清心肝之热,又能镇惊坠痰,共为臣药。黄连、黄芩、栀子清热泻火解毒;郁金行气解郁;雄黄劫痰解毒;朱砂镇心安神,兼能凉心;金箔镇心安神,共为佐药。蜂蜜和胃调中为使药。

【鉴别】安宫牛黄丸与牛黄清心丸均具清心开窍之功。但安宫牛黄丸清热解毒及芳香开窍之功较著,常作为温热之邪内陷心包,痰热蒙蔽清窍重证之急救品。牛黄清心丸清心开窍之力较逊,适于热闭神昏之轻证。

要点二 至宝丹(《灵苑方》引郑感方,录自《苏沈良方》)

【组成】生乌犀(水牛角代) 生玳瑁 琥珀 朱砂 雄黄各一两 牛黄 龙脑 麝香各一分 安息香一两半 金银箔各五十片

【用法】为丸,人参汤下。

【功用】化浊开窍,清热解毒。

【主治】热闭心包证。神昏谵语,身热烦躁,舌红苔黄垢腻,脉滑数。亦治中风、中暑、小儿惊厥属于痰热内闭者。

【组方原理】本证由温热秽浊之邪内闭心包所致。治宜清解热毒,芳香开窍,豁痰化浊。方中犀角(水牛角代)清心凉血解毒;麝香通达十二经,芳香开窍,为君药。安息香、龙脑辛香开窍,清热辟秽;玳瑁镇心安神,清热解毒,息风定惊;牛黄豁痰开窍,为臣药。佐以朱砂重镇安神,清泻心火;琥珀镇惊安神;雄黄豁痰解毒;金箔、银箔镇心安神定惊。

【鉴别】至宝丹与安宫牛黄丸、紫雪皆为凉开之常用方,有清热开窍作用,合称"凉开三宝"。相比而言,"安宫牛黄丸最凉,紫雪次之,至宝又次之"。安宫牛黄丸长于清热解毒,适于痰热偏盛而神昏较重者;紫雪长于息风止痉,适于热闭神昏而见痉厥抽搐者;至宝丹长于芳香开窍,化浊辟秽,适于痰浊偏盛而热邪略轻者。

细目三 温 开

要点一 苏合香丸(《广济方》,录自《外台秘要》)

【组成】白术 光明砂 麝香 诃黎勒皮 香附子 沉香 青木香 丁子香 安息香 白檀香 荜茇 犀角(水牛角代)各一两 熏陆香 苏合香 龙脑香各半两

【用法】白蜜和丸。

【功用】芳香开窍,行气止痛。

【主治】寒闭证。突然昏倒,牙关紧闭,不省人事,苔白,脉迟。亦治心腹卒痛,甚则昏厥,属寒凝气滞者。

【组方原理】方中苏合香、安息香、麝香、冰片开窍醒神,辟秽祛痰,通络散瘀。香附、木香、沉香、白檀香、熏陆香(乳香)、丁香、荜茇芳香辛散温通,散寒止痛,行气解郁。犀角(水牛角代)清心解毒,朱砂重镇安神,以助醒神之功。白术补气健脾,燥湿化浊;诃子温涩敛气化痰。二药合用,既补气,又敛气,可防辛散太过耗气伤正。诸药合用,共奏芳香开窍、行气止痛之功。

要点二 紫金锭(《丹溪心法附余》)

【组成】雄黄一两 文蛤三两 山慈菇二两 红芽大戟一两半 千金子(去油取霜)一两 朱砂五钱 麝香三钱

【用法】糯米糊作锭。

【功用】化痰开窍,辟秽解毒,消肿止痛。

【主治】暑令时疫。脘腹胀闷疼痛,恶心呕吐,泄泻,痢疾,舌润,苔厚腻或浊腻,以及痰厥。外敷治疔疮肿毒,虫咬损伤,无名肿毒,以及痄腮、丹毒、喉风等。

【组方原理】本证由秽恶痰浊之邪郁阻,气机闭塞,升降失常所致。治宜化痰开窍,辟秽解毒,消肿止痛。方中山慈菇、麝香芳香辟秽解毒,散瘀消肿止痛。千金子霜、大戟攻逐痰浊,有缓下攻逐邪毒之用。五倍子化痰解毒,雄黄辟秽解毒,朱砂清热解毒。至于疔疮肿毒、痄腮、丹毒、喉风等,外敷可收消肿止痛之功。

第十三单元　理　气　剂

细目一　概　　述

要点一　理气剂的适用范围

理气剂适用于气滞或气逆证。气滞以脾胃气滞和肝气郁滞为多见，症见胃脘、胁肋疼痛，或疝气痛，或月经不调，或痛经等。气逆以肺胃气逆为主，主要表现为咳喘、呕吐、嗳气、呃逆等症。

要点二　理气剂的应用注意事项

注意辨别气滞与气逆。理气剂多辛燥伤津耗气，勿使过剂。年老体弱、阴虚火旺、孕妇或素有崩漏吐衄者，更应慎之。

细目二　行　　气

要点一　越鞠丸（芎术丸）（《丹溪心法》）

【组成】香附　川芎　苍术　栀子　神曲各等分

【用法】水丸。

【功用】行气解郁。

【主治】六郁证。胸膈痞闷，脘腹胀痛，嗳腐吞酸，恶心呕吐，饮食不消。

【组方原理】本方所治气、血、痰、火、湿、食六郁之证，乃由情志失常，或饮食失节、寒温不适所致。六郁之中以气郁为主，故治宜行气解郁为要，使气行则血行，气行则痰、火、湿、食诸郁自解。方中香附治气郁，川芎治血郁，栀子治火郁，苍术治湿郁，神曲治食郁。因痰郁由气滞湿聚而成，若气行湿化，则痰郁得解，故不另用治痰之品。

【常用加减】若偏气郁，重用香附，酌加木香、郁金；若偏血郁，重用川芎，酌加桃仁、红花；若偏湿郁，重用苍术，酌加茯苓、泽泻；若偏火郁，重用栀子，酌加黄芩、黄连；若偏食郁，重用神曲，酌加山楂、麦芽；若偏痰郁，酌加半夏、陈皮。

要点二　瓜蒌薤白白酒汤（《金匮要略》）

【组成】瓜蒌实一枚　薤白半升　白酒七升

【用法】三味同煮，取二升，分温再服。

【功用】通阳散结，行气祛痰。

【主治】胸痹，胸阳不振，痰气互结证。胸部闷痛，甚至胸痛彻背，咳唾喘息，短气，舌苔白腻，脉沉弦或紧。

【组方原理】痹者，闭阻不通之意。本方主治之胸痹，由胸阳不振，痰阻气滞所致。治宜通阳散结，行气祛痰。方中君以瓜蒌甘寒入肺，善于涤痰散结，理气宽胸。薤白辛温，善散阴寒之凝滞，通胸阳之痹结，用为臣药。二药相配，化上焦痰浊，散胸中阴寒，宣胸中气机，使之通则不痛，为治胸痹要药。佐使以辛散温通之白酒，行气活血，以增行气通阳之力。药仅三味，配伍精当，共奏通阳散结、行气祛痰之功。

【鉴别】瓜蒌薤白白酒汤、瓜蒌薤白半夏汤与枳实薤白桂枝汤三方均以瓜蒌配伍薤白为基础，皆具通阳散结、行气祛痰之功，治疗胸阳不振、痰阻气滞之胸痹。但瓜蒌薤白白酒汤是通阳散结、行气祛痰之基础方，适用于胸痹而痰浊之轻者；瓜蒌薤白半夏汤伍用半夏，祛痰散结之力较强，适用于胸痹而痰浊较甚者；枳实薤白桂枝汤伍以枳实、厚朴及桂枝，通阳散结之力较强，善下气降逆、行气除满，适用于胸痹而气结较甚，以胸满而痛、气从胁下上逆抢心为主症者。

要点三　半夏厚朴汤（《金匮要略》）

【组成】半夏一升　厚朴三两　茯苓四

两 生姜五两 苏叶二两

【用法】水煎服。

【功用】行气散结，降逆化痰。

【主治】痰气互结之梅核气。咽中如有物阻，咯吐不出，吞咽不下，胸膈满闷，或咳或呕，舌苔白润或白滑，脉弦缓或弦滑。

【组方原理】本证由七情郁结，痰气交阻所致。治宜行气散结，降逆化痰。方中半夏化痰散结，降逆和胃，为君药。厚朴行气开郁，下气除满，为臣药。两者相配，痰气并治。生姜降逆消痰，助半夏化痰散结，和胃止呕，并解半夏之毒；茯苓渗湿健脾，则痰无由生，为佐药。苏叶芳香疏散，开郁散结，并能引药上行，为使药。

要点四 厚朴温中汤(《内外伤辨惑论》)

【组成】厚朴 陈皮各一两 甘草(炙) 茯苓 草豆蔻仁 木香各五钱 干姜七分

【用法】加姜水煎。

【功用】行气除满，温中燥湿。

【主治】脾胃寒湿气滞证。脘腹胀满或疼痛，不思饮食，四肢倦怠，舌苔白腻，脉沉弦。

【组方原理】本证由脾胃伤于寒湿，气机壅滞所致。治宜行气除满，温中燥湿。方中重用厚朴行气消胀，为君药。草豆蔻燥湿行气，温中散寒；陈皮、木香行气宽中散寒，助厚朴行气燥湿，为臣药。干姜、生姜并用以温中散寒；茯苓、炙甘草健脾渗湿和中，均为佐药。炙甘草调药为使药。

【鉴别】厚朴温中汤与理中丸均有温中散寒之功。但厚朴温中汤以行气燥湿为主，主治脾胃寒湿气滞之证；理中丸则温中补虚并重，而无行气之功，主治中焦虚寒证。

要点五 枳实消痞丸(《兰室秘藏》)

【组成】干生姜 甘草(炙) 麦蘖面 白茯苓 白术各二钱 半夏曲 人参各三钱 厚朴四钱 枳实 黄连各五钱

【用法】上为细末，汤浸蒸饼为丸，如梧桐子大，每服五七十丸，白汤送下，食远服。

【功用】行气消痞，健脾和胃。

【主治】脾虚气滞，寒热互结证。心下痞满，不欲饮食，倦怠乏力，舌苔腻而微黄，脉弦。

【组方原理】本证乃由脾胃虚弱，升降失司，寒热互结，气壅湿滞而成。治宜行气清热为主，健脾和胃为辅，温中散结为佐。本方乃体现枳术汤、半夏泻心汤、四君子汤三方配伍之法而成。枳实苦辛微寒，行气消痞为君药。臣以厚朴、黄连，厚朴苦辛性温，芳香化湿，下气除满，与枳实相须为用，以增强行气消痞之力；重用黄连苦寒降泄，清热燥湿而开痞，佐以半夏散结和胃，干姜温中祛寒，二者与黄连相伍，辛开苦降以除痞。又伍以麦蘖面(麦芽曲)消食和胃，人参、白术、茯苓、炙甘草补中健脾，亦为佐药。炙甘草尚具调药之用，兼为使药。诸药合用，消补同施，消大于补；寒热并用，辛开苦降，共奏行气消痞，健脾和胃之功。

要点六 天台乌药散(《圣济总录》)

【组成】乌药 木香 茴香 青橘皮 高良姜各半两 槟榔二个 楝实十个 巴豆(同楝实二味用麸一升炒，候麸黑色，拣去巴豆并麸不用)七十粒

【用法】为散。

【功用】行气疏肝，散寒止痛。

【主治】肝经寒凝气滞证。小肠疝气，少腹痛引睾丸，舌淡苔白，脉沉弦。亦治妇女痛经、瘕聚。

【组方原理】本证由寒凝肝脉，气机阻滞所致。治宜行气疏肝，散寒止痛。方中乌药疏肝行气，散寒止痛，为君药。青皮疏肝行气，木香理气止痛，茴香暖肝散寒，良姜散寒止痛。四药合用，增君药行气散寒之力，俱为臣药。槟榔下气导滞，能直达下焦而破坚；川楝子理气止痛，虽其性苦寒，但与辛热之巴豆同炒，则寒性减，而行气散结之力增，为佐药。

【鉴别】天台乌药散与橘核丸均能入肝行气止痛，治疗疝气疼痛。但天台乌药散功专行气散寒，适于寒凝气滞之小肠疝气，以少腹痛引睾丸，偏坠肿胀为特征；橘核丸兼能活血软坚散结，主治寒湿客于肝脉，肝经气血凝滞之疝，以睾丸肿胀硬痛为特征。

要点七 加味乌药汤(《奇效良方》)

【组成】乌药 缩砂 木香 延胡索各一两 香附二两 甘草一两半

【用法】上细锉。每服七钱，水一盏半，生姜三片，煎至七分，不拘时温服。

【功用】行气活血，调经止痛。

【主治】肝郁气滞之痛经。月经前或月经初行时，少腹胀痛，胀甚于痛，或连胸胁、乳房胀痛，舌淡，苔薄白，脉弦紧。

【组方原理】本证因肝郁气滞,血行不畅所致。治宜行气活血,调经止痛。方中香附疏肝理气,调经止痛,重用为君。乌药辛散温通,助香附疏肝解郁,行气止痛;延胡索行气活血,调经止痛。两药相合,气血同治,共为臣药。木香、砂仁行气止痛而消胀,生姜温胃散寒,均为佐药。甘草缓急止痛,兼调诸药,为佐使之用。诸药合用,疏肝之中寓活血之功,使气血畅而经调痛止。

细目三　降　　气

要点一　苏子降气汤(《太平惠民和剂局方》)

【组成】紫苏子　半夏各二两半　川当归一两半　甘草二两　前胡　厚朴各一两　肉桂一两半

【用法】加姜枣、苏叶,水煎服。

【功用】降气平喘,祛痰止咳。

【主治】上实下虚喘咳证。咳喘痰多,胸膈满闷,喘咳短气,呼多吸少,或腰疼脚弱,肢体倦怠,或肢体浮肿,舌苔白滑或白腻,脉弦滑。

【组方原理】本证由肺气壅实,肾阳不足所致。治以降气平喘,祛痰止咳为重,兼顾下元。方中紫苏子降气平喘,祛痰止咳,为君药。半夏燥湿化痰降逆,厚朴下气宽胸除满,前胡下气祛痰止咳,三药助紫苏子降气祛痰平喘之功,共为臣药。君臣相配,以治上实。肉桂温补下元,纳气平喘;当归既治咳逆上气,又养血润燥,同肉桂以温补下虚;略加生姜、苏叶以散寒宣肺,共为佐药。甘草、大枣和中调药为使药。

要点二　定喘汤(《摄生众妙方》)

【组成】白果二十一枚　麻黄三钱　苏子二钱　甘草一钱　款冬花三钱　杏仁一钱五分　桑白皮三钱　黄芩一钱五分　法制半夏三钱

【用法】水煎服。

【功用】宣降肺气,清热化痰。

【主治】风寒外束,痰热内蕴之喘证。咳喘痰多气急,痰稠色黄,或微恶风寒,舌苔黄腻,脉滑数。

【组方原理】本证因素有痰热,复感风寒,肺失宣降所致。治宜宣肺降气,止咳平喘,清热祛痰。方用麻黄宣肺平喘,疏散风寒;白果敛肺定喘。白果伍麻黄,一散一收,既可增平喘之功,又可防麻黄耗散肺气,共为君药。苏子、杏仁、半夏、款冬花降气平喘,止咳祛痰,均为臣药。桑白皮、黄芩清泻肺热,止咳平喘,为佐药。甘草调和诸药为使药。

要点三　旋覆代赭汤(《伤寒论》)

【组成】旋覆花三两　人参二两　生姜五两　代赭石一两　炙甘草三两　半夏半升　大枣十二枚

【用法】水煎服。

【功用】降逆化痰,益气和胃。

【主治】胃虚痰阻气逆证。心下痞硬,嗳气不除,或反胃呃逆,甚或呕吐,舌苔白腻,脉缓或滑。

【组方原理】本证由胃气虚弱,痰浊内阻所致。治宜降逆化痰,益气补虚。方中重用旋覆花下气消痰,降逆止嗳,为君药。代赭石质重沉降,善镇冲逆;半夏祛痰散结,降逆和胃;生姜用量独重,和胃降逆以止呕,宣散水气以祛痰,共为臣药。人参、大枣、炙甘草益气补脾养胃,为佐药。炙甘草调药为使药。

要点四　橘皮竹茹汤(《金匮要略》)

【组成】橘皮二升　竹茹二升　大枣三十枚　生姜半斤　甘草五两　人参一两

【用法】水煎服。

【功用】降逆止呃,益气清热。

【主治】胃虚有热之呃逆。呃逆或干呕,虚烦少气,口干,舌红嫩,脉虚数。

【组方原理】本证由胃虚有热,气逆不降所致。治以清补降逆。方中橘皮行气和胃以止呃;竹茹清热安胃以止呕,皆重用为君药。人参益气补虚,与橘皮合用,行中有补;生姜和胃止呕,共为臣药。甘草、大枣补中调药为佐使药。

要点五　丁香柿蒂汤(《症因脉治》)

【组成】丁香　柿蒂　人参　生姜(原著本方无用量)

【用法】水煎服。

【功用】降逆止呃,温中益气。

【主治】胃气虚寒之呃逆。呃逆不已，胸脘痞闷，舌淡苔白，脉沉迟。

【组方原理】本证因胃气虚寒，胃失和降，气机上逆所致。治宜降逆止呃，温中益气。方中丁香辛温芳香，温中散寒，降逆止呃，是治疗胃寒呃逆之要药，用为君药。柿蒂苦平，善降胃气；生姜辛温，降逆止呕，为呕家之圣药。二药与君药相伍，则温胃降逆之功尤著，共为臣药。因胃气亏虚，故配人参甘温益气、补虚养胃为佐。四药配伍，降温补并用，主以温降，温而不热，补而不滞，共奏降逆止呃、温中益气之功。

【鉴别】丁香柿蒂汤与吴茱萸汤均能温中益气，降逆而治疗胃虚有寒之呃逆或肝肾胃虚寒，浊阴上逆证。丁香柿蒂汤以丁香、柿蒂降逆止呃为主，配人参益气补虚，生姜温胃散寒，主治胃虚有寒之呃逆，重点在胃。吴茱萸汤以吴茱萸为君，暖肝肾温胃，降逆止呕；重用生姜，助吴茱萸温胃散寒，降逆止呕；人参、大枣补虚和中，使邪去而正不伤。主治肝肾胃虚寒，浊阴上逆之多种病症，重点在肝肾胃。

第十四单元 理 血 剂

细目一 概 述

要点一 理血剂的适用范围及配伍规律

理血剂适用于血瘀证及出血证。凡下焦蓄血证，或瘀血内停之胸腹胁肋诸痛，妇女经闭、痛经或产后恶露不行，外伤瘀肿、痈肿初起等，以及吐血、衄血、咳血、便血、尿血、崩漏等各种出血证，均为理血剂的适用范围。

活血祛瘀剂常配伍理气药，使气行则血行；或配伍养血补血药，使祛瘀血不伤血。止血剂常配伍活血药，使止血不留瘀；上部出血，多配沉降药；下部出血，多配升提药，以增强止血之力。

要点二 理血剂的应用注意事项

辨清瘀血或出血的原因，分清标本缓急。逐瘀需防伤正，止血慎防留瘀。至于瘀血内阻，血不循经之出血，法当祛瘀为先。活血祛瘀剂其性破泄，易于动血、伤胎，凡妇女经期、月经过多及孕妇当慎用或忌用。

细目二 活 血 祛 瘀

要点一 桃核承气汤(《伤寒论》)

【组成】桃仁五十个　大黄四两　桂枝二两　甘草(炙)二两　芒硝二两

【用法】水煎，芒硝冲服。

【功用】逐瘀泻热。

【主治】下焦蓄血证。少腹急结，小便自利，其人如狂，甚则烦躁谵语，至夜发热；以及血瘀经闭，痛经，脉沉实而涩者。

【组方原理】本证属瘀热互结下焦，治当因势利导，逐瘀泻热。本方由调胃承气汤减芒硝之量，再加桃仁、桂枝而成。方中桃仁活血破瘀，大黄下瘀泻热，二药瘀热并治，共为君药。芒硝泻热软坚，助大黄下瘀泻热；桂枝通行血脉，既助桃仁活血祛瘀，又防硝、黄寒凉凝血之弊，共为臣药。炙甘草护胃安中，并缓诸药之峻烈，为佐使药。

要点二 血府逐瘀汤(《医林改错》)

【组成】桃仁四钱　红花　当归　生地黄各三钱　川芎一钱半　赤芍二钱　牛膝三钱　桔梗一钱半　柴胡一钱　枳壳　甘草各二钱

【用法】水煎服。

【功用】活血化瘀，行气止痛。

【主治】胸中血瘀证。胸痛，头痛，日久不愈，痛如针刺而有定处，或呃逆日久不止，或饮水即呛，干呕，或内热瞀闷，或心悸怔忡，失眠多梦，急躁易怒，入暮潮热，唇暗或两目暗黑，舌质暗红，或舌有瘀斑、瘀点，脉涩或弦紧。

【组方原理】本证由瘀血内阻胸部，气机郁滞所致。治宜活血化瘀，兼以行气止痛。方中桃仁破血行滞而润燥，红花活血祛瘀以止痛，共为君药。赤芍、川芎助君药活血祛瘀；牛膝活血祛瘀止痛，引血下行，共为臣药。佐以生地、当归养血活血；桔梗、枳壳，一升一降，宽胸行气；柴胡疏肝解郁，与桔梗、枳壳同用，使气行则血行。桔梗并能载药上行，甘草调药，为使药。全方活血与行气相伍，祛瘀与养血同施，升降兼顾。

【附方】通窍活血汤，由赤芍、川芎、桃仁、红花、麝香、老葱、生姜、红枣、黄酒组成，辛香温通作用较好，重在活血通窍，主治瘀阻头面之头痛等；膈下逐瘀汤，由五灵脂、当归、川芎、桃仁、丹皮、赤芍、延胡索、甘草、红花、香附、乌药、枳壳组成，行气止痛作用较好，善治瘀阻膈下之腹痛、胁痛；少腹逐瘀汤，由延胡索、没药、当归、川芎、赤芍、蒲黄、五灵脂、干姜、肉桂、小茴香组成，偏于温经散寒止痛，用治寒凝血瘀之少腹疼痛、痛经、月经不调最宜；身痛逐瘀汤，由川芎、桃仁、红花、甘草、没药、当归、五灵脂、香附、牛膝、地龙、秦艽、羌活组成，长于活血通络，宣痹止痛，用于瘀阻脉络之痹痛。

要点三　补阳还五汤(《医林改错》)

【组成】黄芪四两　当归尾二钱　赤芍一钱半　地龙　川芎　红花　桃仁各一钱

【用法】水煎服。

【功用】补气活血通络。

【主治】中风之气虚血瘀证。半身不遂，口眼㖞斜，语言謇涩，口角流涎，小便频数或遗尿失禁，舌暗淡，苔白，脉缓无力。

【组方原理】本证由正气亏虚，脉络瘀阻所致，以气虚为本，血瘀为标。治当以补气为主，活血通络为辅。原方重用生黄芪四两，补益元气，意在气旺则血行，瘀去而络通，为君药。臣以当归尾活血通络而不伤血。佐以赤芍、川芎、桃仁、红花活血祛瘀；地龙通经活络，以行药力。重用补气药，少佐活血药，为本方配伍特点。

要点四　复元活血汤(《医学发明》)

【组成】柴胡半两　瓜蒌根　当归各三钱　红花　甘草　穿山甲(用代用品)各二钱　大黄一两　桃仁五十个

【用法】为粗末，加黄酒，水煎服。

【功用】活血祛瘀，疏肝通络。

【主治】跌打损伤，瘀血阻滞证。胁肋瘀肿，痛不可忍。

【组方原理】本证由跌打损伤，瘀血留于胁肋所致。治当活血祛瘀，兼以疏肝行气通络。方中重用酒制大黄，荡涤留瘀败血，导瘀下行；柴胡疏肝行气，引诸药入肝经，共为君药。臣以桃仁、红花活血祛瘀，消肿止痛；穿山甲(用代用品)破瘀通络，消肿散结。佐以当归补血活血，使祛瘀而不伤血；瓜蒌根入血分而消瘀散结，又清热润燥。甘草缓急止痛，调和诸药，是为佐使药。加酒煎服，增活血通络之力。

【鉴别】血府逐瘀汤与复元活血汤同具活血化瘀止痛之功，主治血瘀证。但血府逐瘀汤证为血停于胸部，除重用活血化瘀药外，配伍柴胡、枳壳、桔梗、牛膝等行气引血之品，活血化瘀与行气止痛之力均较强。复元活血汤证为瘀血留于胁肋，配伍大黄、山甲等，活血破瘀之力较强，兼以疏肝通络。

要点五　七厘散(《同寿录》)

【组成】朱砂一钱二分　麝香　冰片各一分二厘　乳香　没药　红花各一钱五分　血竭一两　儿茶二钱四分

【用法】治外伤，先以药七厘，烧酒冲服，复用药以烧酒调敷伤处。

【功用】散瘀消肿，定痛止血。

【主治】跌打损伤，筋断骨折之瘀血肿痛，或刀伤出血。并治无名肿毒，烧伤烫伤等。伤轻者不必服，只用敷。

【组方原理】本方所治皆为气血瘀阻，脉络受损之证。治宜活血祛瘀，行气止痛，收敛止血。方中重用血竭活血散瘀止痛，敛疮生肌止血。红花、乳香、没药活血行气，消肿止痛；麝香、冰片通行经络。儿茶助前药收敛止血，并治疮肿；朱砂镇惊安神。

【鉴别】七厘散与活络效灵丹均可治跌打伤损，血瘀气滞之瘀肿疼痛，以及痈疮肿痛等。但七厘散既活血止痛，又能止血生肌。活络效灵丹功专散瘀止痛。

要点六　温经汤(《金匮要略》)

【组成】吴茱萸三两　当归　芍药　川芎　人参　桂枝　阿胶　牡丹皮　生姜　甘草各二两　半夏半升　麦冬一升

【用法】水煎，阿胶烊化冲服。

【功用】温经散寒，养血祛瘀。

【主治】冲任虚寒，瘀血阻滞证。漏下不止，血色暗而有块，淋漓不畅，或月经超前或延后，或逾期不止，或一月再行，或经停不至，而见少腹里急，腹满，傍晚发热，手心烦热，唇口干燥，舌质暗红，脉细而涩。亦治妇人宫冷，久不受孕。

【组方原理】本证属虚、寒、瘀、热错杂，以冲任虚寒，瘀血阻滞为主。治当温经散寒，祛瘀养血，兼清虚热。方中吴茱萸、桂枝温经散寒，通利血脉，为君药。臣以当归、川芎活血祛瘀，养血调经；丹皮活血散瘀，又清血分虚热。佐以阿胶、白芍、麦冬养血调肝，滋阴润燥，且清虚热，并制吴萸、桂枝之温燥；人参、甘草益气健脾，以资生化之源；半夏、生姜辛开散结，通降胃气，以助祛瘀调经。甘草调药为使药。

要点七　生化汤（《傅青主女科》）

【组成】全当归八钱　川芎三钱　桃仁十四枚　干姜五分　甘草(炙)五分

【用法】水煎，或加黄酒同煎。

【功用】养血祛瘀，温经止痛。

【主治】血虚寒凝，瘀血阻滞证。产后恶露不行，小腹冷痛。

【组方原理】本证由产后血虚寒凝，瘀血内阻所致。治宜活血养血，温经止痛。方中重用全当归补血活血，化瘀生新，为君药。臣以川芎活血行气，桃仁活血祛瘀。炮姜温经散寒止痛，黄酒温通血脉以助药力，共为佐药。炙甘草和中缓急，调药为使药。原方另用童便同煎，乃取其益阴化瘀、引败血下行之意。

【鉴别】温经汤与生化汤同为温经散寒、养血散瘀之剂。温经汤温养散瘀之力较强，温清消补并用，主治冲任虚寒、瘀血阻滞之证。生化汤长于化瘀生新，但温养之力不及温经汤，主治妇人产后血虚寒凝、瘀血内阻之证。

要点八　失笑散（《太平惠民和剂局方》）

【组成】五灵脂　蒲黄各二钱

【用法】为细末，用黄酒或醋冲服。

【功用】活血祛瘀，散结止痛。

【主治】瘀血停滞证。心腹刺痛，或产后恶露不行，或月经不调，少腹急痛等。

【组方原理】本证主治诸痛皆由瘀血内停，脉络阻滞，血行不畅所致。治宜活血祛瘀止痛。方中五灵脂、蒲黄相须为用，活血祛瘀，散结止痛。以黄酒或醋冲服，意在行血脉，助药势，化瘀血，并祛五灵脂之腥气。

【鉴别】失笑散与金铃子散均有活血止痛之功。但失笑散长于化瘀散结止痛，主治瘀血内停、脉道阻滞之心腹刺痛。金铃子散疏肝泻热，活血行气止痛，主治肝郁化火、气滞血瘀之心腹胁肋诸痛。

要点九　桂枝茯苓丸（《金匮要略》）

【组成】桂枝　茯苓　丹皮　桃仁　芍药各等分

【用法】炼蜜和丸。

【功用】活血化瘀，缓消癥块。

【主治】瘀阻胞宫证。妇人素有癥块，妊娠漏下不止，或胎动不安，血色紫黑晦暗，腹痛拒按，或经闭腹痛，或产后恶露不尽而腹痛拒按者，舌质紫暗或有瘀点，脉沉涩。

【组方原理】本证由瘀血留结胞宫所致。治宜活血化瘀，缓消癥块。方中桂枝通利血脉以行瘀滞，为君药。桃仁活血化瘀，助君药化瘀消癥，为臣药。丹皮散血行瘀，兼清瘀热；芍药益阴养血，使祛瘀不伤正；茯苓利湿以助消癥，健脾益胃以扶正气，共为佐药。白蜜甘缓补中，可收渐消缓散之效，兼调和诸药，为佐使药。

【鉴别】桂枝茯苓丸与鳖甲煎丸均有化瘀消癥之功。桂枝茯苓丸化瘀消癥之力和缓，主治瘀血留结胞宫之妊娠漏下不止等。鳖甲煎丸软坚消癥力强，主治久疟不愈之疟母，瘀血痰湿相搏之癥瘕。

细目三　止　　血

要点一　十灰散（《十药神书》）

【组成】大蓟　小蓟　荷叶　侧柏叶　茅根　茜根　山栀　大黄　牡丹皮　棕榈皮各等分

【用法】烧灰研末，纸包，碗盖于地上一夕。用白藕捣汁或萝卜汁磨京墨调服。

【功用】凉血止血。

【主治】血热妄行之出血证。呕血、吐血、咯血、嗽血、衄血等，血色鲜红，来势急暴，舌红，脉数。

【组方原理】本证因火热炽盛，气火上冲，损伤血络，迫血妄行所致。治宜清降凉血止血，佐以收涩之法。方中大蓟、小蓟凉血止血，兼能祛瘀，为君药。臣以白茅根、荷叶、侧柏叶凉血止血。佐以大黄、栀子清热泻火，导热下行；棕榈皮收敛止血；茜草、丹皮配大黄既凉血止血，又活血以行留瘀。诸药烧炭可增收涩止血之力。以藕汁或萝卜汁磨京墨调服，亦在加强凉血止血之效。全方集凉血、止血、清降、祛瘀诸法，为止血之良剂。

要点二　咳血方（《丹溪心法》）

【组成】青黛(水飞)　瓜蒌仁　海粉　山栀子(炒黑)　诃子

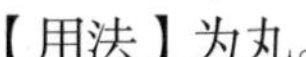

【用法】为丸。

【功用】清肝宁肺，凉血止血。

【主治】肝火犯肺之咳血证。咳嗽痰稠带血，咯吐不爽，心烦易怒，胸胁作痛，咽干口苦，颊赤便秘，舌红苔黄，脉弦数。

【组方原理】本证由肝火犯肺所致。治当清肝泻火。方中青黛清肝泻火，凉血止血；山栀子清热凉血，泻火除烦，炒黑可入血分而止血。两药合用，澄本清源，共为君药。臣以瓜蒌仁清热化痰，润肺止咳；海粉清肺降火，软坚化痰。佐以诃子清降敛肺，化痰止咳。

要点三 小蓟饮子(《重订严氏济生方》)

【组成】生地四两 小蓟 滑石 木通 蒲黄 藕节 淡竹叶 当归 山栀子 甘草各半两

【用法】水煎服。

【功用】凉血止血，利水通淋。

【主治】热结下焦之血淋、尿血。尿中带血，小便频数，赤涩热痛，舌红，脉数。

【组方原理】本证因下焦瘀热，损伤膀胱血络，气化失司所致。治宜凉血止血，利水通淋。方中生地凉血止血、养阴清热为君药。臣以小蓟凉血止血，蒲黄、藕节助君药凉血止血，并能消瘀。佐以滑石、竹叶、木通清热利水通淋；栀子清泻三焦之火，导热从下而出；当归养血和血，引血归经，且防诸药寒凉滞血之弊。使以甘草缓急止痛，和中调药。

要点四 槐花散(《普济本事方》)

【组成】槐花 柏叶 荆芥穗 枳壳

【用法】为末。

【功用】清肠止血，疏风行气。

【主治】肠风、脏毒下血。便前出血，或便后出血，或粪中带血，以及痔疮出血，血色鲜红或晦暗，舌红苔黄，脉数。

【组方原理】本方所治肠风、脏毒皆因风热或湿热邪毒，壅遏肠道血分，损伤脉络，血渗外溢所致。治宜清肠凉血，疏风行气。方中槐花善清大肠湿热，凉血止血，为君药。臣以侧柏叶清热止血。荆芥穗炒用，入血分而止血；枳壳行气宽肠，共为佐药。诸药合用，寓行气于止血之中，寄疏风于清肠之内。

要点五 黄土汤(《金匮要略》)

【组成】甘草 干地黄 白术 附子 阿胶 黄芩各三两 灶心黄土半斤

【用法】先将灶心土水煎过滤取汤，再煎余药，阿胶烊化冲服。

【功用】温阳健脾，养血止血。

【主治】阳虚便血。大便下血，先便后血，以及吐血、衄血、妇人崩漏，血色暗淡，四肢不温，面色萎黄，舌淡苔白，脉沉细无力。

【组方原理】本证由脾阳不足，统摄无权所致。治宜温阳止血，健脾养血。方中灶心黄土(即伏龙肝)温中收涩止血，用以为君药。臣以白术、附子温阳健脾以复统血之权。生地、阿胶滋阴养血止血；与黄芩合用，又能制约术、附温燥之性；而生地、阿胶得术、附则滋而不腻，避呆滞碍脾之弊，均为佐药。甘草调药和中，为使药。全方寒热并用，刚柔相济，标本兼顾。

【鉴别】黄土汤与归脾汤均可用治脾不统血之便血、崩漏。黄土汤温阳健脾而摄血，适于脾阳不足、统摄无权之出血证；归脾汤补气健脾与养心安神并重，适于脾气不足、气不摄血之出血证，亦治心脾气血两虚之神志不宁证。

第十五单元　治　风　剂

细目一　概　　述

要点一　治风剂的适用范围

治风剂适用于外风侵袭及肝风内动引起的风病。外风证，症见头痛，恶风，肌肤瘙痒，肢体麻木，筋骨挛痛，关节屈伸不利，或口眼㖞斜，甚则角弓反张，以及破伤风等；内风证，症见眩晕，震颤，四肢抽搐，甚则猝然昏倒，口角㖞斜，半身不遂等。

要点二　治风剂的应用注意事项

当辨别风病属内、属外。应分清病邪的兼夹以及病情的虚实。外风与内风常相互影响，应分清主次，全面兼顾。

细目二　疏 散 外 风

要点一　川芎茶调散(《太平惠民和剂局方》)

【组成】川芎　荆芥各四两　白芷　羌活　甘草各二两　细辛一两　防风一两半　薄荷叶八两

【用法】为细末，饭后清茶调服。

【功用】疏风止痛。

【主治】外感风邪头痛。偏正头痛，或颠顶作痛，目眩鼻塞，或恶风发热，舌苔薄白，脉浮。

【组方原理】本方为外感风邪头痛而设。方中川芎善祛风止痛，为治头痛要药，尤善治少阳、厥阴经头痛，为君药。羌活善治太阳经头痛，白芷善治阳明头痛，均为臣药。薄荷重用八两辛凉散风，荆芥、防风疏散风邪，细辛祛风止痛，为佐药。甘草调药和中，使升散不致耗气；清茶上清头目，可监制风药之辛燥，均为使药。

【鉴别】九味羌活汤与川芎茶调散均有祛风散邪之功。但九味羌活汤以发汗解表、祛风寒湿邪为主，兼清里热，主治外感风寒湿邪表证，兼有里热之证。川芎茶调散长于发散头面部位之风邪，具疏风止痛、清利头目之功，主治外感风邪之偏正头痛。

要点二　大秦艽汤(《素问病机气宜保命集》)

【组成】秦艽三两　川芎　独活　当归　白芍药　石膏　甘草各二两　羌活　防风　白芷　黄芩　白术　白茯苓　生地黄　熟地黄各一两　细辛半两

【用法】水煎服。

【功用】疏风清热，养血活血。

【主治】风邪初中经络证。口眼㖞斜，舌强不能言语，手足不能运动，或恶寒发热，苔白或黄，脉浮数或弦细。

【组方原理】本证由风邪乘虚入中经络，气血痹阻所致。治宜疏风清热，活血通络，兼补养气血之法。方中秦艽祛风清热、通经活络为君药。羌活、防风散太阳之风，白芷散阳明之风，独活、细辛搜少阴之风，俱为臣药。佐入当归、川芎、白芍、生地、熟地以养血柔筋，活血通络；白术、茯苓、甘草益气健脾，以资生气血；石膏、黄芩清风阳所化之热。甘草调药为使药。

要点三　牵正散(《杨氏家藏方》)

【组成】白附子　白僵蚕　全蝎各等分

【用法】为细末，温酒送服。

【功用】祛风化痰，通络止痉。

【主治】风中经络，口眼㖞斜。

【组方原理】本证由风痰阻于头面经络所致。治宜祛风痰，通经络，止痉挛。方中白附子善祛头面之风痰，为君药。全蝎、僵蚕搜风通络，祛风止痉。用热酒调服，可宣通血脉，助药势以直达病所。

要点四 小活络丹(活络丹)(《太平惠民和剂局方》)

【组成】川乌 草乌 天南星 地龙各六两 乳香 没药各二两二钱

【用法】蜜丸,用陈酒或温水送服。

【功用】祛风除湿,化痰通络,活血止痛。

【主治】风寒湿痹。肢体筋脉疼痛,麻木拘挛,关节屈伸不利,疼痛游走不定。亦治中风手足不仁,日久不愈,经络中有湿痰瘀血,而见腰腿沉重,或腿臂间作痛。

【组方原理】本证由风寒湿邪与痰瘀痹阻经络,气血不畅所致。治宜祛风散寒,除湿化痰,活血通络。方中制川乌、制草乌祛风除湿,温通经络,并长于止痛。天南星祛风燥湿化痰,以除经络中的风湿顽痰。乳香、没药行气活血,通络止痛;地龙性善走窜,功专通经活络。陈酒以助药势,引药直达病所。

要点五 消风散(《外科正宗》)

【组成】荆芥 防风 牛蒡子 蝉蜕 苍术 苦参 石膏 知母 当归 生地 胡麻各一钱 木通 生甘草各五分

【用法】水煎服。

【功用】疏风除湿,清热养血。

【主治】风疹、湿疹。皮肤瘙痒,疹出色红,或遍身云片斑点,抓破后渗出津水,苔白或黄,脉浮数。

【组方原理】本证因风湿或风热浸淫血脉,郁于肌腠所致。荆芥、防风、牛蒡子、蝉蜕疏风止痒,共为君药。苍术散风祛湿,苦参清热燥湿,木通渗利湿热,石膏、知母清热泻火,均为臣药。当归、生地、胡麻养血活血,滋阴润燥,寓"治风先治血,血行风自灭"之意,是为佐药。生甘草清热解毒,调和诸药,是为使药。

【鉴别】防风通圣散与消风散均有疏风清热止痒之功,可治风热瘾疹瘙痒。但防风通圣散疏风解表,清热通里并用,主治风热壅盛、表里俱实之瘾疹瘙痒。消风散疏散风邪,清热祛湿,养血活血同用,善治风疹、湿疹。

细目三 平息内风

要点一 羚角钩藤汤(《通俗伤寒论》)

【组成】羚羊角片(先煎)一钱半 双钩藤(后入)三钱 霜桑叶二钱 滁菊花三钱 鲜生地五钱 生白芍三钱 京川贝四钱 淡竹茹(与羚羊角先煎代水)五钱 茯神木三钱 生甘草八分

【用法】水煎服。

【功用】凉肝息风,增液舒筋。

【主治】肝热生风证。高热不退,烦闷躁扰,手足抽搐,发为痉厥,甚则神昏,舌绛而干,或舌焦起刺,脉弦而数。

【组方原理】本证由温热病邪传入厥阴,肝经热盛,热极动风所致。治宜清热凉肝、息风止痉之法。方中羚羊角(代)凉肝息风,钩藤清热平肝,息风止痉,共为君药。桑叶疏散肝热,菊花平肝息风,助君药以清热息风,共为臣药。鲜生地、生白芍、生甘草酸甘化阴,增液缓急;邪热易灼津为痰,故用川贝、竹茹清热化痰;茯神木平肝宁心安神,以上共为佐药。生甘草又能调和诸药,兼以为使药。

【鉴别】紫雪与羚角钩藤汤均有清热凉肝、息风解痉之功。紫雪重在清热开窍醒神,兼以凉肝息风,主治热闭心包,引动肝风之高热烦躁,神昏谵语,痉厥等。羚角钩藤汤以凉肝息风为主,兼以增液化痰,舒筋通络,主治肝热生风之高热不退,烦躁抽搐,发为痉厥,甚则神昏等。

要点二 镇肝熄风汤(《医学衷中参西录》)

【组成】怀牛膝 生赭石各一两 生龙骨 生牡蛎 生龟板 生杭芍 玄参 天冬各五钱 川楝子 生麦芽 茵陈各二钱 甘草钱半

【用法】水煎服。

【功用】镇肝息风,滋阴潜阳。

【主治】类中风。头目眩晕,目胀耳鸣,脑部热痛,面色如醉,心中烦热,或时常噫气,或肢体渐觉不利,口眼渐形㖞斜;甚或眩晕颠仆,昏不知人,移时始醒,或醒后不能复原,脉弦长有力。

【组方原理】本证为肝肾阴亏,肝阳上亢,肝风内动,气血逆乱所致。方中重用怀牛膝引血下行以治标,补益肝肾以治本,为君药。代赭石、龙骨、牡蛎降逆潜阳,镇肝息风,为臣药。佐以龟板、玄参、天冬、白芍滋养阴液,以制阳亢;茵陈、川楝子、生麦芽清泻肝阳,条达肝气,以利肝阳之平降。使以甘草调和诸药,合麦芽和胃调中,防金石药碍胃。全方重用潜镇清降,配伍滋阴疏肝之品,标本兼治,而以治标为主。

【鉴别】镇肝熄风汤与建瓴汤均具镇肝息风、滋阴潜阳、引血下行之功。但镇肝熄风汤镇潜清降之力较强,且能条达肝气,适于阳亢风动,气血逆乱之证;建瓴汤镇肝养阴之力稍逊,而宁心安神之力略优,适于阴虚阳亢、肝风内动之病情较轻者。

要点三　天麻钩藤饮(《中医内科杂病证治新义》)

【组成】天麻　钩藤(后下)　石决明(先煎)　山栀　黄芩　川牛膝　杜仲　益母草　桑寄生　夜交藤　朱茯神

【用法】水煎服。

【功用】平肝息风,清热活血,补益肝肾。

【主治】肝阳偏亢,肝风上扰证。头痛,眩晕,失眠多梦,舌红苔黄,脉弦。

【组方原理】本证由肝肾阴虚,肝阳偏亢,火热上扰所致。治宜平肝息风为主,辅以清热活血,补益肝肾。方中天麻平肝阳,息肝风,善治眩晕;钩藤清肝热,息风止痉,共为君药。石决明平肝潜阳,山栀、黄芩清热泻火,使肝经之热不致上扰,为臣药。益母草活血利水;川牛膝引血下行,以利肝阳之平降;杜仲、桑寄生补益肝肾;夜交藤、朱茯神安神定志,俱为佐药。

【鉴别】镇肝熄风汤与天麻钩藤饮均具平肝息风之功。但镇肝熄风汤镇潜降逆之力较强,兼能条达肝气,多用于肝阳上亢,肝风内动,气血逆乱之类中风证。天麻钩藤饮镇潜平肝息风之力较缓,但兼有清热活血安神之效,适于肝阳偏亢、肝风上扰之眩晕、头痛等。

要点四　大定风珠(《温病条辨》)

【组成】生白芍六钱　阿胶三钱　生龟板四钱　干地黄六钱　麻仁二钱　五味子二钱　生牡蛎四钱　麦冬六钱　炙甘草四钱　鸡子黄二枚　鳖甲(生)四钱

【用法】水煎,入阿胶烊化,再入鸡子黄。

【功用】滋阴息风。

【主治】阴虚风动证。手足瘛疭,形消神倦,舌绛少苔,脉气虚弱,时时欲脱者。

【组方原理】本证因温病迁延日久,邪热灼伤真阴,或因误汗、妄攻,重伤阴液,水不涵木,虚风内动所致。治宜滋阴养液以补欲竭之真阴,平肝潜阳以息内动之虚风。鸡子黄、阿胶均为血肉有情之品,滋阴养血为君药。重用生白芍、干地黄、麦冬滋水涵木,柔肝濡筋,为臣药。阴虚则阳浮,故以龟板、鳖甲、牡蛎等介类潜镇之品,滋阴潜阳,重镇息风;麻仁养阴润燥;五味子味酸善收,与滋阴药相伍则收敛真阴,配白芍、甘草能酸甘化阴。以上诸药协助君臣以加强滋阴息风之功,均为佐药。炙甘草调和诸药,兼为使药。本方为治疗温病后期真阴大亏,虚风内动证之常用方。本方系由《温病条辨》加减复脉汤(炙甘草、干地黄、生白芍、阿胶、麦冬、麻仁)加味而成。由于温病时久,邪热灼伤真阴,虚风内动,故加鸡子黄、五味子、龟板、鳖甲、牡蛎等滋阴潜阳之品,从而由滋阴润燥之方衍化为滋阴息风之剂。

第十六单元　治 燥 剂

细目一　概　　述

要点一　治燥剂的适用范围

治燥剂适用于燥邪侵袭人体肌表、肺卫，或脏腑津液亏耗所致的燥证。凡秋季外感温燥或凉燥之邪，以及脏腑津液亏耗所致的干咳少痰，口干咽燥，大便干燥，皮肤干燥甚或开裂等，均为治燥剂的适用范围。

要点二　治燥剂的应用注意事项

应分清外燥和内燥。燥邪最易化热伤津耗气，常佐清热泻火或生津益气之品，而辛香耗津、苦寒化燥之品，则非燥病所宜。

细目二　轻 宣 外 燥

要点一　杏苏散（《温病条辨》）

【组成】苏叶　杏仁　桔梗　枳壳　前胡　半夏　茯苓　陈皮　甘草　生姜　大枣

【用法】水煎服。

【功用】轻宣凉燥，理肺化痰。

【主治】外感凉燥证。头微痛，恶寒无汗，咳嗽痰稀，鼻塞咽干，苔白，脉弦。

【组方原理】本证为凉燥犯表，肺失宣降所致。治宜轻宣凉燥，理肺化痰。方中苏叶辛温不燥，发表散邪，开宣肺气；杏仁苦温而润，宣利肺气，润燥止咳，共为君药。前胡降气化痰，疏风散邪；桔梗、枳壳一升一降，理肺化痰，同为臣药。半夏、陈皮燥湿化痰，理气行滞；茯苓渗湿健脾，以杜生痰之源；生姜、大枣调和营卫，滋脾行津，俱为佐药。甘草调和诸药，合桔梗宣肺利咽，功兼佐使药。

要点二　桑杏汤（《温病条辨》）

【组成】桑叶一钱　杏仁一钱五分　沙参二钱　象贝　香豉　栀皮　梨皮各一钱

【用法】水煎服。

【功用】清宣温燥，润肺止咳。

【主治】外感温燥证。头痛，身热不甚，微恶风寒，口渴，咽干鼻燥，干咳无痰或痰少而黏，舌红，苔薄白而干，脉浮数而右脉大者。

【组方原理】本证由温燥外袭，津液受灼所致。治宜清宣燥热，润肺止咳。方中桑叶清宣燥热；杏仁宣利肺气，润燥止咳，共为君药。豆豉辛凉透散，贝母清化热痰，沙参养阴生津，同为臣药。栀子皮质轻，清泻肺热；梨皮清热润燥，止咳化痰，俱为佐药。

【鉴别】桑杏汤与桑菊饮均可用于外感咳嗽。但桑菊饮为辛凉解表之法，侧重于疏散风热，主治风温初起，津伤不甚之证；桑杏汤辛凉与甘润合法，主治外感温燥，津伤程度相对较甚者。

要点三　清燥救肺汤（《医门法律》）

【组成】桑叶三钱　石膏二钱五分　甘草一钱　人参七分　胡麻仁一钱　真阿胶八分　麦门冬一钱二分　杏仁七分　枇杷叶一片

【用法】水煎服。

【功用】清燥润肺。

【主治】温燥伤肺。身热头痛，干咳无痰，气逆而喘，咽喉干燥，口渴鼻燥，胸满胁痛，舌干少苔，脉虚大而数。

【组方原理】本证为温燥伤肺之重证。治当清肺润燥，养阴益气。方中重用桑叶轻宣燥热，透邪外出，为君药。臣以石膏清泻肺热；麦冬养阴润肺。君臣相伍，宣中有清，清中有润，祛邪不伤气，清热不碍宣散，滋阴而不留邪。人参、甘草益气生津，培土生金；胡麻仁、阿胶养阴润肺；用少量杏仁、枇杷叶降利肺气，俱为佐药。

甘草调和诸药,兼作使药。全方宣、清、润、补、降五法并用,则肺金之燥热得以清宣,肺气之上逆得以肃降。

【鉴别】清燥救肺汤与桑杏汤均可轻宣温燥,养阴润肺,用于温燥伤肺之证。但桑杏汤辛凉甘润合法,长于清宣燥热,润肺止咳,适宜于外感温燥,邪伤肺卫,肺津受灼之轻证;清燥救肺汤宣、清、润、补、降五法并用,长于清燥润肺,养阴益气,适宜于外感温燥,燥热伤肺,气阴两伤之重证。

细目三　滋阴润燥

要点一　增液汤(《温病条辨》)

【组成】玄参一两　麦冬　细生地各八钱

【用法】水煎服。

【功用】增液润燥。

【主治】阳明温病,津亏便秘证。大便秘结,口渴,舌干红,脉细数或沉而无力者。

【组方原理】本方所治大便秘结为热病耗津,无水而舟停。治当增水行舟,润燥通便。方中重用玄参滋阴润燥,壮水制火,启肾水以润肠燥,为君药。生地、麦冬清热养阴,壮水生津,以增玄参滋阴润燥之力,同为臣药。三药合用,大补阴液,增水行舟,然非重用不为功。

【常用加减】若胃阴不足,舌质光绛,口干唇燥者,可加沙参、石斛。

要点二　麦门冬汤(《金匮要略》)

【组成】麦冬七升　半夏一升　人参三两　甘草二两　粳米三合　大枣十二枚

【用法】水煎服。

【功用】清养肺胃,降逆和中。

【主治】

1. 虚热肺痿。咳嗽气喘,咽喉不利,咳唾涎沫,口干咽燥,舌红少苔,脉虚数。

2. 胃阴不足证。呕吐,呃逆,舌红少苔,脉虚数。

【组方原理】本证由肺胃阴亏,虚火上炎,气机上逆所致。治宜润肺益胃,降逆下气。方中重用麦门冬甘寒清润,既养肺胃之阴,又清肺胃虚热,为君药。臣以半夏降逆下气,化其痰涎。半夏虽温燥,但与大剂麦冬相配,则燥性减而降逆之用存,且能开胃行津以润肺,又使麦门冬滋而不腻。人参益气生津以补肺胃之气;粳米、大枣、甘草益气养胃,"培土生金",共为佐药。甘草并能润肺利咽,调药为使药。本方甘润之中佐以辛温,滋补之中辅以降逆,滋而不腻,温而不燥,肺胃并治,培土生金。

【鉴别】

1. 麦门冬汤与炙甘草汤均可治疗肺痿。但炙甘草汤功在滋养阴血,益气温阳,为气血阴阳俱补之剂,用治气血阴阳俱虚之虚劳肺痿。麦门冬汤功在清养肺胃,培土生金,降逆下气,属滋阴润燥之剂,用治肺胃阴虚,气火上逆之虚热肺痿。

2. 麦门冬汤与清燥救肺汤均有润肺止咳之功。但麦门冬汤证为肺胃阴虚,气火上逆,重在滋阴润肺,培土生金,兼以降气化痰,主治虚热肺痿证。清燥救肺汤证为外感温燥,耗气伤阴,重在清宣燥热,兼以益气养阴,主治温燥伤肺重证。

要点三　益胃汤(《温病条辨》)

【组成】沙参三钱　麦冬五钱　冰糖一钱　细生地五钱　玉竹一钱五分

【用法】水煎服。

【功用】养阴益胃。

【主治】胃阴不足证。饥不欲食或不思食,口干咽燥,大便干结,舌红少津,脉细数。

【组方原理】本方治证为胃阴不足所致。治宜甘凉生津,养阴益胃。方中重用生地、麦冬养阴清热,生津润燥。北沙参、玉竹养阴生津,助生地、麦冬益胃养阴之力。冰糖濡养肺胃,调和诸药。

【鉴别】益胃汤与玉液汤均具滋阴生津之力,用治阴液不足之证。但玉液汤主治消渴之气阴两虚证,故以益气滋阴、固肾止渴之品配伍滋阴固涩之品。益胃汤主治阳明温病胃阴不足证,治以养阴益胃生津之品为主。

要点四　百合固金汤(《慎斋遗书》)

【组成】生地　熟地　当归身各三钱　麦冬　百合　贝母各一钱半　白芍　甘草各一钱　桔梗　玄参各八分

【用法】水煎服。

【功用】滋养肺肾,止咳化痰。

【主治】肺肾阴亏,虚火上炎证。咳嗽气喘,痰中带血，咽喉燥痛，头晕目眩，午后潮热，舌红少苔，脉细数。

【组方原理】本证由肺肾阴虚，虚火上炎所致。治宜滋养肺肾之阴，清热化痰止咳。方中生熟二地为君药，滋补肾阴亦养肺阴，熟地兼能补血，生地兼能凉血。臣以百合、麦冬滋养肺阴，润肺止咳；玄参咸寒滋肾，且降虚火。佐以贝母清热润肺，化痰止咳；桔梗载药上行，并利咽喉；当归、芍药补血敛肺止咳。诸药相合，肺肾同治，金水相生。

【鉴别】百合固金汤与咳血方均可治咳嗽、痰中带血等症。但百合固金汤主治肺肾阴亏、虚火上炎之咳嗽痰血证，偏于滋肾养肺，并能清热化痰。咳血方主治肝火灼肺之咳血证，偏于清肝宁肺，兼以化痰止咳。

要点五 养阴清肺汤（《重楼玉钥》）

【组成】大生地二钱 麦冬一钱二分 生甘草五分 玄参钱半 贝母八分 丹皮八分 薄荷五分 炒白芍八分

【用法】水煎服。

【功用】养阴清肺，解毒利咽。

【主治】白喉之阴虚燥热证。喉间起白如腐，不易拭去，咽喉肿痛，初期或发热或不发热，鼻干唇燥，或咳或不咳，呼吸有声，似喘非喘，脉数无力或细数。

【组方原理】本证之白喉为素体肺肾阴虚，复感燥气疫毒所致。治宜养阴清肺，兼散疫毒。方中重用生地滋阴壮水，清热凉血，为君药。麦冬养阴润肺清热，玄参滋阴解毒利咽，同为臣药。丹皮散瘀消肿，白芍和营泻热，贝母润肺散结，薄荷散邪利咽，俱为佐药。生甘草清热解毒，调药，为使药。本方扶正与攻毒同用，标本兼顾。

第十七单元　祛　湿　剂

细目一　概　　述

要点一　祛湿剂的适用范围

祛湿剂适用于湿邪所致的多种病证。湿分内外两类，外湿，症见恶寒发热，头痛身重，肢节酸痛，或面目浮肿等；内湿，症见胸脘痞满，呕恶泄泻，水肿黄疸，癃闭淋浊等。

要点二　祛湿剂的应用注意事项

湿邪重浊腻滞，易阻气机，须酌情配伍宣降肺气、健脾助运、温肾化气之药。祛湿剂多芳香温燥或甘淡渗利，易伤阴津，有碍胎元，素体阴虚津亏、病后体弱以及孕妇等慎用。

细目二　燥湿和胃

要点一　平胃散(《简要济众方》)

【组成】苍术四两　厚朴三两　陈橘皮二两　甘草(炙)一两

【用法】为散，姜枣煎汤送下。

【功用】燥湿运脾，行气和胃。

【主治】湿滞脾胃证。脘腹胀满，不思饮食，口淡无味，恶心呕吐，嗳气吞酸，肢体沉重，怠惰嗜卧，常多自利，舌苔白腻而厚，脉缓。

【组方原理】本证由湿困中焦，脾失健运，胃失和降，气机不畅所致。治宜燥湿运脾，行气和胃。方中苍术燥湿运脾，为君药。厚朴燥湿行气，为臣药。二药配伍，燥湿之功相得益彰，并使气行则湿化。陈皮理气和胃，燥湿醒脾；甘草补中调药，为佐使药。煎煮时少加生姜、大枣以助调和脾胃。

【常用加减】若湿从热化，口苦，舌苔黄腻者，加黄连、黄芩以清热燥湿；若湿从寒化，脘腹冷痛，手足不温者，加干姜、草豆蔻以散寒除湿；若泄泻较甚者，加茯苓、泽泻以渗利水湿。

【附方】不换金正气散较平胃散多藿香、半夏二味，故燥湿和胃、降逆止呕之力益著，兼可解表，用于湿邪中阻，兼有表寒之证。柴平汤即小柴胡与平胃散合方，功在和解少阳，燥湿化痰，用于治疗素多痰湿，复感外邪，寒多热少之湿疟。

要点二　藿香正气散(《太平惠民和剂局方》)

【组成】大腹皮　白芷　紫苏　茯苓各一两　半夏曲　白术　陈皮　厚朴(姜汁炙)　苦桔梗各二两　藿香三两　甘草(炙)二两半

【用法】为细末，姜枣煎汤送服。

【功用】解表化湿，理气和中。

【主治】外感风寒，内伤湿滞证。霍乱吐泻，恶寒发热，头痛，胸膈满闷，脘腹疼痛，舌苔白腻，脉浮或濡缓。以及山岚瘴疟等。

【组方原理】本证由风寒犯表，湿浊中阻，脾胃失和所致。治宜解表化湿，理气和中。方中藿香外散风寒，内化湿滞，辟秽止呕，为治霍乱吐泻之要药，故重用为君药。白术、茯苓健脾运湿以止泻；半夏曲、陈皮理气燥湿，和胃降逆以止呕，同为臣药。紫苏、白芷辛温发散，助藿香外散风寒；紫苏尚可醒脾宽中，行气止呕，白芷兼能燥湿化浊；大腹皮、厚朴行气化湿，寓气行湿化之义；桔梗宣肺利膈，既益解表，又助化湿，俱为佐药。甘草调和药性，用为使药。煎加姜枣，内调脾胃，外和营卫。感受山岚瘴气以及水土不服，症见呕吐腹泻，舌苔白腻者，亦可以本方散寒祛湿，辟秽化浊，和中悦脾而治之。

【鉴别】香薷散与藿香正气散均可治夏月感寒伤湿，脾胃失和之证。香薷散药简力薄，宜于外感于寒、内伤暑湿之证；藿香正气散解表散寒与化湿和中之力皆胜于香薷散，宜于外感风寒、内伤湿滞之重证。此外，香薷散多治夏季之阴暑，藿香正气散则四时感冒皆宜。

细目三 清热祛湿

要点一 茵陈蒿汤(《伤寒论》)

【组成】茵陈六两 栀子十四枚 大黄二两

【用法】水煎服。

【功用】清热利湿退黄。

【主治】湿热黄疸。一身面目俱黄，黄色鲜明，身热，无汗或但头汗出，口渴欲饮，恶心呕吐，腹微满，小便短赤，大便不爽或秘结，舌红苔黄腻，脉沉数或滑数有力。

【组方原理】本证乃湿热内蕴，熏蒸肝胆，胆汁外溢，发为阳黄。治宜清热利湿退黄。方中重用茵陈蒿为君药，清利脾胃肝胆湿热，为治黄疸要药。栀子泻热降火，清利三焦湿热，合茵陈蒿使湿热从小便而去，为臣药。大黄泻热逐瘀，通利大便，伍茵陈蒿令湿热瘀滞由大便而去，为佐药。

【常用加减】若湿重于热而身热口渴不甚，食少便溏者，加茯苓、泽泻；若热重于湿而舌红苔黄燥者，加龙胆草、虎杖；若肝气郁滞而胁痛明显者，加柴胡、川楝子。

要点二 八正散(《太平惠民和剂局方》)

【组成】车前子 瞿麦 萹蓄 滑石 山栀子仁 甘草(炙) 木通 大黄(面裹煨)各一斤

【用法】为散。每服二钱，水一盏，入灯心，煎至七分，温服。

【功用】清热泻火，利水通淋。

【主治】湿热淋证。尿频尿急，尿时涩痛，淋漓不畅，尿色浑赤，甚则癃闭不通，小腹急满，口燥咽干，舌苔黄腻，脉滑数。

【组方原理】本证由湿热蕴于膀胱，水道不利所致。治宜清热泻火，利水通淋。方中滑石、木通清热利水通淋，共为君药。萹蓄、瞿麦、车前子助滑石、木通利水通淋，同为臣药。山栀子仁清热泻火，除三焦湿热；大黄荡涤邪热，通利肠腑，合诸药令湿热由二便分消，俱为佐药。甘草调和诸药，兼以缓急止茎中痛，为佐使药。煎药时加灯心草以增利水通淋之效。

【鉴别】八正散与小蓟饮子同具清热通淋之功，均可治疗淋证。八正散集大队寒凉降泄、清利湿热之品，故专于清热利水通淋，主治热淋；小蓟饮子则以凉血止血药与利水通淋之品为伍，故宜于膀胱有热，灼伤血络之血淋。

要点三 三仁汤(《温病条辨》)

【组成】杏仁五钱 飞滑石六钱 白通草 白蔻仁 竹叶 厚朴各二钱 生薏苡仁六钱 半夏五钱

【用法】水煎服。

【功用】宣畅气机，清利湿热。

【主治】湿温初起或暑温夹湿之湿重于热证。头痛恶寒，身重疼痛，面色淡黄，胸闷不饥，午后身热，苔白不渴，脉弦细而濡。

【组方原理】本方是为湿温初起，湿重于热，湿热内蕴，气机失畅之证而设。治宜宣畅气机，利湿清热之法。方中滑石长于清热利湿，为君药。杏仁宣利上焦肺气以通利水道，白蔻仁畅达中焦气机以助祛湿，薏苡仁渗利下焦湿热以健脾。三仁并用，宣上畅中渗下，同为臣药。通草、竹叶渗利下焦湿热，半夏、厚朴理气和胃化湿，俱为佐药。原方以甘澜水煎服药，意在取其益脾胃而不滞邪。

要点四 甘露消毒丹(《医效秘传》)

【组成】飞滑石十五两 淡黄芩十两 绵茵陈十一两 石菖蒲六两 川贝母 木通各五两 藿香 连翘 白蔻仁 薄荷 射干各四两

【用法】每服三钱，开水调下，或神曲糊丸，开水化服亦可。

【功用】利湿化浊，清热解毒。

【主治】湿温时疫，湿热并重证。发热口渴，胸闷腹胀，肢酸倦怠，颐咽肿痛，或身目发黄，小便短赤，或泄泻淋浊，舌苔白腻或黄腻或干黄，脉濡数或滑数。

【组方原理】本证由湿热疫毒充斥气分，弥漫三焦，湿热并重所致。治宜利湿化浊，清热解毒。方中重用滑石、茵陈、黄芩清热祛湿，泻火解毒，为君药。白豆蔻、石菖蒲、藿香行气化湿，悦脾和中，令气行湿化，助君药祛湿之力；连翘、薄荷、射干、川贝母清热解毒,透邪散结,消肿利咽,助君药解毒之功;木通清热通淋,助君药导湿热从小便而去。

【鉴别】甘露消毒丹与三仁汤均具清热利湿之力,治疗湿温邪留气分之证。三仁汤清利湿热,宣上畅中渗下,宜于湿重热轻之湿温初起或暑温夹湿证;甘露消毒丹利湿化浊与清热解毒并举,适宜于湿热并重之疫毒充斥气分证。

要点五　连朴饮(《霍乱论》)

【组成】制厚朴二钱　川连　石菖蒲　制半夏各一钱　香豉　焦栀各三钱　芦根二两

【用法】水煎服。

【功用】清热化湿,理气和中。

【主治】湿热霍乱。上吐下泻,胸脘痞闷,心烦尿赤,舌苔黄腻,脉濡数。

【组方原理】本方原为湿热内蕴,脾胃升降失调,清浊相干以致霍乱吐泻而设。治宜清热化湿,理气和中。方中芦根用量独重,清热止呕除烦,为君药。黄连清热燥湿,姜制以增和胃止呕之功;厚朴宣畅气机,化湿除满,同为臣药。半夏降逆和胃,栀子清热利湿,石菖蒲化湿醒脾,淡豆豉合栀子清宣郁热而除烦,俱为佐药。

要点六　二妙散(《丹溪心法》)

【组成】黄柏(炒)　苍术(炒)

【用法】上为末,沸汤入姜汁调服。

【功用】清热燥湿。

【主治】湿热下注证。筋骨疼痛,或两足痿软,或足膝红肿疼痛,或湿热带下,或下部湿疮,小便短赤,舌苔黄腻者。

【组方原理】本证由湿热注于下焦所致。治宜清热燥湿。方中黄柏擅清下焦湿热,为君药。苍术长于燥湿健脾助运,为臣药。再入姜汁少许调药,借其辛散以助祛湿,亦防黄柏苦寒伤中。

【附方】三妙丸即二妙散加牛膝以补肝肾,强筋骨,引药下行,故专治下焦湿热之两脚麻木,痿软无力。四妙丸乃三妙丸再加薏苡仁以渗湿健脾,舒筋缓急,故适宜于湿热下注之痿证。

要点七　当归拈痛汤(拈痛汤)(《医学启源》)

【组成】羌活半两　防风三钱　升麻一钱　葛根二钱　白术一钱　苍术三钱　当归身三钱　人参二钱　甘草五钱　苦参二钱　黄芩一钱　知母三钱　茵陈五钱　猪苓三钱　泽泻三钱

【用法】水煎服。

【功用】利湿清热,疏风止痛。

【主治】湿热相搏,外受风邪证。遍身肢节烦痛,或肩背沉重,或脚气肿痛,足膝生疮,舌苔白腻或微黄,脉濡数。

【组方原理】本证由风湿热邪留滞经脉关节,气血运行失畅所致。治宜祛湿清热,疏风止痛。方中羌活祛风胜湿,通痹止痛;茵陈苦泄下降,清热利湿,共为君药。猪苓、泽泻渗利湿热,黄芩、苦参清热解毒,防风、升麻、葛根祛风胜湿,同为臣药。苍术、白术健脾燥湿,知母清热滋阴,人参、甘草益气补脾,当归养血和营,使祛邪而不伤正,俱为佐药。甘草调和诸药,兼作使药。

细目四　利水渗湿

要点一　五苓散(《伤寒论》)

【组成】猪苓十八铢　泽泻一两六铢　白术十八铢　茯苓十八铢　桂枝半两

【用法】为散,以白饮和服,日三服,多饮暖水,汗出愈。

【功用】利水渗湿,温阳化气。

【主治】

1. 蓄水证。小便不利,头痛微热,烦渴欲饮,甚则水入即吐,舌苔白,脉浮。

2. 痰饮。脐下动悸,吐涎沫而头眩,或短气而咳者。

3. 水湿内停证。水肿,泄泻,小便不利,以及霍乱吐泻等。

【组方原理】本方原治外有表证,膀胱气化不利之“蓄水证”。治以淡渗利湿,温阳化气,解表散邪。方中重用泽泻,利水渗湿,为君药。茯苓、猪苓助君药渗利水湿,为臣药。白术补气健脾燥湿,合茯苓健脾制水之效益彰;桂枝温阳化气以助利水,兼以解表,俱为佐药。诸药配伍,利水渗湿之效颇佳。

【附方】四苓散,即五苓散减去桂枝,重在

健脾渗湿，适宜于脾失健运，湿胜泄泻；春泽汤乃五苓散减桂枝，加人参而成，故益气补脾之功较胜，适宜于水湿停蓄而兼神疲乏力、口渴、泄泻等脾虚征象者；胃苓汤系五苓散与平胃散合方，有燥湿和中、行气利水之效，适宜于水湿内盛、气机阻滞之水肿、泄泻、腹胀、舌苔厚腻者；茵陈五苓散为五苓散与倍量茵陈相合而成，具利湿清热退黄之功，适宜于黄疸之湿重热轻证。

要点二　猪苓汤(《伤寒论》)

【组成】猪苓　茯苓　泽泻　阿胶　滑石各一两

【用法】先煮四味，纳阿胶烊消。

【功用】利水渗湿，清热养阴。

【主治】水热互结伤阴证。小便不利，发热，口渴欲饮，或心烦不寐，或咳嗽，或呕恶，或下利，舌红苔白或微黄，脉细数。

【组方原理】本证由水热结于下焦，热伤阴津所致。治宜利水渗湿，清热养阴。方中猪苓淡渗利水，为君药。泽泻、茯苓助君药利水渗湿，泽泻兼可泻热，茯苓长于健脾，同为臣药。滑石清热利水，阿胶滋阴止血，俱为佐药。

【鉴别】猪苓汤与五苓散均具利水渗湿之功。五苓散证由水湿内盛，膀胱气化不利而致，为温阳化气利水之剂；猪苓汤治证乃因邪气入里化热，水热互结，灼伤阴津而成里热阴虚，水湿停蓄，为利水清热养阴之方。

要点三　防己黄芪汤(《金匮要略》)

【组成】防己一两　甘草(炒)半两　白术七钱半　黄芪一两一分

【用法】加姜枣，水煎服。

【功用】益气祛风，健脾利水。

【主治】气虚受风，水湿内停证。汗出恶风，身重微肿，或肢节疼痛，小便不利，舌淡苔白，脉浮。亦治风水表虚证。

【组方原理】本证由肺脾气虚，风湿外袭，或脾虚失运，水湿内停，复感风邪所致。治宜祛风胜湿，益气固表，健脾利水。方中防己祛风利水以止痛，黄芪益气补虚而固表。二药合用，祛风除湿而不伤正，益气固表而不恋邪，共为君药。白术补气健脾祛湿，助君药祛湿行水，益气固表，为臣药。煎加生姜、大枣以助祛风湿，和营卫，调脾胃，为佐药。甘草和中调药，为佐使药。

【鉴别】防己黄芪汤与玉屏风散均有益气固表健脾之功，可治肺卫气虚，自汗恶风之证。防己黄芪汤中又配入祛风利水的防己，宜用于风湿表虚，身重浮肿者；玉屏风散中配防风，宜用于表虚易感风邪或自汗之疾。

要点四　五皮散(《华氏中藏经》)

【组成】生姜皮　桑白皮　陈橘皮　大腹皮　茯苓皮各等分

【用法】上为粗末，水煎服。

【功用】利水消肿，理气健脾。

【主治】水停气滞之皮水证。一身悉肿，肢体沉重，心腹胀满，上气喘急，小便不利，以及妊娠水肿，苔白腻，脉沉缓。

【组方原理】本证由脾失健运，水停气滞所致。治宜健脾渗湿，利水消肿，理气除满。方中茯苓皮健脾渗湿，擅行皮肤水湿，利水消肿，为君药。大腹皮行气消胀，利水消肿；橘皮理气和胃，醒脾化湿，同为臣药。生姜皮散皮间水气以消肿，桑白皮肃降肺气以通调水道，俱为佐药。

细目五　温化寒湿

要点一　苓桂术甘汤(《金匮要略》)

【组成】茯苓四两　桂枝三两　白术二两　甘草(炙)二两

【用法】水煎服。

【功用】温阳化饮，健脾利水。

【主治】中阳不足，痰饮内停证。胸胁支满，目眩心悸，短气而咳，舌苔白滑，脉弦滑或沉紧。

【组方原理】本证由脾阳不足，健运失职，水津停滞，聚而成饮所致。“病痰饮者，当以温药和之”，治宜温阳化饮，健脾利水。方中茯苓健脾利水，渗湿化饮，为君药。桂枝温阳化气，为臣药。白术健脾燥湿，配茯苓彰健脾化饮之效，为佐药。炙甘草合桂枝辛甘化阳，以温补中阳；合白术益气健脾，以崇土制水；兼调和诸药，为佐使药。

要点二　真武汤(《伤寒论》)

【组成】茯苓三两　芍药三两　白术二两　生姜三两　附子(炮)一枚

【用法】水煎服。

【功用】温阳利水。

【主治】

1. 阳虚水泛证。肢体浮肿或沉重,腰以下为甚,畏寒肢冷,腹痛泄泻,小便不利,或心悸头眩,舌淡胖,苔白滑,脉沉细。

2. 太阳病发汗太过,阳虚水泛证。汗出不解,其人仍发热,心下悸,头眩,身体动,振振欲擗地。

【组方原理】本证由脾肾阳虚,气不化水,水湿泛溢所致。治宜温肾助阳,健脾利水。方中附子温肾暖脾,化气行水,为君药。茯苓、白术补气健脾,利水渗湿,同为臣药。生姜配附子温阳散寒,伍苓、术辛散水气,又能和胃止呕;白芍之用有三,柔肝缓急以止腹痛,敛阴舒筋以解筋肉动,利小便以行水气,俱为佐药。

【常用加减】若水寒射肺而咳者,加干姜、细辛、五味子;若阴盛阳衰而下利甚者,去芍药,加干姜;若水寒犯胃而呕者,生姜用量酌增,或再加吴茱萸、半夏。

【附方】附子汤为真武汤中生姜易人参,两方均主治阳虚湿胜证。然附子汤得用附、术,配伍人参,重在温补脾阳而祛寒湿,适宜于阳虚寒湿内盛的身体骨节疼痛;真武汤中附子与茯苓配伍,佐以白术、生姜,故重在温阳而散水气,适宜于阳虚水泛的水肿。

要点三　实脾散(《重订严氏济生方》)

【组成】厚朴　白术　木瓜　木香　草果仁　大腹子　附子　白茯苓　干姜各一两　甘草(炙)半两

【用法】加生姜五片、大枣一枚,水煎服。

【功用】温阳健脾,行气利水。

【主治】阳虚水肿。身半以下肿甚,手足不温,口中不渴,胸腹胀满,大便溏薄,舌苔白腻,脉沉迟。

【组方原理】本证由脾肾阳虚,水湿内停,阻滞气机,泛溢肌肤所致。治宜温阳健脾,行气利水。方中附子、干姜温肾暖脾,扶阳抑阴,共为君药。茯苓、白术健脾渗湿,利水消肿,同为臣药。木瓜除湿和中,厚朴、木香、大腹子行气利水,草果温中燥湿,俱为佐药。甘草调和药性,为使药。煎时加生姜温散水气,大枣益脾和中。

【鉴别】真武汤与实脾散均具温补脾肾、利水渗湿之功,可治阳虚水肿。真武汤偏于温肾,并善散水消肿,兼可敛阴缓急,宜于阳虚水肿,或阳虚水泛而见身动者;实脾散温脾之力胜于真武汤,且配行气除满之品,宜于阳虚水肿兼有胸腹胀满者。

细目六　祛湿化浊

要点一　萆薢分清饮(《杨氏家藏方》)

【组成】益智　川萆薢　石菖蒲　乌药各等分

【用法】为细末。水一盏半,入盐一捻同煎。

【功用】温肾利湿,分清化浊。

【主治】虚寒白浊。小便频数,混浊不清,白如米泔,凝如膏糊,舌淡苔白,脉沉。

【组方原理】本证由下元虚冷,湿浊下注,清浊不分所致。治宜温暖下元,利湿化浊。方中萆薢利湿分清化浊,为治小便混浊之要药,为君药。益智仁温暖脾肾,固精缩尿,为臣药。石菖蒲芳香化浊,温肠暖胃;乌药温暖下元,行气散寒,俱为佐药。入盐煎服,取其咸以入肾,引药直达下焦,用以为使药。

【鉴别】萆薢分清饮与缩泉丸的组成中均有益智仁、乌药,能温暖下元缩尿而治疗下元虚寒证,症见小便频数,或遗尿不止,舌淡,脉沉弱。缩泉丸加山药补肾健脾,固涩精气,侧重温暖下元缩尿。萆薢分清饮则以萆薢利湿分清,石菖蒲化浊利窍,重在分清化浊,治疗下元虚寒所致的膏淋、白浊。

要点二　完带汤(《傅青主女科》)

【组成】炒白术一两　炒山药一两　人参二钱　酒炒白芍五钱　酒炒车前子三钱　苍术三钱　甘草一钱　陈皮五分　黑芥穗五分　柴胡六分

【用法】水煎服。

【功用】补脾疏肝,化湿止带。

【主治】脾虚肝郁,湿浊下注之带下证。带下色白,清稀无臭,倦怠便溏,舌淡苔白,脉缓或濡弱。

【组方原理】本证乃由脾虚肝郁,带脉失

约，湿浊下注所致。治宜益气健脾，疏肝解郁，化湿止带。方中白术健脾而化湿浊，山药补肾以固带脉，二者相合，补脾肾，祛湿浊，约带脉，则带下可止，共为君药。人参补中益气，助君药补脾之力；苍术燥湿运脾，车前子利湿泄浊，以增君药祛湿之能；白芍柔肝理脾，使肝木条达而脾土自强，共为臣药。辅以陈皮理气和中，使君药补而不滞，又可令气行而湿化；柴胡、芥穗之升发疏散，得白术可升发脾胃清阳，配白芍可疏达肝气以适肝性，均为佐药。甘草和中调药，为使药。诸药相配，扶土抑木，肝脾同治，补中寓散，升清除湿，使脾气健运，肝气条达，清阳得升，湿浊得化，则带下自止。

细目七 祛风胜湿

要点一 羌活胜湿汤（《脾胃论》）

【组成】羌活 独活各一钱 藁本 防风 甘草（炙）各五分 蔓荆子三分 川芎二分

【用法】水煎服。

【功用】祛风胜湿止痛。

【主治】风湿犯表。头痛身重，肩背、腰脊疼痛，难以转侧，苔白，脉浮。

【组方原理】本证由外感风湿，邪客肌表经络，太阳经气不畅所致。治宜祛风胜湿，通络止痛。方中羌活善祛上部风湿，独活善祛下部风湿，合用发散一身上下之风湿，通利关节而止痹痛，共为君药。防风祛风胜湿，通痹止痛；川芎祛风散邪，活血行气，同为臣药。藁本、蔓荆子善达头面，疏风胜湿，俱为佐药。甘草缓诸药之辛散，并调药以为佐使药。

【鉴别】羌活胜湿汤与九味羌活汤均具祛风胜湿止痛之功，用于外感风寒湿证。九味羌活汤解表发汗之功较著，兼清里热，宜于风寒湿邪在表且内有蕴热之证；羌活胜湿汤善祛一身上下之风湿，而发汗散寒之力逊之，宜于风湿客于肌表经络之证。

要点二 独活寄生汤（《备急千金要方》）

【组成】独活三两 桑寄生 杜仲 牛膝 细辛 秦艽 茯苓 肉桂心 防风 川芎 人参 甘草 当归 芍药 干地黄各二两

【用法】水煎服。

【功用】祛风湿，止痹痛，益肝肾，补气血。

【主治】痹证日久，肝肾两虚，气血不足证。腰膝疼痛、痿软，肢节屈伸不利，或麻木不仁，畏寒喜温，心悸气短，舌淡苔白，脉细弱。

【组方原理】本证由风寒湿痹日久不愈，累及肝肾，耗伤气血所致。治宜祛风散寒胜湿，补益肝肾气血。方中独活祛风散寒胜湿，善治腰膝腿足之痛，为君药。细辛祛风散寒止痛，秦艽祛风胜湿舒筋，桂心温经散寒通脉，防风祛一身风湿，同为臣药。桑寄生、杜仲、牛膝益肝肾，祛风湿，强筋骨；地黄、当归、芍药、川芎养血和血；人参、茯苓、甘草益气健脾，俱为佐药。芍药与甘草相合，有缓急舒筋之功；当归、川芎、牛膝、桂心相伍，有活血通脉之效。甘草调和诸药，兼作使药。

【常用加减】若腰腿肢节疼痛较剧者，酌加制川乌、制草乌、白花蛇；若寒邪偏盛者，加附子、干姜；若湿邪偏盛者，去地黄，加防己、薏苡仁、苍术。

第十八单元　祛　痰　剂

细目一　概　　述

要点一　祛痰剂的适用范围及配伍规律

祛痰剂适用于痰浊留滞于脏腑、经络、肢体而导致的痰病，临床可见于咳喘，头痛，眩晕，胸痹，呕吐，中风，痰厥，癫狂，惊痫，以及痰核、瘰疬等多种疾病。

本类方剂常配伍温里祛寒、清热降火、健脾燥湿、滋阴润肺、疏风散邪或平肝息风，以及疏通经络、软坚散结之品；并酌伍理肺、运脾、温肾等药以治生痰之源；注重配伍调理气机之药使气顺痰消。

要点二　祛痰剂的应用注意事项

辨明痰证寒、热、燥、湿之属性。阴虚燥咳，痰中带血者，慎用辛温燥烈之品以防加重出血。表邪未解或痰多者，慎用滋润之品以防壅滞留邪。

细目二　燥 湿 化 痰

要点一　二陈汤(《太平惠民和剂局方》)

【组成】半夏　橘红各五两　白茯苓三两　甘草(炙)一两半

【用法】加生姜七片、乌梅一个，同煎。

【功用】燥湿化痰，理气和中。

【主治】湿痰证。咳嗽痰多，色白易咯，胸膈痞闷，不欲饮食，恶心呕吐，或头眩心悸，肢体困倦，舌苔白滑，脉滑。

【组方原理】本证由脾失健运，湿聚成痰，壅滞气机所致。治宜燥湿化痰，健脾助运，理气和胃。方中半夏燥湿化痰，和胃止呕，为君药。橘红理气行滞，使气顺痰消，并助半夏燥湿和胃，为臣药。茯苓渗湿健脾，治生痰之源，为佐药。炙甘草和中调药，为使药。煎煮时加生姜，降逆化痰，制半夏之毒；入乌梅收敛肺气，合半夏、橘红散中有收，使痰化而正气无损。

【附方】导痰汤(《传信适用方》引皇甫坦方)为二陈汤去乌梅、甘草，改白茯苓为赤茯苓，加天南星、枳实而成，燥湿行气化痰作用较二陈汤为著，适用于痰湿较甚，痰阻气滞及顽痰胶固的痰厥眩晕、咳喘痞胀等；涤痰汤在导痰汤基础上加石菖蒲、竹茹、人参、甘草，改赤茯苓为茯苓，较之导痰汤又多开窍扶正之力，宜于痰湿壅盛，内迷心窍所致中风、舌强不能言等。

要点二　温胆汤(《三因极一病证方论》)

【组成】半夏　竹茹　枳实各二两　陈皮三两　甘草(炙)一两　茯苓一两半

【用法】加姜枣煎服。

【功用】理气化痰，清胆和胃。

【主治】胆胃不和，痰热内扰证。胆怯易惊，虚烦不眠，口苦吐涎，或呕吐呃逆，或惊悸不宁，或癫痫，舌苔腻，脉弦滑或略数。

【组方原理】本证由痰热内扰，胆胃不和所致。治宜理气化痰，清胆和胃。方中半夏燥湿化痰，降逆和胃，为君药。竹茹清热化痰，除烦止呕，为臣药。枳实破气消痰，散结除痞；陈皮理气和胃，燥湿化痰；茯苓健脾渗湿，杜生痰之源，俱为佐药。炙甘草调和诸药，为使药。煎加生姜、大枣调和脾胃。

【附方】黄连温胆汤在温胆汤中加入黄连，故清心泻火之效较温胆汤为优，宜于痰热内扰且热邪较甚者。十味温胆汤乃温胆汤减竹茹，加人参、熟地、五味子、酸枣仁、远志而成，故化痰和胃之中兼能益气养血，宁心安神，宜于痰浊内扰，气血不足之心胆虚怯、神志不宁者。

【鉴别】温胆汤与蒿芩清胆汤皆可治痰热

内蕴，胆胃失和之证。温胆汤重在燥湿化痰，清热力微，宜于痰浊内扰，胆胃失和而热象不显者；蒿芩清胆汤清热之力较著，兼可透邪，宜于少阳胆热较甚，兼有湿热痰浊之证。

要点三　茯苓丸（《是斋百一选方》，录自《全生指迷方》）

【组成】茯苓一两　枳壳半两　半夏二两　风化朴硝一分

【用法】为末，生姜汁煮糊为圆，生姜汤下。

【功用】燥湿行气，软坚消痰。

【主治】痰停中脘，流于经络证。两臂疼痛，手不得上举，或左右时复转移，或两手麻木，或四肢浮肿，舌苔白腻，脉弦滑。

【组方原理】本证由脾湿生痰，流于四肢所致。治宜燥湿化痰，理气行滞。方中半夏燥湿化痰，为君药。茯苓健脾渗湿，为臣药。二药配伍，既消已成之痰，又杜生痰之源。枳壳理气宽中，使气顺痰消；风化朴硝软坚润下，荡涤中脘伏痰，为佐药。姜汁糊丸，取其制半夏之毒，兼以化痰散结。

细目三　清热化痰

要点一　清气化痰丸（《医方考》）

【组成】陈皮　杏仁　枳实　黄芩　瓜蒌仁　茯苓各一两　胆南星　制半夏各一两半

【用法】姜汁为丸。

【功用】清热化痰，理气止咳。

【主治】热痰咳嗽。咳嗽痰黄，黏稠难咯，胸膈痞闷，甚则气急呕恶，舌质红，苔黄腻，脉滑数。

【组方原理】本证由痰热壅结于肺所致。治宜清热化痰，理气止咳。方中胆南星清热豁痰，为君药。瓜蒌仁清热化痰，黄芩清泻肺火，半夏化痰散结，降逆止呕，同为臣药。枳实行气消痞，陈皮理气化痰，茯苓健脾渗湿，杏仁降气止咳，俱为佐药。以生姜汁为丸，以制半夏之毒，并增祛痰降逆之效。

要点二　小陷胸汤（《伤寒论》）

【组成】黄连一两　半夏半升　瓜蒌实一枚

【用法】先煮瓜蒌，后纳诸药。

【功用】清热化痰，宽胸散结。

【主治】痰热互结之小结胸证。胸脘痞闷，按之则痛，或咳痰黄稠，口苦，舌苔黄腻，脉滑数。

【组方原理】本方为伤寒表证误下，邪热内陷，痰热结于心下之小结胸证而设。治宜清热化痰，宽胸散结。方中瓜蒌实清热涤痰，宽胸散结，为君药。黄连泻热降火，为臣药。半夏祛痰降逆，开结消痞，为佐药。半夏与黄连相伍，辛开苦降，清热化痰，开郁散结。

【常用加减】痰阻气滞而胸脘胀闷者，加枳实、郁金、柴胡；痰热甚而痰黄稠者，加胆南星、浙贝母。

要点三　滚痰丸（礞石滚痰丸）（《泰定养生主论》，录自《玉机微义》）

【组成】大黄片　黄芩各八两　礞石（捶碎，同焰硝一两，火煅红）一两　沉香半两

【用法】水丸。

【功用】泻火逐痰。

【主治】实热老痰证。癫狂惊悸，或怔忡昏迷，或不寐或寐怪梦，或咳喘痰稠，或胸脘痞闷，或眩晕耳鸣，或绕项结核，或口眼蠕动，或骨节卒痛难以名状，或噎塞烦闷，大便秘结，舌苔黄厚腻，脉滑数有力。

【组方原理】本证乃实热老痰，久积不去，变生诸疾之象。治宜降火逐痰。方中礞石下气坠痰，镇惊平肝，为君药。大黄荡涤实热，开痰火下行之路，为臣药。黄芩清热泻火，沉香行气开郁，俱为佐药。

细目四　润燥化痰

要点　贝母瓜蒌散（《医学心悟》）

【组成】贝母一钱五分　瓜蒌一钱　花粉　茯苓　橘红　桔梗各八分

【用法】水煎服。

【功用】润肺清热,理气化痰。

【主治】燥痰咳嗽。咳嗽痰少,咳痰不爽,涩而难出,咽干口燥哽痛,或上气喘促,苔白而干。

【组方原理】本证由燥热伤肺,灼津成痰,肺失清肃所致。治宜润肺清热,理气化痰。方中贝母清热化痰,润肺止咳,为君药。瓜蒌清热化痰,宽胸散结,为臣药。天花粉清热润肺,茯苓健脾渗湿,橘红理气燥湿化痰,桔梗宣肺化痰止咳,俱为佐药。

细目五　温化寒痰

要点一　三子养亲汤(《皆效方》,录自《杂病广要》)

【组成】白芥子　苏子　莱菔子

【用法】上药微炒,击碎。每剂不过三钱,别生绢袋盛之,煮饮代茶,不宜煎太过。

【功用】化痰消食,降气平喘。

【主治】痰壅食滞气逆证。咳嗽喘逆,痰多胸痞,食少难消,舌苔白腻,脉滑。

【组方原理】本证由痰食壅滞,气机不畅,肺失肃降所致。治宜化痰消食,降逆下气,止咳平喘。方中白芥子温肺化痰,利气散结;苏子降气化痰,止咳平喘;莱菔子消食导滞,下气祛痰。临证可视痰壅、气逆、食滞之轻重酌定君药。

要点二　苓甘五味姜辛汤(《金匮要略》)

【组成】茯苓四两　甘草　干姜　细辛各三两　五味子半升

【用法】水煎服。

【功用】温肺化饮。

【主治】寒饮咳嗽证。咳嗽痰多,色白而清稀,口淡喜唾,胸膈痞满,舌苔白滑,脉弦滑。

【组方原理】本证由脾阳不足,运化失司,聚湿成饮,寒饮停肺所致。治宜温阳健脾,祛湿化饮。方中干姜温肺散寒以化饮,温运脾阳以祛湿,为君药。细辛温肺化饮,茯苓健脾渗湿,同为臣药。五味子敛肺止咳,伍干姜、细辛则散中有收,防辛散耗气之虞,为佐药。甘草和中调药,为使药。

【鉴别】苓甘五味姜辛汤与苓桂术甘汤均有温化痰饮之功。苓甘五味姜辛汤温肺散寒之功较著,宜于肺寒留饮,久咳气喘之证;苓桂术甘汤健脾祛湿、温阳化饮之效为佳,对于中阳虚痰饮内停者尤宜。

细目六　治风化痰

要点　半夏白术天麻汤(《医学心悟》)

【组成】半夏一钱五分　天麻　茯苓　橘红各一钱　白术三钱　甘草五分

【用法】加姜枣煎服。

【功用】化痰息风,健脾祛湿。

【主治】风痰上扰证。眩晕,头痛,胸膈痞满,痰多,呕恶,舌苔白腻,脉弦滑。

【组方原理】本证由湿痰内盛,肝风夹痰上扰清空所致。治宜化痰息风,健脾祛湿。方中半夏燥湿化痰,天麻平肝息风,二者为治风痰眩晕头痛之要药,共为君药。白术健脾燥湿,茯苓健脾渗湿,以治生痰之本,为臣药。橘红理气化痰为佐药。甘草调药为使药。煎加生姜、大枣以调和脾胃。

【鉴别】半夏白术天麻汤与天麻钩藤饮均有平肝息风之功。半夏白术天麻汤兼可燥湿化痰,理气和中,故宜于肝风夹痰上扰清空之证;天麻钩藤饮长于清热平肝潜阳,故宜于肝阳上亢,肝风内动之证。

第十九单元　消　食　剂

细目一　概　述

要点一　消食剂的适用范围

消食剂适用于食积内停之证，常见脘腹胀满、嗳腐吞酸、恶食呕逆、腹痛泄泻等症。

要点二　消食剂的应用注意事项

食积每致伤中、阻气、生湿、化热之变，治疗时需合理遣药配伍组方。不宜长期或过量服用，纯虚无实者禁用。

细目二　消食化滞

要点一　保和丸(《丹溪心法》)

【组成】山楂六两　神曲二两　半夏　茯苓各三两　陈皮　连翘　莱菔子各一两

【用法】炊饼为丸。

【功用】消食和胃。

【主治】食积证。脘腹痞满胀痛，嗳腐吞酸，恶食呕恶，或大便泄泻，舌苔厚腻微黄，脉滑。

【组方原理】本证由饮食过量，脾运不及，停滞为积所致。治宜消食化滞，理气和胃之法。方中山楂、神曲、莱菔子同用，消诸饮食积滞。半夏和胃降逆，陈皮理气和中，茯苓健脾渗湿，连翘清热散结。

要点二　枳实导滞丸(《内外伤辨惑论》)

【组成】大黄一两　枳实　神曲各五钱　茯苓　黄芩　黄连　白术各三钱　泽泻二钱

【用法】汤浸蒸饼为丸。

【功用】消食导滞，清热祛湿。

【主治】湿热食积证。脘腹胀痛，下痢泄泻，或大便秘结，小便黄赤，舌苔黄腻，脉沉有力。

【组方原理】本证由食积停滞，生湿化热，或素有湿热又与食积互结，阻于肠胃所致。治宜消食导滞，清热利湿。方中大黄攻积泻热，为君药。枳实行气消积导滞，神曲消食化滞和胃，同为臣药。黄芩、黄连清热燥湿止痢，茯苓、泽泻利水渗湿止泻，白术益气健脾燥湿，俱为佐药。

【鉴别】枳实导滞丸与木香槟榔丸均为消下并用，为“通因通用”之剂，皆可治疗湿热积滞之痢疾或便秘。枳实导滞丸清热利湿效佳而攻逐泻下力缓，宜于湿热积滞之泻痢；木香槟榔丸行气攻积之力较著，宜于积滞重而气滞胀满甚者。

要点三　木香槟榔丸(《儒门事亲》)

【组成】木香　槟榔　青皮　陈皮　莪术　黄连各一两　黄柏　大黄各三两　香附子　牵牛各四两

【用法】以上细末，水丸，如小豆大，每服三十丸，食后生姜送下。现代用法：共为细末，水泛小丸，每服 3 ~ 6g，生姜汤或温水送下，日 2 次；亦可作汤剂，水煎服。

【功用】行气导滞，攻积泄热。

【主治】痢疾，食积。脘腹痞满胀痛，或赤白痢疾，里急后重，或大便秘结，舌苔黄腻，脉沉实。

【组方原理】本证系湿热积滞内蕴中焦所致。治宜行气导滞，攻积泄热。方中木香、槟榔皆辛苦而温，前者尤善通行胃肠、三焦气滞，为行气止痛之要药，后者则“破气坠积，能下肠胃有形之物耳”(《本草经疏》)。两药消痞满胀痛，除里急后重之功甚佳，共为君药。牵牛、大黄通便泄热，推荡积滞，引邪下行，共为臣药。佐以香附、莪术疏肝行气，其中莪术长于破血中气滞；青皮、陈皮理气宽中，共助木香、槟榔行气导滞；黄连、黄柏清热燥湿而止泻痢。诸药相伍，行气与攻下、清热并用,以行气攻积为主,则积滞下,湿热去,胀痛缓解,二便自调。该方亦体现了“通因通用”法。

【鉴别】枳实导滞丸、木香槟榔丸均使用大黄、黄连,具有消积导滞、清热祛湿之功,主治湿热食积之证,亦体现“通因通用”之法,但枳实导滞丸伍以黄芩、枳实、神曲、白术、茯苓、泽泻,泻中寓补,清利湿热之功益佳;木香槟榔丸入以清热燥湿之黄柏与木香、槟榔、青皮、陈皮、莪术、香附子、牵牛等行气之品,纯泄无补,行气导滞之效更著。

细目三 健脾消食

要点 健脾丸(《证治准绳》)

【组成】白术二两半 木香 黄连 甘草各七钱半 白茯苓二两 人参一两五钱 神曲 陈皮 砂仁 麦芽 山楂 山药 肉豆蔻(煨去油)各一两

【用法】蒸饼为丸。

【功用】健脾和胃,消食止泻。

【主治】脾虚食积证。食少难消,脘腹痞闷,大便溏薄,倦怠乏力,舌苔腻而微黄,脉虚弱。

【组方原理】本证由脾胃虚弱,食积内停所致。治宜健脾助运,消食和胃。方中人参、白术、茯苓健脾化湿止泻,共为君药。山楂、神曲、麦芽消食化滞和胃,为臣药。肉豆蔻、山药益气健脾止泻,木香、砂仁、陈皮理气醒脾和胃,黄连清热燥湿,俱为佐药。甘草补中益气,调和诸药,为佐使药。

【鉴别】健脾丸与参苓白术散均皆具益气健脾、渗湿止泻之功,可治疗脾虚夹湿之证。健脾丸兼具消食化滞、清热燥湿之力,宜于脾虚食积内停,生湿蕴热之证;参苓白术散功擅渗湿止泻,兼可保肺,宜于脾虚生湿,下渗肠道之泄泻。

第二十单元　驱　虫　剂

细目一　概　　述

要点一　驱虫剂的适用范围

驱虫剂适用于寄生虫所致病证。常见的有蛔虫、蛲虫、钩虫、绦虫等消化道寄生虫。

要点二　驱虫剂的应用注意事项

驱虫剂之使用，首先应注意辨别寄生虫的种类，有针对性地选择方药。其次要注意掌握某些有毒驱虫药的用量，以免中毒或损伤正气；驱虫后，应注意调理脾胃，以善其后。再者驱虫剂宜空腹服用，服后忌食油腻食物。此外，驱虫药多系攻伐之品，不宜久服，年老、体弱者及孕妇等宜慎用。

细目二

要点　乌梅丸(《伤寒论》)

【组成】乌梅三百枚　细辛六两　干姜十两　黄连十六两　当归四两　附子六两　蜀椒四两　桂枝六两　人参六两　黄柏六两

【用法】炼蜜为丸。

【功用】温脏安蛔。

【主治】蛔厥证。腹痛时作，手足厥冷，时静时烦，时发时止，得食而呕，常自吐蛔。兼治久利。

【组方原理】本证之蛔厥由寒热错杂，寒重热轻，蛔虫内扰所致。治宜寒热并调，温脏安蛔。因“蛔得酸则静，得辛则伏，得苦则下”，故方中重用乌梅，酸以安蛔，并以苦酒(醋)渍之，为君药。细辛、蜀椒辛可伏蛔，温脏祛寒；黄连、黄柏苦以下蛔，清泄内热，同为臣药。附子、干姜、桂枝合细辛、蜀椒，温里祛寒之功益增，以利蛔虫安伏肠内；人参、当归补养气血，俱为佐药。以蜜为丸，调和诸药。至于久痢、久泻，属寒热错杂，正气虚弱者，本方集酸收涩肠、温中补虚、清热燥湿诸法，亦切中病机，可谓异病同治之用。

第二十一单元　治痈疡剂

细目一　概　述

要点一　治痈疡剂的适用范围

治痈疡剂适用于痈疽疮疡证，具体适用范围包括体表的红肿热痛、化脓溃疡等局部症状明显的痈疡，如痈、疽、疖、疔等；内在脏腑的痈肿，如肺痈、肠痈等；因热毒炽盛、气血凝滞、痰湿瘀阻等引起的痈疡，表现为局部肿块、疼痛、发热等。

要点二　治痈疡剂的应用注意事项

治痈疡剂之使用，首先当辨别病证的阴阳表里虚实。痈疡脓已成，不宜固执内消一法，应促其速溃，不致疮毒内攻。若毒邪炽盛，则须侧重清热解毒以增祛邪之力；若脓成难溃，又应配透脓溃坚之品。痈疡后期，疮疡虽溃，毒邪未尽时，切勿过早应用补法，以免留邪为患。

细目二　散结消痈

要点一　仙方活命饮(《校注妇人良方》)

【组成】白芷　贝母　防风　赤芍药　当归尾　甘草　炒皂角刺　炙穿山甲(代)　天花粉　乳香　没药各一钱　金银花　陈皮各三钱

【用法】水煎服，或水酒各半煎服。

【功用】清热解毒，消肿溃坚，活血止痛。

【主治】痈疡肿毒初起。局部红肿焮痛，或身热凛寒，苔薄白或黄，脉数有力。

【组方原理】本方主治痈疡肿毒初起之证，乃为热毒壅聚，气滞血瘀痰结而成。治宜清热解毒为主，伍以理气活血、化痰散结、消肿溃坚之法。方中金银花芳香透达，轻清气浮，善清热解毒，消肿疗疮，乃"疮疡圣药"，故重用为君药。然单用清热解毒，则气滞血瘀难消，肿结不散，又以当归尾、赤芍、乳香、没药、陈皮行气活血通络，消肿止痛，气行则营卫畅通，营卫畅通则邪无滞留，使瘀去肿散痛止，共为臣药。白芷、防风疏风散表，以助散结消肿；气机阻滞每致液聚成痰，故配用贝母、天花粉清热化痰排脓，可使脓未成即消；穿山甲(代)、皂刺通行经络，透脓溃坚，可使脓成即溃，均为佐药。甘草助清热解毒，并和中调药，为佐使药。煎药加酒者，借其通行周身，助药力直达病所，使邪尽散。诸药合用，消清并举，清解之中寓活血祛瘀之法，佐辛透散结之品，共奏清热解毒、消肿溃坚、活血止痛之功，使脓"未成者即散，已成者即溃"(《校注妇人良方》)，罗美称"此疡门开手攻毒之第一方也"(《古今名医方论》)，全面地体现了外科阳证疮疡内治消法之基本配伍法则。

要点二　阳和汤(《外科证治全生集》)

【组成】熟地黄一两　麻黄五分　鹿角胶三钱　白芥子二钱　肉桂一钱　生甘草一钱　炮姜炭五分

【用法】水煎服。

【功用】温阳补血，散寒通滞。

【主治】阴疽。如贴骨疽、脱疽、流注、痰核、鹤膝风等。患处漫肿无头，皮色不变，酸痛无热，口中不渴，舌淡苔白，脉沉细或迟细。

【组方原理】本证系由素体阳虚，营血不足，寒邪乘虚而入里，寒凝痰滞，痹阻于肌肉、筋骨、血脉而成。治宜温阳补血，散寒通滞。方中重用熟地黄，温补营血，填精益髓；鹿角胶温肾助阳，补益精血。两者合用，温阳补血，以治其本，共为君药。肉桂、姜炭药性辛热，均入血分，温阳散寒，温通血脉，共为臣药。白芥子辛温，可达皮里膜外，温化寒痰，通络散结；少量麻黄，辛温达表，宣通毛窍，开腠理，散寒凝，合为佐药。方中鹿角胶、熟地黄得姜、桂、芥、麻之宣通,则补而不滞;麻、芥、姜、桂得熟地黄、鹿角胶之滋补,则温散而不伤正。生甘草为使,解毒并调诸药。全方配伍,补而不滞,温补营血药与辛散温行药相伍,滋补之中寓温散之法,则宣化寒凝而通经脉,补养精血而扶阳气,用于阴疽,犹如离照当空,阴霾自散,化阴凝而布阳气,使筋骨、肌肉、血脉、皮里膜外凝聚之阴邪,皆得尽去,故名"阳和汤"。

要点三 苇茎汤(《外台秘要》引《古今录验方》)

【组成】苇茎二升(以水二斗,煮取五升,去滓) 薏苡仁半升 瓜瓣半升 桃仁三十枚

【用法】上四味㕮咀,纳苇汁中,煮取二升,服一升,再服,当吐如脓。

【功用】清肺化痰,逐瘀排脓。

【主治】痰瘀互结,热毒壅滞之肺痈证。身有微热,咳嗽痰多,甚则咳吐腥臭脓血,胸中隐隐作痛,舌红,苔黄腻,脉滑数。

【组方原理】本方所治之肺痈,乃因热毒壅肺、痰瘀互结而致。治宜清热化痰,逐瘀排脓。本方重用苇茎为君药,其性甘寒轻浮,善清肺热,其茎"中空,专于利窍,善治肺痈,吐脓血臭痰"(《本经逢原》),为治肺痈之要药。臣以瓜瓣(冬瓜仁)清热化痰,利湿排脓,能清上彻下,肃降肺气,与君药配伍,则清肺宣壅、涤痰排脓;薏苡仁甘淡微寒,上清肺热而排脓,下利肠胃而渗湿,亦为臣药。佐以桃仁活血祛瘀以助消痈,且能润燥滑肠而通下,使痰瘀之邪从下而解。四药配伍,药性平和,清化于上,降渗于下,凉而不寒,共奏清热化痰、逐瘀排脓之效。

要点四 大黄牡丹汤(《金匮要略》)

【组成】大黄四两 丹皮一两 桃仁五十个 瓜子半升 芒硝三合

【用法】水煎,芒硝溶服。

【功用】泻热破瘀,散结消肿。

【主治】湿热瘀滞之肠痈初起。右下腹疼痛拒按,或右足屈而不伸,伸则痛甚,甚则局部肿痞,或时时发热,自汗恶寒,舌苔薄腻而黄,脉滑数。

【组方原理】本方所治肠痈初起,乃因湿热郁蒸,气血凝聚,邪结肠中而致。治宜泻热破瘀,散结消痈。方中大黄苦寒攻下,泻肠中湿热郁结,祛肠中稽留之瘀血;桃仁苦平入血分,性善破血,与大黄相配,破瘀泄热。芒硝咸寒,泄热导滞,软坚散结,助大黄以荡涤实热;牡丹皮辛苦微寒,凉血散瘀消肿。以冬瓜子能清肠中湿热,排脓散结消痈。诸药配伍,下消之中寓清利之能,以通为用,热清瘀祛,肠痈得消。

要点五 四妙勇安汤(《验方新编》)

【组成】金银花 玄参各三两 当归二两 甘草一两

【用法】水煎服,一连十剂,永无后患,药味不可少,减则不效,并忌抓擦为要。

【功用】清热解毒,活血止痛。

【主治】热毒炽盛之脱疽。患肢暗红微肿灼热,疼痛剧烈,久则溃烂腐臭,甚则脚趾节节脱落,延及足背,烦热口渴,舌红,脉数。

【组方原理】本证系火毒内郁,血行不畅,瘀阻经脉所致。治宜重剂清热解毒为主,兼以活血养血,通脉止痛。方中金银花味甘性寒,尤善清热解毒而治痈疽,故重用为君。玄参长于清热凉血,泻火解毒,并能散结软坚,与君药合用,既清气分之邪热,又解血分之热毒,则清热解毒之力尤著;当归性味甘辛而温润,养血活血,既可行气血、化瘀通脉而止痛,又合玄参养血滋阴而生新,共为臣药。甘草生用,既助金银花清热解毒,合当归、玄参养阴生津,又能调和诸药,为之佐使。四药配伍,药简量大而力专,清热解毒之中寓活血养血之法,气血兼顾,通脉止痛,则诸证自愈。

第八部分 中医诊断学

第一单元 绪 论

细目一 中医诊断的基本原理

要点一 司外揣内

外，指因疾病而表现出的“症”，包括症状、体征；内，指脏等内在的状态和病理本质。司外揣内指通过诊察其外部的征象，便有可能测知内在的变化情况。

要点二 见微知著

微，指微小、局部的变化；著，指明显的整体的情况。见微知著，是指机体的某些局部的、微小的变化，常包含着整体的生理、病理信息，局部的细微变化常可反映出整体的状况，通过这些微小的变化，可以测知整体的情况。

要点三 以常衡变

常，指健康的、生理的状态；变，指异常的、病理的状态。以常衡变，是指在认识正常的基础上辨别，发现太过、不及的异常变化。

要点四 因发知受

“发”指人在疾病中出现的证候表现，“受”指感受的邪气和机体的反应状态。因发知受是根据机体在疾病中所反映的证候特征，确定是否感受外邪，感受何种邪气。

细目二 中医诊断的基本原则

要点一 整体审察

整体审察的含义，一方面是在通过诊法收集患者的临床资料时，必须从整体上进行多方面考虑，而不能只看到局部的征象；另一方面是在对病情资料进行分析时，要求注重整体性，综合判断。

要点二 四诊合参

四诊合参，是指四诊并重，诸法参用，综合考虑所收集的病情资料，有利于得出准确的诊断。

要点三 病证结合

病是对疾病全过程的特点与发展变化规律所做的概括，证是对疾病当前阶段的病位、病性等所做的结论。辨病的目的是从疾病全过程、特征上认识疾病的本质，把握疾病的基本矛盾；辨证的目的则重在从疾病当前阶段的表现中判断病变的位置与性质，抓住当前的主要矛盾。中医学强调要“辨病”与“辨证”相结合，有利于对疾病本质的全面认识。

要点四 动静统一

疾病具有贯穿始终相对固定的基本病理，其发展演变有其相对的稳定性，是其“静”的一面；在疾病的不同阶段，又有其不同的证候变化，是其“动”的一面。在明确疾病诊断的同时，要注意观察证候的变化，把握病情发展的趋势，及时调整治疗的法则和方案。

第二单元 望 诊

望诊,是医生运用视觉对人体外部情况进行有目的的观察,以了解健康状况,测知病情的方法。

细目一 望 神

要点一 得神、少神、失神、假神的临床表现、相关鉴别及临床意义

(一)得神

得神即有神,是精充气足神旺的表现。

1. 临床表现 神志清楚,语言清晰,目光明亮,精彩内含;面色荣润含蓄,表情丰富自然,反应灵敏,动作灵活,体态自如;呼吸平稳,肌肉不削。

2. 临床意义 提示精气充盛,体健神旺,为健康的表现,或虽病而精气未衰,病轻易治,预后良好。

(二)少神

少神又称为神气不足,是指精气不足,神气不旺的表现。介于得神与失神之间。

1. 临床表现 精神不振,两目乏神,面色少华,肌肉松软,倦怠乏力,少气懒言,动作迟缓等。

2. 临床意义 提示正气不足,精气轻度损伤,脏腑功能减弱。常见于虚证患者,或病后恢复期患者。

(三)失神

失神即无神,是精亏神衰或邪盛神乱的表现。

1. 精亏神衰

临床表现:精神萎靡,意识模糊,反应迟钝,面色无华,晦暗暴露,目无光彩,眼球呆滞,呼吸微弱,或喘促无力,肉消著骨,动作艰难等。

临床意义:提示脏腑精气亏虚已极,正气大伤,功能活动衰竭。多见于慢性久病重病之人,预后不良。

2. 邪盛神乱

临床表现:神昏谵语,躁扰不宁,循衣摸床,撮空理线;或猝然昏倒,双手握固,牙关紧闭等。提示邪气亢盛,热扰神明,邪陷心包,或肝风夹痰,蒙蔽清窍,阻闭经络。

临床意义:提示气血功能严重障碍,气血津液失调,多见于急性患者,亦属病重。

(四)假神

假神是指久病、重病患者,精气本已极度衰竭,而突然一时间出现某些神气暂时“好转”的虚假表现,是脏腑精气极度衰竭的表现。

1. 临床表现 如久病、重病患者,本已神昏或精神极度萎靡,突然神志清楚,想见亲人,言语不休,但精神烦躁不安;或原本目无光彩,突然目光转亮,但却浮光外露,目睛直视;或久病面色晦暗无华,突然两颧泛红如妆等;或原本身体沉重难移,忽思起床活动,但并不能自己转动;或久病脾胃功能衰竭,本无食欲,而突然欲进饮食等。

2. 临床意义 提示脏腑精气耗竭殆尽,正气将绝,阴不敛阳,虚阳外越,阴阳即将离决,属病危。常见于临终之前,为死亡的预兆。故古人比喻为回光返照、残灯复明。

得神、少神、失神、假神的鉴别见表 8-2-1-1。

表 8-2-1-1 得神、少神、失神、假神鉴别表

项目	得神	少神	失神	假神
目光	两目灵活 明亮有神	两目晦滞 目光乏神	两目晦暗 瞳神呆滞	原本目光晦暗 突然浮光暴露

续表

项目	得神	少神	失神	假神
神情	神志清晰 表情自然	精神不振 思维迟钝	精神萎靡 意识模糊	本已神昏 突然神识似清
面色	面色红润 含蓄不露	面色少华 色淡不荣	面色无华 晦暗暴露	本为面色晦暗 突然颧红如妆
体态	肌肉不削 反应灵敏	肌肉松软 动作迟缓	形体羸瘦 反应迟钝	久病卧床不起 忽思活动
语言	语言清晰 对答如常	声低懒言	低微断续 言语失伦	本不言语 突然言语不休
饮食	饮食如常	食欲减退	毫无食欲	久不能食 突然索食

要点二 神乱的临床表现及意义

神乱是指神志错乱失常。临床常表现为焦虑恐惧、狂躁不安、淡漠痴呆和猝然昏倒等，多见于癫、狂、痴、痫、脏躁等患者。

1. 焦虑恐惧 是指患者时时恐惧，焦虑不安，心悸不宁，不敢独处的症状。多由心胆气虚，心神失养所致，常见于卑惵、脏躁等患者。

2. 狂躁不安 是指患者毫无理智，躁动不宁，胡言乱语，少寐多梦，甚者打人毁物，不避亲疏的症状。多由痰火扰乱心神所致，常见于狂病等。

3. 淡漠痴呆 是指患者表情淡漠，神志痴呆，喃喃自语，哭笑无常，悲观失望的症状。多由痰浊蒙蔽心神，或先天禀赋不足所致，常见于癫病、痴呆等。

4. 猝然昏倒 是指患者突然昏倒，口吐白沫，目睛上视，四肢抽搐，移时苏醒，醒后如常的症状。多由于脏气失调，肝风夹痰上逆，蒙蔽清窍所致，属痫病。

细目二 望 面 色

要点一 常色的分类、临床表现及意义

常色指健康人面部皮肤的色泽，表示人体精神气血津液的充盈。

我国正常人的面色应是红黄隐隐，明润含蓄，是有神气、有胃气的表现。所谓有神气，即光明润泽；所谓有胃气，即隐约微黄，含蓄不露。由于时间、气候、环境等变化，常色又有主色、客色之分。

1. 主色 为人生来就有，终生基本不变的基本面色，属于个体特征。但由于种族、禀赋的原因，主色也有偏白、偏黑、偏红、偏黄、偏青的差异。

2. 客色 为因外界因素（如季节、昼夜、阴晴气候等）的不同，或生活条件的差异，而微有相应变化的面色。如春应稍青，夏应稍红，长夏应稍黄，秋应稍白，冬应稍黑等。

主色和客色都是正常生理的现象。此外，如饮酒、运动、七情等一时的影响，或因职业、工作关系少见阳光，或久经日晒，以及风土、种族等而有所变化，也不是病色，诊断时必须注意。

要点二 病色的分类、临床表现及意义

病色是指人体在疾病状态时面部显示的色泽。病色是以晦暗（即面部皮肤枯槁发暗而无光泽）、暴露（即某种面色异常明显地显露于外）为特点。

一般情况下，面部颜色的显露程度与光泽的有无，受疾病轻重等不同情况的直接影响。一般而言，新病、轻病、阳证，面色多显露但尚有光泽；久病、重病、阴证，面色则多暴露而晦暗。观察病色的关键在于分辨面色的善、恶。

1. 善色 指患者面色虽有异常，但仍光明润泽。说明病变尚轻，脏腑精气未衰，胃气尚能上荣于面。其病易治，预后较好。

2. 恶色　指患者面色异常，且枯槁晦暗。说明病变深重，脏腑精气已衰，胃气不能上荣于面。其病难治，预后较差。

要点三　五色主病的具体临床表现及意义

病色大致可分为赤、白、黄、青、黑五种，分别见于不同脏腑和不同性质的疾病。

(一)赤色

赤色主热证，亦可见于戴阳证。

1. 满面通红者，多属外感发热，或脏腑火热炽盛的实热证。

2. 两颧潮红者，多属阴虚阳亢的虚热证。

3. 久病重病面色苍白，颧颊部嫩红如妆，游移不定者，属戴阳证。因脏腑精气衰竭殆尽，阴阳虚极，阴不敛阳，虚阳浮越所致，属病重。

(二)白色

白色主虚证(包括血虚、气虚、阳虚)、寒证、失血证、夺气。

1. 面色淡白无华，舌、唇色淡者，多属血虚证或失血证。

2. 面色㿠白者，多属阳虚证；面色㿠白而虚浮者，多属阳虚水泛。

3. 面色苍白(白中透青)者，多属阳气暴脱之亡阳证；或阴寒凝滞，血行不畅之实寒证；或大失血之人。

(三)黄色

黄色主脾虚，湿证。

1. 面色淡黄，枯槁无华，称"萎黄"。常见于脾胃气虚，气血不足者。

2. 面黄虚浮，称为"黄胖"。多是脾气虚衰，湿邪内阻所致。

3. 若面目一身俱黄，称为"黄疸"。黄而鲜明如橘子色者，属"阳黄"，为湿热熏蒸之故；黄而晦暗如烟熏者，属"阴黄"，为寒湿郁阻之故。

(四)青色

青色主寒证、气滞、血瘀、疼痛和惊风。

1. 面色淡青或青黑者，属寒盛、痛剧。

2. 突然面色青灰，口唇青紫，肢凉脉微，多为心阳暴脱，心血瘀阻之象。

3. 久病面色与口唇青紫，多属心气、心阳虚衰，血行瘀阻，或肺气闭塞，呼吸不利。

4. 面色青黄(苍黄)，多见于肝郁脾虚。

5. 小儿眉间、鼻柱、唇周色青者，多属惊风或惊风先兆。

(五)黑色

黑色主肾虚、寒证、水饮、血瘀、疼痛。

1. 面黑暗淡者，多属肾阳虚。

2. 面黑干焦者，多属肾阴虚。

3. 眼眶周围色黑者，多属肾虚水饮或寒湿带下。

4. 面色黧黑、肌肤甲错者，多由瘀血日久所致。

要点四　望色十法的含义及具体内容

望色十法是清代汪宏在《望诊遵经》中提出的色诊方法。其内容是：浮、沉、清、浊、微、甚、散、抟、泽、夭。分别用以判断疾病的表、里、阴、阳、虚、实、新、久、轻、重，也可作为观察动态变化的参考。

1. 浮沉　浮是面色浮显于皮肤之表，主表证；沉是面色沉隐于皮肤之内，主里证。面色由浮转沉，是病由表入里；由沉转浮，是病自里出表。

2. 清浊　清是面色清明，主阳证；浊是面色浊暗，主阴证。面色由清转浊，是病从阳转阴；由浊转清，是病由阴转阳。

3. 微甚　微是面色浅淡，主虚证；甚是面色深浓，主实证。面色由微转甚，是病因虚致实；由甚转微，是病由实转虚。

4. 散抟　散是面色疏散，主新病，或病邪将解；抟是面色壅滞，主久病，或病邪渐聚。面色由抟转散，是病虽久而邪将解；由散转抟，是病虽近而邪渐聚。

5. 泽夭　泽是面色润泽，主精气未衰，病轻易治；夭是面色枯槁，主精气已衰，病重难医。面色由泽转夭，是病趋重危；由夭转泽，是病情好转。

细目三　望　　形

要点　形体强弱胖瘦的临床表现及意义

(一)形体强弱

1. 体强　指身体强壮。表现为胸廓宽厚，筋强骨健，肌肉充实有力，皮肤光滑润泽，说明脏腑坚实，气血旺盛，抗病力强。这种人不易患病，即使有病，也容易治愈，预后较好。

2. 体弱　指身体衰弱。表现为胸廓狭窄，筋细骨弱，肌肉瘦软无力，皮肤干枯不泽，说明脏

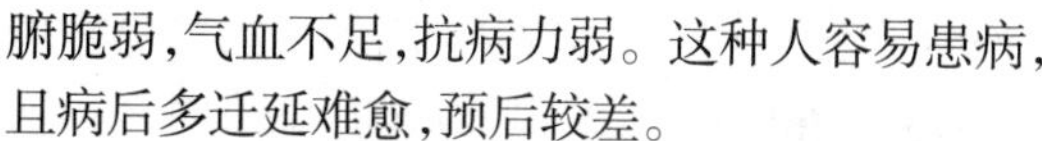

腑脆弱，气血不足，抗病力弱。这种人容易患病，且病后多迁延难愈，预后较差。

（二）形体胖瘦

1. 肥胖　其体型特征是“肉盛于骨”，脂肪偏多。其体形特点是头圆形，颈短粗，肩宽平，胸厚短圆，大腹便便，体形肥胖。若形体肥胖，肌肉坚实，食欲旺盛，为形气有余。若形体肥胖，肉松皮缓，食少懒动，动则乏力气短，属形盛气虚。

肥胖多因嗜食肥甘，喜静少动，脾失健运，痰湿脂膏积聚等所致。因形盛气虚，水湿难以周流，则痰湿积聚，故有“肥人湿多”“肥人多痰”之说。

2. 消瘦　其特征是肌肉消瘦。其体形特点是头长形，颈细长，肩狭窄，胸狭平坦，大腹瘦瘪，体形显瘦长。形体较瘦但精力充沛，神旺有力，抗病力强，也应属正常健康之人。形瘦食多，为中焦有火。形瘦食少，为中气虚弱。

形瘦之人多属阴血不足，内有虚火的表现，易患肺痨等病，故有“瘦人多火”之说。

细目四　望　　态

要点　动静姿态、异常动作的临床表现及意义

（一）动静姿态

1. 坐形

（1）坐而喜仰，但坐不得卧，卧则气逆，多为咳喘肺胀，或水饮停于胸腹等所致的肺实气逆。

（2）坐而喜俯，少气懒言，多属体弱气虚。

（3）但卧不得坐，坐则神疲或昏眩，多为气血俱虚，或夺气脱血，或肝阳化风。

（4）坐时常以手抱头，头倾不能昂，凝神直视，为精神衰败。

2. 卧式

（1）卧时常向外，躁动不安，身轻能自转侧，多为阳证、热证、实证。

（2）卧时喜向里，喜静懒动，身重不能转侧，多为阴证、寒证、虚证。

（3）蜷卧缩足，喜加衣被者，多为虚寒证。

（4）仰卧伸足，掀去衣被，多属实热证。

（5）咳逆倚息不得卧，卧则气逆，多为肺气壅滞，或心阳不足，水气凌心，或肺有伏饮。

3. 立姿

（1）站立不稳，伴见眩晕者，多属肝风内动，或脑有病变。

（2）不耐久站，站立时常欲依靠他物支撑，多属气虚血衰。

（3）若以两手护腹，俯身前倾者，多为腹痛之征。

4. 行态

（1）以手护腰，弯腰曲背，行动艰难，多为腰腿疼。

（2）行走之际，突然止步不前，以手护心，多为真心痛。

（3）行走时身体颤动不定，为肝风内动。

（二）异常动作

1. 患者睑、面、唇、指（趾）不时颤动者，在外感热病中，多是动风预兆；在内伤杂病中，多是气血不足，筋脉失养，虚风内动。

2. 四肢抽搐或拘挛，项背强直，角弓反张者，常见于小儿惊风、痫病、破伤风、子痫、马钱子中毒等。

3. 猝然昏倒，不省人事，口眼㖞斜，半身不遂者，属中风病。猝倒神昏，口吐涎沫，四肢抽搐，醒后如常者，属痫病。

4. 恶寒战栗（寒战），见于疟疾发作，或伤寒、温病邪正剧争，欲作战汗之时。

5. 肢体软弱无力，行动不灵而无痛，是痿病。关节拘挛，屈伸不利，多属痹病。

6. 儿童手足伸屈扭转，挤眉眨眼，努嘴伸舌，状似舞蹈，不能自制，多由气血不足，风湿内侵所致。

细目五 望 头 面

要点一 望头部病变的临床表现及意义

(一)望头颅

1. 头大 小儿头颅均匀增大,颅缝开裂,面部较小,智能低下者,多为先天不足,肾精亏损,水液停聚于颅脑所致。

2. 头小 小儿头颅狭小,头顶尖圆,颅缝早闭,智能低下者,多因先天肾精不足,颅骨发育不良所致。

3. 方颅 小儿前额左右突出,头顶平坦,颅呈方形者,是肾精不足或脾胃虚弱,颅骨发育不良的表现,可见于佝偻病、先天性梅毒等患儿。

4. 头摇 患者头摇不能自主,不论成人或小儿,多为肝风内动之兆,或为老年气血虚衰,脑神失养所致。

(二)望囟门

1. 囟陷 即小儿囟门下陷,多属虚证。可见于吐泻伤津,或气血不足,或先天肾精不足,脑髓失充。

2. 囟填 即囟门高突,多属实热证。可见于温病火邪上攻者,或脑髓有病,或颅内水液停聚。

3. 解颅 即囟门迟闭,骨缝不合,属肾气不足,或发育不良的表现。常见于小儿佝偻病。

(三)望头发

1. 发黄 指发黄干枯,稀疏易落。多属精血不足,可见于慢性虚损患者或大病之后精血未复。

(1)小儿头发稀疏黄软,生长迟缓,甚至久不生发,或枕后发稀,或头发稀疏不匀者,多因先天不足,肾精亏损而致。

(2)小儿发结如穗,枯黄无泽,伴见面黄肌瘦,多为疳积病。

2. 发白 指青少年白发。发白伴有耳鸣、腰酸者属肾虚;伴有失眠健忘症状者为劳神伤血所致;但亦有因先天禀赋不足所致者。

3. 脱发 突然片状脱发,脱落处显露圆形或椭圆形光亮头皮而无自觉症状,称为斑秃,多为血虚受风所致。

(1)青壮年头发稀疏易落,有眩晕、健忘、腰膝酸软等表现者,多为肾虚。

(2)头发已脱,头皮瘙痒,多屑多脂者,多为血热生风所致。

要点二 望面部病变的临床表现及意义

(一)面肿

面部浮肿,按之凹陷者,为水肿病,属全身水肿的一部分。

1. 颜面浮肿,发病迅速者,为阳水,多为外感风邪,肺失宣降所致。

2. 颜面浮肿,兼见面色㿠白,发病缓慢者属阴水,多由脾肾阳虚,水湿泛滥所致。

3. 颜面浮肿,兼见面唇青紫,心悸气喘,不能平卧者,多属心肾阳虚,血行瘀滞,水气凌心所致。

(二)腮肿

1. 痄腮 指一侧或两侧腮部以耳垂为中心肿起,边缘不清,局部灼热疼痛的症状。为外感温毒之邪所致,多见于儿童,属传染病。

2. 发颐 指颧下颌上耳前发红肿起,伴有寒热、疼痛的症状。为阳明热毒上攻所致。

(三)口眼㖞斜

1. 口僻 单见口眼㖞斜,肌肤不仁,面部肌肉患侧偏缓,健侧紧急,患侧目不能合,口不能闭,不能皱眉鼓腮,饮食言语皆不利者,为风邪中络所致。

2. 中风 若口角㖞斜兼半身不遂者,多为肝阳化风,风痰阻闭经络。

(四)面脱

面削颧耸,称面脱。指面部肌肉消瘦,两颧高耸,眼窝、颊部凹陷。因气血虚衰,脏腑精气耗竭所致,多见于慢性病的危重阶段。

(五)特殊面容

1. 惊怖恐貌 指患者面部呈现恐惧的症状。多见于小儿惊风、客忤以及癫病、瘿气等病。若遇声、光、风刺激,或见水、闻水声时出现者,可能为狂犬病。

2. 苦笑貌 指患者面部呈现无可奈何的苦笑样症状。由面部肌肉痉挛所致,乃破伤风的特殊征象。

细目六 望 五 官

要点一 望目部病变的临床表现及意义

(一) 五轮学说的内容

目内眦及外眦的血络属心，称为“血轮”；黑睛属肝，称为“风轮”；白睛属肺，称为“气轮”；瞳仁属肾，称为“水轮”；眼胞属脾，称为“肉轮”。

(二) 望目色

1. 目赤肿痛 多属实热证。如白睛色红为肺火或外感风热；两眦赤痛为心火；睑缘赤烂为脾有湿热；全目赤肿为肝经风热上攻。

2. 白睛发黄 为黄疸的主要标志。多由湿热或寒湿内蕴，肝胆疏泄失常，胆汁外溢所致。

3. 目眦淡白 属血虚、失血。由血少不能上荣于目所致。

4. 目胞色黑晦暗 多属肾虚。

5. 黑睛灰白混浊 称为目生翳。多因邪毒侵袭，或肝胆实火上攻，或湿热熏蒸，或阴虚火炎等，使黑睛受伤而成。

(三) 望目形

1. 目胞浮肿 为水肿的常见表现。

2. 眼窝凹陷 多为伤津耗液或气血不足，可见于吐泻伤津或气血虚衰的患者；若久病重病眼球深陷，伴形瘦如柴，则为脏腑精气竭绝，正气衰竭，属病危。

3. 眼球突出 眼球突出兼喘满上气者，属肺胀，为痰浊阻肺、肺气不宣、呼吸不利所致。若眼球突出兼颈前微肿，急躁易怒者，称为瘿病，因肝郁化火、痰气壅结所致。

4. 胞睑红肿 睑缘肿起结节如麦粒，红肿较轻者，称为针眼；胞睑漫肿，红肿较重者，称为眼丹，皆为风热邪毒或脾胃蕴热上攻于目所致。

(四) 望目态

1. 瞳孔缩小 可见于川乌、草乌、毒蕈、有机磷杀虫药及吗啡、氯丙嗪等药物中毒。

2. 瞳孔散大 可见于颅脑损伤(如头部外伤)、出血中风病等，提示病情危重；若两侧瞳孔完全散大，对光反射消失，则是临床死亡的指征之一；也可见于青风内障或颠茄类药物中毒等。

3. 目睛凝视 指患者两眼固定，不能转动。固定前视者，称瞪目直视；固定上视者，称戴眼反折；固定侧视者，称横目斜视。多属肝风内动所致。

4. 睡眠露睛 指患者昏昏欲睡，睡后胞睑未闭而睛珠外露。多属脾气虚弱，气血不足，胞睑失养所致。常见于吐泻伤津和慢脾风的患儿。

5. 胞睑下垂 又称睑废，指胞睑无力张开而上睑下垂者。双睑下垂者，多为先天不足，脾肾亏虚；单睑下垂者，多因脾气虚衰，脉络失养，肌肉松弛所致，也可见于外伤。

要点二 望口与唇病变的临床表现及意义

(一) 望口

1. 口之形色

口角流涎：小儿见之多属脾虚湿盛；成人见之多为中风口㖞不能收摄。

口疮：唇内和口腔黏膜出现灰白色小溃疡，周围红晕，局部疼痛。多由心、脾二经积热上熏所致，或由阴虚火旺所致。

口糜：口腔黏膜糜烂成片，口气臭秽，多由湿热内郁，上蒸口腔而成。

鹅口疮：小儿口腔、舌上出现片状白屑，状如鹅口者，多因感受邪毒，心脾积热，上熏口舌所致。

2. 口之动态

口张：口开而不闭，属虚证。若状如鱼口，但出不入，则为肺气将绝。

口噤：口闭而难开，牙关紧急，属实证，多因筋脉拘急所致，可见于中风、痫病、惊风、破伤风等。

口撮：上下口唇紧聚，不能吸吮，可见于小儿脐风。

口僻：口角向一侧㖞斜，见于风邪中络，或风中脏腑之患者。

口振：战栗鼓颌，口唇振摇，常见于疟疾初起。

口动：口频繁开合，不能自禁，是胃气虚弱的表现；若口角掣动不止，是热极生风或脾虚生风之象。

(二) 察唇

1. 唇之色泽

唇色红润：此为正常人的表现，说明胃气充

足，气血调匀。

唇色淡白：多属血虚或失血。

唇色深红：多属热盛。

口唇赤肿而干：多为热极。

口唇呈樱桃红色者：多见于煤气中毒。

口唇青紫：多属阳气虚衰，血行瘀滞。

口唇青黑：多属寒盛、痛极。

2. 唇之形态

口唇干裂：为津液损伤，多属燥热伤津或阴虚液亏。

口唇糜烂：多为脾胃积热上蒸。

唇边生疮，红肿疼痛：为心脾积热。

要点三 望齿与龈病变的临床表现及意义

（一）察牙齿

1. 牙齿色泽

牙齿洁白润泽：是津液内充、肾气充足的表现。

牙齿干燥：为胃阴已伤。

牙齿光燥如石：是阳明热盛，津液大伤。

牙齿燥如枯骨：是肾阴枯涸，精不上荣，见于温热病的晚期。

牙齿枯黄脱落：见于久病者，多为骨绝。

2. 牙齿动态

牙关紧急：多属风痰阻络或热极生风。

咬牙啮齿：为热盛动风。

睡中啮齿：多因胃热或虫积所致，也可见于正常人。

（二）望牙龈

1. 牙龈色泽

牙龈淡红而润泽：是胃气充足、气血调匀的表现。

牙龈淡白：多是血虚或失血。

牙龈红肿疼痛：多是胃火亢盛。

2. 牙龈形态

牙宣：龈肉萎缩，牙根暴露，牙齿松动，多属肾虚或胃阴不足，也可见于气血不足者。

牙疳：牙龈溃烂，流腐臭血水，多因外感疫疠之邪，积毒上攻所致。

要点四 望咽喉病变的临床表现及意义

（一）咽喉色泽

1. 咽部深红，肿痛明显 属实热证，多因风热邪毒或肺胃热毒壅盛所致。

2. 咽部嫩红，肿痛不显 属阴虚证，多由肾水亏少、阴虚火旺所致。

3. 咽喉淡红漫肿 多属痰湿凝聚所致。

（二）咽喉形态

1. 乳蛾 一侧或两侧喉核红肿肥大，形如乳头或蚕蛾，表面或有脓点，咽痛不适。属肺胃热盛，邪客喉核，或虚火上炎，气血瘀滞所致。

2. 喉痈 咽喉部红肿高突，疼痛剧烈，吞咽困难。多因脏腑蕴热，复感外邪，热毒客于咽喉所致。

3. 咽喉溃烂 溃烂成片或凹陷者，为肺胃热毒壅盛；若腐烂分散浅表者，为肺胃之热尚轻；若溃腐日久，周围淡红或苍白者，多属虚证。

4. 伪膜 咽部溃烂处上覆白腐，形如白膜者。如伪膜松厚，容易拭去，去后不复生，此属肺胃热浊上壅于咽，证较轻；如伪膜坚韧，不易剥离，重剥则出血，或剥去随即复生，此属重证，多是白喉，又称“疫喉”，因肺胃热毒伤阴而成，属烈性传染病。

细目七 望 躯 体

要点一 望颈项病变的临床表现及意义

（一）瘿瘤

瘿瘤指颈部结喉处有肿块突起，或大或小，或单侧或双侧，可随吞咽而上下移动。多因肝郁气结，痰凝血瘀，或水土失调，痰气搏结所致。

（二）瘰疬

瘰疬指颈侧颌下有肿块如豆，累累如串珠。多由肺肾阴虚，虚火内灼，炼液为痰，结于颈部，或外感风火时毒，夹痰结于颈部所致。

（三）项强

项强指项部拘紧或强硬。

1. 项部拘急牵引不舒，兼有恶寒、发热，是风寒侵袭太阳经脉，经气不利所致。

2. 项部强硬，不能前俯，兼壮热、神昏、抽搐者，多属温病火邪上攻，或脑髓有病。

3. 项强不适，兼头晕者，多属阴虚阳亢，或

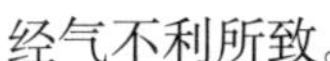

经气不利所致。

4. 睡眠之后，项强而痛，并无他苦者，为落枕，多因睡姿不当，项部经络气滞所致。

（四）项软

项软指颈项软弱，抬头无力。小儿项软，多因先天不足，肾精亏损。后天失养，发育不良，可见于佝偻病患儿。久病、重病颈项软弱，头垂不抬，眼窝深陷，多为脏腑精气衰竭之象，属病危。

（五）颈脉怒张

颈脉怒张指颈部脉管明显胀大，平卧时更甚。多见于心血瘀阻、肺气壅滞及心肾阳衰、水气凌心的患者。

要点二　望四肢病变的临床表现及意义

（一）外形

1. 四肢萎缩　指四肢或某一肢体肌肉消瘦、萎缩、松软无力。多因气血亏虚或经络闭阻，肢体失养所致。

2. 肢体肿胀　指四肢或某一肢体肿胀。四肢红肿疼痛者，多为热壅血瘀所致。足部或下肢肿胀，甚至全身浮肿者，多见于水肿。下肢肿胀，皮肤粗厚如象皮者，多见于丝虫病。

3. 膝部肿大　膝部红肿热痛，屈伸不利，多见于热痹，为风湿郁久化热所致。膝部肿大而股胫消瘦，称为"鹤膝风"，多因寒湿久留，气血亏虚所致。

4. 小腿青筋　指小腿青筋暴露，形似蚯蚓。多因寒湿内侵，络脉血瘀所致。

5. 下肢畸形　指膝内翻、膝外翻、足内翻、足外翻等。直立时两踝并拢而两膝分离，称为膝内翻（又称"O"形腿）；两膝并拢而两踝分离，称为膝外翻（又称"X"形腿）。若踝关节呈固定型内收位，称足内翻；呈固定外展位，称足外翻。均属先天不足，肾气不充，或后天失养，发育不良。

（二）动态

1. 肢体痿废　指肢体肌肉萎缩，筋脉弛缓，痿废不用，多见于痿病。常因精津亏虚或湿热浸淫，筋脉失养所致。若双下肢痿废不用者，多见于截瘫患者。

2. 四肢抽搐　指四肢筋脉挛急与弛张间作，舒缩交替，动作有力。多因肝风内动，筋脉拘急所致。

3. 手足拘急　指手足筋肉挛急不舒，屈伸不利，多因寒邪凝滞，或气血亏虚，筋脉失养所致。

4. 手足颤动　指双手或下肢颤抖，或振摇不定，不能自主。多由血虚筋脉失养，或饮酒过度所致。

5. 手足蠕动　指手足时时掣动，动作弛缓无力，如虫之蠕行。多为阴虚动风所致。

6. 扬手掷足　指热病中，神志不清，昏迷，手足躁动不宁，是热扰心神所致。

7. 循衣摸床，撮空理线　指重病神志不清，患者不自主地伸手抚摸衣被、床沿，或伸手向空，手指时分时合，为病重失神之象。

细目八　望　皮　肤

要点一　皮肤色泽、形态异常的临床表现及意义

（一）色泽异常

1. 皮肤发赤　皮肤突然鲜红成片，色如涂丹，边缘清楚，灼热肿胀者，为丹毒。

发于头面者，名抱头火丹；发于小腿足部者，名流火；发于全身、游走不定者，名赤游丹。发于上部者多由风热化火所致，发于下部者多因湿热化火而成，亦有因外伤染毒而引起者。

2. 皮肤发黄　面目、皮肤、爪甲俱黄者，为黄疸。

其黄色鲜明如橘皮色者，属阳黄，因湿热蕴蒸，胆汁外溢肌肤而成。黄色晦暗如烟熏色者，属阴黄，因寒湿阻遏，胆汁外溢肌肤所致。

3. 皮肤发黑　皮肤黄中显黑，黑而晦暗，多为黑疸，由劳损伤肾所致；周身皮肤发黑，亦可见于肾阳虚衰的患者。

4. 皮肤白斑　四肢、面部等处出现白斑，大小不等，界限清楚，病程缓慢者，为白驳风或白癜风。多因风湿侵袭，气血失和，血不荣肤所致。

（二）形态异常

1. 皮肤干枯　皮肤干燥是指皮肤干枯无

华,甚至皲裂、脱屑的症状。多因阴津已伤,营血亏虚,肌肤失养,或因外邪侵袭,气血滞涩等所致。

2. 肌肤甲错 肌肤甲错是指皮肤干枯粗糙,状若鱼鳞的症状。多属血瘀日久,肌肤失养所致。

要点二 皮肤病症的临床表现及意义

(一)斑疹

斑和疹都是全身性疾病表现于皮肤的症状。

1. 斑 指皮肤黏膜出现深红色或青紫色片状斑块,平摊于皮肤,摸之不碍手,压之不褪色的症状。可由外感温热邪毒,热毒窜络,内迫营血,或脾虚血失统摄,或阳衰寒凝血瘀,或外伤血溢肌肤所致。

2. 疹 指皮肤出现红色或紫红色、粟粒状疹点,高出皮肤,抚之碍手,压之褪色的症状。常见于麻疹、风疹、瘾疹等病,也可见于温热病中。多因外感风热时邪,或过敏,或热入营血所致。

在外感病中,若斑疹色红,先从胸腹出现,然后延及四肢,斑疹发后热退神清者,是邪气透泄的佳兆,是轻证、顺证;若布点稠密,色现深红或紫黑,并且斑疹先从四肢出现,然后内延胸腹,同时大热不退,神志昏迷,为正不胜邪,邪气内陷,是重证、逆证。

(二)水疱

1. 白㾦 又称白疹。指皮肤上出现的一种白色小疱疹。其特点是晶莹如粟,高出皮肤,擦破流水,多发于颈胸部,四肢偶见,面部不发。白㾦的出现,多因外感湿热之邪,郁于肌表,汗出不彻而发,见于湿温病。白㾦有晶㾦、枯㾦之分。色白,点细,形如粟,明亮滋润像水晶的,称晶㾦,是顺证;若㾦色干枯则称为枯㾦,是津液枯竭,为逆证。

2. 水痘 指小儿皮肤出现粉红色斑丘疹,很快变成椭圆形小水疱,晶莹明亮,浆液稀薄,皮薄易破,分批出现,大小不等,兼有轻度恶寒发热表现者,称为水痘。因外感时邪,内蕴湿热所致,属儿科常见的传染病。

3. 湿疹 指周身皮肤出现红斑,迅速形成丘疹、水疱,破后渗液,出现红色湿润之糜烂面者。多因湿热蕴结,复感风邪,郁于肌肤而发。

4. 热气疮 口角、唇边、鼻旁、外阴等皮肤黏膜交界处出现成簇粟米大小的水疱,灼热痒痛。多因外感风热或肺胃蕴热上熏,或肝经湿热下注。

(三)疮疡

1. 痈 指患部红肿高大,根盘紧束,伴有焮热疼痛,并能形成脓疡的疾病。具有未脓易消、已脓易溃、疮口易敛的特点,属阳证。多由湿热火毒内蕴,气血瘀滞所致。

2. 疽 指患部漫肿无头,肤色不变,疼痛不已的疾病。具有难消、难溃、难敛,溃后易伤筋骨的特点,属阴证。多由气血亏虚,阴寒凝滞所致。

3. 疔 指患部初起如粟如米,根脚坚硬较深,麻木或发痒,顶白而痛的疾病。多发于颜面和手足。因竹木刺伤,或感受疫毒、火毒等邪所致。

4. 疖 指患部形小而圆,红肿热痛不甚,根浅、脓出即愈的疾病。因外感火热毒邪或湿热蕴结所致。

细目九 望排出物

要点一 望痰、望涕的临床表现及意义

(一)望痰

1. 痰黄黏稠,坚而成块者,属热痰。因热邪煎熬津液之故。

2. 痰白而清稀,或有灰黑点者,属寒痰。因寒伤阳气,气不化津,湿聚为痰之故。

3. 痰白滑而量多,易咯出者,属湿痰。因脾虚不运,水湿不化,聚而成痰之故。

4. 痰少而黏,难于咳出者,属燥痰。因燥邪伤肺,或肺阴虚津亏所致。

5. 痰中带血,色鲜红者,为热伤肺络。因肺阴亏虚,或肝火犯肺,或痰热壅肺所致。

6. 咳吐脓血腥臭痰,属肺痈。因热毒蕴肺,化腐成脓所致。

(二)望涕

1. 新病鼻塞流清涕,是外感风寒;鼻流浊

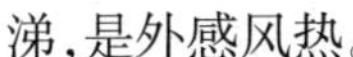

涕，是外感风热。

2. 阵发性清涕，量多如注，伴喷嚏频作，多属鼻鼽，是风寒束于肺胃所致。

3. 久流浊涕，质稠、量多、气腥臭者，为鼻渊，是湿热蕴阻所致。

要点二 望呕吐物的临床表现及意义

1. 呕吐物清稀无臭，多因胃阳不足，难以腐熟水谷，或寒邪犯胃，损伤胃阳，导致水饮内停，胃失和降所致。

2. 呕吐物秽浊酸臭，多因邪热犯胃，胃失和降所致。

3. 呕吐物酸腐，夹杂不消化食物，多属伤食，因暴饮暴食，损伤脾胃，宿食不化，胃气上逆所致。

4. 呕吐黄绿苦水，多为肝胆湿热或郁热。

5. 吐血色暗红或紫暗有块，夹杂食物残渣，多属胃有积热，或肝火犯胃，或胃腑素有瘀血所致。

细目十 望小儿指纹

要点一 望小儿指纹的方法及临床表现

1. 望小儿指纹的方法 诊察小儿指纹时，令家长抱小儿面向光亮，医生用左手拇指和食指握住小儿食指末端，再以右手拇指的侧缘在小儿食指掌侧前缘从指尖向指根部轻推几次，用力要适中，使络脉显露，便于观察。

2. 小儿指纹的临床表现 小儿正常食指指纹在掌侧前缘，纹色浅红，红黄相间，络脉隐隐显露于风关之内，粗细适中。年幼儿络脉显露而较长；年长儿络脉不显而略短。皮肤薄嫩者，络脉较显而易见；皮肤较厚者，络脉常模糊不显。

要点二 小儿指纹异常的临床表现及意义

1. 浮沉分表里

指纹浮而显露：为病邪在表，多见于外感表证。

指纹沉隐不显：为病邪在里，多见于内伤里证。

2. 红紫辨寒热

指纹色鲜红：主外感风寒表证。

指纹紫红：主热证。

指纹色青：主疼痛、惊风。

指纹淡白：主脾虚、积。

指纹色紫黑：为血络郁闭，多属病危之象。

3. 淡滞定虚实

指纹浅淡而纤细：多属虚证。

指纹浓滞而增粗：多属实证。

4. 三关测轻重

指纹显于风关：是邪气入络，邪浅病轻，可见于外感初起。

指纹达于气关：是邪气入经，邪深病重。

指纹达于命关：是邪入脏腑，病情严重。

指纹直达指端：称为“透关射甲”，提示病情凶险预后不良。

第三单元　舌　　诊

舌诊是观察患者舌质和舌苔的变化以诊察疾病的方法，是望诊的重要内容，是中医诊法的特色之一。

细目一　舌诊原理

要点　舌诊原理

（一）舌与脏腑、经络的联系

舌由肌肉、血脉和经络所构成，三者都与脏腑存在着密切的联系。

1. 舌可反映心、神的病变　①舌为心之苗窍，手少阴心经之别系舌本。因心主血脉，而舌的脉络丰富，心血上荣于舌，故人体气血运行的情况，可反映在舌质的颜色上。②心主神明，舌体的运动又受心神的支配，因而舌体运动是否灵活自如，语言是否清晰，与神志密切相关，故舌可反映心、神的病变。

2. 舌可反映脾胃的功能状态　舌为脾之外候，足太阴脾经连舌本、散舌下，舌居口中，司味觉。舌苔是禀胃气而生，与脾胃运化功能相应，故舌可反映脾胃的功能状态；脾胃为后天之本、气血生化之源，故舌象亦是全身营养和代谢功能的反映，代表了全身气血津液的盛衰。

3. 舌可反映其他脏腑的病变　①肝藏血、主筋，足厥阴肝经络舌本。②肾藏精，足少阴肾经循喉咙、夹舌本。③足太阳膀胱经经筋结于舌本。④肺系上达咽喉，与舌根相连。⑤其他脏腑组织，由经络沟通，也直接、间接与舌产生联系，因此，脏腑的病变亦必然通过经络气血的变化而反映于舌。

（二）舌面脏腑分候

1. 以五脏划分，舌尖属心、肺，舌边属肝（胆），舌中属脾（胃），舌根属肾。

2. 以胃经划分，舌尖属上脘，舌中属中脘，舌根属下脘。

3. 以三焦划分，舌尖属上焦（心肺），舌中属中焦（脾），舌根属下焦（肝肾）。

舌尖红赤或破溃，多为心火上炎；舌体两侧出现青紫色斑点，多为肝经气滞血瘀；若舌见厚腻苔，多见于脾失健运所致的湿浊、痰饮、食积等；若舌苔出现剥脱，在舌中多为胃阴不足，在舌根多为肾阴虚等。

（三）舌与气血、津液的联系

1. 舌与气血　舌为血脉丰富的肌性器官，有赖气血的濡养和津液的滋润。舌体的形质和舌色与气血的盈亏和运行状态有关。

2. 舌与津液　舌苔和舌体的润燥与津液的多少有关。舌下肉阜部有金津、玉液，中医认为，唾为肾液，涎为脾液，为津液的一部分，其生成、输布离不开脏腑功能，尤其与肾、脾、胃等脏腑密切相关，所以通过观察舌体的润燥，可以判断体内津液的盈亏及病邪性质的寒热。

细目二　正常舌象

要点　正常舌象的特点及临床意义

（一）舌诊的内容

舌诊的内容主要分望舌质和舌苔两方面。

1. 舌质　又称舌体，是舌的肌肉脉络组织。

2. 舌苔　是舌面上附着的一层苔状物。

（二）正常舌象的主要特征

正常舌象的主要特征为：舌色淡红鲜明，舌质滋润，舌体大小适中、柔软灵活，舌苔均匀薄白而润。简称“淡红舌，薄白苔”。

正常舌象受体内外环境的影响，可以产生生理性变异，如受年龄因素的影响，儿童的舌质多淡嫩，舌苔偏少易剥，老年人的舌色多暗红；受女性生理特点的影响，在月经期可以出现蕈状乳头充血而舌质偏红，或舌尖边部有明显的红刺，月经过后可以恢复正常；受禀赋、体质因素的影响，舌象可以出现一些差异，如裂纹舌、齿痕舌、地图舌等，均有属于先天性者；受气候、环境因素的影响，夏天舌苔多厚，秋天舌苔偏干燥，冬季舌常湿润等。

（三）正常舌象的临床意义

正常舌象说明胃气旺盛，气血津液充盈，脏腑功能正常。

细目三　望　舌　质

要点一　舌色异常的表现特征及临床意义

舌色是指舌质的颜色。

（一）淡红舌

1. 表现特征　淡红舌指舌体颜色淡红润泽、白中透红的表现。

2. 临床意义　淡红舌为气血调和的征象，多见于健康人，或病之轻者。

淡红舌为心血充足，胃气旺盛的生理状态。若外感病初起，病情轻浅，尚未伤及气血及脏腑，舌色仍可保持正常。

（二）淡白舌

1. 表现特征　淡白舌指舌色较健康人的淡红色浅淡，白色偏多，红色偏少，甚至全无血色者（枯白舌）的表现。

2. 临床意义　淡白舌主气血两虚、阳虚。枯白舌主亡血夺气。气血两亏，血不荣舌，或阳气不足，推动血液运行无力，致使血液不能上荣于舌，故舌色浅淡。亡血夺气，病情危重，舌无血气充养，则显枯白无华。

淡白湿润，舌体胖嫩，多为阳虚水湿内停。

淡白光莹，舌体瘦薄，属气血两亏。

（三）红舌

1. 表现特征　舌色较淡红色为深，甚至呈鲜红色的表现。红舌可见于整个舌体，亦可只见于舌尖。

2. 临床意义　红舌主实热、阴虚。血得热则行，热盛则气血沸涌，舌体脉络充盈；或阴液亏虚，虚火上炎，故舌色鲜红。

舌色稍红，或舌边尖略红，多属外感风热表证初期。

舌色鲜红而起芒刺，或兼黄厚苔，多属实热证。

舌尖红，多为心火上炎。

舌两边红，多为肝经有热。

舌体小，舌鲜红而少苔，或有裂纹，或光红无苔，属虚热证。

（四）绛舌

1. 表现特征　绛舌指舌色较红色更深，或略带暗红色的表现。

2. 临床意义　绛舌主里热亢盛、阴虚火旺。绛舌多由红舌进一步发展而来。其形成是因热入营血，耗伤营阴，血液浓缩，或虚火上炎，舌体脉络充盈。

舌绛有苔，或伴有红点、芒刺，多属温病热入营血，或脏腑内热炽盛。

舌绛少苔或无苔，或有裂纹，多属久病阴虚火旺，或热病后期阴液耗损。

（五）紫舌

1. 表现特征　全舌呈现紫色，或局部出现青紫斑点的表现。舌淡而泛现青紫者，为淡紫舌；舌红而泛现紫色者，为紫红舌；舌绛而泛现紫色者，为绛紫舌；舌体局部出现青紫色斑点者，为紫斑或紫点舌。

2. 临床意义　紫舌主气血瘀滞。

全舌青紫，多是全身性血行瘀滞。

舌有紫色斑点，多属瘀血阻滞于局部。

舌色淡红中泛现青紫，多因肺气壅滞，或肝郁血瘀，或气虚无力推动血液运行，亦可见于先天性心脏病，或某些药物、食物中毒。

舌淡紫而湿润，多因阴寒内盛，或阳气虚衰而致寒凝血瘀。

舌紫红或绛紫而干枯少津，为热盛伤津，气血壅滞。

要点二　舌形异常的表现特征及临床意义

舌形是指舌体的形状。

（一）老舌

1. 表现特征　舌质纹理粗糙或皱缩，坚敛苍老，舌色较暗者，为苍老舌。

2. 临床意义 老舌多见于实证。实邪亢盛,充斥体内,而正气未衰,邪正交争,邪气壅滞于上,故舌质苍老。

(二) 嫩舌

1. 表现特征 舌质纹理细腻,浮胖娇嫩,舌色浅淡者,为嫩舌。

2. 临床意义 嫩舌多见于虚证。气血不足,舌体脉络不充,或阳气亏虚,运血无力,寒湿内生,故舌嫩色淡白。

(三) 胖舌

1. 表现特征 舌体较正常舌大而厚,伸舌满口者,称为胖大舌;舌体肿大,盈口满嘴,甚者不能闭口,伸出则难以缩回者,称为肿胀舌。

2. 临床意义 胖大舌多主水湿内停、痰湿热毒上泛。

舌淡胖大,多为脾肾阳虚,水湿内停。

舌红胖大,多属脾胃湿热或痰热内蕴。

舌红绛肿胀,多见于心脾热盛,热毒上壅。

先天性舌血管瘤患者,可呈现青紫肿胀舌。

(四) 瘦舌

1. 表现特征 舌体比正常舌瘦小而薄者,称为瘦薄舌。

2. 临床意义 瘦薄舌多主气血两虚,阴虚火旺。

舌体瘦薄而色淡,多是气血两虚。

舌体瘦薄而色红绛,舌干少苔或无苔,多见于阴虚火旺,津液耗伤。

(五) 点、刺舌

1. 表现特征 点、刺相似,多见于舌的边尖部分。点是指突起于舌面的红色、白色或黑色星点。大者为星,称红星舌;小者为点,称红点舌。刺是指舌乳头突起如刺,摸之棘手的红色或黄黑色点刺,称为芒刺舌。

2. 临床意义 点、刺舌提示脏腑热极,或血分热盛。点、刺是由蕈状乳头增生,数目增多,充血肿大而形成。一般点、刺越多,邪热越盛。

舌红而起芒刺,多为气分热盛。

舌红而点刺色鲜红,多为血热内盛,或阴虚火旺。

舌红而点刺色绛紫,多为热入营血而气血壅滞。

3. 根据点刺出现的部位,可区分热在何脏

(1) 舌尖生点刺:多为心火亢盛。

(2) 舌边有点刺:多属肝胆火盛。

(3) 舌中生点刺:多为胃肠热盛。

(六) 裂纹舌

1. 表现特征 裂纹舌指舌面出现多少不等、深浅不一、各种形态明显的裂沟,有深如刀割剪碎的,有横直皱纹而短小的,有纵形、横形、井字形、爻字形,以及辐射状、脑回状、鹅卵石状等。

2. 临床意义 裂纹舌统属阴血亏损,不能荣润舌面所致。

舌红绛而有裂纹,多是热盛伤津,或阴液虚损。

舌淡白而有裂纹,多为血虚不润。

舌淡白胖嫩,边有齿痕而又有裂纹,属脾虚湿侵。

健康人舌面上出现裂纹、裂沟,裂纹中一般有舌苔覆盖,且无不适感觉者,为先天性舌裂,应与病理性裂纹舌相鉴别。

(七) 齿痕舌

1. 表现特征 齿痕舌指舌体边缘见牙齿压迫的痕迹。

2. 临床意义 齿痕舌多主脾虚、水湿内停证。齿痕舌多因舌体胖大而受齿缘压迫所致,故常与胖大舌同见。

舌淡胖大,润而有齿痕,多属寒湿壅盛,或阳虚水湿内停。

舌淡红而有齿痕,多是脾虚或气虚。

舌红肿胀而有齿痕,为内有湿热痰浊壅滞。

舌淡红而嫩,舌体不大而边有轻微齿痕,可为先天性齿痕;如病中见之提示病情较轻,多见于小儿或气血不足者。

要点三 舌态异常的表现特征及临床意义

舌态是指舌体的动态。

(一) 痿软舌

1. 表现特征 痿软舌指舌体软弱,无力屈伸,痿废不灵的表现。

2. 临床意义 痿软舌多见于伤阴,或气血俱虚。痿软舌多因气血亏虚,阴液亏损,舌肌筋脉失养而废弛,致使舌体痿软。

舌淡白而痿软,多是气血俱虚。

久病舌绛少苔或无苔而痿软,多见于外感病后期,热极伤阴,或内伤杂病,阴虚火旺。

(二) 强硬舌

1. 表现特征 强硬舌指舌体板硬强直,运动不灵活的表现。

2. 临床意义　强硬舌多见于热入心包，或高热伤津，或风痰阻络。外感热病，热入心包，扰乱心神，使舌无主宰；高热伤津，筋脉失养，使舌体失其灵活与柔和；肝风夹痰，风痰阻滞舌体脉络，以致舌体强硬失和。

舌红绛少津而强硬，多因邪热炽盛。

舌胖大兼厚腻苔而强硬，多见于风痰阻络。

舌强语言謇涩，伴肢体麻木、眩晕，多为中风先兆。

（三）歪斜舌

1. 表现特征　歪斜舌指伸舌时舌体偏向一侧，或左或右。

2. 临床意义　歪斜舌多见于中风、喑痱或中风先兆。多因肝风内动，夹痰或夹瘀，痰瘀阻滞一侧经络，受阻侧舌肌弛缓，收缩无力，而健侧舌肌如常所致。

（四）颤动舌

1. 表现特征　颤动舌指舌体震颤抖动，不能自主的表现。轻者仅伸舌时颤动，重者不伸舌时亦抖颤难宁。

2. 临床意义　颤动舌为肝风内动的表现，可因热盛、阳亢、阴亏、血虚等所致。气血两虚，使筋脉失于濡养而无力平稳伸展舌体；或因热极阴亏而动风、肝阳化风等导致舌抖颤难安。

久病舌淡白而颤动，多属血虚动风。

新病舌绛而颤动，多属热极生风。

舌红少津而颤动，多属阴虚动风、肝阳化风。

酒毒内蕴，亦可见舌体颤动。

（五）吐弄舌

1. 表现特征　舌伸于口外，不立即回缩者，为“吐舌”；舌微露出口，立即收回，或舐口唇上下左右，掉动不停者，叫作“弄舌”。

2. 临床意义　吐弄舌两者皆因心、脾二经有热所致。心热则动风，脾热则津耗，以致筋脉紧缩不舒，频频动摇。

吐舌可见于疫毒攻心或正气已绝。

弄舌多见于热甚动风先兆。

吐弄舌亦可见于小儿智能发育不全。

（六）短缩舌

1. 表现特征　指舌体卷短、紧缩，不能伸长，甚者伸舌难于抵齿的表现。

2. 临床意义　短缩舌，多属危重证候的表现。

舌短缩，色淡白或青紫而湿润，多属寒凝筋脉或气血俱虚。

舌短缩，体胖而苔滑腻，多属痰浊内蕴。

舌短缩，色红绛而干，多属热盛伤津。

要点四　舌下络脉异常的表现特征及临床意义

舌下络脉是指位于舌下舌系带两侧的大络脉。正常的舌下络脉，是由细到粗，颜色呈暗红色，少有迂曲。舌下络脉的变化可反映气血的运行情况。

望舌下络脉，主要观察其长度、形态、色泽、粗细、舌下小血络等情况。

1. 舌下络脉粗胀，或呈青紫、绛、绛紫、紫黑色，或舌下细小络脉呈暗红色或紫色网络，或舌下络脉曲张如紫色珠子大小不等的结节改变，均为血瘀的征象。可因气滞、寒凝、热郁、痰湿、气虚、阳虚等所致，需结合其他症状进行分析。

2. 舌下络脉短而细，周围小络脉不明显，舌色偏淡者，多属气血不足。

细目四　望　舌　苔

要点一　望苔质的内容及临床意义

苔质，是指舌苔的质地、形态。主要观察舌苔的厚薄、润燥、腐腻、剥落、偏全、真假等方面的改变。

（一）薄、厚苔

1. 表现特征　苔质的厚薄以“见底”和“不见底”为标准，即透过舌苔能隐隐见到舌体的为“薄苔”，不能见到舌体则为“厚苔”。

2. 临床意义　苔的厚薄主要反映邪正的盛衰和邪气之深浅。

薄苔：本是胃气所生，属正常舌苔；若有病见之，亦属疾病轻浅，正气未伤，邪气不盛。故薄苔主外感表证，或内伤轻病。

厚苔：是胃气夹湿等邪气熏蒸所致，故厚苔主邪盛入里，或内有痰浊、食积等。

3. 舌苔厚薄变化的临床意义

舌苔由薄转厚，提示邪气渐盛，或表邪入

里,为病进。

舌苔由厚转薄,提示正气胜邪,内邪消散外达,为病退的征象。

舌苔的厚薄变化,一般是渐变的过程,如果薄苔突然增厚,提示邪气极盛,迅速入里。

舌苔骤然消退,舌上无新生舌苔,为正不胜邪,或胃气暴绝。

(二) 润、燥苔

1. 表现特征

润苔:舌苔润泽有津,干湿适中。

滑苔:舌面水分过多,伸舌欲滴,扪之湿而滑。

燥苔:舌苔干燥,扪之无津,甚则舌苔干裂。

糙苔:苔质粗糙如砂石,扪之糙手,津液全无。

2. 临床意义 舌苔的润燥主要反映体内津液的盈亏和输布情况。

润苔:是正常的舌苔表现。疾病过程中见润苔,提示体内津液未伤,多见于风寒表证、湿证初起、食滞、瘀血等。

滑苔:多因水湿之邪内聚,主寒证、主湿证、主痰饮。外感寒邪、湿邪,或脾阳不振,寒湿、痰饮内生,均可出现滑苔。

燥苔:提示体内津液已伤。如高热、大汗、吐泻或过服温燥药物等,导致津液不足,舌苔失于濡润而干燥。亦有因痰饮、瘀血内阻,阳气被遏,不能上蒸津液濡润舌苔而见燥苔者,属津液输布障碍。

糙苔:可由燥苔进一步发展而成。多见于热盛伤津之重证。若苔质粗糙而不干者,多为秽浊之邪盘踞中焦。

3. 舌苔润燥变化的临床意义

舌苔由润变燥,表示热重津伤,或津失输布。

舌苔由燥变润,主热退津复,或饮邪始化。

但在特殊情况下也有湿邪苔反燥而热邪苔反润者,如湿邪传入气分,气不化津,则舌苔反燥;热邪传入血分,阳邪入阴,蒸动阴气,则舌苔反润,均宜四诊合参。

(三) 腻苔

1. 表现特征 腻苔指苔质颗粒细腻致密,揩之不去,刮之不脱,如涂有油腻之状,中间厚、边周薄者。

2. 临床意义 腻苔多由湿浊内蕴,阳气被遏,湿浊、痰饮停聚于舌面所致。

舌苔白腻而不燥伴胸闷,多为脾虚湿困。

舌苔白腻而滑,为痰浊、寒湿内阻。

舌苔黏腻而厚,口中发甜:为脾胃湿热。

舌苔黄腻而厚:为痰热、湿热、暑湿等邪内蕴。

(四) 腐苔

1. 表现特征 腐苔指苔质颗粒疏松,粗大而厚,形如豆腐渣堆积舌面,揩之可去者。若舌上黏厚一层,有如疮脓,则称“脓腐苔”。

2. 临床意义 主痰浊、食积;脓腐苔主内痈。腐苔的形成,多因阳热有余,蒸腾胃中秽浊,邪气上泛,聚集于舌面而成。

腐苔多见于食积胃肠,或痰浊内蕴。

脓腐苔多见于内痈,或邪毒内结,是邪盛病重的表现。

病中腐苔渐退,续生薄白新苔,为正气胜邪之象,是病邪消散。

病中腐苔脱落,不能续生新苔,为病久胃气衰败,属于无根苔。

(五) 剥落苔

1. 表现特征 剥落苔指舌面本有苔,疾病过程中舌苔全部或部分脱落,脱落处光滑无苔。根据舌苔剥脱的部位和范围大小,可分为以下几种:

光剥苔:舌苔全部剥脱,以致舌面光洁如镜(又称为光滑舌或镜面舌)。

花剥苔:舌苔剥落不全,剥脱处光滑无苔,余处斑斑驳驳地残存舌苔。

地图舌:舌苔不规则地大片脱落,边缘凸起,舌苔界限清楚,形似地图。

类剥舌:剥脱处并不光滑,仍有新生苔质颗粒。

前剥苔:舌前半部分苔剥脱。

中剥苔:舌中部分苔剥脱。

根剥苔:舌根部分苔剥脱。

2. 临床意义 观苔之剥落,可了解胃气胃阴之存亡及气血的盛衰,从而判断疾病预后。

舌红苔剥,多为阴虚。

舌淡苔剥或类剥,多为血虚或气血两虚。

镜面舌而舌色红绛,为胃阴枯竭,胃乏生气。

舌色㿠白如镜,甚至毫无血色,主营血大虚,阳气虚衰。

舌苔部分脱落,未剥处仍有腻苔者,为正气亏虚,痰浊未化。

动态观察舌苔之剥脱。舌苔从全到剥,是

胃的气阴不足，正气渐衰的表现。舌苔剥脱后，复生薄白之苔，为邪去正胜，胃气渐复之佳兆。

（六）偏、全苔

1. 表现特征

偏苔，舌苔仅布于前、后、左、右之某一局部。

全苔，舌苔遍布舌面。

2. 临床意义

偏苔，常提示舌所分候的脏腑有邪气停聚。如舌苔偏于舌尖部，是邪气入里未深，而胃气却已先伤；舌苔偏于舌中、舌根部，是外邪虽退，但胃滞依然；舌苔仅见于舌中，常是痰饮、食浊停聚中焦。

全苔，主邪气散漫。多为痰湿阻滞之征。

（七）真、假苔

1. 表现特征

真苔，指舌苔紧贴舌面，似从舌体上生出，乃胃气所生，又称为有根苔。

假苔，指舌苔浮涂舌上，不像从舌上长出来者，又称为无根苔。

判断舌苔之真假，以有根、无根作为标准。

2. 临床意义　舌苔之真假，对于辨别疾病的轻重与预后有重要意义。

真苔是脾胃之气熏蒸食浊等邪气上聚于舌面而成。病之初期、中期，舌见真苔且厚，为正气尚盛，病邪深重；久病见真苔，说明胃气尚存。

假苔乃胃气告匮，不能续生新苔，而旧苔仅浮于舌面，并逐渐脱离舌面。假苔无论厚薄，若脱落后舌面光滑，无生苔迹象，提示脾、胃、肾之气不能上潮，正气已衰竭。

要点二　望苔色的内容及临床意义

苔色，指舌苔的颜色。主要有白、黄、灰黑苔。

（一）白苔

白苔一般常见于表证、寒证、湿证。但在特殊情况下，白苔也主热证。

1. 薄白苔　正常舌象，或见于表证初期，或是里证病轻，或是阳虚内寒。

2. 苔薄白而滑　多为外感寒湿，或脾肾阳虚，水湿内停。

3. 苔薄白而干　多见于外感风热或凉燥。

4. 苔白厚腻　多为湿浊内停，或为痰饮、食积。

5. 苔白如积粉，扪之不燥（称“积粉苔”）　常见于瘟疫或内痈等病，系秽浊时邪与热毒相结而成。

6. 苔白燥裂如砂石，扪之粗糙（“糙裂苔”）　提示燥热伤津，阴液亏损。

（二）黄苔

黄苔一般主里证、热证。因热邪熏灼所致。淡黄热轻，深黄热重，焦黄为热结。

外感病苔由白转黄，或黄白相兼，为外感表证处于化热入里的阶段。

1. 薄黄苔　提示热势轻浅，多见于外感风热表证或风寒化热。

2. 苔淡黄而滑润多津（黄滑苔）　多是阳虚寒湿之体，痰饮聚久化热，或为气血亏虚，复感湿热之邪。

3. 苔黄而干燥，甚至干裂　多见于邪热伤津，燥结腑实之证。

4. 苔黄而腻　主湿热或痰热内蕴，或食积化腐。

（三）灰黑苔

苔色浅黑，为灰苔；苔色深黑，为黑苔。灰苔与黑苔只是颜色深浅之别，故常并称为灰黑苔。

灰黑苔主阴寒内盛，或里热炽盛。

1. 苔灰黑而湿润　主阳虚寒湿内盛，或痰饮内停。

2. 苔灰黑而干燥　主热极津伤。

3. 苔黑褐色或如有霉斑（霉酱苔）　多见于胃肠素有湿浊、宿食，积久化热，或湿热夹痰。

细目五　舌质舌苔的综合分析及临床意义

要点一　舌质舌苔的综合分析

舌体颜色、形态主要反映脏腑、气血、津液的情况。舌苔的变化主要与感受病邪和病证的性质有关。所以，观察舌体可以了解脏腑虚实和气血津液的盛衰；察舌苔重在辨病邪的性质、邪正消长及胃气的存亡。

（一）舌质或舌苔单方面异常

一般无论病之久暂，舌质或舌苔单方面异常意味着病情尚属单纯。如淡红舌而伴有干、厚、腻、滑、剥等苔质变化，或苔色出现黄、灰、黑等异常时，主要提示病邪性质、病程长短、病位深浅、病邪盛衰和消长等方面的情况,正气尚未明显损伤,故临床治疗时应以祛邪为主。舌苔薄白而出现舌质老嫩、舌体胖瘦或出现舌色红绛、淡白、青紫等变化时,主要反映脏腑功能强弱,或气血、津液的盈亏以及运行的畅滞,或为病邪损及营血的程度等,临床治疗应着重于调整阴阳,调和气血,扶正祛邪。

(二) 舌质和舌苔均出现异常

1. 舌苔和舌质变化一致 提示病机相同,所主病证一致,说明病变比较单纯。例如,舌质红,舌苔黄而干燥,主实热证;舌体红绛而有裂纹,舌苔焦黄干燥,多主热极津伤;青紫舌与白腻苔并见,提示气血瘀阻、痰湿内阻等病理特征。

2. 舌苔和舌质变化不一致 多提示病因病机复杂,应对二者的病因病机以及相互关系进行综合分析。如淡白舌黄腻苔者,其舌淡白多主虚寒,而苔黄腻又常为湿热之征,舌色和苔色虽有寒热之别,但是舌质主要反映正气,舌苔主要反映病邪,所以脾胃虚寒而感受湿热之邪可见上述之舌象,表明本虚标实、寒热夹杂的病变特征。又如红绛舌白滑腻苔,舌色红绛属内热盛,而白滑腻苔又常见于寒湿内阻,苔和舌亦反映了寒、热两种病证,分析其成因可能是由于外感热病,营分有热,故舌色红绛,但气分有湿则苔白滑而腻;又有素体阴虚火旺,复感寒湿之邪或痰食停积,亦可见红绛舌白滑腻苔。所以,当舌苔和舌体变化不一致时,往往提示体内存在两种或两种以上的病理变化,病情一般比较复杂,临床诊疗中要注意处理好多方面的标本缓急关系。

(三) 舌象的动态分析

无论外感与内伤病,在疾病发展过程中,都有一个发生、发展、变化的动态过程,舌象亦随之相应变化。因此,观察舌象的动态改变,可以了解疾病的进退、顺逆。

1. 外感病中舌苔由薄变厚,表明邪由表入里;舌苔由白转黄,为病邪化热的征象。

2. 舌色转红,舌苔干燥为邪热充斥,气营两燔。

3. 舌苔剥落,舌质红绛为热入营血,气阴俱伤。

4. 在内伤杂病的发展过程中,舌象亦会产生一定的变化规律,如中风患者舌色淡红,舌苔薄白,表示病情较轻,预后良好,如舌色由淡红转红,转暗红、红绛、紫暗,舌苔黄腻或焦黑,或舌下络脉怒张,表明风痰化热,瘀血阻滞。反之,舌色由暗红、紫暗转为淡红,舌苔渐化,多提示病情趋向稳定好转。

要点二 舌诊的临床意义

舌象变化能较客观地反映病情,故对临床辨证、立法、处方、用药以及判断疾病转归,分析病情预后,都有十分重要的意义。

1. 判断邪正盛衰 邪正的盛衰能明显地在舌上反映出来,如气血充盛则舌色淡红而润;气血不足则舌色淡白;气滞血瘀则舌色青紫或舌下络脉怒张。津液充足则舌质舌苔滋润;津液不足则舌干苔燥。舌苔有根,表明胃气旺盛;舌苔无根或光剥无苔,表明胃气衰败等。

2. 区别病邪性质 不同的病邪致病,舌象特征亦各异。如外感风寒,苔多薄白;外感风热,苔多薄黄。寒湿为病,舌淡而苔白滑;痰饮、湿浊、食滞或外感秽浊之气,均可见舌苔厚腻;燥热为病,则舌红苔燥;瘀血内阻,舌紫暗或有瘀点等。故风、寒、热、燥、湿、痰、瘀、食等诸种病因,大多可从舌象上加以辨别。

3. 辨别病位浅深 病邪轻、浅多见舌苔变化,而病情深、重可见舌苔、舌质同时变化。以外感温热病而言,其病位可划分为卫、气、营、血四个层次。邪在卫分,则舌苔薄白;邪入气分,舌苔白厚而干或见黄苔,舌色红;舌绛则为邪入营分;舌色深红、紫绛或紫暗,舌枯少苔或无苔为邪入血分。说明不同的舌象提示病位的浅深不同。

4. 分析病势进退 病情发展的进退趋势,可从舌象上反映出来。从舌苔上看,舌苔由白转黄、由黄转焦黑色,苔质由润转燥,提示热邪由轻变重、由表入里、津液耗损;反之,苔由厚变薄,由黄转白,由燥变润,为邪热渐退,津液复生,病情向好的趋势转变。若舌苔突然剥落,舌面光滑无苔,是邪盛正衰,胃气、胃阴暴绝的征象;薄苔突然增厚,是病邪急剧入里的表现。从舌质观察,舌色淡红转红、绛,甚至转为绛紫,或舌上起刺,是邪热深入营血,有伤阴、血瘀之势;舌色由淡红转为淡白、淡紫,或舌胖嫩湿润,则为阳气受伤,阴寒渐盛,病邪由表入里,由轻转重,由单纯变复杂,病势在进展。

5. 推测病情预后 舌荣有神,舌面薄苔,舌态正常者为邪气未盛,正气未伤之象,预后较好。舌质枯晦,舌苔无根,舌态异常者为正气亏损,胃气衰败,病情多凶险。

第四单元　问　　诊

问诊是医生通过对患者或陪诊者进行有目的的询问，以了解健康状态，诊察病情的方法，是四诊的重要内容之一。

细目一　问诊的内容

要点一　十问歌的内容

一问寒热二问汗，三问头身四问便，
五问饮食六问胸，七聋八渴俱当辨，
九问旧病十问因，再兼服药参机变，
妇人尤必问经期，迟速闭崩皆可见，
再添片语告儿科，天花麻疹全占验。

细目二　问　寒　热

要点一　问寒热的含义

“寒”指患者自觉怕冷的感觉。临床有恶风、恶寒和畏寒之分。患者遇风觉冷，避之可缓者，谓之恶风；患者自觉怕冷，多加衣被或近火取暖仍不能缓解者，谓之恶寒；患者自觉怕冷，多加衣被或近火取暖而能够缓解者，谓之畏寒。

“热”指发热，包括患者体温升高，或体温正常而患者自觉全身或局部(如手心或足心)发热。

寒与热的产生，主要取决于病邪的性质和机体阴阳的盛衰两个方面。邪气致病者，由于寒为阴邪，其性清冷，故寒邪致病，怕冷症状突出；热为阳邪，其性炎热，故热邪致病，发热症状明显。机体阴阳失调时，阳盛则热，阴盛则寒，阴虚则热，阳虚则寒。

要点二　寒热症状的常见类型、临床表现及意义

(一) 恶寒发热的临床表现及意义

恶寒发热，是指患者恶寒的同时，伴有体温升高，是表证的特征性症状。恶寒发热产生的原因是外邪袭表，影响卫阳“温分肉”的功能所致。肌表失煦则恶寒；正气奋起抗邪，则阳气趋向于表，又因寒邪外束，玄府闭塞，阳气不得宣发，则郁而发热。

根据恶寒发热的轻重不同和有关兼症，又可分为以下三种类型：

1. 恶寒重发热轻　是风寒表证的特征。因寒为阴邪，束表伤阳，故恶寒明显。

2. 发热轻而恶风　是伤风表证的特征。因风性开泄，使玄府开张，故自汗恶风。

3. 发热重恶寒轻　是风热表证的特征。因热为阳邪，易致阳盛，故发热明显。

表证寒热的轻重，除与感受外邪的性质有关外，还与感邪轻重关系密切。一般而言：病邪轻者，则恶寒发热俱轻；病邪重者，则恶寒发热俱重。

(二) 但寒不热的临床表现及意义

但寒不热是指患者只感寒冷而不发热的症状，是里寒证的特征。临床常有新病恶寒、久病畏寒之分。

1. 新病恶寒　指患者突然感觉怕冷，且体温不高的症状。常伴有四肢不温，或脘腹、肢体冷痛，或呕吐泄泻，或咳喘痰鸣，脉沉紧等症。主要见于里实寒证。多因感受寒邪较重，寒邪直中脏腑、经络，郁遏阳气，机体失于温煦所致。

2. 久病畏寒　指患者经常怕冷，四肢凉，得温可缓的症状。常兼有面色㿠白，舌淡胖嫩，脉弱等症。主要见于里虚寒证。因阳气虚衰，形体失于温煦所致。

(三)但热不寒的临床表现及意义

但热不寒是指患者只发热而无怕冷感觉的症状,是里热证的特征。根据发热的轻重、时间、特点等可有壮热、潮热、微热之别。

1. 壮热 即患者身发高热,持续不退(体温超过 39℃),属里实热证。可兼满面通红、口渴饮冷、大汗出、脉洪大等症,是风寒之邪入里化热,或风热内传,正盛邪实,邪正剧争,里热亢盛,蒸达于外的表现。多见于伤寒阳明经证和温病气分阶段。

2. 潮热 即患者定时发热或定时热甚,有一定的规律,如潮汐之有定时。

阳明潮热,其特点是热势较高,日晡热甚,兼见腹胀、便秘等,属阳明腑实证。因热结于阳明胃与大肠,日晡(申时,即下午 3~5 时)为阳明经气当旺之时,阳明气盛而又加之有实热,故日晡热甚,亦称为日晡潮热。

阴虚潮热,其特点是午后和夜间有低热,兼见颧红、盗汗、五心烦热等。有热自骨内向外透发的感觉者,称为骨蒸发热,多属阴虚火旺所致。由于阴液亏虚,不能制阳,机体阳气偏亢,午后卫阳渐入于里,夜间卫阳行于里,使体内偏亢的阳气更加亢盛,故见发热。

湿温潮热,午后发热明显,其特点是身热不扬,肌肤初扪之不觉很热,扪之稍久即觉灼手,此属湿温,为湿郁热蒸之象。

瘀血潮热,午后和夜间有低热,可兼见肌肤甲错,舌有瘀点瘀斑者,属瘀血积久,郁而化热。

3. 微热 指发热不高,体温一般在 37~38℃之间,或仅自觉发热的症状。常见于某些内伤病和温热病的后期。按病机有气虚发热、血虚发热、阴虚发热、气郁发热和气阴两虚导致的小儿夏季发热。

气虚发热,长期微热,劳累则甚,兼见有少气自汗、倦怠乏力等症。

阴虚发热,长期低热,兼颧红、五心烦热等症。

气郁发热,每因情志不舒而时有微热,兼胸闷、急躁易怒等症。

小儿夏季热,小儿在夏季气候炎热时长期发热不已,兼见烦躁、口渴、无汗、多尿等症,至秋凉时不治自愈,是由于小儿气阴不足,不能适应夏令炎热气候所致。

(四)寒热往来的临床表现及意义

寒热往来是指患者自觉恶寒与发热交替发作的症状,是正邪相争,互为进退的病理反应,为半表半里证的特征。在临床上有以下两种类型:

1. 寒热往来无定时 患者自觉时冷时热,一日多次发作而无时间规律的症状,多见于少阳病。兼见口苦、咽干、目眩、胸胁苦满、不欲饮食、脉弦等症,是外感病邪由表入里而尚未达于里,邪气停于半表半里之间的阶段。因邪正交争于半表半里之间,邪胜则恶寒,正胜则发热,故恶寒与发热交替发作。

2. 寒热往来有定时 患者恶寒战栗与高热交替发作,发有定时,每日发作一次,或二三日发作一次的症状,兼见头痛剧烈、口渴、多汗等症,常见于疟疾。是因疟邪侵入人体,潜伏于半表半里的膜原部位,疟邪内入与阴争则恶寒战栗,外出与阳争则身发壮热,故寒战与壮热交替出现。

细目三　问　　汗

要点　异常汗出的常见类型、临床表现及意义

1. 自汗的临床表现及意义 指清醒时经常汗出,活动后尤甚的症状。兼见畏寒、神疲、乏力等症,多见于气虚证和阳虚证。因阳虚(卫阳不足)不能固密肌表,玄府不密,津液外泄,故自汗出。活动时机体阳气敷张,津随阳敷外泄,故出汗更为明显。

2. 盗汗的临床表现及意义 指睡时汗出,醒则汗止的症状。兼见潮热、颧红等症,多见于阴虚证。因阴虚阳亢而生内热,入睡时卫阳入里,不能固密肌表,虚热蒸津外泄,故睡眠时汗出较多;醒时卫阳复出于表,内热减轻而肌表得以固密,故醒则汗止。

3. 绝汗的临床表现及意义 指在病情危重的情况下,出现大汗不止的症状,常是亡阳或亡阴的表现。若患者冷汗淋漓,兼见面色苍白、四肢厥冷、脉微欲绝者,属亡阳证,是阳气暴脱于外,不能固密津液,津无所依而随阳气外泄之象;若汗热而黏腻如油,兼见躁扰烦渴、脉细数或疾者,属亡阴证,为内热逼涸竭之阴外泄

之象。

4. 战汗的临床表现及意义 指患者先恶寒战栗，表情痛苦，几经挣扎而后汗出的症状。战汗者多属邪盛正衰，邪伏不去。一旦正气来复，邪正剧争，则发战汗。见于温病或伤寒病邪正相争剧烈之时，是疾病发展的转折点。如汗出后热退脉缓，则是邪去正安、疾病好转的表现；如汗出后仍身发高热，脉来急疾，则是邪盛正衰、疾病恶化的表现，故战汗为疾病好转或恶化的转折点。

5. 黄汗的临床表现及意义 指汗出沾衣，色如黄柏汁的症状。多因风湿热邪交蒸所致。

6. 头汗的临床表现及意义 指患者仅头部或头颈部出汗较多，又称为“但头汗出”。多因上焦热盛，或中焦湿热蕴结，或病危虚阳上越所致。

7. 手足心汗的临床表现及意义 指患者手足心汗出较多的症状。可因阴经郁热熏蒸，或阳明燥热内结，或脾虚有湿热内盛所致。

8. 半身汗的临床表现及意义 是指患者仅半侧身体汗出的症状，或左侧，或右侧，或上半身，或下半身。经常无汗出的半侧是病变的部位，可见于中风、痿证、截瘫等患者。多因风痰、痰瘀、风湿等阻滞经络，营卫不能周流，气血失和所致。

9. 心胸汗的临床表现及意义 指心胸部易出汗或汗出过多的症状。多见于虚证。伴心悸、失眠、腹胀、便溏者，多为心脾两虚；伴心悸、心烦、失眠、腰膝酸软者，多为心肾不交。

细目四 问 疼 痛

要点一 疼痛的性质及其临床意义

不同病因、病机所致的疼痛，其性质、特点、表现各异，故询问疼痛的性质、特点，有助于辨析疼痛的病因与病机。常见疼痛的性质如下：

1. 胀痛 指疼痛带有胀满的症状，是气滞作痛的特点。如胸胁脘腹等处胀痛，时发时止，多属肺、肝、胃肠气滞之证；但头目胀痛，多因肝阳上亢或肝火上炎所致。

2. 刺痛 指疼痛如针刺之状，是瘀血致痛的特征之一。以头部、胸胁、脘腹等处较为常见。

3. 冷痛 指疼痛伴有冷感而喜暖的症状，是寒证疼痛的特点。常见于腰脊、脘腹及四肢关节等处。因寒邪侵入，阻滞脏腑、组织、经络所致者，属实寒证；因阳气不足，脏腑、组织、经络失于温煦所致者，属虚寒证。

4. 灼痛 指疼痛伴有灼热感而喜凉的症状，是热证疼痛的特点。常见于咽喉、口舌、胁肋、脘腹、关节等处。因火邪窜络，阳热熏灼所致者，属实热证；因阴虚火旺所致者，属虚热证。

5. 重痛 指疼痛伴有沉重感的症状，多因湿邪困阻气机所致。常见于头部、四肢及腰部。但头部重痛，亦可因肝阳上亢，气血上壅所致。

6. 酸痛 指疼痛伴有酸楚不适感的症状，多因风湿侵袭，气血运行不畅，或肾虚、气血不足，组织失养所致。常见于四肢、腰背的关节、肌肉处。

7. 绞痛 指疼痛剧烈如刀绞一般而难以忍受的症状，多因瘀血、气滞、结石、虫积等有形实邪阻闭气机，或寒邪凝滞气机所致。如心脉痹阻引起的真心痛，结石阻塞尿路引起的腰腹痛，寒邪内侵胃肠所致的脘腹痛等，往往都具有绞痛的特点。

8. 空痛 指疼痛带有空虚感的症状，是虚证疼痛的特点。常见于头部、腹部，多因阴精不足，或气血亏虚，组织器官失养所致。

9. 隐痛 指痛势较缓，尚可忍耐，但绵绵不休的症状，是虚证疼痛的特点。常见于头部、脘腹、胁肋、腰背等部位，多因精血亏虚，或阳气不足，机体失养所致。

10. 走窜痛 指疼痛的部位游走不定，或走窜攻冲作痛的症状，或为气滞所致，或见于行痹。若胸胁脘腹疼痛而走窜不定者，称为窜痛，多因肝郁气滞所致；若肢体关节疼痛而游走不定者，称为游走痛，多见于痹病的行痹。

11. 固定痛 指疼痛部位固定不移的症状。若胸胁、脘腹等处固定作痛，多是瘀血为患；若四肢关节固定作痛，多因寒湿、湿热阻滞，或热壅血瘀所致。

12. 掣痛 指抽掣牵引作痛，由一处连及他处的症状。也称引痛、彻痛。多因经脉失养，或经脉阻滞不通所致。一般而言，新病疼痛，痛势剧烈，持续不解，或痛而拒按，多属实证；久病疼痛，痛势较轻，时痛时止，或痛而喜按，多属虚证。

要点二　疼痛的部位及其临床意义

(一) 头痛

头痛指头的某一部位或整个头部疼痛的症状。根据头痛部位的不同,可辨识病在何经。

1. 前额部连眉棱骨痛,属阳明经头痛。

2. 侧头部痛,痛在两侧太阳穴附近为甚者,属少阳经头痛。

3. 后头部连项痛,属太阳经头痛。

4. 颠顶痛,属厥阴经头痛。

头痛有虚实的不同。凡外感风、寒、暑、湿、燥、火以及瘀血、痰浊、郁火等阻滞或上扰脑窍所致者,多属实证;凡气血阴精亏虚,不能上荣于头,脑窍空虚所致者,多属虚证。

(二) 胸痛

胸痛指胸的某一部位疼痛的症状。胸痛多与心肺病变有关。

1. 左胸心前区憋闷作痛,时痛时止者,多因痰、瘀等邪气阻滞心脉所致。

2. 胸背彻痛剧烈,面色青灰,手足青冷者,多因心脉急骤闭塞不通所致,可见于厥心痛真心痛等病。

3. 胸痛,壮热面赤,喘促鼻扇者,多因热邪壅肺,脉络不利所致,可见于肺热病等。

4. 胸痛,颧赤盗汗,午后潮热,咳痰带血者,多因肺阴亏虚,虚火灼络所致,可见于肺痨等病。

5. 胸痛,壮热,咳吐脓血腥臭痰者,多因痰热阻肺,腐肉成脓所致,可见于肺痈等病。

(三) 胁痛

胁痛指胁的一侧或两侧疼痛的症状。胁痛多与肝胆病变有关。

肝郁气滞、肝胆湿热、肝胆火盛、肝阴亏虚及饮停胸胁等,均可导致胁痛。

(四) 胃脘痛

胃脘痛指上腹部、剑突下,胃之所在部位疼痛的症状。因胃失和降,气机不畅而导致。

1. 实证多在进食后疼痛加剧,虚证多在进食后疼痛缓解。

2. 胃脘突然剧痛暴作,出现压痛及反跳痛者,多因胃穿孔所致。

3. 胃脘疼痛失去规律,痛无休止而明显消瘦者,应考虑胃癌的可能。

(五) 腹痛

腹痛指剑突下至耻骨毛际以上的腹部疼痛(胃脘所在部位除外)。

腹有大腹、小腹和少腹之分。大腹疼痛多属脾胃之病变;小腹疼痛多属膀胱、大肠、小肠及胞宫的病变;少腹疼痛多属肝经的病变。

1. 腹部持续性疼痛,阵发性加剧,伴腹胀、呕吐、便闭者,多见于肠痹或肠结,因肠道麻痹、梗阻、扭转或套叠,气机闭塞不通所致。

2. 全腹痛,有压痛及反跳痛者,多因腹部脏器穿孔或热毒弥漫所致。

3. 脐外侧及下腹部突然剧烈绞痛,向大腿内侧及阴部放射,尿血者,多系结石所致。

4. 妇女小腹及少腹部疼痛,常见于痛经、异位妊娠破裂等病。

(六) 腰痛

腰痛指腰部两侧,或腰脊正中疼痛的症状。

1. 腰部经常酸软而痛,多因肾虚所致。

2. 腰部冷痛沉重,阴雨天加重,多因寒湿所致。

3. 腰部刺痛,或痛连下肢者,多因瘀血阻络或腰椎病变所致。

4. 腰部突然剧痛,向少腹部放射,尿血者,多因结石阻滞所致。

(七) 四肢痛

四肢痛指四肢的肌肉、筋脉和关节等部位疼痛的症状。

本病多因风、寒、湿邪侵袭,或风湿郁而化热,或痰瘀、郁热阻滞气血运行所致。

独见足跟痛或胫膝酸痛者,多因肾虚所致。

细目五　问头身胸腹

要点　头晕、胸闷、心悸、胁胀、脘痞、腹胀的临床表现及意义

(一) 头晕的临床表现及意义

头晕是指患者自觉头脑眩晕,轻者闭目自止,重者感觉自身或眼前景物旋转,不能站立的症状。

1. 头晕胀痛,口苦易怒,脉弦数者,多因肝火上炎、肝阳上亢,脑神被扰所致。

2. 头晕面白,神疲乏力,舌淡,脉弱者,多

因气血亏虚。

3. 头晕且重，如物裹缠，痰多苔腻者，多因痰湿内阻。

4. 头晕耳鸣，腰酸遗精者，多因肾虚精亏。

5. 若外伤后头晕刺痛者，多属瘀血阻络。

（二）胸闷的临床表现及意义

胸闷是指患者自觉胸部痞塞满闷的症状。胸闷与心、肺等脏气机不畅，肺失宣降，肺气壅滞有关。

1. 胸闷，心悸气短者，多属心气不足，或心阳不足。

2. 胸闷，咳喘痰多者，多属痰饮停肺。

3. 胸闷，壮热，鼻翼扇动者，多因热邪或痰热壅肺。

4. 胸闷气喘，畏寒肢冷者，多因寒邪客肺。

5. 胸闷气喘，少气不足以息者，多因肺气虚或肺肾气虚所致。

（三）心悸的临床表现及意义

心悸是指患者自觉心跳不安的症状。

心悸有惊悸与怔忡之分：因惊恐而心悸，或心悸易惊，恐惧不安者，称为惊悸。无明显外界诱因，心跳剧烈，上至心胸，下至脐腹，悸动不安者，称为怔忡。

形成心悸的原因主要有：心胆气虚，突受惊吓；胆郁痰扰，心神不安；心阳气不足，鼓动乏力；心阴血亏虚，心神失养；心脉痹阻，血行不畅；脾肾阳虚，水气凌心等。

（四）胁胀的临床表现及意义

胁胀是指患者自觉一侧或两侧胁部胀满不舒的症状。多属肝胆及其经脉的病变。

1. 胁肋胀痛，太息易怒，脉弦者，多因肝气郁结所致。

2. 胁肋胀痛，身目发黄，口苦，苔黄腻，多因肝胆湿热所致。

（五）脘痞的临床表现及意义

脘痞是指患者自觉胃脘胀闷不舒的症状。多与脾胃病变有关。

1. 脘痞，饥不欲食，干呕，舌红少苔，多因胃阴亏虚。

2. 脘痞，食少，便溏，多因脾胃气虚。

3. 脘痞，嗳腐吞酸，多因食积胃脘。

4. 脘痞，纳呆，呕恶，苔腻，多因湿邪困脾。

5. 脘痞，胃脘有振水声，多为饮邪停胃。

（六）腹胀的临床表现及意义

腹胀是指患者自觉腹部胀满，痞塞不适，甚则如物支撑的症状。病机为气机不畅，虚则气不运，实则气郁滞。

1. 食后腹胀，多属脾虚不运。

2. 腹胀、冷痛，呕吐清水，多属脾胃阳虚。

3. 腹胀，身热面赤，便秘，腹部硬痛拒按，多属热结阳明的阳明腑实证。

4. 腹胀，食欲不振，嗳腐吞酸，或兼腹痛拒按，多为食积胃肠。

5. 腹胀，嗳气太息，遇情志不舒加重，多属肝气犯胃。

6. 腹胀，呃逆呕吐，腹部按之有水声，多属饮留胃肠。

7. 小儿腹大，面黄肌瘦，不欲进食，发结如穗，多为疳积。

细目六　问　耳　目

要点一　耳部病变的临床表现及意义

（一）耳鸣、耳聋的临床表现及意义

耳鸣是指患者自觉耳内鸣响的症状。耳聋是指听力减退，甚至听觉完全丧失的症状。

耳鸣、耳聋的病因病机及辨证基本相同。

1. 突发耳鸣，声大如雷，按之鸣声不减，或新病暴聋者，多属实证。可因肝胆火盛、肝阳上亢、痰火壅结、气血瘀阻、风邪上袭或药毒损伤耳窍等所致。

2. 渐起耳鸣，声细如蝉，按之可减，或耳渐失聪而听力减退者，多属虚证。可因肾精亏虚、脾气亏虚、肝阴血不足等引起。

（二）重听的临床表现及意义

重听是指患者自觉听力减退，听音不清，声音重复或听觉迟钝的症状。

日久渐致重听，以虚证居多，常因肾之精气虚衰，耳窍失荣所致，多见于年老体衰的患者。

若耳骤发重听，以实证居多，常因肝胆火扰，痰浊上蒙，或风邪上袭耳窍所致。

要点二　目部病变的临床表现及意义

（一）目痛的临床表现及意义

目痛指患者自觉单目或双目疼痛的症状。

一般痛剧病程短者,多属实证,常因肝火上炎,或风热上袭所致;痛微病程长者,多属虚证,多由阴虚火旺所引起。

(二)目眩的临床表现及意义

目眩是指患者自觉视物旋转动荡,如在舟车之上,或眼前如有蚊蝇飞动的症状。实者或虚实夹杂者,多因肝阳上亢及痰湿上蒙清窍所致;虚者,多因气虚、血亏、阴精不足、目失充养所致。

(三)目昏、雀盲、歧视的临床表现及意义

目昏是指视物昏暗、模糊不清的症状。雀盲是指白昼视力正常,每至黄昏视物不清,如雀之盲的症状。歧视是指视一物成二物而不清的症状。

目昏、雀盲、歧视的病因、病机基本相同,多由肝肾亏虚,精血不足,目失充养而致。常见于久病或年老、体弱之人。

(四)目痒的临床表现及意义

目痒是指自觉眼睑、眦内或目珠瘙痒的症状,轻者揉拭则止,重者极痒难忍。

1. 两目痒甚如虫行,伴畏光流泪、灼热者,多属实证,因肝火上扰或风热上袭等所致。

2. 目微痒而势缓,多属虚证,因血虚,目失濡养所致,亦可见于实性目痒初起或剧痒渐愈,邪退正复之时。

细目七 问 睡 眠

要点 失眠、嗜睡的临床表现及意义

(一)失眠的临床表现及意义

失眠指患者经常不易入睡,或睡而易醒,不能再睡,或睡而不酣,时易惊醒,甚至彻夜不眠的症状。

失眠是阳不入阴,神不守舍的病理表现。常因心失所养或心神不安而致。病因病机有虚实之分:由营血亏虚,心神失养;或心虚胆怯,神魂不安;或阴虚火旺,内扰心神所致者,属虚证。由火邪、痰热内扰心神,使心神不宁,或食滞内停而致者,属实证。

(二)嗜睡的临床表现及意义

嗜睡指患者神疲困倦,睡意很浓,经常不自主地入睡的症状。嗜睡常因机体阴阳平衡失调,阳虚阴盛导致。

1. 困倦嗜睡,伴头目昏沉,胸闷脘痞,肢体困重者,乃痰湿困脾,清阳不升所致。

2. 若饭后嗜睡,兼神疲倦怠,食少纳呆者,多由脾气虚弱,清阳不升所致。

3. 大病之后,精神疲乏而嗜睡,是正气未复的表现。

4. 精神极度疲惫,神志朦胧,困倦欲睡,肢冷脉微者,系心肾阳衰,神失温养所致。

细目八 问饮食口味

要点一 口渴与饮水异常的临床表现及意义

询问患者口渴与饮水的情况,可以了解患者津液的盛衰和输布是否障碍,以及病性的寒热虚实。口渴饮水的多少直接反映体内津伤的程度。

(一)口不渴

口不渴指口不渴,饮水也不多,为津液未伤。多见于寒证、湿证及无明显燥热的病证。

(二)口渴多饮

口渴多饮指口干,欲饮水,饮水量多的症状。临床可见以下多种表现:

1. 口渴咽干,鼻干唇燥,发于秋季者,多因燥邪伤津。

2. 大渴喜冷饮,兼壮热面赤,汗出,脉洪数者,属里热炽盛,津液大伤,多见于里实热证。

3. 口渴多饮,伴小便量多,多食易饥,体渐消瘦者,为消渴。

4. 大量汗出或发汗太过,剧烈吐泻,利尿太过,导致体内津液大量消耗,亦可见口渴多饮。

(三)渴不多饮

渴不多饮指有口干口渴的感觉,但不欲饮水,或饮水不多的症状。多因轻度伤津或津液输布障碍所致。

1. 口干微渴,兼发热者,多见于外感温热病初期,伤津较轻。

2. 口渴而饮水不多，兼身热夜甚，心烦不寐，舌红绛者，属温病营分证。

3. 口渴不多饮，兼见五心烦热、颧红、盗汗、舌红少苔、脉细数者，属阴虚证。

4. 渴不多饮，兼身热不扬，头身困重，苔黄腻者，属湿热证。

5. 渴喜热饮，饮水不多，或饮后即吐者，多为痰饮内停。

6. 口干但欲漱水而不欲咽，兼舌质青紫、脉涩者，为血瘀证。

要点二　食欲与食量异常的临床表现及意义

询问患者的食欲和食量情况，可以了解脾胃功能的强弱、判断疾病的轻重和估计预后的好坏。

（一）食欲减退

食欲减退指患者进食的欲望减退，甚至不思进食的症状。

1. 食欲减退，兼见面色萎黄，食后腹胀，疲乏无力者，多属脾胃虚弱。

2. 纳呆少食，兼见脘闷腹胀，头身困重，便溏，苔腻者，多属湿邪困脾。

（二）厌食

厌食指患者厌恶食物，或恶闻食味的症状。

1. 厌食，兼脘腹胀满，嗳气酸腐，舌苔厚腻者，多属食滞胃脘。

2. 厌食油腻之物，兼脘腹痞闷，呕恶，便溏，肢体困重者，多属湿热蕴脾。

3. 厌食油腻厚味，伴胁肋胀痛灼热，口苦泛呕，身目发黄者，为肝胆湿热。

妇女在妊娠早期，若有择食或厌食反应，多为妊娠后冲脉之气上逆，影响胃之和降所致，属生理现象。但严重者，反复出现恶心呕吐，厌食，甚至食入即吐，则属病态，称为妊娠恶阻。

（三）消谷善饥

消谷善饥指患者食欲过于旺盛，进食量多，食后不久即感饥饿的症状。

1. 消谷善饥，兼多饮多尿，形体消瘦者，多见于消渴。

2. 消谷善饥，兼大便溏泻者，多属胃强脾弱。

（四）饥不欲食

饥不欲食指患者虽然有饥饿感，但不想进食或进食不多。

饥不欲食，兼脘痞，胃中有嘈杂、灼热感，舌红少苔，脉细数者，是因胃阴不足，虚火内扰所致。

（五）偏嗜食物或异物

偏嗜食物或异物指嗜食生米、泥土等的症状。多见于小儿虫积。妇女妊娠期间，偏食酸辣等食物，为生理现象。

（六）食量变化

食量变化主要指进食量的改变。疾病过程中，食欲渐复，食量渐增，是胃气渐复，疾病向愈之征；若食欲渐退，食量渐减，是脾胃功能渐衰之兆，提示疾病逐渐加重。若危重患者，本来毫无食欲，突然索食，食量大增，称为“除中”，是假神的表现之一，因胃气败绝所致。

要点三　口味异常的临床表现及意义

口味异常是指患者口中的异常味觉。询问患者口味的异常变化，可诊察内在脏腑的疾病。

1. 口淡　指患者味觉减退，口中乏味，甚至无味的症状。多见于脾胃虚弱证。

2. 口甜　指患者自觉口中有甜味的症状。多见于脾胃湿热或脾虚之证。

3. 口黏腻　指患者自觉口中黏腻不爽的症状。常见于痰热内盛、湿热蕴脾及食积化热之证。

4. 口酸　指患者自觉口中有酸味，或泛酸。多因肝胃郁热或饮食停滞所致。

5. 口苦　指患者自觉口中有苦味的症状。多见于心火上炎或肝胆火热之证。

6. 口涩　指患者自觉口有涩味，如食生柿子的症状。多为燥热伤津或脏腑热盛所致。

7. 口咸　指患者自觉口中有咸味的症状。多见于肾病或寒水上泛等病证。

细目九　问　二　便

要点一　大便异常的临床表现及意义

（一）便次异常

1. 便秘　指大便燥结，排出困难，便次减少，甚则多日不便。

便秘可因热邪内结或寒邪凝滞大肠所致，为实证；或因阴血、津液亏虚，肠道失润所致，或因气虚、阳虚，肠道传导无力所致，为虚证。

2. 泄泻　指大便次数增多,粪质稀薄不成形,甚至呈水样的症状。

泄泻可因寒湿、湿热、食积或肝郁气滞等引起,为实证;或因脾虚、肾阳虚所致,为虚证。

(二)便质异常

除便秘便燥、泄泻便稀外,常见的便质异常有:

1. 完谷不化　即大便中含有较多未消化食物的症状,多见于脾胃阳虚或食滞胃肠的泄泻。

2. 溏结不调　即大便时干时稀的症状。多因肝郁脾虚所致。若大便先干后溏,多属脾虚。

3. 脓血便　即大便中含有脓血黏液。多见于痢疾或肠癌,常因湿热疫毒等邪,阻滞肠道,肠络受损所致。

4. 便血　指血从肛门排出体外,或大便带血,或便血相混,或便后滴血,或全为血便。多因脾胃虚弱,气不摄血,或瘀阻胃络,大肠湿热,大肠风燥等所致。便黑如柏油,或便血紫暗,其来较远,为远血,多见于胃脘等部位出血。便血鲜红,血附在大便表面,或于排便前后滴出者,为近血,多见于内痔、肛裂等。

(三)排便感异常

1. 肛门灼热　指排便时肛门有灼热感的症状。多因大肠湿热所致。

2. 里急后重　指腹痛窘迫,时时欲便,肛门重坠,便出不爽的症状。多因湿热内阻,肠道气滞所致,常见于痢疾。

3. 排便不爽　指排便不通畅,有滞涩难尽之感的症状。多因湿热蕴结,肠道气机不畅;或肝气犯脾,肠道气滞;或因食滞胃肠等所致。

4. 滑泻失禁　指大便不能控制,滑出不禁,甚则便出而不自知的症状。多因脾肾虚衰,肛门失约所致。见于久病年老体衰,或久泻不愈的患者。

5. 肛门气坠　指肛门有下坠之感的症状。常于劳累或排便后加重。多属脾虚中气下陷或大肠湿热,常见于久泻或久痢不愈的患者。

要点二　小便异常的临床表现及意义

(一)尿次异常

1. 小便频数　指排尿次数增多,时欲小便的症状。小便短赤,频数急迫者,为淋证,是湿热蕴结下焦,膀胱气化不利所致。小便澄清,频数量多,夜间明显者,是因肾阳虚或肾气不固,膀胱失约所致。

2. 癃闭　小便不畅,点滴而出为“癃”;小便不通,点滴不出为“闭”,一般统称为“癃闭”。癃闭有虚实的不同。因湿热蕴结,或瘀血、结石阻塞,多属实证;因老年气虚,肾阳不足,膀胱气化不利者,多属虚证。

(二)尿量异常

1. 尿量增多　指尿次、尿量皆明显超过正常量次的症状。小便清长量多,属虚寒证。多饮多尿而形体消瘦者,属消渴,是肾阴亏虚,开多阖少所致。

2. 尿量减少　指尿次、尿量皆明显少于正常量次的症状。小便短赤量少,多属实热证,或汗、吐、下后伤津所致。尿少浮肿,是肺、脾、肾三脏功能失常,气化不利,水湿内停所致。

(三)排尿感异常

1. 尿道涩痛　即排尿不畅,且伴有急迫、疼痛、灼热感,见于淋证。多因湿热蕴结、热灼津伤、结石或瘀血阻塞等所致。

2. 余沥不尽　即排尿后小便点滴不尽,多因老年人肾阳亏虚,肾气不固所致。

3. 小便失禁　患者神志清醒时,小便不能随意控制而自遗。多属肾气不固,膀胱失约所致。

4. 遗尿　即睡时不自主排尿,多属肾气不足,膀胱失约。

细目十　问　经　带

要点一　月经异常的临床表现及意义

(一)经期异常

1. 月经先期　指月经周期提前 7 天以上,并连续三个月经周期以上的症状。多因脾气亏虚,肾气不足,冲任不固;或因阳盛血热,肝郁化热,阴虚火旺,热扰冲任,血海不宁所致。

2. 月经后期　指月经周期延后 7 天以上,并连续两个月经周期以上的症状。因营血亏损,肾精不足,或因阳气虚衰,生血不足,使血海空虚所致者,属虚证;因气滞或寒凝血瘀,痰湿阻滞,冲任受阻所致者,属实证。

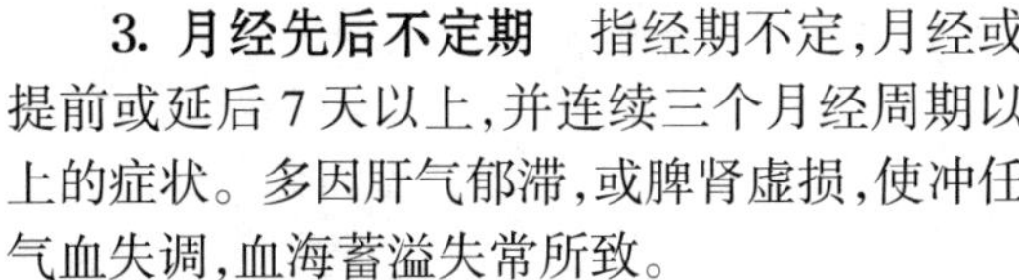

3. 月经先后不定期 指经期不定，月经或提前或延后7天以上，并连续三个月经周期以上的症状。多因肝气郁滞，或脾肾虚损，使冲任气血失调，血海蓄溢失常所致。

（二）经量异常

1. 月经过多 指月经周期、经期基本正常，但经量较常量明显增多。多因热伤冲任，迫血妄行；或气虚，冲任不固；或瘀阻胞络，络伤血溢等所致。

2. 月经过少 月经周期基本正常，但经量较常量明显减少，甚至点滴即净。属虚者，多因精血亏少，血海失充所致；属实者，常因寒凝瘀阻，痰湿阻滞，冲任气血不畅所致。

3. 崩漏 非行经期间，阴道内大量出血，或持续下血，淋漓不止者，称为崩漏。一般来势急，出血量多者，称为崩，或称崩中；来势缓，出血量少者，称为漏，或称漏下。

崩与漏在病势上虽有缓急之分，但发病机制基本相同，在疾病演变的过程中，又常互相转化，交替出现，故统称为崩漏。其形成多因热伤冲任，迫血妄行；或脾肾气虚，冲任不固；或瘀阻冲任，血不归经所致。

（三）经色、经质异常

1. 经色淡红质稀，多属气虚或血少不荣。

2. 经色深红质稠，多属血热内炽。

3. 经色紫暗，夹有血块，兼小腹冷痛者，多属寒凝血瘀。

（四）痛经

痛经是指正值经期或行经前后，出现周期性小腹疼痛，或痛引腰骶，甚至剧痛难忍的症状。

1. 经前或经期小腹胀痛或刺痛，多属气滞或血瘀。

2. 小腹冷痛，得温痛减者，多属寒凝或阳虚。

3. 经期或经后小腹隐痛，多属气血两虚，胞脉失养所致。

（五）闭经

闭经指女子年逾18周岁月经尚未来潮；或已行经，未受孕或不在哺乳期而停经达3个月以上的症状。多因肝肾不足，气血亏虚，阴虚血燥，血海空虚；或因痨虫侵及胞宫，或气滞血瘀，阳虚寒凝，痰湿阻滞胞脉，冲任不通所致。

要点二 带下异常的临床表现及意义

1. 白带 指带下色白量多，质稀如涕，淋漓不绝的症状，多属脾肾阳虚，寒湿下注所致。

2. 黄带 指带下色黄，质黏，气味臭秽的症状，多属湿热下注或湿毒蕴结所致。

3. 赤白带 指白带中混有血液，赤白杂见的症状，多属肝经郁热，或湿热下注所致。

第五单元 闻 诊

闻诊是通过听声音和嗅气味来诊察疾病的方法。听声音包括诊察患者的声音、呼吸、语言、咳嗽、心音、呕吐、呃逆、嗳气、太息、喷嚏、呵欠、肠鸣等各种响声。嗅气味包括嗅病体发出的异常气味、排出物的气味及病室的气味。

细目一 听 声 音

要点一 声音异常的表现及临床意义

（一）发声

发声指语声的高低清浊。

1. 疾病状态下，语声高亢洪亮有力，声音连续者，多属阳证、实证、热证。

2. 语声低微细弱，声音断续而懒言者，多属阴证、虚证、寒证。

3. 语声沉闷而不清晰或似有鼻音者，称为声重，多属外感风寒，或湿浊阻滞，以致肺气不宣，鼻窍不通所致。

（二）音哑与失音

语声嘶哑者为音哑；语而无声者为失音，古称为“喑”。前者病轻，后者病重。

1. 新病音哑或失音者，多属实证，多因外感风寒或风热袭肺，或痰湿壅肺，肺失清肃，邪闭清窍所致，即所谓“金实不鸣”。

2. 久病音哑或失音者，多属虚证，多因各种原因导致阴虚火旺，或肺气不足，津亏肺损，声音难出，即所谓“金破不鸣”。

3. 暴怒喊叫或持续高声宣讲，咽喉失润所致音哑或失音者，亦属气阴耗伤。

4. 久病重病，突见语声嘶哑，多是脏气将绝之危象。

5. 妇女妊娠末期出现音哑或失音者，称为妊娠失音(子喑)，系因胎儿渐长，压迫肾之络脉，使肾精不能上荣于咽所致。

（三）鼻鼾

鼻鼾指熟睡或昏迷时鼻喉发出的一种声响。是气道不利所发出的异常呼吸声。

熟睡鼾声若无其他明显症状，多因慢性鼻病，或睡姿不当所致，体胖、老年人较常见。

若昏睡不醒或神志昏迷而鼾声不绝者，多属高热神昏，或中风入脏之危候。

（四）惊呼

惊呼指患者突然发出的惊叫声。其声尖锐，表情惊恐者，多为剧痛或惊恐所致。小儿阵发惊呼，多为受惊。成人发出惊呼，除惊恐外，多属剧痛，或精神失常。

（五）喷嚏

喷嚏指肺气上逆于鼻而发出的声响。应注意喷嚏的次数及有无兼症。偶发喷嚏，不属病态。

1. 若新病喷嚏，兼有恶寒发热，鼻流清涕等症状，多因外感风寒，刺激鼻道之故，属表寒证。

2. 久病阳虚之人，突然出现喷嚏，多为阳气回复，病有好转的趋势。

（六）太息

太息又称叹息，指情志抑郁，胸闷不畅时发出的长吁或短叹声。多是情志不遂、肝气郁结之象。

要点二 语言异常的表现及临床意义

1. 谵语 指神识不清，语无伦次，声高有力的症状。多属邪热内扰神明所致，属实证，故《伤寒论》谓“实则谵语”。见于外感热病，温邪内入心包或阳明实热证、痰热扰乱心神等。

2. 郑声 指神识不清，语言重复，时断时续，语声低弱模糊的症状。多因久病脏气衰竭，心神散乱所致，属虚证，故《伤寒论》谓“虚则郑声”。见于多种疾病的晚期、危重阶段。

3. 独语 指自言自语，喃喃不休，见人语止，首尾不续的症状。多因心气不足，神失所养，或气郁痰阻，蒙蔽心神所致，属阴证。常见于癫病、郁病。

4. 错语　指患者神志清楚而语言时有错乱，语后自知言错的症状。证有虚实之分，虚证多因心气不足，神失所养所致，多见于久病体虚或老年脏气衰微之人；实证多为痰浊、瘀血、气郁阻碍心窍所致。

5. 狂言　指精神错乱，语无伦次，狂躁妄言的症状。《素问·脉要精微论》说："衣被不敛，言语善恶，不避亲疏者，此神明之乱也。"多因情志不遂，气郁化火，痰火互结，内扰神明所致。多属阳证、实证，常见于狂病、伤寒蓄血证。

6. 语謇　指神志清楚、思维正常，但语言不流利，或吐字不清。因习惯而成者，不属病态。病中言语謇涩，每与舌强并见者，多因风痰阻络所致，为中风之先兆或后遗症。

要点三　呼吸异常的表现及临床意义

（一）喘

喘指呼吸困难、短促急迫，甚至张口抬肩，鼻翼扇动，难以平卧。其发病多与肺、肾等脏腑有关。喘有虚实之分。

1. 发作急骤，呼吸深长，息粗声高，唯以呼出为快者，为实喘。多为风寒袭肺或痰热壅肺，痰饮停肺，肺失宣肃，肺气上逆所致。

2. 发病缓慢，声低气怯，息短不续，唯以深吸为快，动则喘甚者，为虚喘。多为肺气不足，肺肾亏虚，气失摄纳所致。

（二）哮

哮指呼吸急促似喘，喉间有哮鸣音的症状。多因痰饮内伏，复感外邪所诱发，或因久居寒湿之地，或过食酸、咸、生冷或闻刺激性气味等而诱发。

喘不兼哮，但哮必兼喘。喘以气息急迫、呼吸困难为主，哮以喉间哮鸣声为特征。临床上哮与喘常同时出现，所以常并称为哮喘。

（三）短气

短气指呼吸气急而短促，气短不足以息，数而不相接续，似喘而不抬肩，喉中无痰鸣音，短气有虚实之别。

1. 虚证短气，兼有形瘦神疲，声低息微等，多因体质衰弱或元气虚损所致。

2. 实证短气，常兼有呼吸声粗，或胸部窒闷，或胸腹胀满等，多因痰饮、胃肠积滞、气滞或瘀阻所致。

（四）少气

少气又称气微。指呼吸微弱而声低，气少不足以息，言语无力的症状。主诸虚劳损，多因久病体虚或肺肾气虚所致。

要点四　咳嗽的表现及临床意义

咳嗽指肺气向上冲击喉间而发出的一种"咳－咳"声音。古人将其分为三种，有声无痰谓之咳，有痰无声谓之嗽，有痰有声谓之咳嗽。多因六淫外邪袭肺、有害气体刺激、痰饮停肺、气阴亏虚等而致肺失清肃宣降，肺气上逆所致。临床上首先应分辨咳声和痰的色、量、质的变化，其次参考时间、病史及兼症等，以鉴别病证的寒热虚实性质。

1. 咳声重浊沉闷，多属实证，多因寒痰湿浊停聚于肺，肺失肃降所致。

2. 咳声轻清低微，多属虚证，多因久病肺气虚损，失于宣降所致。

3. 咳声不扬，痰稠色黄，不易咯出，多属热证，多因热邪犯肺，肺津被灼所致。

4. 咳有痰声，痰多易咯，多属痰浊阻肺所致。

5. 干咳无痰或少痰，多属燥邪犯肺或阴虚肺燥所致。

6. 咳声短促，呈阵发性、痉挛性，连续不断，咳后有鸡鸣样回声，并反复发作者，称为顿咳（百日咳），多因风邪与痰热搏结所致，常见于小儿。

7. 咳声如犬吠，伴有声音嘶哑，吸气困难，喉中有白膜生长，擦破流血，随之复生是时行疫毒攻喉所致，多见于白喉。

要点五　呕吐、呃逆、嗳气、肠鸣的表现及临床意义

（一）呕吐

呕吐指饮食物、痰涎从胃中上涌，由口中吐出的症状。是胃失和降，胃气上逆的表现。前人以有声有物为呕吐，有物无声为吐，有声无物为干呕。但临床上难以截然分开，一般统称为呕吐。根据呕吐声音的强弱和吐势的缓急，可判断证候的寒热虚实等。

1. 吐势徐缓，声音微弱，呕吐物清稀者，多属虚寒证。常因脾胃阳虚，脾失健运，胃失和降，胃气上逆所致。

2. 吐势较猛，声音壮厉，呕吐出黏稠黄水，或酸或苦者，多属实热证。常因邪热犯胃，胃失升降，胃气上逆所致。

3. 呕吐呈喷射状者,多为热扰神明,或因头颅外伤,颅内有瘀血、肿瘤等,使颅内压力增高所致。

4. 呕吐酸腐味的食糜,多属伤食,多因暴饮暴食,或过食肥甘厚味,以致食滞胃脘,胃失和降,胃气上逆所致。

5. 共同进餐者皆发吐泻,多为食物中毒。朝食暮吐、暮食朝吐者,为胃反,多属脾胃阳虚证。

6. 口干欲饮,饮后则吐者,称为水逆,因饮邪停胃,胃气上逆所致。

(二) 呃逆

呃逆指从咽喉发出的一种不由自主的冲击声,声短而频,呃呃作响的症状。俗称"打呃",唐代以前称"哕",是胃气上逆的表现。临床上根据呃声的高低强弱,间歇时间的长短不同,来判断病证的虚实寒热性质。

1. 呃声频作,高亢而短,其声有力者,多属实证;呃声低沉,声弱无力,多属虚证。

2. 新病呃逆,其声有力,多属寒邪或热邪客于胃;久病、重病呃逆不止,声低气怯无力者,属胃气衰败之危候。

3. 突发呃逆,呃声不高不低,无其他病史及兼症者,多属饮食刺激,或偶感风寒,一时胃气上逆动膈所致,一般为时短暂,不治自愈。

(三) 嗳气

嗳气指胃中气体上出咽喉所发出的一种声长而缓的症状,古称"噫",是胃气上逆的一种表现。饱食之后,或饮汽水后,偶有嗳气,无其他兼症者,是饮食入胃排挤胃中气体上出所致,不属病态。临床根据嗳声和气味的不同,可判断虚实寒热。

1. 嗳气酸腐,兼脘腹胀满者,多因宿食内停,属于实证。

2. 嗳气频作而响亮,嗳气后脘腹胀减,嗳气发作因情志变化而增减者,多为肝气犯胃,属于实证。

3. 嗳气频作,兼脘腹冷痛,得温症减者,多为寒邪犯胃,或为胃阳亏虚。

4. 嗳声低沉断续,无酸腐气味,兼见纳呆食少者,为脾胃虚弱,属虚证。多见于老年人或体虚之人。

(四) 肠鸣

肠鸣又称腹鸣,是气体或液体通过肠道而产生的一种气过水声或沸泡音。在正常情况下,肠鸣声低弱而和缓,一般难以直接闻及,肠鸣声高时,患者或旁人可以直接听到。借助听诊器诊察肠鸣音,在脐部听得较为清楚,大约4~5次/分钟,若超过10次/分钟则为肠鸣频繁,持续3~5分钟才听到1次者为肠鸣稀少。

肠鸣发生的频率、强度、音调等与胃肠功能、进食情况、感邪性质等有关。当肠道传导失常或阻塞不通时,则肠鸣声高亢而频急,或肠鸣音减少,甚至完全消失。

1. 肠鸣增多

(1) 当患者动摇身体,或推抚脘部时,脘腹部鸣响如囊裹浆,辘辘有声者,称为振水声,若是饮水过后出现多属正常,若非饮水而常见此声者,多为水饮留聚于胃。

(2) 鸣响在脘腹,如饥肠辘辘,得温得食则减,饥寒则重者,为中气不足,胃肠虚寒。

(3) 肠鸣高亢而频急,脘腹痞满,大便泄泻者,多为感受风寒湿邪以致胃肠气机紊乱所致。

(4) 肠鸣阵作,伴有腹痛欲泻,泻后痛减,胸胁满闷不舒者,为肝脾不调。

2. 肠鸣稀少 肠鸣稀少主要显示肠道传导功能障碍。可因实热蕴结肠胃,肠道气机受阻;肝脾不调,气机郁滞,肠道腑气欠通;脾肺气虚,肠道虚弱,传导无力;阴寒凝滞,气机闭阻,肠道不通等所致。

3. 肠鸣音完全消失 肠鸣音完全消失,腹胀满痛者,多属肠道气滞不通之重证,可见于肠痹或肠结等病。

细目二 嗅 气 味

要点 口气、病室气味异常的表现及临床意义

(一) 口气

口气指从口中散发出的异常气味。正常人呼吸或讲话时,口中无异常气味散出。若口中散发臭气者,称为口臭,多与口腔不洁、龋齿、便秘或消化不良有关。

1. 口气酸臭,并伴食欲不振,脘腹胀满者,多属食积胃肠。

2. 口气臭秽者,多属胃热。

3. 口气腐臭,或兼咳吐脓血者,多是内有

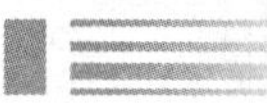

溃腐脓疡。

4. 口气臭秽难闻，牙龈腐烂者，为牙疳。

（二）病室气味

病室气味由病体本身或排出物、分泌物散发而形成。气味从病体发展到充斥病室，说明病情重笃。临床上通过嗅病室气味，可作为推断病情及诊断特殊疾病的参考。

1. 病室臭气触人，多为瘟疫类疾病。

2. 病室有血腥味，病者多患失血。

3. 病室散有腐臭气，病者多患溃腐疮疡。

4. 病室尸臭，多为脏腑衰败，病情重笃。

5. 病室尿臊气多见于水肿病晚期。

6. 病室有烂苹果样气味（酮体气味），多见于消渴重症。

7. 病室有蒜臭气味，多见于有机磷杀虫药中毒。

第六单元　脉　诊

脉诊又称切脉，是医生用手指对患者身体某些特定部位的动脉进行切按，体验脉动应指的形象，以了解健康或病情，辨别病证的一种诊察方法。

细目一　诊脉概说

要点一　寸口诊法的部位、原理及寸口分候脏腑

（一）寸口诊法的部位

寸口又称气口或脉口，是指单独切按桡骨茎突内侧一段桡动脉的搏动，扣诊法根据其脉动形象，以推测人体生理、病理状况的一种诊察方法。寸口脉分为寸、关、尺三部。通常以腕后高骨（桡骨茎突）为标记，其内侧的部位关前（腕侧）为寸，关后（肘侧）为尺。两手各有寸、关、尺三部，共六部脉。寸关尺三部又可施行浮、中、沉三候。

（二）寸口诊法的原理

1. 寸口部为"脉之大会"。寸口脉属手太阴肺经之脉，气血循环流注起始于手太阴肺经，营卫气血遍布周身，循环五十度又终止于肺经，复会于寸口，为十二经脉的始终。脉气流注肺而总会聚于寸口，故全身各脏腑生理功能的盛衰，营卫气血的盈亏，均可从寸口部的脉象上反映出来。

2. 寸口部脉气最明显。寸口部是手太阴肺经"经穴"（经渠）和"输穴"（太渊）的所在处，为手太阴肺经经气流注和经气渐旺，以至达到最旺盛的特殊反应点，故前人有"脉会太渊"之说，其脉象变化最有代表性。

3. 可反映宗气的盛衰。肺、脾同属太阴经，脉气相通，手太阴肺经起于中焦，而中焦为脾胃所居之处，脾将通过胃所受纳腐熟的食物之精微上输于肺，肺朝百脉而将营气与呼吸之气布散至全身，脉气变化见于寸口，故寸口脉动与宗气一致。

4. 寸口处为桡动脉，该动脉所在桡骨茎突处，其行径较为固定，解剖位置亦较浅表，毗邻组织比较分明，方便易行，便于诊察，脉搏强弱易于分辨，同时诊寸口脉沿用已久，在长期医疗实践中，积累了丰富的经验，所以说寸口部为诊脉的理想部位。

（三）寸口分候脏腑

左寸候心，右寸候肺，并统括胸以上及头部的疾病；左关候肝胆，右关候脾胃，统括膈以下、脐以上部位的疾病；两尺候肾，并包括脐以下至足部的疾病。

要点二　诊脉方法

（一）患者体位

诊脉时患者应取正坐位或仰卧位，前臂自然向前平展，与心脏置于同一水平，手腕伸直，手掌向上，手指自然放松，在腕关节下面垫一松软的脉枕，使寸口部位充分伸展，局部气血畅通，便于诊察脉象。

（二）医生指法

诊脉指法主要包括选指、布指、运指三部分。

1. 选指　医生用左手或右手的食指、中指和无名指三个手指的指目诊察，指目是指尖和指腹交界棱起之处，是手指触觉较灵敏的部位。诊脉者的手指指端要平齐，即三指平齐，手指略呈弓形，与受诊者体表成45°左右为宜，这样的角度可以使指目紧贴于脉搏搏动处。

2. 布指　中指定关，医生先以中指按在掌后高骨内侧动脉处，然后食指按在关前（腕侧）定寸，无名指按在关后（肘侧）定尺。布指的疏密要与患者手臂长短与医生手指的粗细相适应，如患者的手臂长或医者手指较细，布指宜疏，反之宜密。定寸时可选取太渊穴所在位置（腕横纹上），定尺时可考虑按寸到关的距离确定

关到尺的长度，以明确尺的位置。寸、关、尺不是一个点，而是一段脉管的诊察范围。

3. 运指　医生运用指力的轻重、挪移及布指变化以体察脉象。常用的指法有举、按、寻、总按和单按等，注意诊察患者的脉位（浮沉、长短）、脉次（至数与均匀度）、脉形（大小、软硬、紧张度等）、脉势（强弱与流利度等）及左右手寸关尺各部的表现。

常用的具体指法如下。

举，是指医生用较轻的指力，按在寸口脉搏跳动部位，以体察脉搏部位的方法。亦称“轻取”或“浮取”。

按，是指医生用较重的指力，甚至按到筋骨体察脉象的方法。此法又称“重取”或“沉取”。

寻，是指切脉时指力从轻到重，或从重到轻，左右推寻，调节最适当指力的方法。在寸口三部细细寻找脉动最明显的部位，统称寻法。医生手指用力适中，按至肌肉以体察脉象的方法亦称“寻”，是中取之意。

总按，即三指同时用力诊脉的方法。从总体上辨别寸、关、尺三部和左右两手脉象的形态、脉位、脉力等。

单按，用一个手指诊察一部脉象的方法。主要用于分别了解寸、关、尺各部脉象的形态特征。

首先应先用总按的方法，从总体上辨别脉象的形态、脉位的浮沉，然后再使用单按手法等辨别左右手寸、关、尺各部脉象的形态特征。

（三）平息

医生在诊脉时注意调匀呼吸，即所谓“平息”。一方面医生保持呼吸调匀，清心宁神，可以用自己的呼吸计算患者的脉搏至数；另一方面，平息有利于医生思想集中，可以仔细地辨别脉象。

（四）切脉时间

一般每次诊脉每手应不少于 1 分钟，两手以 3 分钟左右为宜。

诊脉时需注意每次诊脉的时间，至少应在 50 动。一则有利于仔细辨别脉象变化，再则切脉时初按和久按的指感有可能不同，对临床辨证有一定的意义，所以切脉的时间要适当长些。

（五）小儿脉诊法

小儿寸口部位甚短，一般用“一指（拇指或食指）定关法”，不必细分寸、关、尺三部。

具体操作方法是：用左手握住小儿的手，对 3 岁以下的小儿，可用右手大拇指或食指按于小儿掌后高骨部脉上，不分三部，以定至数为主；对 3~5 岁的小儿，则以高骨中线为关，以一指向两侧转动以寻查三部；6~8 岁的小儿，则可挪动拇指诊三部；9~15 岁的小儿，可以次第下指，依寸、关、尺三部诊脉；15 岁以上，可按成人三部脉法进行辨析。

要点三　脉象要素

（一）脉位

脉位指脉动显现部位的浅深。脉位表浅为浮脉；脉位深沉为沉脉。

（二）至数

至数指脉搏的频率。正常成人一息脉来四五至为平脉，一息五至以上为数脉，一息不足四至为迟脉。

（三）脉长

脉长指脉动应指的轴向范围长短，即脉动范围超越寸、关、尺三部称为长脉；应指不及三部，但见关部或寸、关部者，均称为短脉。

（四）脉宽

脉宽指脉动应指的径向范围大小，即指下感觉到脉道的粗细。脉道宽大者为大脉，脉道狭小者为细脉。

（五）脉力

脉力指脉搏的强弱。脉搏应指有力为实脉，应指无力为虚脉。

（六）脉律

脉律指脉动节律的均匀度。其包括两个方面：一是脉动节律是否均匀，有无停歇；二是停歇的至数、时间是否规则。

（七）流利度

流利度指脉搏来往的流利通畅程度。脉来流利圆滑者为滑脉；来势艰难，不流利者为涩脉。

（八）紧张度

紧张度指脉管的紧急或弛缓程度。脉的紧张度主要体现在脉长、张力和指下搏动变化情况。脉紧张度高者如弦脉、紧脉；脉弛缓者可见于缓脉。

细目二　正常脉象

要点一　正常脉象的特点

正常脉象的主要特点是:寸、关、尺三部有脉,一息四五至,相当于 72~80 次 / 分钟(成年人);不浮不沉,不大不小,从容和缓,节律一致,尺部沉取有一定力量,并随生理活动、气候、季节和环境不同而有相应变化。古人将正常脉象的特点概括称为"有胃""有神""有根"。

要点二　胃、神、根的含义

1. 胃　也称胃气。脉之胃气主要反映脾胃运化功能的盛衰和营养状况的优劣。脉有胃气的特点是徐和、从容、软滑的感觉。

2. 神　脉搏有力是有神的标志,故有胃即有神。脉之有神是指:脉象有力柔和,节律整齐。

3. 根　脉之有根关系到肾。脉之有根主要表现在尺脉有力、沉取不绝两个方面。

总之,胃、神、根是从不同侧面强调了正常脉象所必备的条件,三者相互补充而不能截然分开。

细目三　常见病脉

要点一　常见病脉的脉象特征及鉴别

(一)常见病脉的脉象特征

1. 浮脉　轻取即得,重按稍减而不空,举之有余,按之不足。其脉象特征是脉管的搏动在皮下较浅表的部位,即位于皮下浅层。

2. 散脉　浮散无根,稍按则无,至数不齐。其脉象特征是浮取散漫,中取似无,沉取不应,并常伴有脉动不规则,时快时慢而不匀(但无明显歇止),或脉力往来不一致。

3. 芤脉　浮大中空,如按葱管。其脉象特征是应指浮大而软,按之上下或两边实而中间空。说明芤脉位偏浮、形大、势软而中空。

4. 革脉　浮而搏指,中空外坚,如按鼓皮。其脉象特征是浮取感觉脉管搏动的范围较大而且较硬,有搏指感,但重按则乏力,有豁然而空之感,因而恰似以指按压鼓皮上的外坚中空之状。

5. 沉脉　轻取不应,重按始得,举之不足,按之有余。其脉象特征是脉管搏动的部位在皮肉之下靠近筋骨之处,因此用轻指力按触不能察觉,用中等指力按触搏动也不明显,只有用重指力按到筋骨间才能感觉到脉搏明显的跳动。

6. 伏脉　重按推筋着骨始得,甚则暂时伏而不显。其脉象特征是脉管搏动的部位比沉脉更深,隐伏于筋下,附着于骨上。因此,诊脉时浮取、中取均不见,需用重指力直接按至骨上,然后推动筋肉才能触到脉动,甚至伏而不见。

7. 牢脉　沉取实大弦长,坚牢不移。其脉象特征是脉位沉长,脉势实大而弦。牢脉轻取、中取均不应,沉取始得,但搏动有力,势大形长,为沉、弦、大、实、长五种脉象的复合脉。

8. 迟脉　脉来迟慢,一息不足四至(相当于每分钟脉搏在 60 次以下)。其脉象特征是脉管搏动的频率小于正常脉率。

9. 缓脉　其义有二,一是脉来和缓,一息四至(每分钟 60~70 次),应指均匀,脉有胃气的一种表现,称为平缓,多见于正常人;二是脉来怠缓无力,弛纵不鼓的病脉。

10. 数脉　脉来急促,一息五至以上而不满七至(每分钟在 90~120 次)。其脉象特征是脉率较正常为快,比疾脉慢。

11. 疾脉　脉来急疾,一息七八至(每分钟 120 次以上)。其脉象特征是脉率比数脉更快。

12. 虚脉　三部脉举之无力,按之空豁,应指松软。亦是无力脉象的总称。其脉象特征是脉搏搏动力量软弱,寸、关、尺三部,浮、中、沉三候均无力。

13. 短脉　应指不及三部,但见关部或寸、关部者,均称为短脉。

14. 实脉　三部脉充实有力,其势来去皆盛。亦为有力脉象的总称。其脉象特征是脉搏搏动力量强,寸、关、尺三部,浮、中、沉三候均有力量,脉管宽大。

15. 长脉　首尾端直,超过本位。其脉象特征是脉搏的搏动范围显示较长,超过寸、关、尺三部。

16. 洪脉　脉体宽大而浮，充实有力，来盛去衰，状若波涛汹涌。其脉象特征主要表现在脉搏显现的部位、形态和气势三个方面。脉体宽大，搏动部位浅表，指下有力。

17. 大脉　脉体宽大，但无脉来汹涌之势。其脉象特征是寸口三部皆脉大而和缓、从容。

18. 细脉　脉细如线，但应指明显。其脉象特征是脉道狭小，指下寻之往来如线，但按之不绝，应指明显。

19. 濡脉　浮细无力而软。其脉象特征是位浮、形细、势软。其脉管搏动的部位在浅层，形细而软，如絮浮水，轻取即得，重按不显。

20. 弱脉　沉细无力而软。其脉象特征是位沉、形细、势软。由于脉管细小且不充盈，其搏动部位在皮肉之下靠近筋骨处，指下感到细而无力。

21. 微脉　极细极软，按之欲绝，若有若无。其脉象特征是脉形极细小，脉势极软弱，以致轻取不见，重按不明显，似有似无。

22. 滑脉　往来流利，应指圆滑，如盘走珠。其脉象特征是脉搏形态应指圆滑，如同圆珠流畅地由尺部向寸部滚动，浮、中、沉取皆可感到。

23. 动脉　脉形如豆，滑数有力，厥厥动摇，关部尤显。其脉象特征是具有短、滑、数三种脉象的特点，其脉搏搏动部位在关部明显，应指如豆粒动摇。

24. 涩脉　形细而行迟，往来艰涩不畅，脉势不匀。其脉象特征是脉形较细，脉势滞涩不畅，如“轻刀刮竹”；至数较缓而不匀，脉力大小亦不均，呈三五不调之状。

25. 弦脉　端直以长，如按琴弦。其脉象特征是脉形端直而形长，脉势较强，脉道较硬，切脉时有挺然指下、直起直落的感觉。

26. 紧脉　绷急弹指，状如牵绳转索。其脉象特征是脉势紧张有力，坚搏抗指，脉管的紧张度、力度均比弦脉高，其指感比弦脉更加绷急有力，且有旋转绞动或左右弹指的感觉，但脉体较弦脉柔软。

27. 结脉　脉来缓慢，时有中止，止无定数。其脉象特征是脉来迟缓，脉律不齐，有不规则的歇止。

28. 代脉　脉来一止，止有定数，良久方还。其脉象特征是脉律不齐，表现为有规则的歇止，歇止的时间较长，脉势较软弱。

29. 促脉　脉来数而时有一止，止无定数。其脉象特征是脉率较快且有不规则的歇止。

（二）脉象鉴别

1. 比类法鉴别

归类，或称分纲，即将29种脉象进行归类、分纲，就能提纲挈领，执简驭繁。如浮脉类有浮、洪、濡、散、芤、革，沉脉类有沉、伏、弱、牢，迟脉类有迟、缓、涩、结，数脉类有数、疾、促、动，虚脉类有虚、细、微、代、短，实脉类有实、滑、弦、紧、长、大。

辨异，在了解同类脉象相似特征的基础上，再将不同之处进行比较而予以区别，这就是脉象的辨异（表8-6-3-1~表8-6-3-7）。

表8-6-3-1　相似脉部位比较表

脉位	脉名与脉象特征
脉位表浅	浮脉：举之有余，重按稍减而不空，脉形不大不小
	芤脉：浮大中空，如按葱管
	濡脉：浮细而无力
	革脉：浮而搏指，中空边坚，如按鼓皮
	散脉：浮而无根，至数不齐，脉力不匀
脉位在皮下深层	沉脉：轻取不应，重按始得
	伏脉：脉位更深更沉，须推筋着骨始得，甚则暂时伏而不见
	牢脉：沉取实大弦长，坚牢不移
	弱脉：弱脉沉而软小无力

表 8-6-3-2　相似脉至数比较表

至数	脉名与脉象特征
脉率快于正常脉象	数脉：一息五至以上，不足七至
	疾脉：一息七八至
	促脉：不仅脉率每息在五至以上，且有不规则的歇止
脉率慢于正常脉象	迟脉：一息不足四至
	缓脉：缓脉虽为一息四至，但脉来怠缓无力
	结脉：结脉不仅脉率不及四至，而且有不规则的歇止

表 8-6-3-3　相似脉节律比较表

节律不整	脉名与脉象特征
有间歇的不整脉象	促脉：数而时止，止无定数
	结脉：缓而时止，止无定数
	代脉：脉来一止，止有定数，良久方还
无间歇的不整脉象	涩脉：脉律不齐，三五不调，往来艰涩，形态不匀
	散脉：脉律不齐，浮散无根

表 8-6-3-4　相似脉脉宽比较表

脉象宽细	脉名与脉象特征
具有细的特征的脉象	细脉：脉细如线，应指明显
	濡脉：脉浮细而软，轻取即得
	弱脉：脉沉细而软，重按乃得
	微脉：脉极细极软，似有似无
具有宽的特征的脉象	洪脉：脉体宽大，充实有力，来盛去衰
	实脉：三部脉充实有力，其势来去皆盛

表 8-6-3-5　相似脉脉长比较表

脉象长短	脉名与脉象特征
具有长的特征的脉象	长脉：脉动应指超逾三部
	弦脉：端直以长，如按琴弦
	牢脉：长而沉实弦
具有短的特征的脉象	短脉：短脉指脉动应指不及三部
	动脉：动脉以短而滑数为特征

表 8-6-3-6　相似脉脉紧张度比较表

脉体紧张度	脉名与脉象特征
脉体较硬	弦脉：脉长而坚硬，如按琴弦
	紧脉：紧张有力，如按绳索
	革脉：浮大搏指，中空外坚，如按鼓皮

续表

脉体紧张度	脉名与脉象特征
脉体柔软	濡脉：脉浮细而软 弱脉：脉沉而软小无力 缓脉：脉来怠缓无力，弛纵不鼓

表 8-6-3-7　相似脉脉流利度比较表

流利度	脉名与脉象特征
脉来流利	数脉：频率快，一息五至以上而不满七至 滑脉：往来流利圆滑，如珠走盘 动脉：动则短而滑数，厥厥动摇
脉来艰涩	涩脉：形细而行迟，往来艰涩不畅，脉势不匀，如轻刀刮竹

2. 对举法鉴别　对举法就是把两种相反的脉象对比而加以鉴别的方法。如分别进行浮与沉、迟与数、虚与实、滑与涩、洪与细、长与短、弦与紧、紧与缓、散与牢的鉴别比较。

要点二　常见病脉的临床意义

浮脉：一般见于表证，亦见于虚阳浮越证。

散脉：多见于元气离散，脏腑精气衰败，尤其是心、肾之气将绝的危重病证。

芤脉：常见于大量失血、伤阴等病证。

革脉：多见于亡血、失精、半产、漏下等病证。

沉脉：多见于里证。有力为里实；无力为里虚。亦可见于正常人。

伏脉：常见于邪闭、厥证和痛极的患者。

牢脉：多见于阴寒内盛、疝气、癥积等病证。

迟脉：多见于寒证，迟而有力为实寒；迟而无力为虚寒。亦见于邪热结聚之实热证。

缓脉：多见于湿病、脾胃虚弱，亦可见于正常人。

数脉：多见于热证，亦见于里虚证。

疾脉：多见于阳极阴竭，元气欲脱之证。

虚脉：见于虚证，多为气血两虚。

短脉：多见于气虚或气郁。

实脉：见于实证。亦见于正常人。

长脉：常见于阳证、热证、实证，亦可见于正常人。

洪脉：多见于阳明气分热盛。

大脉：多见于正常人，或为病进。

细脉：多见于虚证或湿证。

濡脉：多见于虚证或湿困。

弱脉：多见于阳气虚衰，气血俱虚。

微脉：多见于气血大虚，阳气衰微。

滑脉：多见于痰湿、食积和实热等病证。亦是青壮年的常脉，或妇女的孕脉。

动脉：常见于惊恐、疼痛等症。

涩脉：多见于气滞、血瘀、痰食内停精伤、血少。

弦脉：多见于肝胆病、疼痛、痰饮等，或为胃气衰败者。亦见于老年健康者。

紧脉：见于实寒证、疼痛和食积等。

结脉：多见于阴盛气结、寒痰血瘀，亦可见于气血虚衰。

代脉：见于脏气衰微、疼痛、惊恐、跌仆损伤等病。

促脉：多见于阳盛实热、气血痰食停滞，亦见于脏气衰败。

常见脉象鉴别见表 8-6-3-8。

表 8-6-3-8　脉象鉴别表

脉纲	共同特点	相类脉		
		脉名	脉象	主病
浮脉类	轻取即得	浮	举之有余,按之不足	表证,亦见于虚阳浮越证
		洪	脉体阔大,充实有力,来盛去衰	热盛
		濡	浮细无力而软	虚证,湿证
		散	浮取散漫而无根,伴至数或脉力不匀	元气离散,脏气将绝
		芤	浮大中空,如按葱管	失血,伤阴之际
		革	浮而搏指,中空外坚	亡血、失精、半产、崩漏
沉脉类	重按始得	沉	轻取不应,重按始得	里证
		伏	重按推至筋骨始得	邪闭、厥证、痛极
		弱	沉细无力而软	阳气虚衰、气血俱虚
		牢	沉按实大弦长	阴寒内积、疝气、癥积
迟脉类	一息不足四至	迟	一息不足四至	寒证,亦见于邪热结聚
		缓	一息四至,脉来怠缓	湿病,脾胃虚弱;亦见于平人
		涩	往来艰涩,迟滞不畅	精伤、血少;气滞、血瘀,痰食内停
		结	迟而时一止,止无定数	阴盛气结,寒痰瘀血;气血虚衰
数脉类	一息五至以上	数	一息五至以上,不足七至	热证;亦主里虚证
		疾	脉来急疾,一息七八至	阳极阴竭,元气欲脱
		促	数而时一止,止无定数	阳热亢盛,瘀滞、痰食停积;脏气衰败
		动	脉短如豆,滑数有力	疼痛,惊恐
虚脉类	应指无力	虚	举按无力,应指松软	气血两虚
		细	脉细如线,应指明显	虚证,湿证
		微	极细极软,似有似无	气血大虚,阳气暴脱
		代	迟而中止,止有定数	脏气衰微;疼痛、惊恐、跌仆损伤
		短	首尾俱短,不及本部	有力主气郁,无力主气损
实脉类	应指有力	实	举按充实而有力	实证;亦见于平人
		滑	往来流利,应指圆滑	痰湿、食积、实热,亦见于青壮年或孕妇
		弦	端直以长,如按琴弦	肝胆病、疼痛、痰饮等,亦见于老年健康者
		紧	绷急弹指,状如转索	实寒证、疼痛、宿食
		长	首尾端直,超过本位	阳证、热证、实证,亦见于平人
		大	脉体宽大,无汹涌之势	健康人,亦见于病进

细目四　相　兼　脉

要点　常见相兼脉的表现及临床意义

相兼脉指两种或两种以上的单因素脉相兼出现，复合构成的脉象。临床常见的相兼脉及其临床意义如下：

浮紧脉，多见于外感寒邪之表寒证，或风寒痹病疼痛。

浮缓脉，多见于风邪伤卫、营卫不和的太阳中风证。

浮数脉，多见于风热袭表的表热证。

浮滑脉，多见于表证夹痰，常见于素体多痰湿而又感受外邪者。

沉迟脉，多见于里寒证。

沉弦脉，多见于肝郁气滞，或水饮内停。

沉涩脉，多见于血瘀，尤常见于阳虚而寒凝血瘀者。

沉缓脉，多见于脾虚，水湿停留。

沉细数脉，多见于阴虚内热或血虚。

弦紧脉，多见于寒证、痛证，常见于寒滞肝脉，或肝郁气滞等所致的疼痛等。

弦数脉，多见于肝郁化火或肝胆湿热、肝阳上亢。

弦滑数脉，多见于肝火夹痰，肝胆湿热或肝阳上扰，痰火内蕴等病证。

弦细脉，多见于肝肾阴虚或血虚肝郁，或肝郁脾虚等证。

滑数脉，多见于痰热（火）、湿热或食积内热。

洪数脉，多见于阳明经证、气分热盛，多见于外感热病。

第七单元　按　诊

按诊是医生用手直接触摸或按压患者的某些部位，以了解局部冷热、润燥、软硬、压痛、肿块或其他异常变化，从而推断疾病部位、性质和病情轻重等情况的一种诊断方法。

细目一　按诊的方法与意义

要点一　按诊的手法

按诊的手法主要有触、摸、按、叩四法。

（一）触法

触法指医生将自然并拢的第2、3、4、5手指掌面或全手掌轻轻接触或轻柔地进行滑动触摸患者局部皮肤，以了解肌肤的凉热、润燥等情况，用于分辨病属外感还是内伤，是否汗出，以及阳气津血的盈亏。

（二）摸法

摸法指医生用指掌稍用力寻抚局部，如胸腹、腧穴、肿胀部位等，探明局部的感觉情况，如有无疼痛和肿物、肿胀部位的范围及肿胀程度等，以辨别病位及病性的虚实。

（三）按法

按法指医生以重手按压或推寻局部，如胸腹部或某一肿胀或肿物部位，了解深部有无压痛或肿块，肿块的形态、大小，质地的软硬、光滑度、活动程度等，以辨脏腑虚实和邪气的痼结情况。

（四）叩法

叩法指医生用手叩击患者身体某部，使之震动而产生叩击音、波动感或震动感，以此确定病变的性质和程度的一种检查方法。叩击法有直接叩击法和间接叩击法两种。

1. 直接叩击法　医生用中指指尖或并拢的第2、3、4、5指的掌面轻轻地直接叩击或拍打按诊部位，通过听音响和叩击手指的感觉来判断病变部位的情况。

2. 间接叩击法　有拳掌叩击法和指指叩击法。

拳掌叩击法：医生用左手掌平贴在患者的诊察部位，右手握成空拳叩击左手背，边叩边询问患者叩击部位的感觉，有无局部疼痛，医生根据患者感觉以及左手震动感，以推测病变部位、性质和程度。临床常用以诊察腹部和腰部疾病。

指指叩击法：医生用左手中指第2指节紧贴病体需诊察的部位，其他手指稍微抬起，勿与体表接触，右手指自然弯曲，第2、4、5指微翘起，以中指指端叩击左手中指第2指节前端，叩击方向应与叩击部位垂直，叩时应用腕关节与掌指关节活动之力，指力要均匀适中，叩击动作要灵活、短促、富有弹性，叩击后右手中指应立即抬起，以免影响音响。此法患者可采取坐位或仰卧位，常用于对胸背腹及肋间的诊察，如两肋叩击音实而浊，多为悬饮之表现。

要点二　按诊的意义

按诊是切诊的重要组成部分，是诊法中不容忽视的一环。按诊不仅可以进一步确定望诊之所见，补充望诊之不足，而且亦可为问诊提示重点。

按诊对脘腹部疾病的诊断有着更为重要的作用，例如肠痈、癥瘕（肿瘤、肥气、肝积、肠覃、石瘕之类）等，通过按诊可以进一步探明疾病的部位、性质和程度，使其表现客观化，是临床诊断疾病不可缺少的一环。通过按压患者的有关部位，用以了解病变的寒热、虚实变化，以助辨证诊断。

按诊简便易行，无创伤，无痛苦，在医学发达的今天仍不失它的实用价值。

细目二　按诊的内容

要点一　按虚里的内容及临床意义

（一）虚里的部位

虚里即心尖搏动处，位于左乳下第4~5肋间，乳头下稍内侧，当心脏收缩时，心尖向胸壁冲击而引起的局部胸壁的向外搏动，可用手指指尖触到。

（二）正常表现

虚里为诸脉之所宗。虚里按之应手，动而不紧，缓而不怠，动气聚而不散，节律清晰一致，一息四五至，是心气充盛，宗气积于胸中的正常征象。

（三）按虚里的病理表现与临床意义

1. 虚里按之，其动微弱者为不及，是宗气内虚之征，或为饮停心包所致。

2. 搏动迟弱，或久病体虚而动数者，多为心阳不足。

3. 按之弹手，洪大而搏，或绝而不应者，证属危候。

4. 虚里搏动数急而时有一止，为宗气不守。

5. 胸高而喘，虚里搏动散漫而数者，为心肺气绝之兆。

6. 虚里动高，聚而不散者，为热甚，多见于外感热邪、小儿食滞或痘疹将发之时。

7. 因惊恐、大怒或剧烈运动后，虚里动高，片刻之后即能平复如常不属病态；肥胖之人因胸壁较厚，虚里搏动不明显，亦属生理现象。

要点二　按脘腹的内容及临床意义

（一）按脘腹的凉热

1. 腹部按之肌肤凉而喜温者，属寒证。

2. 腹部按之肌肤灼热而喜凉者，属热证。

3. 按诊腹部皮肤温凉，对判断真热假寒证有非常重要的意义，无论患者四肢温凉与否，只要胸腹灼热，就基本可以断定疾病的实热本质。

（二）腹满的虚实鉴别

1. 脘腹部按之手下饱满充实而有弹性、有压痛者，多为实满。

2. 若脘腹部虽然膨满，但按之手下虚软而缺乏弹性，无压痛者，多属虚满。

3. 脘腹部按之有形而胀痛，推之辘辘有声音，为胃中有水饮。

（三）鼓胀的鉴别

1. 腹部高度胀大，如鼓之状者，称为鼓胀。

2. 鉴别鼓胀类别时，医生两手分置于腹部两侧相对位置，一手轻轻叩拍腹壁，另一手则有波动感，按之如囊裹水者，为水鼓。

3. 一手轻轻叩拍腹壁，另一手无波动感，以手叩击如击鼓之膨膨然者，为气鼓。

4. 肥胖之人腹大如鼓，按之柔软，无脐突，无病证表现者，不属病态。

（四）癥瘕积聚的鉴别

1. 凡肿块推之不移，肿块痛有定处者，为癥积，病属血分。

2. 肿块推之可移，或痛无定处，聚散不定者，为瘕聚，病属气分。

3. 肿块大者为病深；形状不规则，表面不光滑者为病重。

4. 坚硬如实者为恶候。

5. 腹中结块，按之起伏聚散，往来不定，或按之形如条索状，久按转移不定，或按之手下如蚯蚓蠕动者，多为虫积。

6. 小腹部触及肿物，若触之有弹性，不能被推移，呈横置的椭圆或球形，按压时有压痛，有尿意，排空尿后肿物消失者，多系因积尿所致而胀大的膀胱。

7. 排空尿后小腹肿物不消，若系妇女停经后者，多为怀孕而胀大的胞宫；否则可能是石瘕等胞宫或膀胱的肿瘤。

（五）腹痛的虚实鉴别

1. 腹痛喜按，按之痛减，腹壁柔软者，多为虚证，常见的有脾胃气虚等。

2. 腹痛拒按，按之痛甚，并伴有腹部硬满者，多为实证，如饮食积滞、胃肠积热之阳明腑实、瘀血肿块等。

3. 局部肿胀拒按者，多为内痈。

4. 按之疼痛，固定不移，多为内有瘀血。

5. 按之胀痛，病处按此联彼者，为病在气分，多为气滞。

（六）腹部压痛

1. 上腹部压痛，见于肝、胆、胃、胰和横结肠病变。

2. 下腹部压痛，常见于膀胱疾病、肠痈或女性生殖器官病变。

3. 左少腹作痛,按之累累有硬块者,多为肠中有宿粪。

4. 右少腹作痛而拒按,或出现“反跳痛”(按之局部有压痛,若突然移去手指,腹部疼痛加剧),或按之有包块应手者,常见于肠痈等病。

要点三　按肌肤的内容及临床意义

(一) 诊寒热

按肌肤的寒热可了解人体阴阳的盛衰、表里虚实和邪气的性质。

1. 肌肤寒冷、为阳气衰少。

2. 肌肤冷而大汗淋漓、面色苍白、脉微欲绝者为亡阳之征象。

3. 肌肤灼热,为阳气盛,多为实热证。

4. 若汗出如油,四肢肌肤尚温而脉躁疾无力者,为亡阴之征。

5. 身灼热而肢厥为阳热内盛,格阴于外所致,属真热假寒证。

6. 外感病汗出热退身凉,为表邪已解。

7. 皮肤无汗而灼热者,为热甚。

8. 身热初按热甚,久按热反转轻者为热在表;久按其热反甚者为热在里。

9. 肌肤初扪之不觉很热,但扪之稍久即感灼手者,称身热不扬。常兼头身困重,脘痞、苔腻等症。主湿热蕴结证。

10. 局部病变通过按肌肤之寒热可辨证之阴阳。皮肤不热,红肿不明显者,多为阴证;皮肤灼热而红肿疼痛者,多为阳证。

(二) 诊润燥滑涩

通过触摸患者皮肤的滑润和燥涩,可以了解汗出与否及气血津液的盈亏情况。

1. 皮肤干燥者,尚未出汗。

2. 新病皮肤多滑润而有光泽,为气血津液未伤之表现。

3. 久病肌肤枯涩者,为津液亏虚或气血两伤;肌肤甲错者,多为瘀血内阻,新血不生。

(三) 诊疼痛

通过触摸肌肤疼痛的程度,可以分辨疾病的虚实。

1. 肌肤濡软,按之痛减者,为虚证。

2. 硬痛拒按者,为实证。

3. 轻按即痛者,病在表浅。

4. 重按方痛者,病在深部。

(四) 诊肿胀

1. 按之凹陷,举手不能即起者,为水肿。

2. 按之凹陷,举手即起者,为气肿。

(五) 诊疮疡

触按疮疡局部的凉热、软硬,来判断证之虚实寒热及是否成脓。

1. 肿硬不热者,属寒证。

2. 肿处灼手而压痛者,属热证。

3. 根盘平塌漫肿者,属虚证。

4. 根盘收束而隆起者,属实证。

5. 患处坚硬而热微多无脓;边硬顶软而热甚为有脓。

(六) 诊尺肤

即触摸从肘部内侧至掌后横纹处之间的皮肤。根据其缓急、滑涩、寒热的情况,来判断疾病的性质。

1. 尺肤热甚,其脉象洪滑数盛者,多为温热证。

2. 尺肤凉,而脉象细小者,多为泄泻、少气。

3. 按尺肤窅而不起者,多为风水肤胀。

4. 尺肤粗糙如枯鱼之鳞者,多为精血不足,或瘀血内阻,肌肤失养所致,亦可是脾阳虚衰、水饮不化之痰饮病。

要点四　按手足的内容及临床意义

诊手足寒温,对判断阳气存亡,推测疾病预后,具有重要意义。

1. 阳虚之证,四肢犹温,为阳气尚存;若四肢厥冷,多病情深重。

2. 手足俱冷者,为阳虚寒盛,属寒证。

3. 手足俱热者,多为阳盛热炽,属热证。

4. 热证见手足热者,属顺候;热证反见手足逆冷者,属逆候。

5. 手足心与手足背比较,若手足背热甚者,多为外感发热;手足心热甚者,多为内伤发热。

6. 手心热与额上热比较,若额上热甚于手心热者为表热;手心热甚于额上热者为里热。

要点五　按腧穴的内容及临床意义

按腧穴是按压身体的某些特定穴位,通过穴位的变化和反应来判断内脏某些疾病的方法。腧穴是脏腑经络之气转输之处,是内脏病变反映于体表的反应点。

（一）按腧穴的方法

按腧穴可据按诊需要，取坐位或卧（仰卧、俯卧、侧卧）位，医生用单手或双手的食指或拇指按压腧穴，若有结节或条索状物时，手指应在穴位处滑动按寻，进一步了解指下物的形态、大小、软硬程度、活动情况等。

按腧穴要注意发现穴位上是否有结节或条索状物，有无压痛或其他敏感反应，然后结合望、闻、问诊所得的资料综合分析，以判断疾病。

（二）按腧穴的临床表现

正常腧穴按压时有酸胀感，无压痛，无结节或条索状物，无异常感觉和反应。腧穴的病理反应，则有明显压痛，或有结节，或有条索状物，或其他敏感反应等。

（三）诊断脏腑病变的常用腧穴

1. **肺病**　中府、肺俞、太渊。
2. **心病**　巨阙、膻中、大陵。
3. **肝病**　期门、肝俞、太冲。
4. **脾病**　章门、太白、脾俞。
5. **肾病**　气海、太溪。
6. **大肠病**　天枢、大肠俞。
7. **小肠病**　关元。
8. **胆病**　日月、胆俞。
9. **胃病**　胃俞、足三里。
10. **膀胱病**　中极。

第八单元　八 纲 辨 证

八纲：指表、里、寒、热、虚、实、阴、阳八个纲领。

根据病情资料，运用八纲进行分析综合，从而辨别疾病现阶段病变部位的浅深、病情性质的寒热、邪正斗争的盛衰和病证类别的阴阳，以作为辨证纲领的方法，称为八纲辨证。

细目一　八纲基本证

要点一　表里证的临床表现及鉴别要点

表证指六淫、疫疠等邪气，经皮毛、口鼻侵入机体的初期阶段，正（卫）气抗邪于肌表浅层，以新起恶寒发热为主要表现的证。

里证指病变部位在内，脏腑、气血、骨髓等受病，以脏腑受损或功能失调症状为主要表现的证。

（一）表证与里证的临床表现

1. 表证　新起恶风寒，或恶寒发热，头身疼痛，喷嚏，鼻塞，流涕，咽喉痒痛，微有咳嗽、气喘，舌淡红，苔薄，脉浮。

表证是正气抗邪于外的表现，一般以新起恶寒，或恶寒发热并见，脉浮，脏腑的症状不明显为共同特征。多见于外感病初期，具有起病急、病位浅、病程短的特点。

2. 里证　里证的范围极为广泛，其临床表现多种多样，概而言之，凡非表证（及半表半里证）的特定证，一般都属里证的范畴，即所谓“非表即里”。其特征是无新起恶寒发热并见，以脏腑症状为主要表现。

里证可见于外感疾病的中、后期阶段，或为内伤疾病。不同的里证，可表现为不同的证候，故很难用几个症状或体征全面概括，但其基本特征是病情较重，病位较深，病程较长。

（二）表证与里证的鉴别要点

表证和里证的辨别，主要审察寒热症状、脏腑症状是否突出，舌象、脉象等的变化。

1. 外感病中，发热恶寒同时并见者属表证；但热不寒或但寒不热者属里证；寒热往来者属半表半里证。

2. 表证以头身疼痛、鼻塞、喷嚏等为常见症状，脏腑症状不明显；里证以脏腑症状如咳喘、心悸、腹痛、呕泻之类的表现为主症，鼻塞、头身痛等非其常见症状；半表半里证则有胸胁苦满等特有表现。

3. 表证及半表半里证的舌象变化不明显，里证舌象多有变化；表证多见浮脉，里证多见沉脉或其他多种脉象。

4. 辨表里证尚应参考起病的缓急、病情的轻重、病程的长短等。

要点二　寒热证、寒热真假的临床表现及鉴别要点

寒证指感受寒邪，或阳虚阴盛，导致机体功能活动受抑制而表现的具有“冷、凉”症状特点的证。

热证指感受热邪，或脏腑阳气亢盛，或阴虚阳亢，导致机体功能活动亢进而表现的具有“温、热”症状特点的证。

当病情发展到寒极或热极的时候，有时会出现一些与其寒、热病理本质相反的“假象”，具体来说，有真热假寒证和真寒假热证两种情况。

真热假寒证指疾病的本质为热证，却出现某些“寒象”的证，又称“热极似寒”。是由于邪热内盛，阳气郁闭于内而不能布达于外所致，而且邪热越盛，厥冷的程度可能越重，即所谓“热深厥亦深”。

真寒假热证指疾病的本质为寒证，却出现某些“热象”的证，又称“寒极似热”。是由于阳气虚衰，阴寒内盛，逼迫虚阳浮越于上、格拒于外所致。

（一）寒证、热证、寒热真假的临床表现

1. 寒证　恶寒，或畏寒喜暖，肢冷蜷卧，或冷痛，口淡不渴，痰、涎、涕清稀，小便清长，大便稀溏，面色白，舌淡，苔白而润，脉紧或迟等。

2. 热证　发热，恶热喜冷，口渴欲饮，面赤，烦躁不宁，痰、涕黄稠，小便短黄，大便干结，舌红，苔黄燥少津，脉数等。

3. 真热假寒证　如里热炽盛之人，除出现胸腹灼热、神昏谵语、口臭息粗、渴喜冷饮、小便短黄、舌红苔黄而干、脉有力等里实热证的典型表现外，有时会伴随出现四肢厥冷、脉沉迟等症。这些“寒象”与寒证的表现有所不同，如虽四肢厥冷，但胸腹灼热，不欲近衣被；虽脉沉迟，但按之有力。

4. 真寒假热证　如阳气虚衰，阴寒内盛之人，除出现四肢厥冷、小便色清、大便质溏甚至下利清谷、舌淡苔白、脉来无力等里虚寒证的典型表现外，尚可出现自觉发热、面色红、神志躁扰不宁、口渴、咽痛、脉浮大或数等症。这些“热象”与热证的表现有所不同。如虽自觉发热，但触之胸腹无灼热，且欲加衣被；虽面色红，但为两颧浮红，时隐时现；虽神志躁扰不宁，但自感疲乏无力；虽口渴，却欲热饮，且饮水不多；虽咽喉疼痛，但不红肿；脉虽浮大或数，但按之无力。

（二）寒证、热证、寒热真假的鉴别要点

1. 寒证与热证的鉴别　应对疾病的全部表现进行综合观察，尤其是应以寒热的喜恶、口渴与否、面色的赤白、四肢的温凉、二便、舌象、脉象等作为鉴别要点（表 8-8-1-1）。

表 8-8-1-1　寒证与热证的鉴别

鉴别要点	寒证	热证
寒热喜恶	恶寒喜温	恶热喜凉
口渴	不渴	渴喜冷饮
面色	白	红
四肢	冷	热
大便	稀溏	干结
小便	清长	短黄
舌象	舌淡苔白润	舌红苔黄燥
脉象	迟或紧	数

2. 寒热真假的鉴别　一般情况下“假象”容易出现在疾病的后期及危重期；辨证时应以表现于内部、中心的症状作为判断的主要依据，外部、四肢的症状可能为“假象”；“假象”和真象表现不同，如“假热”之面赤，是面色㿠白而仅在颧颊上浅红娇嫩，时隐时现，而里热炽盛的面赤却是满面通红，“假寒”常表现为四肢厥冷伴随胸腹部灼热，揭衣蹬被，而阴寒内盛者则往往身体蜷卧，欲加衣被。

要点三　虚实证、虚实真假的临床表现及鉴别要点

虚证指人体阴阳、气血、津液、精髓等正气亏虚，而邪气不著，表现为“不足、松弛、衰退”特征的证。

实证指人体感受外邪，或疾病过程中阴阳气血失调，体内病理产物蓄积，以邪气盛实、正气不虚为基本病理，表现为“有余、亢盛、停聚”特征的证。

当患者的正气虚损严重，或病邪极其盛实时，有时会出现一些与其虚、实病理本质相反的“假象”。具体来说，有真实假虚证和真虚假实证两种情况。

真实假虚证指疾病的本质为实证，却出现某些“虚羸”的现象，即所谓“大实有羸状”。是由于火热、痰食、湿热、瘀血等邪气或病理产物大积大聚，以致经脉阻滞，气血不能畅达，其病变的本质属实。

真虚假实证指疾病的本质为虚证，反出现某些“盛实”的现象，即所谓“至虚有盛候”。是由于脏腑虚衰，气血不足，运化无力，气机不畅所致，其病变的本质属虚。

(一)虚证、实证、虚实真假的临床表现

1. 虚证 一般久病、势缓者多虚证，耗损过多者多虚证，体质素弱者多虚证。由于各种虚证的表现极不一致，各脏腑虚证的表现更是各不相同，所以很难用几个症状全面概括。

2. 实证 一般新起、暴病者多实证，病情急剧者多实证，体质壮实者多实证。由于感受邪气的性质及致病特点的差异，以及病邪侵袭、停积部位的不同，实证的表现各不相同，同样难以全面概括。

3. 真实假虚证 实邪内盛之人，出现神情默默、身体倦怠、懒言、脉象沉细等貌似“虚羸”的表现，然而，虽默默不语但语时声高气粗，虽倦怠乏力却动之觉舒，虽脉象沉细却按之有力，还可能伴随疼痛拒按、舌质苍老、舌苔厚腻等表现。

4. 真虚假实证 正气亏虚较为严重之人，出现腹胀腹痛、二便闭塞、脉弦等貌似“盛实”的表现，但腹虽胀满而有时缓解，腹虽痛而按之痛减，脉虽弦但重按无力，还可能伴随神疲乏力、面色无华、舌质娇嫩等表现。

(二)虚证、实证、虚实真假的鉴别要点

1. 虚证与实证的鉴别 虚证与实证主要可从病程、体质、症状、舌脉等方面加以鉴别(表8-8-1-2)。

表8-8-1-2 虚证与实证的鉴别

鉴别要点	虚证	实证
病程	较长(久病)	较短(新病)
体质	多虚弱	多壮实
精神	多萎靡	多兴奋
声息	声低息微	声高气粗
疼痛	喜按	拒按
胸腹胀满	按之不痛，胀满时减	按之疼痛，胀满不减
发热	多为潮热，微热	多为高热
恶寒	畏寒，添衣近火得温则减	恶寒，添衣近火得温不减
舌象	舌质嫩，苔少或无苔	舌质老，苔厚
脉象	无力	有力

2. 虚实真假的鉴别 要注意围绕虚、实证的表现特点及鉴别要点综合分析，从而分清虚实的真假。在辨别时应注意：脉象的有力无力、有神无神，浮候如何、沉候如何，尤以沉取之象为真谛；舌质的胖嫩与苍老，舌苔的厚腻与否；言语发声的响亮与低怯；患者体质的强弱，发病的原因，病症的新旧，以及治疗经过等。

要点四 阴阳证的临床表现及鉴别要点

阴、阳是归类病证类别的两个纲领。

阴、阳分别代表事物相互对立的两个方面，病证的性质及临床表现，一般都可用阴阳进行概括或归类。

表证与里证、寒证与热证、虚证与实证反映了病变过程中三对既对立又统一的矛盾现象。为了对病情进行更高层面或总的归纳，可以用阴证与阳证概括其他六类证，即表证、热证、实证属阳，里证、寒证、虚证属阴，阴、阳两纲可以统领其他六纲而成为八纲中的总纲。

阴证与阳证的划分不是绝对的，是相对而言的。因此，临床上在对具体病证归类时会存在阴中有阳、阳中有阴的情况。

细目二　八纲证间的关系

八纲证间的关系，主要可归纳为证的相兼、证的错杂、证的转化三个方面。

要点一　证的相兼

广义的证的相兼，指多种证的同时存在。本处所指为狭义的证的相兼，即在疾病某一阶段，出现不相对立的两纲或两纲以上的证同时存在的情况。

临床常见的八纲相兼证有表实寒证、表实热证、里实寒证、里实热证、里虚寒证、里虚热证，其临床表现一般是有关纲领证临床表现的叠加。如恶寒重发热轻、头身疼痛、无汗、脉浮紧等，可辨为表实寒证；出现形体消瘦五心烦热、盗汗、口咽干燥、颧红、舌红少津、脉细数等，可辨为里虚热证。

"表虚证"有两种说法：一是指外感风邪所致有汗出的表证（相对于外感风寒所致无汗出的"表实证"而言）。二是指肺（脾）气虚所致卫表不固证，但实际上该证属于（阳）气虚弱之证。

要点二　证的错杂

证候错杂指疾病的某一阶段同时存在八纲中对应两纲的证。八纲中表里寒热虚实的错杂关系，可以表现为表里同病、寒热错杂、虚实夹杂，临床辨证应对其进行综合分析。

（一）表里同病

表里同病指在同一患者身上，既有表证，又有里证的情况。它的形成可概括为以下 3 种情况：

1. 发病即同时出现表证与里证的表现；
2. 先有表证未罢，又及于里；
3. 先有内伤病未愈而又感外邪。

临床上表里同病常见以下 6 种情况：表里俱寒、表里俱热、表寒里热、表热里寒、表里俱实及表实里虚。

（二）寒热错杂

寒热错杂指在同一患者身上，既有寒证，又有热证的情况。它的形成可概括为以下 3 种情况：

1. 先有热证，复感寒邪，或先有寒证，复感热邪；
2. 先有外感寒证，寒郁而化热，虽已入里，但表寒未解；
3. 机体阴阳失调，出现寒热错杂。

结合病位，可将其概括为表里的寒热错杂与上下的寒热错杂。表里的寒热错杂包括表寒里热与表热里寒；上下的寒热错杂包括上热下寒及上寒下热。

（三）虚实夹杂

虚实夹杂指在同一患者身上，既有虚证，又有实证的情况。它的形成可概括为以下 2 种情况：

1. 先有实证，邪气太盛，损伤正气，以致正气亦虚，而出现虚证；
2. 先有正气不足的虚证，无力祛除病邪，以致病邪积聚，或复感外邪，又同时出现实证。

结合病位，可将其概括为以下 3 种情况：以虚证为主的虚中夹实、以实证为主的实中夹虚及虚证、实证难分轻重的虚实并重。

要点三　证的转化

证的转化指疾病在其发展变化过程中八纲中相互对立的证在一定条件下可以相互转化。证的转化包括表里出入、寒热转化、虚实转化。

（一）表里出入

表里出入指病邪从表入里或由里透表。一般而言，由表入里多提示病情转重，由里出表多预示病情减轻。掌握病势的表里出入变化，对于预测疾病的发展与转归，及时调整治疗策略具有重要意义。

1. 表邪入里　指先出现表证，因表邪不解，内传入里，致使表证消失而出现里证。

2. 里邪出表　指某些里证因治疗及时、护理得当，机体抵抗力增强，驱邪外出，从而表现出病邪向外透达的症状或体征。

（二）寒热转化

寒热转化指寒证或热证在一定条件下相互转化，形成相反的证。寒证化热提示阳气旺盛，热证转寒提示阳气衰惫。

1. 寒证化热　指原为寒证，后出现热证，而寒证随之消失。

寒证化热常见于外感寒邪未及时发散，而机体阳气偏盛，阳热内郁到一定程度，寒邪化热，形成热证；或是寒湿之邪郁遏，而机体阳气不衰，由寒而化，形成热证；或因使用温燥之品太过，亦可使寒证转化为热证。如寒湿痹病，初为关节冷痛、重着、麻木，病程日久，或过服温燥药物，而变成患处红肿灼痛；哮病因寒引发，痰白稀薄，久之见痰黄而稠，舌红苔黄；痰湿凝聚的阴疽冷疮，其形漫肿无头、皮色不变，以后转为红肿热痛而成脓等，均属寒证转化为热证。

2. 热证转寒 指原为热证，后出现寒证，而热证随之消失。

热证转寒常见于邪热毒气严重的情况之下，或因失治、误治，以致邪气过盛，耗伤正气，正不胜邪，功能衰败，阳气耗散，故而转为虚寒证，甚至出现亡阳。如疫毒痢初期，高热烦渴、舌红脉数、泻利不止，因治疗不及时，急骤出现冷汗淋漓、四肢厥冷、面色苍白、脉微，或病程日久，进而表现出畏冷肢凉，面白舌淡，皆是由热证转化为寒证。

（三）虚实转化

虚实转化指疾病的虚实性质发生相反的转变。提示邪与正之间的盛衰关系出现了本质性的变化。实证转虚为疾病的一般规律；虚证转实常常是因虚致实，形成本虚标实的错杂证。

1. 实证转虚 指原为实证，后发展为虚证，而实证随之消失。提示病情发展。

实证转虚，是邪正斗争的趋势，或是正气胜邪而向愈，或是正不胜邪而迁延，故病情日久，或失治误治，正气伤而不足以御邪，皆可形成实证转化为虚证。如本为咳嗽吐痰、息粗而喘、苔腻脉滑，久之见气短而喘、声低懒言、面白、舌淡、脉弱；或外感热病初期见高热、口渴、汗多、脉洪数，因治疗不当后期见神疲嗜睡、食少、咽干、舌嫩红无苔、脉细数等，均是邪虽去而正已伤，由实证转化为虚证。

2. 因虚致实 指正气不足，脏腑功能衰退，组织失却濡润充养，或气机运化无力，以致气血阻滞，病理产物蓄积，邪实上升为矛盾的主要方面，而表现以实为主的证。

虚证转化为实证，是指在虚证基础上转化为以实证为主要矛盾的证，其本质是本虚标实。如心阳气虚日久，温煦无能，推运无力，则可血行迟缓而成瘀，在原有心悸、气短、脉弱等心气虚证的基础上，而后出现心胸绞痛、唇舌紫暗、脉涩等症，则是心血瘀阻证，血瘀相较超过心气之虚更为突出，可视作虚证转实。

第九单元　病性辨证

细目一　六淫辨证

六淫是风、寒、暑、湿、燥、火六种病邪的统称。

要点　风淫证、寒淫证、暑淫证、湿淫证、燥淫证、火淫证的临床表现及意义

（一）风淫证

风淫证是指风邪侵袭人体肤表、经络等，导致卫外功能失常，表现出符合“风”性特征的证。

1. 临床表现　恶风，微发热，汗出，苔薄白，脉浮缓；或有鼻塞、流清涕、喷嚏，或伴咽喉痒痛、咳嗽；或突起风团，皮肤瘙痒，瘾疹；或突发肌肤麻木，口眼㖞斜；或肌肉僵直、痉挛、抽搐；或肢体关节游走作痛；或新起面睑、肢体浮肿等。

2. 意义　风邪袭表，肺卫失调，腠理疏松，卫气不固，则具有恶寒发热、脉浮等表证的特征症状，并以汗出、恶风、脉浮缓为特点，是为风邪袭表证；外邪易从肺系而入，风邪侵袭肺系，肺气失宣，鼻窍不利，则见咳嗽、咽喉痒痛、鼻塞、流清涕或喷嚏等症，而为风邪犯肺证。风邪侵袭肌腠，邪气与卫气搏击于肌表，则见皮肤瘙痒、丘疹，从而形成风客肌肤证。风邪或风毒侵袭经络、肌肤，经气阻滞，肌肤麻痹，则可出现肌肤麻木、口眼㖞斜等症，是为风邪中络证。风与寒湿合邪，侵袭筋骨关节，阻痹经络，则见肢体关节游走疼痛，从而形成风胜行痹证。风邪侵犯肺卫，宣降失常，通调水道失职，则见突起面睑、肢体浮肿，是为风水相搏证。

3. 辨证要点　恶风、微热、汗出、脉浮缓，或突起风团、瘙痒、麻木，肢体关节游走疼痛，面睑浮肿等为主要表现。

（二）寒淫证

寒淫证是指寒邪侵袭机体，阳气被遏，以恶寒、无汗、局部冷痛、脉紧等为主要表现的证。

1. 临床表现　恶寒重，或伴发热，无汗，头身疼痛，鼻塞，流清涕，脉浮紧；或见咳嗽，哮喘，咳稀白痰；或为脘腹疼痛，肠鸣腹泻，呕吐；或为四肢厥冷，局部拘急冷痛；口不渴或渴喜热饮，小便清长，面色苍白，舌苔白，脉弦紧或沉迟有力。

2. 意义　寒淫证主要是因感受阴寒之邪所致。寒为阴邪，具有凝滞、收引、易伤阳气的特性。寒淫证有伤寒证和中寒证。

伤寒证是指寒邪外袭于肤表，阻遏卫阳所表现的表实寒证，又称风寒表证。寒邪束表，腠理闭塞，肺卫失宣，故见恶寒、鼻塞、流清涕、脉浮紧。

中寒证是指寒邪直中于里，伤及脏腑、气血，遏制并损伤阳气，阻滞脏腑气机和血液运行所表现的里实寒证，又称内寒证、里寒证等。寒邪客于不同脏腑，可有不同的证候特点。寒邪客肺，肺失宣降，故见咳嗽、气喘、咳稀白痰等症；寒滞胃肠，使胃肠气机不利，和降、传导失常，则见脘腹疼痛、肠鸣腹泻、呕吐等症。

3. 辨证要点　恶寒肢冷、无汗、局部冷痛、苔白、脉紧或沉迟有力等为主要表现。

（三）暑淫证

暑淫证是指感受暑热之邪，耗气伤津，以发热、汗出、口渴、疲乏等为主要表现的证。

1. 临床表现　发热恶热，心烦汗出，口渴喜饮，气短神疲，肢体困倦，小便短黄，舌红，苔白或黄，脉虚数；或发热，胸闷脘痞，腹痛，呕恶，无汗，苔黄腻，脉濡数；或发热，猝然昏倒，汗出不止，气急；甚至昏迷、抽搐，舌绛干燥，脉细数等。

2. 意义　暑淫证有伤暑证和中暑证之别。

伤暑证为人体感受暑、湿之邪，汗出过多，耗气伤津所致。由于暑性炎热，蒸腾津液，故见发热恶热，心烦汗出；暑邪耗气伤津，而见口渴喜饮、气短神疲、小便短黄等症；暑夹湿邪，阻碍气机，故见肢体困倦，苔白或黄；若湿邪较甚，阻

遏中焦,脾胃运化、和降失司,气机升降失调,则胸闷脘痞,腹痛,呕恶;邪气闭阻,玄府不通,则无汗;苔黄腻,脉濡数为暑湿之征。

中暑证是在夏令烈日之下劳动过久,暑热上扰清窍,内灼神明,引动肝风,则见发热,甚至猝然昏倒、昏迷、抽搐;暑热炽盛,营阴受灼,故汗出不止、气急、舌绛干燥、脉细数等。

3. 辨证要点 有夏季感受暑热之邪的病史,以发热、汗出、口渴、疲乏、尿黄等为主要表现。

(四) 湿淫证

湿淫证是指感受外界湿邪,阻遏人体气机与清阳,以头身困重、肢体倦怠、关节酸痛重着等为主要表现的证。

1. 临床表现 头重如裹,肢体困重,倦怠嗜睡,或伴恶寒发热,或肢体关节、肌肉酸痛,或为局部渗漏湿液,或皮肤湿疹、瘙痒;胸闷脘痞,口腻不渴,纳呆恶心,腹胀腹痛,大便稀溏,小便浑浊;妇女可见带下量多;面色晦垢,舌苔滑腻,脉濡、缓或细。

2. 意义 湿遏经络、肌肉、筋骨,阻滞经气,气机不畅,则见头身困重,倦怠嗜睡,肢体关节、肌肉酸痛;湿邪阻遏肌表,卫气失和,则恶寒发热;湿邪浸淫肌肤,则为局部渗漏湿液,或皮肤湿疹、瘙痒;湿邪阻滞气机,困遏清阳,则见面色晦垢,倦怠嗜睡;湿困脾胃,气机不畅,运化失调,则见脘腹痞胀或痛,纳呆恶心,大便稀溏;湿性趋下、重浊,湿侵阴位,则见带下量多,小便浑浊;感受湿邪,则见舌苔滑腻,脉濡、缓或细等。

3. 辨证要点 身体困重、酸楚、痞闷、苔腻浊、脉濡缓等为主要表现。

(五) 燥淫证

燥淫证是指外感燥邪,耗伤津液,以口鼻、咽喉、皮肤干燥等为主要表现的证。

1. 临床表现 口唇、鼻腔、咽喉干燥,皮肤干燥甚至皲裂、脱屑,口渴欲饮,舌苔干燥,大便干燥,小便短黄,或见干咳少痰、痰黏难咳等。属于温燥者常兼见发热微恶风寒、有汗、咽喉疼痛、舌边尖红、脉浮数;属于凉燥者常兼有恶寒发热、无汗、头痛、脉浮紧。

2. 意义 燥淫证有温燥和凉燥之分。

温燥多见于初秋之季,气候尚热,余暑未消,燥热侵犯肺卫,在干燥津伤的表现基础上,又见发热微恶风寒、有汗、咽喉疼痛、舌边尖红、脉浮数等表热证候。

凉燥多见于深秋季节,气候既凉,气寒而燥,人体感受凉燥,除了干燥少津的表现之外,还见恶寒发热、无汗、头痛、脉浮紧等表寒证候。

3. 辨证要点 时值秋季或处于气候干燥的环境,具有干燥不润的证候特点。

(六) 火淫证

火淫证是指外感温热火邪,阳热内盛,以发热、口渴、面红、便秘、尿黄、舌红、苔黄、脉数等为主要表现的证。

1. 临床表现 发热微恶寒,头痛,咽喉疼痛,鼻塞流浊涕,舌边尖红,苔薄黄,脉浮数;壮热喜冷,面红目赤,渴喜冷饮,汗多,烦躁或神昏谵语,吐血,衄血,痈肿疮疡,小便短赤,大便秘结,舌质红或绛,苔黄而干或灰黑干燥,脉洪滑数。

2. 意义 热邪犯表,卫气失和,故发热微恶寒;火热上扰,故头痛,咽喉疼痛,鼻塞流浊涕;舌边尖红,脉浮数,为热邪客表之征;火热炽盛,充斥于外,故见壮热喜冷;火热上炎,则面红目赤;热扰心神,轻则烦躁,重则神昏谵语;邪热逼津外泄,故见汗多;热盛伤津,则渴喜饮冷,大便秘结,小便短赤;热盛动血,血液妄行,故见吐血,衄血;火热郁结不解,局部气血壅滞,肉腐血败,则发为痈肿疮疡;舌红绛,苔黄而干或灰黑干燥,脉洪滑数,均为火热炽盛之象。

3. 辨证要点 新病突起,病势较剧,以发热、口渴、便秘、尿黄、出血、舌红苔黄、脉数为主要表现。

细目二　阴阳虚损辨证

阴阳虚损辨证是根据阴阳的生理与病理特点,对四诊所收集的各种病情资料进行分析、归纳,辨别疾病当前病理本质是否存在着阴阳虚损证候的辨证方法。

要点一　阳虚证、阴虚证的临床表现及意义

(一) 阳虚证

阳虚证是指人体阳气亏损,其温养、推动、

气化等功能减退，以畏寒肢冷为主要表现的虚寒证。

1. 临床表现　畏寒，肢冷，口淡不渴，或喜热饮，或自汗，小便清长或尿少浮肿，大便稀薄，面色㿠白，舌淡胖嫩，苔白滑，脉沉迟无力，可兼有神疲、乏力、气短等气虚表现。

2. 意义　阳气亏虚，机体失温，故见畏寒，肢冷；气化无权，则见小便清长或尿少，大便稀薄；水湿不化，津不上承，则口淡不渴或喜热饮；失于固摄，则见自汗；水液内停，水气泛溢，则见面色㿠白，浮肿，舌淡胖嫩，苔白滑；推动乏力，则脉沉迟无力，或兼见神疲、乏力、气短等气虚症状。

3. 辨证要点　畏寒肢冷，小便清长，面色㿠白，常与气虚症状共见。

（二）阴虚证

阴虚证是指人体阴液亏少，其滋润、濡养等功能减退，或阴不制阳，阳气偏亢，以口咽干燥、五心烦热、潮热盗汗等为主要表现的虚热证。

1. 临床表现　形体消瘦，口燥咽干，两颧潮红，五心烦热，潮热盗汗，小便短黄，大便干结，舌红少津、少苔，脉细数等。

2. 意义　阴液亏少，机体失于滋润濡养，则形体消瘦，口燥咽干，小便短黄，大便干结，舌质少津、少苔，脉细；阴不制阳，虚热内生，则见两颧潮红，五心烦热，潮热盗汗，舌红，脉数等症。

3. 辨证要点　口咽干燥、五心烦热、潮热盗汗、两颧潮红、舌红少苔、脉细数等为主要表现。

要点二　亡阳证、亡阴证的临床表现、鉴别要点及意义

（一）亡阳证

亡阳证是指体内阳气极度衰微而欲脱，以冷汗、肢厥、面色苍白、脉微等为主要表现的危重证候。

1. 临床表现　冷汗淋漓，汗稀质清，面色苍白，手足厥冷，肌肤不温，神情淡漠，呼吸气弱，舌质淡润，脉微欲绝等。

2. 意义　亡阳证可因阳虚进一步发展，或因阴寒之邪过盛而致阳气暴伤，或因大汗、亡血、失精等致阴血消亡而阳随阴脱，或因严重外伤、剧毒刺激、痰瘀阻塞心窍而使阳气暴脱。

由于阳气极度衰微，失却温煦、固摄、推动之能，故见冷汗，肢厥，面色苍白，神情淡漠，呼吸气弱，脉微等垂危症状。

3. 辨证要点　四肢厥冷、面色苍白、冷汗淋漓、气息微弱、脉微欲绝等为主要表现。

亡阳证与亡阴证的鉴别见表8-9-2-1。

（二）亡阴证

亡阴证是指人体阴液严重耗损而欲竭，以汗出如油、身热烦渴、面赤唇焦、脉细数疾为主要表现的危重证。

1. 临床表现　汗出如油，热而黏手，身热肢温，虚烦躁扰，呼吸气急，口渴饮冷，小便极少，皮肤皱瘪，目眶凹陷，面赤颧红，唇舌干焦，脉细数疾，按之无力。

2. 意义　亡阴证可因病久致阴液亏虚发展而成，或因高热大汗、吐泻过度、失血过多、严重烧伤等致阴液暴失而成。由于阴液亏虚欲绝，阴竭阳浮，迫津外泄，故见汗出如油，身热肢温，呼吸气急；阴亏液竭，失于濡润，故见口渴，皮肤皱瘪，目眶凹陷，小便极少，唇舌干焦；阴竭阳浮，上扰心神，则虚烦躁扰；阳气浮亢于上，则面赤颧红；脉细数疾，为阴伤重症之候。

3. 辨证要点　以汗出如油、身热口渴、面赤唇焦、脉细数疾为主要表现。

表8-9-2-1　亡阳证与亡阴证的鉴别

证名	汗出	寒热	四肢	面色	气息	口渴	舌象	脉象
亡阳	汗冷清稀	身冷畏寒	厥冷	苍白	微弱	不渴或渴喜热饮	白润	脉微欲绝
亡阴	汗热黏稠	身热恶热	温暖	面赤颧红	息粗	渴喜冷饮	红干	脉细数疾而无力

细目三 气病辨证

要点 气病类证的临床表现及鉴别要点

(一)气虚证

气虚证是指机体元气不足,脏腑组织功能减退,以神疲乏力、少气懒言、脉虚等为主要表现的证。

1. 临床表现 神疲乏力,少气懒言,声低息微,头晕目眩,自汗,动则诸症加剧,舌质淡嫩,脉虚。

2. 意义 气虚证因元气不足,脏腑功能减退,故神疲乏力,少气懒言,声低息微;气虚推动乏力,清阳不升,头目失养,则头晕目眩;气虚卫外不固,肌表不密,腠理疏松,故自汗;劳则耗气,故活动劳累后诸症加重;气虚无力推动营血上荣于舌,故舌质淡嫩;气虚无力鼓动血脉,故脉虚。

3. 辨证要点 神疲乏力、少气懒言、脉虚、动则诸症加剧为主要表现。

(二)气陷证

气陷证是指气虚升举无力而反下陷,以自觉气坠,或内脏下垂为主要表现的证。

1. 临床表现 头晕眼花,神疲气短,腹部坠胀,或久泻久痢,或见内脏下垂、脱肛、阴挺等,舌质淡嫩,脉虚。

2. 意义 气陷证因中气亏虚,脾失健运,清阳不升,气陷于下,则久泻久痢;气虚无力升举,内脏位置不能维系,故见气坠,或内脏下垂(胃下垂、肾下垂、肝下垂),或有脱肛、阴挺。

3. 辨证要点 以气坠、脏器下垂与气虚症状共见等为主要表现。

(三)气不固证

气不固证是指气虚失其固摄之职,以自汗,或二便、经血、精液、胎元等不固为主要表现的证。

1. 临床表现 气短,疲乏,面白,舌淡嫩,脉虚;或自汗不止;或流涎不止;或遗尿,余溺不尽,小便失禁;或大便滑脱失禁;或各种出血;或妇女月经过多,崩漏;或滑胎,小产;或男子遗精,滑精,早泄等。

2. 意义 气不固证多为气虚的特殊表现形式,因气虚不能固摄津液、血液、小便、大便、精液、胎元等。

气不摄津则可表现为自汗,流涎;气虚不能固摄二便,可表现为遗尿,余溺不尽,小便失禁,或大便滑脱失禁;气虚不能固摄血液,则可导致妇女月经过多,崩漏及各种慢性出血(皮下出血、尿血、便血、呕血等);气虚胎元不固,则可导致滑胎,小产;气不摄精则见遗精,滑精,早泄。

3. 辨证要点 以自汗,或出血,或二便失禁,或津液、精液、胎元等不固与气虚症状共见等为主要表现。

(四)气脱证

气脱证是指元气亏虚已极而欲脱,以气息微弱、汗出不止、脉微等为主要表现的危重证。

1. 临床表现 呼吸微弱,汗出不止,口开目合,手撒身软,神识朦胧,面色苍白,口唇青紫,二便失禁,舌质淡白,舌苔白润,脉微。

2. 意义 气脱证多由气虚、气不固发展而来;也可在大汗、大吐、大泻、大失血等情况下,出现"气随津脱""气随血脱";或因长期饥饿、极度疲劳、暴邪骤袭等状态下发生。

元气欲脱,则肺、心、脾、肾等脏腑之气皆衰。呼吸微弱,汗出不止,为肺气外脱之征;神识朦胧,面色苍白,口唇青紫,为心气外脱之象;口开目合,手撒身软,为脾气外泄之征;二便失禁为肾气欲脱的表现;舌质淡白,舌苔白润,脉微,为元气亏虚的表现。

3. 辨证要点 以气息微弱、汗出不止、脉微与气虚症状共见等为主要表现。

(五)气滞证

指人体某一部位,或某一脏腑、经络的气机阻滞,运行不畅,以胀闷、疼痛、脉弦为主要表现的证。

1. 临床表现 胸胁、脘腹等处胀闷疼痛,症状时轻时重,部位不固定,随情绪波动而变化,或随嗳气、矢气、太息等减轻,脉象多弦,舌象无明显变化。

2. 意义 气滞证多因情志不遂,忧郁悲伤,思虑过度,而致气机郁滞;或痰饮、瘀血、食积、虫积、砂石等邪气阻塞,使气机闭阻;或阴寒凝滞、湿邪阻碍、外伤络阻等因素,导致气机不畅;或因阳气不足,脏气虚弱,运行乏力而气机阻滞。

气机运行不畅，不通则痛，故胀闷，疼痛；因气滞聚散无常，故疼痛多见胀痛、窜痛、攻痛，按之无形，症状时轻时重；气机以通顺为贵，气机得畅，则症状减轻，故胀闷疼痛常在暖气、矢气、太息后减轻，或随情绪变化而加重或减轻；脉弦为气机不利，脉气不舒之象。

3. 辨证要点　以胀闷、胀痛、窜痛、脉弦为主要表现。

（六）气逆证

气逆证是指气机升降失常，逆而向上，以咳喘、呕恶、头痛眩晕等为主要表现的证。

1. 临床表现　咳嗽，喘促；或呃逆，嗳气，恶心，呕吐；或头痛，眩晕，甚至昏厥，呕血。

2. 意义　气逆证一般是在气滞基础上气机阻滞程度更甚的一种表现形式。肺气失于肃降而上逆，则咳嗽，喘促；胃气失于和降而上逆，则出现呃逆、嗳气、恶心、呕吐等症；肝气升发太过而上逆，气血上冲，阻闭清窍，故轻则头痛，眩晕，重则昏厥；血随气逆，并走于上，络破血溢，则见呕血。

3. 辨证要点　以咳喘、呕吐呃逆、头痛眩晕与气滞症状共见等为主要表现。

（七）气闭证

气闭证是指邪气阻闭神机或脏器、官窍，以致气机逆乱，闭塞不通，以突发神昏晕厥、绞痛等为主要表现的证。

1. 临床表现　突发神昏、晕厥，或脏器绞痛，或二便闭塞，呼吸气粗、声高，脉沉实有力等症。

2. 意义　气闭证因极度精神刺激，神机闭塞，神失所主，则见突发神昏、晕厥；有形实邪（痰浊、血、砂石、蛔虫）闭阻气机，故脏器绞痛；气机闭阻不通，则二便闭塞；邪气阻闭，肺气不通，故呼吸气粗、声高；实邪内阻，故脉沉实有力。

3. 辨证要点　以突发神昏晕厥，或脏器绞痛，或二便闭塞为主要表现。

气病类证的鉴别要点见表 8-9-3-1。

表 8-9-3-1　气病类证的鉴别要点

证型	性质	病机	临床表现
气虚证	虚证	元气不足，脏腑组织功能减退	神疲乏力，少气懒言，动则诸症加剧，舌质淡嫩，脉虚
气陷证	虚证	气虚升举无力	气坠、脏器下垂与气虚症状共见，舌质淡嫩，脉虚
气不固证	虚证	气虚失其固摄之职	自汗，或出血，或二便失禁，或津液、精液、胎元等不固与气虚症状共见，舌质淡嫩，脉虚
气脱证	虚证	元气亏虚已极而欲脱	气息微弱、汗出不止、脉微与气虚症状共见，舌质淡白，舌苔白润，脉微
气滞证	实证	气机阻滞，运行不畅	胀闷，胀痛，窜痛，脉弦，舌象无明显变化
气逆证	多为实证	气机升降失常，逆而向上	咳喘、呕吐呃逆、头痛眩晕与气滞症状共见
气闭证	实证	气机逆乱，闭塞不通	突发神昏晕厥，或脏器绞痛，或二便闭塞，脉沉实有力

细目四　血病辨证

要点　血病类证的临床表现及鉴别要点

（一）血虚证

血虚证是指血液亏虚，不能濡养脏腑、经络、组织，以面、睑、唇、甲、舌淡白，脉细为主要表现的证。

1. 临床表现　面色淡白或萎黄，眼睑、口唇、爪甲色淡，头晕眼花，心悸，失眠多梦，健忘，肢体麻木，妇女经血量少色淡、愆期甚或闭经，舌淡苔白,脉细无力。

2. 意义 血液亏虚,不能濡养头目,上荣舌面,故面色淡白或萎黄,口唇、眼睑色淡,头晕眼花;血虚心失所养则心悸,神失滋养则失眠多梦;血少不能养筋脉、肌肤,故肢体麻木,爪甲色淡;女子以血为用,血虚致血海空虚,冲任失充,故月经量少色淡、期甚或闭经;舌淡白,脉细无力,为血虚之象。

3. 辨证要点 以面、睑、唇、甲、舌淡白,脉细等为主要表现。

(二)血脱证

指突然大量出血或长期反复出血,致使血液亡脱,以面色苍白、心悸、脉微或芤为主要表现的证。

1. 临床表现 面色苍白,头晕,眼花,心悸,舌淡或枯白,脉微或芤,且与血虚症状共见。

2. 意义 大量失血以致血液突然耗失,诸如呕血、咯血、便血、崩漏、外伤失血、分娩过程中的大量出血等;或因长期失血、血虚进一步发展,导致血液亡脱。血液亡脱,脉络空虚不能荣润舌、面,故面色苍白,舌淡或枯白;血液亡失,心脏、清窍失养,则见心悸,头晕,眼花,脉微或芤。血脱常伴随气脱、亡阳。

3. 辨证要点 有血液严重耗失的病史,以面色苍白、心悸、脉微或等表现共见为主要表现。

(三)血瘀证

血瘀证是指瘀血内阻,以疼痛、肿块、出血、瘀血色脉征为主要表现的证。

1. 临床表现 有疼痛、肿块、出血、瘀血色脉征等表现。其疼痛特点为痛如针刺、痛处拒按、固定不移、常在夜间痛甚。肿块在体表者,色呈青紫,在腹内者触之坚硬,推之不移。出血的特点是出血反复不止,色紫暗或夹有血块。瘀血色脉征主要有面色黧黑,或唇甲青紫,或肌肤甲错,或皮肤出现丝状红缕,或皮下紫斑,或腹露青筋,舌质紫暗、紫斑、紫点,或舌下络脉曲张,脉涩或结、代等。

2. 意义 气血运行受阻,不通则痛,故有刺痛、痛处固定、拒按等特点;夜间阳气内藏,阴气用事,血行较缓,瘀阻更甚,故夜间痛甚;血液瘀积不散,凝结成块,滞留于体表则色呈青紫,滞留腹内则触之坚硬,推之不移;瘀血阻塞脉络,阻碍血液运行,终致血涌络破,血不得循经而外溢,排出体外者,则见出血,停聚体内者,凝结为瘀,又堵塞脉络,成为再次出血的原因,故由瘀血引发的出血,其特点是反复不止,色紫暗或夹有血块;血行障碍,气血不能濡养肌肤,则见皮肤干涩,肌肤甲错;血行瘀滞,则血色变紫、变黑,故见面色黧黑,唇甲青紫;脉络瘀阻,则见舌下络脉曲张,皮肤显现丝状红缕,皮下紫斑,腹露青筋;舌质紫暗,或见紫斑、紫点,脉涩或结代,均为瘀血之征。

3. 辨证要点 以疼痛、肿块、出血与肤色、舌色青紫等表现共见为主要表现。

(四)血热证

指火热炽盛,热迫血分,以出血与实热症状为主要表现的证。

1. 临床表现 咳血、吐血、衄血、尿血、便血、崩漏,女子月经量多或月经先期,血色鲜红,质地黏稠,舌红绛,脉弦数。

2. 意义 热邪灼伤血络,血不循经,而致出血。由于火热所伤脏腑不同,其出血的部位各异。肺络伤则咳血;胃络伤则吐血;肾及膀胱络脉伤则尿血;肠络伤则便血;血又有鼻、齿、舌衄、肌衄之分,皆与所属脏腑火热炽盛,络破血溢有关;胞络受损,则见崩漏,女子月经量多或月经先期;邪热煎熬,使血液浓缩壅聚,故血色鲜红,质地黏稠;舌红,脉弦数,为血热炽盛,血流涌盛之象。

3. 辨证要点 以出血与实热症状共见为主要表现。

(五)血寒证

指寒邪客于血脉,凝滞气机,血行不畅,以拘急冷痛、形寒、肤色紫暗为主要表现的实寒证。

1. 临床表现 手足或局部冷痛、肤色紫暗发凉,形寒肢冷,得温则减;或少腹拘急冷痛;或痛经,或月经愆期,经色紫暗,夹有血块;舌淡紫,苔白润或滑,脉沉迟或弦紧或涩。

2. 意义 寒凝血脉,脉道收引,血行不畅,致手足络脉瘀滞,气血不达于局部,故手足或局部冷痛,肤色紫暗发凉;寒邪遏制阳气,阳气不达肌肤与四肢,失于温煦之职,故形寒肢冷,得温则减;寒滞肝脉,则少腹拘急冷痛;寒凝胞宫,经血受阻,故痛经,或月经愆期,经色紫暗,夹有血块;舌淡紫,苔白润或滑,脉沉迟、弦紧或涩,为阴寒内盛,血行不畅之征。

3. 辨证要点 以拘急冷痛、形寒、肤色紫暗、妇女痛经或月经愆期与实寒症状共见为主要表现。

细目五 气血同病辨证

气与血在生理上具有相互依存、相互资生、相互为用的关系，在病理上则相互影响。因此，气血同病辨证是根据气与血关系的特点，分析辨认气血病证的辨证方法。

临床常见的气血同病证型有气血两虚证、气虚血瘀证、气不摄血证、气随血脱证和气滞血瘀证。二者互为因果，兼并为患。

要点 气血同病类证的临床表现及鉴别要点

(一) 气血两虚证

气血两虚证指气血不能互相化生，以气虚和血虚症状相兼为主要表现的证。

1. 临床表现 神疲乏力，少气懒言，自汗，面色淡白或萎黄，口唇、眼睑、爪甲颜色淡白，头晕目眩，心悸失眠，形体消瘦，肢体麻木，月经量少色淡，期甚或闭经，舌质淡白，脉弱或虚。

2. 意义 气虚，脏腑功能减退，则见神疲乏力，少气懒言；气虚，卫外不固，则见自汗；气血双亏，脑窍失养，故见头晕目眩；气血不足，不能上荣，则面色淡白或萎黄，口唇及眼睑颜色淡白；血液亏虚，冲任失养，则见月经量少色淡，愆期甚或闭经；血虚，血不养心，神不守舍，故心悸失眠；血亏，不能滋养形体、筋脉、爪甲，故见形体消瘦，肢体麻木，爪甲淡白；舌质淡白，脉弱或虚，均为气血两虚之征象。

3. 辨证要点 以气虚证与血虚证的症状共见为主要表现。

(二) 气虚血瘀证

气虚血瘀证指由于气虚运血无力而致血行瘀滞，以气虚和血瘀症状相兼为主要表现的证。

1. 临床表现 面色淡白或面色暗滞，倦怠乏力，少气懒言，胸胁或其他部位疼痛如刺，痛处固定不移、拒按，舌淡暗或淡紫或有紫斑、紫点，脉涩。

2. 意义 气虚血瘀证多因素体气虚，或病久气虚，或年高脏气亏虚，气虚运血无力，以致血行不畅而瘀滞，进而导致气虚、血瘀互见。

气虚致脏腑功能减退，故见倦怠乏力，少气懒言；气虚无力推动血行，血不上荣于面，而见面色淡白；血行迟缓，瘀阻脉络，故见面色暗滞；血行瘀阻，不通则痛，故疼痛如刺，痛处固定不移、拒按。本证临床多见心肝病变，故疼痛常见于胸胁。舌淡暗或淡紫或有紫斑、紫点，脉涩，为气虚血瘀之象。

3. 辨证要点 以气虚证与血瘀证的症状共见为主要表现。

(三) 气不摄血证

气不摄血证指气虚不能统摄血液而致出血，以气虚及出血症状为主要表现的证。

1. 临床表现 鼻衄、齿衄、皮下紫斑、吐血、便血、尿血、月经过多、崩漏等各种出血，面色淡白无华，神疲乏力，少气懒言，心悸失眠，舌淡白，脉弱。

2. 意义 气不摄血证多由久病、劳倦等因素导致气虚，或慢性失血，气随血耗，终致气虚不能摄血。

气虚统摄无权，血即离经而外溢，血溢于上，则见鼻衄、齿衄；血溢肌肤，则发为皮下紫斑；溢于胃肠，则吐血、便血；血溢于膀胱，则发尿血；气虚冲任不固，而成月经过多或崩漏；气虚功能不足，故神疲乏力，少气懒言；气虚失血，气血双亏，不能上荣于面，则见面色淡白无华；不能滋养心神，故见心悸失眠；舌淡白，脉弱，为气虚之象。

3. 辨证要点 以出血与气虚证的症状共见为主要表现。

(四) 气随血脱证

气随血脱证指大量失血时引发气随之暴脱，以大出血及气脱症状为主要表现的证。

1. 临床表现 大量出血时，突然面色苍白，气少息微，大汗淋漓，手足冷，甚至晕厥，舌淡，脉微或芤或散。

2. 意义 气随血脱证多因大量失血，如外伤失血、异位妊娠破裂、产后大失血、妇女血崩，或因某些原因致内脏破裂而大量出血，进而引发气无所依附而亡脱。

血亡气脱，气血不能上荣于面，故面色苍白，舌淡；气脱致宗气不足，故见气少息微；气脱亡阳，形体失于温煦，则手足厥冷；神随气散，神无所主，则为晕厥；津随气泄，则大汗淋漓；血液骤然亡失，气无所依附而迅速外越，故见脉芤或散；若阳气亡失将尽，无力鼓动于脉，则脉微。

3. 辨证要点 以大量失血，随即出现气少息微、大汗淋漓、脉微等为主要表现。

(五) 气滞血瘀证

气滞血瘀证指由于气滞导致血行瘀阻,或血瘀导致气行阻滞,出现以气滞和血瘀症状相兼为主要表现的证。

1. 临床表现 局部(胸胁、脘腹)胀闷、走窜疼痛,甚或刺痛,疼痛固定、拒按;或有肿块坚硬,局部青紫肿胀;或有情志抑郁,急躁易怒;或有面色紫暗,皮肤青筋暴露;妇女可见经行不畅,经色紫暗或夹血块,经闭或痛经;舌质紫暗或有紫斑、紫点,脉弦或涩。

2. 意义 气滞血瘀证多由情志不遂,或因痰湿、阴寒内阻,或因跌挫损伤,使气机阻滞,气血运行不畅而致。

气机不畅,则胀痛、窜痛;瘀血内停,则刺痛,疼痛固定、拒按;瘀血内阻积滞成块,可见肿块坚硬,局部青紫肿胀;情志不遂,肝失条达,则见情志抑郁,急躁易怒;气血运行不畅,脉络阻滞,瘀血之色显见,则面色紫暗,皮肤青筋暴露;瘀血阻滞胞脉,血行不畅,则痛经,经色紫暗或夹血块;经血不行,则经行不畅,或闭经;舌质紫暗或有紫斑、紫点,脉弦或涩,均为气滞血瘀之象。

3. 辨证要点 以气滞证与血瘀证的症状共见为主要表现。

细目六 津液辨证

要点 痰证、饮证、水停证、津液亏虚证的临床表现、病证鉴别与临床意义

(一) 痰证

痰证是指痰浊停聚或流窜于脏腑、组织之间,临床以痰多、胸闷、呕恶、眩晕、体胖、包块等为主要表现的证。

1. 临床表现 咳嗽痰多,痰质黏稠,胸脘痞闷,恶心纳呆,呕吐痰涎,头晕目眩,形体肥胖,或神昏而喉间痰鸣,或神志错乱而为癫、狂、痴、痫,或肢体麻木、半身不遂,或某些部位出现圆滑柔韧的包块等,舌苔腻,脉滑。

2. 意义 痰证临床表现多端,故有"百病多因痰作祟""怪病多痰"之说。痰浊阻肺,宣降失常,肺气上逆,则见咳嗽,咳痰;肺气不利,则胸闷不舒;痰浊中阻,胃失和降,可见脘痞、纳呆、泛恶、呕吐痰涎等症;痰蒙清窍,则头晕目眩;痰湿泛于肌肤,则见形体肥胖;痰蒙心神,则神昏、神乱;痰结皮下肌肉,凝聚成块,则身体某些部位可见圆滑柔韧的包块,如在颈部多为瘰病、瘿瘤,在肢体多为痰核,在乳房多见乳癖;痰阻咽喉多见梅核气;痰停经络,气血不畅,可见肢体麻木,半身不遂;苔腻,脉滑,为痰浊内阻之象。

3. 辨证要点 咳吐痰多、胸闷、呕恶、眩晕、体胖、局部圆韧包块、苔腻、脉滑等为主要表现。

(二) 饮证

饮证是指饮邪停聚于腔隙或胃肠,以胸闷脘痞、呕吐清水、咳吐清稀痰涎、肋间饱满等为主要表现的证。

1. 临床表现 脘腹痞胀,水声辘辘,泛吐清水;肋间饱满,支撑胀痛;胸闷,心悸,息促不得卧;身体、肢节疼重;咳嗽痰多,质稀色白,甚则喉间哮鸣;头目眩晕;舌苔白滑,脉弦或滑。

2. 意义 饮邪易停于胃肠、胸胁、心包、肺等部位。停留于胃肠,阻滞气机,胃失和降,可见脘腹痞胀,泛吐清水,脘腹部水声辘辘,是狭义之"痰饮";饮停于胸胁,阻碍气机,则肋间饱满,咳唾引痛,胸闷息促,是为"悬饮";饮停于心肺,阻遏心阳,则胸闷,心悸,息促不得卧,是为"支饮";饮邪流行,溢于四肢,则身体、肢节疼重,是为"溢饮";饮邪犯肺,肺失宣降,气道滞塞,则见胸部紧闷,咳吐清稀痰涎,或喉间哮鸣有声;饮邪内阻,清阳不升,故头目眩晕;饮为阴邪,故舌苔白滑;脉弦或滑,亦为饮停之象。

3. 辨证要点 胸闷脘痞、呕吐清水、咳吐清稀痰涎、肋间饱满、苔滑、脉弦等为主要表现。

(三) 水停证

水停证是指体内水液停聚,以肢体浮肿、小便不利,或腹大胀满、舌质淡胖等为主要表现的证。

1. 临床表现 头面、肢体,甚或全身浮肿,按之凹陷不起,或为腹水而见腹部膨隆、叩之音浊,小便短少不利,周身困重,舌淡胖,苔白滑,脉濡或缓。

2. 意义 本证临床又有阳水、阴水之分。水肿性质属实者,称为阳水;水肿性质属虚者,称为阴水。阳水多发病急,来势猛,眼睑、头面

先肿，上半身肿甚；阴水多发病缓，来势徐，水肿先起于足部，腰以下肿甚。

3. 辨证要点　肢体浮肿、小便不利、腹胀如鼓、周身困重、舌胖苔滑等为主要表现。

4. 阳水与阴水的鉴别　见表 8-9-6-1。

表 8-9-6-1　阳水与阴水的鉴别

类型	病因	病位	性质	发病特点	临床表现
阳水	外感风邪、疮毒、水湿	肺、脾	实证	起病较快，病程较短	肿多从头面开始，由上而下，继及全身，肿处皮肤绷急光亮，按之凹陷即起，证见表、实、热证
阴水	饮食劳倦、禀赋不足、久病体虚	脾、肾	虚实夹杂	起病较慢，病程较长	肿多由下而上，继及全身，肿处皮肤松弛，按之凹陷不易恢复，甚则按之如泥，证见里、虚、寒证

（四）津液亏虚证

津液亏虚证是指机体津液亏少，形体、脏腑、官窍失却滋润濡养和充盈，以口渴欲饮、尿少便干、官窍及皮肤干燥等为主要表现的证。

1. 临床表现　口、鼻、唇、舌、咽喉、皮肤干燥，或皮肤枯瘪而缺乏弹性，眼球深陷，口渴欲饮，小便短少而黄，大便干结难解，舌红少津，脉细数无力等。

2. 意义　津液亏少，脏腑、组织、官窍失于充养、濡润，则见口、鼻、唇、舌、咽喉、皮肤干燥，甚或出现皮肤枯瘪无弹性、眼球深陷、口渴欲饮等症；津液耗伤，尿液化生乏源，则小便短少而黄；肠道阴津亏虚，失于濡润，以致大便干结难解；阴津亏少，阳气偏旺，则舌红干少津，脉细数。

3. 辨证要点　口渴，尿少，便干，口、鼻、唇、舌、皮肤干燥等为主要表现。

第十单元　脏腑辨证

脏腑辨证是根据脏腑的生理功能及病理特点，对四诊所收集的各种病情资料进行分析、归纳，辨别疾病所在的脏腑部位及病性的一种辨证方法。

细目一　心与小肠病辨证

要点一　心与小肠病各证的临床表现

（一）心血虚证

心血虚证是指血液亏虚，心失濡养，以心悸、失眠、多梦及血虚症状为主要表现的证。

1. 临床表现　心悸，失眠，多梦，健忘，头晕眼花，面色淡白或萎黄，唇舌色淡，脉细无力。

2. 辨证要点　心悸、失眠、多梦与血虚症状共见为主要表现。

（二）心阴虚证

心阴虚证是指阴液亏损，心失滋养，或阴不制阳，虚热内扰，以心悸、心烦、失眠及阴虚症状为主要表现的证。

1. 临床表现　心悸，心烦，失眠，多梦，口燥咽干，形体消瘦，两颧潮红，或手足心热，潮热盗汗，舌红少苔乏津，脉细数。

2. 辨证要点　心悸、心烦、失眠与虚热症状共见为主要表现。

（三）心气虚证

心气虚证是指心气不足，鼓动无力，以心悸怔忡及气虚症状为主要表现的证。

1. 临床表现　心悸怔忡，气短胸闷，精神疲倦，或有自汗，动则诸症加剧，面色淡白，舌淡，脉虚。

2. 辨证要点　心悸怔忡与气虚症状共见为主要表现。

（四）心阳虚证

心阳虚证是指心阳虚衰，温运失司，虚寒内生，以心悸怔忡，或心胸疼痛及阳虚症状为主要表现的证。

1. 临床表现　心悸怔忡，胸闷气短，或心胸疼痛，畏寒肢冷，自汗，神疲乏力，面色㿠白，或面唇青紫，舌质淡胖或紫暗，苔白滑，脉弱或结、代或迟。

2. 辨证要点　心悸怔忡，或心胸疼痛与阳虚症状共见为主要表现。

（五）心阳虚脱证

心阳虚脱证是指心阳衰极，阳气欲脱，以心悸、胸痛、冷汗肢厥、脉微欲绝为主要表现的证。

1. 临床表现　在心阳虚症状的基础上，突然冷汗淋漓，四肢厥冷，面色苍白，呼吸微弱，或心悸，心胸剧痛，神志模糊或昏迷，唇舌青紫，脉微欲绝。

2. 辨证要点　心悸胸痛、神志模糊或昏迷与亡阳症状共见为主要表现。

（六）心火亢盛证

心火亢盛证是指心火内炽，扰神迫血，火热上炎或下移，以心烦失眠、舌赤生疮、吐衄、尿赤及火热症状为主要表现的证。

1. 临床表现　心烦失眠，或狂躁谵语，神识不清；或舌上生疮，溃烂疼痛；或吐血，衄血；或小便短赤，灼热涩痛；伴见发热口渴，便秘尿黄，面红舌赤，苔黄脉数。

2. 辨证要点　以心烦失眠、舌赤生疮、吐衄、尿赤与实热症状共见为主要表现。

（七）心脉痹阻证

心脉痹阻证是指瘀血、痰浊、阴寒、气滞等因素阻痹心脉，以心悸怔忡、心胸憋闷疼痛为主要表现的证。

1. 临床表现　心悸怔忡，心胸憋闷疼痛，痛引肩背内臂，时作时止，或以刺痛为主，舌质晦暗，或有青紫斑点，脉细、涩、结、代；或以心胸憋闷为主，体胖痰多，身重困倦，舌苔白腻，脉沉滑或沉涩；或以遇寒痛剧为主，得温痛减，形寒肢冷，舌淡苔白，脉沉迟或沉紧；或以胀痛为主，与情志变化有关，喜太息，舌淡红，脉弦。

2. 辨证要点　心悸怔忡、心胸憋闷疼痛与血瘀、痰阻、寒凝或气滞症状共见为主要表现。

（八）痰蒙心神证

痰蒙心神证是指痰浊内盛，蒙蔽心神，以神志抑郁、错乱、痴呆、昏迷及痰浊症状为主要表现的证。痰蒙心神证又称痰迷心窍证。

1. 临床表现　神情痴呆，意识模糊，甚则昏不知人；或精神抑郁，表情淡漠，喃喃独语，举止失常；或突然昏仆，不省人事，口吐涎沫，喉有痰声，并见面色晦暗，胸闷呕恶，舌苔白腻，脉滑等症。

2. 辨证要点　神志抑郁、错乱、痴呆、昏迷与痰浊症状共见为主要表现。

（九）痰火扰神证

痰火扰神证是指火热痰浊交结，扰乱心神，以狂躁、神昏及痰热症状为主要表现的证。痰火扰神证又称痰火扰心（闭窍）证。

1. 临床表现　烦躁不宁，失眠多梦，甚或神昏谵语，胸闷气粗，咳吐黄痰，喉间痰鸣，发热口渴，面红目赤；或狂躁妄动，打人毁物，不避亲疏，胡言乱语，哭笑无常；舌红，苔黄腻，脉滑数。

2. 辨证要点　烦躁不宁、失眠多梦、狂躁、神昏谵语与痰热症状共见为主要表现。

（十）瘀阻脑络证

瘀阻脑络证是指瘀血阻滞脑络，以头痛、头晕及血瘀症状为主要表现的证。

1. 临床表现　头晕不已，头痛如刺，痛处固定，经久不愈，健忘，失眠，心悸，或头部外伤后昏不知人，面色晦暗，舌质紫暗或有紫斑、紫点，脉细涩。

2. 辨证要点　头痛、头晕与血瘀症状共见为主要表现。

（十一）小肠实热证

小肠实热证是指心火下移小肠，热迫膀胱，气化失司，以小便赤涩疼痛、心烦、舌疮及实热症状为主要表现的证。

1. 临床表现　小便短赤，灼热涩痛，尿血，心烦口渴，口舌生疮，脐腹胀痛，舌红，苔黄，脉数。

2. 辨证要点　小便赤涩疼痛、心烦、舌疮与实热症状共见为主要表现。

要点二　心与小肠病各证的鉴别要点

（一）心血虚证与心阴虚证的鉴别

心血虚证与心阴虚证均可见心悸、失眠、多梦等症。

1. 心血虚证　心血虚证以面色淡白、唇舌色淡等“色白”之血虚表现为特征。

2. 心阴虚证　心阴虚证以口燥咽干、形体消瘦、两颧潮红、手足心热、潮热盗汗等“色红”及阴虚内热之象为特征。

（二）心气虚证、心阳虚证和心阳虚脱证的鉴别

心气虚证、心阳虚证和心阳虚脱证有密切联系，可以出现在疾病过程中的轻重不同阶段。

1. 心气虚证　心气虚证以心悸怔忡为主症，同时出现心脏及全身功能活动衰弱的症状，如气短、胸闷、神疲、自汗等，且动则诸症加剧。

2. 心阳虚证　心阳虚证在心气虚证的基础上出现虚寒症状，以畏寒肢冷为特征，且心悸加重，或出现心胸疼痛、面唇青紫等表现。

3. 心阳虚脱证　心阳虚脱证，是在心阳虚的基础上出现亡阳症状，以冷汗肢厥，或心胸剧痛、神志模糊或昏迷为特征。

（三）痰蒙心神证与痰火扰神证的鉴别

痰蒙心神证与痰火扰神证均可由情志所伤引起，皆与痰有关，均可出现神志、意识的异常。

1. 痰蒙心神证　痰蒙心神证为痰浊蒙蔽心神，其症以意识模糊、抑郁、错乱、痴呆为主，兼见苔腻、脉滑等痰浊内盛的症状，无明显火热证表现。

2. 痰火扰神证　痰火扰神证则既有痰又有火，其症以狂躁、谵语等动而多躁的表现为主，除了苔腻、脉滑等痰浊内盛的表现以外，还兼见舌红苔黄、脉数等火热症状。

细目二　肺与大肠病辨证

要点一　肺与大肠病各证的临床表现

（一）肺气虚证

肺气虚证是指肺气虚弱，宣肃、卫外功能减退，以咳嗽、气喘、自汗、易于感冒及气虚症状为主要表现的证。

1. 临床表现　咳喘无力，咳痰清稀，少气懒言，语声低怯，动则尤甚；神疲体倦，面色淡白,自汗,恶风,易于感冒;舌淡苔白,脉弱。

2. 辨证要点 咳、喘、痰稀与气虚症状共见为主要表现。

(二)肺阴虚证

肺阴虚证是指肺阴亏虚,虚热内生,肺失滋润,清肃失司,以干咳无痰,或痰少而黏及阴虚症状为主要表现的证。

1. 临床表现 干咳无痰,或痰少而黏,不易咳出,或痰中带血,声音嘶哑,形体消瘦,口干咽燥,五心烦热,潮热盗汗,两颧潮红,舌红少津,脉细数。

2. 辨证要点 干咳无痰、痰少而黏与阴虚症状共见为主要表现。

(三)风寒犯肺证

风寒犯肺证是指由于风寒侵袭,肺卫失宣,以咳嗽及风寒表证症状为主要表现的证。

1. 临床表现 咳嗽,痰稀色白,恶寒发热,鼻塞流清涕,头身疼痛,无汗,苔薄白,脉浮紧。

2. 辨证要点 咳嗽、痰稀色白与风寒表证症状共见为主要表现。

(四)风热犯肺证

风热犯肺证是指由于风热侵犯,肺卫失宣,以咳嗽及风热表证症状为主要表现的证。

1. 临床表现 咳嗽,痰稠色黄,发热微恶风寒,鼻塞流浊涕,口干微渴,咽喉肿痛,舌尖红,苔薄黄,脉浮数。

2. 辨证要点 多因风热邪气侵犯肺卫所致。

(五)燥邪犯肺证

燥邪犯肺证是指燥邪侵犯,肺失清润,肺卫失宣,以干咳无痰,或痰少而黏及口鼻干燥症状为主要表现的证。

1. 临床表现 干咳无痰,或痰少而黏,难以咳出,甚则胸痛,痰中带血,或咯血,口、唇、舌、鼻、咽干燥,或见鼻衄,发热恶风寒,少汗或无汗,苔薄干,脉浮数或浮紧。

2. 辨证要点 多因在秋季,或身处干燥环境,外感燥邪,侵犯肺卫所致。

(六)肺热炽盛证

肺热炽盛证是指热邪壅肺,肺失清肃,以咳嗽、气喘及里实热症状为主要表现的证。肺热炽盛证又称热邪壅肺证。

1. 临床表现 咳嗽,气喘,胸痛,气息灼热,咽喉红肿疼痛,发热,口渴,大便秘结,小便短赤,舌红苔黄,脉数。

2. 辨证要点 咳嗽、气喘、胸痛与里实热症状共见为主要表现。

(七)痰热壅肺证

痰热壅肺证是指痰热交结,壅滞于肺,肺失清肃,以咳喘、痰黄稠及痰热症状为主要表现的证。

1. 临床表现 咳嗽,气喘息粗,胸闷,或喉中痰鸣,咳痰黄稠量多,或咳吐脓血腥臭痰,胸痛,发热,口渴,小便短赤,大便秘结,舌红苔黄腻,脉滑数。

2. 辨证要点 咳嗽、气喘息粗与痰热症状共见为主要表现。

(八)寒痰阻肺证

寒痰阻肺证是指寒痰交阻于肺,肺失宣降,以咳嗽气喘、痰多色白及寒证症状为主要表现的证。寒痰阻肺证又名寒饮停肺证、痰浊阻肺证。

1. 临床表现 咳嗽气喘,痰多色白,或喉中哮鸣,胸闷,形寒肢冷,舌淡苔白腻或白滑,脉濡缓或滑。

2. 辨证要点 咳嗽、气喘与寒痰症状共见为主要表现。

(九)饮停胸胁证

饮停胸胁证是指水饮停于胸胁,阻滞气机,以胸廓饱满、胸胁胀闷或痛及饮停症状为主要表现的证,即属痰饮病之“悬饮”。

1. 临床表现 胸廓饱满,胸胁部胀闷或痛,呼吸、咳嗽或转侧时牵引作痛,或伴头晕目眩,舌苔白滑,脉沉弦。

2. 辨证要点 胸廓饱满、胸胁胀闷或痛与饮停症状共见为主要表现。

(十)风水搏肺证

风水搏肺证是指由于风邪袭肺,宣降失常,通调水道失职,水湿泛溢肌肤,以突起头面浮肿及卫表症状为主要表现的证。

1. 临床表现 风水搏肺证是指由于风邪袭肺,宣降失常,通调水道失职,水湿泛溢肌肤,以突起头面浮肿及卫表症状为主要表现的证。

2. 辨证要点 多由外感风邪,肺卫受病,宣降失常,通调失职,风遏水阻,风水相搏,泛溢肌肤而成。

（十一）大肠湿热证

大肠湿热证是指湿热壅阻肠道气机，大肠传导失常，以腹痛、泄泻及湿热症状为主要表现的证。大肠湿热证又称肠道湿热证。

1. 临床表现 腹痛，腹泻，肛门灼热，或暴注下泻，色黄味臭；或下痢赤白脓血，里急后重，口渴，小便短赤，或伴恶寒发热，或但热不寒；舌红苔黄腻，脉滑数或濡数。

2. 辨证要点 腹痛、泄泻与湿热症状共见为主要表现。

（十二）肠热腑实证

肠热腑实证是指邪热入里，与肠中糟粕相搏，以腹满硬痛、便秘及里热炽盛症状为主要表现的证。肠热腑实证即六经辨证中的阳明腑实证。

1. 临床表现 腹部硬满疼痛、拒按，大便秘结，或热结旁流，气味恶臭，壮热，或日晡潮热，汗出口渴，甚则神昏谵语、狂乱，小便短黄，舌质红，苔黄厚而燥，或焦黑燥裂起刺，脉沉数有力，或沉迟有力。

2. 辨证要点 多因邪热炽盛，汗出过多，或误用汗剂，津液外泄，致使肠中干燥，里热更甚，燥屎内结而成。

（十三）肠燥津亏证

肠燥津亏证是指津液亏损，肠失濡润，传导失职，以大便燥结难下及津亏症状为主要表现的证。肠燥津亏证又名大肠津亏证。

1. 临床表现 大便干燥，状如羊屎，数日一行，腹胀作痛，或见左少腹包块，口干，或口臭，或头晕，舌红少津，苔黄燥，脉细涩。

2. 辨证要点 大便燥结难下与津亏症状共见为主要表现。

（十四）肠虚滑泻证

肠虚滑泻证是指大肠阳气虚衰不能固摄，以大便滑脱不禁及阳虚症状为主要表现的证。肠虚滑泻证又称大肠虚寒证。

1. 临床表现 下利无度，或大便失禁，甚则脱肛，腹痛隐隐，喜温喜按，畏寒神疲，舌淡苔白滑，脉弱。

2. 辨证要点 大便失禁与阳虚症状共见为主要表现。

（十五）虫积肠道证

虫积肠道证是指蛔虫等寄居肠道，阻滞气机，噬耗营养，以腹痛、面黄体瘦、大便排虫及气滞症状为主要表现的证。

1. 临床表现 胃脘嘈杂，时作腹痛，或嗜食异物，大便排虫，或突发腹痛，按之有条索状物，甚至剧痛，呕吐蛔虫，面黄体瘦，睡中啮齿，鼻痒，或面部出现白斑，唇内有白色粟粒样凸起颗粒，白睛见蓝斑。

2. 辨证要点 腹痛、面黄体瘦、大便排虫或与气滞症状共见为主要表现。

要点二 肺与大肠病各证的鉴别要点

（一）风寒犯肺证与风寒表证的鉴别

1. 风寒犯肺证 风寒犯肺证病位在肺卫，偏重于肺，症状以咳嗽为主，或兼见表证。

2. 风寒表证 风寒表证病位主要在表，症状以恶寒发热为主，或兼有咳嗽，一般咳嗽较轻。

（二）风热犯肺证与风热表证的鉴别

1. 风热犯肺证 风热犯肺证病位在肺卫，主要在肺，症状以咳嗽为主，或兼见表证。

2. 风热表证 风热表证病位主要在表，症状以发热恶寒为主，或兼有咳嗽，一般咳嗽较轻。

（三）肺热炽盛证与风热犯肺证的鉴别

肺热炽盛证与风热犯肺证均属肺热实证，表现以咳嗽为主，伴见发热。

1. 肺热炽盛证 肺热炽盛证以咳喘并重，发热明显，兼有里实热证。

2. 风热犯肺证 风热犯肺证咳喘发热尚轻，兼有表证。

（四）肠热腑实证与肠燥津亏证的鉴别

肠热腑实证与肠燥津亏证均可见大便秘结。

1. 肠热腑实证 肠热腑实证属燥热内结肠道，燥屎内结，腑气不通而见便秘，腹部硬满疼痛、拒按，兼有里热炽盛的症状。

2. 肠燥津亏证 肠燥津亏证为大肠阴津亏虚，肠失濡润，传导失职而致便秘，伴见津亏失润的症状，无腹胀、满、坚、实之症。

细目三　脾与胃病辨证

要点一　脾与胃病各证的临床表现

(一)脾气虚证

脾气虚证是指脾气不足,运化失职,以纳少、腹胀、便溏及气虚症状为主要表现的证。

1. 临床表现　不欲食或纳少,腹胀,食后胀甚,便溏,神疲乏力,少气懒言,肢体倦怠,或浮肿,或消瘦,或肥胖,面色萎黄,舌淡苔白,脉缓或弱。

2. 辨证要点　纳少、腹胀、便溏与气虚症状共见为主要表现。

(二)脾虚气陷证

脾虚气陷证是指脾气虚弱,升举无力而反下陷,以眩晕、泄泻、脘腹重坠、内脏下垂及气虚症状为主要表现的证。脾虚气陷证又名中气下陷证。

1. 临床表现　眩晕,久泻,脘腹重坠作胀,食后益甚,或小便浑浊如米泔,或便意频数,肛门重坠,甚或内脏下垂,或脱肛,神疲乏力,气短懒言,面白无华,纳少,舌淡苔白,脉缓或弱。

2. 辨证要点　眩晕、泄泻、脘腹重坠、内脏下垂与气虚症状共见为主要表现。

(三)脾阳虚证

脾阳虚证是指脾阳虚衰,失于温运,阴寒内生,以纳少、腹胀、腹痛、便溏及阳虚症状为主要表现的证。

1. 临床表现　腹痛绵绵,喜温喜按,纳少,腹胀,大便清稀或完谷不化,畏寒肢冷,或肢体浮肿,或白带清稀量多,或小便短少,舌质淡胖或有齿痕,舌苔白滑,脉沉迟无力。

2. 辨证要点　腹胀、腹痛、大便清稀与阳虚症状共见为主要表现。

(四)脾不统血证

脾不统血证是指脾气虚弱,统血失常,血溢脉外,以各种出血及脾气虚症状为主要表现的证。

1. 临床表现　各种出血,如呕血、便血、尿血、肌衄、鼻衄、齿衄,妇女月经过多、崩漏等,伴见食少、便溏、神疲乏力、气短懒言、面色萎黄、舌淡苔白、脉细弱。

2. 辨证要点　各种出血与脾气虚症状共见为主要表现。

(五)湿热蕴脾证

湿热蕴脾证是指湿热内蕴,脾失健运,以腹胀、纳呆、便溏及湿热症状为主要表现的证。

1. 临床表现　脘腹胀闷,纳呆,恶心欲呕,口苦口黏,渴不多饮,便溏不爽,小便短黄,肢体困重,或身热不扬,汗出热不解,或见面目发黄、色鲜明,或皮肤瘙痒,舌质红,苔黄腻,脉濡数。

2. 辨证要点　腹胀、纳呆、便溏与湿热症状共见为主要表现。

(六)寒湿困脾证

寒湿困脾证是指寒湿内盛,困阻脾阳,运化失职,以脘腹痞闷、纳呆、便溏、身重与寒湿症状为主要表现的证。

1. 临床表现　脘腹痞闷,腹痛便溏,口腻纳呆,泛恶欲呕,头身困重,面色晦黄,或身目发黄,黄色晦暗如烟熏,或妇女白带量多,或肢体浮肿,小便短少,舌淡胖,苔白腻,脉濡缓或沉细。

2. 辨证要点　脘腹痞闷、纳呆、腹胀、便溏、身重与寒湿症状共见为主要表现。

(七)胃气虚证

胃气虚证是指胃气虚弱,胃失和降,以纳少、胃脘痞满、隐痛及气虚症状为主要表现的证。

1. 临床表现　纳少,胃脘痞满,隐痛喜按,嗳气,面色萎黄,神疲乏力,少气懒言,舌质淡,苔薄白,脉弱。

2. 辨证要点　胃脘痞满、隐痛喜按、纳少与气虚症状共见为主要表现。

(八)胃阳虚证

胃阳虚证是指胃阳不足,胃失温养,以胃脘冷痛及阳虚症状为主要表现的证。

1. 临床表现　胃脘冷痛,绵绵不已,喜温喜按,食后缓解,泛吐清水或夹有不消化食物,纳少脘痞,口淡不渴,倦怠乏力,畏寒肢冷,舌淡胖嫩,脉沉迟无力。

2. 辨证要点　胃脘冷痛与阳虚症状共见为主要表现。

(九)胃阴虚证

胃阴虚证是指胃阴亏虚,胃失濡润、和降,以胃脘隐隐灼痛、饥不欲食及阴虚症状为主要表现的证。

1. 临床表现　胃脘隐隐灼痛，嘈杂不舒，饥不欲食，干呕，呃逆，口燥咽干，大便干结，小便短少，舌红少苔，脉细数。

2. 辨证要点　胃脘隐隐灼痛、饥不欲食与阴虚症状共见为主要表现。

（十）寒滞胃脘证

寒滞胃脘证是指寒邪犯胃，阻滞气机，以胃脘冷痛、恶心呕吐及实寒症状为主要表现的证。

1. 临床表现　胃脘冷痛剧烈，得温痛减，遇寒加重，恶心呕吐，吐后痛缓，或口泛清水，口淡不渴，恶寒肢冷，面白或青，舌淡苔白润，脉弦紧或沉紧。

2. 辨证要点　胃脘冷痛、恶心呕吐与实寒症状共见为主要表现。

（十一）胃热炽盛证

胃热炽盛证是指火热壅滞于胃，胃失和降，以胃脘灼痛、消谷善饥及实热症状为主要表现的证。

1. 临床表现　胃脘灼痛、拒按，消谷善饥，口气臭秽，齿龈红肿疼痛，甚则化脓、溃烂，或见齿衄，渴喜冷饮，大便秘结，小便短黄，舌红苔黄，脉滑数。

2. 辨证要点　胃脘灼痛、消谷善饥与实热症状共见为主要表现。

（十二）食滞胃脘证

食滞胃脘证是指饮食停积胃脘，以胃脘胀满疼痛、拒按、嗳腐吞酸、泻下臭秽及气滞症状为主要表现的证。

1. 临床表现　胃脘胀满疼痛、拒按，厌恶食物，嗳腐吞酸，或呕吐酸馊食物，吐后胀痛得减，或腹胀腹痛，泻下不爽，肠鸣，矢气臭如败卵，大便酸腐臭秽，舌苔厚腻，脉滑。

2. 辨证要点　胃脘胀满疼痛、嗳腐吞酸，或呕吐酸馊食物，或泻下酸腐臭秽与气滞症状共见为主要表现。

要点二　脾与胃病各证的鉴别要点

（一）脾阳虚证与脾气虚证的鉴别

脾阳虚证与脾气虚证均以纳少、腹胀、便溏为主症，皆可见全身功能活动减退的症状表现。

脾阳虚证多因脾气虚病久失治发展而成，故尚可见畏寒肢冷、腹痛绵绵、喜温喜按及脉沉迟无力等虚寒表现和白带清稀量多、舌胖或有齿痕、苔白滑等水湿内盛的症状。

（二）寒湿困脾证与湿热蕴脾证的鉴别

寒湿困脾证与湿热蕴脾证均有湿邪困脾，气机阻滞，可见脘腹胀闷、纳呆、便溏不爽、肢体困重、苔腻、脉濡等症状。

1. 寒湿困脾证　寒湿困脾证为寒邪为湿邪困阻脾阳，除了湿邪困脾的症状之外，尚可见身目发黄、面色晦暗如烟熏、舌淡苔白等症状。

2. 湿热蕴脾证　湿热蕴脾证为热邪与湿邪困阻中焦，除了湿邪困脾的症状之外，尚可见面目发黄色鲜明、口苦、身热不扬、舌红苔黄等热象。

（三）脾气虚证、脾阳虚证与胃气虚证、胃阳虚证的鉴别

脾气虚证、脾阳虚证与胃气虚证、胃阳虚证四证均有食少、脘腹隐痛及气虚或阳虚的共同症状。

1. 脾气虚证、脾阳虚证　脾气虚证、脾阳虚证以脾失运化为主，胀或痛的部位在大腹，腹胀腹痛、便溏、水肿等症状突出。

2. 胃气虚证、胃阳虚证　胃气虚证、胃阳虚证以受纳、腐熟功能减弱，胃失和降为主，胀或痛的部位在胃脘，脘痞隐痛、嗳气等症状明显。

（四）胃阴虚证与胃热炽盛证的鉴别

胃阴虚证须与胃热炽盛证均属胃的热证，可见脘痛、口渴、脉数等症。

1. 胃阴虚证　胃阴虚证为虚热证，常见嘈杂、饥不欲食、舌红少苔、脉细等症。

2. 胃热炽盛证　胃热炽盛证为实热证，常见消谷善饥、口臭、牙龈肿痛、齿衄、脉滑等症。

细目四　肝与胆病辨证

要点一　肝与胆病各证的临床表现

（一）肝血虚证

肝血虚证是指肝血不足，机体失养，以眩晕、视力减退、肢体麻木及血虚症状为主要表现的证。

1. 临床表现　头晕目眩，视力减退或夜盲，爪甲不荣，肢体麻木，失眠多梦，妇女月经量

少、色淡,甚则闭经,面唇淡白,舌淡,脉细。

2. 辨证要点 眩晕、视力减退、肢体麻木与血虚症状共见为主要表现。

(二)肝阴虚证

肝阴虚证是指肝阴不足,虚热内生,以眩晕、目涩、胁痛及虚热症状为主要表现的证。

1. 临床表现 头晕眼花,两目干涩,视物不清,胁肋隐隐灼痛,口燥咽干,五心烦热,两颧潮红,潮热盗汗,舌红少苔,脉弦细数。

2. 辨证要点 眩晕、目涩、胁肋隐痛与阴虚症状共见为主要表现。

(三)肝郁气滞证

肝郁气滞证是指肝失疏泄,气机郁滞,以情志抑郁,胸胁、少腹胀痛及气滞症状为主要表现的证。肝郁气滞证又名肝气郁结证。

1. 临床表现 胸胁、少腹胀满疼痛,走窜不定,情志抑郁,善太息,妇女可见乳房胀痛、月经不调、痛经、闭经,苔薄白,脉弦。

2. 辨证要点 情志抑郁,胸胁、少腹胀痛,脉弦与气滞症状共见为主要表现。

(四)肝火炽盛证

肝火炽盛证是指火热炽盛,内扰于肝,气火上逆,以头痛、胁痛、烦躁、耳鸣及实热症状为主要表现的证。肝火炽盛证又名肝火上炎证。

1. 临床表现 头目胀痛,眩晕,面红目赤,口苦口干,急躁易怒,失眠多梦,耳鸣耳聋,或耳痛流脓,或胁肋灼痛,或吐血、衄血,大便秘结,小便短黄,舌红苔黄,脉弦数。

2. 辨证要点 头目胀痛、胁痛、烦躁、耳鸣等与实热症状共见为主要表现。

(五)肝阳上亢证

肝阳上亢证是指肝肾阴亏,阴不制阳,阳亢于上,以眩晕耳鸣、头目胀痛、头重脚轻、腰膝酸软等上实下虚症状为主要表现的证。

1. 临床表现 眩晕耳鸣,头目胀痛,面红目赤,急躁易怒,失眠多梦,腰膝酸软,头重脚轻,舌红少津,脉弦或弦细数。

2. 辨证要点 头目胀痛、眩晕耳鸣、急躁易怒、头重脚轻、腰膝酸软等上实下虚症状共见为主要表现。

(六)肝风内动证

肝风内动证是指因阳亢、火热、阴虚、血亏等所致,出现以眩晕、麻木、抽搐、震颤等以“动摇”症状为主要表现的一类证。肝风内动证属内风证。

根据病因病机、临床表现的不同,临床常见有肝阳化风、热极生风、阴虚动风、血虚生风四证。

1. 肝阳化风证 肝阳化风证指阴虚阳亢,肝阳升发无制,引动肝风,以眩晕头痛、肢麻震颤、㖞僻不遂为主要表现的证。

(1)临床表现 眩晕欲仆,头摇而痛,言语謇涩,手足震颤,肢体麻木,步履不正;或猝然昏倒,不省人事,口眼㖞斜,半身不遂,喉中痰鸣;舌红苔腻,脉弦。

(2)辨证要点 眩晕欲仆、肢麻震颤、口眼㖞斜、半身不遂等为主要表现。

2. 热极生风证 热极生风证指邪热亢盛,燔灼筋脉,引动肝风,以高热、神昏、抽搐与实热症状为主要表现的证。

(1)临床表现 高热神昏,躁动谵语,颈项强直,四肢抽搐,角弓反张,牙关紧闭,舌质红绛,苔黄燥,脉弦数。

(2)辨证要点 高热、神昏、抽搐与实热症状共见为主要表现。

3. 阴虚动风证 阴虚动风证指肝阴亏虚,筋脉失养,虚风内动,以手足震颤或蠕动及虚热症状为主要表现的证。

(1)临床表现 手足震颤或蠕动,眩晕耳鸣,两目干涩,视物模糊,五心烦热,潮热盗汗,舌红少苔,脉弦细数。

(2)辨证要点 手足震颤或蠕动与阴虚症状共见为主要表现。

4. 血虚生风证 血虚生风证指血液亏虚,筋脉失养,虚风内动,以手足颤动、肢体麻木及血虚症状为主要表现的证。

(1)临床表现 手足震颤,头晕眼花,夜盲,失眠多梦,肢体麻木,肌肉瞤动,皮肤瘙痒,爪甲不荣,面唇淡白,舌淡苔白,脉细或弱。

(2)辨证要点 手足颤动、肢体麻木与血虚症状共见为主要表现。

(七)寒凝肝脉证

寒凝肝脉证是指寒邪侵袭,凝滞肝经,以少腹、前阴、颠顶冷痛及实寒症状为主要表现的证。

1. 临床表现 少腹冷痛,阴囊收缩,睾丸引痛,或颠顶冷痛,遇寒痛甚,得温痛减,恶寒肢冷,舌苔白,脉沉弦或沉紧。

2. 辨证要点 少腹、前阴、颠顶冷痛与实寒症状共见为主要表现。

（八）胆郁痰扰证

胆郁痰扰证是指痰热内扰，胆气不宁，以胆怯易惊、心烦失眠及痰热症状为主要表现的证。

1. 临床表现　惊悸失眠，胆怯易惊，烦躁不安，犹豫不决，口苦呕恶，胸胁闷胀，眩晕耳鸣，舌红苔黄腻，脉弦数。

2. 辨证要点　惊悸失眠、胆怯易惊与痰热症状共见为主要表现。

要点二　肝与胆病各证的鉴别要点

（一）肝血虚证与肝阴虚证的鉴别

肝血虚证与肝阴虚证均有头晕目眩、视力减退等头目失养的症状。

1. 肝血虚证　肝血虚证为血虚，常见爪甲不荣，肢体麻木，经少闭经，舌淡，脉细，且无热象。

2. 肝阴虚证　肝阴虚证为阴虚，虚热表现明显，常见胁肋灼痛、眼干涩、潮热、颧红、五心烦热等症。

（二）肝阳上亢证与肝火炽盛证的鉴别

肝阳上亢证与肝火炽盛证在病机与症状上都有类似之处，均有阳热亢逆的病理变化，故皆有头面部的阳热症状，如头晕胀痛、面红目赤、耳聋耳鸣等，并伴见急躁易怒、失眠多梦等神志不安的症状。

1. 肝阳上亢证　肝火炽盛证是肝经火盛，气火上逆，病程较短，病势较急，属实证，故以口苦口渴、便干尿黄、耳痛流脓、两胁灼痛、舌红苔黄、脉弦数为特点。

2. 肝火炽盛证　肝阳上亢证则是肝肾阴虚，肝阳偏亢，病程较长，病势略缓，属上实下虚，虚实夹杂，故以腰膝酸软、头重脚轻、舌红少津、脉弦细数为临床特点。

（三）肝阳化风证、热极生风证、阴虚动风证、血虚生风证的鉴别

1. 肝阳化风证　肝阳化风证有轻重之分，轻者以眩晕欲仆、头痛肢颤、语言謇涩、步履不正，甚者突然昏倒、舌强语謇、口眼㖞斜、半身不遂、喉中痰鸣等为辨证要点。

2. 热极生风证　热极生风证以高热神昏、手足抽搐、颈项强直、两目上视及实热表现为辨证要点。

3. 阴虚动风证　阴虚动风证是以手足蠕动与阴虚症状共见为辨证要点。

4. 血虚生风证　血虚生风证是以手足震颤、肌肉瞤动、肢体麻木与血虚症状共见为辨证要点。

细目五　肾与膀胱病辨证

要点一　肾与膀胱病各证候的临床表现

（一）肾阳虚证

肾阳虚证是指肾阳亏虚，机体失其温煦，以腰膝酸冷、性欲减退、夜尿多及阳虚症状为主要表现的证。

1. 临床表现　腰膝酸软冷痛，畏寒肢冷，下肢尤甚，面色㿠白或黧黑，神疲乏力；或见性欲冷淡，男子阳痿不育、滑精、早泄，女子宫寒不孕、白带清稀量多；或尿频清长，夜尿多；舌淡苔白，脉沉细无力，尺部尤甚。

2. 辨证要点　腰膝冷痛、性欲减退、夜尿多与虚寒症状共见为主要表现。

（二）肾虚水泛证

肾虚水泛证是指肾的阳气亏虚，气化无权，水液泛溢，以浮肿腰以下为甚、尿少及肾阳虚症状为主要表现的证。

1. 临床表现　全身浮肿，腰以下为甚，按之没指，小便短少，腰膝酸软冷痛，畏寒肢冷，腹部胀满，或心悸气短，咳喘痰鸣，舌淡胖苔白滑，脉沉迟无力。

2. 辨证要点　浮肿腰以下为甚、小便短少与肾阳虚症状共见为主要表现。

（三）肾阴虚证

肾阴虚证是指肾阴亏损，失于滋养，虚热内扰，以腰酸而痛、遗精、经少、头晕耳鸣及阴虚症状为主要表现的证。

1. 临床表现　腰膝酸软而痛，眩晕耳鸣，失眠多梦，形体消瘦，潮热盗汗，五心烦热，咽干颧红，或见性欲偏亢，男子阳强易举，遗精早泄，女子经少、经闭，或见崩漏，舌红少苔或无苔，脉细数。

2. 辨证要点　腰酸耳鸣、男子遗精、女子月经失调与阴虚症状共见为主要表现。

（四）肾精不足证

肾精不足证是指肾精亏损，脑与骨、髓失充，以生长发育迟缓、生育功能低下、成人早衰

等为主要表现的证。

1. 临床表现 小儿发育迟缓,身材矮小,囟门迟闭,骨骼痿软,智能低下;性欲减退,男子精少不育,女子经闭不孕;发脱齿摇,耳聋,耳鸣如蝉,腰膝酸软,足痿无力,健忘恍惚,神情呆钝,动作迟钝;舌淡苔白,脉弱。

2. 辨证要点 小儿生长发育迟缓、成人生育功能低下、早衰为主要表现。

(五)肾气不固证

肾气不固证是指肾气亏虚,失于封藏、固摄,以腰膝酸软,小便、精液、经带、胎元不固及肾虚症状为主要表现的证。

1. 临床表现 腰膝酸软,神疲乏力,耳鸣耳聋;小便频数清长,夜尿频多,或遗尿,或尿后余沥不尽,或尿失禁;男子滑精、早泄,女子月经淋漓不尽、带下清稀量多,或胎动易滑;舌质淡,舌苔白,脉弱。

2. 辨证要点 腰膝酸软、小便频数清长、滑精、滑胎、带下量多清稀与肾气虚症状共见为主要表现。

(六)肾不纳气证

肾不纳气证是指肾气亏虚,纳气无权,以久病咳喘、呼多吸少、动则尤甚及肾虚症状为主要表现的证。肾不纳气证又称肺肾气虚证。

1. 临床表现 久病咳喘,呼多吸少,气不接续,动则喘甚,腰膝酸软,或自汗神疲,声音低怯,舌淡苔白,脉沉弱;或喘息加剧,冷汗淋漓,肢冷面青,脉浮大无根;或气短息促,颧红心烦,口燥咽干,舌红少苔,脉细数。

2. 辨证要点 久病咳喘、呼多吸少、动则尤甚与肾气虚症状共见为主要表现。

(七)膀胱湿热证

膀胱湿热证是指湿热侵袭,蕴结膀胱,以小便频急、涩滞灼痛及湿热症状为主要表现的证。

1. 临床表现 尿频,尿急,尿道涩滞灼痛,小便短黄或浑浊,或尿血,或尿中见砂石,小腹胀痛,或腰、腹掣痛,或伴发热,舌红苔黄腻,脉滑数。

2. 辨证要点 尿频、尿急、尿道涩滞灼痛、尿短黄与湿热症状共见为主要表现。

要点二 肾与膀胱病各证候的鉴别要点

(一)肾阳虚证与肾虚水泛证的鉴别

肾阳虚证与肾虚水泛证均为虚寒证。

1. 肾阳虚证 偏重于温煦、固摄、生殖、气化功能衰退。

2. 肾虚水泛证 偏重于气化无权,水邪泛滥,以浮肿、尿少为主症。

(二)肾阴虚证与肾精不足证的鉴别

肾阴虚证和肾精不足证皆属肾的虚证,均可见腰膝酸软、头晕耳鸣等症。

1. 肾阴虚证 有阴液不足,虚热内扰的表现,性欲偏亢,遗精,经少。

2. 肾精不足证 主要为脑、骨、髓失充,生长发育迟缓,早衰,生育功能低下,无虚热表现。

细目六 辨脏腑兼病证

要点一 脏腑兼病各证的临床表现

(一)心肾不交证

心肾不交证是指心肾水火既济失调,以心烦、失眠、耳鸣、腰膝酸软等为主要表现的证。

1. 临床表现 心烦,心悸,失眠,多梦,头晕,耳鸣,腰膝酸软,梦遗,口燥咽干,五心烦热,潮热盗汗,便结尿黄,舌红少苔,脉细数;或阳痿,腰膝冷痛,脉沉细无力等。

2. 辨证要点 心烦、失眠、腰膝酸软、耳鸣、梦遗与虚热或虚寒症状共见为主要表现。

(二)心肾阳虚证

心肾阳虚证是指心与肾的阳气虚衰,温煦失职,以心悸、腰膝酸冷、浮肿及阳虚症状等为主要表现的证。其浮肿明显者,可称为水气凌心证。

1. 临床表现 心悸怔忡,腰膝酸冷,肢体浮肿,小便不利,形寒肢冷,神疲乏力,精神萎靡或嗜睡,唇甲青紫,舌胖、淡暗或青紫,苔白滑,脉弱。

2. 辨证要点 心悸怔忡、腰膝酸冷、肢体浮肿与虚寒症状共见为主要表现。

(三)心肺气虚证

心肺气虚证是指心肺两脏气虚,功能减

退，以心悸、咳嗽、气喘及气虚症状为主要表现的证。

1. 临床表现 心悸胸闷，咳嗽，气喘，气短，动则尤甚，咳痰清稀，神疲乏力，声低懒言，自汗，面色淡白，舌淡苔白，甚者口唇青紫，脉弱或结、代。

2. 辨证要点 心悸、胸闷、咳嗽、气喘与气虚症状共见为主要表现。

（四）心脾两虚证

心脾两虚证是指脾气亏虚，心血不足，以心悸怔忡、失眠多梦、食少、腹胀、便溏及气血两虚症状为主要表现的证。

1. 临床表现 心悸怔忡，失眠多梦，食欲不振，腹胀便溏，面色萎黄，眩晕耳鸣，神疲乏力，或见各种慢性出血，血色淡，舌淡嫩，脉弱。

2. 辨证要点 心悸怔忡、失眠多梦、食少便溏、慢性出血与气血两虚症状共见为主要表现。

（五）心肝血虚证

心肝血虚证是指血液亏少，心肝失养，以心悸、多梦、眩晕、爪甲不荣、肢麻及血虚症状为主要表现的证。

1. 临床表现 心悸怔忡，失眠多梦，健忘，眩晕，视物模糊，雀盲，爪甲不荣，肢体麻木，甚则震颤、拘挛，面白无华，妇女月经量少色淡，甚则闭经，舌淡苔白，脉细。

2. 辨证要点 心悸、失眠、眩晕、爪甲不荣、肢麻等与血虚症状共见为主要表现。

（六）脾肺气虚证

脾肺气虚证是指脾肺两脏气虚，以咳嗽、气喘、食少、腹胀、便溏及气虚症状为主要表现的证。

1. 临床表现 久咳不止，气短而喘，咳声低微，咳痰清稀，食欲不振，腹胀便溏，面白无华，神疲乏力，声低懒言，或见面浮肢肿，舌淡苔白滑，脉弱。

2. 辨证要点 咳嗽气喘、痰液清稀、食少便溏与气虚症状共见为主要表现。

（七）肺肾阴虚证

肺肾阴虚证是指肺肾阴液亏虚，虚热内扰，以干咳、少痰、腰酸、遗精及阴虚症状为主要表现的证。

1. 临床表现 咳嗽痰少，或痰中带血，或声音嘶哑，腰膝酸软，形体消瘦，口燥咽干，骨蒸潮热，盗汗，颧红，男子遗精，女子经少或崩漏，舌红少苔，脉细数。

2. 辨证要点 干咳少痰、腰酸、遗精与虚热症状共见为主要表现。

（八）肝火犯肺证

肝火犯肺证是指肝火炽盛，上逆犯肺，肺失清肃，以胸胁灼痛、急躁易怒、咳嗽阵作或咳血及实热症状为主要表现的证。

1. 临床表现 胸胁灼痛，急躁易怒，头胀头晕，咳嗽阵作，痰黄黏稠，甚则咳血，烦热口苦，面红目赤，舌红苔薄黄，脉弦数。

2. 辨证要点 胸胁灼痛、急躁易怒、咳嗽阵作或咳血与实热症状共见为主要表现。

（九）肝胃不和证

肝胃不和证是指肝气郁结，横逆犯胃，胃失和降，以脘胁胀痛、嗳气、吞酸、情绪抑郁及气滞症状为主要表现的证。

1. 临床表现 胃脘、胁肋胀痛或窜痛，胃脘痞满，呃逆，嗳气，吞酸嘈杂，饮食减少，情绪抑郁，善太息，或烦躁易怒，舌淡红，苔薄白或薄黄，脉弦。

2. 辨证要点 脘胁胀痛、嗳气、吞酸、情志抑郁与气滞症状共见为主要表现。

（十）肝郁脾虚证

肝郁脾虚证是指肝失疏泄，脾失健运，以胸胁胀痛、腹胀、便溏、情志抑郁症状为主要表现的证。

1. 临床表现 胸胁胀满窜痛，腹胀纳呆，腹痛欲泻，泻后痛减，或便溏不爽，肠鸣矢气，兼见善太息，情志抑郁，或急躁易怒，舌苔白，脉弦或缓。

2. 辨证要点 胸胁胀痛、腹胀、便溏与情志抑郁症状共见为主要表现。

（十一）肝胆湿热证

肝胆湿热证是指湿热内蕴肝胆，肝胆疏泄失常，以身目发黄、胁肋胀痛及湿热症状为主要表现的证。以阴痒、带下黄臭及湿热症状为主要表现者，称为肝经湿热（下注）证。

1. 临床表现 胁肋胀痛，纳呆腹胀，泛恶欲呕，口苦厌油，身目发黄，大便不调，小便短黄；或寒热往来，舌红，苔黄腻，脉弦滑数；或阴部潮湿、瘙痒、湿疹，阴器肿痛，带下黄臭等。

2. 辨证要点 肝胆湿热以胁肋胀痛、身目发黄等与湿热症状共见为主要表现；肝经湿热以阴部瘙痒、带下黄臭等与湿热症状共见为主要表现。

(十二)肝肾阴虚证

肝肾阴虚证是指肝肾两脏阴液亏虚，虚热内扰，以腰酸胁痛、两目干涩、眩晕、耳鸣、遗精及阴虚症状为主要表现的证。

1. 临床表现 头晕目眩，胸胁隐痛，两目干涩，耳鸣健忘，腰膝酸软，失眠多梦，口燥咽干，五心烦热，或低热颧红，男子遗精，女子月经量少，舌红少苔，脉细数。

2. 辨证要点 胸胁隐痛、腰膝酸软、眩晕耳鸣、两目干涩与虚热症状共见为主要表现。

(十三)脾肾阳虚证

脾肾阳虚证是指脾肾阳气亏虚，温化失职，虚寒内生，以久泻久痢、浮肿、腰腹冷痛及阳虚症状为主要表现的证。

1. 临床表现 腰膝、下腹冷痛，久泻久痢，或五更泄泻，完谷不化，便质清冷，或全身浮肿，小便不利，形寒肢冷，面色㿠白，舌淡胖，苔白滑，脉沉迟无力。

2. 辨证要点 腰腹冷痛、久泻久痢、五更泄泻与虚寒症状共见为主要表现。

要点二　脏腑兼病各证的鉴别要点

(一)心脾两虚证与心肝血虚证的鉴别

心脾两虚证与心肝血虚证均有心血不足，心神失养的表现，均可见心悸、失眠多梦等症。

1. 心脾两虚证 心脾两虚证兼脾虚失运，血不归经的表现，常见食少、腹胀、便溏、慢性出血等症。

2. 心肝血虚证 心肝血虚证兼肝血不足，两目、爪甲、筋脉失于濡养，或有血虚生风的表现，常见眩晕、肢麻、视物模糊、爪甲不荣等症。

(二)心肺气虚证和脾肺气虚证的鉴别

心肺气虚证和脾肺气虚证均有肺气亏虚，宣降失常的表现，均可见咳嗽气喘、气短、咳痰清稀等症状。

1. 心肺气虚证 心肺气虚证兼见心气不足的表现，常见心悸怔忡、胸闷等症状。

2. 脾肺气虚证 兼见脾虚失运的表现，常见食少、腹胀、便溏等症状。

(三)肝胃不和证和肝郁脾虚证的鉴别

肝胃不和证和肝郁脾虚证均有肝郁气滞表现，均可见胸胁胀满疼痛、善太息，情志抑郁或烦躁易怒。

1. 肝胃不和证 肝胃不和证兼胃失和降的表现，见胃脘胀痛、痞满、嗳气、呃逆等症。

2. 肝郁脾虚证 肝郁脾虚证兼脾失健运的表现，常见食少、腹胀、便溏等症。

(四)脾肾阳虚证和心肾阳虚证的鉴别

脾肾阳虚证和心肾阳虚证均有肾阳虚衰，水湿内停的表现，均可见形寒肢冷、腰膝酸软、浮肿、小便不利、舌淡胖、苔白滑等症状。

1. 脾肾阳虚证 兼脾阳亏虚，运化无权的表现，常见久泻久痢、便质清冷等症状。

2. 心肾阳虚证 兼心阳虚衰，血行不畅的表现，常见心悸怔忡、唇甲紫暗等症状。

(五)肝胆湿热证和湿热蕴脾证的鉴别

肝胆湿热证和湿热蕴脾证均有湿热内阻的表现，均可见发热、纳呆、恶心、黄疸、苔黄腻等症状。

1. 肝胆湿热证 病位在肝胆，故胁肋胀痛明显，或见阴痒等肝经湿热症状。

2. 湿热蕴脾证 病位在脾，常见脾失健运的表现，如腹胀、便溏不爽等症状，而无胁肋胀痛。

第十一单元　其他辨证方法概要

细目一　辨六经病证

六经辨证是《伤寒论》辨证论治的纲领。是由东汉张仲景在《素问·热论》的基础上，根据伤寒病的证候特点和传变规律而总结出来的一种辨证方法。

六经，指太阳、阳明、少阳、太阴、少阴和厥阴。六经辨证，就是以六经所系经络、脏腑的生理病理为基础，将外感病过程中所出现的各种证候，综合归纳为太阳病证、阳明病证、少阳病证、太阴病证、少阴病证和厥阴病证六类证候，用来阐述外感病不同阶段的病理特点，并指导临床治疗。

要点一　太阳病证的概念、临床表现、辨证要点

太阳病证指六淫之邪侵犯人体肌表，正邪抗争，营卫失和，以恶风寒、脉浮、头痛等为主要表现的证候。

（一）太阳经证

1. 太阳中风证　指以风邪为主的风寒之邪侵袭太阳经脉，卫强营弱，以发热、恶风、汗出、脉浮缓等为主要表现的证候。

临床表现：发热，恶风，汗出，脉浮缓，或见鼻鸣，干呕。

辨证要点：本证以恶风、头痛、自汗出、脉浮缓为辨证依据。

2. 太阳伤寒证　指以寒邪为主的风寒之邪侵犯太阳经脉，卫阳被遏，以恶寒、发热、无汗、头身疼痛、脉浮紧等为主要表现的证候。

临床表现：恶寒，发热，头项强痛，肢体疼痛，无汗而喘，脉浮紧。

辨证要点：本证以恶寒、无汗、头身痛、脉浮紧为辨证依据。

（二）太阳腑证

1. 太阳蓄水证　指太阳经证不解，邪与水结，膀胱气化不利，水液停蓄，以发热恶寒、小便不利等为主要表现的证候。

临床表现：发热恶寒，小腹满，小便不利，口渴，或水入即吐，脉浮或浮数。

辨证要点：本证以太阳经证与小便不利、小腹满并见为辨证依据。

2. 太阳蓄血证　指太阳经证不解，邪热传里，与瘀血相结于少腹，以少腹急强或硬满、大便色黑等为主要表现的证候。

临床表现：少腹急结或硬满，小便自利，如狂或发狂，善忘，大便色黑如漆，脉沉涩或沉结。

辨证要点：本证以少腹急结、小便自利、大便色黑等为辨证依据。

要点二　阳明病证的概念、临床表现、辨证要点

阳明病证指伤寒病发展过程中，阳热亢盛，胃肠燥热所表现的证候。主要病机是“胃家实”，属里实热证，为邪正斗争的极期阶段。阳明病证又可分为阳明经证和阳明腑证。

1. 阳明经证　指邪热亢盛，充斥阳明之经，弥漫全身，肠中尚无燥屎内结，以高热、汗出、口渴、脉洪大等为主要表现的证候。

临床表现：身大热，汗出，口渴引饮，心烦躁扰，面赤，气粗，苔黄燥，脉洪大。

辨证要点：本证以大热、大汗、大渴、脉洪大为辨证要点。

2. 阳明腑证　指邪热内盛，与肠中糟粕相搏，燥屎内结，以潮热汗出、腹满痛、便秘、脉沉实等为主要表现的证候。

临床表现：日晡潮热，手足濈然汗出，脐腹胀满疼痛、拒按，大便秘结，甚则神昏谵语，狂乱不得眠，舌苔黄厚干燥，或起芒刺，甚至苔焦黑燥裂，脉沉实或滑数。

辨证要点：本证以潮热汗出、腹满痛、便秘、脉沉实等为辨证要点。

要点三　少阳病证的概念、临床表现、辨证要点

少阳病证指邪犯少阳胆腑，枢机不运，经气不利，以寒热往来、胸胁苦满等为主要表现的证候。

临床表现：口苦，咽干，目眩，脉弦，寒热往来，胸胁苦满，默默不欲饮食，心烦欲呕，脉弦。

辨证要点：本证以寒热往来，胸胁苦满，口苦，咽干，目眩，脉弦等为辨证依据。

要点四　太阴病证的概念、临床表现、辨证要点

指脾阳虚弱，寒湿内生，以腹满而痛、不欲食、腹泻等为主要表现的虚寒证候。

临床表现：腹满而吐，食不下，口不渴，自利，时腹自痛，四肢欠温，脉沉缓或弱。

辨证要点：本证以腹满时痛、腹泻等虚寒表现为辨证要点。

要点五　少阴病证的概念、临床表现、辨证要点

1. 少阴寒化证　指心肾阳气虚衰，阴寒独盛，病性从阴化寒，以畏寒肢凉、下利清谷等为主要表现的虚寒证候。

临床表现：无热恶寒，但欲寐，四肢厥冷，下利清谷，呕不能食，或食入即吐，或身热反不恶寒，甚至面赤，脉微细甚则欲绝。

辨证要点：本证以畏寒肢厥、下利清谷、脉微细等为辨证依据。

2. 少阴热化证　指心肾阴虚阳亢，病性从阳化热，以心烦不寐、舌尖红、脉细数等为主要表现的虚热证候。

临床表现：心烦不得眠，口燥咽干，或咽痛舌尖红，少苔脉细数。

辨证要点：本证以心烦不得眠以及阴虚证候为辨证依据。

要点六　厥阴病证的概念、临床表现、辨证要点

厥阴病证指伤寒病发展传变的较后阶段，表现为阴阳对峙、寒热交错、厥热胜复的证候。

临床表现：消渴，气上撞心，心中疼热，饥而不欲食，食则吐蛔。

辨证要点：本证以消渴、气上撞心、心中疼热、饥而不欲食为辨证依据。

要点七　六经病证的传变

1. 传经　病邪自外侵入，逐渐向里发展，或正气来复，由里出表由某一经病证转变为另一经病证，称为“传经”。其中若按伤寒六经的顺序相传者，即太阳病证→阳明病证→少阳病证→太阴病证→少阴病证→厥阴病证，称为“循经传”；若是隔一经或两经以上相传者，称为“越经传”；若相互表里的两经相传者，称为“表里传”，如太阳病传少阴病等。

2. 直中　伤寒病初起不从阳经传入，病邪直入于三阴者，称为“直中”。

3. 合病　伤寒病不经过传变，两经或三经同时出现的病证，称为“合病”。如太阳阳明合病、太阳太阴合病等。

4. 并病　伤寒病凡一经病证未罢，又见他经病证者，称为“并病”。如太阳少阴并病、太阴少阴并病等。

细目二　辨卫气营血病证

卫气营血辨证，是清代叶天士在《温热论》中所创立的一种适用于外感温热病的辨证方法。即将外感温热病发展过程中，不同病理阶段所反映的证候，分为卫分证、气分证、营分证、血分证四类，用以说明病位的浅深、病情的轻重和传变的规律，并指导临床治疗。

要点一　卫分证的概念、临床表现、辨证要点

卫分证指温热病邪侵袭肌表，卫气功能失调，肺失宣降，以发热、微恶风寒、脉浮数等为主要表现的表热证候。

临床表现：发热，微恶风寒，头痛，口干微渴，舌边尖红，苔薄黄，脉浮数，或有咳嗽、咽喉肿痛。

辨证要点：本证以发热而微恶风寒、舌边尖红、脉浮数等为辨证要点。

要点二　气分证的概念、临床表现、辨证要点

气分证指温热病邪内传脏腑，正盛邪炽，阳热亢盛所表现的里实热证候。根据邪热侵犯肺、

胸膈、胃肠、胆等脏腑的不同，兼有不同的表现。

临床表现：发热不恶寒，口渴，汗出，心烦，尿赤，舌红，苔黄，脉数有力；或兼咳喘胸痛，咳痰黄稠；或兼心烦懊侬，坐卧不安；或兼潮热，腹胀痛、拒按；或时有谵语、狂乱，大便秘结或下秽臭稀水，苔黄燥，甚则焦黑起刺，脉沉实；或见口苦，胁痛，心烦，干呕，脉弦数等。

辨证要点：气分证以发热不恶寒、舌红苔黄、脉数有力为辨证要点。

要点三　营分证的概念、临床表现、辨证要点

营分证指温热病邪内陷，营阴受损，心神被扰，以身热夜甚、心烦不寐、斑疹隐隐、舌绛等为主要表现的证候。

临床表现：身热夜甚，口不甚渴或不渴，心烦不寐，甚或神昏谵语，斑疹隐隐，舌质红绛，无苔，脉细数。

辨证要点：本证以身热夜甚、心烦不寐、舌绛、脉细数等为辨证要点。

要点四　血分证的概念、临床表现、辨证要点

血分证指温热病邪深入血分，耗血、伤阴，动血、动风，所表现的一类证，根据病理改变及受损脏腑不同，可分为血分实热证和血分虚热证。

（一）血分实热证

血分实热证指温热病邪深入血分，内扰心神，迫血妄行，或燔灼肝经，以身热夜甚、躁扰神昏、舌质深绛、脉弦数为主要表现的证。多为血分证的前期阶段。

1. 临床表现　身热夜甚，躁扰不宁，甚者神昏谵语，舌质深绛，脉弦数；或见斑疹显露、色紫黑，或吐血、衄血、便血、尿血；或见四肢抽搐，颈项强直，角弓反张，目睛上视，牙关紧闭。

2. 辨证要点　本证以身热夜甚、躁扰神昏、舌质深绛、脉弦数与出血或动风症状共见为辨证要点。

（二）血分虚热证

血分虚热证指血热久羁，耗伤肝肾之阴，并见机体失养，或虚风内动，以低热持续不退、形体干瘦，或手足蠕动、瘛疭等为主要表现的证。多为血分证的后期阶段。

1. 临床表现　持续低热，暮热早凉，五心烦热，或见口干咽燥，形体干瘦，神疲耳聋，舌干少苔，脉虚细，或见手足蠕动、瘛疭等。

2. 辨证要点　本证以低热持续不退与形体干瘦，或手足蠕动、瘛疭等症状共见为辨证要点。

要点五　卫气营血病证的传变

顺传：指病变多从卫分开始，依次传入气分、营分、血分，反映了温病由浅入深的演变规律。

逆传：指邪入卫分后，不经过气分阶段而直接深入营、血分。实际上，“逆传”只是顺传规律中的一种特殊类型，病情更加急剧、重笃。

细目三　辨三焦病证

要点一　上焦病证的概念、临床表现、辨证要点

上焦病证指温热之邪侵袭手太阴肺和手厥阴心包，以发热汗出、咳嗽气喘或谵语神昏等为主要表现的证候。

临床表现：发热，微恶风寒，头痛，汗出，口渴，咳嗽，舌边尖红，脉浮数或两寸独大；或见但热不寒，咳嗽，气喘，口渴，苔黄，脉数；甚则高热，大汗，谵语神昏或昏愦不语，言謇肢厥，舌质红绛。

辨证要点：本证以发热汗出、咳嗽气喘或谵语神昏等为辨证的主要依据。

要点二　中焦病证的概念、临床表现、辨证要点

中焦病证指温热之邪侵袭中焦脾胃，邪从燥化和邪从湿化，以发热口渴、腹满便秘或身热不扬、呕恶脘痞、便溏等为主要表现的证候。

临床表现：身热面赤，呼吸气粗，腹满，便秘，神昏谵语，渴欲饮冷，口干唇裂，小便短赤，苔黄燥或焦黑起刺，脉沉实有力；或身热不扬，头身重痛，胸脘痞闷，泛恶欲呕，大便不爽或溏泻，舌苔黄腻，脉濡数。

辨证要点：本证以发热口渴、腹满便秘或身热不扬、呕恶脘痞、便溏等为辨证的主要依据。

要点三　下焦病证的概念、临床表现、辨证要点

下焦病证指温热之邪犯及下焦，劫夺肝肾之阴，以身热颧红、手足蠕动或瘛疭、舌绛苔少等为主要表现的证候。

临床表现：身热颧红，手足心热，口燥咽干，神倦，耳聋，或见手足蠕动、瘛疭，心中憺憺大动，舌绛苔少，脉细数或虚大。

辨证要点：本证以身热颧红、手足蠕动或瘛疭、舌绛苔少等为辨证的主要依据。

要点四　三焦病证的传变

三焦病证的传变与否，取决于病邪的轻重和机体正气的强弱。病邪盛，或正气虚，则传变易于发生。

(一) 顺传

传变一般多由上焦手太阴肺经开始，继而传入中焦，最后传入下焦，此为“顺传”，提示病邪由浅入深，病情由轻转重。

(二) 逆传

温热病邪由肺卫直接传入手厥阴心包经，为“逆传”，说明邪热炽盛，病情重笃。

三焦病证的传变过程并不是固定不变的。有的病犯上焦，经治而愈，并无传变；有的又可自上焦径传下焦，或由中焦再传肝肾，也有初起即见中焦太阴病症状，也有发病即见厥阴病症状；此外，还有两焦症状互见和病邪弥漫三焦，临床当灵活掌握。

第十二单元　中医诊断思维与应用

中医诊断的过程包括采集病情资料和做出病、证等结论两个基本环节，中医思维贯穿始终。通过望闻问切四诊合参采集病情资料，分析病因、病机、病性、病位，是中医诊断思维在临床中的具体体现。

要点　中医诊断思维的综合应用

辨症、辨证、辨病、辨人、辨机体现了中医诊断思维的综合应用，概括为“五辨”。

（一）辨症

症包括症状和体征，是中医诊断疾病的依据。

1. 症的有无　四诊合参是保证四诊信息可靠性的前提，因此，症状采集应全面、规范和准确。

2. 症的轻重　在诊断中，对症的轻重的判断是把握疾病主要矛盾和矛盾主要方面的重要依据，也是疗效评价的重要依据。

3. 症的真假　由于疾病的复杂性，临床所表现的症状或体征存在真假的现象，因此，在四诊信息采集过程中应注意对证的真假的判断。

4. 症的偏全　全面采集四诊信息可确保诊断的完整性和正确性，因此，在诊断过程中应重视对兼症的收集。

（二）辨证

辨证是中医临床的核心环节，以整体思维为基础。

1. 证的有无　证是立法的重要依据。证的确立需要通过对患者的症状、体征或相关因素的综合分析后判断。

2. 证的轻重　证有轻重之分，在临床中，除了对证的轻重进行定性描述外，还要借鉴证素辨证的方法逐步实现定量描述。

3. 证的缓急　证有急缓，在诊断中应避免机械的辨证分型，明确证的缓急，把握“急则治其标，缓则治其本”的治疗原则。

4. 证的兼杂　证有相兼错杂，主次关系亦不同，临床中多以相兼证为主。

5. 证的演变　证是动态变化的，同样的证，其形成及转归可能不同。

6. 证的真假　临床中，患者自述的症状可能与疾病本质相反，即“真虚假实”“真实假虚”，因此，证的真假需仔细鉴别。

（三）辨病

辨病是中医诊断的重要内容，是对疾病发展全过程的概括。

1. 病有中西　中医、西医的病名有本质的区别，不可把传统的中医病名和西医病名完全等同起来，中医的病证结合是中医的病和中医的证的结合。

2. 病有因果　疾病的发生有因果关系，取决于邪正双方斗争的结果。

3. 病有善恶　在诊断的过程中应通过观察一些细微的变化，判断患者的病情或预后，即辨病的善恶。

4. 病有新久　新病、久病有所不同，同一疾病的不同阶段基本病理特点、病机不同，因此，治疗立法原则亦不同。

（四）辨人

中医学的研究对象更多注重整体的人，强调因人制宜。

1. 性别差异　某些疾病的发生和性别有关，因此，临床中应考虑患者的性别特点，避免误诊。

2. 年龄差异　儿童与成人不同，青壮年与老年不同，不同年龄阶段的生理病理特点存在区别。

3. 体质差异　诊断的过程应了解患者体质，不同的体质和疾病的发生、发展有着内在的联系，且病后的演变趋势亦存在一定规律。

4. 习惯差异　疾病与生活习惯存在较大的关系，因此辨人应了解患者的生活习惯。

5. 体型差异　体型是辨人的重要内容，体型不同，对疾病的发生、证候的特征、预后转归的影响亦不同。

(五)辨机

疾病的发生发展是一个动态变化的过程,因此在诊断疾病的过程中要了解病证形成的机制,也要辨识先机。

1. 病证之机 症是辨病和辨证的依据,根据证候辨病证之机,是病证诊断的依据。在诊断时,完整采集和疾病发生发展相关的因素,如生活习惯、居住环境等,分析这些因素与疾病之间的内在联系,进而找出是否有阴阳失调、气血逆乱、脏腑功能失调等病理变化。

2. 动态先机 以整体观念为指导,充分考虑疾病的动态变化,把握疾病发展的趋势,是中医诊断的重要内容。

第九部分　诊断学基础

第一单元　常见症状

细目一　发　　热

要点一　发热病因

（一）感染性发热

各种病原体，如病毒、细菌、支原体、立克次体、螺旋体、真菌、寄生虫等均可引起感染性发热。

（二）非感染性发热

1. 无菌性坏死物质的吸收　①机械性、物理性或化学性损害，如大手术、内出血、大面积烧伤等。②因血管栓塞或血栓形成而引起心肌、肺、脾等脏器的梗死或肢体坏死等。③组织坏死与细胞破坏，如癌、白血病、淋巴瘤、溶血反应等。

2. 抗原 - 抗体反应　如风湿热、血清病、药物热、结缔组织病等。

3. 内分泌与代谢障碍　如甲状腺功能亢进症、严重脱水等。

4. 皮肤散热减少　如广泛性皮炎、鱼鳞癣以及慢性心力衰竭等。

5. 体温调节中枢功能失常　如中暑、镇静催眠药中毒、脑出血、脑外伤等。

6. 自主神经功能紊乱　可影响正常的体温调节过程，使产热大于散热所致，多为低热，属功能性发热。

要点二　发热临床表现

（一）发热的临床分度

临床根据体温升高情况，以口腔温度为标准，将发热分为下列几种。

1. 低热　37.3~38.0℃。

2. 中等度热　38.1~39.0℃。

3. 高热　39.1~41.0℃。

4. 超高热　41.0℃以上。

（二）热型

1. 稽留热　体温持续在 39℃以上，达数日或数周，24 小时波动范围不超过 1℃。见于肺炎链球菌肺炎、伤寒和斑疹伤寒的高热期。

2. 弛张热　体温在 39℃以上，但波动幅度大，24 小时内体温差达 2℃以上，最低时仍高于正常水平。见于败血症、风湿热、重症肺结核、化脓性炎症等。

3. 间歇热　高热期与无热期交替出现，体温波动幅度可达数度，无热期（间歇期）可持续一日至数日，如此反复发作。见于疟疾、急性肾盂肾炎等。

4. 回归热　体温骤升至 39℃以上，持续数日后又骤降至正常水平，高热期与无热期各持续若干日后即有规律地交替一次。见于回归热、霍奇金病等。

5. 波状热　体温逐渐升高达 39℃或以上，数天后逐渐下降至正常水平，数天后再逐渐升高，如此反复多次。见于布鲁菌病。

6. 不规则热　发热无一定规律，见于结核病、风湿热、支气管肺炎、渗出性胸膜炎等。

要点三　发热伴随症状

1. 伴寒战　见于肺炎链球菌肺炎、败血症、急性胆囊炎、急性肾盂肾炎、疟疾等。

2. 伴头痛、呕吐或昏迷　见于乙型脑炎、流行性脑脊髓膜炎、脑型疟疾、脑出血、蛛网膜下腔出血、中毒性痢疾等。

3. 伴关节痛　常见于结核病、结缔组织病等。

4. 伴淋巴结及肝脾肿大　可见于血液病、恶性肿瘤、布鲁菌病、黑热病、传染性单核细胞增多症等。

5. 伴尿频、尿急、尿痛　提示尿路感染。

6. 伴咳嗽、咳痰、胸痛　常见于支气管炎、肺炎、胸膜炎、肺结核等。

7. 伴恶心、呕吐、腹痛、腹泻　见于急性胃肠炎、细菌性痢疾等。

8. 伴皮肤黏膜出血　见于流行性出血热、

钩端螺旋体病、急性白血病、急性再生障碍性贫血、败血症、重型麻疹及病毒性肝炎等。

9. 伴结膜充血 见于流行性出血热、斑疹伤寒、钩端螺旋体病等。

10. 伴口唇单纯疱疹 常见于肺炎链球菌肺炎、流行性脑脊髓膜炎、间日疟、流行性感冒等。

要点四 发热问诊要点

1. 发热特点 如起病的缓急,患病的时间与季节,发热的病程、程度、频度、病因与诱因,体温变化的规律等。

2. 诊治经过 曾经患过的疾病,患病以来所做过的检查及结果,使用过的药物名称、剂量、疗效等。

3. 患病以来的一般情况 如精神状态、食欲、体重改变、睡眠及大小便情况。

4. 流行病学资料 对传染病的诊断十分重要。如蚊虫叮咬可引起流行性乙型脑炎、疟疾等;有牲畜接触史者,可患布鲁菌病;中毒性菌痢、食物中毒患者,发病前多有进食不洁饮食史;疟疾、乙型或丙型病毒性肝炎、艾滋病等可通过应用血制品、分娩及性交等传播;钩端螺旋体病、血吸虫病都有疫水接触史。

5. 其他 服药史、预防接种史、过敏史、外伤手术史、流产或分娩史、居住地及职业特点等都可对相关疾病的诊断提供重要线索。

6. 伴随症状及体征 发热的伴随症状及体征对发热病因的诊断具有重要意义。

要点五 发热检查要点

1. 体格检查 对发热患者要进行全面而细致的体格检查。重点检查生命体征、面容、意识状态、皮肤黏膜、淋巴结、心、肺、肝、脾和神经系统。注意有无意识障碍、皮疹,出血点、局部或全身浅表淋巴结肿大及肝脾肿大等。

2. 实验室及其他检查

(1) 血常规检查:白细胞计数与分类有助感染性疾病的鉴别诊断,如白细胞增多,多考虑细菌性感染、白血病等。

(2) 尿常规检查:血尿、白细胞尿可提示尿路感染,必要时做清洁中段尿细菌培养。

(3) 粪便常规检查:可提示有无消化道感染。

(4) 病原体检查:可作为感染性疾病确诊的最重要的手段。尽量采集血、尿、粪便、痰液、脓液、穿刺液等标本进行培养,阳性结果还需做药敏试验以选择敏感抗生素治疗。

(5) 免疫学检查:自身抗体检查有助于诊断免疫、风湿性疾病,如系统性红斑狼疮、类风湿性关节炎等。

(6) 影像学检查:胸部 X 线检查和 CT 有助于诊断肺炎、肺结核、肺肿瘤等;超声检查有助于诊断肝、胆、胰、肾等脏器病变。

细目二 头 痛

要点一 头痛病因

1. 颅内病变 见于脑出血、蛛网膜下腔出血、脑肿瘤、颅脑外伤、流行性脑脊髓膜炎、偏头痛等。

2. 颅外病变 见于颈椎病,三叉神经痛,眼、耳、鼻和齿等疾病所致的头痛。

3. 全身性疾病 见于各种感染发热、高血压、中毒、中暑、月经期及绝经期头痛等。

4. 神经症 见于神经衰弱及癔症性头痛等。

要点二 头痛问诊要点

1. 病史 询问患者有无头颅外伤史、感染、发热、中毒、高血压、青光眼、鼻窦炎、偏头痛、脑炎、脑膜炎、颅脑肿瘤、使用药物史及精神疾病史等。

2. 头痛的特点

(1) 头痛的病因及诱因:眼疲劳引起的头痛发生在用眼过度;紧张性头痛多因过度紧张、劳累而诱发或加重;女性偏头痛在月经期容易发作;感染或中毒可引发头痛,并且随病情变化而减轻或加重;高血压头痛多在血压未得到控制时出现或加重:头颅外伤头痛发生在受伤后;颅脑病变头痛可发生在典型症状或诊断明确前,常与病变过程伴随。

(2) 头痛的部位:大脑半球病变所致疼痛多位于病变的同侧,以额部为多,并向颞部放射;小脑幕以下病变引起的头痛多位于后枕部;青光眼引起的头痛多位于眼的周围或眼上部。

(3) 头痛的性质:三叉神经痛表现为颜面部

发作性电击样疼痛；舌咽神经痛的特点是咽后部发作性疼痛并向耳及枕部放射；血管性头痛为搏动样疼痛。

(4) 头痛的时间：鼻窦炎引起的头痛时间多为上午重下午轻；紧张性头痛多在下午或傍晚出现；颅内占位性头痛在早上起床时较明显；丛集性头痛常在夜间发生；药物引起的头痛一般出现在用药后 15~30 分钟，持续时间与药物半衰期有关。

3. 伴随症状

(1) 伴发热：体温升高与头痛同时出现见于脑炎、脑膜炎等感染；先头痛后出现发热见于脑出血、脑外伤等。

(2) 伴呕吐：见于脑膜炎、脑炎、脑肿瘤等引起的颅内压升高；头痛在呕吐后减轻可见于偏头痛。

(3) 伴意识障碍：见于脑炎、脑膜炎、脑出血、蛛网膜下腔出血、脑肿瘤、脑外伤、一氧化碳中毒等。

(4) 伴眩晕：见于小脑肿瘤、椎 – 基底动脉供血不足等。

(5) 伴脑膜刺激征：见于脑膜炎、蛛网膜下腔出血。

要点三　头痛检查要点

1. 体格检查　检查体温、脉搏、呼吸、血压等生命体征，是否有发热、体温过低、呼吸急促、血压升高等；对头痛病因未明者，应做头部、口腔、眼(包括眼底)、耳、鼻、颈部等头颈部检查；重点检查神经系统，注意有无病理反射及脑膜刺激征等颅脑疾病体征。

2. 实验室及其他检查

(1) 血常规检查、血生化检查、血气分析、血培养检查以及脑脊液检查有助于病因诊断。

(2) 影像学检查，如头颈部 X 线、CT、MRI 检查，以及脑血管造影等，对颅脑外伤、颅内血肿、肿瘤、颈椎病等可提供诊断依据。

(3) 脑电图检查，有助于癫痫、颅内占位性病变的诊断。

细目三　胸　　痛

要点一　胸痛病因

1. 胸壁疾病　见于皮肤及皮下组织病变、肌肉病变、肋骨病变、肋间神经病变。

2. 呼吸系统疾病　见于支气管及肺部病变、胸膜病变。

3. 心血管疾病　见于心绞痛、心肌梗死、急性心包炎、肥厚型心肌病、血管病变、心脏神经症。

4. 其他原因　食管疾病、纵隔疾病、腹部疾病等。

要点二　胸痛问诊要点

1. 发病年龄　青壮年应注意结核性胸膜炎、自发性气胸、心肌炎、心肌病等，40 岁以上者应多考虑心绞痛、心肌梗死及肺癌等。

2. 胸痛的部位　胸壁疾病所致的胸痛常固定于病变部位，局部常有压痛。带状疱疹沿一侧肋间神经分布伴剧痛。非化脓性肋软骨炎多侵犯第 1、2 肋软骨。心绞痛与急性心肌梗死的疼痛常位于胸骨后或心前区，常牵涉至左肩背、左臂内侧达无名指及小指。食管、膈和纵隔肿瘤的疼痛多位于胸骨后。

3. 胸痛的性质　带状疱疹呈阵发性的灼痛或刺痛。肌痛常呈酸痛。骨痛呈刺痛。食管炎常呈灼痛或灼热感。心绞痛常呈压榨样痛，可伴有窒息感。心肌梗死则疼痛更为剧烈，并有恐惧、濒死感。干性结核性胸膜炎常呈尖锐刺痛。肺梗死为突然剧烈刺痛或绞痛，常伴有呼吸困难与发绀。

4. 胸痛持续时间　平滑肌痉挛或血管狭窄缺血所致的疼痛为阵发性，如心绞痛发作时间短暂，常为数分钟，不超过 15 分钟，而心肌梗死疼痛持续时间长且不易缓解。炎症、肿瘤、栓塞或梗死所致的疼痛呈持续性。

5. 胸痛的诱因与缓解因素　心绞痛常因劳累、体力活动或精神紧张而诱发，含服硝酸甘油可迅速缓解，而对心肌梗死的胸痛则无效。心脏神经症的胸痛在体力活动后反而减轻。胸膜炎、自发性气胸的胸痛则可因深呼吸与咳嗽而加剧。胸壁疾病所致的胸痛常于局部压迫或因胸廓活动时加剧。食管疾病的胸骨后疼痛常于吞咽食物时出现或加剧。反流性食管炎的胸骨后烧灼痛，在服用抗酸剂后减轻或消失。

6. **伴随症状** 胸痛伴咳嗽、咳痰见于急慢性支气管炎、肺炎、支气管扩张、肺脓肿等;伴咯血见于肺结核、肺炎、肺脓肿、肺梗死或支气管肺癌;伴呼吸困难见于肺炎链球菌肺炎、自发性气胸、渗出性胸膜炎、心绞痛、心肌梗死、急性心包炎、主动脉夹层等;伴吞咽困难提示食管疾病;伴面色苍白、大汗、血压下降或休克应首先考虑急性心肌梗死、夹层动脉瘤或大块肺栓塞等严重疾病。

要点三 胸痛检查要点

1. **体格检查** 检查体温、脉搏、呼吸、血压等生命体征,注意胸腹部有无阳性体征。

2. **实验室检查**

(1) 血常规及血沉检查对鉴别感染与非感染、器质性与功能性疼痛有帮助。

(2) 肌酸激酶(CK)及其同工酶、乳酸脱氢酶(LDH)及其同工酶、肌红蛋白、肌钙蛋白I和T的测定,有助于急性心肌梗死的诊断。

(3) 心电图检查对诊断心绞痛与心肌梗死有重要价值。

(4) 胸部X线检查可发现与胸痛有关的肋骨、脊椎、胸骨、纵隔、主动脉、心、肺与胸膜的病变。

细目四 腹痛

要点一 腹痛病因

1. **腹部疾病** 见于腹膜炎、腹腔脏器炎症、空腔脏器梗阻或痉挛、脏器扭转或破裂、腹膜粘连或脏器包膜牵张、化学性刺激、肿瘤压迫与浸润等。

2. **胸腔疾病的牵涉痛** 如急性心肌梗死、肺炎、肺梗死、胸膜炎等,疼痛可牵涉腹部,类似急腹症。

3. **全身性疾病** 如尿毒症、铅中毒等。

4. **其他原因** 如荨麻疹、过敏性紫癜等。

要点二 腹痛问诊要点

1. **腹痛的病因、诱因及发病缓急** 暴饮暴食后出现的急性腹痛多为急性胰腺炎、急性胃扩张;进食油腻食物后突发腹痛多见于急性胆囊炎、胆石症;腹部外伤后突发腹痛有休克者应考虑肝、脾破裂;反复发作的饥饿性腹痛伴反酸、嗳气者多为十二指肠溃疡。

2. **腹痛部位** 右上腹痛多为肝、胆疾患;右下腹痛多见于急性阑尾炎;脐周疼痛多为小肠病变;左下腹痛多为降结肠、乙状结肠病变;中上腹痛多为胃、十二指肠或胰腺病变;下腹痛多见于膀胱炎、盆腔炎症及异位妊娠破裂等;全腹痛见于弥漫性腹膜炎。

3. **腹痛的性质与程度** 消化性溃疡常有慢性、周期性、节律性中上腹隐痛或灼痛,如突然呈剧烈的刀割样、烧灼样持续性疼痛,可能并发急性穿孔;幽门梗阻者为胀痛,于呕吐后减轻或缓解;胆石症、泌尿道结石及肠梗阻时呈剧烈绞痛;剑突下钻顶样痛是胆道蛔虫梗阻的特征;肝癌疼痛多呈进行性锐痛;慢性肝炎与淤血性肝肿大多为持续性胀痛;肝或脾破裂、异位妊娠破裂可出现腹部剧烈绞痛或持续性疼痛;持续性、广泛性剧烈腹痛伴腹肌紧张或板状腹,提示为急性弥漫性腹膜炎。

4. **腹痛与体位的关系** 胃黏膜脱垂患者左侧卧位时疼痛减轻;胰腺癌患者卧位时疼痛明显,前倾位或俯卧位疼痛减轻;反流性食管炎患者腹痛在立位时减轻。

5. **腹痛的伴随症状** 伴寒战、高热提示急性炎症;伴黄疸提示肝、胆、胰腺疾病,急性溶血等;伴血尿多见于尿路结石;伴休克常见于急性腹腔内脏器出血、急性胃肠穿孔、急性心肌梗死、中毒性菌痢等;伴呕吐、腹胀、停止排便排气提示胃肠梗阻。

6. **腹痛与年龄、性别、职业的关系** 儿童要多考虑肠道蛔虫症及肠套叠;青壮年则以消化性溃疡、急性阑尾炎多见;中老年人则应警惕恶性肿瘤的可能;育龄妇女要考虑卵巢囊肿蒂扭转、异位妊娠破裂等;有长期铅接触史要考虑铅中毒。

7. **既往病史** 询问相关病史如酗酒史、停经史、消化性溃疡病史等对腹痛的诊断有帮助。

要点三 腹痛检查要点

1. **体格检查** 检查体温、脉搏、呼吸、血压等生命体征。急性腹痛患者应注意心、肺、皮肤检查,应注意心肌梗死、下叶肺炎、带状疱疹等疾病。腹部检查是重点,应注意腹部压痛部位及有无反跳痛，触及腹部肿块时应鉴别所属脏器和组织。直肠检查对诊断直肠与盆腔内炎性包块、血肿、脓肿、肿瘤、结肠套叠等有重要帮助。

2. 实验室及其他检查

(1) 血常规检查可区别急性腹痛为炎症性或非炎症性；血沉增快的慢性腹痛须注意腹腔结核、局灶性结肠炎、淋巴瘤、癌瘤、结缔组织病的可能。

(2) 尿常规检查异常，提示腹痛与泌尿系统疾病有关。

(3) 大便常规检查发现蛔虫卵有助于蛔虫性肠梗阻、胆道蛔虫病的诊断；血便提示结肠癌、痔疮等，粪便隐血试验阳性提示活动性消化性溃疡、肠结核、胃癌、结肠癌等。细菌性痢疾粪便培养可检出痢疾杆菌。

(4) 血清或尿淀粉酶明显升高，对诊断急性胰腺炎有确诊意义。

(5) 超声检查能发现肝脾肿大、肝内占位性病变、胰腺炎症与肿瘤、胆道炎症与结石、腹内包块及其性质、部分尿路结石，以及确定异位妊娠等。

(6) 腹部X线检查可协助消化道和泌尿系统疾病的诊断。

细目五　咳嗽与咳痰

要点一　咳嗽病因

1. 呼吸道疾病　如急慢性咽炎、扁桃体炎、喉炎、急慢性支气管炎、肺炎、肺结核、肺癌、支气管扩张症、气道异物等。

2. 胸膜疾病　如胸膜炎、自发性气胸等。

3. 心血管疾病　如二尖瓣狭窄或其他原因所致的肺淤血与肺水肿、肺栓塞等。

4. 中枢神经因素　如脑炎、脑膜炎、脑出血、脑肿瘤等。

5. 其他原因　如胃食管反流病、服用血管紧张素转化酶抑制剂等。

要点二　咳嗽与咳痰问诊要点

(一) 发病年龄与性别

婴幼儿呛咳要考虑是否有异物吸入；青壮年长期咳嗽须考虑肺结核或支气管扩张；对40岁以上长期吸烟的男性患者，则须考虑慢性支气管炎、肺气肿或肺癌；对青年女性患者则须注意支气管内膜结核等。

(二) 咳嗽的性质

1. 干性咳嗽　常见于急性咽喉炎、急性支气管炎初期、胸膜炎、轻症肺结核、肺癌等。

2. 湿性咳嗽　常见于慢性支气管炎、支气管扩张症、肺炎、肺脓肿、空洞性肺结核等。

(三) 咳嗽的时间与节律

1. 突然发生的咳嗽　常见于吸入刺激性气体、气管与支气管异物等。

2. 阵发性咳嗽　见于支气管异物、支气管哮喘、支气管淋巴结结核、支气管肺癌、百日咳等。

3. 长期慢性咳嗽　见于慢性支气管炎、支气管扩张、慢性肺脓肿、空洞性肺结核等。

4. 晨起或夜间平卧时(即改变体位时)加剧并伴咳痰　常见于慢性支气管炎、支气管扩张和肺脓肿等。

5. 夜间咳嗽　见于左心衰竭、肺结核等。

(四) 咳嗽的音色

1. 声音嘶哑的咳嗽　多见于声带炎、喉炎、喉癌，以及肺癌、扩张的左心房或主动脉瘤压迫喉返神经。

2. 犬吠样咳嗽　多见于急性喉炎或气道异物。

3. 咳嗽带有鸡鸣样吼声　常见于百日咳。

4. 金属调的咳嗽　可由纵隔肿瘤或支气管肺癌等直接压迫气管所致。

(五) 痰的性质与量

痰的性质可分为黏液性、浆液性、脓性、黏液脓性、浆液血性、血性等。急性呼吸道炎症时痰量较少；支气管扩张症与肺脓肿患者痰量多时，痰可出现分层现象：上层为泡沫，中层为浆液或浆液脓性，下层为坏死性物质。痰有恶臭气味者，提示有厌氧菌感染。黄绿色痰提示铜绿假单胞菌感染。肺炎链球菌肺炎咳吐铁锈色痰，肺水肿时痰呈粉红色泡沫状。

(六) 伴随症状

1. 伴发热　多见于呼吸道感染、胸膜炎、肺结核等。

2. 伴胸痛　见于累及胸膜的疾病，如肺炎、胸膜炎、支气管肺癌、自发性气胸等。

3. 伴哮喘 见于支气管哮喘、喘息型慢性支气管炎、心源性哮喘等。

4. 伴呼吸困难 见于喉头水肿、喉肿瘤、慢性阻塞性肺疾病、重症肺炎以及重症肺结核、大量胸腔积液、气胸、肺淤血、肺水肿等。

5. 伴咯血 常见于肺结核、支气管扩张症、肺脓肿、支气管肺癌及风湿性二尖瓣狭窄等。

要点三 咳嗽与咳痰检查要点

1. 体格检查 重点进行胸部肺脏与心脏的检查,如听诊两下肺散在湿啰音,常见于急性或慢性支气管炎;局限性持久性肺下部湿啰音,见于支气管扩张症。心脏听诊心尖区隆隆样舒张中晚期杂音,提示二尖瓣狭窄。同时注意局部淋巴结检查和咽喉、颈部等的检查。如有锁骨上窝淋巴结肿大要考虑支气管肺癌;气管向患侧移位多见于肺不张、慢性胸膜炎等,气管向健侧移位见于大量胸腔积液、气胸等。

2. 实验室及其他检查

(1) 血常规及血清学检查:白细胞计数增加和中性粒细胞比例升高,提示细菌感染性疾病;嗜酸性粒细胞增多,血清总IgE或特异性IgE升高,支持过敏性疾病如支气管哮喘等。

(2) 痰细菌学检查(涂片、培养),对肺炎、肺结核等的诊断有重要帮助,痰中发现癌细胞,能明确支气管肺癌的诊断。

(3) 胸部X线检查,能确定肺部病变的部位与范围,有时还可以确定病变的性质。

细目六 咯 血

要点一 咯血病因

1. 支气管疾病 常见于支气管扩张症、支气管肺癌、支气管内膜结核和慢性支气管炎等。

2. 肺部疾病 常见于肺结核、肺炎链球菌肺炎、肺脓肿、肺梗死等。

3. 心血管疾病 如二尖瓣狭窄、先天性心脏病所致的肺动脉高压等。

4. 其他 血液病如血小板减少性紫癜、白血病等;某些急性传染病如肺出血型钩端螺旋体病、流行性出血热等。

要点二 咯血问诊要点

1. 病史 了解患者的年龄,居住地,有无心、肺、血液系统疾病,有无结核病接触史等。中年以上,咯血痰或小量咯血,特别是有多年吸烟史,除考虑慢性支气管炎外,应高度注意支气管肺癌的可能。

2. 咯血的量及其性状 大量咯血常见于空洞性肺结核、支气管扩张和肺脓肿;中等量咯血可见于二尖瓣狭窄;其他原因所致的咯血量较少,或仅为痰中带血。咯粉红色泡沫痰见于急性左心衰竭。多次反复少量咯血,要警惕支气管肺癌。

3. 伴随症状 伴发热、胸痛、咳嗽、咳痰,首先须考虑肺炎、肺结核、肺脓肿等;伴有呛咳、杵状指须考虑支气管肺癌;伴皮肤黏膜出血应考虑钩端螺旋体病、流行性出血热、血液病等。

要点三 咯血检查要点

1. 体格检查 注意观察有无黄疸、贫血、全身皮肤黏膜出血、杵状指(趾),心、肺检查有无异常体征,肝、脾与淋巴结有无肿大,有无体重减轻等。

2. 实验室及其他检查

(1) 血液常规检查,出凝血功能检查,必要时做骨髓检查,可明确出血性疾病的诊断。

(2) 胸部X线平片检查,必要时做CT检查,对胸肺疾病或心脏病的诊断有重要意义。

(3) 纤维支气管镜检查对原因未明的咯血提供诊断依据。对部分考虑呼吸系统疾病所致的咯血但胸部X线与CT检查又呈阴性结果,特别是咯血量较大者,可考虑行支气管动脉造影检查。

细目七 呼吸困难

要点一 呼吸困难病因

1. 呼吸系统疾病 常见于呼吸道疾病,如急性喉炎、喉头水肿、喉部肿瘤、气道异物、气管与支气管的炎症或肿瘤等;肺部疾病,如支气管哮喘、肺炎、肺结核、喘息性慢性支气管炎、阻塞性肺气肿、肺心病、肺性脑病、弥漫性肺间质纤维化、肺癌、肺栓塞等；胸膜、胸壁疾病，如气胸、胸腔积液、胸部外伤、肋骨骨折等。

2. 循环系统疾病 见于各种原因所致的急慢性左心衰竭、心脏压塞等。

3. 全身中毒 如一氧化碳中毒、亚硝酸盐中毒、使用镇静剂或麻醉剂过量、糖尿病酮症酸中毒及尿毒症等。

4. 血液系统疾病 如重度贫血、高铁血红蛋白血症等。

5. 神经、精神及肌肉病变 如脑炎、脑膜炎、脑外伤、脑出血、脑肿瘤、急性感染性多发性神经炎、癔症、重症肌无力、药物导致的呼吸肌麻痹等。

6. 腹部病变 如急性弥漫性腹膜炎、腹腔巨大肿瘤、大量腹水、麻痹性肠梗阻等。

要点二 呼吸困难临床表现

（一）肺源性呼吸困难

1. 吸气性呼吸困难 表现为胸骨上窝、锁骨上窝、肋间隙在吸气时明显凹陷，称为“三凹征”。见于急性喉炎、喉水肿、喉痉挛、白喉、喉癌、气管异物、支气管肿瘤或气管受压等。

2. 呼气性呼气困难 表现为呼气费力，呼气时间延长，伴有广泛哮鸣音。常见于支气管哮喘、喘息性慢性支气管炎、慢性阻塞性肺气肿等。

3. 混合性呼吸困难 表现为吸气与呼气均感费力，呼吸频率浅而快。见于重症肺炎、重症肺结核、大面积肺不张、大块肺梗死、大量胸腔积液和气胸等。

（二）心源性呼吸困难

1. 劳力性呼吸困难 在体力活动时出现或加重，休息时减轻或缓解。

2. 端坐呼吸 表现为平卧位时加重，端坐位时减轻。

3. 夜间阵发性呼吸困难 左心衰竭时出现，多在夜间入睡后感到气闷而被憋醒。发作时，患者被迫坐起喘气和咳嗽，轻者数十分钟后症状消失，重者表现为面色青紫，大汗，呼吸有哮鸣音，咳浆液性粉红色泡沫痰，查体示两肺底湿啰音，心率增快，可出现奔马律。

（三）中毒性呼吸困难

1. 代谢性酸中毒 血中酸性代谢产物增多，强烈刺激呼吸中枢，出现深大而规则的呼吸，可伴有鼾声，称库斯莫尔呼吸或酸中毒大呼吸。见于尿毒症、糖尿病酮症酸中毒等。

2. 药物及中毒 如吗啡、巴比妥类、有机磷杀虫药等药物过量或中毒。

（四）中枢性呼吸困难

重症颅脑疾病，呼吸中枢因受增高的颅内压和供血减少的刺激，使呼吸变慢而深，并常伴有呼吸节律的异常。见于脑出血、颅内压增高、颅脑外伤等。

（五）精神或心理性呼吸困难

其特点是呼吸非常频速和表浅，并常因换气过度而发生呼吸性碱中毒，经暗示疗法，分散其注意力，或在睡眠中，可使呼吸困难减轻或消失。见于癔症、抑郁症患者。

要点三 呼吸困难问诊要点

1. 呼吸困难发生的缓急 突然发生的呼吸困难多见于过敏性哮喘、急性左心衰竭、肺梗死等；缓慢发生的呼吸困难多见于慢性阻塞性肺疾病、慢性心功能不全、重度贫血等。

2. 发生的病因及诱因 包括有无引起呼吸困难的基础病因和直接诱因，如心肺疾病、代谢性疾病病史等，还应询问有无药物、毒物摄入史及头痛、意识障碍、颅脑外伤史。

3. 呼吸困难的特点 注意询问是吸气性、呼气性呼吸困难，还是混合性呼吸困难；呼吸困难与活动、体位的关系。

4. 伴随症状 伴发热，见于肺炎、肺脓肿、肺结核、胸膜炎、急性心包炎等；伴咳嗽、咳痰，见于慢性支气管炎、肺炎、肺脓肿等；呼吸困难伴粉红色泡沫痰见于急性左心衰竭；伴哮鸣音，多见于支气管哮喘、心源性哮喘等；伴胸痛，见于肺炎链球菌肺炎、肺梗死、气胸、支气管肺癌、急性心包炎、急性心肌梗死等；伴昏迷，见于脑出血、脑膜炎、尿毒症、糖尿病酮症酸中毒、肺性脑病、急性中毒等。

要点四 呼吸困难检查要点

1. 体格检查 注意检查体温、脉搏、呼吸、血压等生命体征，观察呼吸频率、节律和深度的变化。重点检查胸部肺脏和心脏，如有无桶状胸、语颤增强与减弱、病理性呼吸音、干湿性啰音等肺部体征；有无心律失常、心界扩大、心前区震颤、心脏杂音、奔马律等心脏体征。此外，注意有无肝脾肿大、腹部包块、腹水、水肿、杵状指（趾）等，对引起呼吸困难的原发疾病有诊断帮助。

2. 实验室及其他检查

(1) 血、尿、痰等常规检查:如血红蛋白、红细胞计数可诊断贫血,白细胞计数对感染性疾病有诊断价值,血糖、血尿素氮及肌酐测定对糖尿病酮症酸中毒、尿毒症有诊断价值,B 型心钠素(BNP)的测定有助于急性心功能不全的诊断。

(2) 可做血气分析以了解患者酸碱平衡状态及缺氧程度。

(3) X 线胸片或 CT 检查,可观察气管、大支气管腔有无变窄或阻塞等。

(4) 肺功能检查有助于了解呼吸困难的类型及程度。

(5) 有指征时做纤维支气管内镜、超声心动图、心电图检查。

细目八 发 绀

要点一 发绀病因与临床表现

血液中还原血红蛋白增多引起的发绀可分为以下三种类型。

(一) 中心性发绀

特点是全身性发绀,但皮肤温暖。主要由心、肺疾病导致 SaO_2 降低所致。可将其分为以下两种。

1. 肺性发绀 见于呼吸道(喉、气管、支气管)阻塞、肺部疾病(肺炎、肺气肿、肺淤血等)和胸膜疾病(胸腔积液、气胸)等。

2. 心性混血性发绀 见于存在动静脉异常通路的先天性心脏病,如法洛四联症等。

(二) 周围性发绀

发绀常见于肢体末梢,如肢端、耳垂或耳尖,且皮肤冰冷。主要因周围循环血流障碍所致。可将其分为以下两种。

1. 淤血性周围性发绀 见于右心衰竭、缩窄性心包炎、局部静脉病变等。

2. 缺血性周围性发绀 见于重症休克、血栓闭塞性脉管炎、雷诺病等。

(三) 混合性发绀

中心性与周围性发绀并存,见于心力衰竭、急性高原反应等。

广义的发绀也包括由于异常血红蛋白衍生物所致的皮肤青紫现象。如高铁血红蛋白血症,见于食用含大量硝酸盐的变质蔬菜或腌菜后。

要点二 发绀问诊要点

1. 发病年龄与起病时间 新生儿发绀最常见于心肺病变,如肺不张或先天性心血管病(法洛四联症);青少年时期发绀提示先天性心脏病、严重风心病;成人和老年人的发绀多因肺部疾病引起。

2. 发绀部位及特点 如为全身性发绀,应询问有无心悸、气急、胸痛、咳嗽、晕厥、尿少等心肺疾病症状。周围性发绀应注意肢端与下垂部位,有无局部肿胀、疼痛、肢凉、受寒情况。

3. 询问药物或化学物质摄入史 如无心肺疾病表现,发病又较急,则应询问有无摄取相关药物、化学物品、变质蔬菜和在持久便秘情况下过多食蛋类与硫化物病史。

4. 伴随症状及体征 伴呼吸困难,常见于急性呼吸道梗阻、气胸、各种原因所致的心力衰竭及肺疾患;伴杵状指(趾),主要见于发绀型先天性心脏病及慢性阻塞性肺疾病;伴意识障碍,常见于某些药物或化学物质急性中毒、休克等。

细目九 心 悸

要点一 心悸病因

1. 器质性心脏病 可见于高血压性心脏病、先天性心脏病(动脉导管未闭、室间隔缺损等)、心瓣膜病(主动脉瓣关闭不全、二尖瓣关闭不全等)、冠心病等。

2. 心律失常 见于心动过速、心动过缓、过早搏动、心房颤动等。

3. 其他 可见于高热或甲状腺功能亢进症、贫血、低血糖症等,饮食或药物影响,心脏神经症,围绝经期综合征等。

要点二 心悸问诊要点

1. 病史 有无器质性心脏病、内分泌疾病、贫血、低血糖症、嗜铬细胞瘤等病史。

2. 诱因 有无饮浓茶、咖啡及烟酒等嗜好，有无精神刺激因素，有无使用肾上腺素、麻黄碱、氨茶碱、咖啡因等药物。

3. 伴随症状 伴心前区疼痛，见于冠心病（如心绞痛、心肌梗死）、心肌炎、心包炎，亦可见于心脏神经症等；伴晕厥或抽搐，见于Ⅱ度房室传导阻滞、心室颤动、阵发性室性心动过速、病态窦房结综合征等；伴发热，见于急性传染病、风湿热、心肌炎、心包炎、感染性心内膜炎等；伴面色、唇甲苍白，可见于贫血；伴呼吸困难，见于急性心肌梗死、心包炎、心肌炎、心力衰竭、重度贫血等；伴消瘦、多汗、突眼、甲状腺肿大，见于甲状腺功能亢进症；伴焦虑抑郁、失眠多梦，可见于心脏神经症、围绝经期综合征等。

细目十 水 肿

要点一 水肿病因

（一）全身性水肿

1. 心源性水肿 常见于右心衰竭、慢性缩窄性心包炎等。

2. 肾源性水肿 见于各种肾炎、肾病综合征等。

3. 肝源性水肿 见于各种病因引起的肝硬化、重症肝炎等。

4. 营养不良性水肿 见于低蛋白血症和维生素 B_1 缺乏。

5. 其他 如内分泌疾病、结缔组织疾病、妊娠高血压综合征等。

（二）局部性水肿

如血栓性静脉炎、丝虫病、局部炎症、创伤或过敏等。

要点二 水肿问诊要点

1. 水肿的开始部位及蔓延情况、全身性或局部性、是否凹陷、与体位变化及活动的关系。

2. 有无心、肝、肾、内分泌及过敏性疾病病史及其相关症状。

3. 水肿与药物、饮食、月经及妊娠的关系。

4. 伴随表现。伴颈静脉怒张、肝颈静脉回流征阳性，见于心源性水肿；伴高血压、蛋白尿、管型尿等，见于肾源性水肿；伴肝掌、蜘蛛痣、腹壁静脉曲张、脾肿大等，见于肝源性水肿。

细目十一 恶心与呕吐

要点一 恶心与呕吐病因

（一）反射性呕吐

1. 消化系统疾病 是引起反射性呕吐最常见的病因。常见于急慢性胃炎、急性食物中毒、消化性溃疡、胃癌、幽门梗阻、急性肠炎、急性阑尾炎、肠梗阻、急慢性胆囊炎、胆石症、急性胰腺炎、急性腹膜炎等。

2. 其他系统疾病 如肺炎、胸膜炎、急性心肌梗死、急性肾炎等。

（二）中枢性呕吐

1. 中枢神经系统疾病 如高血压脑病、脑梗死、脑出血、脑炎、脑膜炎、脑脓肿、脑寄生虫、偏头痛等。

2. 全身性疾病 如感染、甲状腺危象、糖尿病酮症酸中毒、尿毒症、休克、缺氧、中暑等。

3. 药物反应与中毒 如洋地黄、吗啡等药物反应；中毒常见于有机磷杀虫药中毒、毒蕈中毒、酒精中毒、食物中毒等。

4. 精神因素 如胃神经症、癔症等。

（三）前庭障碍性呕吐

常见于迷路炎、梅尼埃病、晕动病等。

要点二 恶心与呕吐问诊要点

（一）呕吐与进食的关系

进食后出现的呕吐多见于胃源性呕吐。如餐后骤起而集体发病见于集体食物中毒。

（二）呕吐发生的时间

晨间呕吐发生在育龄女性应考虑早孕反应。服药后出现呕吐应考虑药物反应。乘飞机、车、船发生呕吐常提示晕动病。餐后 6 小时以上呕吐多见于幽门梗阻。

（三）呕吐的特点

有恶心先兆，呕吐后感轻松者多见于胃源性呕吐。喷射状呕吐多见于颅内高压，常无恶心先兆，吐后不感轻松。无恶心，呕吐不费力，全身状态较好者多见于神经性呕吐。

（四）呕吐物的性质

呕吐物呈咖啡色，见于上消化道出血。呕吐隔餐或隔日食物，并含腐酵气味，见于幽门梗阻。呕吐物含胆汁者多见于十二指肠乳头以下的十二指肠或空肠梗阻。呕吐物有粪臭者提示低位肠梗阻。呕吐物中有蛔虫者见于胆道蛔虫、肠道蛔虫。

（五）伴随症状

1. **伴发热** 见于全身或中枢神经系统感染、急性细菌性食物中毒。

2. **伴剧烈头痛** 见于颅内高压、偏头痛、青光眼。

3. **伴眩晕及眼球震颤** 见于梅尼埃病等。

4. **伴腹泻** 见于急性胃肠炎、急性中毒、霍乱等。

5. **伴腹痛** 见于急性胰腺炎、急性阑尾炎及肠梗阻等。

6. **伴黄疸** 见于急性肝炎、胆道梗阻、急性溶血。

7. **伴贫血、水肿、蛋白尿** 见于肾功能衰竭。

细目十二 呕血与黑便

要点一 呕血与黑便病因

1. **食管疾病** 见于食管炎、食管癌、食管贲门黏膜撕裂、食管异物、食管裂孔疝等。

2. **胃及十二指肠疾病** 最常见的原因是消化性溃疡。非甾体抗炎药及应激所致的胃黏膜病变也较常见。其他病因有胃癌、急慢性胃炎、十二指肠炎等。

3. **肝、胆、胰的疾病** 肝硬化门静脉高压引起的食管与胃底静脉曲张破裂是引起上消化道出血的常见病因。胆道感染、胆石症、胆道肿瘤可引起胆道出血。胰腺癌、急性重症胰腺炎也可引起上消化道出血。

4. **全身性疾病** 如白血病、再生障碍性贫血、血小板减少性紫癜、过敏性紫癜、弥散性血管内凝血、肾综合征出血热、钩端螺旋体病、尿毒症、肺心病等。

引起上消化道出血的前四位病因是：消化性溃疡、食管与胃底静脉曲张破裂、急性胃黏膜病变及胃癌。

要点二 呕血与黑便临床表现

幽门以上的出血常表现为呕血和黑便，出血量大，呕吐物呈鲜红色或暗红色，常混有血块；出血量少，呕吐物呈咖啡色或棕褐色，或只有黑便。幽门以下的出血常无呕血，只表现为黑便。上消化道大出血时，可出现头昏、心悸、乏力、口渴、出冷汗、心率加快、血压下降等循环衰竭的表现。

要点三 呕血与黑便问诊要点

（一）是否为上消化道出血

呕血应与咯血及口、鼻、咽喉部位的出血相鉴别，见表9-1-12-1。黑便应与进食动物血、铁剂、铋剂等造成的黑便相鉴别。

表9-1-12-1 咯血与呕血的鉴别

鉴别点	咯血	呕血
病史	肺结核、支气管扩张症、肺癌、二尖瓣狭窄等	消化性溃疡、肝硬化等
出血前症状	喉部痒感、胸闷、咳嗽等	上腹不适、恶心、呕吐等
出血方式	咯出	呕出，可为喷射状
出血颜色	鲜红色	棕黑色或暗红色，有时鲜红色
血内混有物	泡沫和/或痰	食物残渣、胃液
黑便	无（如咽下血液时可有）	有，可在呕血停止后仍持续数日
酸碱反应	碱性	酸性

（二）估计出血量

出血量达5mL以上可出现大便隐血试验阳性，达60mL以上可出现黑便，胃内蓄积血量达300mL可出现呕血。出血量一次达400mL

以上可出现头昏、眼花、口干、乏力、皮肤苍白、心悸不安、出冷汗，甚至昏倒。出血量达800~1000mL以上可出现周围循环衰竭。评估出血量还应参考呕血及便血量、血压及脉搏情况、贫血程度等。

（三）诱因

如饮食不节、饮酒及服用某些药物、严重创伤等。

（四）既往病史

重点询问有无消化性溃疡、肝炎、肝硬化及长期服药史。

（五）伴随症状

1. 伴慢性、周期性、节律性上腹痛　见于消化性溃疡。

2. 伴蜘蛛痣、肝掌、黄疸、腹壁静脉曲张、腹水、脾肿大　见于肝硬化门静脉高压。

3. 伴皮肤黏膜出血　见于血液病及急性传染病。

4. 伴右上腹痛、黄疸、寒战及高热　见于急性梗阻性化脓性胆管炎。

要点四　呕血与黑便检查要点

1. 体格检查　进行系统全面的体格检查。注意体温、脉搏、呼吸、血压等生命体征，重点检查有无肝病面容、黄疸、皮肤黏膜出血、蜘蛛痣、肝掌，腹部有无腹壁静脉曲张、上腹压痛、肝脾肿大及腹水等。

2. 实验室及其他检查

（1）粪便检查：外观呈柏油样便、隐血试验阳性均可提示上消化道出血。

（2）血常规检查：红细胞计数、血红蛋白及血细胞比容测定有助于估计出血量。

（3）肝功能检查：异常应考虑肝硬化、急性重型肝炎等疾病。

（4）止血、凝血功能检查：有助诊断血液系统疾病、感染性疾病、尿毒症等。

（5）上消化道内镜检查：是当前诊断上消化道出血的首选方法，可明确出血部位和病因，并可在直视下止血和活检。

（6）腹部超声波、CT检查：有助于肝、胆、胰等疾病的诊断和鉴别诊断。

细目十三　腹　　泻

要点一　腹泻病因

（一）急性腹泻

1. 急性肠道疾病　常见于各种病原微生物及寄生虫引起的急性肠道感染、细菌性食物中毒、克罗恩病、溃疡性结肠炎急性发作、急性出血性坏死性肠炎等。

2. 急性中毒　见于毒蕈、鱼胆、河豚、砷、有机磷杀虫药等中毒。

3. 全身性疾病　见于伤寒、副伤寒、败血症等感染性疾病，过敏性紫癜、甲状腺危象及某些药物副作用等。

（二）慢性腹泻

1. 消化系统疾病　可见于慢性萎缩性胃炎、肠易激综合征、慢性细菌性痢疾、慢性阿米巴痢疾、肠结核、溃疡性结肠炎、克罗恩病、肠道肿瘤、肝硬化、慢性胆囊炎、慢性胰腺炎、胰腺癌等。

2. 全身性疾病　见于甲状腺功能亢进症、肾上腺皮质功能减退、糖尿病、药物性腹泻、神经功能紊乱等。

要点二　腹泻问诊要点

（一）起病情况

腹泻起病急缓。发病季节，夏秋季多见于急性肠道感染。是否有诱因，如不洁饮食史、药物及食物过敏史等。

（二）粪便性状

水样便见于急性胃肠炎；米泔样便见于霍乱；黏液脓血便见于细菌性痢疾；果酱样便见于阿米巴痢疾等。

（三）伴随症状

1. 伴发热　常见于急性肠道感染、细菌性食物中毒、肠道恶性肿瘤等。

2. 伴里急后重　见于细菌性痢疾、直肠炎、直肠癌等。

3. 伴腹痛　感染性腹泻腹痛明显，病变在小肠时脐周痛，病变在结肠时下腹部痛。

4. 腹泻与便秘交替出现　可见于肠结核、结肠癌等。

5. 伴明显消瘦　见于胃肠道肿瘤、肠结核、吸收不良综合征等。

6. 伴皮疹或皮下出血 见于伤寒、副伤寒、过敏性紫癜、败血症等。

7. 伴腹部肿块 见于克罗恩病、胃肠道肿瘤、肠结核、血吸虫性肉芽肿等。

8. 伴重度失水 见于细菌性食物中毒、霍乱、尿毒症等。

细目十四 黄 疸

要点一 黄疸病因及临床表现

(一)溶血性黄疸

1. 病因 常见于先天性溶血性贫血,如遗传性球形红细胞增多症、蚕豆病等;后天获得性溶血性贫血,如误输异型血、新生儿溶血、败血症、疟疾、毒蛇咬伤、阵发性睡眠性血红蛋白尿等。

2. 临床表现 黄疸较轻,呈浅柠檬色,不伴皮肤瘙痒。急性溶血时,起病急骤,出现寒战、高热、头痛、腰痛、呕吐,严重者出现周围循环衰竭及急性肾功能不全。慢性溶血常有贫血、黄疸、脾大三大特征。实验室检查以非结合胆红素增多为主,结合胆红素一般正常。尿胆原增多,尿胆红素阴性。贫血,网织红细胞增多。

(二)肝细胞性黄疸

1. 病因 常见于病毒性肝炎、中毒性肝炎、肝硬化、肝癌、败血症、伤寒等。

2. 临床表现 黄疸呈浅黄至深黄。有乏力、食欲下降、恶心呕吐甚至出血等肝功能受损的症状及肝脏肿大等体征。实验室检查示血清结合及非结合胆红素均增多。尿中尿胆原增多,尿胆红素阳性。转氨酶升高。

(三)胆汁淤积性黄疸

1. 病因 见于肝外梗阻,如胆道结石、胆管癌、胰头癌、胆道蛔虫等;肝内胆汁淤积,如毛细胆管型病毒性肝炎、原发性胆汁性肝硬化等。

2. 临床表现 黄疸深而色泽暗,伴皮肤瘙痒及心动过缓。尿色深,粪便颜色变浅或呈白陶土色。实验室检查示血清结合胆红素明显增多。尿胆原减少或阴性,尿胆红素阳性。血清碱性磷酸酶升高。

要点二 黄疸问诊要点

1. 年龄与性别 新生儿黄疸常见于生理性黄疸、新生儿溶血性黄疸、新生儿败血症及先天性胆道闭锁等。儿童与青少年时期出现的黄疸要考虑先天性与遗传性疾病。病毒性肝炎多见于儿童及青年人。中年以后胆道结石、肝硬化、原发性肝癌较为常见。老年人应多考虑肿瘤。胆石症、原发性胆汁性肝硬化多见于女性;而原发性肝癌、胰腺癌多见于成年男性。

2. 原因与诱因 输血早期出现黄疸见于误输异型血,之后出现的黄疸见于输血引起的病毒性肝炎。询问有无食鲜蚕豆及毒蕈史,有无服氯丙嗪、异烟肼等药物及接触锑剂、氟烷等毒物。

3. 既往史 有无溶血家族史、病毒性肝炎及肝硬化病史,有无胆道结石史、酗酒史、血吸虫病史等。

4. 伴随症状 黄疸伴有右上腹绞痛,多见于胆石症;伴有上腹部钻顶样疼痛,见于胆道蛔虫症;伴有乏力、食欲不振、厌油腻、肝区疼痛,见于病毒性肝炎;伴有进行性消瘦,多考虑肝癌、胰头癌、胆总管癌等;伴有腹痛、发热,见于急性胆囊炎、胆管炎等。

要点三 黄疸检查要点

1. 排除食物或药物所导致的黄染 过多食用胡萝卜、南瓜、橘子等食物,或服米帕林、呋喃类等药物,可引起皮肤黄染。

2. 体格检查 注意巩膜、黏膜和皮肤黄疸的分布,以及贫血面容,注意有无肝掌、蜘蛛痣。重点是腹部检查,注意有无腹壁静脉曲张、肝脾大、质地、压痛、结节等情况,胆囊有无肿大、压痛及墨菲征是否阳性,是否有移动性浊音。

3. 实验室及其他检查 血清胆红素升高可确诊黄疸。溶血性黄疸应进行相应的溶血性贫血的实验室检查;肝细胞性黄疸应重点检查肝功能、肝炎病毒、甲胎蛋白等指标;胆汁淤积性黄疸应进一步检查血清碱性磷酸酶、γ-谷氨酰转移酶有无升高。确定梗阻部位及可能的原因需选择腹部肝、胆、胰、脾的超声、X线、CT、经十二指肠镜逆行胰胆管造影(ERCP)、经皮肝穿刺胆管造影等检查。

细目十五　尿频、尿急、尿痛

要点一　尿频、尿急、尿痛问诊要点

1. 排尿情况　注意每日排尿次数、每次排尿量、全日尿量，是否伴尿急、尿痛及排尿困难，尿液有无颜色改变等。

2. 既往史　有无泌尿系统感染、结核病、尿道结石、盆腔炎、糖尿病、神经系统受损等病史。对疑有性传播性疾病导致下尿路感染者，应询问患者及其配偶有无不洁性交史。

3. 伴随症状及体征

(1) 伴发热：见于肾盂肾炎、肾结核、急性盆腔炎、急性阑尾炎等。

(2) 伴烦渴、多饮、多尿：见于糖尿病、尿崩症、精神性多尿、甲状旁腺亢进症、原发性醛固酮增多症等。

(3) 伴脓尿：见于肾盂肾炎、膀胱炎及肾结核。

(4) 伴血尿：见于急性膀胱炎、膀胱肿瘤、泌尿系统结石、结核等。泌尿系统肿瘤常为无痛性血尿。

(5) 伴尿线细、进行性排尿困难：见于前列腺增生症。

(6) 伴尿流突然中断：见膀胱结石堵住出口或后尿道结石嵌顿。

(7) 伴尿失禁：见于神经源性膀胱，常同时伴有下肢感觉和运动障碍。

要点二　尿频、尿急、尿痛检查要点

1. 体格检查　重点是泌尿系统相关的体格检查。注意上尿路的体表投影处是否有压痛点、耻骨上区是否有压痛、肾区是否有叩击痛等。其他如睾丸、附睾、前列腺、盆腔及附件的检查也非常必要。

2. 实验室及其他检查　常规进行血常规检查、尿液检查、尿细菌培养、前列腺液检查等。如尿频伴多饮多尿者，需选择血糖、胰岛素、醛固酮、抗利尿激素等内分泌实验室检查。还可选择泌尿系统超声波、腹部平片、静脉肾盂造影、膀胱镜等检查进一步明确诊断。

细目十六　皮肤黏膜出血

要点一　皮肤黏膜出血病因

（一）毛细血管壁功能异常

1. 先天性　如遗传性出血性毛细血管扩张症、血管性假性血友病等。

2. 获得性　如过敏性紫癜、单纯性紫癜、药物中毒、严重感染、维生素 C 缺乏症等。

（二）血小板数量与功能异常

1. 血小板减少　①生成减少：如再生障碍性贫血、急性白血病、感染或放化疗后的骨髓抑制等。②破坏增多：如特发性血小板减少性紫癜、脾功能亢进等。③消耗过多：如弥散性血管内凝血、血栓性血小板减少性紫癜、溶血性尿毒综合征等。

2. 血小板增多　原发性血小板增多症、慢性粒细胞白血病、脾切除术后等。

3. 血小板功能异常　如血小板无力症，继发于感染、药物、尿毒症、肝病等。

（三）凝血功能障碍

1. 先天性　如血友病、凝血酶原缺乏症、纤维蛋白缺乏症等。

2. 获得性　见于严重肝功能不全、尿毒症、维生素 K 缺乏症等。

3. 抗凝血物质增多或纤溶亢进　常见于中毒（如蛇毒）、抗凝药过量、原发或继发纤溶亢进。

要点二　皮肤黏膜出血临床表现

各种出血性疾病都可出现皮肤黏膜出血，根据出血的部位、程度、范围的不同临床可表现为：瘀点、紫癜、瘀斑及血肿和血疱等。还可出现牙龈出血、鼻出血、血尿、便血、月经过多等症状，严重者可发生内脏出血。

1. 血小板疾病的出血　特点为女性多见，家族史罕见，多见皮肤紫癜、瘀斑和内脏出血，可同时出现出血点、鼻出血、牙龈出血、月经过多、血尿及黑便等，可见血肿及手术或外伤后渗血不止。

2. 血管壁功能异常引起的出血　多见于女性，家族史少见，以皮肤黏膜的瘀点、紫癜为主,少见内脏出血及手术或外伤后渗血不止。如过敏性紫癜表现为四肢或臀部对称性、高出皮肤的紫癜,可伴有痒感、关节痛及腹痛,累及肾脏时可有血尿;单纯性紫癜为慢性四肢偶发瘀斑,常见于女性患者月经期等。

3. 凝血功能障碍引起的出血 男性及家族性多见,常表现有软组织血肿、关节腔出血、内脏出血及手术或外伤后出血不止,皮肤紫癜较罕见。

要点三 皮肤黏膜出血问诊要点

1. 病史 发病年龄、性别、家族史、过敏史、外伤史、感染史、中毒史及肝肾病史。

2. 主要症状 出血病程、部位、范围、特点、诱因等。

3. 伴随症状 伴关节痛、腹痛见于过敏性紫癜;伴关节腔出血或关节畸形见于血友病。

细目十七 关 节 痛

要点一 关节痛问诊要点

1. 发病年龄及性别 结核性关节炎、风湿性关节炎、关节型过敏性紫癜、白血病多发于儿童和青少年。结缔组织病常见于女性。强直性脊柱炎好发于 20 ~ 30 岁男性。骨关节炎多发生于 50 岁以上中老年人。痛风性关节炎好发于中老年男性等。

2. 关节痛的特点

(1) 关节痛的部位:化脓性关节炎多发于大关节和单关节;结核性关节炎最常发生于脊柱,其次为髋、膝关节;类风湿关节炎常累及双手腕关节、掌指关节、近端指间关节,呈对称性疼痛;风湿性关节炎常累及膝、踝、肩和髋等四肢大关节,呈游走性疼痛;骨关节炎多累及负重关节或活动频繁的关节;痛风性关节炎则多引起第一跖趾关节红、肿、热、痛。

(2) 关节痛的性质与程度:急性外伤、化脓性关节炎及痛风起病急,疼痛剧烈,呈烧灼样、切割样疼痛或跳痛。骨关节恶性肿瘤,初发病时为间歇性轻痛,继而呈持续性剧痛;良性肿瘤多表现为间歇性隐痛。

(3) 关节痛的持续时间:急性外伤性关节痛、化脓性关节炎发病急,病程较短。反复发作的慢性关节痛,病程较长。

(4) 诱因、加重与缓解因素:急性或慢性外伤性关节痛均有明确的外伤史。慢性外伤性关节炎常反复发作,常因活动过多、过度负重和天气寒冷等刺激诱发,药物及物理治疗后缓解。痛风性关节炎常在饮酒、劳累或高嘌呤饮食后急性发作。

3. 伴随症状及体征 ①伴高热畏寒、局部红肿灼热:见于化脓性关节炎。②伴低热、乏力、盗汗、消瘦:见于结核性关节炎。③伴心肌炎、舞蹈症:见于风湿性关节炎。④伴皮肤紫癜、腹痛、腹泻、血尿、蛋白尿:见于关节型过敏性紫癜。⑤伴晨僵和关节畸形:见于类风湿关节炎。⑥伴皮肤红斑、光过敏、口腔溃疡、脱发和多器官损害:见于系统性红斑狼疮。

要点二 关节痛检查要点

1. 体格检查 重点系统地检查各关节,注意病变是单关节还是多关节,是否对称。关节局部皮肤有无发红、皮温升高,有无肿胀、压痛、波动感及变形,肌肉有无萎缩,并测定各关节运动范围。

2. 实验室及其他检查

(1) 血常规检查:白细胞升高可能为感染性关节炎或风湿性关节炎。

(2) 血沉、C 反应蛋白升高:有助于诊断炎症性关节炎,如化脓性关节炎、结核性关节炎、风湿性关节炎、结缔组织病等。

(3) 相关免疫指标检测:抗链球菌溶血素“O”(ASO)滴度升高,多考虑风湿性关节炎;抗核抗体检查阳性,对结缔组织病有鉴别诊断价值。

(4) 血尿酸升高:有助于痛风性关节炎的诊断。

(5) X 线检查:对慢性关节病变的诊断有重要意义。

细目十八　眩　　晕

要点一　眩晕病因

1. 系统性眩晕　由前庭疾病引起。

(1) 前庭周围性眩晕：常见于梅尼埃病、良性发作位置性眩晕、药物源性眩晕、前庭神经元炎、迷路炎等。

(2) 前庭中枢性眩晕：常见于脑血管病变、颅内肿瘤、颅内感染、外伤性眩晕、多发性硬化等。

2. 非系统性眩晕　前庭系统以外的全身或局部病变引起的眩晕。常出现头晕眼花、站立不稳，无眼球震颤，通常不伴恶心、呕吐。见于高血压、低血压、严重心律失常、中重度贫血、低血糖、眼部疾病的屈光不正等。

要点二　眩晕问诊要点

1. 发作特点和持续时间　急性起病，发作短暂，反复发作、持续数日至数周的眩晕，应考虑梅尼埃病。急性、单次发作性眩晕，见于短暂性脑缺血所致。急性发生、慢性进展的眩晕，多见于头颈部外伤。慢性进展性眩晕，应考虑颅内占位性病变。

2. 诱因及有关病史　注意询问眩晕是否与转颈、仰头、起卧、翻身有固定的关系，询问有无头颈部外伤、耳部疾病、眼部疾病、心血管病、血液病等病史。

3. 伴随症状及体征

(1) 伴耳鸣、听力减退，见于梅尼埃病、内耳药物中毒等；不伴有耳鸣、听力减退者，见于良性发作性位置性眩晕、前庭神经元炎、脑干或颅后窝肿瘤等。

(2) 伴恶心、呕吐，多见于周围性眩晕。

(3) 伴站立不稳或左右摇摆者，多见于周围性眩晕；眩晕伴有站立不稳或向一侧运动者，多考虑中枢性眩晕。

细目十九　晕　　厥

要点一　晕厥病因

1. 神经反射性晕厥　主要见于血管迷走神经性晕厥、颈动脉窦性晕厥、情景性晕厥等。

2. 直立性低血压性晕厥　可见于原发性自主神经调节失常综合征、继发性自主神经调节失常综合征、药物和酒精的诱发、大量利尿及失血等血容量不足引发的晕厥等。

3. 心源性晕厥　见于心律失常性晕厥、器质性心脏病或心肺疾患所致的晕厥。

4. 脑血管性晕厥　见于脑动脉缺血综合征、短暂脑缺血发作等。

5. 心理性假性晕厥　见于焦虑、癔症、惊恐和极度沮丧患者。

要点二　晕厥问诊要点

1. 年龄、性别　儿童和青年人发生晕厥，多为神经介导性晕厥和心理性晕厥。神经反射性晕厥是中年人发生晕厥的主要病因。老年人和中年人多发生情境性晕厥及直立性低血压性晕厥。血管迷走神经性晕厥以女性多见，排尿晕厥患者则全部见于男性。

2. 发作的诱因　血管迷走神经性晕厥多在情感刺激、疼痛、失血、医疗器械检查等情况下诱发。心源性晕厥多为劳累后诱发。

3. 发作与体位关系　直立性低血压晕厥发生于从卧位或久蹲位突然转为直立位时；血管迷走神经性晕厥多在站立位或坐位发生。

4. 既往病史及用药史　注意询问有无心脏病、神经系统病、内分泌及代谢性疾病的病史等，有无服用神经节阻滞剂、镇静剂、扩血管剂及洋地黄类等药物史。

5. 伴随症状及体征

(1) 伴面色苍白、血压下降、脉搏缓弱：可见于血管迷走神经性晕厥。

(2) 伴呼吸困难、发绀：可见于心源性晕厥。

(3) 伴黑矇、复视、面部或肢体麻木、无力：可见于脑血管性晕厥。

细目二十　抽　搐

要点一　抽搐病因

(一) 颅脑疾病

1. **感染性疾病**　如各种脑炎及脑膜炎、脑脓肿、脑寄生虫病等。

2. **非感染性疾病**　见于脑外伤、脑肿瘤、脑血管性疾病、癫痫、先天性脑发育不全、脑积水、结节性硬化、多发性硬化等。

(二) 全身性疾病

1. **感染性疾病**　如中毒性肺炎、中毒性菌痢、败血症、狂犬病、破伤风、小儿高热惊厥等。

2. **非感染性疾病**　见于缺氧、中毒、代谢性疾病、心血管疾病、物理损伤、癔症性抽搐等。

要点二　抽搐临床表现

1. **全身性抽搐**　如癫痫大发作，表现为突然出现尖叫、倒地，意识丧失，全身骨骼肌强直，呼吸暂停，发绀，眼球上窜，常伴大小便失禁。

2. **癔症性抽搐**　在情绪激动或被暗示下，突然发作，徐徐倒下，常伴有呻吟、哭泣、自语等精神症状，无大小便失禁及外伤。

3. **局限性抽搐**　表现为单侧肢体某一部分如手指、足趾、某一肢体或一侧口角和眼睑的局限性抽搐，常无意识障碍。

要点三　抽搐问诊要点

(一) 发作情况

有无诱因及先兆，有无意识丧失及大小便失禁，发作时肢体抽动次序及分布。

(二) 病史、发病年龄

有无产伤史、产后窒息史、癫痫史、颅脑疾病史、长期服药史，有无心、肺、肝、肾及内分泌疾病史，既往有无抽搐史等。

(三) 伴随症状

1. **伴高热**　见于颅内与全身感染性疾病、小儿高热惊厥等。

2. **伴高血压**　见于高血压脑病、高血压脑出血、妊娠高血压综合征、颅内高压等。

3. **伴脑膜刺激征**　见于各种脑膜炎及蛛网膜下腔出血。

4. **伴瞳孔散大、意识丧失、大小便失禁**　见于癫痫大发作。

5. **不伴意识丧失**　见于破伤风、狂犬病、低钙抽搐、癔症性抽搐等。

6. **伴肢体偏瘫者**　见于急性脑血管病及颅内占位性病变。

细目二十一　意 识 障 碍

要点一　意识障碍病因

(一) 颅脑疾病

1. **感染性疾病**　见于各种脑炎、脑膜炎、脑脓肿、脑寄生虫感染等。

2. **非感染性疾病**　见于颅内肿瘤、脑血管疾病、颅脑外伤、癫痫等。

(二) 全身性疾病

1. **感染性疾病**　如伤寒、中毒性菌痢、重症肝炎、流行性出血热、钩端螺旋体病、中毒性肺炎、败血症等。

2. **非感染性疾病**　见于心血管疾病、内分泌与代谢性疾病、急性中毒、物理性损伤、电解质及酸碱平衡紊乱等。

要点二　意识障碍临床表现

(一) 嗜睡

嗜睡是最轻的意识障碍，表现为持续性睡眠。轻刺激可被唤醒，醒后能回答简单的问题或做一些简单的活动。刺激停止后，又迅速入睡。

(二) 昏睡

昏睡是一种比嗜睡重的意识障碍。患者处于熟睡状态，不易唤醒。虽在强刺激下(如压迫眶上神经)可被唤醒，但不能回答问题或答非所问，而且很快又再入睡。

(三) 昏迷

意识丧失，任何强大的刺激都不能唤醒。昏迷是最严重的意识障碍。按程度不同可分为以下两种。

1. **浅昏迷**　意识大部分丧失，强刺激也不能唤醒，但对疼痛刺激有痛苦表情及躲避反应，角膜反射、瞳孔对光反射、吞咽反射、眼球运动等都存在。

2. 深昏迷　意识全部丧失，对疼痛等各种刺激均无反应，角膜反射、瞳孔对光反射、眼球运动均消失，可出现病理反射。

（四）意识模糊

意识模糊是一种常见的轻度意识障碍，意识障碍程度较嗜睡重。具有简单的精神活动，但定向力（即对时间、空间、人物的判断能力）有障碍。

（五）谵妄

谵妄是一种以兴奋性增高为主的急性高级神经中枢活动失调状态。表现为意识模糊，定向力障碍，伴错觉、幻觉、躁动不安、谵语。常见于急性感染的高热期、急性酒精中毒、肝性脑病等。

要点三　意识障碍问诊要点

1. 既往史　询问有无高血压、心脏病、肝脏病、肾脏病、糖尿病、甲状腺功能亢进症、颅脑外伤、肿瘤、癫痫等史，有无手术、外伤、中毒及药物过敏史等。

2. 发病诱因　询问糖尿病患者降糖药或胰岛素的用量、肝脏病患者应用镇静剂等情况，有无在高温或烈日下工作等诱因。

3. 伴随症状　伴发热，先发热后有意识障碍，见于脑膜炎、脑炎、败血症等，先有意识障碍后发热，见于脑出血、蛛网膜下腔出血、脑肿瘤、脑外伤等；伴呼吸缓慢、瞳孔缩小，见于吗啡、巴比妥类、有机磷杀虫剂等中毒等；伴瞳孔散大，见于脑疝、脑外伤、颠茄类及酒精中毒、癫痫、低血糖昏迷等；伴高血压，见于高血压脑病、尿毒症等；伴心动过缓，见于颅内高压、房室传导阻滞等；伴脑膜刺激征，见于各种脑膜炎、蛛网膜下腔出血等。

要点四　意识障碍检查要点

1. 体格检查　注意体温、脉搏、呼吸、血压等生命体征及皮肤黏膜的变化，观察瞳孔有无散大或缩小，呼气是否带有氨味或"肝臭"味。重点检查神经系统，注意有无神经系统定位体征、脑膜刺激征及病理反射等。

2. 实验室及其他检查

（1）血常规检查，血电解质、血糖、血酮体、血乳酸、血尿素氮、肌酐、血氨等生化检查，血气分析，甲状腺功能检查等，有助于感染及代谢紊乱所致意识障碍的诊断。

（2）颅脑 CT 或 MRI 检查，有助于了解颅内弥漫性或局灶性病变情况。

（3）脑电图检查，对癫痫、颅内占位性病变、颅内炎症等有一定的辅助诊断价值。

第二单元 问 诊

细目 问诊的方法及内容

要点一 问诊的方法

问诊时首先要关心体贴患者，营造宽松和谐的气氛。医师应避免暗示性或诱导性提问。问诊的过程中，医师应边提问边思考，随时分析、归纳患者所陈述的各种症状之间的内在联系，分清主次，去伪存真，采集全面、准确的病史。

要点二 问诊的内容

（一）一般项目

包括姓名、性别、年龄、民族、婚姻、住址、工作单位、职业、入院日期、记录日期、病史陈述者及其可靠性。

（二）主诉

主诉是迫使患者就医的最明显、最主要的症状或体征及持续时间，也就是本次就诊的最主要原因。

（三）现病史

现病史为问诊的最重要内容，争取做到全面而详细的询问。

1. 起病情况与患病时间 包括病因或诱因。

2. 主要症状的特点 此为诊断疾病的主要依据，应详细询问。其特点包括主要症状的部位、性质、持续时间、程度、缓解或加重的因素。

3. 病情的发展与演变 症状的变化或新症状的出现，都是病情的发展与演变的表现。

4. 伴随症状 常是鉴别诊断的重要依据。

5. 诊治经过 应询问既往的重要诊断和检查、主要治疗措施及用药情况，以便为制订本次诊断和治疗方案时参考。

6. 一般情况 病后的精神、体力状态、食欲及食量、睡眠、大小便、体重变化等情况也应详细询问。

（四）既往史

包括患者既往的健康状况和过去曾经患过的疾病（包括各种传染病）、外伤手术、预防接种、过敏史等，尤其是与现病有密切关系的疾病的病史。

（五）个人史

包括出生地及居住地区，职业和工作条件，习惯与嗜好，冶游史等。

（六）婚姻史

婚姻史包括未婚或已婚，结婚年龄，配偶的健康状况，性生活情况，夫妻关系等。

（七）月经史及生育史

月经史包括月经初潮年龄，月经周期和经期天数，经血的量和颜色，经期症状，有无痛经与白带异常，末次月经日期，闭经日期，绝经年龄。记录格式如下：

$$\text{初潮年龄}\ \frac{\text{行经期（天）}}{\text{月经周期（天）}}\ \text{末次月经时间或闭经年龄}$$

生育史包括妊娠与生育次数，人工或自然流产的次数，有无死产、手术产、产褥热及计划生育状况等。

（八）家族史

包括双亲与兄弟姐妹及子女的健康状况，特别应询问有无患同样疾病者，有无与遗传有关的疾病以及传染病。

要点三 问诊的技巧

1. 问诊的医生要举止端庄，态度和蔼，应主动创造一种宽松和谐的环境，解除患者的不安心情。注意保护患者隐私。

2. 问诊一般从礼节性的交谈开始，可先作自我介绍，讲明自己的职责。使用恰当的言语或体语表示愿意为解除患者的病痛和满足他的要求尽自己所能，这样的举措会很快缩短医患之间的距离，改善互不了解的生疏局面，有助于建立良好的医患关系，使病史采集能顺利地进行下去。

3. 问诊时，尽可能让患者充分地陈述和强调他认为重要的情况和感受，切不可生硬地打断患者的叙述，只有患者的亲身感受和病情变化的实际过程才能为诊断提供客观的依据。

第三单元 体格检查

细目一 基本检查法

要点一 视诊

视诊是医生用视觉来观察患者全身或局部表现的检查方法。在体格检查中，视诊适用范围广，使用器械少，得到的体征最多，常能提供重要的诊断资料和线索。

要点二 触诊

1. 浅部触诊 用于检查体表浅在病变，如关节、软组织、浅部的动脉与静脉、神经、阴囊和精索等。

2. 深部触诊 主要用于腹部检查，具体有以下4种。

(1) 深部滑行触诊：用于检查腹腔深部的包块和脏器。

(2) 双手触诊：用于肝、脾、肾、子宫和腹腔肿物的检查。

(3) 深压触诊：用于探测腹部深在病变部位或确定腹部压痛点。

(4) 冲击触诊：用于大量腹水而肝脾难以触及时。

要点三 叩诊

(一) 叩诊方法

1. 间接叩诊法 临床最常用，如心脏、肺脏、肝脏、腹部等正常脏器及病变部位的叩诊检查。

2. 直接叩诊法 用于胸部或腹部面积较广泛病变的性质判定，如大量气胸、大量胸腔积液或腹水等。

(二) 叩诊音

临床常见的叩诊音有以下5种。

1. 清音 是正常的肺部叩诊音。

2. 过清音 肺气肿时的特征性叩诊音。

3. 鼓音 正常情况下，存在于左下胸的胃泡区及腹部。病理情况下，见于肺空洞、气胸或气腹等。

4. 浊音 叩击被少量含气组织覆盖的实质脏器时产生的声音，如被肺覆盖的心脏或肝脏部分。病理情况下，见于肺组织含气减少，如肺部炎症、少量胸腔或腹腔积液等。

5. 实音(绝对浊音) 是不含气组织(如骨骼、心脏、肝脏)的正常叩诊音。病理状态下，见于大量胸腔积液、肺实变等。

要点四 听诊

听诊的注意事项如下。

1. 环境安静，温度适宜。
2. 患者取坐位或卧位，必要时，嘱患者变换体位进行听诊。
3. 充分暴露检查部位，切忌隔衣听诊。

要点五 嗅诊

常见异常气味的临床意义如下。

1. 呼气味 伴浓烈的酒味见于酒精中毒；刺激性蒜味见于有机磷农药中毒；烂苹果味见于糖尿病酮症酸中毒；氨味见于尿毒症；腥臭味见于肝性脑病。

2. 痰液 血腥味痰见于大咯血患者；恶臭味痰见于支气管扩张症或肺脓肿。

3. 呕吐物 粪臭味见于肠梗阻；酒味见于饮酒和醉酒；浓烈的酸味见于幽门梗阻。

4. 粪便 腥臭味见于细菌性痢疾；肝腥味见于阿米巴痢疾。

细目二 一般检查

要点一 全身状态检查

（一）体温

1. 体温的测量方法及正常范围 ①口测法：将消毒后的口表水银端斜放于舌下，紧闭口唇，5分钟后读数。正常值为36.3~37.2℃。该法测量结果较准确，但不能用于婴幼儿及神志不清者。②肛测法：患者屈膝侧卧，将肛表水银端涂布润滑剂后，徐徐插入肛门，深达肛表的1/2，5分钟后读数。正常值为36.5~37.7℃。该法测值稳定，多用于婴幼儿及神志不清者。③腋测法：将体温计水银端置于患者的干燥腋窝深处，嘱其夹紧，10分钟后读数。正常值为36~37℃。该法简便、安全。

生理情况下，体温有一定的波动，早晨略低，下午稍高，但24小时内波动幅度一般不超过1℃；运动或进食后体温稍高；老年人体温略低；月经期前或妊娠期妇女体温略高。

体温高于正常称为发热，见于感染、创伤、恶性肿瘤、抗原－抗体反应等；体温低于正常称为体温过低，见于大量失血、休克、甲状腺功能减退症等。

2. 体温测量误差的常见原因 ①测量前未将体温计的汞柱甩到36℃以下。②消瘦、病情危重或神志不清的患者使用腋测法时，未能将体温计夹紧。③体温计附近存在冷热物品。

（二）脉搏

多检查桡动脉，也可触摸肱动脉、颈动脉等。

1. 脉率 正常成人在安静状态下脉率为60~100次/分。儿童较快，婴幼儿可达130次/分。发热、疼痛、贫血、甲状腺功能亢进症、心力衰竭、休克、心肌炎等脉率增快；颅内高压、伤寒、病态窦房结综合征、Ⅱ度以上窦房或房室传导阻滞，或服用洋地黄类、钙通道阻滞剂、β受体拮抗剂等药时，脉率减慢。

2. 节律 正常人脉搏节律规整。心房颤动时，节律不规则，并且强弱不一。

（三）血压

1. 血压水平的定义和分类（表9-3-2-1）

表9-3-2-1 成人血压水平的定义和分类

类别	收缩压/mmHg	舒张压/mmHg
正常血压	<120	<80
正常高值	120~139	80~89
1级高血压（轻度）	140~159	90~99
2级高血压（中度）	160~179	100~109
3级高血压（重度）	≥180	≥110
单纯收缩期高血压	≥140	<90

注：收缩压与舒张压水平不在一个级别层面时，按其中较高级别分类。

2. 血压变异的临床意义 ①高血压：收缩压≥140mmHg和/或舒张压≥90mmHg，称为高血压。大多见于原发性高血压；继发性高血压可见于肾脏疾病、肾上腺皮质或髓质肿瘤、肢端肥大症、甲亢、妊娠高血压综合征等。②低血压：血压低于90/60mmHg时，称为低血压。常见于休克、急性心肌梗死、心力衰竭、心包填塞、肾上腺皮质功能减退症等。③脉压增大和减小：脉压>40mmHg称为脉压增大，见于主动脉瓣关闭不全、动脉导管未闭、动静脉瘘、高热、甲亢、严重贫血、老年主动脉硬化等。脉压<30mmHg称为脉压减小，见于主动脉瓣狭窄、心力衰竭、休克、心包积液、缩窄性心包炎等。④上、下肢血压差异常：双上肢血压差大于10mmHg见于多发性大动脉炎、血栓闭塞性脉管炎、先天性动脉畸形等。下肢血压等于或低于上肢血压，见于主动脉缩窄、胸腹主动脉型大动脉炎等。

（四）发育与体型

发育正常与否，通常以年龄与体格成长状态（身高、体重、性征）、智力之间的关系来判断。发育正常时，年龄与体格成长状态、智力是相符的。发育成熟前如有脑垂体前叶功能亢进，可致体格异常高大,称为巨人症;反之,垂体功能减退时,体格异常矮小,称为脑垂体性侏儒症。

体型是身体各部发育的外观表现,包括骨骼、肌肉的成长与脂肪分布的状态等。临床上把正常人的体型分为匀称型、矮胖型、瘦长型 3 种。

(五) 营养状态

1. 判断方法 根据被检者的皮肤、毛发、皮下脂肪及肌肉发育情况进行判断。最简便而迅速的方法是观察皮下脂肪充实的程度,方法是观察前臂屈侧或上臂背侧下 1/3 处脂肪的分布。

2. 分级 分为良好、中等、不良 3 个等级。①良好:皮肤黏膜红润、有光泽、弹性良好,皮下脂肪丰满而有弹性,肌肉结实,指甲、毛发润泽,肋间隙及锁骨上窝深浅适中,肩胛部和腹部肌肉丰满。②不良:皮肤黏膜干燥、弹性降低,皮下脂肪菲薄,肌肉松弛无力,指甲粗糙无光泽,毛发稀疏,肋间隙、锁骨上窝凹陷,肩胛骨、髂骨突出。③中等:介于良好与不良之间。

3. 标准体重 标准体重(kg)= 身高(cm)-105。

4. 常见的营养异常 ①营养不良:体重减轻至不足标准体重的 90% 时称为消瘦,极度消瘦者称为恶病质症状之一。营养不良常见于胃肠功能不良或术后,肝脏、胆囊、胰腺病变,或结核病、糖尿病、甲状腺功能亢进症、癌症等。②营养过度:体内中性脂肪积聚过多,导致体重增加,超过标准体重的 20% 者称为肥胖。肥胖分为单纯性肥胖(常有一定的遗传倾向)和继发性肥胖(多由内分泌疾病引起,如肾上腺皮质功能亢进症等)两类。

(六) 意识状态

意识是大脑功能活动的综合表现,即对环境的知觉状态。正常人的意识清晰,定向力正常,反应敏锐精确,思维和情感活动正常,语言流畅、准确,表达能力良好,凡能影响大脑功能活动的疾病均可引起程度不等的意识改变,称为意识障碍。

判断意识状态多采用问诊,通过交谈了解患者的思维、反应、情感、计算及定向力等方面的情况;对较为严重者,进行痛觉试验、瞳孔对光反射等检查,以确定患者意识障碍的程度。意识障碍可分为嗜睡、意识模糊、昏睡、昏迷。

(七) 面容与表情

1. 急性病容 面色潮红,兴奋不安,口唇干燥,呼吸急促,表情痛苦,有时鼻翼扇动,口唇疱疹。见于肺炎链球菌肺炎、疟疾、流行性脑脊髓膜炎等急性感染性疾病。

2. 慢性病容 面容憔悴,面色晦暗或苍白无华,双目无神,表情淡漠等。见于肝硬化、重症肺结核、恶性肿瘤等慢性消耗性疾病。

3. 甲状腺功能亢进面容 眼裂增大,眼球突出,目光闪烁,呈惊恐貌,兴奋不安,烦躁易怒。见于甲状腺功能亢进症。

4. 黏液性水肿面容 面色苍白,睑厚面宽,颜面浮肿,目光呆滞,反应迟钝,眉毛、头发稀疏,舌色淡、胖大。见于甲状腺功能减退症。

5. 二尖瓣面容 面色晦暗,双颊紫红,口唇轻度发绀。见于风湿性心瓣膜病二尖瓣狭窄。

6. 伤寒面容 表情淡漠,反应迟钝,呈无欲状态。见于伤寒。

7. 苦笑面容 发作时牙关紧闭,面肌痉挛,呈苦笑状。见于破伤风。

8. 满月面容 面圆如满月,皮肤发红,常伴痤疮和小须。见于库欣综合征及长期应用肾上腺皮质激素者。

9. 肢端肥大症面容 头颅增大,脸面变长,下颌增大,向前突出,眉弓及两颧隆起,唇舌肥厚,耳鼻增大。见于肢端肥大症。

10. 肝病面容 可见面颊瘦削,面色灰褐,额部、鼻背、双颊有褐色色素沉着。见于慢性肝炎、肝硬化等。

11. 肾病面容 表现为面色苍白,眼睑、颜面浮肿。见于慢性肾炎、慢性肾盂肾炎、慢性肾功能衰竭。

12. 面具面容 面部呆板、无表情,似面具样。见于帕金森病、脑炎等。

13. 贫血面容 面色苍白,口唇色淡,表情疲惫。见于各种原因所致的贫血。

(八) 体位

1. 自动体位 活动自如,不受限制,见于正常人、轻病或疾病早期。

2. 被动体位 不能随意调整或变换体位,需别人帮助才能改变体位。见于极度衰弱或意识丧失者。

3. 强迫体位 患者为减轻疾病所致的痛苦而被迫采取的某些特殊体位。①强迫仰卧位:患者仰卧,双腿蜷曲,借以减轻腹部肌肉的紧张,见于急性腹膜炎等。②强迫俯卧位:通过俯卧位减轻脊背肌肉的紧张程度,见于脊柱疾病。③强迫侧卧位：患者侧卧于患侧，以减轻疼痛，且有利于健侧代偿呼吸，见于一侧大量胸腔积液。④强迫坐位（端坐呼吸）：以减轻心肺的负担，减轻喘憋症状，见于心、肺功能不全者。⑤辗转体位：患者坐卧不安，辗转反侧，见于胆绞痛、肾绞痛、肠绞痛等。⑥角弓反张位：患者颈及脊背肌肉强直，以致头向后仰，胸腹前凸，背过伸，躯干呈反弓形，见于破伤风及小儿脑膜炎。⑦强迫蹲位：活动中因呼吸困难和心悸而采取蹲位以缓解症状。见于发绀型先天性心脏病。

（九）步态

1. 偏瘫步态　见于脑血管病后遗症。

2. 剪刀步态　见于双侧锥体束损害及脑性瘫痪等。

3. 醉酒步态　见于小脑病变、酒精中毒等。

4. 慌张步态　见于震颤麻痹。

5. 蹒跚步态（鸭步）　见于佝偻病、大骨节病、进行性肌营养不良或先天性双髋关节脱位等。

6. 跨阈步态　见于腓总神经麻痹出现的足下垂患者。

7. 间歇性跛行　见于闭塞性动脉硬化、高血压动脉硬化等。

8. 共济失调步态　见于小脑或脊髓后索病变，如脊髓痨。

要点二　皮肤检查

（一）皮肤弹性

皮肤弹性与年龄、营养状态、皮下脂肪及组织间隙所含液量有关。长期消耗性疾病或严重脱水者皮肤弹性减弱。

（二）皮肤颜色

1. 发红　因毛细血管扩张充血、血流加速及增多所致。病理情况见于发热性疾病、阿托品中毒等；一氧化碳中毒者的皮肤、黏膜呈樱桃红色；皮肤持久性发红见于库欣综合征、真性红细胞增多症。

2. 苍白　多因贫血、末梢毛细血管痉挛或充盈不足引起。常见于贫血、寒冷刺激、休克、虚脱等；只有肢端苍白者，见于雷诺病、血栓闭塞性脉管炎。

3. 黄染　①因胆红素浓度增高引起的黄疸，轻微时仅见于巩膜及软腭黏膜，较明显时见于全身皮肤。见于各种原因的黄疸。②过多食用胡萝卜、南瓜、橘子等，血中的胡萝卜素含量增加，也可使皮肤黄染，但发黄部位多在手掌、足底部，一般不发生于巩膜和口腔黏膜。③长期服用米帕林、呋喃类药物也可使皮肤发黄，严重者可表现为巩膜黄染，但黄染以角膜缘周围最明显，离角膜缘越远，黄染越浅。

4. 发绀　皮肤黏膜呈青紫色，见于各种原因的缺氧，以舌、口唇、耳郭、指端容易见到。

5. 色素沉着　全身性色素沉着多见于慢性肾上腺皮质功能减退症，有时也见于肝硬化、肝癌晚期等。使用某些药物如砷剂、抗癌药等，也可引起不同程度的皮肤色素沉着。妇女在妊娠期，面部、额部可发生棕褐色对称性色素斑片，称为妊娠斑。老年人全身或面部也可发生散在的色素斑，称老年斑。

6. 色素脱失　局部色素脱失见于白癜风、黏膜白斑，全身色素脱失见于白化病。

（三）湿度与出汗

皮肤的湿度与汗腺的分泌功能有关。出汗增多见于风湿热、结核病、甲亢、佝偻病等。盗汗（夜间睡后出汗）见于肺结核活动期。冷汗（手脚皮肤发凉、大汗淋漓）见于休克与虚脱。无汗时皮肤异常干燥，见于维生素A缺乏症、黏液性水肿、硬皮病和脱水等。

（四）皮疹

检查时应注意皮疹出现与消失的时间、发展顺序、分布部位、形状及大小、颜色、压之是否退色、平坦或隆起、有无瘙痒和脱屑等。常见的皮疹如下。

1. 斑疹　局部皮肤发红，一般不高出皮肤，见于麻疹初起、斑疹伤寒、丹毒、风湿性多形性红斑等。

2. 玫瑰疹　鲜红色圆形斑疹，直径2~3mm，由病灶周围的血管扩张所形成，压之退色，松开时又复现，多出现于胸腹部。对伤寒或副伤寒具有诊断意义。

3. 丘疹　直径小于1cm，皮疹局部发红并凸出皮肤表面，见于药物疹、麻疹及湿疹等。

4. 斑丘疹　在丘疹周围有发红的皮肤底盘称为斑丘疹，见于风疹、猩红热、湿疹及药物疹等。

5. 荨麻疹（风团块）　是一种边缘清楚的红色或苍白色的瘙痒性皮肤损害，出现快，消退快，消退后不留痕迹，见于食物或药物过敏。

(五)皮下出血

皮肤或黏膜下出血直径小于2mm者称为瘀点;皮下出血直径在3~5mm者称为紫癜;皮下出血直径大于5mm者称为瘀斑;片状出血并伴有皮肤显著隆起者称为血肿。皮肤黏膜出血常见于造血系统疾病、重症感染、某些血管损害的疾病以及某些毒物或药物中毒等。小的出血点需与皮疹或小红痣相鉴别,皮疹压之退色,出血点压之不退色,小红痣加压虽不退色,但触诊时可稍高出平面,并且表面发亮。

(六)蜘蛛痣

蜘蛛痣是体内雌激素增多导致皮肤小动脉末端分支扩张所形成的血管痣,检查时用棉签杆等压迫蜘蛛痣的中心,周围辐射状的小血管随之消退,解除压迫后又复现,则证明为蜘蛛痣。多出现在上腔静脉分布区,如面、颈、手背、上臂、前胸和肩部等处。常见于慢性肝炎、肝硬化患者,也可见于妊娠妇女。慢性肝病患者的手掌大、小鱼际处常发红,加压后退色,称为肝掌。肝掌的发生机制与蜘蛛痣相同。

(七)皮下结节

位于关节附近或长骨隆起部位的圆形硬质小结,无压痛,多为风湿小结。

(八)水肿

全身性水肿常见于肾炎和肾病综合征、心力衰竭、肝硬化失代偿期及营养不良等;局限性水肿见于局部炎症、外伤、过敏、血栓形成等;黏液性水肿见于甲状腺功能减退症;象皮肿见于丝虫病。后两者均为非凹陷性水肿。

(九)皮下气肿

外观如同水肿,指压可凹陷,去掉压力后迅速恢复原形,按压时有握雪感,见于肺部外伤或产气杆菌感染。

要点三　淋巴结检查

(一)浅表淋巴结的检查顺序及注意事项

正常浅表淋巴结直径多为0.2~0.5cm,质地柔软,表面光滑,与邻近组织无粘连,不易触及,可移动,无压痛。浅表淋巴结的检查顺序是:耳前、耳后、乳突区、枕骨下区、颌下、颏下、颈后三角、颈前三角、锁骨上窝、腋窝、滑车上、腹股沟、腘窝。发现有淋巴结肿大时,应记录其数目、大小、质地、移动度,表面是否光滑,有无粘连,局部皮肤有无红肿、压痛和波动,是否有瘢痕、溃疡和瘘管等,同时应注意寻找引起淋巴结肿大的病灶。

(二)浅表淋巴结肿大的临床意义

1. 局限性淋巴结肿大　①非特异性淋巴结炎:肿大的淋巴结表面光滑,有触痛,无粘连,质地不硬。②淋巴结结核:常发生在颈部血管周围,多发性,质地较硬,大小不等,可互相粘连或与邻近组织、皮肤粘连,移动性稍差;破溃后形成瘘管,愈合后可形成瘢痕。③恶性肿瘤转移:肿大的淋巴结质硬或有橡皮样感,一般无触痛,表面可光滑或有结节感,与周围组织粘连而不易推动。左锁骨上窝淋巴结肿大,多为腹腔脏器癌肿转移;右锁骨上窝淋巴结肿大,多为胸腔脏器癌肿转移;鼻咽癌易转移到颈部淋巴结;乳腺癌常转移至同侧腋下淋巴结。

2. 全身性淋巴结肿大　见于传染性单核细胞增多症、白血病、淋巴瘤、系统性红斑狼疮等。

细目三　头 部 检 查

要点一　头颅及颜面检查

1. 头颅大小与形态　小颅见于先天性痴呆症;方颅见于小儿佝偻病、先天性梅毒;巨颅见于脑积水。

2. 头颅运动　正常人头部活动自如。头部活动受限见于颈椎病;头部不随意颤动见于震颤麻痹(帕金森病);与颈动脉搏动节律一致的点头运动见于严重的主动脉瓣关闭不全。

3. 颜面　为头颅前面未被头发遮盖的部分。面部有很多神经和血管分布,肌群很多,是构成表情的基础。许多全身性疾病在颜面上有特征性改变,颜面检查对某些疾病的诊断具有重要意义,如肢端肥大症面容、贫血面容、二尖瓣面容等。

要点二　头部器官检查

(一)眼

1. 眼睑　①上睑下垂:双上眼睑下垂见于重症肌无力、先天性上眼睑下垂;单侧上眼睑下垂见于动眼神经麻痹。②眼睑水肿:多见于肾炎、慢性肝病、贫血、营养不良、血管神经性水肿等。③眼睑闭合不全:双侧眼睑闭合不全常见于甲亢;单侧眼睑闭合不全见于面神经麻痹。

2. 结膜　检查时注意结膜的颜色,有无充血、水肿、乳头增生、滤泡和异物、瘢痕形成等。结膜发红、水肿、血管充盈,见于结膜炎、角膜炎、沙眼早期;结膜苍白见于贫血;结膜发黄见于黄疸;睑结膜有滤泡见于沙眼;结膜有散在出血点见于亚急性感染性心内膜炎;结膜下片状出血见于外伤及出血性疾病,亦可见于高血压、动脉硬化;球结膜透明而隆起为球结膜下水肿,见于脑水肿或输液过多。

3. 巩膜　显性黄疸时,可在巩膜看到均匀的黄染。

4. 角膜　检查角膜时用斜照光更易观察其透明度。检查时应注意角膜的透明度,有无白斑、云翳、溃疡、角膜软化和血管增生等。角膜边缘出现灰白色混浊环,称为老年环,是类脂质沉淀所致,多见于老年人或早老症。角膜边缘出现黄色或棕褐色环,外缘清晰,内缘模糊,是铜代谢障碍的体征,称为凯 - 弗环(角膜色素环),见于肝豆状核变性。

5. 瞳孔　正常瞳孔的直径为 2~5mm,两侧等大等圆。检查时应注意大小、形态、双侧是否相同、对光反射和调节反射是否正常。①瞳孔大小改变:病理情况下,瞳孔缩小见于虹膜炎、有机磷农药中毒、毒蕈中毒及吗啡、氯丙嗪、毛果芸香碱等药物的影响;瞳孔扩大见于外伤、青光眼绝对期、视神经萎缩、完全失明、濒死状态、颈交感神经刺激和阿托品、可卡因等药物的影响;双侧瞳孔大小不等,常见于脑外伤、脑肿瘤、脑疝及中枢神经梅毒等。②瞳孔对光反射迟钝或消失,见于昏迷患者。③调节反射与聚合反射消失:见于动眼神经损害。

6. 眼球　检查时注意眼球的外形和运动。①眼球突出:双侧突出见于甲亢,单侧突出见于局部炎症或眶内占位性病变。②眼球凹陷:双侧凹陷见于重度脱水,单侧凹陷见于 Horner 综合征或眶尖骨折。③眼球运动:受动眼神经(Ⅲ)、滑车神经(Ⅳ)和展神经(Ⅵ)支配,这些神经麻痹时,会引起眼球运动障碍,并伴有复视。双侧眼球出现一系列快速水平或垂直的往返运动,称为眼球震颤。自发的眼球震颤见于耳源性眩晕及小脑疾患等。

(二) 耳

1. 外耳　外耳道有脓性分泌物、耳痛及全身症状,见于中耳炎;外耳道有血液或脑脊液流出,多为颅底骨折。

2. 乳突　乳突压痛、耳郭后皮肤红肿见于乳突炎,多因化脓性中耳炎引流不畅时蔓延到乳突所致。

(三) 鼻

1. 鼻的外形　鼻梁部皮肤出现红色斑块,病损处高出皮面且向两侧面颊扩展为蝶形红斑,见于系统性红斑狼疮;鼻部皮肤发红并有小脓疱或小丘疹见于痤疮;鼻尖及鼻翼皮肤发红,并有毛细血管扩张、组织肥厚,见于酒糟鼻;鞍鼻见于鼻骨骨折、鼻骨发育不全和先天性梅毒;蛙状鼻见于肥大鼻息肉患者。

2. 鼻翼扇动　见于肺炎链球菌肺炎、支气管哮喘、心源性哮喘等。

3. 鼻窦　包括上颌窦、额窦、筛窦和蝶窦 4 对。鼻窦炎时鼻窦区有压痛。

4. 鼻出血　单侧鼻出血见于局部血管损伤;双侧鼻出血见于高热、血液病、高血压、肝脏疾病等。

(四) 口腔

1. 口唇　正常人的口唇红润、光泽。口唇苍白见于贫血、主动脉瓣关闭不全或虚脱。唇色深红见于急性发热性疾病。口唇单纯疱疹常伴发于肺炎链球菌肺炎、感冒、流行性脑脊髓膜炎、疟疾等。口唇干燥并有皲裂见于重度脱水患者。口角糜烂见于核黄素缺乏。口唇发绀见于先天性心脏病、慢性阻塞性肺疾病、心力衰竭、休克等。

2. 口腔黏膜　正常人的口腔黏膜光洁呈粉红色。出现蓝黑色色素沉着见于肾上腺皮质功能减退。在平对上颌第二磨牙处的颊黏膜出现直径约 1mm 的灰白色小点,外有红色晕圈,为麻疹黏膜斑,是麻疹的早期(发疹前 24~48 小时)特征。黏膜下出现出血点或瘀斑见于出血性疾病或维生素 C 缺乏。口腔黏膜溃疡见于慢性复发性口疮。乳白色薄膜覆盖于口腔黏膜、口角等处,为鹅口疮(白色念珠菌感染),多见于体弱重症者,或长期使用广谱抗生素者。

3. 牙齿及牙龈　检查牙齿要注意有无龋齿、缺齿、义齿、残根,以及牙齿的颜色、形状。牙齿呈黄褐色为斑釉牙,见于长期饮用含氟量高的水或服用四环素等药物后。切牙切缘凹陷呈月牙形伴牙间隙过宽,见于先天性梅毒。单纯性牙间隙过宽,见于肢端肥大症。

正常人的牙龈呈粉红色并与牙颈部紧密贴合。齿龈水肿及流脓见于慢性牙周炎。牙龈萎缩见于牙周病。牙龈出血可见于牙石、牙周炎、血液系统疾病及坏血病等。齿龈的游离缘出现灰黑色点线为铅线,见于慢性铅中毒。在铋、汞、砷中毒时,也可出现类似黑褐色点线状的色素沉着。

4. 舌 正常人的舌质淡红,湿润柔软,活动自如,无震颤。舌面干燥见于脱水、大出血、高热;地图舌见于核黄素缺乏者;草莓舌见于猩红热或长期发热患者;牛肉舌见于糙皮病(烟酸缺乏);镜面舌见于缺铁性贫血、恶性贫血及慢性萎缩性胃炎;舌震颤见于甲状腺功能亢进症;舌伸出后偏向患侧,见于舌下神经麻痹。

5. 咽部及扁桃体 急性咽炎可见咽部充血红肿。咽部充血,表面粗糙,有淋巴滤泡呈簇状增生,见于慢性咽炎。扁桃体发炎时,腺体红肿、增大。扁桃体肿大分三度:不超过咽腭弓者为Ⅰ度;超过咽腭弓者为Ⅱ度;达到或超过咽后壁中线者为Ⅲ度。化脓性扁桃体炎时,扁桃体上可见脓性分泌物,或形成苔片状假膜,容易与扁桃体剥离;如果在扁桃体所形成的假膜不易剥离,若强行剥离则易引起出血,见于白喉。

6. 喉 急性失音多见于急性喉炎;慢性失音见于喉结核、喉癌;喉返神经受损时可出现声音嘶哑或失音。突发的窒息性呼吸困难应考虑喉头水肿。

(五) 腮腺

腮腺位于耳屏、下颌角与颧弓所构成的三角区内。腮腺导管开口于平对上颌第二磨牙牙冠相对的颊黏膜上。正常的腮腺腺体软薄,不能触清其轮廓。腮腺肿大时可出现以耳垂为中心的隆起,并可触及包块。一侧或双侧腮腺肿大,触诊边缘不清,有轻压痛,腮腺导管口红肿,见于流行性腮腺炎。腮腺导管有脓性分泌物见于化脓性腮腺炎。腮腺肿瘤也可致腮腺肿大。

细目四 颈部检查

要点一 颈部姿势与运动

正常的颈部转动自如。斜颈见于先天性颈肌痉挛、外伤、瘢痕挛缩等;颈部活动受限见于炎症、颈肌扭伤、颈椎骨质增生、颈椎结核及肿瘤等。

要点二 颈部包块与颈部血管

1. 颈部包块 颈部发现包块须注意是肿大淋巴结还是囊肿,或是甲状腺肿大等。

2. 颈静脉 正常人立位或坐位时颈静脉常不显露,平卧时可稍见充盈,充盈的水平仅限于锁骨上缘至下颌角下缘距离的下 1/3 以内。若取 30°~45° 的半卧位时静脉充盈度超过正常水平,或立位与坐位时可见明显的静脉充盈称为颈静脉怒张,提示静脉压增高,见于右心衰竭、缩窄性心包炎、心包积液或上腔静脉梗阻。三尖瓣关闭不全时可见颈静脉搏动。

3. 颈动脉 安静状态下出现颈动脉明显搏动,见于主动脉瓣关闭不全、高血压、甲亢及严重贫血等。

要点三 甲状腺检查

(一) 检查方法

视诊注意观察甲状腺有无肿大,是否对称。检查时可让患者头后仰、双手放于枕后再观察,并嘱其做吞咽动作,可将甲状腺与颈前其他包块相鉴别。除视诊外,还应进行触诊检查以明确甲状腺的大小、轮廓和性质,注意甲状腺的肿大程度、硬度,是否对称、光滑,有无结节、压痛及震颤,有无粘连及血管杂音。触诊包括甲状腺峡部和甲状腺侧叶的检查。

(二) 甲状腺肿大的分度

不能看出肿大但能触及者为Ⅰ度;既可看出肿大又能触及,但在胸锁乳突肌以内者为Ⅱ度;肿大超出胸锁乳突肌外缘为Ⅲ度。

(三) 甲状腺肿大的临床意义

1. 单纯性甲状腺肿 缺碘为主要的原因。甲状腺呈对称性肿大,质地柔软,多为弥漫性,也可为结节性,没有甲亢的表现。

2. 甲状腺功能亢进症 甲状腺对称性或非对称性肿大,质地多柔软,可触及震颤并听到连续性血管杂音。

3. 甲状腺肿瘤 甲状腺癌常呈不对称性肿大,表面凹凸不平,呈结节性,质地坚硬而固定,与周围组织发生粘连波及喉返神经时,可引起声音嘶哑。甲状腺腺瘤呈圆形或椭圆形肿大,多为单发,质地坚韧,无压痛。

4. 慢性淋巴细胞性甲状腺炎 多为对称

性、弥漫性肿大,也可呈结节性肿大,与四周无粘连而边界清楚,表面光滑,质地坚韧而有弹性。

要点四　气管检查

正常人的气管位于颈前正中部。检查时让患者取坐位或仰卧位,使颈部处于自然正中位置,医师将右手示指与环指分别置于两侧胸锁关节上,将中指置于气管之上,观察中指是否在示指与环指的正中间,如不在正中表示气管有偏移。根据气管的偏移方向可以判断病变的性质。大量胸腔积液、气胸、纵隔肿瘤以及单侧甲状腺肿大可将气管推向健侧;肺不张、胸膜粘连可将气管拉向患侧。

细目五　胸廓、胸壁与乳房检查

要点一　胸部体表标志及分区

(一) 骨骼标志

1. 胸骨角　与第2肋软骨相连接,以此作为标记来计数前胸壁上的肋骨和肋间隙。气管分叉位于胸骨角的水平。

2. 肩胛下角　直立位、两手自然下垂时,肩胛下角平第7肋骨或第7肋间隙,或相当于第8胸椎水平。

3. 第7颈椎棘突　为背部颈、胸交界部的骨性标志,其下即为第1胸椎棘突。

(二) 胸部体表标志线

1. 前正中线。
2. 锁骨中线(左、右)。
3. 腋前线(左、右)。
4. 腋后线(左、右)。
5. 腋中线(左、右)。
6. 肩胛线(左、右)。
7. 后正中线。

(三) 胸部分区

1. 腋窝(左、右)。
2. 胸骨上窝。
3. 锁骨上窝(左、右)。
4. 锁骨下窝(左、右)。
5. 肩胛上区(左、右)。
6. 肩胛区(左、右)。
7. 肩胛间区(左、右)。
8. 肩胛下区(左、右)。

要点二　胸廓检查

(一) 正常胸廓

正常成人胸廓前后径较横径(左右径)短,前后径与横径之比约为1∶1.5,小儿和老年人前后径略小于或等于横径。

(二) 异常胸廓

1. 桶状胸　胸廓前后径增大,与横径几乎相等,外观呈圆桶形,见于肺气肿、支气管哮喘发作时,亦见于部分老年人及矮胖体型者。

2. 扁平胸　胸廓扁平,前后径常不到横径的一半,见于瘦长体型者,以及肺结核等慢性消耗性疾病。

3. 鸡胸　为佝偻病所致的胸部病变,多见于儿童,胸骨特别是胸骨下部显著前凸,两侧肋骨凹陷,形似鸡胸而得名,见于佝偻病。

4. 漏斗胸　胸骨下端剑突处内陷,有时连同依附的肋软骨一起内陷而形似漏斗,见于佝偻病、胸骨下部长期受压者。

5. 胸廓一侧或局限性变形　胸廓一侧膨隆多见于大量胸腔积液、气胸等;一侧平坦或下陷见于肺不张、肺纤维化、广泛性胸膜增厚和粘连等;胸廓局限性隆起见于心脏明显增大、大量心包积液、肋骨骨折等。

6. 脊柱畸形引起的胸廓改变　常见于脊柱结核、强直性脊柱炎、胸椎疾患等。

要点三　胸壁检查

1. 胸壁静脉　正常胸壁无明显静脉可见。上腔静脉或下腔静脉回流受阻建立侧支循环时,胸壁静脉可充盈或曲张。上腔静脉受阻时,胸壁静脉的血流方向自上向下;下腔静脉受阻时,胸壁静脉的血流方向自下向上。

2. 胸壁压痛　用手指轻压或轻叩胸壁,正常人无疼痛的感觉。胸壁炎症、肿瘤浸润、肋软骨炎、肋间神经痛、带状疱疹、肋骨骨折等,可有局部压痛。白血病时,常有胸骨压痛或叩击痛。

要点四　乳房检查

1. 视诊　注意两侧乳房的大小、对称性、外表、乳头状态及有无溢液等。乳房外表发红、肿胀并伴疼痛、发热者，见于急性乳腺炎。乳房皮肤表皮水肿隆起，毛囊及毛囊孔明显下陷，皮肤呈“橘皮样”，多为浅表淋巴管被乳癌堵塞后局部皮肤出现淋巴性水肿所致；近期发生的乳头内陷或位置偏移可能为癌变；乳头有血性分泌物见于乳管内乳头状瘤、乳腺癌。

2. 触诊 被检者采取坐位，先两臂下垂，然后双臂高举超过头部或双手叉腰再进行检查。按外上、外下、内下、内上、中央（乳头、乳晕）的顺序滑动触诊，然后检查腋窝及锁骨上、下窝等处淋巴结。

急性乳腺炎时乳房红、肿、热、痛，常局限于一侧乳房的某一象限，触诊有明显压痛的硬块，患侧腋窝淋巴结肿大、压痛。

乳房肿块见于乳腺癌、乳房纤维腺瘤等。恶性肿瘤以乳腺癌最多，常见于中年以上的妇女，肿块质硬，形状不规则，表面凹凸不平，边界不清，压痛不明显，晚期与皮肤及深部组织粘连而固定，易向腋窝等处淋巴结转移。

细目六　肺和胸膜检查

要点一　视诊

（一）呼吸类型

成年女性以胸式呼吸为主，儿童及成年男性以腹式呼吸为主。肺炎、重症肺结核、胸膜炎、肋骨骨折、肋间肌麻痹等胸部疾患，胸式呼吸减弱而腹式呼吸增强。腹膜炎、腹水、巨大卵巢囊肿、肝脾重度肿大、胃肠胀气等腹部疾病及妊娠晚期，腹式呼吸减弱而胸式呼吸增强。

（二）呼吸频率、深度及节律

平静状态下，正常成人的呼吸频率为 12~20 次 / 分，呼吸与脉搏之比为 1∶4。

1. 呼吸频率 呼吸频率超过 20 次 / 分，为呼吸过速，病理情况下，见于发热、疼痛、贫血、甲状腺功能亢进症、心力衰竭、肺炎等。呼吸频率低于 12 次 / 分，称为呼吸频率过缓，见于深睡眠、颅内高压、黏液性水肿、吗啡及巴比妥中毒等。

2. 呼吸深度 严重代谢性酸中毒时，呼吸深而大称为库斯莫尔呼吸，又称酸中毒大呼吸，见于尿毒症、糖尿病酮症酸中毒等。呼吸浅快可见于肺气肿、胸膜炎、胸腔积液、气胸、呼吸肌麻痹、大量腹水、肥胖、鼓肠等，呼吸浅慢见于颅内高压、麻醉剂或镇静剂过量等。

3. 呼吸节律 正常人呼吸节律匀齐，呼吸与脉搏之比为 1∶4。常见的呼吸节律异常有：①潮式呼吸（Cheyne-Stokes 呼吸）：见于脑炎、脑膜炎、颅内压升高、脑干损伤等。②间停呼吸（Biot 呼吸）：见于颅内压升高、药物（如阿片类）诱发的呼吸抑制及脑损伤，常为临终前的危急征象。

（三）呼吸运动

正常时，两侧呼吸运动对称。双侧呼吸运动减弱见于阻塞性肺气肿；双侧呼吸运动增强见于剧烈运动以及高热、甲状腺功能亢进症、代谢性酸中毒等。一侧呼吸运动减弱或消失见于患侧大量胸腔积液、气胸、胸膜肥厚、大面积肺实变、肺不张等。

要点二　触诊

（一）触觉语颤（语音震颤）

正常情况下，前胸上部语颤较下部强；后胸下部语颤较上部强；右上胸语颤较左上胸强。

1. 语颤增强 见于以下几种情况。①肺实变：如肺炎链球菌肺炎、肺梗死、肺结核、肺脓肿及肺癌等。②压迫性肺不张：胸腔积液上方受压而萎瘪的肺组织及受肿瘤压迫的肺组织。③较浅而大的肺空洞：见于肺结核、肺脓肿、肺肿瘤等。

2. 语颤减弱或消失 见于以下几种情况。①肺泡内含气量增多：如肺气肿及支气管哮喘发作时。②支气管阻塞：如阻塞性肺不张、气管内分泌物增多。③胸壁距肺组织距离加大：如胸腔积液、气胸、胸膜高度增厚及粘连、胸壁水肿或皮下气肿等。④体质衰弱者，大量胸腔积液、严重气胸时，语颤可消失。

（二）胸膜摩擦感

急性胸膜炎时，两层胸膜因有纤维蛋白沉着而变得粗糙，呼吸时壁层和脏层胸膜相互摩擦而产生震动，引起胸膜摩擦感。以腋中线第 5~7 肋间隙最易触及。

要点三　叩诊

（一）肺部正常叩诊音

肺部正常叩诊音为清音。

(二) 肺界叩诊

1. 肺下界　正常成人的右肺下界在右侧锁骨中线、腋中线、肩胛线,分别为第6、8、10肋间。左肺下界除在左锁骨中线上变动较大(因有胃泡鼓音区)外,其余与右侧大致相同。病理情况下,肺下界下移见于肺气肿;肺下界上移见于肺不张、肺萎缩,以及腹水、鼓肠、肝脾肿大、腹腔肿瘤。下叶肺实变、胸腔积液、胸膜增厚时,肺下界不易叩出。

2. 肺下界移动度　正常成人两侧肺下界的移动度为6~8cm。肺下界移动度减小见于阻塞性肺气肿、肺不张、肺炎及各种原因所致的腹压增高;胸腔大量积液、积气或广泛胸膜增厚及粘连时,肺下界移动度难以叩出。

(三) 肺部异常叩诊音

1. 浊音或实音　见于以下几种情况。①肺组织含气量减少或消失:如肺炎、肺结核、肺梗死、肺不张、肺水肿、肺硬化等。②肺内实质性病变:如肺肿瘤、肺包囊虫病、未穿破的肺脓肿等。③胸膜腔病变:如胸腔积液、胸膜增厚及粘连等。④胸壁疾病:如胸壁水肿、肿瘤等。

2. 鼓音　见于气胸及直径大于4cm的浅表肺空洞,如空洞性肺结核、肺脓肿或肺肿瘤空洞。

3. 过清音　见于肺气肿、支气管哮喘发作时。

要点四　听诊

(一) 正常呼吸音

1. 支气管呼吸音　指气流在声门及气管、支气管内形成的湍流和摩擦所产生的声音。正常人在喉部、胸骨上窝、背部第6颈椎至第2胸椎附近可听到支气管呼吸音,肺部其他部位听到支气管呼吸音则为病理现象。

2. 肺泡呼吸音　指气流进出肺泡所产生的声音,正常人在肺部任何区域都可听到。

3. 支气管肺泡呼吸音(混合呼吸音)　正常人在胸骨角附近、肩胛间区的第3、4胸椎水平及右肺尖可以听到。

(二) 病理性呼吸音

1. 病理性肺泡呼吸音　①肺泡呼吸音减弱或消失:见于呼吸运动障碍(如全身衰弱、呼吸肌瘫痪、腹压过高、胸膜炎、肋骨骨折、肋间神经痛等)、呼吸道阻塞(如支气管炎、支气管哮喘、喉或大支气管肿瘤等)、肺顺应性降低(如肺气肿、肺淤血、肺间质炎症等)、胸腔内肿物(如肺癌、肺囊肿等)、胸膜疾患(如胸腔积液、气胸、胸膜增厚及粘连等)。②肺泡呼吸音增强:双侧增强见于运动、发热、甲状腺功能亢进症、贫血、代谢性酸中毒时;肺脏或胸腔病变使一侧或一部分肺的呼吸功能减弱或丧失,则健侧或无病变部分的肺泡呼吸音可出现代偿性增强。③呼气延长:见于阻塞性肺气肿、支气管哮喘发作时。

2. 病理性支气管呼吸音　在正常肺泡呼吸音部位听到支气管呼吸音,也称管状呼吸音。常见于以下几种情况。①肺组织实变。②肺内大空洞。③压迫性肺不张。

3. 病理性支气管肺泡呼吸音　正常肺泡呼吸音分布区域听到的支气管肺泡呼吸音。常见于肺实变区,且与正常肺组织掺杂存在,或肺实变部位较深并被正常肺组织所遮盖。

(三) 啰音

1. 干啰音　气流通过狭窄支气管时发生湍流,或气流通过有黏稠分泌物的管腔时冲击黏稠分泌物引起的震动所致。

听诊特点:①吸气和呼气都可听到,但呼气时更加清楚。②性质多变且部位不定。③几种不同性质的干啰音可同时存在。

临床意义:干啰音是支气管病变的表现。两肺干啰音见于急慢性支气管炎、支气管哮喘、支气管肺炎、心源性哮喘等;局限性干啰音见于支气管局部结核、肿瘤、异物或黏稠分泌物附着;局部而持久的干啰音见于肺癌早期或支气管内膜结核。

2. 湿啰音(水泡音)　气流通过气道、肺泡或空洞内的稀薄液体(渗出物、黏液、血液、漏出液、分泌液)时形成水泡并立即破裂时所产生的声音。

听诊特点:①吸气和呼气都可听到,以吸气末时多而清楚。②部位较恒定,性质不易改变。③大、中、小湿啰音可同时存在。

临床意义:湿啰音是肺与支气管病变的表现。两肺散在分布的湿啰音,常见于支气管炎、支气管肺炎、血行播散型肺结核、肺水肿;两肺底分布的湿啰音,多见于肺淤血、肺水肿及支气管肺炎;一侧或局限性分布的湿啰音,见于肺炎、肺结核(多在肺上部)、支气管扩张症(多在肺下部)、肺脓肿、肺癌及肺出血等。

3. 捻发音　是一种微小湿啰音。生理情况下见于老年人、深睡或长期卧床者,深吸气时可在肺底听到，数次深呼吸或咳嗽后可消失，无特殊临床意义；持续存在的捻发音，见于肺炎早期、肺结核早期、肺淤血、纤维性肺泡炎等。

（四）胸膜摩擦音

胸膜摩擦音是干性胸膜炎的重要体征，见于结核性胸膜炎、化脓性胸膜炎、尿毒症胸膜炎等。一般吸气、呼气均可听到，但屏住呼吸时消失，借此可与心包摩擦音区别。胸膜摩擦音在胸膜任何部位都可听到，以胸廓下侧沿腋中线处最清楚。

（五）听觉语音

听觉语音减弱见于过度衰弱、支气管阻塞、阻塞性肺疾病、胸腔积液、气胸、胸膜增厚或水肿。听觉语音增强见于肺实变、肺空洞及压迫性肺不张。

要点五　常见呼吸系统病变的体征

常见呼吸系统病变的体征见表 9-3-6-1。

表 9-3-6-1　肺与胸膜常见病的体征

体征	视诊		触诊		叩诊	听诊	
	胸廓	呼吸动度	气管位置	语颤		呼吸音	听觉语音
肺实变	对称	患侧减弱	居中	患侧增强	浊音或实音	呼吸音消失，可闻及病理性支气管呼吸音	患侧增强
阻塞性肺气肿	桶状	减弱	居中	减弱	过清音，肺下界下降，移动度减少	减弱，呼气延长	减弱
气胸	患侧饱满	患侧减弱或消失	推向健侧	患侧减弱或消失	鼓音	减弱或消失	减弱或消失
胸腔积液	患侧饱满	患侧减弱	推向健侧	患侧减弱或消失	浊音或实音	减弱或消失	减弱或消失

细目七　心脏、血管检查

要点一　视诊

（一）心前区隆起

1. 某些先天性心脏病，如法洛四联症、肺动脉瓣狭窄等。

2. 慢性风湿性心脏病伴右心室增大者。

（二）心尖搏动

1. 正常成人心尖搏动　位于左侧第 5 肋间隙、锁骨中线内侧 0.5~1.0cm 处，搏动范围的直径约为 2.0~2.5cm。

2. 心尖搏动位置改变　①生理因素：卧位时心尖搏动可稍上移；左侧卧位时，心尖搏动可向左移 2~3cm；右侧卧位时可向右移 1.0~2.5cm。小儿及妊娠时心脏常呈横位，心尖搏动可向上外方移位；瘦长体型者，心脏呈垂直位，心尖搏动可向下、向内移至第 6 肋间隙。②病理因素：左心室增大时，心尖搏动向左下移位；右心室增大时，心尖搏动向左移位；肺不张、粘连性胸膜炎时，心尖搏动移向患侧；胸腔积液、气胸时，心尖搏动移向健侧；大量腹水、肠胀气、腹腔巨大肿瘤或妊娠等，心尖搏动位置向上外移位。

3. 心尖搏动强度及范围改变　甲状腺功能亢进症、重症贫血、发热等疾病时，心尖搏动增强；心包积液、左侧气胸或胸腔积液、肺气肿等，心尖搏动减弱甚或消失；负性心尖搏动见于粘连性心包炎。

要点二　触诊

1. 左心室肥大时，心尖搏动呈抬举性。

2. 震颤（又称为猫喘）是器质性心血管疾病的体征。震颤出现的时期、部位和临床意义见表 9-3-7-1。

表 9-3-7-1　心脏常见震颤的临床意义

时期	部位	临床意义
收缩期	胸骨右缘第 2 肋间	主动脉瓣狭窄
	胸骨左缘第 2 肋间	肺动脉瓣狭窄
	胸骨左缘第 3、4 肋间	室间隔缺损
舒张期	心尖部	二尖瓣狭窄
连续性	胸骨左缘第 2 肋间及其附近	动脉导管未闭

3. 心包摩擦感是干性心包炎的体征，见于结核性、化脓性心包炎，也可见于风湿热、急性心肌梗死、尿毒症、系统性红斑狼疮等引起的心包炎。通常在胸骨左缘第 3、4 肋间最易触及，心脏收缩期和舒张期均可触及，以收缩期较为明显。坐位稍前倾或深呼气末更易触及。

要点三　叩诊

（一）叩诊方法

采用间接叩诊法，沿肋间隙从外向内、自下而上叩诊，板指与肋间隙平行并紧贴胸壁。叩诊心脏左界时，从心尖搏动外 2~3cm 处由外向内进行叩诊。如心尖搏动不明显，则自第 6 肋间隙左锁骨中线外的清音区开始，然后按肋间隙逐一上移，至第 2 肋间隙为止；叩诊心脏右界时，自肝浊音界的上一肋间隙开始，逐一叩诊至第 2 肋间隙。

（二）心浊音界改变的临床意义

1. 心脏与血管本身病变　①左心室增大：心浊音界向左下扩大，使心界呈靴形，见于主动脉瓣关闭不全、高血压性心脏病。②右心室增大：右心室显著增大时，心界向左、右两侧扩大，以向左增大较为显著。常见于二尖瓣狭窄、肺心病。③左心房增大或合并肺动脉段扩大：心腰部饱满或膨出，心脏浊音区呈梨形，见于二尖瓣狭窄。④左、右心室增大：心界向两侧扩大，称为普大型心脏，见于扩张型心肌病等。⑤心包积液：坐位时心浊音界呈三角烧瓶形，卧位时心底部浊音界增宽。

2. 心外因素　大量胸腔积液、积气时，心浊音界向健侧移位；胸膜增厚及粘连、肺不张，则使心界移向患侧；肺气肿时心浊音界变窄狭长。

要点四　听诊

（一）心脏瓣膜听诊区

1. 二尖瓣区　位于左侧第 5 肋间隙，锁骨中线内侧心尖搏动最强处，又称心尖区。

2. 主动脉瓣区　①主动脉瓣区：位于胸骨右缘第 2 肋间隙，主动脉瓣狭窄时的收缩期杂音在此区最响。②主动脉瓣第二听诊区：位于胸骨左缘第 3、4 肋间隙，主动脉瓣关闭不全时的舒张期杂音在此区最响。

3. 肺动脉瓣区　在胸骨左缘第 2 肋间隙。

4. 三尖瓣区　在胸骨体下端近剑突偏右或偏左处。

（二）听诊内容

1. 心率　正常成人的心率为 60~100 次 / 分。心率超过 100 次 / 分为心动过速，临床意义同脉率增快；心率低于 60 次 / 分为心动过缓，临床意义同脉率减慢。

2. 心律　正常人的心律基本是规则的。窦性心律不齐常见于健康青少年及儿童，表现为吸气时心率增快，呼气时心率减慢。期前收缩见于情绪激动、酗酒、饮浓茶以及各种心脏病、心脏手术、心导管检查、低血钾等。心房颤动（房颤）多见于二尖瓣狭窄、冠心病、甲状腺功能亢进症，具有以下听诊特点：①心律绝对不规则；②第一心音强弱不等；③脉搏短绌。

3. 心音

（1）正常心音：正常心音有 4 个。按其在心动周期中出现的顺序，依次命名为第一心音（S_1）、第二心音（S_2）、第三心音（S_3）及第四心音（S_4）。通常听到的是 S_1 和 S_2，在儿童和部分青少年中有时可听到 S_3，一般听不到 S_4。第一、第二心音的区别见表 9-3-7-2。

表 9-3-7-2 第一、第二心音的区别

区别点	第一心音	第二心音
声音特点	音强,调低,时限较长	音弱,调高,时限较短
最强部位	心尖部	心底部
与心尖搏动及动脉搏动的关系	与心尖搏动和动脉搏动同时出现	心尖搏动之后出现
与心动周期的关系	S_1 和 S_2 之间的间隔(收缩期)较短	S_2 到下一心动周期 S_1 的间隔(舒张期)较长

(2) 心音改变及其临床意义

S_1 与 S_2 同时增强:见于胸壁较薄、情绪激动、甲亢、发热、贫血等。S_1 与 S_2 同时减弱:见于肥胖、胸壁水肿、左侧胸腔积液、肺气肿、心包积液、缩窄性心包炎、甲状腺功能减退症、心肌炎、心肌病、心肌梗死、心力衰竭等。

S_1 增强:见于发热、甲亢、二尖瓣狭窄等。S_1 减弱:见于心肌炎、心肌病、心肌梗死、二尖瓣关闭不全等。

A_2 增强:见于高血压、主动脉粥样硬化等。A_2 减弱:见于低血压、主动脉瓣狭窄和关闭不全。

P_2 增强:见于肺动脉高压、二尖瓣狭窄、左心衰竭、室间隔缺损、动脉导管未闭、肺心病。P_2 减弱:见于肺动脉瓣狭窄或关闭不全。

钟摆律或胎心律见于心肌有严重病变时,如大面积急性心肌梗死、重症心肌炎等。

S_2 分裂临床上较常见,以肺动脉瓣区较为明显。见于右心室排血时间延长,肺动脉瓣关闭明显延迟(如完全性右束支传导阻滞、肺动脉瓣狭窄),或左心室射血时间缩短,主动脉关闭时间提前(如二尖瓣关闭不全、室间隔缺损等)。

4. 额外心音 在正常心音之外的附加心音。

(1) 舒张早期奔马律:是病理性 S_3,又称 S_3 奔马律或室性奔马律。在心尖部容易听到,提示心脏有严重的器质性病变,见于各种原因的心力衰竭、急性心肌梗死、重症心肌炎等。

(2) 开瓣音(二尖瓣开放拍击音):见于二尖瓣狭窄而瓣膜弹性尚好时,是二尖瓣分离术适应证的重要参考条件。

5. 心脏杂音

(1) 杂音产生的机制:①血流加速,见于剧烈运动后、发热、贫血、甲状腺功能亢进症等。②瓣膜口、大血管通道狭窄,如二尖瓣狭窄、主动脉瓣狭窄、肺动脉瓣狭窄等。③瓣膜关闭不全,如二尖瓣关闭不全、主动脉瓣关闭不全等。④异常通道,如室间隔缺损、动脉导管未闭及动静脉瘘等。⑤心腔内漂浮物,如心内膜炎时赘生物产生的杂音等。⑥大血管腔瘤样扩张,如动脉瘤。

(2) 杂音的特性:①最响的部位。一般来说,杂音最响的部位,就是病变所在的部位。②出现的时期。按杂音出现的时期不同,将杂音分为收缩期杂音、舒张期杂音、连续性杂音、双期杂音。舒张期杂音及连续性杂音均为病理性,收缩期杂音多为功能性。③杂音的性质。分为吹风样、隆隆样(或雷鸣样)、叹气样、机器样及乐音样等,进一步分为粗糙、柔和。④收缩期杂音强度。采用 Levine 6 级分级法。1 级杂音很弱,所占时间很短,须仔细听诊才能听到。2 级较易听到,杂音柔和。3 级为中等响亮的杂音。4 级为响亮的杂音,常伴有震颤。5 级为很响亮的杂音,震耳,但听诊器如离开胸壁则听不到,伴有震颤。6 级杂音极响亮,听诊器稍离胸壁时亦可听到,有强烈的震颤。⑤杂音强度的表示法。6 作分母,杂音级别作分子。4 级杂音记为“4/6 级收缩期杂音”。一般而言,3/6 级和以上的收缩期杂音多为器质性。但应注意,杂音的强度不一定与病变的严重程度成正比。病变较重时,杂音可能较弱;相反,病变较轻时也可能听到较强的杂音。⑥传导方向。二尖瓣关闭不全的收缩期杂音在心尖部最响,并向左腋下及左肩胛下角处传导;主动脉瓣关闭不全的舒张期杂音在主动脉瓣第二听诊区最响,并向胸骨下端或心尖部传导;主动脉瓣狭窄的收缩期杂音以主动脉瓣区最响,可向上传至右侧胸骨上窝及颈部;肺动脉瓣关闭不全的舒张期杂音在肺动脉瓣区最响,可传至胸骨左缘第 3 肋间。⑦较局限的杂音。二尖瓣狭窄的舒张期杂音常局限于心尖部;肺动脉瓣狭窄的收缩期杂音常局限于胸骨左缘第 2 肋间;室间隔缺损的收缩

期杂音常局限于胸骨左缘第3、4肋间。⑧与体位的关系。体位改变可使某些杂音减弱或增强，有助于病变部位的诊断。例如，左侧卧位可使二尖瓣狭窄的舒张中晚期隆隆样杂音更明显；前倾坐位可使主动脉瓣关闭不全的舒张期杂音更易于听到；仰卧位则使肺动脉瓣、二尖瓣、三尖瓣关闭不全的杂音更明显。⑨与呼吸的关系。深吸气时可使右心（三尖瓣、肺动脉瓣）的杂音增强；深呼气时可使左心（二尖瓣、主动脉瓣）的杂音增强。⑩与运动的关系。运动后心率加快，增加循环血流量及流速，在一定的心率范围内可使杂音增强，如运动可使二尖瓣狭窄的舒张中晚期杂音增强。

(3) 各瓣膜区杂音的临床意义：①二尖瓣区收缩期杂音。见于二尖瓣关闭不全、二尖瓣脱垂、冠心病乳头肌功能不全等，杂音为吹风样，较粗糙，响亮，多在3/6级以上，可占全收缩期；左心室扩张引起的二尖瓣相对关闭不全（如高血压心脏病、扩张型心肌病等），杂音为3/6级以下柔和的吹风样，传导不明显；运动、发热、贫血、妊娠、甲亢等产生的杂音一般为2/6级以下，性质柔和，较局限，病因去除后杂音消失。②二尖瓣区舒张期杂音。器质性病变见于二尖瓣狭窄，为心尖部舒张中晚期隆隆样杂音，呈递增型，音调较低而局限，左侧卧位呼气末时较清楚，常伴有S_1亢进、二尖瓣开放拍击音及舒张期震颤，P_2亢进及分裂；主动脉瓣关闭不全所致的相对性二尖瓣狭窄杂音，称为奥－弗杂音（Austin-Flint杂音），性质柔和，不伴有S_1亢进、开瓣音，无震颤。③主动脉瓣区收缩期杂音。见于各种病因的主动脉瓣狭窄，杂音为喷射性，响亮而粗糙，呈递增－递减型，沿大血管向颈部传导，常伴有收缩期震颤；主动脉粥样硬化、高血压性心脏病等引起的相对性主动脉瓣狭窄，杂音柔和，常有A_2增强。④主动脉瓣区舒张期杂音。器质性者常见于风湿性主动脉瓣关闭不全、主动脉粥样硬化、梅毒，为叹气样，递减型，可传至胸骨下端左侧或心尖部，前倾坐位，在主动脉瓣第二听诊区深呼气末最易听到，伴有A_2减弱及周围血管征。⑤肺动脉瓣区收缩期杂音。见于肺动脉瓣狭窄，多为先天性，杂音粗糙，呈喷射性，强度在3/6级以上，常伴收缩期震颤；二尖瓣狭窄、房间隔缺损等引起的相对性肺动脉瓣狭窄，杂音时限较短，较柔和，伴P_2增强亢进。⑥肺动脉瓣区舒张期杂音。器质性极少，多由相对性肺动脉瓣关闭不全所引起，常见于二尖瓣狭窄、肺心病等，伴明显的肺动脉高压，杂音为叹气样，柔和，递减型，卧位吸气末增强，常伴P_2亢进，称为格－斯杂音（Graham-Steell杂音）。⑦三尖瓣区收缩期杂音。器质性者极少见，多为右心室扩大导致的相对性三尖瓣关闭不全，见于二尖瓣狭窄、肺心病等，杂音柔和，在3/6级以下。⑧胸骨左缘第3、4肋间听到响亮而粗糙的收缩期杂音，或伴收缩期震颤，见于室间隔缺损或肥厚型梗阻性心肌病。⑨连续性杂音。是一种连续、粗糙、类似机器转动的声音，在胸骨左缘第2肋间隙及其附近听到，见于动脉导管未闭。

器质性与功能性收缩期杂音的鉴别见表9-3-7-3。

表9-3-7-3 器质性与功能性收缩期杂音的鉴别

鉴别点	器质性	功能性
部位	任何瓣膜听诊区	肺动脉瓣区和/或心尖部
持续时间	长，常占全收缩期，可遮盖S_1	短，不遮盖S_1
性质	吹风样，粗糙	吹风样，柔和
传导	较广而远	比较局限
强度	常在3/6级或以上	一般在2/6级或以下
心脏大小	有心房和/或心室增大	正常

6. 心包摩擦音 在胸骨左缘第3、4肋间隙较易听到，患者坐位稍前倾，深呼气后屏住呼吸时易于听到，见于急性心包炎。

要点五 血管检查

1. 毛细血管搏动征 用手指轻压患者指甲床末端,或以干净玻片轻压患者的口唇黏膜,如见到红白交替的、与患者心搏一致的节律性微血管搏动现象,称为毛细血管搏动征。

2. 水冲脉 脉搏骤起骤降,急促而有力。检查者用手紧握患者的手腕掌面,将患者的前臂高举过头,则水冲脉更易触知。

3. 交替脉 为一种节律正常而强弱交替的脉搏,为左心室衰竭的重要体征,见于高血压性心脏病、急性心肌梗死或主动脉瓣关闭不全等。

4. 重搏脉 见于伤寒、肥厚型梗阻性心肌病等。

5. 奇脉 指吸气时脉搏明显减弱或消失的现象,又称为吸停脉。常见于心包积液和缩窄性心包炎,是心包填塞的重要体征之一。

6. 无脉 即脉搏消失,见于严重休克及多发性大动脉炎。

7. 枪击音与杜氏双重杂音 将听诊器体件放在肱动脉等外周较大动脉的表面,可听到与心跳一致的“嗒——嗒——”音,称为枪击音。如再稍加压力,则可听到收缩期与舒张期双重杂音,即杜氏双重杂音。

8. 其他血管杂音 ①在甲亢患者肿大的甲状腺上可听到血管杂音,常为连续性,收缩期较强。②主动脉瘤时,在相应部位可听到收缩期杂音。③动 - 静脉瘘时,在病变部位可听到连续性杂音。④肾动脉狭窄时,可在腰背部及腹部听到收缩期杂音。

9. 周围血管征 包括头部随脉搏呈节律性点头运动、颈动脉搏动明显、毛细血管搏动征、水冲脉、枪击音与杜氏双重杂音,均由脉压增大所致,常见于主动脉瓣关闭不全、发热、贫血及甲亢等。

要点六 常见循环系统病变的体征

常见循环系统病变的体征见表 9-3-7-4。

表 9-3-7-4 常见循环系统病变的体征

病变	视诊	触诊	叩诊	听诊
二尖瓣狭窄	二尖瓣面容,心尖搏动略向左移	心尖搏动向左移,心尖部触及舒张期震颤	心浊音界早期稍向左,以后向右扩大,心腰部膨出,呈梨形	心尖部 S_1 亢进,较局限的递增型舒张中晚期隆隆样杂音,可伴开瓣音,P_2 亢进、分裂,肺动脉瓣区 Graham-Steell 杂音
二尖瓣关闭不全	心尖搏动向左下移位	心尖搏动向左下移位,常呈抬举性	心浊音界向左下扩大	心尖部 S_1 减弱,心尖部有 3/6 级或以上较粗糙的吹风样全收缩期杂音,范围广泛,常向左腋下及左肩胛下角传导,并可掩盖 S_1
主动脉瓣狭窄	心尖搏动向左下移位	心尖搏动向左下移位,呈抬举性,主动脉瓣区收缩期震颤	心浊音界向左下扩大	主动脉瓣区高调、粗糙的递增 - 递减型收缩期杂音,向颈部传导,心尖部 S_1 减弱,A_2 减弱
主动脉瓣关闭不全	颜面较苍白,颈动脉搏动明显,心尖搏动向左下移位且范围较广,可见点头运动	心尖搏动向左下移位并呈抬举性,周围血管征阳性	心浊音界向左下扩大,心脏呈靴形	主动脉瓣第二听诊区叹气样递减型舒张期杂音,可向心尖部传导;心尖部 S_1 减弱,A_2 减弱或消失,可闻及 Austin-Flint 杂音
右心衰竭	颈静脉怒张,口唇发绀,浮肿	肝脏肿大、压痛,肝 - 颈静脉回流征阳性,下肢或腰骶部凹陷性水肿	心界扩大,可有胸腔积液或腹水体征	心率增快,颌突下或胸骨左缘第 4、5 肋间可闻及右室舒张早期奔马律

细目八　腹部检查

要点一　视诊

（一）腹部外形

正常的腹部平坦。腹部明显膨隆或凹陷见于以下几种情况。

1. 全腹膨隆　①腹内积气：见于各种原因所致的肠梗阻或肠麻痹。积气在肠道外腹腔内者，称为气腹，见于胃肠穿孔或治疗性人工气腹。②腹水：当腹腔内大量积液时，在仰卧位腹部外形呈宽而扁状，称为蛙腹。常见于肝硬化门静脉高压症、右心衰竭、缩窄性心包炎、肾病综合征、结核性腹膜炎、腹膜转移癌等。结核性腹膜炎症、肿瘤浸润时，腹形常呈尖凸状，也称为尖腹。③腹腔巨大肿块：以巨大卵巢囊肿最常见，腹部呈球形膨隆而以囊肿部位较明显。

2. 局部膨隆　常见于腹部炎性包块、胃肠胀气、脏器肿大、腹内肿瘤、腹壁肿瘤和疝等。左上腹膨隆见于脾肿大、巨结肠或结肠脾曲肿瘤；上腹中部膨隆见于肝左叶肿大、胃扩张、胃癌、胰腺囊肿或肿瘤；右上腹膨隆见于肝肿大（淤血、脓肿、肿瘤）、胆囊肿大及结肠肝曲肿瘤；腰部膨隆见于大量肾盂积水或积脓、多囊肾、巨大肾上腺瘤；左下腹部膨隆见于降结肠肿瘤、干结粪块；下腹部膨隆多见于妊娠、子宫肌瘤、卵巢囊肿、尿滞留等；右下腹膨隆见于阑尾周围脓肿、回盲部结核或肿瘤等。

3. 全腹凹陷　见于严重脱水、明显消瘦及恶病质等，严重者呈舟状腹。

（二）腹壁静脉

正常时腹壁静脉一般不显露。当门静脉高压或上、下腔静脉回流受阻导致侧支循环形成时，腹壁静脉呈现扩张、迂曲状态，称为腹壁静脉曲张。①门脉高压时，腹壁曲张的静脉以脐为中心向周围伸展，脐以上腹壁静脉血流方向从下向上，脐以下腹壁静脉血流方向自上向下。②上腔静脉梗阻时，胸腹壁静脉血流方向自上向下，流入下腔静脉。③下腔静脉梗阻时，腹壁浅静脉血流方向向上，进入上腔静脉。

（三）胃肠型和蠕动波

正常人的腹部一般看不到蠕动波及胃型和肠型，有时在腹壁菲薄或松弛的老年人、极度消瘦者或经产妇可能见到。

幽门梗阻时，可见到胃蠕动波自左肋缘下向右缓慢推进（正蠕动波），有时可见到逆蠕动波及胃型；脐部出现肠蠕动波见于小肠梗阻，严重梗阻时，脐部可见横行排列呈多层梯形的肠型和较大的肠蠕动波；结肠梗阻时，宽大的肠型多出现于腹壁周边，同时盲肠多胀大呈球形。

（四）腹纹

肥胖者和高度水肿者可见腹壁白色纵形腹纹；经产妇的银白色条纹称为妊娠纹；肾上腺皮质功能亢进患者的腹部、腰部及臀部都可出现紫红色纵形条纹，称紫纹。

（五）脐

正常的脐与腹壁相平或稍凹陷。脐深陷见于腹壁肥胖者；脐稍突出见于少年和腹壁菲薄者；脐明显突出见于大量腹水；腹腔压力增加时，腹腔内容物经脐部向外膨出而形成脐疝；脐部发炎、溃烂见于化脓性或结核性感染；脐部溃疡使局部坚硬、固定而突出，多为癌肿。

（六）疝

腹腔内容物易经腹壁或骨盆壁的间隙或薄弱部分向体表突出而形成疝。手术瘢痕愈合不良处可有切口疝；股疝位于腹股沟韧带中部，多见于女性；腹股沟疝则发生于髂窝部偏内侧，男性腹股沟斜疝可下降至阴囊，该疝在直立位或咳嗽用力时明显，平卧位时可缩小或消失，如有嵌顿，则可引起急性腹痛。

要点二　触诊

（一）触诊的方法及注意事项

被检者采取仰卧位，两手平放于躯干两侧，两腿并拢屈曲，使腹壁肌肉放松，做缓慢的腹式呼吸运动。医生站在其右侧，面向被检者，以便观察其有无疼痛等表情。检查时手应温暖，动作应轻柔；触诊时可与被检者交谈，转移其注意力，使腹肌放松。检查顺序：从健康部位开始，逐渐移向病变区域，一般常规体检先从左下腹开始，循逆时针方向，由下而上，先左后右，由浅入深，将腹部各区进行仔细触诊，左右对比。

（二）触诊的内容

包括腹壁紧张度、有无压痛和反跳痛、腹部包块、液波震颤及肝脾等腹内脏器的情况。

1. 腹壁紧张度　正常人的腹壁柔软，无抵抗。在某些病理情况下可使全腹或局部紧张度增加、减弱或消失。

(1) 腹壁紧张度增加(腹肌紧张):①弥漫性腹肌紧张多见于胃肠道穿孔或实质脏器破裂所致的急性弥漫性腹膜炎,此时腹壁常强直,硬如木板,故称为板状腹。②局限性腹肌紧张多系局限性腹膜炎所致,如右下腹腹壁紧张多见于急性阑尾炎,右上腹腹壁紧张多见于急性胆囊炎;腹膜慢性炎症时,触诊如揉面团一样,称为揉面感,常见于结核性腹膜炎、癌性腹膜炎。

(2) 腹壁紧张度减低或消失:全腹紧张度减低见于慢性消耗性疾病或刚放出大量腹水者,也可见于身体瘦弱的老年人和经产妇;全腹紧张度消失见于脊髓损伤所致的腹肌瘫痪和重症肌无力等。

2. 压痛及反跳痛

(1) 压痛:①广泛性压痛见于弥漫性腹膜炎。②局限性压痛见于局限性腹膜炎或局部脏器的病变。明确而固定的压痛点是诊断某些疾病的重要依据。如麦氏(Mc Burney)点(右髂前上棘与脐连线中外1/3交界处)压痛多考虑急性阑尾炎;胆囊点(右腹直肌外缘与肋弓交界处)压痛考虑胆囊病变。

(2) 反跳痛:反跳痛表示炎症已波及腹膜壁层,腹肌紧张伴压痛、反跳痛称为腹膜刺激征,是急性腹膜炎的可靠体征。

3. 腹部包块 腹腔脏器的肿大、异位、肿瘤、囊肿或脓肿、炎性组织粘连或肿大的淋巴结等均可形成包块。如触到包块要鉴别其来源于何种脏器;是炎症性还是非炎症性;是实质性还是囊性;是良性还是恶性;在腹腔内还是在腹壁上。还须注意包块的部位、大小、形态、质地、压痛、搏动、移动度、与邻近器官的关系等。

4. 液波震颤 检查时患者仰卧,医师用手掌面贴于患者的腹壁一侧,以另一手并拢屈曲的四指指端并迅速叩击腹壁另一侧,如腹腔内有大量游离液体时,贴于腹壁的手掌就可感到液波的冲击,称为液波震颤。

5. 腹内脏器触诊

(1) 肝脏。①检查方法:采用单手或双手触诊法,分别在右侧锁骨中线延长线和前正中线上触诊肝脏右叶和左叶。检查时患者取仰卧位,双腿稍屈曲,使腹壁松弛,医生位于患者的右侧检查。②正常肝脏:正常成人的肝脏一般触不到,但腹壁松弛的消瘦者于深吸气时可触及肝下缘,多在肋弓下1cm以内,剑突下如能触及肝左叶,多在3cm以内。2岁以下小儿的肝脏相对较大,易触及。正常的肝脏质地柔软,边缘较薄,表面光滑,无压痛和叩击痛。③触诊的注意事项:触及肝脏时,应详细描述其大小、质地、表面光滑度及边缘情况、有无压痛及搏动等。④肝脏大小变化的临床意义:弥漫性肝肿大见于肝炎、脂肪肝、肝淤血、早期肝硬化、白血病、血吸虫病等;局限性肝肿大见于肝脓肿、肝囊肿(包括肝包虫病)、肝肿瘤等;肝脏缩小见于急性和亚急性重型肝炎、晚期肝硬化。⑤肝脏质地分级:分为质软、质韧(中等硬度)和质硬3级。正常的肝脏质地柔软,如触口唇;急性肝炎及脂肪肝时,质地稍韧;慢性肝炎质韧,如触鼻尖;肝硬化质硬,肝癌质地最硬,如触前额。⑥肝脏常见病的表现:急性肝炎时肝脏轻度肿大,质稍韧,表面光滑,边缘钝,有压痛;慢性肝炎时肝脏肿大较明显,质韧或稍硬,压痛较轻;肝硬化早期肝常肿大,晚期则缩小变硬,表面呈结节状,边缘较薄,无压痛;肝癌时肝脏进行性肿大,质坚硬如石,表面呈大小不等的结节状或巨块状,高低不平,边缘不整,压痛明显;脂肪肝所致的肝肿大,质软或稍韧,表面光滑,无压痛;肝淤血时肝脏明显肿大,质韧,表面光滑,边缘圆钝,有压痛;右心衰竭引起肝淤血肿大时,压迫肝脏,颈静脉怒张更明显,称为肝颈静脉回流征阳性。

(2) 胆囊。①胆囊点:右侧腹直肌外缘与肋弓交界处即为胆囊点。②胆囊触痛的检查方法:医生将左手掌平放在被检者的右肋,拇指放在胆囊点,用中等压力按压腹壁,然后嘱被检者缓慢深呼吸,如果深吸气时被检者因疼痛而突然屏气,则称胆囊触痛征(墨菲征)阳性,见于急性胆囊炎。③临床意义:正常时胆囊不能触及。急性胆囊炎引起胆囊肿大时墨菲征阳性;胰头癌压迫胆总管导致胆囊肿大时无压痛,但有逐渐加深的黄疸,称库瓦西耶征阳性;胆囊肿大,有实性感者,见于胆囊结石或胆囊癌。

(3) 脾脏:正常时脾脏不能触及。内脏下垂、左侧大量胸腔积液或积气时,脾向下移而可触及。除此之外,若能触及脾脏,则提示脾肿大。①检查方法:仰卧位或右侧卧位,右下肢伸直,左下肢屈髋、屈膝进行检查。②注意事项:触及脾脏后应注意其大小、质地、表面形态、有无压痛及摩擦感等。③脾肿大分度:深吸气时脾脏下缘在肋下不超过2cm者为轻度肿大;超过

2cm但在脐水平线以上为中度肿大；超过脐水平线或前正中线为高度肿大，又称巨脾。中度以上脾肿大时，其右缘常可触及脾切迹，这一特征可与左肋下其他包块相区别。④脾肿大的测量方法用三线记录法（单位：cm），ab线测量左锁骨中线与左肋缘交点（a点）至脾下缘（b点）之间的距离；ac线是测量a点至脾脏最远端（c点）之间的距离；de线是测量脾右缘（d点）与前正中线之间的距离；如脾脏高度增大，向右越过前正中线，则测量脾右缘至前正中线的最大距离，以“+”表示；未超过前正中线，则测量脾右缘与前正中线的最短距离，以“-”表示。⑤脾肿大的临床意义：轻度脾肿大见于慢性肝炎、粟粒性肺结核、伤寒、感染性心内膜炎、败血症和急性疟疾等，一般质地较柔软；中度脾肿大见于肝硬化、慢性溶血性黄疸、慢性淋巴细胞性白血病、系统性红斑狼疮、疟疾后遗症及淋巴瘤等，一般质地较硬；高度脾肿大，表面光滑者见于慢性粒细胞性白血病、慢性疟疾和骨髓纤维化症等，表面不平而有结节者见于淋巴瘤等；脾脓肿、脾梗死和脾周围炎时，可触到摩擦感且压痛明显。

(4) 肾脏：肾脏触诊常用双手触诊法。患者可取仰卧位或立位。医师位于患者的右侧，将左手掌放在其右后腰部向上托（触诊左肾时，左手绕过患者前方托住左后腰部），右手掌平放于被检侧季肋部，以微弯的手指指端放在肋弓下方，随患者呼气，右手逐渐深压向后腹壁，与在后腰部向上托起的左手试图接近，双手夹触肾。如未触及肾脏，应让患者深吸气，此时随吸气下移的肾脏可能滑入双手之间而被触知。如能触及肾脏大部分，则可将其在两手间夹住，同时患者常有类似恶心或酸痛的不适感。有时只能触及光滑、圆钝的肾下极，它常从触诊的手中滑出。

触及肾脏时应注意其大小、形状、质地、表面状态、敏感性和移动度等。正常的肾脏表面光滑而圆钝，质地结实而富有弹性，有浮沉感。正常人的肾脏一般不能触及，身材瘦长者有时可触及右肾下极。肾脏代偿性增大、肾下垂及游走肾常被触及。肾脏肿大见于肾盂积水或积脓、肾肿瘤及多囊肾等。肾盂积水或积脓时，其质地柔软，富有弹性，有波动感；肾肿瘤则质地坚硬，表面凹凸不平；多囊肾时，不规则增大的肾脏有囊性感。

肾脏和尿路疾病，尤其是炎性疾病时，可在一些部位出现压痛点。①季肋点：在第10肋骨前端。②上输尿管点：在脐水平线上，腹直肌外缘。③中输尿管点：在两侧髂前上棘水平线上，腹直肌外缘，相当于输尿管第2狭窄处（入骨盆腔处）。④肋脊点：在背部脊柱与第12肋所成的夹角顶点，又称肋脊角。⑤肋腰点：在第12肋与腰肌外缘的夹角顶点，又称肋腰点。季肋点压痛亦提示肾脏病变。输尿管有结石、化脓性或结核性炎症时，在上或中输尿管点出现压痛。肋脊点和肋腰点是肾脏炎症性疾病（如肾盂肾炎、肾结核或肾脓肿等）常出现压痛的部位。如炎症深隐于肾实质内，可无压痛而仅有叩击痛。

6. 正常腹部可触到的结构 腹主动脉、腰椎椎体与骶骨岬、横结肠、乙状结肠、盲肠等。

7. 膀胱触诊 用单手滑行触诊法。正常的膀胱排空时不能查到。当膀胱积尿而充盈时，在下腹正中部可触到圆形、表面光滑的囊状物，排尿后包块消失，此点可与腹部其他包块相鉴别。尿潴留常见于尿道梗阻、脊髓病、昏迷、腰椎或骶椎麻醉及手术后患者。导尿后肿块消失即可确诊尿潴留。

要点三 叩诊

1. 肝脏叩诊 体型对肝脏位置有一定的影响，匀称型者正常肝上界在右锁骨中线上第5肋间，下界位于右季肋下缘。右锁骨中线上，肝浊音区上下径之间的距离为9~11cm；在右腋中线上，肝上界在第7肋间，下界相当于第10肋骨水平；在右肩胛线上，肝上界为第10肋间，下界不易叩出。体型瘦长者肝上下界均可低一个肋间，体型矮胖者则可高一个肋间。

病理情况下，肝浊音界向上移位见于右肺不张、右肺纤维化、气腹及鼓肠等；肝浊音界向下移位见于肺气肿、右侧张力性气胸等。肝浊音界扩大见于肝炎、肝脓肿、肝淤血、肝癌和多囊肝等；肝浊音界缩小见于急性重型肝炎、晚期肝硬化和胃肠胀气等；肝浊音界消失代之以鼓音者，是急性胃肠穿孔的一个重要体征，亦可见于人工气腹等。

肝区叩击痛阳性对肝炎、肝脓肿有一定的诊断意义。

2. 胃泡鼓音区 胃泡鼓音区上界为膈及肺下缘，下界为肋弓，左界为脾脏，右界为肝左缘。胃泡鼓音区明显扩大见于幽门梗阻;明显缩小见于胸腔积液、心包积液、脾肿大及肝左叶肿大;鼓音消失见于急性胃扩张或溺水者。

3. 脾脏叩诊 脾浊音区宜采用轻叩法,在左腋中线自上而下进行叩诊。正常时脾浊音区在该线上第 9~11 肋间,宽 4~7cm,前方不超过腋前线。脾浊音区缩小或消失见于左侧气胸、胃扩张及鼓肠等;脾浊音区扩大见于脾肿大。

4. 膀胱叩诊 膀胱空虚时,因小肠位于耻骨上方遮盖膀胱,故叩诊呈鼓音,叩不出膀胱的轮廓。膀胱充盈时,耻骨上方叩出圆形浊音区。妊娠的子宫、卵巢囊肿或子宫肌瘤等,该区叩诊也呈浊音,应予鉴别。腹水时,耻骨上方叩诊可呈浊音区,但此区的弧形上缘凹向脐部,而膀胱胀大的浊音区弧形上缘凸向脐部。排尿或导尿后复查,如为浊音区转为鼓音,即为尿潴留而致的膀胱胀大。

5. 腹水的检查 当腹腔内有较多的游离液体(在 1000mL 以上)时,如患者仰卧位,液体因重力作用多积聚于腹腔低处,含气的肠管漂浮其上,故叩诊腹中部呈鼓音,腹部两侧呈浊音;在患者侧卧位时,液体随之流动,叩诊上侧腹部转为鼓音,下侧腹部呈浊音。这种因体位不同而出现浊音区变动的现象,为移动性浊音阳性。

要点四 听诊

1. 肠鸣音(肠蠕动音) 正常肠鸣音每分钟 4~5 次,在脐部或右下腹部听诊最清楚。肠鸣音超过每分钟 10 次,但音调不特别高亢,称为肠鸣音活跃,见于服泻药后、急性肠炎或胃肠道大出血等;如肠鸣音次数多,且呈响亮、高亢的金属音,称肠鸣音亢进,见于机械性肠梗阻;肠鸣音明显少于正常,或 3~5 分钟以上才听到 1 次,称肠鸣音减弱或稀少,见于老年性便秘、电解质紊乱(低血钾)及胃肠动力低下等;如持续听诊 3~5 分钟未闻及肠鸣音,称肠鸣音消失或静腹,见于急性腹膜炎或各种原因所致的麻痹性肠梗阻。

2. 振水音 患者仰卧,医生用耳凑近患者的上腹部,或将听诊器体件放于此处,然后用稍弯曲的手指以冲击触诊法连续迅速冲击患者上腹部,如听到胃内液体与气体相撞击的声音为振水音。正常人餐后或饮入多量液体时,振水音阳性。若空腹或餐后 6~8 小时以上仍有此音,则提示胃内有液体潴留,见于胃扩张、幽门梗阻及胃液分泌过多等。

3. 血管杂音 上腹部的两侧出现收缩期血管杂音常提示肾动脉狭窄;左叶肝癌压迫肝动脉或腹主动脉时,可在包块部位闻及吹风样血管杂音;脐部收缩期血管杂音提示腹主动脉瘤或腹主动脉狭窄;肝硬化门脉高压侧支循环形成时,在脐周可闻及连续性的嗡鸣音。

要点五 腹部常见病变的体征

腹部常见病变的体征见表 9-3-8-1。

表 9-3-8-1 腹部常见病变的体征

病变	视诊	触诊	叩诊	听诊
肝硬化	肝病面容、蜘蛛痣及肝掌,晚期患者黄疸,腹部膨隆,呈蛙腹状,腹壁静脉曲张	早期肝肿大,质地偏硬;晚期肝脏缩小,脾大,腹水	早期肝浊音区轻度扩大,晚期肝浊音区缩小,移动性浊音阳性	肠鸣音正常
幽门梗阻	脱水、消瘦,上腹部可见胃蠕动波、胃型及逆蠕动波	上腹部紧张度增加	上腹部浊音或实音	可出现振水音
急性腹膜炎	急性病容,强迫仰卧位,腹式呼吸消失,肠麻痹时腹部膨隆	出现典型的腹膜刺激征——腹壁紧张、压痛及反跳痛	鼓肠或有气腹时,肝浊音区缩小或消失,移动性浊音阳性	肠鸣音减弱或消失
急性阑尾炎	急性病容,腹式呼吸减弱	麦氏点压痛或反跳痛,结肠充气试验阳性	右下腹部可有叩击痛	肠鸣音无明显变化
急性胆囊炎	急性病容,右上腹部稍膨隆,腹式呼吸减弱	右肋下胆囊区腹壁紧张,墨菲征阳性	右肋下胆囊区有叩击痛	肠鸣音无明显变化

续表

病变	视诊	触诊	叩诊	听诊
急性胰腺炎	急性病容,出血坏死型可见脐周皮肤青紫	上腹或左上腹压痛,重者腹膜刺激征阳性	可出现移动性浊音	肠鸣音减弱或消失
肠梗阻	急性病容,腹式呼吸减弱或消失,可见肠型及蠕动波	腹壁紧张,压痛,绞窄性肠梗阻有压痛性包块及反跳痛	腹部鼓音明显	机械性肠梗阻早期肠鸣音亢进呈金属调;麻痹性肠梗阻时肠鸣音减弱或消失

细目九　肛门、直肠检查

要点　肛门、直肠检查的体位与触诊

(一)体位

肛门、直肠检查时应根据病情和需要,让患者采取不同的体位,常见的检查体位如下。

1. 膝胸位(肘膝位)　适用于前列腺、精囊及内镜检查。

2. 左侧卧位　适用于病重、年老体弱或女性患者。

3. 仰卧位或截石位　适用于病重、体弱患者及女性盆腔器官检查、膀胱直肠窝检查。也是直肠肛管手术的常用体位。

4. 蹲位　适用于检查内痔、脱肛及直肠息肉等。

5. 弯腰前俯位　是肛门视诊时最常用的体位。

(二)触诊

肛门或直肠触诊通常称为直肠指诊。对肛门、直肠的疾病的诊断有重要价值。患者体位可根据具体病情及要求采取膝胸位、左侧卧位或仰卧位等。

触诊时,先检查肛门及括约肌的紧张度,再查肛管及直肠的内壁。触诊直肠内壁时,注意有无压痛及黏膜是否光滑,有无肿块及搏动感。正常肛管和直肠内壁柔软、光滑,无触痛和包块。若有剧烈触痛见于肛裂及感染;触痛伴波动感,提示肛门、直肠周围脓肿;触及柔软光滑、有弹性的包块,为直肠息肉;触及坚硬、凹凸不平的包块,应考虑直肠癌。指诊后指套带有黏液、脓液或血时,说明存在炎症并有组织破坏。

细目十　脊柱与四肢检查

要点一　脊柱检查

(一)脊柱弯曲度

1. 检查方法　患者取立位或坐位,先从侧面观察脊柱有无过度的前凸与后凸;然后从后面用手指沿脊椎棘突用力从上向下划压,划压后的皮肤出现一条红色充血线,观察脊柱有无侧弯。

2. 临床意义　①脊柱后凸:多发生于胸段,见于佝偻病、脊柱结核、强直性脊柱炎、脊柱退行性变等。②脊柱前凸:多发生于腰段,见于大量腹水、腹腔巨大肿瘤、髋关节结核及髋关节后脱位等。③脊柱侧凸:姿势性侧凸多见于儿童发育期坐立位姿势不良、椎间盘突出症、脊髓灰质炎等;器质性侧凸时,改变体位不能使侧凸得到纠正,见于佝偻病、脊椎损伤、胸膜肥厚等。

(二)脊柱活动度

1. 检查方法　检查颈段活动时,固定被检查者的双肩,让其做颈部的前屈、后伸、侧弯、旋转等动作;检查腰段活动时,固定被检查者的骨盆,让其做腰部的前屈、后伸、侧弯、旋转等动作。若已有外伤性骨折或关节脱位时,应避免做脊柱运动,以防损伤脊髓。

2. 临床意义　脊柱活动受限常见于局部软组织损伤、骨质增生、骨质破坏、脊椎骨折或脱位、腰椎间盘突出。

(三)脊柱压痛与叩击痛

1. 检查方法　①检查脊柱压痛时,患者取坐位,身体稍向前倾,医生用右手拇指自上而下逐个按压脊椎棘突及椎旁肌肉。②脊柱

叩击痛检查:患者取坐位,医生用手指或用叩诊锤直接叩击各个脊椎棘突,了解患者是否有叩击痛,此为直接叩诊法;或患者取坐位,医生将左手掌置于患者头顶部,右手半握拳,以小鱼际肌部位叩击左手背,了解患者的脊柱是否有疼痛,此为间接叩诊法。

2. 临床意义 正常人的脊柱无压痛与叩击痛,若某一部位有压痛与叩击痛,提示该处有病变,如脊椎结核、脊椎骨折、脊椎肿瘤、椎间盘突出等。

要点二 四肢与关节检查

(一) 形态异常

1. 匙状甲(反甲) 常见于缺铁性贫血,偶见于风湿热。

2. 杵状指(趾) 常见于支气管扩张症、支气管肺癌、慢性肺脓肿、脓胸以及发绀型先天性心脏病、亚急性感染性心内膜炎等。

3. 指关节变形 以类风湿关节炎引起的梭形关节最为常见。

4. 膝内翻、膝外翻 膝内翻为 O 形腿,膝外翻为 X 形腿。常见于佝偻病及大骨节病。

5. 膝关节变形 常见于风湿性关节炎活动期、结核性关节炎。

6. 足内翻、足外翻 多见于先天畸形、脊髓灰质炎后遗症等。

7. 肢端肥大症 见于腺垂体功能亢进、生长激素分泌过多引起的肢端肥大症。

8. 下肢静脉曲张 多见于小腿,因下肢浅静脉血液回流受阻或静脉瓣功能不全所致。表现为下肢静脉如蚯蚓状怒张、弯曲,久立位更明显,严重时有小腿肿胀感,局部皮肤颜色暗紫红色或有色素沉着,甚至形成溃疡。常见于从事站立性工作者或栓塞性静脉炎患者。

(二) 运动功能

关节活动障碍见于相应部位的骨折、脱位、炎症、肿瘤、退行性变等。

细目十一 神经系统检查

要点一 脑神经检查

1. 视神经

(1) 视神经检查包括视力、视野和眼底检查。

(2) 视野反映黄斑中央凹以外的视网膜及视觉通路的功能,视觉通路的任何部位受到损害,都可引起视野缺损。

(3) 眼底检查需要用检眼镜,观察视盘、视网膜、视网膜血管、黄斑有无异常。视盘水肿常见于颅内肿瘤、视神经受压迫等,如颅内出血、脑膜炎、脑炎等引起的颅内压升高。视网膜出血常见于高血压、出血性疾病等。视网膜有渗出物可见于高血压、慢性肾炎、妊娠高血压综合征等。原发性视神经萎缩见于球后视神经炎或肿瘤。

2. 动眼神经 位于中脑,支配上直肌、下直肌、内直肌、下斜肌、上睑提肌、瞳孔括约肌和睫状肌。

动眼神经麻痹可表现为上睑下垂;眼球转向外下方,有外斜视和复视;眼球不能向上、向下、向内转动;瞳孔扩大;对光反射、调节反射、集合反射消失。常见于颅底肿瘤、结核性脑膜炎、脑出血合并脑疝等。

3. 三叉神经 位于脑桥,主要支配面部感觉和咀嚼运动。

三叉神经刺激性病变时,可出现三叉神经痛,常表现为突然发作的一侧面部剧痛,可在眶上孔、上颌孔和颏孔三处有压痛点,且按压时可诱发疼痛。

4. 面神经

(1) 面神经主要支配面部表情肌和分管舌前 2/3 味觉。面神经核位于脑桥,分上、下两部分:上部受双侧大脑皮质运动区支配,下部仅受对侧大脑皮质运动区支配。

(2) 中枢性与周围性面神经麻痹的鉴别方法,见表 9-3-11-1。

表 9-3-11-1　中枢性与周围性面神经麻痹的鉴别方法

鉴别点	中枢性面神经麻痹	周围性面神经麻痹
病因	核上组织(包括皮质、皮质脑干纤维、内囊、脑桥等)受损	面神经核或面神经受损
临床表现	病灶对侧颜面下部肌肉麻痹,可见鼻唇沟变浅,露齿时口角下垂(或口角歪向病灶侧),不能吹口哨和鼓腮等	病灶同侧全部面肌瘫痪,从上到下表现为不能皱额、皱眉、闭目,角膜反射消失,鼻唇沟变浅,不能露齿、鼓腮、吹口哨,口角下垂(或口角歪向病灶对侧)
临床意义	多见于脑血管病变、脑肿瘤和脑炎等	多见于受寒、耳部或脑膜感染、神经纤维瘤引起的周围型面神经麻痹,还可出现舌前 2/3 味觉障碍等

要点二　感觉功能的检查

(一) 感觉功能的检查内容

1. 浅感觉　包括痛觉、触觉、温度觉。

2. 深感觉　包括运动觉、位置觉、振动觉。

3. 复合感觉(皮质感觉)　包括定位觉、两点辨别觉、立体觉和图形觉。

(二) 感觉障碍的表现形式

有疼痛、感觉减退、感觉异常、感觉过敏、感觉过度和感觉分离。

(三) 感觉障碍的类型

1. 末梢型　表现为肢体远端对称性完全性感觉缺失,呈手套状、袜子状分布,也可有感觉异常、感觉过度和疼痛等。多见于多发性神经炎。

2. 神经根型　感觉障碍的范围与某种神经根的节段分布一致,呈节段型或带状,在躯干呈横轴走向,在四肢呈纵轴走向。疼痛较剧烈,常伴有放射痛或麻木感,因脊神经后根损伤所致。见于椎间盘突出症、颈椎病和神经根炎等。

3. 脊髓型　根据脊髓受损程度分为:①脊髓横贯型:为脊髓完全被横断,其特点为病变平面以上完全正常,病变平面以下各种感觉均缺失,并伴有截瘫或四肢瘫,排尿排便障碍。多见于急性脊髓炎、脊髓外伤等。②脊髓半横贯型:脊髓仅一半被横断,又称布朗 - 塞卡尔综合征,其特点为病变同侧损伤平面以下深感觉丧失及痉挛性瘫痪,对侧痛、温觉丧失。见于脊髓外肿瘤和脊髓外伤等。

4. 内囊型　表现为病灶对侧半身感觉障碍、偏瘫、同向偏盲,称为三偏征,常见于脑血管疾病。

5. 脑干型　特点是同侧面部感觉缺失和对侧躯干及肢体感觉缺失,见于炎症、肿瘤和血管病变。

6. 皮质型　特点为上肢或下肢感觉障碍,并有复合感觉障碍,见于大脑皮层感觉区损害。

要点三　运动功能检查

(一) 随意运动

1. 肌力分级　分为 6 级。

0 级:无肢体活动,也无肌肉收缩,为完全性瘫痪。

1 级:可见肌肉收缩,但无肢体活动。

2 级:肢体能在床面上做水平移动,但不能抬起。

3 级:肢体能抬离床面,但不能抵抗阻力。

4 级:能做抵抗阻力的动作,但较正常差。

5 级:正常肌力。

其中,0 级为全瘫,1~4 级为不完全瘫痪(轻瘫),5 级为正常肌力。

2. 瘫痪的表现形式　①单瘫:单一肢体瘫痪,多见于脊髓灰质炎。②偏瘫:为一侧肢体(上、下肢)瘫痪,常伴有同侧脑神经损害,多见于颅内病变或脑卒中。③交叉性偏瘫:为一侧偏瘫及对侧脑神经损害,见于脑干病变。④截瘫:为双下肢瘫痪,是脊髓横贯性损伤,见于脊髓外伤、炎症等。

(二) 被动运动

正常时肌肉有一定的张力。张力降低或缺失见于周围神经、脊髓灰质前角及小脑病变。折刀样张力升高见于锥体束损害,铅管样肌张力升高及齿轮样肌张力升高见于锥体外系损害,如帕金森病。

(三) 不自主运动

1. 震颤　静止性震颤见于帕金森病;动作性震颤见于小脑病变;扑翼样震颤主要见于肝性脑病。

2. 舞蹈症　多见于儿童脑风湿病变。

3. 手足搐搦　见于低钙血症和碱中毒。

(四)共济运动

1. 检查方法 指鼻试验、对指试验、轮替动作、跟-膝-胫试验等。

2. 临床意义 正常人的动作协调、稳准,如动作笨拙和不协调时称为共济失调。按病损部位分为小脑性、感觉性及前庭性共济失调。

要点四 中枢性与周围性瘫痪的鉴别方法

中枢性与周围性瘫痪的鉴别方法见表9-3-11-2。

表9-3-11-2 中枢性与周围性瘫痪的鉴别方法

鉴别点	中枢性瘫痪	周围性瘫痪
瘫痪分布	范围较广,单瘫、偏瘫、截瘫	范围较局限,以肌群为主
肌张力	增强	降低
肌萎缩	不明显	明显
生理反射	深反射亢进	深、浅反射减弱或消失
病理反射	有	无
肌束颤动	无	可有

要点五 神经反射检查

(一)浅反射

1. 角膜反射 直接角膜反射存在,间接角膜反射消失,为受刺激对侧的面神经瘫痪;直接角膜反射消失,间接角膜反射存在,为受刺激侧的面神经瘫痪;直接、间接角膜反射均消失,为受刺激侧三叉神经病变;深昏迷患者角膜反射也消失。

2. 腹壁反射 上部腹壁反射消失,病变在胸髓7~8节;中部腹壁反射消失,病变在胸髓9~10节;下部腹壁反射消失,病变在胸髓11~12节;一侧腹壁反射消失,多见于同侧锥体束病损;上、中、下腹壁反射均消失,见于昏迷或急腹症患者;肥胖、老年人、经产妇也可见腹壁反射消失。

3. 提睾反射 一侧反射减弱或消失见于锥体束损害,或腹股沟疝、阴囊水肿、睾丸炎等;双侧反射消失见于腰髓1~2节病损。

(二)深反射

1. 检查内容 肱二头肌反射、肱三头肌反射、桡骨骨膜反射、膝反射、踝反射、肌阵挛(髌阵挛、踝阵挛)。

2. 临床意义 ①深反射减弱或消失多为器质性病变,是相应脊髓节段或所属的脊神经的病变,常见于末梢神经炎、神经根炎、脊髓灰质炎、脑或脊髓休克状态等。②深反射亢进见于锥体束的病变,如急性脑血管病、急性脊髓炎休克期过后等。

(三)病理反射

1. 检查内容 巴宾斯基(Babinski)征、奥本海姆(Oppenheim)征、戈登(Gordon)征、查多克(Chaddock)征、霍夫曼(Hoffmann)征。

2. 临床意义 锥体束病变时,大脑失去对脑干和脊髓的抑制功能而出现的低级反射现象称为病理反射。1岁半以内的婴幼儿由于锥体束尚未发育完善,可以出现上述反射现象。成人出现则为病理反射。

(四)脑膜刺激征

1. 检查内容 颈强直、克尼格(Kernig)征、布鲁津斯基(Brudzinski)征。

2. 临床意义 脑膜刺激征阳性见于各种脑膜炎、蛛网膜下腔出血等。颈强直也可见于颈椎病、颈部肌肉病变。克尼格征也可见于坐骨神经痛、腰骶神经根炎等。

(五)拉塞格征

为坐骨神经根受刺激的表现,又称坐骨神经受刺激征。阳性见于腰椎间盘突出症、坐骨神经痛、腰骶神经根炎等。

第四单元 实验室检查

细目一 血液的一般检查

要点一 红细胞的检测

(一) 参考值

血红蛋白(Hb):男性130~175g/L,女性115~150g/L。

红细胞(RBC):男性$(4.3\sim5.8)\times10^{12}/L$,女性$(3.8\sim5.1)\times10^{12}/L$。

(二) 临床意义

血红蛋白测定与红细胞计数的临床意义基本相同。

1. 红细胞及血红蛋白减少

贫血的诊断标准:男性Hb<130g/L,女性Hb<115g/L,孕妇Hb<110g/L。

(1) 生理性减少:见于妊娠中、后期,6个月至2岁的婴幼儿,老年人。

(2) 病理性减少:见于各种病因的贫血。①红细胞生成减少:造血原料不足,如缺铁性贫血、巨幼细胞贫血;造血功能障碍,如再生障碍性贫血、白血病;一些慢性疾病,如慢性感染、恶性肿瘤、慢性肾病等。②红细胞破坏过多:见于各种原因引起的溶血性贫血,如异常血红蛋白病、珠蛋白生成障碍性贫血、阵发性睡眠性血红蛋白尿、免疫性溶血性贫血、脾功能亢进等。③红细胞丢失过多:见于急性失血性贫血,月经过多、钩虫病等引起的慢性失血。

2. 红细胞及血红蛋白增多

判定标准:成年男性Hb>180g/L,RBC>$6.5\times10^{12}/L$;成年女性Hb>170g/L,RBC>$6.0\times10^{12}/L$。

(1) 相对性增多:见于严重腹泻、频繁呕吐、大量出汗、大面积烧伤、糖尿病酮症酸中毒、尿崩症等引起的血液浓缩。

(2) 绝对性增多:①继发性,生理性见于新生儿及高原生活者;病理性见于阻塞性肺气肿、肺源性心脏病、发绀型先天性心脏病等。②原发性,见于真性红细胞增多症。

3. 红细胞形态异常的临床意义

(1) 大小改变:①小红细胞,见于缺铁性贫血。②大红细胞,见于溶血性贫血、急性失血性贫血、巨幼细胞贫血。③巨红细胞,见于叶酸或维生素B_{12}缺乏引起的巨幼细胞贫血。④红细胞大小不均,反映骨髓中红细胞系增生旺盛,见于增生性贫血,如溶血性贫血、失血性贫血、巨幼细胞贫血,尤其以巨幼细胞贫血更为显著。

(2) 形态改变:①球形红细胞,主要见于遗传性球形红细胞增多症。②椭圆形红细胞,主要见于遗传性椭圆形红细胞增多症。③靶形红细胞,常见于珠蛋白生成障碍性贫血、异常血红蛋白病。④口形红细胞,主要见于遗传性口形红细胞增多症,少量可见于弥散性血管内凝血(DIC)及乙醇中毒。⑤镰形红细胞,见于镰形细胞性贫血。⑥泪滴形红细胞,见于骨髓纤维化,也可见于珠蛋白生成障碍性贫血、溶血性贫血等。

要点二 白细胞计数及分类计数

(一) 参考值

1. 白细胞总数 成人$(3.5\sim9.5)\times10^9/L$。

2. 分类计数(表9-4-1-1)

表9-4-1-1 5种白细胞的正常百分数和绝对值

细胞类型	百分数(%)	绝对值($\times10^9$/L)
杆状核(中性粒细胞)	1~5	0.04~0.5
分叶核(中性粒细胞)	50~70	2.0~7.0
嗜酸性粒细胞	0.5~5.0	0.05~0.5

续表

细胞类型	百分数（%）	绝对值（$\times 10^9$/L）
嗜碱性粒细胞	0~1	0~0.1
淋巴细胞	20~40	0.8~4.0
单核细胞	3~8	0.12~0.8

（二）临床意义

成人白细胞数 >9.5×10^9/L 称为白细胞增多，<3.5×10^9/L 称为白细胞减少。白细胞总数的增减主要受中性粒细胞数量的影响。

1. 中性粒细胞

（1）增多：生理性增多见于新生儿、妊娠后期、分娩、剧烈运动或劳动后。病理性增多见于：①急性感染，化脓性感染最为常见，如流行性脑脊髓膜炎、肺炎链球菌肺炎、急性阑尾炎等；②急性大出血及溶血；③严重组织损伤，如大手术后、大面积烧伤、急性心肌梗死等；④急性中毒，如代谢性酸中毒（尿毒症、糖尿病酮症酸中毒）、化学药物中毒（安眠药中毒）、有机磷杀虫药中毒等；⑤恶性肿瘤及白血病。

（2）减少：中性粒细胞绝对值 <1.5×10^9/L 称为粒细胞减少症，<0.5×10^9/L 称为粒细胞缺乏症。病理性减少见于：①感染，病毒性感染如流行性感冒、病毒性肝炎、麻疹、风疹、水痘等最为常见，某些革兰氏阴性杆菌感染如伤寒及副伤寒等，某些原虫感染如恙虫病、疟疾等；②血液病，如再生障碍性贫血、粒细胞缺乏症等；③自身免疫性疾病，如系统性红斑狼疮等；④脾功能亢进，如肝硬化等；⑤药物及理化因素损伤，物理因素如 X 线、γ 射线、放射性核素等，化学物质如苯、铅、汞等，化学药物如氯霉素、磺胺类药、抗肿瘤药、降糖药及抗甲状腺药物等。

（3）中性粒细胞的核象变化：①核左移，周围血中杆状核粒细胞增多并超过 5%，并出现晚幼粒、中幼粒、早幼粒等细胞，常见于感染，特别是急性化脓性感染，也可见于急性大出血、急性溶血反应、急性中毒等；②核右移，正常人血中的中性粒细胞以 3 叶者为主，若 5 叶者超过 3% 时称为核右移。常伴有白细胞总数减少，为骨髓造血功能减退或缺乏造血物质所致，主要见于巨幼细胞贫血、恶性贫血。

2. 嗜酸性粒细胞

（1）增多：①变态反应性疾病，如支气管哮喘、血管神经性水肿、荨麻疹、药物过敏、血清病等；②寄生虫病，如血吸虫病、蛔虫病、钩虫病等；③血液病，如慢性粒细胞白血病、淋巴瘤、多发性骨髓瘤等。

（2）减少：见于伤寒、副伤寒、严重烧伤、大手术、休克、库欣综合征等。

3. 嗜碱性粒细胞　增多见于慢性粒细胞性白血病、嗜碱性粒细胞白血病、转移癌、骨髓纤维化等。减少一般无临床意义。

4. 淋巴细胞

（1）增多：①感染性疾病，主要为病毒感染，如麻疹、风疹、水痘、流行性腮腺炎、传染性单核细胞增多症、病毒性肝炎、流行性出血热等，某些杆菌感染如结核病、百日咳、布鲁菌病等；②某些血液病，急性和慢性淋巴细胞白血病、淋巴瘤等。淋巴细胞相对比例增高，但绝对值不增高，见于再生障碍性贫血、粒细胞缺乏症。

（2）减少：主要见于接触放射线，应用肾上腺皮质激素、烷化剂，免疫缺陷性疾病等。

5. 单核细胞　增多见于：①某些感染，如感染性心内膜炎、活动性结核病、疟疾、急性感染的恢复期等；②某些血液病，如单核细胞白血病、粒细胞缺乏症恢复期、恶性组织细胞病、淋巴瘤、骨髓增生异常综合征等。减少一般无临床意义。

要点三　血小板检测

（一）参考值

（125~350）$\times10^9$/L。

（二）临床意义

血小板 >350×10^9/L 称为血小板增多，<125×10^9/L 称为血小板减少。

1. 增多　①反应性增多：见于急性大出血及溶血之后、脾切除术后等。②原发性增多：见于原发性血小板增多症、真性红细胞增多症、慢性粒细胞性白血病、骨髓纤维化早期等。

2. 减少　①生成障碍：见于再生障碍性贫血、急性白血病、放射性损伤、骨髓纤维化晚期等。②破坏或消耗增多：见于原发性血小板减少性紫癜、脾功能亢进、系统性红斑狼疮、淋巴瘤等。

要点四　网织红细胞计数

（一）参考值

百分数 0.005~0.015（0.5%~1.5%），绝对值（24~84）× 10^9/L。

（二）临床意义

网织红细胞计数反映骨髓造血的功能状态，对贫血的鉴别诊断及指导治疗有重要意义。

1. 增多　表示骨髓红细胞系增生旺盛。①明显增多：见于溶血性贫血和急性失血性贫血。②贫血治疗的疗效判断指标：缺铁性贫血及巨幼细胞贫血的患者，治疗前网织红细胞轻度增多，给予铁剂或叶酸治疗后可迅速增高。

2. 减少　表示骨髓造血功能减低，见于再生障碍性贫血、骨髓病性贫血（如急性白血病）。

要点五　红细胞沉降率的测定

（一）参考值

成年男性 0~15mm/h；成年女性 0~20mm/h。

（二）临床意义

1. 生理性增快　见于妇女月经期、妊娠3个月以上、60岁以上高龄者。

2. 病理性增快　①各种炎症：细菌性急性炎症、结核病和风湿热活动期。②组织损伤及坏死：急性心肌梗死血沉增快。③恶性肿瘤：恶性肿瘤血沉增快，良性肿瘤血沉多正常。④各种原因导致的高球蛋白血症：如慢性肾炎、多发性骨髓瘤、肝硬化、感染性心内膜炎、系统性红斑狼疮等。⑤贫血和高胆固醇血症时血沉可增快。

细目二　骨髓检查

要点一　骨髓细胞学检查的临床意义

1. 诊断造血系统疾病　①对各型白血病、恶性组织细胞病、巨幼细胞性贫血、再生障碍性贫血、多发性骨髓瘤、典型的缺铁性贫血、原发性血小板减少性紫癜等，具有明确诊断的作用。②对增生性贫血、粒细胞缺乏症、骨髓增生异常综合征、骨髓增殖性疾病等有辅助诊断价值。

2. 诊断其他非造血系统疾病　①感染性疾病：如疟疾、感染性心内膜炎、伤寒等。②某些骨髓转移癌（瘤）。③某些代谢疾病等。

3. 鉴别诊断　如不明原因的发热，肝、脾、淋巴结肿大，骨痛或关节痛等的鉴别诊断。

要点二　骨髓增生程度分级

骨髓内有核细胞的多少反映骨髓的增生情况，一般以成熟红细胞和有核细胞的比例判断骨髓增生的程度。骨髓增生程度的分级，见表 9-4-2-1。

表 9-4-2-1　骨髓增生程度的分级

增生程度	成熟红细胞：有核细胞	有核细胞（%）	常见的原因
极度活跃	1：1	>50	各种白血病
明显活跃	10：1	10~50	白血病、增生性贫血
活跃	20：1	1~10	正常骨髓、某些贫血
减低	50：1	0.5~1	慢性再生障碍性贫血、粒细胞减少或缺乏症
极度减低	200：1	<0.5	急性再生障碍性贫血

细目三　血型鉴定与交叉配血试验

要点一　ABO 血型系统的临床意义

ABO 血型系统在临床输血上有重要意义。输血前必须准确鉴定供血者与受血者的血型，选择同型人的血液，并经过交叉配血试验，证明完全相配时才可输用。为防止输血反应，必须坚持同型输血。血型不合或不同亚型之间输血都可能引起输血反应，危及生命。非同型患者输入 O 型血仍有可能发生溶血反应，O 型血并非“万能血”。另外，在器官移植上，如果供者与受者 ABO 血型系统不和,也会加大排异反应,增加移植的失败率。

要点二 交叉配血试验

1. 试验内容 包括主试验和副试验。①主试验:受血者血清加供血者红细胞悬液。②副试验:供血者血清加受血者红细胞悬液。两者合称为交叉配血试验。

2. 试验结果 ①主、副试验均无凝集反应(配血完全相适合),可输血。②当主试验有凝集,其血绝对不可输用。③若主试验无凝集,副试验出现凝集时,如病情紧急又无同型血可用而凝集又较弱时,可输少量(不超过 200mL)。

3. 临床意义 进行交叉配血试验可以检出 ABO 血型系统的不规则抗原,发现 ABO 血型系统以外的配血不合,防止因血型鉴定错误导致的输血事故。

细目四 血栓与止血检查

要点一 毛细血管抵抗力试验

1. 检查方法 通过给手臂局部加压(标准压力),维持 8 分钟,然后观察直径 5cm 圆圈内新的出血点。

2. 参考值 新出血点数量:成年女性和儿童 <10 个,成年男性 <5 个。超过为阳性,提示毛细血管脆性增加。

3. 临床意义 毛细血管脆性增加见于:①毛细血管壁异常:如遗传性出血性毛细血管扩张症、过敏性紫癜、单纯性紫癜及维生素 C 缺乏症;中毒性损害,如败血症、感染性心内膜炎、尿毒症、砷中毒。②血小板量与质异常:如原发性或继发性血小板减少性紫癜、血小板无力症。③血管性血友病等。

要点二 出血时间测定

1. 参考值 6.9±2.1 分钟(测定器法),超过 9 分钟为异常。

2. 临床意义 出血时间(BT)延长见于:①血小板显著减少:如原发性或继发性血小板减少性紫癜。②血小板功能异常:如血小板无力症、巨大血小板综合征。③毛细血管壁异常:如遗传性出血性毛细血管扩张症、维生素 C 缺乏症。④某些凝血因子严重缺乏:如血管性血友病、DIC。

要点三 活化部分凝血活酶时间测定

活化部分凝血活酶原时间(APTT)是反映内源性凝血系统各凝血因子总的凝血状况的筛选试验。

1. 参考值 32~43 秒(手工法),较正常对照延长 10 秒以上为异常。

2. 临床意义

(1) APTT 延长:①血浆Ⅷ、Ⅸ、Ⅺ因子缺乏:如重症 A、B 型血友病和遗传性因子Ⅺ缺乏症。②凝血酶原严重减少:如先天性凝血酶原缺乏症。③纤维蛋白原严重减少:如先天性纤维蛋白缺乏症。④纤溶亢进:DIC 后期继发纤溶亢进。⑤APTT 又是监测肝素治疗的首选指标。

(2) APTT 缩短:见于血栓性疾病和血栓前状态,如 DIC 早期、脑血栓形成、心肌梗死等,但灵敏度、特异度差。

要点四 血浆凝血酶原时间测定

1. 参考值 正常为 11~13 秒,超过正常对照值 3 秒以上为异常。

2. 临床意义

(1) 延长:①先天性凝血因子异常,如因子Ⅱ、Ⅴ、Ⅶ、Ⅹ减少及纤维蛋白原缺乏;②后天性凝血因子异常,如严重肝病、维生素 K 缺乏、DIC 后期及使用抗凝药物。

(2) 缩短:主要见于血液高凝状态时,如 DIC 早期、脑血栓形成、心肌梗死等。

要点五 D-二聚体测定

1. 参考值 胶乳凝集法:阴性。ELISA 法:0~0.256mg/L。

2. 临床意义 本试验为鉴别原发与继发纤溶症的重要指标。①继发纤溶症:为阳性或增高,见于 DIC、恶性肿瘤、各种栓塞性疾病及心、肝、肾疾病等。D-二聚体增高对诊断肺栓塞、肺梗死有重要意义。②原发纤溶症:为阴性或不升高。

要点六 DIC 检查法

1. 检查项目 ①血小板计数。②血浆纤维蛋白原测定。③3P 试验或血浆纤维蛋白原降解产物测定或 D-二聚体测定。④血浆凝血酶原时间测定。⑤纤溶酶原含量及活性测定。⑥抗凝血酶Ⅲ活性测定。⑦血浆凝血因子Ⅷ:C 活性测定。⑧血浆内皮素 -1 测定。

2. 诊断标准　DIC 的实验诊断标准:同时有 3 项以上异常者。

细目五　排泄物、分泌物及体液检查

要点一　尿液的一般性状检查

(一) 尿量

正常成人 1000~2000mL/24h。

1. 多尿　尿量 >2500mL/24h。病理性多尿见于糖尿病、尿崩症、有浓缩功能障碍的肾脏疾病(如慢性肾炎、慢性肾盂肾炎等)及精神性多尿等。

2. 少尿或无尿　尿量 <400mL/24h 或 <17mL/h 为少尿;尿量 <100mL/24h 为无尿。见于以下几种情况:①肾前性少尿:休克、脱水、心力衰竭等所致的肾血流量减少。②肾性少尿:急性肾炎、慢性肾炎急性发作、急性肾衰竭少尿期、慢性肾衰竭终末期等。③肾后性少尿:尿道结石、狭窄、肿瘤等引起的尿道梗阻。

(二) 外观(颜色和透明度)

正常新鲜尿液清澈透明,呈黄色或淡黄色。

1. 血尿　见于泌尿系统炎症、结石、肿瘤、结核等;也可见于血液系统疾病,如血小板减少性紫癜、血友病等。

2. 血红蛋白尿　呈浓茶色或酱油色,镜检无红细胞,但隐血试验为阳性。见于蚕豆病、阵发性睡眠性血红蛋白尿、恶性疟疾和血型不合的输血反应等。

3. 胆红素尿　见于肝细胞性黄疸和阻塞性黄疸。

4. 乳糜尿　见于丝虫病。

5. 脓尿和菌尿　见于泌尿系统感染,如肾盂肾炎、膀胱炎等。

(三) 酸碱反应

正常新鲜尿液呈弱酸性至中性反应,pH 为 5.0~7.0。

1. 尿 pH 降低　见于多食肉类、蛋白质食物、代谢性酸中毒、发热、痛风等。

2. 尿 pH 升高　见于多食蔬菜、服用碱性药物、代谢性碱中毒等。

(四) 比重

正常人在普通膳食的情况下,尿比重为 1.015~1.025。

1. 升高　见于急性肾炎、糖尿病、肾病综合征及肾前性少尿等。

2. 降低　见于慢性肾炎、慢性肾衰竭、尿崩症等。

要点二　尿液的化学检查

(一) 蛋白尿

尿蛋白定性试验阳性或定量试验 >150mg/24h 称为蛋白尿。

1. 生理性蛋白尿　见于剧烈运动、寒冷、精神紧张等,为暂时性,尿中蛋白含量少。

2. 病理性蛋白尿　①肾小球性蛋白尿:见于肾小球肾炎、肾病综合征等。②肾小管性蛋白尿:见于肾盂肾炎、间质性肾炎等。③混合性蛋白尿:见于肾小球肾炎或肾盂肾炎后期、糖尿病、系统性红斑狼疮等。④溢出性蛋白尿:见于多发性骨髓瘤、巨球蛋白血症、严重骨骼肌创伤、急性血管内溶血等。

(二) 尿糖

尿糖定性试验为阳性,称为糖尿。

1. 暂时性糖尿　见于强烈精神刺激、全身麻醉、颅脑外伤、急性脑血管病及食糖过多等。

2. 血糖升高性糖尿　见于糖尿病、甲状腺功能亢进症、库欣综合征、嗜铬细胞瘤及胰腺炎等。

3. 肾性糖尿　见于慢性肾炎、肾病综合征等。

(三) 尿酮体

正常人尿酮体定性检测为阴性。尿酮体阳性见于糖尿病酮症酸中毒、妊娠剧吐、重症不能进食等。

要点三　尿液的显微镜检查

(一) 细胞

1. 上皮细胞　①扁平上皮细胞:见于正常成年女性。②大圆上皮细胞:大量出现见于膀胱炎。③尾形上皮细胞:见于肾盂肾炎、输尿管炎。④小圆上皮细胞:提示肾小管病变。

2. 红细胞　尿沉渣镜检每高倍视野>3个,称镜下血尿。见于急性肾炎、慢性肾炎急性发作、急性膀胱炎、肾结核、肾结石、肾盂肾炎等。

3. 白细胞和脓细胞 尿沉渣镜检每高倍视野 >5 个,称镜下脓尿。见于肾盂肾炎、膀胱炎、尿道炎、肾结核等。

(二) 管型

1. 透明管型 偶见于健康人;少量出现见于剧烈运动、高热等;明显增多提示肾实质病变,如肾病综合征、慢性肾炎等。

2. 细胞管型 ①红细胞管型:见于急性肾炎、慢性肾炎急性发作、狼疮性肾炎等。②白细胞管型:见于肾盂肾炎、间质性肾炎。③肾小管上皮细胞管型:见于急性肾小管坏死、慢性肾炎晚期、肾病综合征等。

3. 颗粒管型 ①粗颗粒管型:见于慢性肾炎、肾盂肾炎、药物毒性引起的肾小管损害。②细颗粒管型:见于慢性肾炎、急性肾炎后期。

4. 蜡样管型 提示肾小管病变严重,见于慢性肾炎晚期、慢性肾衰竭、肾淀粉样变性。

5. 脂肪管型 见于肾病综合征、慢性肾炎急性发作、中毒性肾病。

要点四 粪便的一般性状检查

(一) 量

正常成人每日排便 1 次,约 100~300g。胃肠、胰腺病变或其功能紊乱时,粪便次数及粪量可增多或减少。

(二) 颜色及性状

正常成人的粪便为黄褐色圆柱状软便,婴儿的粪便呈金黄色。

1. 水样或粥样稀便 见于各种感染性或非感染性腹泻,如急性胃肠炎、甲状腺功能亢进症等。

2. 米泔样便 见于霍乱。

3. 黏液脓样或脓血便 见于细菌性痢疾、溃疡性结肠炎、直肠癌等。患阿米巴痢疾时,以血为主,呈暗红色果酱样;细菌性痢疾则以黏液脓性便或脓血便为主。

4. 胨状便 见于肠易激综合征、慢性菌痢。

5. 鲜血便 多见于肠道下段出血,如痔疮、肛裂、直肠癌等。

6. 柏油样便 见于各种原因引起的上消化道出血。

7. 灰白色便 见于阻塞性黄疸。

8. 细条状便 多见于直肠癌。

9. 绿色粪便 提示消化不良。

10. 羊粪样便 多见于老年人及经产妇排便无力者。

(三) 气味

①恶臭味:见于慢性肠炎、胰腺疾病、结肠或直肠癌溃烂。②腥臭味:见于阿米巴痢疾。③酸臭味:见于脂肪和碳水化合物消化或吸收不良。

(四) 寄生虫体

肉眼可分辨蛔虫、蛲虫、绦虫等较大虫体。

(五) 结石

最常见的是应用排石药物或碎石术后排出的胆石。

要点五 粪便的显微镜检查

1. 细胞 ①红细胞:正常粪便中无红细胞,出现红细胞见于下消化道出血、痢疾、溃疡性结肠炎、结肠或直肠癌等。②白细胞:正常粪便中不见或偶见白细胞,大量出现见于细菌性痢疾、溃疡性结肠炎。③巨噬细胞:见于细菌性痢疾、溃疡性结肠炎。

2. 寄生虫 肠道有寄生虫时可在粪便中找到相应的病原体,如虫体或虫卵、原虫滋养体及其包囊。

3. 食物残渣 ①淀粉颗粒增多:见于慢性胰腺炎。②脂肪小滴增多:见于慢性胰腺炎、胰腺癌。③肌肉纤维增多:提示蛋白质消化不良。

要点六 粪便的化学检查

隐血试验:正常为阴性。阳性见于消化性溃疡活动期、胃癌、钩虫病、消化道炎症、出血性疾病等。消化道癌症呈持续阳性,消化性溃疡呈间断阳性。

要点七 粪便的细菌学检查

肠道致病菌的检测主要通过粪便直接涂片镜检和细菌培养,用于细菌性痢疾、霍乱等的诊断。

要点八 痰液的一般性状检查

1. 痰量 正常人无痰或仅有少量无色黏液样痰。痰量增多见于肺脓肿、慢性支气管炎、支气管扩张、肺结核等。

2. 颜色 ①黄色痰:见于呼吸道化脓性感染。②黄绿色痰:见于铜绿假单胞菌感染、干酪性肺炎。③红色痰:见于肺癌、肺结核、支气管扩张症。④粉红色泡沫样痰:见于急性肺水肿。

⑤铁锈色痰：见于肺炎链球菌肺炎。⑥棕褐色痰：见于阿米巴肺脓肿。

3. 性状　①黏液性痰：见于支气管炎、肺炎早期及支气管哮喘等。②浆液性痰：见于肺水肿、肺淤血。③脓性痰：见于支气管扩张症、肺脓肿。④血性痰：见于肺结核、支气管扩张症、肺癌等。

要点九　痰液的显微镜检查

主要用于检查癌细胞和细菌。

要点十　浆膜腔积液的分类

浆膜腔包括胸腔、腹腔和心包腔。浆膜腔内液体过多称为浆膜腔积液。根据浆膜腔积液的形成原因及性质不同，可分为漏出液和渗出液。

1. 漏出液　漏出液为非炎症性积液。形成的原因主要有：①血浆胶体渗透压降低：如肝硬化、肾病综合征、重度营养不良等。②毛细血管内压力升高：如慢性心力衰竭、静脉栓塞等。③淋巴管阻塞：常见于肿瘤压迫或丝虫病引起的淋巴回流受阻。

2. 渗出液　渗出液为炎性积液。形成的主要原因有：①感染性：如胸膜炎、腹膜炎、心包炎等。②化学因素：如血液、胆汁、胃液、胰液等化学性刺激。③恶性肿瘤。④风湿性疾病及外伤等。

要点十一　渗出液与漏出液鉴别要点

渗出液与漏出液的鉴别见表 9-4-5-1。

表 9-4-5-1　渗出液与漏出液鉴别表

鉴别点	漏出液	渗出液
原因	非炎症所致	炎症、肿瘤、物理或化学性刺激
外观	淡黄，浆液性	不定，可为黄色、脓性、血性、乳糜性等
透明度	透明或微混	多混浊
比重	<1.015	>1.018
凝固	不自凝	能自凝
黏蛋白定性（Rivalta 试验）	阴性	阳性
蛋白质定量	<25g/L	>30g/L
葡萄糖定量	与血糖相近	常低于血糖水平
细胞计数	常 $<100\times10^6$/L	常 $>500\times10^6$/L
细胞分类	以淋巴细胞为主	根据不同的病因，分别以中性粒细胞或淋巴细胞为主，恶性肿瘤患者可找到癌细胞
细菌学检查	阴性	可找到病原菌
乳酸脱氢酶	<200U/L	>200U/L

要点十二　脑脊液检查的适应证和禁忌证

1. 适应证　①有脑膜刺激症状需明确诊断者。②疑有颅内出血。③疑有中枢神经系统恶性肿瘤。④有剧烈头痛、昏迷、抽搐及瘫痪等表现而原因未明者。⑤中枢神经系统手术前的常规检查。

2. 禁忌证　①颅内压明显增高或伴显著视乳头水肿者。②有脑疝先兆者。③处于休克、衰竭或濒危状态者。④局部皮肤有炎症。⑤颅后窝有占位性病变者。

要点十三　常见中枢神经系统疾病的脑脊液特点

常见中枢神经系统疾病的脑脊液特点见表 9-4-5-2。

表 9-4-5-2　常见中枢神经系统疾病的脑脊液特点

机体状况	压力	外观	细胞数及分类	蛋白质定性	蛋白质定量	葡萄糖	氯化物	细菌
正常	侧卧位 70~180mmH_2O	无色透明	0~8 × 10^6/L,多为淋巴细胞	(-)	0.2~0.4g/L	2.5~4.5mmol/L	120~130mmol/L	无
化脓性脑膜炎	↑↑↑	混浊脓性,可有脓块	显著增加,以中性粒细胞为主	(+++)以上	↑↑↑	↓↓↓	↓	有致病菌
结核性脑膜炎	↑↑	微浊,毛玻璃样,静置后有薄膜形成	增加,以淋巴细胞为主	(++)	↑↑	↓↓	↓↓↓	抗酸染色可找到结核杆菌
病毒性脑膜炎	↑	清晰或微浊	增加,以淋巴细胞为主	(+)	↑	正常	正常	无
蛛网膜下腔出血	↑	血性为主	增加,以红细胞为主	(+)~(++)	↑	正常	正常	无
脑脓肿(未破裂)	↑↑	无色或黄色微浊	稍增加,以淋巴细胞为主	(+)	↑	正常	正常	有或无
脑肿瘤	↑↑	黄色或无色	正常或稍增加,以淋巴细胞为主	(±)~(+)	↑	正常	正常	无

要点十四　阴道分泌物检查

1. 一般性状检查　正常阴道分泌物为白色、无特殊气味的稀糊状,pH 为 4.0~4.5。

2. 阴道清洁度检查　正常为Ⅰ、Ⅱ度。当阴道清洁度为Ⅲ、Ⅳ度时,常可同时发现病原菌,提示存在感染性阴道炎。阴道分泌物清洁度判断见表 9-4-5-3。

表 9-4-5-3　阴道分泌物清洁度判断表

清洁度	杆菌	球菌	上皮细胞	白细胞	临床意义
Ⅰ度	多量	无	满视野	0~5 个 /HP	正常
Ⅱ度	中等	少量	1/2 视野	5~15 个 /HP	基本正常
Ⅲ度	少量	多量	少量	15~30 个 /HP	提示阴道炎
Ⅳ度	无	大量	无	>30 个 /HP	较重的阴道炎

3. 病原学检查　可直接涂片检查,包括细菌、真菌、滴虫检测等。

要点十五　精液检查

1. 量　正常情况下,每次射精量为 3~5mL。①精液减少:已数日未射精而精液量少于 1.5mL 者。②无精液症:精液量减少至 1~2 滴,甚至排不出。③精液过多:一次射精的精液量超过 8mL 者。

2. 颜色及透明度　正常为灰白色或乳白

色。①血性精液：呈鲜红色、淡红色或暗红色，见于生殖系统的炎症、结核和肿瘤等。②脓性精液：呈黄色或棕色，见于精囊炎、前列腺炎等。

3. 黏稠度和液化时间　①精液黏稠度减低：似米汤样，见于先天性精囊缺如、精囊液排出受阻。②精液不能液化：常见于前列腺炎。

要点十六　前列腺液检查

主要用于前列腺炎、结石、肿瘤和前列腺增生等的辅助诊断。

正常人的前列腺液为数滴至2mL，呈淡乳白色，稀薄、半透明的弱酸性液体。前列腺炎时，前列腺液减少，黄色混浊或呈脓性；镜下卵磷脂小体常减少，白细胞增多；细菌培养可以找到致病菌。前列腺癌、结核、结石时，前列腺液常呈不同程度的血性，镜下见大量红细胞。

细目六　肝脏病常用的实验室检查

要点一　蛋白质代谢功能的检查

（一）参考值

血清总蛋白（STP）60~80g/L，白蛋白（A）40~55g/L，球蛋白（G）20~30g/L；A/G为（1.5~2.5）：1。

（二）临床意义

STP<60g/L或A<25g/L称为低蛋白血症；STP>80g/L或G>35g/L，称为高蛋白血症或高球蛋白血症。

1. 血清总蛋白及白蛋白降低　见于肝脏疾病：①慢性肝病：如慢性肝炎、肝硬化、肝癌等。② A/G比值倒置：表示肝功能严重损害，如重度慢性肝炎、肝硬化。

2. 低蛋白血症　也可见于肝外疾病：①蛋白质摄入不足或消化吸收不良：如营养不良。②蛋白质丢失过多：如肾病综合征、大面积烧伤、急性大出血等。③消耗增加：见于慢性消耗性疾病，如重症结核、甲状腺功能亢进症、恶性肿瘤等。

3. 血清总蛋白及白蛋白升高　见于各种原因引起的严重脱水，如腹泻、呕吐、肠梗阻、肠瘘、肾上腺皮质功能减退症等。

4. 血清总蛋白及球蛋白升高　主要由球蛋白升高引起，其中以γ球蛋白升高为主。主要见于：①慢性肝病：如肝硬化、慢性肝炎等。②M球蛋白血症：如多发性骨髓瘤、淋巴瘤、原发性巨球蛋白血症等。③自身免疫性疾病：如系统性红斑狼疮、类风湿关节炎、风湿热等。④慢性炎症与慢性感染：如结核病、疟疾、黑热病等。

要点二　胆红素代谢检查

（一）参考值

1. 血清总胆红素（STB）3.4~17.1μmol/L；结合胆红素（CB）0~6.8μmol/L；非结合胆红素（UCB）1.7~10.2μmol/L。

2. 尿胆红素定性　阴性。

3. 尿胆原定性　阴性或弱阳性。

（二）临床意义

1. 鉴别黄疸类型

（1）溶血性黄疸：STB及UCB升高，以UCB升高为主，见于新生儿黄疸、蚕豆病、珠蛋白生成障碍性贫血等。

（2）肝细胞性黄疸：STB、UCB、CB均升高，见于病毒性肝炎、中毒性肝炎、肝癌、肝硬化等。

（3）阻塞性黄疸：STB及CB升高，以CB升高为主，见于胆石症、胰头癌、肝癌等。

2. 尿胆红素定性试验　肝细胞性黄疸为阳性，阻塞性黄疸为强阳性；溶血性黄疸为阴性。

3. 尿胆原定性试验　溶血性黄疸时明显升高，肝细胞黄疸时可升高，发热、心力衰竭、肠梗阻、顽固性便秘等尿胆原也可升高。降低见于阻塞性黄疸，新生儿及长期应用广谱抗生素者。

胆红素代谢检查对黄疸诊断和鉴别诊断具有重要的价值。三种类型黄疸的实验室检查鉴别见表9-4-6-1。

表 9-4-6-1　3 种类型黄疸的实验室检查鉴别表

类型	STB	CB	UCB	CB/STB	尿胆原	尿胆红素
溶血性黄疸	↑↑	轻度↑或正常	↑↑	<20%	(+++)	(-)
肝细胞性黄疸	↑↑	↑↑	↑↑	20%~50%	(+)或(-)	(++)
阻塞性黄疸	↑↑↑	↑↑↑	轻度↑或正常	>50%	(-)	(+++)

要点三　肝脏疾病常用的血清酶检查

肝脏病常用的血清酶及同工酶检查包括：丙氨酸转氨酶（ALT）、天冬氨酸转氨酶（AST）、碱性磷酸酶（ALP）、γ-谷氨酰转肽酶（GGT，γ-GT）、乳酸脱氢酶（LDH）及其同工酶（LDH_1、LDH_2、LDH_3、LDH_4、LDH_5）。

（一）参考值

1. ALT 10~40U/L；AST 10~40U/L；ALT/AST≤1。

2. 成人 ALP 40~110U/L；儿童 ALP<250U/L。

3. GGT 0~50U/L。

4. LDH（连续检测法）104~245U/L；LDH（速率法）95~200U/L。

（二）临床意义

1. ALT、AST　ALT 主要分布在肝脏，AST 主要分布在心肌。①急性病毒性肝炎：两者均显著升高，ALT 升高更明显，ALT/AST>1。②慢性病毒性肝炎：两者轻度升高或正常，ALT/AST>1；若 ALT/AST<1，提示慢性肝炎进入活动期。③肝硬化：转氨酶活性取决于肝细胞进行性坏死程度。④非病毒性肝病及肝内、外胆汁淤积：转氨酶轻度升高或正常；酒精性肝病时，ALT 基本正常，AST 显著增高，ALT/AST<1。⑤急性心肌梗死：发病 6~8 小时后 AST 升高，18~24 小时达高峰，4~5 天恢复正常，若再次升高提示梗死范围扩大或有新的梗死发生。

2. ALP　ALP 主要分布在肝脏、骨骼、肾、小肠及胎盘中，血清中大部分 ALP 来源于肝脏与骨骼，ALP 经胆汁排入小肠。ALP 升高见于下列几类疾病。①肝胆系统疾病：各种肝内、外胆管阻塞性疾病，如胰头癌、胆道结石，ALP 明显升高；累及肝细胞的疾病，如肝炎、肝硬化，ALP 轻度升高。②骨骼疾病：如纤维性骨炎、骨肉瘤、佝偻病、骨软化症、成骨细胞瘤及骨折恢复期等，ALP 均可升高。

3. GGT　血清中的 GGT 主要来自肝胆系统。升高见于：①胆道阻塞：如原发性胆汁性肝硬化、硬化性胆管炎，GGT 明显升高。②肝脏疾病：肝癌 GGT 明显升高，可高达正常的 10 倍以上；急性病毒性肝炎 GGT 中度升高；慢性病毒性肝炎、肝硬化活动期 GGT 可升高；急性和慢性酒精性肝炎、药物性肝炎 GGT 可明显或中度以上升高。

4. LDH 及其同工酶　LDH 在心肌、骨骼肌、肾脏和红细胞中的含量较为丰富；LDH_1 和 LDH_2 主要来自心肌，LDH_3 主要来自肺、脾，LDH_4 和 LDH_5 主要来自肝脏、骨骼肌，血清中的 LDH_2 含量最高。①急性心肌梗死：发病后 8~18 小时 LDH 开始升高，24~72 小时达高峰，6~10 天恢复正常；病程中 LDH 持续升高或再次升高，提示梗死面积扩大或再次出现梗死；急性心肌梗死早期 LDH_1 和 LDH_2 均升高，LDH_1 升高更明显，$LDH_1/LDH_2>1$。②肝脏疾病：急性和慢性活动性肝炎、肝癌（尤其是转移性肝癌），LDH 明显升高；肝细胞损伤时 LDH_5 升高明显，$LDH_5>LDH_4$；阻塞性黄疸时 $LDH_4>LDH_5$。③恶性肿瘤：大多数以 LDH_3、LDH_4 及 LDH_5 升高为主。

要点四　肝炎病毒相关检测

1. 甲型肝炎病毒（HAV）标志物检测　①HAVAg 阳性：证实 HAV 在体内存在，出现于感染后 10~20 天的粪便中，见于甲肝急性期。②抗 HAV-IgM 阳性：说明机体正在感染 HAV，感染 1 周后产生，是早期诊断甲肝的特异性指标。③抗 HAV-IgA 阳性：是早期诊断甲肝的指标之一，见于甲肝早期、急性期。④抗 HAV-IgG 阳性：是保护性抗体，感染 3 周后出现，且持久存在，是获得免疫力的标志，提示既往感染，可作为流行病学调查的指标。

2. 乙型肝炎病毒（HBV）标志物检测　①HBsAg 阳性：是 HBV 感染的标志，见于乙型肝炎和 HBV 携带者。②抗-HBs 阳性：感染后

3~6个月出现，是一种保护性抗体，见于注射过乙肝疫苗和曾经感染过HBV者。③HBeAg阳性：是病毒复制的标志，传染性强，乙型肝炎处于活动期；HBeAg持续阳性，表明肝细胞损害较重，且可转为慢性乙型肝炎或肝硬化。④抗-HBe阳性：多见于HBeAg转阴的患者，表示HBV复制减少，传染性降低，但并非保护性抗体，见于HBV感染的恢复期。⑤HBcAg阳性：提示患者血清中有感染的HBV，病毒复制活跃，传染性强。⑥抗-HBc阳性：是反映肝细胞受到HBV感染的可靠指标。抗HBc-IgG：反映抗-HBc总抗体的情况，为HBV感染的标志，包括正在感染和既往感染。抗HBc-IgM：在感染急性期滴度高，是诊断急性乙型肝炎和判断病毒复制活跃的重要指标，提示患者血液有强传染性。

3. 丙型肝炎病毒（HCV）标志物检测　①抗HCV-IgM阳性：见于急性丙型肝炎。②抗HCV-IgG阳性：表明已有HCV感染，输血后肝炎患者80%~90%出现阳性。③HCV-RNA阳性：见于HCV感染，提示HCV复制活跃，传染性强。

4. 丁型肝炎病毒（HDV）标志物检测　①HDVAg阳性：出现早，持续时间短，HDVAg与HBsAg常同时阳性，表示HDV与HBV同时感染。②抗HDV-IgG阳性：是诊断丁型肝炎的可靠指标。③抗HDV-IgM阳性：出现早，可用于丁型肝炎的早期诊断。④HDV-RNA阳性：可确诊丁型肝炎。

5. 戊型肝炎病毒（HEV）标志物检测　95%的HEV急性期患者抗HEV-IgM阳性，是确诊戊型肝炎较为可靠的指标。

细目七　肾功能检查

要点一　内生肌酐清除率测定

1. 参考值　成人（体表面积以1.73m^{2}计）80~120mL/min。

2. 临床意义　内生肌酐清除率（Ccr）是判断肾小球损害的敏感指标，根据Ccr可将肾功能不全分为4期。①肾衰竭代偿期：Ccr 51~80mL/min。②肾衰竭失代偿期：Ccr 50~20mL/min。③肾衰竭期（尿毒症早期）：Ccr 19~10mL/min。④肾衰竭终末期（尿毒症晚期）：Ccr<10mL/min。Ccr测定还可指导临床用药：Ccr 30~40mL/min应限制蛋白质的摄入；Ccr<30mL/min，用噻嗪类利尿剂无效，改用袢利尿剂；Ccr ≤ 10mL/min，应做透析治疗。亦用于指导由肾代谢或经肾排出药物的合理使用。

要点二　血清肌酐测定

1. 参考值　全血肌酐（Cr）：88~177μmol/L。血清或血浆Cr：男性53~106μmol/L，女性44~97μmol/L。

2. 临床意义　当肾小球滤过功能下降至正常人的1/3时，血Cr才明显升高。因此，血肌酐不是检测肾功能的敏感指标。检测的临床意义如下。①评估肾功能的损害程度。血Cr升高程度与慢性肾功能衰竭程度成正比。肾功能衰竭代偿期，血Cr<178μmol/L；肾功能衰竭失代偿期，血Cr178~445μmol/L；肾功能衰竭期，血Cr>445μmol/L。②鉴别肾前性与肾实质性少尿。肾前性少尿，血Cr升高，一般≤200μmol/L；肾实质性少尿，血Cr升高可达200μmol/L以上。

要点三　血清尿素氮测定

1. 参考值　成人3.2~7.1mmol/L。

2. 临床意义　血清尿素氮（BUN）测定反映肾小球的滤过功能，但不是敏感和特异性指标。BUN升高见于：①肾前性因素：肾血流量减少，如心功能不全、水肿、脱水、休克等；蛋白质分解增加，如急性传染病、上消化道出血、大面积烧伤、大手术后、甲状腺功能亢进症等。②肾性因素：见于严重肾脏疾病引起的慢性肾衰竭，如慢性肾炎、肾盂肾炎、肾结核、肾肿瘤、肾动脉硬化症等。BUN测定对尿毒症的诊断及预后估计有重要意义。③肾后性因素：见于尿路结石、前列腺肥大、泌尿系肿瘤等引起的尿路梗阻。

要点四　昼夜尿比密试验

尿浓缩稀释试验主要反映远曲小管和集合管的重吸收功能。正常人24小时尿量为1000~2000mL，尿最高比重>1.020。①尿量少比重高：见于肾前性少尿，如血容量不足；肾性少尿，如急性肾炎。②夜尿多比重低：见于慢性肾盂肾炎、慢性肾炎等。③尿比重固定在1.010~1.012，称为等张尿，表明肾小管重吸收功能严重受损，浓缩稀释功能丧失，见于慢性肾炎、慢性肾盂肾炎晚期等。

要点五　血尿酸测定

1. 参考值　男性 149~416μmol/L，女性 89~357μmol/L。

2. 临床意义　血清尿酸（UA）升高见于下列疾病。①痛风：血 UA 明显升高是诊断痛风的重要依据。②肾脏疾病：如急性或慢性肾炎、肾结核等。③妊娠高血压综合征。④白血病和恶性肿瘤。

要点六　血浆二氧化碳结合力测定

1. 参考值　22~31mmol/L。

2. 临床意义　①血浆二氧化碳结合力（CO_2CP）下降：见于代谢性酸中毒，如急性或慢性肾衰竭、糖尿病酮症酸中毒、严重腹泻等；呼吸性碱中毒，如支气管哮喘、脑炎、癔症等。②CO_2CP 增高：见于代谢性碱中毒，如急性胃炎、幽门梗阻所致的剧烈呕吐；呼吸性酸中毒，如慢性肺源性心脏病、慢性阻塞性肺疾病、广泛肺纤维化等。

细目八　临床常用生化检查

要点一　空腹血糖测定

（一）参考值

以空腹血浆葡萄糖（FPG）检测较为方便，结果可靠。葡萄糖氧化酶法：3.9~6.1mmol/L。

（二）临床意义

FPG>7.0mmol/L 称为高糖血症；FPG>9.0mmol/L 时尿糖阳性；FPG<3.9mmol/L 时为血糖减低；FPG<2.8mmol/L 称为低血糖症。

1. FPG 升高　生理性升高见于餐后 1~2 小时、高糖饮食、剧烈运动、情绪激动等。病理性增高见于：①各型糖尿病。②内分泌疾病，如甲状腺功能亢进症、巨人症、肢端肥大症、嗜铬细胞瘤、肾上腺皮质功能亢进症等。③应激性因素，如颅脑外伤、急性脑血管病、中枢神经系统感染、心肌梗死等。④肝脏和胰腺疾病，如严重肝损害、坏死性胰腺炎等。⑤其他，如呕吐、脱水、缺氧、麻醉等。

2. FPG 降低　生理性降低见于饥饿、长时间剧烈运动等。病理性减低见于：①胰岛素分泌过多，如胰岛 β 细胞增生或肿瘤、胰岛素瘤等。②对抗胰岛素的激素缺乏，如生长激素、肾上腺皮质激素缺乏等。③肝糖原储存缺乏，如重型肝炎、肝硬化、肝癌等严重肝病。④急性酒精中毒。⑤消耗性疾病，如严重营养不良、恶病质等。

要点二　口服葡萄糖耐量试验

（一）适应证

①无糖尿病症状，空腹血糖或随机血糖有异常，但尚未达到糖尿病诊断标准；或有持续性尿糖者。②无糖尿病症状，但有糖尿病家族史者。③有糖尿病症状，但空腹血糖未达到糖尿病诊断标准者。④有分娩巨大胎儿史的妇女。⑤其他：妊娠或甲状腺功能亢进症患者出现糖尿，或原因不明的肾脏病患者等。

（二）方法

采用 WHO 推荐的口服 75g 葡萄糖标准（即口服葡萄糖耐量试验，OGTT），分别检测空腹血糖、服糖后 0.5 小时、1 小时、2 小时、3 小时的血糖和尿糖。

（三）参考值

① FPG 3.9~6.1mmol/L。② 服糖后 0.5~1 小时血糖达高峰，一般在 7.8~9.0mmol/L，峰值 <11.1mmol/L。③服糖后 2 小时血糖（2hPG）<7.8mmol/L。④服糖后 3 小时血糖恢复至空腹水平。⑤每次尿糖均为阴性。

（四）临床意义

1. 诊断糖尿病　具备以下一项即可诊断为糖尿病：①FPG ≥ 7.0mmol/L，并具有糖尿病症状。② OGTT 2hPG ≥ 11.1mmol/L。③随机血糖≥ 11.1mmol/L，且伴有尿糖阳性，有糖尿病症状者。

2. 判断糖耐量异常　FPG<7.0mmol/L，2hPG 7.8~11.1mmol/L，且血糖到达高峰时间延长至 1 小时后，血糖恢复正常时间延长至 2~3 小时后，同时伴尿糖阳性者为糖耐量异常，其中 1/3 最终转为糖尿病。常见于 2 型糖尿病、肢端肥大症、甲状腺功能亢进症等。

3. 平坦型糖耐量曲线　FPG 降低，服糖后血糖上升不明显，2hPG 仍处于低水平。常见于胰岛 β 细胞瘤等。

要点三　血糖化血红蛋白检测

血糖化血红蛋白(GHb)分为3种,其中HbA1c(HbA1与葡萄糖结合)含量最高,占60%~80%,是临床最常检测的部分。GHb不受血糖浓度暂时波动的影响,是糖尿病诊断和监控的重要指标。GHb对高血糖,特别是血糖和尿糖波动较大时有特殊的诊断意义。

1. 参考值　HbA1 5%~8%,HbA1c 4%~6%。

2. 临床意义　GHb水平取决于血糖水平、高血糖持续时间,其生成量与血糖浓度成正比,且反映的是近2~3个月的平均血糖水平。

(1) 评价糖尿病的控制程度:GHb升高提示近2~3个月糖尿病控制不良,故GHb水平可作为糖尿病长期控制程度的监控指标。

(2) 鉴别诊断:糖尿病性高血糖GHb升高,应激性高血糖GHb则正常。

要点四　血清总胆固醇测定

1. 参考值　①合适水平:<5.18mmol/L。②边缘水平:5.18~6.19mmol/L。③升高:>6.22mmol/L。

2. 临床意义　①血清总胆固醇(TC)升高:是动脉粥样硬化的危险因素之一,常见于动脉粥样硬化所致的心、脑血管疾病;还可见于各种高脂蛋白血症、甲状腺功能减退症、糖尿病、肾病综合征、阻塞性黄疸;长期高脂饮食、精神紧张、吸烟、饮酒等。②TC减低:见于严重的肝脏疾病,如急性重型肝炎、肝硬化、甲状腺功能亢进症、严重贫血、营养不良和恶性肿瘤等。

要点五　血清甘油三酯测定

1. 参考值　0.56~1.70mmol/L。

2. 临床意义　①血清甘油三酯(TG)增高:见于动脉粥样硬化症、冠心病、原发性高脂血症、肥胖症、糖尿病、肾病综合征、甲状腺功能减退症、痛风、阻塞性黄疸和高脂饮食等。②TG降低:见于甲状腺功能亢进症、肾上腺皮质功能减退症、严重的肝脏疾病等。

要点六　血清脂蛋白测定

1. 高密度脂蛋白-胆固醇(HDL-C)测定的临床意义　①HDL-C升高:HDL-C具有抗动脉粥样硬化作用,与TG呈负相关,也与冠心病发病呈负相关,故HDL-C水平高的个体患冠心病的危险性小。②HDL-C降低:常见于动脉粥样硬化症、心脑血管疾病、糖尿病、肾病综合征等。

2. 低密度脂蛋白-胆固醇(LDL-C)测定的临床意义　①LDL-C增高:判断发生冠心病的危险性,LDL-C是动脉粥样硬化的危险因素之一,LDL-C水平升高与冠心病发病呈正相关;还可见于肥胖症、肾病综合征、甲状腺功能减退症、阻塞性黄疸等。②LDL-C降低:见于甲状腺功能亢进症、肝硬化和低脂饮食等。

要点七　血清钾测定

(一) 参考值

3.5~5.3mmol/L。

(二) 临床意义

1. 高钾血症(血钾>5.3mmol/L)

(1) 排出减少:如急性或慢性肾衰竭少尿期、肾上腺皮质功能减退症。

(2) 摄入过多:如高钾饮食、静脉输注大量钾盐、输入大量库存血液。

(3) 细胞内钾外移增多:如严重溶血、大面积烧伤、挤压综合征、组织缺氧和代谢性酸中毒等。

2. 低钾血症(血钾<3.5mmol/L)

(1) 摄入不足:如长期低钾饮食、禁食。

(2) 丢失过多:如频繁呕吐、腹泻、胃肠引流、肾上腺皮质功能亢进症、醛固酮增多症、长期应用排钾利尿剂。

(3) 分布异常:如心功能不全、肾性水肿、大量应用胰岛素、代谢性碱中毒等。

要点八　血清钠测定

(一) 参考值

137~147mmol/L。

(二) 临床意义

1. 高钠血症(血钠>147mmol/L)

(1) 摄入过多:如输注大量高渗氯化钠溶液。

(2) 水分丢失过多:如大量出汗、长期腹泻、呕吐。

(3) 抗利尿激素分泌过多:如肾上腺皮质功能亢进症、醛固酮增多症、脑性高钠血症(如脑外伤、急性脑血管病等)。

2. 低钠血症(血钠<137mmol/L)

(1) 胃肠道失钠:如幽门梗阻、严重呕吐、腹泻、胃肠引流。

(2) 尿排出过多:如慢性肾衰竭多尿期、大量应用利尿剂、肾上腺皮质功能减退症。

(3) 皮肤失钠:如大量出汗、大面积烧伤。

(4) 消耗性低钠:如肺结核、肿瘤等慢性消耗性疾病等。

(5) 摄入不足:长期低钠饮食、营养不良等。

要点九 血清氯测定

(一) 参考值

96~108mmol/L。

(二) 临床意义

1. 高氯血症(血清氯 >108mmol/L)

(1) 排出减少:如急性或慢性肾衰竭少尿期、尿路梗阻、心力衰竭等。

(2) 血液浓缩:如频繁呕吐、反复腹泻、大量出汗。

(3) 吸收增加:如肾上腺皮质功能亢进症。

(4) 摄入过多:如过量输入生理盐水。

(5) 过度换气所致的呼吸性碱中毒等。

2. 低氯血症(血清氯 <96mmol/L)

(1) 丢失过多:①严重呕吐、腹泻、胃肠引流。②尿排出过多,如肾上腺皮质功能减退症、慢性肾衰竭、糖尿病、应用利尿剂等。③呼吸性酸中毒。

(2) 摄入不足:长期低盐饮食、饥饿等。

要点十 血清钙测定

(一) 参考值

2.2~2.7mmol/L。

(二) 临床意义

1. 高钙血症(血清钙 >2.7mmol/L)

(1) 溶骨作用增强:如甲状旁腺功能亢进症、多发性骨髓瘤等。

(2) 吸收增加:如大量应用维生素 D。

(3) 排出减少:如急性肾衰竭等。

(4) 摄入过多:大量饮用高钙牛奶或静脉输入含钙溶液过多。

2. 低钙血症(血清钙 <2.2mmol/L)

(1) 成骨作用增强:如甲状旁腺功能减退症。

(2) 摄入不足:如长期低钙饮食。

(3) 吸收减少或吸收不良:如手足搐搦症、骨质软化症、佝偻病、维生素 D 缺乏症。

(4) 其他疾病:如急性或慢性肾衰竭、代谢性碱中毒、急性坏死性胰腺炎等。

要点十一 血清无机磷测定

(一) 参考值

0.85~1.51mmol/L。

(二) 临床意义

1. 血清无机磷升高

(1) 磷排出减少:如肾衰竭、甲状旁腺功能减退症时肾脏排磷减少。

(2) 吸收增加:如维生素 D 中毒时,小肠磷吸收增加,肾小管对磷的重吸收增加。

(3) 磷从细胞内释出:如酸中毒、急性重型肝炎或白血病、淋巴瘤等化疗后。

(4) 多发性骨髓瘤及骨折愈合期等血磷升高。

2. 血清无机磷降低

(1) 摄入不足:如慢性酒精中毒、长期腹泻、长期静脉营养而未补磷等。

(2) 吸收减少和排出增加:如维生素 D 缺乏,肠道吸收磷减少而肾脏排磷增加。

(3) 磷丢失过多:如甲状旁腺功能亢进症时,磷从肾脏排出增多。也见于血液透析、肾小管性酸中毒及应用噻嗪类利尿剂等。

要点十二 血清铁测定

(一) 参考值

男性 11~30μmol/L,女性 9~27μmol/L。

(二) 临床意义

1. 血清铁升高

(1) 铁利用障碍:如再生障碍性贫血、铁粒幼细胞性贫血、铅中毒等。

(2) 铁释放增多:如溶血性贫血、急性肝炎、慢性活动性肝炎等。

(3) 铁摄入过多:如反复输血及铁剂治疗过量。

2. 血清铁降低

(1) 需铁增加,摄入不足:如生长发育期的婴幼儿、青少年,生育期、妊娠期及哺乳期的妇女。

(2) 慢性失血:如消化性溃疡、痔、恶性肿瘤、月经量过多等。

要点十三 血清心肌酶及其同工酶测定

心肌酶包括血清肌酸激酶(CK)及其同工酶(CK-MB)、乳酸脱氢酶(LDH)及其同工酶。

(一) CK 及其 CK-MB

1. 参考值 男性 38~174U/L,女性 26~140U/L。

2. 临床意义 CK 主要存在于骨骼肌和心肌;CK-MB 主要存在于心肌。急性心肌梗死

(AMI)发病后3~8小时CK开始升高,10~36小时达高峰,72~96小时后恢复正常,是AMI早期诊断的敏感指标之一。在AMI病程中,如CK再次升高,提示心肌再梗死;其他如病毒性心肌炎、进行性肌营养不良、骨骼肌损伤、心导管术、电复律以及AMI溶栓后再灌注等,也可引起CK活性升高。CK-MB对AMI早期诊断的灵敏度明显高于CK,且特异性达92%以上,一般在AMI后3~8小时增高,2~3天恢复正常,因此对诊断发病较长时间的AMI有困难。

3. LDH及其同工酶(见肝脏疾病常用的实验室检查)。

要点十四　心肌肌钙蛋白T测定

1. 参考值　①0.02~0.13μg/L;②0.2μg/L为诊断临界值;③>0.5μg/L可诊断AMI。

2. 临床意义　①诊断AMI:肌钙蛋白T是诊断AMI的确定性标志物。AMI发病后3~6小时开始升高,10~24小时达高峰,10~15天恢复正常。对诊断AMI的特异性优于CK-MB和LDH;对亚急性及非Q波性心肌梗死或CK-MB无法诊断的心梗患者更有诊断价值。②其他:用于判断不稳定型心绞痛是否发生了微小心肌损伤、AMI后溶栓是否出现再灌注,以及预测接受血液透析治疗的患者的心血管事件的发生都有重要价值。

要点十五　心肌肌钙蛋白I测定

1. 参考值　①<0.2μg/L;②>1.5μg/L为诊断临界值。

2. 临床意义　①诊断AMI。②用于判断是否有微小心肌损伤,如不稳定型心绞痛、急性心肌炎。

要点十六　血清肌红蛋白测定

1. 参考值　①ELISA法:50~85μg/L。②>75μg/L为诊断临界值。

2. 临床意义　肌红蛋白(Mb)存在于心肌和骨骼肌中,因此,测定Mb可用来判断有无心肌或骨骼肌的损伤。AMI发病后0.5~2小时Mb开始升高,5~12小时达高峰,18~30小时恢复正常。因此,对早期诊断AMI明显优于CM-MB和LDH。当骨骼肌损伤、肌营养不良、多发性肌炎、肾功能衰竭及休克时,Mb也可增高。

要点十七　B型心钠素测定

1. 参考值　B型心钠素(BNP)1.5~9.0pmolL,判断值>22pmol/L(100ng/L);NT-pro-BNP<125pg/mL。

2. 临床意义

(1)心力衰竭的诊断、监测和预后评估:BNP升高对心衰具有极高的诊断价值。临床上,NT-pro-BNP>2000pg/mL,可以确定心衰。治疗有效时BNP水平可明显下降。若BNP水平持续升高或不降,提示心衰未得到纠正或进一步加重。

(2)鉴别呼吸困难:通过测定BNP水平可以准确筛选出非心衰患者(如肺源性)引起的呼吸困难,BNP在心源性呼吸困难升高,肺源性呼吸困难不升高。

(3)指导心力衰竭的治疗:BNP对心室容量敏感,半衰期短,可以用于指导利尿剂及血管扩张剂的临床应用;还可以用于心脏手术患者的术前、术后心功能的评价,帮助临床选择最佳手术时机。

要点十八　血、尿淀粉酶测定

1. 参考值　Somogyi法:血清800~1800U/L,尿液1000~12000U/L。

2. 临床意义　淀粉酶升高见于:①急性胰腺炎:发病后2~3小时血清淀粉酶(AMS)开始升高,12~24小时达高峰,2~5天后恢复正常。尿AMS于发病后12~24小时开始增高,2~10天后恢复正常。②其他胰腺疾病:如慢性胰腺炎急性发作、胰腺囊肿、胰腺癌、胰腺损伤。③非胰腺疾病:急性胆囊炎、流行性腮腺炎、胃肠穿孔、胆管梗阻等。

要点十九　血气分析的指标

1. 动脉血氧分压(PaO_2)　正常值为95~100mmHg。PaO_2<60mmHg是诊断呼吸衰竭的主要指标。PaO_2下降,见于各种原因的呼吸衰竭、静脉血分流入动脉血以及吸入氧分压过低等。

2. 动脉血氧饱和度(SaO_2)　正常值为95%~98%。

3. 动脉血二氧化碳分压($PaCO_2$)　反映肺泡的通气状况,正常值为35~45mmHg。$PaCO_2$升高,表明肺泡通气不足,见于肺气肿、慢性呼吸衰竭;$PaCO_2$降低,表明肺泡通气过度。

4. pH　正常值为7.35~7.45。pH<7.35见

于失代偿性酸中毒;pH>7.45 见于失代偿性碱中毒。

5. 碳酸氢盐 有标准碳酸氢盐(SB)和实际碳酸氢盐(AB)2 个指标。SB 的正常值为 22~27mmol/L,不受呼吸因素的影响。SB 下降:见于代谢性酸中毒和呼吸性碱中毒;SB 升高:见于代谢性碱中毒和呼吸性酸中毒。正常人 SB=AB。SB>AB 见于呼吸性碱中毒和肺代偿后的代谢性酸中毒;SB<AB 见于呼吸性酸中毒和肺代偿后的代谢性碱中毒。

6. 剩余碱(BE) 正常值为 0±3mmol/L,临床意义同 SB。

7. 二氧化碳结合力(CO_2-CP) 正常值为 23~31mmol/L,临床意义同 SB。

8. 阴离子间隙(AG) 指血浆中未测定阴离子与未测定阳离子之差。AG 的正常范围是 8~16mmol/L。AG 升高:见于乳酸酸中毒,糖尿病酮症酸中毒等,也可见于脱水、使用大量含钠盐的药物等。AG>30mmol/L 时,肯定有酸中毒。AG 降低:见于低蛋白血症等。

要点二十 常见酸碱平衡失衡类型及病因

1. 代谢性酸中毒 常见病因有糖尿病酮症酸中毒、过度饥饿、酒精中毒、长期高热、严重感染、休克、肾衰竭、严重腹泻、肠瘘等。

2. 代谢性碱中毒 常见病因包括严重呕吐、幽门梗阻等导致的胃酸丢失,大量使用利尿剂,严重低钾、低氯血症,库欣综合征或长期大量使用糖皮质激素等。

3. 呼吸性酸中毒 常见病因有慢性阻塞性肺疾病、肺心病、肺纤维化、严重支气管哮喘、各种病因导致的呼吸衰竭等。

4. 呼吸性碱中毒 可见于精神过度紧张时发生的过度换气,使用呼吸兴奋剂或呼吸机导致的过度通气,以及颅脑病变导致的过度换气等。

5. 呼吸性酸中毒合并代谢性碱中毒 常见于肺心病并发酸碱失衡时,也见于使用碱性药物过量,或使用利尿剂、糖皮质激素不当引起的低血钾、低血氯等。

6. 呼吸性酸中毒合并代谢性酸中毒 是肺心病并发酸碱失衡时的常见表现,还可见于各种病因的严重缺氧、休克,以及慢性阻塞性肺疾病、肺纤维化合并严重感染时。

7. 呼吸性碱中毒合并代谢性酸中毒 可见于肺心病并发酸碱平衡紊乱时,或癔症较长时间发作,过度换气同时合并感染发热等。

8. 呼吸性碱中毒合并代谢性碱中毒 是一种严重的碱中毒。预后极差。可见于肝硬化合并肝肺综合征时。

细目九 临床常用免疫学检查

要点一 血清免疫球蛋白测定

免疫球蛋白(Ig)是一组具有抗体活性的蛋白质,有抗病毒、抗菌、溶菌、抗毒素、抗寄生虫感染以及其他免疫作用。血清中的 Ig 分为 5 类:IgG、IgA、IgM、IgD 和 IgE。

(一)升高

1. 单克隆免疫球蛋白升高 表现为 5 种 Ig 中仅有某一种升高,见于以下情况:①原发性巨球蛋白血症时,IgM 单独明显升高。②多发性骨髓瘤,可分别见到 IgG、IgA、IgD、IgE 升高,并以此分型。③支气管哮喘、过敏性鼻炎或寄生虫感染时 IgE 升高。

2. 多克隆免疫球蛋白升高 表现为 IgG、IgA、IgM 均增高,见于各种慢性炎症、慢性肝病、肝癌、淋巴瘤、系统性红斑狼疮、类风湿关节炎等自身免疫性疾病。

(二)降低

见于各类先天性和获得性体液免疫缺陷、联合免疫缺陷以及长期使用免疫抑制剂的患者,血清中 5 种 Ig 均有降低。

要点二 血清补体测定

(一)总补体溶血活性(CH50)

1. 升高 见于各种急性炎症、组织损伤和某些恶性肿瘤。

2. 降低 见于各种免疫复合物性疾病,如肾小球肾炎;自身免疫性疾病,如系统性红斑狼疮、类风湿关节炎、强直性脊柱炎以及同种异体移植排斥反应、血清病等;补体大量丢失,如外伤、手术、大失血;补体合成不足,如慢性肝炎、肝硬化等。

(二) 补体 C_3

补体 C_3 是补体各成分中含量最高的一种，占总补体含量的 1/2 以上。

1. 升高 见于急性炎症、某些传染病早期、某些恶性肿瘤及排斥反应等。

2. 降低 见于大部分急性肾小球肾炎、狼疮性肾炎、系统性红斑狼疮、类风湿关节炎等。

要点三 抗链球菌溶血素“O”测定

1. 参考值 乳胶凝集法(LAT):<500U。

2. 临床意义 ①抗链球菌溶血素“O”(ASO)升高:见于风湿热、链球菌感染后急性肾小球肾炎、扁桃体炎、感染性心内膜炎等。②曾有溶血性链球菌感染:在感染溶血性链球菌 1 周后 ASO 开始升高,4~6 周达高峰,可持续数月甚至数年。所以,ASO 升高不一定是近期感染链球菌的证据。若动态升高,且 C 反应蛋白阳性、血沉增快,有利于风湿热的诊断。

要点四 肥达反应检测

肥达反应是检测血清中有无伤寒、副伤寒沙门菌抗体的一种凝集试验。血清抗体效价伤寒“O”>1∶80 及“H”>1∶160 对伤寒有诊断意义。①“O”、“H”均升高:提示伤寒可能性大。②“O”不高、“H”升高:可能曾接种过伤寒疫苗或既往感染过。③“O”升高、“H”不高:可能为感染早期或其他沙门菌感染。

要点五 梅毒血清学检查

梅毒螺旋体侵入人体后,在血清中产生非特异性抗体(反应素)及特异性抗体。反应素定性试验敏感性高,用于梅毒的初筛;定性试验阳性时必须进行特异性抗体确诊试验,若阳性可确诊为梅毒。

要点六 艾滋病病毒抗体测定

艾滋病是由人类免疫缺陷病毒(HIV)引起的获得性免疫缺陷综合征。当机体感染 HIV3~8 周后,体内可检出抗 -HIV 抗体。HIV 抗体阳性是 HIV 感染的临床诊断依据。若抗 -HIV 抗体阳性而无临床症状,则为 HIV 感染者;如有症状则为艾滋病患者。

要点七 蛋白质炎肿瘤标志物检测

1. 血清甲胎蛋白(AFP)增高的临床意义 ①原发性肝癌:AFP 是目前诊断原发性肝细胞癌最特异的标志物,血清中 AFP>300μg/L 可作为诊断阈值。②病毒性肝炎、肝硬化时,AFP 可有不同程度的增高,但一般不超过 300mg/L。③生殖腺肿瘤、胎儿神经管畸形时,AFP 也可升高。

2. 癌胚抗原(CEA)检测的临床意义 ①用于消化器官癌症的诊断:CEA 增高见于结肠癌、胃癌、胰腺癌等,但无特异性。②鉴别原发性和转移性肝癌:原发性肝癌 CEA 增高者不超过 9%,而转移性肝癌 CEA 阳性率高达 90%。③其他:肺癌、乳腺癌、膀胱癌、前列腺癌等 CEA 也可增高。

要点八 糖脂肿瘤标志物检测

1. 癌抗原 125(CA125)检测的临床意义 ①卵巢癌患者血清 CA125 水平明显升高,早期诊断和复发诊断的敏感性可达 50%~90%,故 CA125 对诊断卵巢癌有较大临床价值,尤其对观察治疗效果和判断复发较为灵敏。②其他癌症,如宫颈癌、乳腺癌、胰腺癌、胆道癌、肝癌、胃癌、大肠癌、肺癌等,CA125 水平也有不同程度的升高。

2. 糖链抗原 199(CA199)检测的临床意义 ①有助于胃肠道恶性肿瘤的诊断,尤其对胰腺癌有较高的敏感度及特异性,胰腺癌早期,当特异性为 95% 时,敏感性可达 80%~90%。连续监测 CA199 对病情进展、手术疗效、预后评估及复发的早期发现都有重要价值。②CA199 对消化道良恶性疾病,如胰腺癌与胰腺炎、胃癌与胃溃疡的鉴别诊断也有一定价值。

3. 癌抗原 153(CA153)检测的临床意义 CA153 不能用于筛查和早期诊断,主要用于乳腺癌患者的治疗监测和预后判断,乳腺癌患者 CA153 浓度升高较临床症状出现或影像学检查的发现时间早。其他恶性肿瘤,如转移性卵巢癌、结肠癌、支气管肺癌、原发性肝癌等,CA153 也有不同程度的升高。

要点九 抗核抗体检测

(一) 抗双链 DNA 抗体测定

1. 参考值 健康人阴性。

2. 临床意义 抗双链 DNA(dsDNA)抗体阳性对系统性红斑狼疮(SLE)的特异性较高,但敏感性较低。对 SLE 合并狼疮性肾炎的诊断具有重要意义。肾炎、血管炎、慢性肝炎、类风湿关节炎、干燥综合征等,该抗体亦可出现阳性。

（二）抗 Sm 抗体测定

1. 参考值 健康人阴性。

2. 临床意义 抗 Sm 抗体为系统性红斑狼疮（SLE）所特有，特异性达 99%，但敏感性较低，平均为 30%。抗 Sm 抗体水平与 SLE 的活动程度、各种临床表现、治疗与否无关。与中枢神经受体受累、肾病、肺纤维化及心内膜炎有一定关系。

（三）抗核糖核蛋白抗体测定

1. 参考值 健康人阴性。

2. 临床意义 抗核糖核蛋白抗体阳性几乎见于所有混合性结缔组织病患者。系统性红斑狼疮患者的阳性率为 30%~40%，并常与抗 Sm 抗体相伴出现。低滴度阳性可见于多种风湿病、进行性全身性硬化症、皮肌炎等。

（四）抗 SSA/RO 抗体测定

1. 参考值 健康人阴性。

2. 临床意义 抗 SSA 抗体阳性在干燥综合征中出现率最高（敏感性 88%~96%），还见于类风湿关节炎（3%~10%）、系统性红斑狼疮（24%~60%）。在下列疾病中也有很高的阳性率，如亚急性皮肤性狼疮（70%~90%），新生儿狼疮（90%）、补体 C2/C4 缺乏症（90%）。抗 SSA/Ro 抗体阳性的系统性红斑狼疮年轻患者常对光敏感。

（五）抗 SSB 抗体测定

1. 参考值 健康人阴性。

2. 临床意义 抗 SSB 抗体阳性率较高的有：干燥综合征（71%~87%），新生儿狼症综合征（75%）及其伴有先天性心脏传导阻滞（30%~40%）。阳性率较低的见于：系统性红斑狼疮（9%~35%）、单克隆丙种球蛋白病（15%）等。

要点十 循环免疫复合物测定

循环免疫复合物（CIC）为非特异性诊断指标，阳性见于：①自身免疫性疾病：如系统性红斑狼疮、类风湿关节炎、干燥综合征等。②急性链球菌感染后肾炎、乙型肝炎、感染性心内膜炎、麻风等。

要点十一 C 反应蛋白测定

C 反应蛋白（CRP）是一种急性时相蛋白质，具有免疫调节作用。CRP 是急性时相反应极灵敏的指标。

1. CRP 升高见于各种急性化脓性炎症、菌血症、组织坏死、恶性肿瘤等的早期。

2. CRP 检测可作为细菌感染与非细菌感染、器质性病变与功能性改变的鉴别指标，一般非细菌性感染、功能性改变者 CRP 正常。

第五单元 器械检查

细目一 心电图检查

要点一 心电图各波段的组成和命名

每个心动周期在心电图上可表现为四个波(P波、QRS波群、T波和U波)、三个段(PR段、ST段和TP段)、两个间期(PR间期和QT间期)和一个J点(即QRS波群终末部与ST段起始部的交接点)。

P波:为心房除极波,反映左、右心房除极过程中的电位和时间变化。

PR段:是电激动过程在房室交界区以及房室束、室内传导系统所产生的微弱电位变化,一般呈零电位,显示为等电位线(基线)。

PR间期:自P波的起点至QRS波群的起点,反映激动从窦房结发出后经心房、房室交界、房室束、束支及普肯耶纤维网传到心室肌所需要的时间。

QRS波群:为左、右心室除极的波,反映左、右心室除极过程中的电位和时间变化。

ST段:从QRS波群终点至T波起点的一段平线,反映心室早期缓慢复极的电位和时间变化。

T波:为心室复极波,反映心室晚期快速复极的电位和时间变化。

QT间期:从QRS波群的起点至T波终点,代表左、右心室除极与复极全过程的时间。

U波:为T波后的一个小波,产生机制未明。

要点二 常用心电图导联

(一)肢体导联

包括标准导联Ⅰ、Ⅱ、Ⅲ及加压肢体导联。标准导联反映两个肢体之间的电位差。加压肢体导联反映检测部位的电位变化,见表9-5-1-1。

表9-5-1-1 常规肢体导联心电图电极位置

导联	Ⅰ	Ⅱ	Ⅲ	aVR	aVL	aVF
正极	L	F	F	R	L	F
负极	R	R	L	另两肢体加接电阻并连接在一起		
导联轴在六轴系统中的方位	0°	+60°	+120°	-150°	-30°	+90°

1. 标准导联

(1) Ⅰ导联:正极接左上肢,负极接右上肢。

(2) Ⅱ导联:正极接左下肢,负极接右上肢。

(3) Ⅲ导联:正极接左下肢,负极接左上肢。

2. 加压肢体导联

(1) 加压右上肢导联(aVR):探查电极置于右上肢并与心电图机正极相连,左上、下肢加接电阻并连接构成无关电极并与心电图机负极相连。

(2) 加压左上肢导联(aVL):探查电极置于左上肢并与心电图机正极相连,右上肢与左下肢加接电阻并连接构成无关电极并与心电图机负极相连。

(3) 加压左下肢导联(aVF):探查电极置于左下肢并与心电图机正极相连,左、右上肢加接电阻并连接构成无关电极并与心电图机负极相连。

(二)胸导联

胸导联包括V_1~V_6导联。将负极与中心电端连接,正极与放置在胸壁一定位置的探查电极相连。探查电极距心脏很近,心电图波形振幅较大。

V_1:胸骨右缘第4肋间。

V_2:胸骨左缘第4肋间。

V_3:V_2 与 V_4 两点连线的中点。

V_4:左锁骨中线与第 5 肋间相交处。

V_5:左腋前线 V_4 水平处。

V_6:左腋中线 V_4 水平处。

临床上为诊断后壁心肌梗死,常需要加做 V_7~V_9 导联;诊断右心病变需加做 V_{3R}~V_{6R} 导联。

常规胸导联及选用导联电极的位置与作用见表 9-5-1-2。

表 9-5-1-2　常规胸导联及选用导联电极的位置与作用

导联		正极位置	负极位置	主要作用
常规导联	V_1	胸骨右缘第 4 肋间	无干电极	反映右心室处的电位变化
	V_2	胸骨左缘第 4 肋间	无干电极	反映右心室处的电位变化
	V_3	V_2 和 V_4 连线的中点处	无干电极	反映室间隔处的电位变化
	V_4	左锁骨中线与第 5 肋间相交处	无干电极	反映室间隔处的电位变化
	V_5	左腋前线 V_4 水平	无干电极	反映左心室前侧壁处的电位变化
	V_6	左腋中线 V_4 水平	无干电极	反映左心室侧壁处的电位变化
选用导联	V_7	左腋后线 V_4 水平	无干电极	诊断后壁心肌梗死
	V_8	左肩胛骨线 V_4 水平	无干电极	诊断后壁心肌梗死
	V_9	左脊旁线 V_4 水平	无干电极	诊断后壁心肌梗死
	V_{3R}~V_{6R}	右胸与 V_3~V_6 对称处	无干电极	诊断右心病变

要点三　心电图测量方法

(一) 心电图记录纸的组成

1. 横坐标,表示时间。

2. 纵坐标,记录电压。

(二) 心率的计算

1. 心律齐者　心率(次 / 分)=60/RR(或 PP)间距(s)。也可采用查表法。

2. 心律不齐者　取 5~10 个心动周期 RR 间距的平均值,算出心率。

(三) 心电图各波段的测量

1. 时间的测量　一般规定,测量各波时距应自波形起点的内缘起测至波形终点的内缘。

2. 振幅(电压)的测量　测量正向波形的高度,以基线上缘至波形的顶点之间的垂直距离为准;测量负向波形的深度,以基线的下缘至波形底端的垂直距离为准。

3. R 峰时间的测量　指从 QRS 波群起点量到 R 波顶点与等电位线的垂直线之间的距离。有切迹或 R′ 波,则以 R′ 波顶点为准。一般只测 V_1 和 V_5。

4. 间期的测量

(1) PR 间期:应选择有明显 P 波和 Q 波的导联(一般多选 Ⅱ 导联),自 P 波的起点量至 QRS 波群的起点。

(2) QT 间期:选择 T 波比较清晰的导联,测量 QRS 波起点到 T 波终点的间距。

5. ST 段移位的测量　①ST 段抬高:从等电位线上缘垂直量到 ST 上缘。②ST 段下移:从等电位线下缘垂直量到 ST 段下缘。③ST 段移位:一般应与 TP 段相比较;如由于心动过速等原因而 TP 不明显时,可与 PR 段相比较;亦可以前后两个 QRS 波群起点的连线作为基线与之比较。斜行向上的 ST 段,以 J 点作为判断 ST 段移位的依据;斜行向下的 ST 段,以 J 点后 0.06~0.08 处作为判断 ST 段移位的依据。

要点四　心电轴测定

心电轴是心室除极过程中全部瞬间综合向量形成的总向量。

1. 心电轴的测量方法　心电轴的测量方法有 3 种,即目测法、振幅法、查表法。目测法是根据Ⅰ、Ⅲ导联 QRS 波群的主波方向进行判断的。如果Ⅰ、Ⅲ导联 QRS 波群的主波方向均向上,则电轴不偏;若Ⅰ导联 QRS 波群的主波方向向上,而Ⅲ导联 QRS 波群的主波方向向下,则心电轴左偏；若Ⅰ导联QRS波群的主波方向向下，而Ⅲ导联QRS波群的主波方向向上，则为心电轴右偏；如果Ⅰ、Ⅲ导联QRS波群的主波方向均向下，则为心电轴极度右偏或不确定电轴。

2. 心电轴的临床意义　正常心电轴一般在0°~+90°之间。心电轴在+30°~+90°，表示电轴不偏。0°~+30°为电轴轻度左偏，0°~-30°为中度左偏，-30°~-90°为电轴显著左偏；+90°~+120°为电轴轻度或中度右偏，+120°~+180°为电轴显著右偏；-90°~-180为不确定性电轴。心电轴轻度、中度左偏或右偏不一定是病态。左前分支阻滞、左心室肥大、大量腹水、肥胖、妊娠、横位心脏等，可使心电轴显著左偏。左后分支阻滞、右心室肥大、广泛心肌梗死、肺气肿、垂直位心脏等，可使心电轴显著右偏。

要点五　心电图各波段的正常范围及其变化的意义

（一）P波

正常P波在多数导联呈钝圆形，有时可有切迹，但切迹双峰之间的距离<0.04秒。窦性P波在aVR导联倒置，Ⅰ、Ⅱ、aVF、V_4~V_6导联直立，其余导联（Ⅲ、aVL、V_1、V_2）可直立、低平、双向或倒置。正常P波的时间≤0.11s；电压在肢导联<0.25mV，胸导联<0.2mV。

P波在aVR导联直立，Ⅱ、Ⅲ、aVF导联倒置时称为逆行型P′波，表示激动起源于房室交界区或心房下部。P波时间>0.11s，且切迹双峰间的距离≥0.04s，提示左心房肥大；P波电压在肢导联≥0.25mV、胸导联≥0.2mV，常表示右心房肥大；P波低平无病理意义。

（二）PR间期

成年人心率在正常范围时，PR间期为0.12~0.20s。PR间期受年龄和心率的影响，年龄小或心率快时PR间期较短，老年人或心动过缓时较长，但一般不超过0.22s。

PR间期超过正常最高值者称为PR间期延长，见于一度房室传导阻滞。PR间期<0.12s，而P波形态、方向正常，见于预激综合征；PR间期<0.12s，且伴有逆行型P′波时，见于房室交界区心律。

（三）QRS波群

1. 时间　正常成人QRS波群时间为0.06~0.10s，V_1导联R峰时间<0.03s，V_5导联R峰时间<0.05s。QRS波群时间或R峰时间延长，见于心室肥大、心室内传导阻滞及预激综合征。

2. 形态与电压　正常人V_1、V_2导联为rS型，V_1的R/S<1、R_{V1}<1.0mV，如超过此值提示右心室肥大。V_5、V_6导联呈qR、qRs、Rs型，V_5的R/S>1、R_{V5}<2.5mV，如超过此值提示左心室肥大。V_3、V_4导联为过渡区图形，呈RS型，R/S比值接近于1。正常人的胸导联，自V_1至V_5，R波逐渐增高至最大，S波逐渐变小。如果过渡区图形出现于V_1、V_2导联，表示心脏有逆钟向转位；如果过渡区图形出现在V_5、V_6导联，表示心脏有顺钟向转位。在aVR导联，QRS波群主波向下，R_{aVR}<0.5mV，如超过此值提示右心室肥大。在aVL及aVF导联，QRS波群形态不定，R_{aVL}<1.2mV、R_{aVF}<2.0mV，如超过此值提示左心室肥大。

如果6个肢体导联中，每个QRS波群中向上及向下波电压的绝对值之和都小于0.5mV或/和每个胸导联QRS波群中向上及向下波电压的绝对值之和都小于0.8mV，称为低电压，可见于少数正常人，多见于肺气肿、心包积液、全身性水肿、心肌梗死、心肌病、黏液性水肿、缩窄性心包炎等。

Q波：正常人除aVR导联可呈QS或Qr型外，其他导联Q波的振幅不得超过同导联R波的1/4，时间<0.04s。正常情况下，V_1、V_2导联不应有q波，但可呈QS型，V_3导联极少有q波。超过正常范围的Q波称为异常Q波，常见于心肌梗死。

（四）J点

QRS波群的终末与ST段起始的交接点称为J点。J点大多在等电位线上，通常随着ST段的偏移而发生移位。

（五）ST段

正常ST段多为一等电位线，但在任何导联ST段下移不应超过0.05mV；ST段抬高在V_2、V_3导联男性不超过0.2mV，女性不超过0.15mV，其他导联均不应超过0.1mV。

ST段下移超过正常范围，见于心肌缺血、心肌损伤、洋地黄作用、心室肥厚及束支传导阻滞等。ST段上抬超过正常范围且弓背向上见于急性心肌梗死，弓背向下的抬高见于急性心包炎。ST段上抬亦可见于变异型心绞痛和室壁瘤。

(六) T 波

正常 T 波是一个不对称的宽大而光滑的波,前支较长,后支较短;T 波的方向与 QRS 波群主波方向一致;在 R 波为主的导联中,T 波电压不应低于同导联 R 波的 1/10。

在 QRS 波群主波向上的导联中,T 波低平、双向或倒置见于心肌缺血、心肌损伤、低血钾、低血钙、洋地黄效应、心室肥厚及心室内传导阻滞等。T 波高耸见于急性心肌梗死早期和高血钾。

(七) QT 间期

QT 间期与心率快慢密切相关,心率越快,QT 间期越短,反之越长。QT 间期的正常范围为 0.32~0.44s。QT 间期延长常见于心肌损伤、心肌缺血、心室肥大、心室内传导阻滞、心肌炎、心肌病、低血钙、低血钾、QT 间期延长综合征以及药物(如奎尼丁、胺碘酮)作用等。QT 间期缩短见于高血钙、高血钾、洋地黄效应。

(八) U 波

U 波是 T 波后的一个低平波,波形圆钝,在胸导联上(尤其是 V_3)较清楚。U 波的方向与 T 波方向一致。U 波增高常见于低血钾。

要点六 心房、心室肥大的心电图表现

(一) 心房肥大的心电图表现

1. 左心房肥大 P 波增宽≥0.12s,常呈双峰型,双峰间距≥0.04s,以Ⅰ、Ⅱ、aVL 导联上最为显著。V_1 导联的 P 波终末部的负向波变深,Ptf ≤ -0.04mm·s。多见于二尖瓣狭窄,故称为“二尖瓣型 P 波”。

2. 右心房肥大 P 波尖而高耸,其幅度≥0.25mV,心电图中以Ⅱ、Ⅲ、avF 导联表现最为突出,称为“肺型 P 波”,常见于慢性肺源性心脏病以及某些先天性心脏病。

(二) 心室肥大的心电图表现

1. 左心室肥大

(1) QRS 波群电压增高:R_{V5} 或 R_{V6}>2.5mV,$R_{V5}+S_{V1}$>4.0mV(男)或 >3.5mV(女)。

(2) 心电轴左偏。

(3) QRS 波群时间延长到 0.10~0.11s。

(4) ST-T 改变,以 R 波为主的导联中,T 波低平,双向或倒置。

上述指标中,以 QRS 波群高电压为重要,是诊断左心室肥大的基本条件。仅有 QRS 波群电压增高表现而无其他阳性指标者,称为左心室高电压,可见于左心室肥大,也可见于经常体力锻炼者;仅有 V_5 导联或以 R 波为主的导联 ST 段下移 >0.05mV,T 波低平、双向或倒置者,为左心室劳损;同时有 QRS 波群电压增高及 ST-T 改变者,称为左心室肥大伴劳损。

左心室肥大常见于高血压心脏病、二尖瓣关闭不全、主动脉瓣狭窄、主动脉瓣关闭不全、冠心病、心肌病等。

2. 右心室肥大

(1) V_1 的 R/S>1,V_5 的 R/S<1,aVR 导联以 R 波为主。

(2) $R_{V1}+S_{V5}$>1.05mV(重症 >1.2mV),aVR R/q 或 R/S>1,R_{aVR}>0.5mV。

(3) 心电轴右偏,重症可 >+110°。

(4) 右胸导联 ST 段下移 >0.05mV,T 波低平、双向或倒置。

右心室肥大常见于慢性肺心病、二尖瓣狭窄、先天性心脏病等。

要点七 心肌缺血与心肌梗死的心电图表现

(一) 心肌缺血

1. 稳定型心绞痛 面对缺血区的导联上出现 ST 段水平型或下斜型下移≥0.1mV,T 波低平、双向或倒置,时间一般小于 15 分钟。

2. 变异型心绞痛 常于休息或安静时发病,心电图可见暂时性 ST 段抬高,常常伴有 T 波高耸,对应导联 ST 段下移。

3. 慢性冠状动脉供血不足 在 R 波占优势的导联上,ST 段呈水平型或下斜型压低≥0.05mV,T 波低平、双向或倒置。

(二) 心肌梗死

1. 基本图形

(1) 缺血型 T 波改变:缺血发生于心内膜面,T 波高而直立;若发生于心外膜面,出现对称性 T 波倒置。

(2) 损伤型 ST 段改变:面向损伤心肌的导联出现 ST 段明显抬高,可形成单相曲线。

(3) 坏死型 Q 波出现:面向坏死区的导联出现异常 Q 波(时限≥0.04s,振幅≥1/4 R)或者呈 QS 波。

2. 心肌梗死的图形演变及分期

(1) 超急性期:心肌梗死发生数分钟后出现 T 波高耸或 ST 段斜行上移或弓背向上抬高,持

续数小时。

(2) 急性期：心肌梗死发生后数小时或数日，可持续 6 小时 ~7 天，ST 段逐渐升高呈弓背型，并可与 T 波融合成单向曲线，此时可出现异常 Q 波，继而 ST 段逐渐下降至等电位线，直立的 T 波开始倒置，并逐渐加深。在此期坏死型 Q 波、损伤型 ST 段抬高及缺血型 T 波倒置可同时并存。

(3) 亚急性期：心肌梗死发生后 7~28 天，抬高的 ST 段基本恢复至基线，坏死型 Q 波持续存在，缺血型 T 波由倒置较深逐渐变浅。

(4) 陈旧期：心肌梗死发生 3~6 个月之后或更久，ST 段和 T 波不再变化，常遗留下坏死的 Q 波，常持续存在终生，亦可能逐渐缩小。

3. 心肌梗死的定位诊断　根据坏死图形(异常 Q 波或 QS 波)出现于哪些导联而作出定位诊断(表 9-5-1-3)。

表 9-5-1-3　心肌梗死的心电图定位诊断

部位	特征性 ECG 改变导联	对应性改变导联
前间壁	V_1~V_3	—
前壁	V_3~V_5	—
侧壁	Ⅰ、aVL、V_5、V_6	—
广泛前壁	V_1~V_6	—
下壁	Ⅱ、Ⅲ、aVF	Ⅰ、aVL
右心室	V_{3R}~V_{5R}	多伴下壁梗死

要点八　常见心律失常的心电图表现

(一) 房性期前收缩的心电图表现

1. 提早出现的房性 P′ 波，形态与窦性 P 波不同。

2. P′R 间期≥ 0.12s。

3. 房性 P′ 波后有正常形态的 QRS 波群。

4. 代偿间歇不完全。

(二) 室性期前收缩的心电图表现

1. 提早出现的宽大畸形的 QRS 波群，其前无相关的 P 波或 P′ 波。

2. QRS 时限常≥ 0.12s。

3. T 波方向与 QRS 主波方向相反。

4. 有完全性代偿间歇。

(三) 交界性期前收缩的心电图表现

1. 提前出现的 QRS 波群，形态基本正常。

2. 出现逆行 P′ 波，可在 QRS 之前(P′R 间期 <0.12s)，或 QRS 之后(RP′ 间期 <0.20s)，或与 QRS 相重叠。

3. 常有完全性代偿间歇。

(四) 阵发性室上性心动过速的心电图表现

1. 连续出现的房性或交界性期前收缩，频率为 150~250 次 / 分，节律规则。

2. QRS 波群形态基本正常，时间≤0.10s。

3. ST–T 无变化，或呈继发性 ST 段下移和 T 波倒置。

(五) 心房颤动的心电图表现

1. P 波消失，代以大小不等、间距不均、形状各异的心房颤动波(f 波)，频率为 350~600 次 / 分，以 V_1 导联最明显。

2. RR 间距绝对不匀齐，即心室律绝对不规则。

3. QRS 波群形态通常正常，当心室率过快时，发生室内差异性传导，QRS 波群增宽畸形。

(六) 心室颤动的心电图表现

1. QRS–T 波群消失，出现形状不一、大小不等、极不规则的心室颤动波。

2. 频率为 200~500 次 / 分。

(七) 房室传导阻滞的心电图表现

1. 一度房室传导阻滞　①窦性 P 波规律出现，其后均伴有 QRS 波群。②PR 间期延长≥ 0.21s(老年人 >0.22s)。

2. 二度Ⅰ型房室传导阻滞　①P 波规律出现，PR 间期进行性延长，直至发生心室漏搏(P

波后无 QRS 波群)。②漏搏后 PR 间期缩短,之后又逐渐延长,直至 QRS 脱落,周而复始。③QRS 波群时间、形态一般正常。

3. 二度Ⅱ型房室传导阻滞 ①窦性 P 波规律出现,PR 间期恒定(正常或延长)。②部分 P 波后无 QRS 波群(发生心室漏搏)。③房室传导比例一般为 3∶2 或 4∶3 等。

4. 三度房室传导阻滞(完全性房室传导阻滞) ①P 波和 QRS 波群无固定关系,PP 与 RR 间距各有其固定的规律性。②心房率 > 心室率。③QRS 波群形态正常或宽大畸形。

要点九　动态心电图监测适应症

动态心电图可以获得被检者日常生活状态下连续 24 小时甚至更长时间的心电图资料,因此常可检测到常规心电图检查不易发现的一过性异常心电图改变。临床上应用动态心电图监测的适应证如下。

1. 心律失常的定性和定量诊断。
2. 心肌缺血的诊断和评价。
3. 心脏病患者的预后评价。
4. 心肌缺血及心律失常药物疗效的评价。
5. 心脏病患者日常生活能力的评定。
6. 选择安装心脏起搏器的适应证及起搏器的功能评定。
7. 用于医学科学研究和流行病学调查。

要点十　心电图运动负荷试验的适应证和禁忌证

(一) 适应证

1. 用于诊断

(1) 确定冠心病的诊断。

(2) 胸痛的鉴别诊断。

(3) 早期检出无临床症状的冠心病。

(4) 确定与运动相关的心律失常。

(5) 确定运动引起症状的原因。

(6) 早期检出不稳定型心绞痛。

2. 用于评价

(1) 评价心功能。

(2) 冠心病药物(如抗心绞痛药物)的疗效。

(3) 外科及介入治疗效果,如 PTCA、CABG。

(4) 心肌梗死患者的预后;梗死后患者是否进一步行心导管检查的筛选。

(5) 评价窦房结功能。

3. 用于指导康复锻炼

(1) 心脏病患者的康复。

(2) 非心脏病患者的康复。

4. 用于研究

(1) 评价抗心绞痛药物。

(2) 评价抗心律失常的药物。

(3) 评价各类心血管疾病的运动反应。

5. 用于筛选 如选拔宇航员或运动员体力鉴定等。

(二) 禁忌证

1. 绝对禁忌证

(1) 急性心肌梗死 5 天内。

(2) 药物治疗未控制的不稳定型心绞痛。

(3) 引起症状或血流动力学障碍的未控制的心律失常。

(4) 有症状的严重主动脉瓣狭窄;未控制的有症状的心力衰竭。

(5) 急性肺栓塞。

(6) 急性心肌炎或心包炎。

(7) 急性主动脉夹层。

2. 相对禁忌证

(1) 冠状动脉左主干狭窄。

(2) 中度狭窄的心脏瓣膜病。

(3) 电解质异常。

(4) 严重的高血压(收缩压 >200mmHg 和 / 或舒张压 >110mmHg)。

(5) 梗阻性肥厚型心肌病及其他形式的流出道梗阻。

(6) 存在不能充分运动的身心障碍。

(7) 高度房室传导阻滞。

细目二　肺功能检查

要点一　肺容积检查

四种基础肺容积包括:潮气容积、补吸气容积、补呼气容积和残气容积。正常成人的潮气容积约为 500mL。

要点二　肺容量检查

肺容量由 2 个或 2 个以上的肺容积组成。

四种基础肺容量包括：深吸气量、肺活量、功能残气量和肺总量。

1. 深吸气量(IC)　呼吸肌功能减退、限制性或阻塞性通气功能障碍时IC减少。

2. 肺活量(VC)　正常成年男性的VC为(4217±690)mL，女性为(3105±452)mL。正常人的VC不应低于预计值的80%。VC减少见于各种疾病引起的限制性通气功能障碍，以及阻塞性通气功能障碍和呼吸肌功能障碍等疾病。

3. 功能残气量(FRC)　正常成年男性的FRC为(3112±611)mL，女性为(2348±479)mL。FRC增加提示肺充气过度，见于阻塞性肺气肿、支气管哮喘发作等。

4. 肺总量(TLC)　正常成年男性的TLC为(5766±782)mL，女性为(4353±644)mL。TLC增加见于阻塞性肺气肿等阻塞性通气障碍；TLC减少见于限制性通气功能障碍，如气胸、胸腔积液、肺纤维化等。

要点三　通气功能检查

1. 肺通气量　包括每分钟静息通气量、肺泡通气量、最大通气量。最大通气量减少见于各种疾病引起的限制性、阻塞性通气功能障碍和呼吸肌功能障碍等。

2. 用力肺活量(FVC)　正常人的FVC=VC。FVC的检查内容包括第1秒用力呼气容积($FEV_{1.0}$)、最大呼气中期流量。正常人的$FEV_{1.0}$/FVC%为83%，$FEV_{3.0}$/FVC%为99%。当$FEV_{1.0}$/FVC%<70%时，提示有阻塞性通气功能障碍，如肺气肿等。限制性通气功能障碍时，此比值正常，甚至增加。

要点四　换气功能检查

包括气体分布、通气/血流比值以及弥散功能检查。正常人的肺泡通气量每分钟约为4L，肺血流量每分钟约为5L，通气/血流比值为0.8。通气/血流比值>0.8，见于肺动脉栓塞等；通气/血流比值<0.8，见于支气管痉挛与阻塞、肺炎、肺水肿、急性呼吸窘迫综合征(ARDS)等。

细目三　内镜检查

要点一　上消化道内镜检查

上消化道内镜检查，包括食管、胃、十二指肠的检查。

(一)适应证

食管、胃、十二指肠疾病诊断不明者，均可进行上消化道内镜检查。

1. 有咽下困难、胸骨后疼痛、烧灼感、上腹部疼痛、不适、饱胀、反酸等症状原因不明者。
2. 上消化道出血原因不明者。
3. X线钡餐检查不能确诊或不能解释的上消化道病变，特别是黏膜病变和疑有肿瘤者。
4. 药物治疗前后对比，需要随访的病变，如溃疡病、萎缩性胃炎、反流性食管炎等。
5. 需要内镜治疗的患者，如异物取出、镜下止血、食管静脉曲张硬化剂注射及套扎、食管狭窄的扩张治疗、上消化道息肉摘除术等。

(二)禁忌证

1. 神志不清、精神失常、检查不能合作者。
2. 休克、昏迷等危重状态。
3. 严重的心肺疾患，如严重心律失常、心力衰竭、急性心肌梗死、严重呼吸衰竭和支气管哮喘发作。轻症心肺功能不全不属禁忌证，但需在监护下进行。
4. 疑有食管、胃、十二指肠穿孔。
5. 严重的咽喉部疾患、腐蚀性食管炎和胃炎、巨大食管憩室、主动脉瘤及严重颈胸段脊柱畸形等。
6. 急性传染性肝炎或胃肠道传染病一般暂缓检查；慢性乙、丙型肝炎或抗原携带者，AIDS患者应备有特殊的消毒措施。

要点二　下消化道内镜检查

下消化道内镜检查，包括乙状结肠镜、全结肠镜及小肠镜检查。

(一)适应证

1. 有腹泻、便血、下腹部疼痛、贫血、腹部包块等症状、体征原因不明者。
2. X线钡剂灌肠或乙状结肠镜检查有异常者，如狭窄、溃疡、息肉、癌肿、憩室等。
3. 肠道炎性疾病的诊断与随访观察。
4. 结肠癌肿的术前诊断与术后随访、癌前病变的监视、息肉摘除术后的随访等。

5. 需做止血及结肠息肉摘除术等治疗者。

(二)禁忌证

1. 肛门、直肠严重狭窄者。

2. 重症细菌性痢疾、溃疡性结肠炎及憩室炎等。

3. 严重心肺功能不全、精神失常及昏迷者。

4. 急性弥漫性腹膜炎及腹腔器官穿孔者。

5. 妊娠妇女。

要点三　支气管镜检查

支气管镜可用于观察病变、做活检或刷检、钳取异物、清除异物、进行支气管灌洗或支气管肺泡灌洗等,是诊断、治疗、抢救支气管与肺及胸膜疾病的重要方法。

(一)适应证

1. 原因不明的咯血或痰中带血者。

2. 原因不明的干咳或局限性哮鸣音者。

3. 同一部位反复发生的肺炎者。

4. 原因不明的肺不张或胸腔积液者。

5. 原因不明的喉返神经麻痹、膈神经麻痹或上腔静脉梗阻者。

6. 临床表现或 X 线检查疑为肺癌者。

7. X线检查无异常,而痰中找到癌细胞者。

8. 诊断不明的支气管及肺部病变需要做支气管组织活检、刷检或灌洗并进行细胞学或细菌学检查者。

9. 用于治疗,如取出支气管异物,肺化脓症的吸痰或局部用药,手术后痰液潴留的吸痰,肺癌局部瘤体的放疗和化疗,紧急情况下纤维支气管镜引导的气管插管实施等。

(二)禁忌证

1. 严重心肺功能不全、严重心律失常、频发心绞痛者。

2. 极度衰弱且不能耐受检查者。

3. 出血、凝血机制明显异常者。

4. 主动脉瘤有破裂危险者。

5. 近期有大咯血、哮喘发作、上呼吸道感染或高热者(应暂缓检查)。

6. 对麻醉药物过敏者。

要点四　腹腔镜检查

腹腔镜通过腹壁切口插入内镜对腹腔内病变进行诊断和治疗,能以微小的创伤、很轻的痛苦,在直观下获取诊断依据,使诊断与手术一体化。

(一)适应证

1. 可用于外科急腹症、慢性腹痛的诊断及处理,腹部肿瘤的诊断与分期、诊断性组织活检等。

2. 在治疗方面,可进行胆囊切除、胆管切开取石、胆管癌切除、脾切除、肝叶切除、胃穿孔缝合修补、胃高位迷走神经切断、阑尾切除、左或右半结肠切除、直肠癌根治术、疝修补术等。

3. 妇科疾病的治疗,如卵巢囊肿剥除、盆腔粘连分解、输卵管通液、子宫肌瘤切除、宫颈息肉切除等。

4. 泌尿外科的精索静脉曲张结扎、盆腔淋巴结清扫、肾切除等手术。

(二)禁忌证

1. 严重的心、肺、肝、肾功能不全。

2. 盆腔、腹腔巨大肿块。

3. 弥漫性腹膜炎伴肠梗阻。

4. 腹部疝或横膈疝。

5. 严重盆腔粘连。

6. 缺乏经验的手术者。

第六单元 影像学检查

细目一 超声检查

要点一 超声检查的临床应用

1. 检测实质性脏器(如肝、肾、脾、胰腺、子宫及卵巢等)的大小、形态、边界及脏器内部回声等,帮助判断有无病变或病变情况。

2. 检测某些囊性器官(如胆囊、膀胱、胃等)的形态、走向及功能状态。

3. 检测心脏、大血管和外周血管的结构、功能及血流动力学状态,包括对各种先天性和后天性心脏病、血管畸形及闭塞性血管病等的诊断。

4. 鉴别脏器内局灶性病变性质,是实质性还是囊性,还可鉴别部分病变的良、恶性。

5. 检测积液(如胸腔积液、腹腔积液、心包积液、肾盂积液及脓肿等)的存在与否,对积液量的多少作出初步估计。

6. 对一些疾病的治疗后动态随访,如急性胰腺炎、甲状腺肿块、子宫肌瘤等。

7. 介入性诊断与治疗。如超声引导下进行穿刺,或进行某些引流及药物注入治疗等。

要点二 肝脏常见病的声像图表现

1. 脂肪肝的异常声像图

(1) 弥漫性脂肪肝:整个肝均匀性增大,表面圆钝,边缘角增大;肝内回声增多增强,前半细而密,呈一片云雾状改变。彩色多普勒超声显示肝内血流的灵敏度降低,尤其对于较深部位的血管,血流信号较正常减少。

(2) 局灶性脂肪肝:通常累及部分肝叶或肝段,超声表现为脂肪浸润区部位的高回声区与正常肝组织的相对低回声区,两者分界较清,呈花斑状或不规则的片状。彩色多普勒超声可显示不均匀回声区内无明显彩色血流,或正常肝内血管穿入其中。

2. 肝硬化的异常声像图

(1) 直接征象:肝脏萎缩,体积缩小;肝包膜回声增强,呈锯齿样改变;肝内光点弥漫性增粗增强,分布紊乱;肝静脉变细、僵直、迂曲。

(2) 间接征象:脾脏增大;可见腹水的无回声暗区;门静脉主干和主支增粗,可见脐静脉重新开放。

3. 肝囊肿的异常声像图 表现为肝内单发或多发类圆形均匀无回声区,周边囊壁菲薄、光滑呈高回声,可有侧壁回声失落,囊肿后方回声增强。

要点三 胆道常见病的声像图表现

1. 胆囊结石的异常声像图 典型的特征如下。①胆囊内见一个或数个强光团、光斑,其后方伴声影或彗星尾。②强光团或光斑可随体位改变而依重力方向移动,也可因结石嵌顿或结石炎性粘连,看不到光团或光斑随体位改变。不典型者如泥沙型结石,表现为胆囊后壁处细小的强回声光点带,后方伴较宽声影;结石填满胆囊时,胆囊无回声区消失,胆囊前半部呈弧形强光带,后方伴较宽声影,若伴有胆囊壁增厚,则出现“胆囊壁弱回声 - 结石强回声 - 声影”三联征。

2. 胆囊炎的异常声像图 急性胆囊炎表现为胆囊增大,胆囊壁明显增厚,呈强回声,其间有弱回声带,重者呈多层弱回声带表现;慢性胆囊炎时胆囊可缩小,胆囊壁增厚、钙化,边缘毛糙,回声增强。

3. 胆管癌的异常声像图

(1) 结节型和乳头型:可见扩张的胆管远端有边缘不整的软组织肿块,突入胆管内或阻塞胆管,肿块多呈中等或略低回声,与胆管壁分界不清。

(2) 浸润型:表现扩张的胆管远端狭窄或闭塞,呈“V”字形改变。彩色多普勒超声显示肿块周边及内部仅有稀疏细小血流或完全无血流。

要点四 女性生殖系统常见病的声像图表现

1. 子宫肌瘤的异常声像图 可表现子宫增大,形态不规则,常见于多发者;肌瘤呈圆形低回声,少数为等回声,周边有假性包膜形成的低回声晕;肌层内肌瘤可使子宫内膜变形、移向对侧,黏膜下肌瘤显示内膜增宽、回声增强或显示出瘤体。

2. 卵巢囊肿的异常声像图 囊肿大小不等,多为单房、薄壁、无分隔;亦可为多囊性。声像图常表现为边缘光滑、壁薄且均一的圆形病变,呈液性无回声或水样密度。

要点五 心脏常见病的声像图表现

1. 二尖瓣狭窄的异常声像图

(1) 二维超声心动图表现:①二尖瓣增厚回声增强,以瓣尖为主,有时可见赘生物形成的强光团。②二尖瓣活动僵硬,运动幅度减小。③二尖瓣口面积缩小。④腱索增粗缩短,乳头肌肥大。⑤左心房明显增大,肺动脉高压时则右心室增大,肺动脉增宽。

(2) M 型超声心动图表现:①二尖瓣曲线增粗、回声增强。②二尖瓣前叶曲线双峰消失,呈城墙样改变。③二尖瓣前、后叶呈同向运动,后叶曲线套入前叶。④左心房增大。

(3) 多普勒超声心动图表现:彩色多普血流量可见二尖瓣口见五彩镶嵌的湍流信号;频谱多普勒可见二尖瓣频谱呈单峰宽带充填形,峰值血流速度增快。

2. 主动脉瓣关闭不全的异常声像图

(1) 二维超声心动图表现:在左室长轴及主动脉根部短轴切面上,可见主动脉瓣反射增强,舒张期主动脉瓣闭合不良、左室容量负荷过重的表现。

(2) M 型超声心动图表现:①心底部探查,主动脉根部前后径增宽,运动幅度增大,舒张期闭合线呈双线。若闭合线出现扑动现象,是血液反流的有力证据。②左室探查,可见左室容量负荷过重的改变,表现为左心室内径扩大,流出道增宽,室间隔和左室后壁呈反向运动。

(3) 多普勒超声心动图表现:舒张期可见五彩反流束自主动脉瓣口流向左室流出道。

要点六 甲状腺常见病的声像图表现

1. 甲状腺肿瘤的异常声像图

(1) 良性肿瘤:常表现为单个或多发均质性较高或稍低回声结节,边界清楚,包膜完整,肿瘤周围有时可见"声晕"征。

(2) 恶性肿瘤:表现为肿块轮廓不清,形态不规则,包膜不完整,内部回声不均匀,后方可有声衰减,常见坏死、出血、囊变和砂砾样钙化。

2. 甲状腺囊肿的异常声像图 显示单个或多个边缘光滑均质性无回声区。

3. 甲状旁腺肿瘤的异常声像图 肿瘤大到 6~15mm 才能显示,边界清楚、回声均匀,一般难与甲状腺肿瘤鉴别。

要点七 乳腺常见病的声像图表现

1. 乳腺增生的异常声像图 表现为:①乳腺腺体增厚,结构紊乱,内部回声不均匀,回声光点增粗;②如有乳腺导管囊性扩张或形成囊肿,可见管状或类圆形大小不等的无回声区,边界清晰,后方回声增强。

2. 乳腺癌的异常声像图 表现为:①肿块形态不规则,纵径(前后径)通常大于横径,与周围正常组织分界不清,边缘可表现为模糊、成角、微分叶或毛刺,无包膜回声;肿块内部多为不均匀的低回声,如有钙化可出现强回声光点,部分有声影;肿块后方回声衰减,侧方声影少见。②多普勒超声显示乳腺肿块有较丰富的高阻血流信号。③部分患者可探及患侧腋窝处回声较低的增大淋巴结。

3. 乳腺纤维腺瘤的异常声像图 表现为:①圆形或卵圆形,边缘光滑锐利,界限清楚,横径通常大于纵径;有时可见包膜回声;内部为均匀或比较均匀的低回声,肿块后方回声正常或增强,常有侧方声影。②多普勒超声显示病变内通常无彩色血流或血流较少。

细目二 放射检查

要点一 呼吸系统病变的基本 X 线表现

(一) 肺部病变

1. 渗出与实变 多为肺部炎症所致,X 线多表现为密度较高的斑片影,边缘模糊;一个肺叶发生实变时,可见整个肺叶密度增高的大片状阴影。

2. 增殖 X 线表现为密度较高的阴影,边缘较清楚,呈梅花瓣样。

3. 纤维化 X 线呈密度高的索条状影或网状、蜂窝状影。

4. 钙化 表现为边缘锐利的高密度影,形态不一，可呈点状、块状或球形。

5. 肿块　良性肿块X线表现为带有包膜、生长较慢、边缘锐利光滑的球形肿块，一般不发生坏死；恶性肿瘤多无包膜，生长快，呈浸润性，边缘有毛刺或为分叶状，中心可坏死形成空洞。

6. 空洞　为肺组织坏死液化所致，X线表现有以下几种。①薄壁空洞：常见于肺结核，也可见于肺转移瘤。②厚壁空洞：常见于肺脓肿（空洞内多有液面）、肺癌（洞壁多厚薄不规则）。③虫蚀样空洞：见于干酪样肺炎。

7. 空腔　X线表现为肺内壁薄而光滑的腔隙。多为肺大泡、含气肺囊肿及囊状支气管扩张等所致。

8. 索条状、网状、蜂窝状影　见于肺纤维化、间质性肺炎、尘肺、间质性肺水肿等。

9. 肺门增大　见于肺门血管扩张、淋巴结肿大、支气管肿瘤等。

10. 支气管阻塞　支气管阻塞可引起阻塞性肺不张、阻塞性肺气肿、阻塞性肺炎。①阻塞性肺不张：是支气管完全阻塞的表现。X线可见片状或三角形密度增高影、肺体积缩小，肺门或纵隔移向患侧，膈肌升高，肋间隙变窄。②阻塞性肺气肿：是支气管部分阻塞，肺泡残气量增多所致。X线表现为肺透亮度增加，肺体积增大，纹理稀疏、纤细，肋间隙增宽，膈肌下降、平坦、活动减弱等。③阻塞性肺炎：支气管不完全阻塞导致气道变窄，呼吸阻力增大，通气量减少，痰不易及时排出，局部反复感染，炎症难以消散，X线特征表现为同一部位反复出现的炎症性改变。

（二）胸膜病变

1. 胸腔积液　①游离性胸腔积液：当积液达250mL左右时，站立位X线检查可见外侧肋膈角变钝；中等量积液时，患侧胸中、下部呈均匀性致密影，其上缘形成自外上斜向内下的凹面弧形，同侧膈和心缘下部被积液遮蔽；大量积液时，除肺尖外，患侧全胸呈均匀的致密增高阴影，与纵隔连成一片，患侧肋间隙增宽，膈肌下降，气管纵隔移向健侧。②包裹性胸腔积液：X线表现为圆形或半圆形密度均匀影，边缘清晰。包裹性积液局限在叶间裂时称为叶间积液。

2. 气胸及液气胸　气胸时X线显示胸腔顶部和外侧高度透亮，其中无肺纹理，透亮带内侧可见被压缩的肺边缘。液气胸时，立位检查可见上方为透亮的气体影，下方为密度增高的液体影，且随体位改变而流动。

3. 胸膜肥厚、粘连、钙化　胸膜轻度增厚时，X线表现为肋膈角变钝或消失，沿胸壁可见密度增高或条状阴影，还可见膈上幕状粘连，膈运动受限。广泛胸膜增厚则呈大片不均匀性密度增高影，患侧肋间隙变窄或胸廓塌陷，纵隔向患侧移位，膈肌升高，活动减弱，严重时可见胸部脊柱向健侧凸起。胸膜钙化的X线表现为斑块状、条状或片状高密度钙化影，切线位观察时，可见其包在肺的外围。

要点二　呼吸系统常见疾病的影像学表现

（一）慢性支气管炎

早期X线可无异常发现。典型慢支表现为两肺纹理增多、增粗、紊乱，肺纹理伸展至肺野外带。

（二）支气管扩张症

确诊主要靠胸部CT检查，尤其是高分辨力CT（HRCT）。柱状扩张时可见“轨道征”或“印戒征”；囊状扩张时可见葡萄串样改变；扩张的支气管腔内充满黏液栓时，可见“指状征”。

（三）肺炎链球菌肺炎（大叶性肺炎）

充血期X线无明显变化，或仅可见肺纹理增粗；实变期肺野出现均匀性密度增高的片状阴影，病变范围呈肺段性或大叶性分布，在大片密实阴影中常可见到透亮的含气支气管影，即支气管充气征。消散期X线可见实变区密度逐渐减退，表现为散在性的斑片状影，大小不等，继而可见到增粗的肺纹理，最后可完全恢复正常。CT在充血期即可见病变区磨玻璃样阴影，边缘模糊。实变期可见呈肺段性或大叶性分布的密实阴影，支气管充气征较X线检查更为清楚。

（四）支气管肺炎（小叶性肺炎）

常见于两中下肺野的中、内带，X线表现为沿肺纹理分布的、散在密度不均的小斑片状阴影，边界模糊。CT见两中下肺支气管血管束增粗，有大小不等的结节状及片状阴影，边缘模糊。

（五）间质性肺炎

病变常同时累及两肺，以中、下肺最显著。X线表现为两肺门及两中下肺纹理增粗、模糊，可呈网状，并伴有小点状影，肺门影轻度增大，轮廓模糊，密度增高。病变早期HRCT可见两侧支气管血管束增粗、不规则，伴有磨玻璃样阴影。较重者可有小叶性实变导致的小斑片影，肺门、纵隔淋巴结可增大。

（六）肺脓肿

急性肺脓肿X线可见肺内大片致密影，边缘模糊，密度较均匀，可侵及一个肺段或一叶的大部。在致密的实变区中可见含有液面的空洞，内壁不规整。慢性肺脓肿可见空洞壁变薄，周围有较多紊乱的纤维条索状阴影。多房性空洞则显示为多个大小不等的透亮区。CT较平片能更早、更清楚地显示肺脓肿，因此，有利于早期诊断和指导治疗。

（七）肺结核

1. 原发型肺结核 表现为原发复合征及胸内淋巴结结核。①原发复合征：是由肺内原发灶、淋巴管炎及淋巴结炎三者组成的哑铃状双极现象。②胸内淋巴结结核：表现为肺门和（或）纵隔淋巴结肿大突向肺野。

2. 血行播散型肺结核 ①急性粟粒型肺结核：X线可见两肺大小、密度、分布都均匀一致的粟粒状阴影，正常肺纹理显示不清。②亚急性与慢性血行播散型肺结核：X线可见以两上、中肺野为主的大小不一、密度不同、分布不均的多种性质（渗出、增殖、钙化、纤维化、空洞等）的病灶。

3. 继发性肺结核 包括浸润型肺结核（成人最常见）、慢性纤维空洞型肺结核。病变多在肺尖和锁骨下区开始，X线可见渗出、增殖、播散、纤维和空洞等多种性质的病灶同时存在。慢性纤维空洞型肺结核的X线主要表现为两肺上部多发厚壁的慢性纤维病变及空洞，周围有广泛的纤维索条影及散在的新老病灶，常伴有明显的胸膜肥厚，病变的肺因纤维化而萎缩，出现肺不张征象，上叶萎缩使肺门影向上移位，下肺野血管纹理牵引向上及下肺叶的代偿性肺气肿，使膈肌下降、平坦，肺纹理被拉长呈垂柳状。

4. 结核性胸膜炎 多见于儿童与青少年，可单独存在，或与肺结核同时出现。少量积液时X线可见患侧肋膈角变钝，大量积液时X线可见患侧均匀的密度增高阴影，阴影上方呈外高内低状，积液随体位的变化而改变。后期可引起胸膜肥厚、粘连、钙化。

肺结核CT表现与平片相似，但可更早、更细微地显示病变情况，发现平片难以发现的病变，有助于鉴别诊断。

（八）肺肿瘤

肺肿瘤分原发性与转移性两类。原发性肿瘤有良性与恶性之分。良性少见；恶性中98%为原发性支气管肺癌，少数为肺肉瘤。

1. 原发性支气管肺癌（肺癌） 按发生部位可分三型。①中心型：早期局限于黏膜内时X线无异常发现，引起管腔狭窄时可出现阻塞性肺气肿、阻塞性肺炎、阻塞性肺不张三种肺癌的间接征象；肿瘤同时向腔外生长和/或伴肺门淋巴结转移时形成肺门肿块影，肺门肿块影是肺癌的直接征象。发生于右上叶的肺癌，肺门肿块及右肺上叶不张连在一起可形成横行S状下缘。有时肺癌发展迅速，中心可坏死形成内壁不规则的偏心性空洞。CT可见支气管壁不规则增厚，管腔狭窄；分叶状或不规则的肺门肿块，可同时伴有阻塞性肺炎、肺不张；肺门、纵隔淋巴结肿大等。②周围型：X线表现为密度增高、轮廓模糊的结节状或球形病灶，逐渐发展可形成分叶状肿块；发生于肺尖的癌称为肺沟癌。HRCT有利于显示结节或肿块的形态、边缘、周围状况以及内部结构等，可见分叶征、毛刺征、胸膜凹陷征、空泡征或支气管充气征（直径小于3cm以下的癌，肿块内见到的小圆形或管状低密度影），同时发现肺门或纵隔淋巴结肿大则更有助于肺癌的诊断。增强CT能更早地发现肺门、纵隔淋巴结转移。③细支气管肺泡癌（弥漫性肺癌）：表现为两肺广泛的细小结节，边界不清，分布不对称，进一步发展可融合成大片肿块，形成癌性实变。CT可见两肺不规则分布的1cm以下结节，边缘模糊，常伴有肺门、纵隔淋巴结转移；融合后的大片实变影中靠近肺门处可见支气管充气征，实变区密度较低呈毛玻璃样，其中可见到高密度的隐约血管影是其重要特征。

2. 转移性肿瘤 X线可见两肺中、下肺野外带，出现密度均匀、大小不一、轮廓清楚的棉絮样低密度影。血供丰富的肿瘤发生粟粒状转移时，可见两中、下肺野轮廓光滑，密度均匀的粟粒影。淋巴转移至肺的肿瘤，则主要表现为肺门和（或）纵隔淋巴结肿大。CT发现肺部转移较平片敏感；HRCT对淋巴转移的诊断具有优势，可见肺门、纵隔淋巴结肿大、支气管血管束增粗、小叶间隔增厚以及沿两者分布的细小结节影。

要点三　循环系统常见疾病的影像学表现

（一）心脏瓣膜病

1. 单纯二尖瓣狭窄 X线表现为左心房

及右心室增大，左心耳部突出，肺动脉段突出，主动脉结及左心室变小，心脏外形呈梨形。

2. 二尖瓣关闭不全　典型的X线表现是左心房和左心室明显增大。

3. 主动脉瓣狭窄　X线可见左心室增大，或伴左心房增大，升主动脉中段局限性扩张，主动脉瓣区可见钙化。

4. 主动脉瓣关闭不全　左心室明显增大，升主动脉、主动脉弓普遍扩张，心脏呈靴形。

（二）高血压性心脏病

X线表现为左心室扩大，主动脉增宽、延长、迂曲，心脏呈靴形。

（三）慢性肺源性心脏病

X线表现为阻塞性肺气肿征象，右下肺动脉增宽≥15mm，右心室增大等。

（四）心包积液

心包积液在300mL以下者，X线难以发现。中等量积液时，后前位可见心脏形态呈烧瓶形，上腔静脉增宽，心缘搏动减弱或消失等。

要点四　消化系统常见疾病的影像学表现

（一）食管静脉曲张

X线钡剂造影可见：食管中、下段的黏膜皱襞明显增宽、迂曲，呈蚯蚓状或串珠状充盈缺损，管壁边缘呈锯齿状。

（二）食管癌

X线钡剂造影可见：①黏膜皱襞改变：由于肿瘤破坏黏膜层，使正常皱襞消失、中断、破坏，形成表面杂乱的不规则影像。②管腔狭窄。③腔内充盈缺损。④不规则的龛影，早期较浅小，较大者表现为长径与食管长轴一致的长形龛影。⑤受累食管呈局限性僵硬。

（三）消化性溃疡

1. 胃溃疡　上消化道钡剂造影检查的直接征象是龛影，多见于胃小弯；龛影口周围有一圈黏膜水肿造成的透明带，这种黏膜水肿带是良性溃疡的特征性表现。胃溃疡引起的功能性改变包括：①痉挛性改变。②分泌增加。③胃蠕动增强或减弱。

2. 十二指肠溃疡　绝大部分发生在球部，溃疡易造成球部变形；球部龛影或球部变形是十二指肠溃疡的直接征象。间接征象有：①激惹征。②幽门痉挛，开放延迟。③胃分泌增多和胃张力及蠕动方面的改变。④球部压痛。

（四）胃癌

上消化道钡剂造影检查可见：①胃内形态不规则的充盈缺损，多见于蕈伞型癌。②胃腔狭窄，胃壁僵硬，多见于浸润型癌。③形状不规则、位于胃轮廓之内的龛影，多见于溃疡型癌。④黏膜皱襞破坏、消失或中断。⑤肿瘤区蠕动消失。CT或MRI检查可直接观察肿瘤侵犯胃壁、周围浸润及远处转移的情况，其影像表现直接反映了胃癌的大体形态，但检查时需用清水或对比剂将胃充分扩张。

（五）溃疡性结肠炎

结肠气钡双重对比造影检查可见：病变肠管结肠袋变浅、消失，黏膜皱襞多紊乱，粗细不一，其中可见溃疡龛影。晚期病例的X线表现为肠管从下向上呈连续性的向心性狭窄，边缘僵直，同时肠管明显缩短，肠腔舒张或收缩受限，形如硬管状。

（六）结肠癌

结肠气钡双重对比造影可见：①肠腔内肿块，形态不规则，黏膜皱襞消失。病变处肠壁僵硬，结肠袋消失。②较大的龛影，形状不规则，边缘不整齐，周围有不同程度的充盈缺损和狭窄，肠壁僵硬，结肠袋消失。③肠管狭窄，肠壁僵硬。

（七）胃肠道穿孔

最多见于胃或十二指肠穿孔，立位X线透视或腹部X线平片可见：两侧膈下有弧形或半月形透亮气体影。若并发急性腹膜炎则可见肠管充气、积液、膨胀，肠壁间隔增宽，在腹部X线平片上可见腹部肌肉与脂肪层分界不清。

（八）肠梗阻

典型的X线表现为：梗阻上段肠管扩张，积气、积液，立位或侧位水平位摄片可见肠管扩张，呈阶梯状气液平，梗阻以下的肠管闭合，无气或仅有少量气体。CT（尤其是螺旋CT）适用于一些危重患者、不能配合检查者以及肥胖者，有助于发现腹腔包裹性或游离性气体、液体及肠坏死，帮助判断梗阻的部位及病因。

（九）原发性肝癌

肝动脉造影可见肿瘤供血的肝动脉扩张，肿瘤内显示病理血管，肝血管受压移位或被肿瘤包绕，可见动静脉瘘等。CT检查可见肝内单发或多发、圆形或类圆形较低密度的肿块影，边界清楚或模糊，周围可见低密度的透亮带；巨块型肝癌中心坏死时可出现更低密度区；对比增强造影全过程呈“快显快出”现象等。MRI检查主要用于小肝癌的鉴别诊断,作用优于 CT。

要点五 泌尿系统常见疾病的影像学表现

(一) 泌尿系结石

X 线平片可显示的结石称为阳性结石,约占 90%。疑为肾或输尿管结石时,首选腹部 X 线平片检查;必要时,选用 CT。

1. 肾结石 发生于单侧或双侧,可单个或多个,主要位于肾盂或肾盏内。阳性结石 X 线平片可见圆形、卵圆形或桑椹状致密影,密度高而均匀或浓淡不等或呈分层状。阴性结石平片不能显影,造影可见肾盂内圆形或卵圆形密度减低影或充盈缺损,还可引起肾盂、肾盏积水扩张等。阳性结石需与腹腔内淋巴结钙化、肠内粪石、胆囊或胰腺结石相鉴别,肾结石时腹部侧位片上结石与脊柱影重叠。CT 检查表现基本同 X 线平片。

2. 输尿管结石 阳性结石 X 线平片或 CT 可见输尿管走行区域内米粒大小的高密度影,CT 可见结石上方输尿管、肾盂积水扩张;静脉肾盂造影可见造影剂中止在结石处,其上方尿路扩张。

3. 膀胱结石 多为阳性,X 线平片可见耻骨联合上方圆形或卵圆形致密影,边缘光滑或毛糙,密度均匀或不均匀,可呈层状,大小不一。结石可随体位而改变位置,但总是在膀胱最低处。阴性结石排泄性尿路造影可见充盈缺损影。CT 可见膀胱内致密影。MRI 检查呈非常低的信号。

(二) 肾癌

较大肾癌的 X 线平片可见肾轮廓局限性外突;尿路造影可见肾盏伸长、狭窄、受压变形,或肾盏封闭、扩张。CT 可见肾实质内肿块,密度不定,可略高于周围肾实质,也可低于或接近于周围肾实质,肿块较大时可突向肾外,少数肿块内可有钙化影;增强 CT 可见肿块早期有明显、不均一的强化,之后表现为相对低密度。

要点六 骨与关节常见疾病的影像学表现

(一) 长骨骨折

X 线检查是诊断骨折最常用、最基本的方法,可见骨皮质连续性中断、骨小梁断裂和歪曲,有边缘光滑锐利的线状透亮阴影,即骨折线。根据骨折程度把骨折分为完全性骨折和不完全性骨折。完全性骨折时,骨折线贯穿骨全径;不完全性骨折的骨折线不贯穿骨全径。根据骨折线的形状和走行,将骨折分为横形、斜形和螺旋形。CT 不是诊断骨折的常规检查方法,但对解剖结构比较复杂的部位(如骨盆、髋关节、肩关节、脊柱、面部等)骨折的诊断、诊断骨折碎片的数目等较普通 X 线有优势。MRI 显示骨折不如 CT,但可清晰显示骨折周围软组织损伤的情况以及骨折断端出血、水肿等。

(二) 脊柱骨折

主要发生在胸椎下段和腰椎上段,以单个椎体损伤多见。多因受到纵轴性暴力冲击而发生椎体压缩性骨折。X 线可见骨折椎体压缩呈楔形,前缘骨皮质嵌压。由于断端嵌入,所以不仅不见骨折线,反而可见横形不规则的线状致密影。有时椎体前上方可见分离的骨碎片,上、下椎间隙保持正常。严重时并发脊椎后突成角、侧移,甚至发生椎体错位,压迫脊髓而引起截瘫;常并发棘突间韧带撕裂,使棘突间隙增宽,或并发棘突撕脱骨折,也可发生横突骨折。CT 对脊椎骨折的定位、骨折类型、骨折片移位程度以及椎管有无变形、狭窄等的诊断优于普通 X 线平片。MRI 对脊椎骨折及有无椎间盘突出、韧带撕裂等有较高的诊断价值。

(三) 椎间盘突出

青壮年多发,下段腰椎最容易发生。

1. X 线表现 ①椎间隙变窄或前窄后宽。②椎体后缘唇样肥大增生、骨桥形成或游离骨块。③脊柱生理曲度变直或侧弯。Schmorl 结节表现为椎体上面或下面的圆形或半圆形凹陷,其边缘有硬化线,常对称见于相邻椎体的上、下面且常累及数个椎体。

2. CT 检查 根据椎间盘变形的程度,分为椎间盘变性、椎间盘膨出、椎间盘突出 3 种。以椎间盘突出最为严重,其 CT 直接征象是:椎间盘后缘变形,有局限性突出,其内可有钙化。间接征象是:①硬膜外脂肪层受压、变形甚至消失,两侧硬膜外间隙不对称。②硬膜囊受压变形和移位。③一侧神经根鞘受压。

3. MRI 检查 能很好地显示各部位椎间盘突出的图像,是诊断椎间盘突出的最好方法。在矢状面可见突出的椎间盘向后方或侧后方伸出;横断面上突出的椎间盘局限突出于椎体后缘;可见硬膜外脂肪层受压、变形甚至消失和神经根鞘受压图像。

(四) 急性化脓性骨髓炎

1. X 线表现 ①发病后 2 周内,可见肌间隙模糊或消失，皮下组织与肌间分界模糊等。②发病2周后可见骨改变。开始在干骺端骨松质中出现骨质疏松，进一步出现骨质破坏，破坏区边缘模糊；骨质破坏逐渐向骨干延伸，小的破坏区可融合形成大的破坏区，骨皮质也受到破坏，皮质周围出现骨膜增生，表现为一层密度不高的新生骨，新生骨广泛时可形成包壳；骨皮质供血障碍时可发生骨质坏死，出现沿骨长轴形成的长条形死骨，有时可引起病理性骨折。

2. CT表现　能较清楚地显示软组织感染、骨膜下脓肿以及骨破坏和死骨，尤其有助于发现平片不能显示的小的破坏区和死骨。

3. MRI检查　对显示骨髓腔内改变和软组织感染优于X线片和CT。

（五）慢性化脓性骨髓炎

1. X线表现　可见明显的修复，即在骨破坏周围有骨质增生硬化现象；骨膜的新生骨增厚，并同骨皮质融合，呈分层状，外缘呈花边状；骨干增粗，轮廓不整，骨密度增高，甚至骨髓腔发生闭塞；并可见骨质破坏和死骨。

2. CT表现　与X线表现相似，并容易发现X线不能显示的死骨。

（六）骨关节结核

多继发于肺结核，儿童和青年多见，发病部位以椎体、骺和干骺端为多，X线主要表现为骨质疏松和骨质破坏，部分可出现冷脓肿。

1. 长骨结核　①好发于骺和干骺端。X线早期可见骨质疏松；在骨松质中可见局限性类圆形、边缘较清楚的骨质破坏区，邻近无明显骨质增生现象；骨质破坏区有时可见碎屑状死骨，密度不高，边缘模糊，称之为“泥沙”状死骨；骨膜反应轻微；病变发展易破坏骺而侵入关节，形成关节结核，但很少向骨干发展。②CT检查可显示低密度的骨质破坏区，内部可见高密度的小斑片状死骨影，病变周围软组织发生结核性脓肿，密度低于肌肉。

2. 关节结核　分为继发于骺、干骺端结核的骨型关节结核和结核菌经血行累及关节滑膜的滑膜型结核。①骨型关节结核的X线表现较为明显，即在原有病变征象的基础上，又有关节周围软组织肿胀、关节间隙不对称性狭窄或关节骨质破坏等。滑膜型结核以髋关节和膝关节常见，早期X线表现为关节囊和关节软组织肿胀，密度增高，关节间隙正常或增宽，周围骨骼骨质疏松；病变进展而侵入关节软骨及软骨下骨质时，X线可见关节面及邻近骨质模糊及有虫蚀样不规则破坏，这种破坏多在关节边缘，而且上、下两端相对应存在；晚期发生关节间隙变窄甚至消失，关节强直。②CT检查可见肿胀的关节囊、关节周围软组织和关节囊内积液，骨关节面毛糙，可见虫蚀样骨质缺损；关节周围冷脓肿密度较低，注射对比剂后可见边缘强化。③MRI检查：滑膜型结核早期可见关节周围软组织肿胀，肌间隙模糊。依据病变组织密度不同而显示不同信号。

3. 脊椎结核　好发于腰椎，可累及相邻的两个椎体，附件较少受累。①X线表现：病变椎体骨松质破坏，发生塌陷变形或呈楔形变，椎间隙变窄或消失，严重时椎体互相嵌入融合而难以分辨；病变椎体旁因大量坏死物质流入而形成冷脓肿，表现为病变椎体旁软组织梭形肿胀，边缘清楚；病变部位脊柱后突畸形。②CT对显示椎体及其附件的骨质破坏、死骨、冷脓肿均优于X线片。③MRI对病变部位、大小、形态和椎管内病变的显示优于X线片和CT。

（七）骨肿瘤

分为原发性和转移性两种，转移性骨肿瘤在恶性骨肿瘤中最为常见。原发性骨肿瘤分为良性与恶性。X线检查不仅可以发现骨肿瘤，还可帮助鉴别肿瘤的良恶以及是原发还是转移。一般原发性骨肿瘤好发于长骨，转移性骨肿瘤好发于躯干骨与四肢骨近侧的近端。原发性骨肿瘤多为单发，转移性骨肿瘤常为多发。良性骨肿瘤多无骨膜增生；恶性骨肿瘤常有骨膜增生，并且骨膜新生骨可被肿瘤破坏，形成恶性骨肿瘤的特征性X线表现“Codman三角”。

1. 骨巨细胞瘤(破骨细胞瘤)　多见于20~40岁的青壮年，股骨下端、胫骨上端以及桡骨远端多发，良性多见。①X线片：在长骨干骺端可见到偏侧性的膨胀性骨质破坏透亮区，边界清楚。多数病例破坏区内可见数量不等的骨嵴，将破坏区分隔成大小不一的小房征，称为分房型；少数破坏区无骨嵴，称为溶骨型。当肿瘤边缘出现筛孔状或虫蚀状骨破坏，骨嵴残缺紊乱，环绕骨干出现软组织肿块影时，提示恶性骨巨细胞瘤。②CT检查：可见骨端的囊性膨胀性骨破坏区，骨壳基本完整，骨破坏与正常骨小梁的交界处多没有骨增生硬化带。骨破坏区内为软组织密度影，无钙化和骨化影。增强扫描示肿瘤组织有较明显的强化，而坏死囊变区无强化。

2. 骨肉瘤 多见于11~20岁的男性，好发于股骨下端、胫骨上端及肱骨上端的干骺端。①X线主要表现为骨髓腔内不规则的骨破坏和骨增生，骨皮质破坏，不同形式的骨膜增生和骨膜新生骨的再破坏，可见软组织肿块以及其中的云絮状、斑块状肿瘤骨形成等，肿瘤骨存在是诊断骨肉瘤的重要依据。根据X线表现不同，骨肉瘤分为溶骨型、成骨型和混合型三种类型，混合型最多见。溶骨型骨肉瘤以骨质破坏为主要表现，破坏偏于一侧，呈不规则斑片或大片状溶骨性骨质破坏，边界不清；可见骨膜增生被破坏形成的骨膜三角。成骨型骨肉瘤以肿瘤骨形成为主要X线表现，可见大片致密的骨质硬化改变，称为象牙质变；骨膜增生明显；软组织肿块中多有肿瘤骨形成。混合型骨肉瘤兼有以上两者的骨质改变。②CT表现为松质骨的斑片状缺损，骨皮质内表面的侵蚀或全层的虫蚀状、斑片状破坏或大片缺损。骨质增生表现为松质骨内不规则斑片状高密度影和骨皮质增厚。软组织肿块围绕病变骨骼生长或偏于一侧，边缘模糊，与周围正常组织界限不清，其内常见大小不等的坏死囊变区。CT发现肿瘤骨较平片敏感，并能显示肿瘤与邻近结构的关系。③MRI能清楚地显示骨肿瘤与周围正常组织的关系，以及肿瘤在髓腔内的情况等；但对细小、淡薄的骨化或钙化的显示不如CT。一般的典型骨肉瘤X线片即可诊断，而判断骨髓病变则MRI更好。

3. 转移性骨肿瘤 乳腺癌、甲状腺癌、前列腺癌、肾癌、肺癌及鼻咽癌等癌细胞通过血行可转移至胸椎、腰椎、肋骨、股骨上段，以及髋骨、颅骨和肱骨等处。①根据X线表现的不同将其分为溶骨型、成骨型和混合型三种，以溶骨型最为多见。②CT显示骨转移瘤不仅比普通X线片敏感，而且还能清楚地显示骨外局部软组织肿块的范围、大小、与相邻脏器的关系等。③MRI对骨髓中的肿瘤组织及其周围水肿非常敏感，比CT能更早地发现骨转移瘤，从而为临床诊断、治疗等提供更早而可靠的依据。

（八）颈椎病

X线表现为颈椎生理曲度变直或向后反向成角，椎体前缘唇样骨质增生或后缘骨质增生、后翘，相对关节面致密，椎间隙变窄，椎间孔变小，钩突关节增生、肥大、变尖，前、后纵韧带及项韧带钙化。CT、MRI对颈椎病的诊断优于X线片，尤其对X线片不能确诊的颈椎病，MRI诊断更具有优势。

（九）类风湿关节炎

X线表现为早期手、足小关节多发对称性梭形软组织肿胀，关节间隙可因积液而增宽，出现软骨破坏后关节间隙变窄；发生在关节边缘的关节面骨质侵蚀（边缘性侵蚀）是类风湿关节炎的重要早期征象；进一步发展可见骨性关节面模糊、中断，常有软骨下囊性病灶，呈多发、边缘不清楚的小透亮区（血管翳侵入所致）；骨质疏松早期发生在受累关节周围，以后可累及全身骨骼；晚期可见四肢肌肉萎缩，关节半脱位或脱位，指间、掌指间关节半脱位明显，常造成手指向尺侧偏斜畸形。

（十）退行性骨关节病

依靠普通X线片即可诊断。

1. 四肢关节（髋与膝关节）退行性骨关节病的X线表现 由于关节软骨破坏，使关节间隙变窄，关节面变平，边缘锐利或有骨赘突出。软骨下骨质致密，关节面下方骨内出现圆形或不规整形透明区。晚期还可见关节半脱位和关节内游离骨体，但多不造成关节强直。

2. 脊椎关节病（脊椎小关节和椎间盘退行性变）的X线表现 脊椎小关节改变包括上下关节突变尖、关节面骨质硬化和关节间隙变窄。椎间盘退行性变表现为椎体边缘出现骨赘，相对之骨赘可连成骨桥；椎间隙前方可见小骨片，但不与椎体相连，为纤维环及邻近软组织骨化后形成；髓核退行性变则出现椎间隙变窄，椎体上、下骨缘硬化。

要点七　中枢神经系统常见疾病的影像学表现

（一）脑血管病

1. 脑出血 高血压性脑出血是最常见的病因，出血部位多为基底节、丘脑、脑桥和小脑。根据血肿演变分为急性期、吸收期和囊变期。CT、MRI可以确诊。

CT表现：①急性期血肿呈圆形、椭圆形或不规则形均匀密度增高影，边界清楚；周围有环形密度减低影（水肿带）；局部脑室受压移位；血液进入脑室或蛛网膜下腔时，可见脑室或蛛网膜下腔内有积血影。②吸收期（发病后3~7天）可见血肿缩小、密度降低，小的血肿可以完全吸收，血肿周围变模糊，水肿带增宽。③发病2个月后进入囊变期,较大的血肿吸收后常留下大小不等的囊腔,同时伴有不同程度的脑萎缩。

2. 蛛网膜下腔出血　CT表现为脑沟、脑池、脑裂内密度增高影,脑沟、脑裂、脑池增大,少数严重病例周围脑组织受压移位。出血一般7天左右吸收,此时CT检查无异常发现,但MRI仍可见高信号出血灶痕迹。

3. 脑梗死　常见的原因有脑血栓形成、脑栓塞、低血压和高凝状态等。病理上分为缺血性脑梗死、出血性脑梗死、腔隙性脑梗死。

(1) CT表现:①缺血性脑梗死:发病12~24小时之内,CT无异常所见;少数病例在血管闭塞6小时即可显示大范围低密度区,其部位、范围与闭塞血管供血区一致,皮质与髓质同时受累,多呈三角形或扇形,边界不清,密度不均,在等密度区内散在较高密度的斑点影,代表梗死区内脑质的相对无损害区;2~3周后,病变处的密度越来越低,最后变为等密度而不可见;1~2个月后可见边界清楚的低密度囊腔。②出血性脑梗死:在密度减低的脑梗死灶内,见到不规则斑点状或片状高密度出血灶影;由于占位,脑室轻度受压,中线轻度移位;2~3周后,病变处密度逐渐变低。③腔隙性脑梗死:发病12~24小时之内,CT无异常所见;典型者可见小片状密度减低影,边缘模糊,无占位效应。

(2) MRI表现:MRI对脑梗死灶发现早、敏感性高,发病后1小时即可见局部脑回肿胀,脑沟变浅。

(二) 脑肿瘤

影像检查的目的在于确定肿瘤有无,并对其作出定位、定量乃至定性诊断。颅骨X线片的诊断价值有限,CT、MRI是主要的诊断手段。

(三) 颅脑外伤

1. 脑挫裂伤　CT可见低密度脑水肿区内散在斑点状高密度出血灶,伴有占位效应。有的表现为广泛性脑水肿或脑内血肿。

2. 颅内出血　包括硬膜外、硬膜下、脑内、脑室和蛛网膜下腔出血等。CT可见相应部位的高密度影。

细目三　介入诊疗技术

要点一　血管性、非血管性介入技术的临床应用

1. 血管性介入技术的临床应用

(1) 经导管血管灌注术:用于血管收缩治疗、化疗药物灌注治疗、动静脉血栓的溶栓治疗、缺血性病变的灌注治疗等。

(2) 经导管血管栓塞术:用于治疗血管性病变、止血、治疗肿瘤、血流重分布、内科性器官切除等。

(3) 经皮经腔血管成形术:包括球囊血管成形术:可用治疗于动、静脉狭窄或闭塞性病变;血管支架置入术可用于急性血管闭塞、长段血管狭窄或闭塞、伴有溃疡性斑块或严重钙化的病变等治疗。

2. 非血管介入技术的临床应用

(1) 经皮穿刺活检。

(2) 经皮穿刺消融术:用于肿瘤灭活治疗、囊性病变的硬化治疗、体表静脉畸形的硬化治疗、腹腔神经丛阻滞止痛等。

(3) 经皮穿刺引流术。

(4) 非血管管腔扩张术:用于治疗人体的气道、消化道、胆道、尿路以及输尿管、鼻泪管等管腔发生狭窄或闭塞性病变。

要点二　常见疾病的介入治疗

1. 心血管系统疾病

(1) 冠心病:冠状动脉支架置入(PCI)是介入治疗在冠心病中的广泛应用,通过在狭窄的冠状动脉部位置入支架,改善血流,缓解心绞痛症状。

(2) 血管狭窄:如颈动脉狭窄、外周动脉狭窄等,通过介入治疗,可以扩张狭窄的血管,恢复血流通畅,减轻患者的症状。

(3) 先天性心脏病:部分先天性心脏病患者可以通过介入治疗进行封堵或修复,如房间隔缺损、室间隔缺损等。

2. 神经系统疾病

(1) 脑动脉瘤:可以通过介入治疗进行栓塞或夹闭,防止动脉瘤破裂导致脑出血。

(2) 脑血管狭窄:经导管介入技术可以在不开颅的情况下进行脑血管修复,减少手术风险。

3. 肿瘤疾病

(1) 肝脏肿瘤:包括经肝动脉化疗栓塞术(TACE)、射频消融、微波治疗等,可以直接作用

于肝脏肿瘤组织,达到治疗效果,减少对正常组织的损伤。

(2) 肾脏肿瘤:经皮肾穿刺消融术、经肾动脉栓塞术等介入治疗,可以达到局部治疗的效果,保留患者的肾功能。

(3) 其他肿瘤:如肺部肿瘤、盆腔肿瘤等,也可以通过介入治疗进行局部药物灌注、栓塞或消融治疗。

4. 消化系统疾病

(1) 消化道出血:通过精准血管造影及介入栓塞术,找到出血的血管进行栓塞便能有效止血。

(2) 胆道梗阻:经皮肝穿刺胆道引流术(PTCD)可以解除胆道梗阻,缓解黄疸等症状。

(3) 食道狭窄:通过球囊扩张或支架置入解除狭窄,恢复患者正常进食。

5. 泌尿、生殖系统疾病

(1) 肾囊肿:通过介入方法穿刺囊肿并注入硬化剂,使囊肿萎缩和吸收。

(2) 子宫肌瘤:通过栓塞肌瘤供血动脉,使其缺血性坏死、缩小或消失。

6. 其他

(1) 大咯血:经导管支气管动脉、肺动脉栓塞治疗咯血,疗效显著。

(2) 脊柱病变:如椎间孔狭窄、椎体压缩性骨折等,经皮椎体成形术(PVP)和椎间孔成形术(IPD)等介入手段可以有效缓解患者的疼痛。

细目四　放射性核素检查

要点一　甲状腺吸 ^{131}I 功能测定

(一) 参考值

正常情况下,甲状腺吸 ^{131}I 的百分率为 2~3 小时 15%~25%;4~6 小时 20%~30%;24 小时 30%~50%,吸 ^{131}I 高峰出现在 24 小时。

(二) 影响因素

1. 地域因素　甲状腺吸 ^{131}I 率正常值受不同地域中食物及水中含碘多少不同而有差异,但共同的规律是随着时间的增加,吸碘率逐渐增高,吸碘高峰在 24 小时。

2. 年龄、性别　儿童、青春期少年甲状腺吸 ^{131}I 率较成年人高,女性高于男性,但差异均无显著性。

3. 食物、药物　含碘食物如海带、紫菜,一些药物如海藻、昆布、胺碘酮等对甲状腺吸碘率有抑制作用。

(三) 临床意义

1. 甲状腺吸 ^{131}I 功能测定　可用于甲状腺功能亢进症、亚急性甲状腺炎、甲状腺功能减低以及地方性甲状腺肿的辅助诊断或鉴别诊断。此项检查对成人身体几乎无害,因此安全可靠。但为了防止射线损伤胎儿,禁用于妊娠及哺乳期妇女。

2. 吸碘率增高　见于以下情形:①甲状腺功能亢进症,此时不仅有吸 ^{131}I 率增高,而且吸 ^{131}I 高峰前移,但吸 ^{131}I 率的高低与甲状腺功能亢进症病情的严重程度不成正比关系。②地方性缺碘性甲状腺肿,虽然吸 ^{131}I 率增高,但无高峰前移。

3. 吸碘率降低　见于以下情形:①原发性或继发性甲状腺功能减退症。②亚急性甲状腺炎、慢性淋巴性甲状腺炎。

要点二　血清甲状腺素和促甲状腺激素测定

1. 甲状腺素测定　主要是测定血液中有活性的四碘甲状腺原氨酸(T_4)和三碘甲状腺原氨酸(T_3)。正常情况下,血液循环中的 T_4 绝大部分与蛋白相结合,只有 0.04% 呈游离状态,称为游离 T_4(FT_4),血液中总的 T_4 含量称为总 T_4(TT_4)。血液中 T_4 均由甲状腺分泌而来,其浓度比 T_3 大 60~80 倍,但生物活性较 T_3 低。血液中 T_3 只有 20% 是甲状腺分泌的,其余 80% 是由 T_4 转化而来。与 T_4 一样,血液循环中绝大部分 T_3 与蛋白结合,只有 0.3%~0.5% 呈游离状态,称为游离 T_3(FT_3)。只有游离的甲状腺素才能在靶细胞中发挥生物效应。因此,测定 FT_3、FT_4 能更准确地反映甲状腺的功能。

2. 甲状腺素测定的临床意义　TT_3、TT_4 联合测定对甲状腺功能判定有重要意义。FT_3、FT_4 对诊断甲状腺功能亢进症或甲状腺功能减退症更加准确和敏感,其诊断价值依次是 FT_3>FT_4>TT_3>TT_4。

3. 血清促甲状腺激素(TSH)测定的临床意义　TSH 升高见于甲状腺功能减退症;TSH 降低主要见于甲状腺功能亢进症。

第十部分　传染病学

第一单元　传染病学总论

细目一　传染病的流行过程与特征

要点一　传染病的流行过程

传染病的流行过程有传染源、传播途径和易感人群三个基本条件(环节)。

要点二　传染病的特征

1. 基本特征　传染病四个基本特征:病原体、传染性、流行病学特征和感染后免疫。

2. 临床特征

(1) 急性传染病的发生、发展和转归具有一定的阶段性:潜伏期、前驱期、症状明显期、恢复期等阶段。

(2) 常见的症状和体征:发热、发疹、毒血症状、单核吞噬细胞系统反应等。

细目二　传染病的诊治与预防

要点一　传染病的诊断

1. 西医诊断

(1) 流行病学资料:包括发病地区、发病季节、传染源接触史、有无再传他人病例、免疫接种史、既往患传染病情况等,还包括患者的年龄、性别、职业、流行地区旅居史等。

(2) 临床资料:包括详询病史、症状及全面体格检查等。

(3) 实验室检查及其他检查资料:应重视有诊断和鉴别诊断意义的实验室检查,特别是病原学检查。大多数检查必须结合临床资料、流行病学资料综合分析,才能获得正确诊断。病原体的直接检出或分离培养出病原体常是传染病病原学诊断的金指标。

2. 中医辨证及诊法

(1) 中医辨证:分卫气营血辨证、三焦辨证、六经辨证(太阳病证、阳明病证、少阳病证、太阴病证、少阴病证、厥阴病证)等。传染病病机演变是正邪交争的过程,正胜则邪却,正虚则邪陷。

(2) 中医诊法:根据望、闻、问、切四诊,掌握病邪的消长和正气盛衰,尤其是舌象、脉象的变化与主病主证密切相关,是辨证的重要依据。同时,应注意外感病具有起病急、多有发热、病情变化快等特点。

要点二　传染病的治疗

1. 西医治疗

(1) 治疗原则:对传染病患者的治疗,不仅为了促进其康复,还在于控制传染源。要坚持治疗、护理与隔离、消毒并重,一般治疗、对症治疗与特效治疗并重的原则。

(2) 治疗方法:包括一般及支持疗法、病原或特效疗法、对症治疗(如降温、给氧、解痉止痛、抗惊厥补液纠正酸中毒、抗休克、抗呼吸衰竭等)、康复疗法等。

2. 中医治疗

(1) 治疗原则:审证求因,审因论治;分析病机,确定治法;辨证与辨病相结合等。

(2) 治疗方法:以扶正祛邪为重要思路,常用解表法、清气法、和解法、化湿法、通下逐邪法、清营凉血法、开窍法、息风法、滋阴生津法、固脱法等。另外,还有中医外治法如外洗、灌肠、针灸疗法等。

要点三　传染病的预防

预防是传染病防治工作中的一项重要任务。传染病的预防主要是针对传染源、传播途径、易感人群而采取相应的措施。

1. 管理传染源　发现传染源并及时有效地对其实施管理,要求早发现、早诊断、早报告、早隔离,积极治疗患者。传染病报告制度是早发现传染病的重要措施。及时报告和隔离患者是临床工作者的职责。

2. 切断传播途径 切断传播途径的重点是做好消毒与隔离工作。对于消化道传染病、虫媒传染病及许多寄生虫病来说,切断传播途径通常是起主导作用的预防措施。

3. 保护易感人群 即提高人群免疫力。通过改善营养、加强体育锻炼、规律的生活方式等以提高机体非特异性免疫力。接种疫苗、菌苗、类毒素等可使机体获得相应的主动性特异性免疫,注射抗毒素、丙种球蛋白或高效价免疫球蛋白等可使机体获得相应的被动性特异性免疫。儿童计划免疫对传染病的预防起关键作用。此外潜伏期药物预防是一种有效的挽救措施。

要点四 中医药在传染病防治中的作用

中医学将具有传染性的疾病称为"疫""瘟疫""疫疠"等。根据文献资料记载,我国早在西周时期就已经认识到疫病的发生和流行,此后数千年间经历的大流行传染病有数百余次,历代医家在诊治传染病的过程中,通过不断地实践和探索,促使中医药在与传染病的斗争中不断发展、提高,逐步形成了一套独特的防治体系,积累了宝贵的经验。现代研究发现中医药治疗传染性疾病,尤其是病毒性疾病具有较好的疗效,在减轻症状、缓解病情等方面作用尤为明显,其精华为辨证施治,如对新型冠状病毒感染的治疗得到了世界卫生组织的认可。中医学对传染病预防的基本原则为"正气存内""避其毒气",主要措施包括顺应自然界四时变化、平衡人体阴阳、调畅情志、导引养生、药物预防、节制饮食、免疫接种等。中医学对传染性疾病病因病机、发病传变规律、预防治疗的认识,对现代传染病的防治有重要价值。

第二单元　常见传染病

细目一　病毒性肝炎

要点一　病原学

病毒性肝炎是由多种肝炎病毒引起的，以肝脏损害为主的一组传染病，各型病毒性肝炎的临床表现相似。目前按病原学明确分类的有甲型、乙型、丙型、丁型、戊型五型病毒性肝炎，乙型和丙型病毒感染后容易慢性化。

要点二　流行病学

1. 传染源　甲型、戊型肝炎的传染源为潜伏期末、急性患者和隐性感染者，乙、丙、丁型肝炎的传染源为患者和病毒携带者。

2. 传播途径

(1) 甲、戊型肝炎主要经粪－口途径传播。

(2) 乙、丙、丁型肝炎主要经母婴传播和血液、体液、性传播。

3. 易感人群　人群对肝炎病毒普遍易感。甲肝病毒感染以隐性感染为主，感染后可产生持久免疫。感染乙肝病毒恢复后如产生抗-HBs则有免疫力，婴幼儿期是乙肝病毒感染慢性化的最危险时期。感染丙肝病毒后无保护性免疫，且慢性化概率高。丁肝病毒以与乙肝病毒重叠感染或同时感染的形式存在，尤以重叠感染多见。戊肝病毒感染很少慢性化，感染后可获得一定程度的免疫力。

4. 流行特征　甲、戊型肝炎以散发为主，水源或食物污染可致暴发或流行。乙型肝炎以散发为主，有明显的地域特征和家庭聚集现象。丙型肝炎与乙型肝炎类似，共用注射器和不安全性行为是目前新发感染最主要的传播方式。丁型肝炎的流行特征与乙型肝炎相似。

要点三　病机病理

1. 西医病机病理

(1) 甲肝病毒经口进入人体，引起短暂的病毒血症。约一周后进入肝细胞内复制，引起肝细胞轻度损伤，随后是细胞免疫引起的病理损害。

(2) 乙肝病毒进入人体，通过血液到达肝脏，进入肝细胞内复制。肝细胞损伤主要是机体的免疫应答引起的。

(3) 丙肝病毒感染机体后通过直接作用及多种免疫反应，引发肝损伤。

(4) 丁肝病毒通过对肝细胞直接损害及细胞免疫引起肝脏病变。

(5) 戊肝病毒主要由免疫应答介导，诱发肝细胞坏死。

2. 中医病因病机　病毒性肝炎属中医“黄疸”“胁痛”等范畴。急性肝炎多是在饮食不洁(节)或劳累过度、嗜酒过度等因素下，湿热疫毒入侵而发病。湿热疫毒郁于中焦脾胃，交蒸于肝胆，以致肝失疏泄，胆汁外溢，发为黄疸。慢性肝炎是由湿热缠绵，邪正相争，病久则“湿热毒瘀邪未尽，肝郁脾肾气血虚”，病程迁延不愈。本病的病位主要在肝，常多涉及脾、肾两脏及胆、胃、三焦等腑。病性属本虚标实，虚实夹杂。

要点四　临床表现

1. 急性肝炎　病程在6个月内，包括急性黄疸型肝炎和急性无黄疸型肝炎。

2. 慢性肝炎　急性肝炎病程超过6个月，或原有乙、丙、丁型肝炎急性发作再次出现肝炎症状、体征及肝功能异常者，或其他符合慢性肝炎表现者。依病情轻重可分为轻、中、重度。

3. 肝衰竭　多种因素引起的严重肝脏损伤，病死率较高。表现为一系列肝衰竭综合征：极度乏力，严重消化道症状，神经、精神症状，明显出血现象，凝血酶原时间显著延长及凝血酶原活动度(PTA)＜40%。根据病理组织学特征和病情发展速度，可分为急性肝衰竭、亚急性肝衰竭、慢加急性肝衰竭、慢性肝衰竭。

4. 淤胆型肝炎 以肝内胆汁淤积为主要表现的一种特殊临床类型，又称为毛细胆管炎型肝炎。黄疸深，且持续时间长，有皮肤瘙痒，大便灰白，肝大等胆汁淤积性黄疸的表现。

5. 肝炎肝硬化 肝硬化是各种慢性肝病进展至以肝脏慢性炎症、弥漫性纤维化、假小叶形成、再生结节和肝内外血管增殖为特征的病理阶段，临床上根据肝脏组织病理及临床表现，可分为代偿期肝硬化和失代偿期肝硬化，根据肝脏炎症情况，分为活动性与静止性两型。患者常有腹水，出现消化道出血、脓毒症、肝性脑病、肝肾综合征和癌变等并发症，导致多脏器功能衰竭而死亡。未达到肝硬化诊断标准，但肝纤维化表现较明显者，称为肝炎肝纤维化，主要根据组织病理学做出诊断。

要点五 实验室及其他检查

1. 血常规检查 部分慢性肝炎患者可有血小板、白细胞、红细胞的减少。

2. 血清学检查

(1) 肝功能：可有血清转氨酶、白蛋白、球蛋白、胆红素、凝血酶原时间、凝血酶原活动度等不同程度的异常。

(2) 肝癌指标：甲胎蛋白、异常凝血酶原、血浆游离微小RNA和血清甲胎蛋白异质体可以作为肝癌早期诊断标志物。

3. 病原学检查

(1) 甲型肝炎：抗-HAV IgM是新近感染的证据，是早期诊断甲型肝炎最简便而可靠的血清学标志。

(2) 乙型肝炎：① HBsAg阳性是乙肝病毒现症感染标志，抗-HBs为保护性抗体，阳性表示对HBV有免疫力。② HBeAg的存在表示病毒复制活跃且有较强的传染性。HBeAg消失而抗-HBe产生称为血清转换。抗-HBe阳转后，病毒复制多处于静止状态，传染性降低。③抗-HBc阳性表示感染过乙肝病毒，包括现症感染和既往感染。④ HBV-DNA是乙肝病毒现症感染、病毒复制和传染性的直接标志。对于判断病毒复制水平，传染性大小，抗病毒治疗方案的制定与疗效观察等有重要意义。

(3) 丙型肝炎：抗-HCV是丙肝病毒感染的标志。HCV-RNA阳性是HCV现症感染及复制活跃的标志。

(4) 丁型肝炎：HDV Ag、抗-HD IgM及HDV Ag阳性是HDV现症感染的标志。

(5) 戊型肝炎：抗-HEV IgM是HEV近期感染的标志，有早期诊断价值。

4. 肝组织病理检查 对明确诊断、衡量炎症活动度、纤维化程度、评估疗效及判断预后具有重要价值。

5. 影像学检查 超声、CT、MRI检查对肝硬化、脂肪肝及肝内占位性病变的诊断、阻塞性黄疸的鉴别诊断等有意义。

肝脏硬度值测定主要包括基于超声技术的瞬时弹性成像(TE)、点剪切波弹性成像(p-SWE)和二维剪切波弹性成像(2D-SWE)，以及磁共振弹性成像超声技术的瞬时弹性成像。进行肝脏硬度值测定能够比较准确地识别进展期肝纤维化和早期肝硬化。

要点六 诊断与鉴别诊断

1. 诊断 有流行病学史、相应的临床表现及实验室肝功能检查异常和相应病原学检查阳性可予以诊断。

慢性乙型肝炎根据HBeAg情况可分为HBcAg阳性慢性乙型肝炎和HBeAg阴性慢性乙型肝炎。慢性HBV携带状态的患者年龄较轻，HBV DNA定量水平较高，HBeAg阳性，血清ALT和AST持续正常，影像学检查无肝硬化征象；非活动性HBsAg携带状态的患者血清HBsAg阳性、HBeAg阴性、抗-HBe阳性，HBV DNA阴性，ALT和AST持续正常，影像学检查无肝硬化征象。

2. 鉴别诊断

(1) 其他原因引起的黄疸：如溶血性黄疸、肝外梗阻性黄疸、遗传代谢疾病相关性黄疸等。

(2) 其他原因引起的肝损伤：其他感染性疾病(如巨细胞病毒感染、传染性单核细胞增多症、流行性出血热、恙虫病等)所致的肝损伤；药物性肝损伤、酒精性肝病、自身免疫性肝病、脂肪性肝炎及妊娠急性脂肪肝、肝豆状核变性等。

要点七 治疗

1. 西医治疗原则 病毒性肝炎的治疗应根据不同病原体、不同临床类型及组织学损害区别对待。各型肝炎的治疗均应给予足够的休息、合理饮食，辅以适当药物，避免饮酒、过劳和服用损害肝脏的药物。急性肝炎一般为自限性，多可完全康复，除丙型肝炎外不需病原治疗；慢性肝炎目前认为应以抗病毒治疗为主。

2. 中医辨证论治

(1) 急性肝炎

阳黄证：湿热蕴蒸型，治疗方法为清热解毒，利湿退黄。方用茵陈蒿汤加减。湿重于热，可用茵陈五苓散加减。

阴黄证：寒湿阻遏型，治疗方法为健脾和胃，温中化湿。方用茵陈术附汤加减。

无黄证：肝郁气滞型，治疗方法为疏肝理气。方用柴胡疏肝散加减或逍遥散加减。

(2) 慢性肝炎

肝郁脾虚证：治疗方法为疏肝健脾。方用逍遥散加减。

肝胆湿热证：治疗方法为清利湿热。方用茵陈蒿汤或甘露消毒丹加减。

肝肾阴虚证：治疗方法为滋补肝肾。方用一贯煎加减。

瘀血阻络证：治疗方法为活血通络。方用膈下逐瘀汤加减。

脾肾阳虚证：治疗方法为温补脾肾。方用附子理中汤合金匮肾气丸加减。

(3) 肝衰竭

毒热炽盛型：治疗方法为清热解毒，凉血救阴。方用神犀丹加减。

脾肾阳虚，痰湿蒙闭型：治疗方法为健脾温肾，行气利水，化痰开窍。方用茵陈四逆汤合菖蒲郁金汤加减。

气阴两虚，脉络瘀阻型：治疗方法为益气救阴，活血化瘀。方用生脉饮合桃红四物汤加减。

要点八　预防

1. 控制传染源　肝炎患者和病毒携带者是本病的传染源。急性患者应隔离治疗至病毒消失。慢性患者和病毒携带者符合抗病毒治疗情况的尽可能予以抗病毒治疗。对育龄期女性、乙肝和丙肝高危人群应重点检查，早期发现，早期诊断，早期治疗及阻断母婴传播。对献血人员应进行严格筛查。

2. 切断传播途径

(1) 甲、戊型肝炎：重点在做好卫生防护，防止“病从口入”。

(2) 乙、丙、丁型肝炎：重点在于防止通过血液和体液传播。

3. 保护易感人群

(1) 甲型肝炎：在甲型肝炎流行期间，易感人群应注射甲肝疫苗。

(2) 乙型肝炎：接种乙肝疫苗是我国预防和控制乙型肝炎流行的最关键措施。意外暴露于乙肝病毒的易感者及 HBeAg 阳性母亲所生的新生儿应尽早注射乙肝免疫球蛋白，以获得被动免疫。

(3) 戊型肝炎：必要时流行期间可注射我国自主研发的戊肝疫苗。

(4) 丁型肝炎：可通过注射乙肝疫苗来预防。

目前对丙型肝炎尚缺乏特异性免疫预防措施。

细目二　肾综合征出血热

要点一　病原学

肾综合征出血热（HFRS）是由汉坦病毒引起的，以鼠类为主要传染源的一种自然疫源性疾病，以发热、低血压休克、出血和肾损害为主要临床表现。我国流行的主要是Ⅰ型汉滩病毒（野鼠型）及Ⅱ型汉城病毒（家鼠型）。本病可归于中医学“伏暑”“疫疹”等范畴。

要点二　流行病学

1. 传染源　我国黑线姬鼠、褐家鼠为主要宿主动物及传染源，林区以大林姬鼠为主。患者不是本病的主要传染源。

2. 传播途径　病毒可通过呼吸道、消化道、接触、虫媒、母婴等多种途径传播。

3. 易感人群　人群普遍易感。隐性感染率低。

4. 流行特征

(1) 地区性：本病主要分布在亚欧大陆，我国疫情最重，除青海和新疆外其他省市均有报告。

(2) 季节性和周期性:野鼠型发病高峰多在秋冬季,家鼠型主要发生在春季和夏初。林区姬鼠型多发生在夏季。

(3) 人群分布:男性青壮年发病率高。

要点三　病机病理

1. 西医病机病理　迄今仍未完全阐明。一般认为汉坦病毒对人体呈泛嗜性感染,可引起机体多器官损伤。机制包括病毒直接破坏所侵袭的细胞结构和功能,以及激发人体的免疫应答和各种细胞因子的释放,造成组织器官严重损伤。

2. 中医病因病机　中医学认为本病病因为"疫毒",兼有热毒、湿毒等性质。本病的传变,遵循卫气营血的传变规律,热毒侵袭卫表,邪正相争,之后迅速传气入营而导致气营两燔,变证丛生。

要点四　临床表现

潜伏期为 4~46 日,一般为 7~14 日。典型病例病程中有发热期、低血压休克期、少尿期、多尿期和恢复期五期经过。非典型和轻型病例可出现越期现象,重型可出现前三期重叠。

1. 发热期　急性起病,发热,体温多为 39~40℃,以稽留热和弛张热多见。一般持续 3~7 日,主要表现为全身中毒症状、毛细血管损伤和肾损害等。全身中毒症状表现为头痛、腰痛、眼眶痛(三痛征)。毛细血管损伤表现为充血、出血和渗出水肿征。皮肤充血表现为颜面、颈、胸潮红(三红征),黏膜充血见于眼结膜、软腭和咽部。皮肤出血常见于腋下和胸背部,呈条索样、抓痕样皮肤出血点。黏膜出血常见于软腭、眼结膜。渗出水肿征表现在眼球结膜。肾损害表现在蛋白尿和尿镜检有管型。轻者热退后症状缓解,重者热退后病情反而加重。

2. 低血压休克期　一般发生于第 4~6 病日,多于发热末期、发热同时或热退后出现。本期持续时间一般为 1~3 日。主要为中毒性低血容量性休克的表现,过久的组织血流灌注不足可引起 DIC、脑水肿、急性呼吸窘迫综合征和急性肾衰竭。

3. 少尿期　一般发生于第 5~8 病日,一般持续 2~5 日。主要表现为少尿(24 小时尿量少于 400mL)或无尿(24 小时尿量少于 100mL),可引起尿毒症、酸中毒、水和电解质紊乱等,严重者出现高血容量综合征和肺水肿。

4. 多尿期　一般发生于第 9~14 病日,持续时间一般 7~14 日。每日尿量显著增多至 2000mL 即进入多尿期。根据尿量和氮质血症情况可分为三期:移行期、多尿早期、多尿后期。

5. 恢复期　经过多尿期后每日尿量降至 2000mL 以下,症状基本消失,精神食欲基本恢复,体力日渐增加,一般需要 1~3 个月才能恢复至正常。

要点五　实验室检查

1. 血常规检查　早期出现血小板降低,白细胞逐渐升高,以中性粒细胞为主,病后 4~5 日开始有淋巴细胞增多。

2. 尿常规检查　早期出现蛋白尿,尿镜检可发现红细胞和管型。

3. 血液生化检查　在低血压休克期开始有血尿素氮和肌酐升高,少尿期及移行期末达高峰以后逐渐下降;少尿期血钾多升高。

4. 凝血功能检查　发热期开始出现血小板减少,若出现 DIC 常减至 $50 \times 10^9/L$ 以下。高凝期凝血时间缩短,消耗性低凝血期凝血酶原时间延长、纤维蛋白原下降。进入纤溶亢进期则出现纤维蛋白降解物(FDP)升高。

5. 免疫学检查

(1) 特异性抗原检查:早期患者的血清、外周血白细胞及尿沉渣细胞内可检测出抗原。

(2) 特异性抗体检测:血清特异性抗体 IgM 在第 1 病日即可阳性,第 3 病日阳性率接近 100%,是临床诊断本病常用简便而可靠的依据。

6. PCR 技术

用反转录聚合酶链反应(RT-PCR)检测汉坦病毒 RNA,具有较高的特异性和敏感性,可早期诊断。

要点六　诊断与鉴别诊断

1. 诊断　主要依靠流行病学史、临床症状和体征,结合实验室检查进行诊断。

2. 鉴别诊断　发热期应与上呼吸道感染、急性胃肠炎、菌痢、败血症等疾病相鉴别。休克期应与其他感染性休克相鉴别。少尿期与急性肾小球肾炎及其他原因引起的肾衰竭相鉴别。出血倾向明显者,应与血小板减少性紫癜、其他原因所致的 DIC 等相鉴别。

要点七 治疗

目前尚无特效疗法，仍以综合疗法为主。总的原则是"三早一就"，即"早发现、早休息、早治疗及就近治疗"，防治休克、出血、肾衰竭和继发感染。

1. 发热期

(1) 西医治疗方法：抗病毒、减轻外渗、改善中毒症状和预防弥散性血管内凝血。

(2) 中医辨证论治

邪袭表卫证：治疗方法为清热解毒，透表散邪。方用银翘散加减。

热燔阳明证：治疗方法为清气泄热，解毒透邪。方用白虎汤合银翘散加减。

热入营血证：治疗方法为清营凉血。方用清瘟败毒饮加减。

气血两燔证：治疗方法为清气凉血，解毒护阴。方用清瘟败毒饮加减。

2. 低血压休克期

(1) 西医治疗方法：补充血容量，纠正酸中毒，改善微循环，维护重要脏器功能等。

(2) 中医辨证论治

热厥证：治疗方法为清热凉血解毒，益气养阴救脱。方用清营汤合生脉散加减。

寒厥证：治疗方法为回阳救逆。方用参附汤或参附龙牡汤。

3. 少尿期

(1) 西医治疗方法：稳定内环境，利尿，导泻和透析治疗等。

(2) 中医辨证论治

肾阴亏虚证：治疗方法为滋阴生津，凉血化瘀，清热解毒。方用犀角地黄汤合增液承气汤加减。

阴虚热结证：治疗方法为滋阴利水，清热散结。方用导赤散合知柏地黄丸加减。

4. 多尿期

(1) 西医治疗方法：维持水和电解质平衡，防治继发感染。

(2) 中医辨证论治

肾气不固证：治疗方法为补肾益气，育阴生津。方用左归丸合生脉散加减。

5. 恢复期

(1) 西医治疗原则：注意休息，加强营养，逐渐增加活动量。

(2) 中医辨证论治

气阴两虚证：治疗方法为益气养阴。方用生脉散加减。

6. 并发症治疗 积极防治消化道出血、脑水肿、肺水肿、ARDS 等严重并发症。

要点八 预防

做好疫情监测，防鼠灭鼠为预防本病的关键性措施，做好食品卫生、个人卫生和防护，必要时可注射疫苗。

细目三 艾 滋 病

艾滋病，即获得性免疫缺陷综合征(AIDS)，是由人类免疫缺陷病毒(HIV)感染引起的以细胞免疫功能缺陷，继发各种机会性感染、恶性肿瘤为特征的慢性传染病。根据临床表现，本病可归属于中医学"疫病""虚劳"等范畴。

要点一 病原学

HIV 分为 HIV-1 和 HIV-2 两个亚型。目前全球流行的多为 HIV-1。HIV 变异性很强，各基因的变异程度不同，env 基因变异率最高。

要点二 流行病学

1. 传染源 艾滋病患者和 HIV 感染者是传染源。病毒主要存在于血液、精液、阴道分泌物、羊水、乳汁、胸腔积液、腹腔积液、脑脊液等体液中。

2. 传播途径 主要经性接触、血液及血制品、母婴等途径传播。

3. 易感人群 人群普遍易感。高危人群包括：男性同性性行为者、静脉注射毒品者、与 HIV 感染者有性接触者、多性伴人群、性传播感染(STI)者。

4. 流行情况 截至 2021 年年底，在世界范围内存活的 HIV 感染者高达 3840 万。我国疫情形势整体保持低流行态势，部分地区传播风险较高，性传播为主要传播途径，2022 年新报告病例中经性传播比例达 97.6%，其中异性性传播为 72. 0%，男性同性性传播为 25.6%。

要点三　病机病理

1. 西医病机病理　HIV 主要侵犯人体的免疫系统，包括 $CD4^{+}T$ 淋巴细胞、单核巨噬细胞和树突状细胞等，主要表现为 $CD4^{+}T$ 淋巴细胞数量不断减少，最终导致人体细胞免疫功能缺陷，引起各种机会性感染和肿瘤的发生。此外，HIV 感染也会导致心血管疾病（CVD）、骨病、肾病和肝功能不全等疾病的发病风险增加。

2. 中医病因病机　本病的病因病机为疫毒疠气之邪内侵，耗伤正气，日久全身气血阴阳失调，脏腑功能受损而发病。基本病机是毒侵、虚损、痰浊、瘀血互结。该病病位由膜原侵及三焦及肺、脾、肾，病初疫毒流布三焦，壅遏气营，消烁气阴；久则渐渐耗损元气，暗耗精气血，出现五脏精气血阴阳虚损，三焦命门元气耗竭。

要点四　临床表现

1. 急性期　多发生在接触 HIV 后 2~4 周，部分感染者可出现 HIV 病毒血症和免疫系统急性损伤，主要表现为发热、乏力、咽痛类上呼吸道感染等症状。通常症状轻微，持续 1~3 周后自行缓解。

2. 无症状期　可由急性期进入此期，也可无明显急性期症状直接进入此期。一般无特殊临床表现，部分患者可出现淋巴结肿大。持续时间一般为 4~8 年。由于病毒在体内不断复制，$CD4^{+}T$ 淋巴细胞计数逐渐下降。

3. 艾滋病期　此期为 HIV 感染的最终阶段。主要临床表现为 HIV 感染相关症状、各种机会性感染及恶性肿瘤。患者常出现持续性全身淋巴结肿大综合征，其特点为除腹股沟淋巴结以外有两处及以上淋巴结肿大，直径 1cm 以上，持续 3 个月以上。各种机会性感染包括呼吸系统、中枢神经系统、消化系统等多系统机会性感染，其中肺孢子菌肺炎最为常见。恶性肿瘤主要有淋巴瘤和卡波西肉瘤等。

要点五　实验室检查及其他检查

1. 病原学检查　包括抗原检测、抗体检测和病毒核酸检测等。HIV 抗体检测是最常用的方法，分为筛查试验和补充试验。核酸检测是预测疾病进展、提供抗病毒治疗、指导治疗方案、评估治疗效果和诊断 HIV 感染的重要指标。HIV 基因型耐药检测可为高效抗反转录病毒治疗（HAART）方案的选择和调整提供指导。

2. 免疫学检查　T 细胞绝对数下降，包括 $CD4^{+}T$ 淋巴细胞计数下降、CD4/CD8 < 1.0，其中 $CD4^{+}T$ 淋巴细胞计数是判断疾病进展、指导临床用药、观察疗效和判断预后的重要指标。

3. 常规检查　血常规、肝肾功能检查可出现异常。

要点六　诊断

HIV/AIDS 的诊断需结合流行病学史（包括不安全性生活史、静脉注射毒品史、输入未经抗 HIV 抗体检测的血液及血制品、HIV 抗体阳性者所生子女或职业暴露史等）、临床表现和实验室检查等进行综合分析慎重做出。HIV 抗体和病原学检测是确诊 HIV 感染的依据；流行病学史是诊断急性期和婴幼儿 HIV 感染的重要参考；$CD4^{+}T$ 淋巴细胞检测和临床表现是 HIV 感染分期诊断的主要依据；AIDS 的指征性疾病是 AIDS 诊断的重要依据。

要点七　治疗

1. 抗逆转录病毒疗法（ART）　HIV 感染一旦确诊，无论 $CD4^{+}T$ 淋巴细胞水平高低，均建议立即开始治疗。启动 ART 后，需终身治疗。目前国际上共有六大类 30 多种药物，分别为核苷类反转录酶抑制剂（NRTIs）、非核苷类反转录酶抑制剂（NNRTIs）、蛋白酶抑制剂（PIs）、整合酶抑制剂（INSTIs）、融合抑制剂（FIs）、CCR5 抑制剂。初治患者推荐方案为两种 NRTIs 类骨干药物联合第三类药物治疗。

2. 常见机会感染及恶性肿瘤的治疗　肺孢子菌肺炎病原治疗首选复方磺胺甲噁唑。巨细胞病毒感染是 HIV/AIDS 患者最常见的疱疹病毒感染，可应用更昔洛韦静脉滴注或缬更昔洛韦口服。弓形虫病病原治疗首选乙胺嘧啶 +

磺胺嘧啶。隐球菌脑膜炎诱导期、巩固期使用两性霉素 B+5- 氟胞嘧啶，维持期使用氟康唑。淋巴瘤和卡波西肉瘤治疗须根据患者的免疫状态给予个体化综合性治疗，包括手术、化疗和放疗等。

3. 一般治疗 体质较差者可采用营养支持治疗，心理负担重者可辅以心理治疗。

4. 预防性治疗 $CD4^{+}T$ 淋巴细胞计数低于 200/μL 成人和青少年，可口服复方磺胺甲噁唑以预防肺孢子菌肺炎。

5. 中医药治疗 艾滋病的中医治则以早发现、早治疗为主。急性期透邪外出，无症状期扶正祛邪，艾滋病期以补益脾肾为主，三期均应解毒通络。

(1) 急性期

疫毒侵袭证：治疗方法为清热解毒，凉血泻火。方用清瘟败毒散加减。

风热表实证：治疗方法为辛凉解表，疏散风热。方用银翘散加减。

风寒表实证：治疗方法为辛温解表，宣肺散寒。方用荆防败毒散加减。

(2) 无症状期

气虚证：治疗方法为益气健脾。方用四君子汤加减。

气阴两虚证：治疗方法为益气养阴，扶正固本。方用生脉散加减。

湿热壅滞证：治疗方法为清热化湿，通利化浊。方用三仁汤或藿朴夏苓汤加减。

痰瘀互结证：治疗方法为化痰祛瘀。方用二陈汤合桃红四物汤加减。

气虚血瘀证：治疗方法为补气活血。方用四君子汤合补阳还五汤加减。

(3) 艾滋病期

气血两虚证：治疗方法为气血双补。方用八珍汤加减。

痰湿瘀滞证：治疗方法为燥湿化痰，调畅气血。方用二陈平胃散合血府逐瘀汤加减。

阴竭阳脱证：治疗方法为益气固脱，温阳救逆，清热生津。方用独参汤合竹叶石膏汤合附子汤加减。

要点八 预防

1. 管理传染源 HIV/AIDS 患者是本病的传染源，需加强对患者的管理，遵循保密原则，定期随访，积极开展抗病毒治疗。对高危人群 HIV 普查有助于发现传染源。加强国境检疫。

2. 切断传播途径 加强艾滋病防治知识的宣传教育工作。避免接触 HIV 感染者的血液，严格加强血液制品管理，使用一次性注射器，严格消毒医疗器械。高危人群使用安全套。对 HIV 感染孕妇应采取产科干预，给予抗病毒药物干预及避免母乳喂养。不共用剃须刀、牙具等。

3. 保护易感人群 规范职业操作，意外暴露时，应立即彻底清洗、消毒和抗病毒预防用药。高危人员必要时采用暴露前预防（PrEP）或暴露后紧急阻断（PEP）。疫苗尚在研制过程中。

细目四 流行性感冒

流行性感冒是由流感病毒引起的急性呼吸道传染病。本病传染性强，已多次引起世界范围大流行，是全球目前面临的重要公共健康问题之一。流感属于中医学“时行感冒”范畴，由外感时行之邪引起，非时之气夹时行之邪侵袭人体而致病。

要点一 病原学

流感病毒属正黏病毒科，分为甲、乙、丙三型。流感病毒抗原变异有抗原漂移和抗原转换两种形式。发生抗原转换可引起流感的全球性大流行，发生抗原漂移可引起季节性流感或流感的中小型流行。甲型流感病毒可发生抗原转换，也可发生抗原漂移，乙型流感病毒可发生抗原漂移，丙型尚未发现亚型，抗原稳定。

要点二 流行病学

1. 传染源 患者和隐性感染者是主要传染源。发病 3 日内传染性最强。

2. 传播途径 主要在人与人之间通过飞沫和气溶胶经呼吸道传播。

3. 易感人群 人群普遍易感。感染后可获得一定免疫力,常可以避免当次流行流感病毒的再次感染,但不能避免下次流感流行时的感染。甲、乙、丙三型之间,以及各型流感病毒不同亚型之间无交叉免疫力,同一亚型的变种之间有一定免疫力。由于流感病毒不断变异,人群易反复感染而发病。

4. 流行特征 多发生于冬春季节,常突然发生,迅速蔓延。大流行时季节性不明显。

要点三 病机病理

1. 西医病机病理 病毒在细胞内复制致细胞病变是流感发病的主要机制。流感病毒依靠血凝素与呼吸道纤毛柱状上皮细胞受体结合,病毒进入细胞内进行复制,新增殖的病毒颗粒借神经氨酸酶的作用释放并播散。

2. 中医病因病机 病因主要是由于感受时行之邪,因所感病邪的不同而有风寒、风热、暑湿之分。以风邪为主要的致病因素,风邪由口鼻侵入,肺卫首当受累,致卫外失司,肺气失宣。夏季暑湿当令,故发生于这一季节的时行感冒多以暑湿为主,常表现为风寒外束,暑湿内蕴的病机变化。

要点四 临床表现

起病急,主要以发热及全身中毒症状为主,呼吸道卡他症状轻微或不明显,发热体温可达39~40℃,通常持续3~4日。根据临床表现的不同可分为轻型、单纯型、肺炎型、胃肠型和中毒型等类型。轻型发热等全身症状及呼吸道症状轻,2~3日自愈。幼年和老年、原有基础疾病的患者感染,可见肺炎型流感,出现高热、咳嗽、呼吸困难及发绀。X线胸片示肺部絮状阴影,可于5~10日发生呼吸循环衰竭,预后较差。部分患者伴呕吐、腹泻等消化道症状的称胃肠型流感。脑膜脑炎型表现为意识障碍、脑膜刺激征等神经系统症状体征阳性。

要点五 实验室检查

1. 血常规检查 白细胞计数正常或减少,中性粒细胞显著减少,淋巴细胞相对增多。

2. 病原学检查 包括病毒抗原检测、病毒核酸检测和病毒分离等,有助于确诊流感病毒感染,病毒分离是诊断流感病毒感染的"金标准"。

3. 血清学检查 流感病毒特异性抗体水平恢复期比急性期升高4倍及以上有诊断意义。

要点六 诊断与鉴别诊断

1. 诊断 根据流行病学史、临床表现及实验室检查可以做出初步诊断,尤其是短时间内出现较多数量的流感样病例,结合流行病学资料多可做出流感的临床诊断,确诊需病原学检查或血清学检查结果。

2. 鉴别诊断 本病应与其他病原体所致的上呼吸道感染或肺炎等相鉴别,确诊有赖于病原学检查。

要点七 治疗

1. 西医治疗 以一般及对症治疗为主,必要时给予抗流感病毒治疗。对症治疗时儿童患者应避免应用阿司匹林,以免诱发Reye综合征。抗流感病毒药物可选用奥司他韦、扎那米韦、帕拉米韦和玛巴洛沙韦等。

2. 中医辨证论治

(1) 邪袭卫表

外感风热证:治疗方法为辛凉解表。方用银翘散加减。

外感风寒证:治疗方法为辛温解表。方用荆防败毒散加减。

外感暑湿证:治疗方法为祛暑化湿解表。方用藿香正气散或新加香薷饮加减。

外感燥邪证:治疗方法为解表清肺润燥。方用桑杏汤加减。

表寒里热证:治疗方法为发汗解表,兼清里热。方用九味羌活汤或麻黄汤加减。

(2) 热郁气分

肺热壅盛证:治疗方法为辛凉宣肺,清热平喘。方用麻杏石甘汤加减。

热灼肺胃证:治疗方法为清气泄热,除烦生津。方用白虎汤加减。

肺热及肠证:治疗方法为解肌清热。方用葛根芩连汤加减。

(3) 邪犯营血

热入心营证:治疗方法为透营泄热,清心醒神。方用犀角地黄汤加减。

热动肝风证:治疗方法为凉肝息风。方用羚角钩藤汤加减。

(4) 余热伤阴证:治疗方法为益气养阴。方用沙参麦冬汤加减。

要点八 预防

密切监测流感动态，及早发现疫情，隔离和治疗患者。流行期间减少大型聚会及集体活动，对公共场所加强通风和空气消毒。疫苗注射是预防流感的最基本措施。每年应根据流行病学调查结果，补充或更换疫苗的抗原组成。接种时间一般在每年流行前的秋季。抗病毒药物预防不能代替疫苗接种，可作为未接种疫苗的并发症高风险人群紧急临时预防措施。

细目五 流行性乙型脑炎

流行性乙型脑炎简称乙脑，是由乙型脑炎病毒引起的以脑实质炎症为主要病变的中枢神经系统急性传染病，属中医学“暑温”“暑厥”等范畴。

要点一 病原学

乙型脑炎病毒属虫媒病毒乙组的黄病毒科，核心为单股正链 RNA 及衣壳蛋白。乙脑病毒为嗜神经病毒。

要点二 流行病学

1. 传染源 乙脑是人兽共患的自然疫源性疾病。家畜（如猪、牛、马和犬等）、家禽（如鸭、鹅和鸡等）和鸟类可感染乙脑病毒。猪的感染率高，是本病的主要传染源。猪感染高峰常在人类流行高峰前 1~2 个月，可作为乙脑流行的预测依据。人不是本病的主要传染源。

2. 传播途径 主要经蚊虫叮咬传播。三带喙库蚊是主要的传播媒介。

3. 易感人群 人群普遍易感。感染后多数呈隐性感染。感染后可获得持久的免疫力。

4. 流行特征 东南亚和西太平洋地区是乙脑主要流行区，我国除东北北部、青海、新疆和西藏外，均有乙脑病例，且多集中于 7、8、9 三个月。近年来由于儿童和青少年按计划接种疫苗，成人和老年人的发病率则相对增加。乙脑呈高度散发状态，少有家庭成员中多人同时发病的情况。

要点三 病机病理

1. 西医病机病理 携带乙脑病毒的蚊虫叮咬人后，病毒进入人体，经淋巴管或毛细血管进入单核吞噬细胞系统内繁殖，随后进入血液循环，形成病毒血症。当机体免疫力相对较弱时，病毒可侵入中枢神经系统，引起脑实质病变。

2. 中医病因病机 本病外因为暑热疫毒，常兼湿邪，内因为正气内虚，卫外力弱。暑热邪毒先伤气分，循卫气营血传变，传变中易伤津耗气，化火生风，可有气营两燔、热陷营血等证。后期热邪渐退而津气未复，伤及肝肾阴精，大多表现为正虚邪恋，病情严重者邪毒留恋、伤津耗气，进展为痰瘀阻络，可后遗抽搐、瘫痪、失语、呆钝等后遗症。

要点四 临床表现

潜伏期为 4~21 日，一般为 10~14 日。典型病例临床进程可分为四期。

1. 初期 病初 1~3 日，起病急，体温在 1~2 日内上升至 39~40℃，且持续不退，伴头痛、食欲不振、恶心、呕吐等，少数患者可有神志淡漠和颈项强直。

2. 极期 第 4~10 日，在初期症状基础上，出现脑实质受损表现：高热、意识障碍、惊厥或抽搐、呼吸衰竭、脑膜刺激征、浅反射先减弱后消失、腱反射先亢进后消失，锥体束征阳性。高热、抽搐和呼吸衰竭是乙脑极期的严重表现，三者相互影响。呼吸衰竭常为死亡的主要原因。

3. 恢复期 患者体温逐渐下降，神经系统症状和体征逐渐好转，一般于 2 周左右完全恢复。但重症患者可有反应迟钝、多汗、吞咽困难、颜面瘫痪、四肢强直性瘫痪等，大多数患者可于 6 个月内恢复。

4. 后遗症期 部分重症患者留有后遗症，主要表现为意识障碍、痴呆、失语、肢体瘫痪、扭转痉挛和精神失常等，经积极治疗可有不同程度的恢复。癫痫后遗症可持续终生。

根据病情轻重可分为轻型、普通型、重型和极重型。

要点五　实验室检查

1. 血常规检查　白细胞总数常升高,以中性粒细胞为主,部分患者血象始终正常。

2. 脑脊液检测　脑脊液压力升高,外观无色透明或微浑浊,白细胞增多,早期以中性粒细胞为主,后期淋巴细胞增多。

3. 其他　血清学检测、病毒分离、病毒抗原或核酸检测。特异性 IgM 抗体病后 3~4 日即可阳性,有助于早期诊断。

要点六　诊断与鉴别诊断

1. 诊断　根据流行病学史、临床表现及实验室检查外周血白细胞及中性粒细胞均升高,脑脊液检查符合无菌性脑膜炎改变,结合血清特异性 IgM 抗体或血凝抑制试验阳性可做出诊断。

2. 鉴别诊断　本病应与中毒型菌痢、结核性脑膜炎、化脓性脑膜炎及其他病毒性脑炎等相鉴别。

要点七　治疗

1. 西医治疗　目前尚无特效的抗乙脑病毒药物,早期可使用利巴韦林、干扰素等。需采取综合治疗措施,积极对症、支持治疗并做好护理工作。重点处理好高热、抽搐和呼吸衰竭等,以降低病死率,防止后遗症发生。

2. 中医辨证论治

邪犯卫气证:治疗方法为辛凉透表,清气泄热。方用银翘散加减。

气营两燔证:治疗方法为清气泄热,凉营解毒。方用白虎汤合清营汤加减。

热陷营血证:治疗方法为清营凉血,息风开窍。方用清瘟败毒饮合羚角钩藤汤加减。

正气外脱证:治疗方法为益气养阴,敛肺固脱。方用生脉散合参附汤加减。

正虚邪恋证:治疗方法为养阴清热,补肾养肝。方用加减复脉汤(《温病条辨》)加减。

痰瘀阻络证:治疗方法为益气活血,化痰通络。方用补阳还五汤合菖蒲郁金汤加减。

要点八　预防

防蚊、灭蚊和预防接种是乙脑预防的关键措施。患者隔离至体温正常。搞好家畜饲养场所的环境卫生,人畜居住地分开。流行季节前可给幼猪进行疫苗接种,减少猪群的病毒血症。

细目六　流行性脑脊髓膜炎

流行性脑脊髓膜炎是由脑膜炎奈瑟菌引起的急性化脓性脑膜炎,简称为流脑。属于中医学“风温”“春温”“瘟疫”“急惊风”等范畴。

要点一　病原学

脑膜炎球菌属奈瑟菌属,可从带菌者及患者的鼻咽部、血液、脑脊液、皮肤瘀点中检出。在体外易自溶而死亡。

要点二　流行病学

1. 传染源　带菌者及患者是本病的传染源。带菌者不易被发现,是重要的传染源。

2. 传播途径　主要借飞沫经呼吸道直接传播。间接接触传播的机会较少,但密切接触如同睡、搂抱、亲吻等对 2 岁以下婴幼儿亦可传播。

3. 易感人群　人群普遍易感,本病隐性感染率高。感染后对同种菌群产生持久免疫力;非同种菌群间有交叉免疫,但不持久。

4. 流行特征　本病遍布全球,在温带地区可出现地方性流行,全年散发,但以冬、春季高发。

要点三　病机病理

1. 西医病机病理　病原菌自鼻咽部侵入人体,细菌和宿主间的相互作用最终决定是否发病及病情的轻重。若人体免疫力弱且菌株毒力强、数量多,细菌侵入血管内皮细胞大量繁殖,并释放内毒素而发展为败血症。细菌突破血脑屏障,进入脑脊液,释放内毒素等引起脑膜和脊髓膜化脓性炎症。

2. 中医病因病机　本病主要是冬春季节感受瘟疫毒邪,若人体正气不足,难以抗御,即可发病。温邪自口鼻而入,按卫气营血发展,病初卫分症状持续时间极短,随后侵入气分、营分、血分,发生各种传变。若人体正气虚,感邪较重,则可在发病之初即见气、营、血分症状。后期多因化火化燥,导致肝肾阴虚。甚者邪陷血分，或热闭心包，出现神昏谵语等危候。

要点四 临床表现

潜伏期一般为 2~3 天，最短 1 天，最长 7 天。根据临床表现的不同可分为 4 型。

1. 普通型 占全部病例的 90% 以上，按病情的进展可分为前驱期、败血症期、脑膜炎期、恢复期四期。

2. 暴发型 起病急骤，24 小时内出现意识障碍，病势凶险，病死率高，儿童多见。根据临床表现的不同可分为休克型、脑膜脑炎型、混合型。

3. 轻型 病变轻微，可有低热，皮肤黏膜可见少量出血点。脑脊液多无明显改变，皮肤出血点及咽拭子培养可有病原菌生长。

4. 慢性型 不多见，主要见于成人，病程可迁延数周或数月。反复出现寒战、发热、皮肤瘀点、瘀斑等。常伴关节痛、脾大、血液白细胞增多，血液培养可为阳性。

要点五 实验室检查

1. 血常规检查 白细胞总数多在 $(10\sim20)\times10^9/L$ 以上，中性粒细胞占 90% 以上。

2. 脑脊液检查 是确诊的重要方法。典型的脑膜炎期，压力增高，脑脊液外观混浊，白细胞数升至 $1.0\times10^9/L$ 以上，以多核细胞增多为主。蛋白增高，糖及氯化物明显减低。腰穿时要注意防止发生脑疝。

3. 细菌学检查

(1) 涂片检查：脑脊液离心沉淀物或皮肤瘀点涂片染色，可见革兰氏染色阴性双球菌。

(2) 细菌培养：在使用抗菌药物前收集瘀斑组织液、血或脑脊液培养可获阳性结果，是临床诊断的金标准。

4. 免疫学检查 抗原测定可用于早期诊断。

要点六 诊断与鉴别诊断

1. 诊断 有流行病学史、典型的临床表现（起病急，突发发热、剧烈头痛，喷射性呕吐，皮肤黏膜瘀点，脑膜刺激征阳性等）及实验室病原学检查阳性可予以诊断。

2. 鉴别诊断 应与其他细菌引起的化脓性脑膜炎、结核性脑膜炎、流行性乙型脑炎、败血症、肾综合征出血热等进行鉴别。

要点七 治疗

1. 西医治疗原则 早期诊断，就地住院隔离治疗，密切监护，做好护理，对症治疗，预防并发症，保证足够液体入量。一旦高度怀疑流脑，应于 30 分钟内足量应用细菌敏感并能透过血脑屏障的抗菌药物，如青霉素、第三代头孢菌素等。

2. 中医辨证论治

邪犯肺卫证：治疗方法为辛凉解表，泄热解毒。方用银翘散加减。

卫气同病证：治疗方法为清热解毒，泄卫清气。方用银翘散合白虎汤加减。

气营两燔证：治疗方法为清气凉血，泄热解毒。方用清瘟败毒饮加减。

内闭外脱证：治疗方法为扶正固脱。方用生脉散合参附汤。

气阴两虚证：治疗方法为养阴益气，兼以清热。方用青蒿鳖甲汤加减。

要点八 预防

1. 管理传染源 早发现、早诊断、早隔离、早治疗。隔离至症状消失后 3 天，一般不少于病后 7 天。密切接触者，应医学观察 7 天。

2. 切断传播途径 保持空气流通，减少飞沫传播。

3. 保护易感人群 对易感人群，可注射 A 群或 A + C 群疫苗预防；对密切接触者，可服用磺胺甲噁唑、利福平等抗菌药物预防。

细目七 伤 寒

伤寒是由伤寒杆菌引起的急性肠道传染病。以持续高热、表情淡漠、玫瑰疹、相对缓脉、肝脾大和血白细胞减少等临床表现为特征，严重者可出现肠出血或肠穿孔等并发症。多属中医学温病中“湿温”范畴。

要点一 病原学

伤寒杆菌属沙门菌属中的 D 群，革兰氏染色阴性,不产生外毒素,其菌体破裂所释放的内毒素在发病中起重要作用。

要点二 流行病学

1. 传染源 带菌者或患者是唯一传染源。少数患者可长期或终身带菌,是本病不断传播甚至流行的主要传染源。

2. 传播途径 主要经粪–口途径传播。水源污染是本病最重要的传播途径。

3. 易感人群 普遍易感。病后可以获得较稳固的免疫力,二次发病者少见。

4. 流行特征 夏秋季多发,水源污染可导致暴发或流行。

要点三 病机病理

1. 西医病机病理 人体感染伤寒杆菌后是否发病取决于所摄入细菌的数量、致病性及宿主的防御能力。主要病理改变为全身单核吞噬细胞系统的炎性增生反应。病变部位主要在回肠下段的集合淋巴结和孤立淋巴滤泡。

2. 中医病因病机 主要与外感湿热或暑湿有关。夏秋季节,湿易困脾,加上饮食不节或不洁,湿热疫毒之邪阻滞中焦,上阻清阳见发热,热炽肠络则便血,蒙蔽清窍则神昏谵语,疾病后期多有余邪未尽,气阴两虚。

要点四 临床表现

潜伏期3~60日,多为7~14日。

典型伤寒的临床表现分为4期。

初期:病程第1周。多数患者起病较缓,体温呈阶梯升高,病情逐渐加重。

极期:病程第2~3周。出现持续高热,食欲减退等消化系统症状,表情淡漠、听力减退等神经系统中毒症状,相对缓脉等循环系统症状,以及玫瑰疹、肝脾大等。

缓解期:病程第4周。体温逐渐下降,各种症状逐渐好转。

恢复期:病程第5周。体温正常,神经、消化系统症状消失,肝脾恢复正常。

除典型伤寒外,还可见到轻型、迁延型、逍遥型、暴发型等临床类型。

在伤寒的发病过程中可见到肠出血、肠穿孔、中毒性肝炎、中毒性心肌炎、支气管炎及肺炎、溶血性尿毒综合征等多种并发症。其中肠出血较为常见,肠穿孔是最严重的并发症。

要点五 实验室检查

1. 血常规检查 白细胞总数在$(3\sim5)\times10^9$/L,中性粒细胞减少,嗜酸性粒细胞减少或消失。

2. 细菌培养

(1) 血培养:阳性是确诊的主要依据,病程1~2周阳性率最高。

(2) 骨髓培养:阳性率比血培养高。对病程较长、已经应用抗菌药物或血培养阴性的疑似病例尤为适用。

(3) 其他:粪便培养、尿培养、十二指肠引流液培养及玫瑰疹刮取液培养等。

3. 肥达反应 第2周开始出现阳性,第3~4周阳性率最高。O抗体效价在1∶80以上,H抗体效价在1∶160以上,或O抗体效价呈现4倍及以上升高有辅助诊断意义。

要点六 诊断与鉴别诊断

1. 诊断 根据流行病学史、典型的临床表现,参考实验室检查结果可予以诊断。血和骨髓等培养阳性有确诊意义。

2. 鉴别诊断 需与发热性疾病,尤其是伴肝脾大的疾病鉴别,如病毒性呼吸道感染、疟疾、革兰氏阴性杆菌败血症及血行播散性结核病等。

要点七 治疗

1. 西医治疗

(1) 一般治疗:消毒和隔离,进易消化、流质饮食,卧床休息等。一般退热后2周才可恢复正常饮食。

(2) 对症治疗:高热者给予物理降温。腹胀明显者用肛管排气,禁用新斯的明类药物。便秘者可用高渗盐水灌肠,禁用泻药。腹泻者忌用阿片类制剂。

(3) 病原治疗:首选第三代喹诺酮类药物,儿童和孕妇患者首选第三代头孢菌素类。

(4) 带菌者的治疗:可以选用喹诺酮类药物。

(5) 并发症治疗:积极治疗肠出血、肠穿孔、病毒性心肌炎等严重并发症。

2. 中医辨证论治

湿遏卫气证:治疗方法为清热透表,芳香化湿。方用藿朴夏苓汤加减。

湿热中阻证:治疗方法为清热化湿,理气和

中。方用王氏连朴饮加减。

热重湿轻证：治疗方法为清热解毒，佐以化湿。方用白虎加苍术汤加减。

湿热蒙蔽心包证：治疗方法为清热化湿，芳香开窍。方用菖蒲郁金汤加减。

湿热化燥，伤络便血证：治疗方法为清热解毒，凉血止血。方用犀角地黄汤加减。

余邪留恋，气阴两虚证：治疗方法为益气养阴，泻除余邪。方用竹叶石膏汤加减。

要点八　预防

1. 控制传染源　患者需按消化道传染病隔离至体温正常后两周。带菌者不能从事餐饮、托幼工作。

2. 切断传播途径　做好水源、饮食、粪便管理及消灭苍蝇等卫生工作。

3. 保护易感人群　必要时可对高危人群进行疫苗接种。

细目八　细菌性痢疾

细菌性痢疾是志贺菌属细菌（痢疾杆菌）引起的肠道传染病。属中医学的“痢疾”“肠澼”“滞下”等范畴。

要点一　病原学

痢疾杆菌为肠杆菌科志贺菌属，分为4群：痢疾志贺菌（A群）、福氏志贺菌（B群）、鲍氏志贺菌（C群）、宋内志贺菌（D群）。目前我国多数地区B群占据首位，其次是D群，再次是C群。

要点二　流行病学

1. 传染源　急、慢性菌痢患者及带菌者为传染源。非典型患者、慢性菌痢患者及带菌者在流行病学中有重要意义。

2. 传播途径　主要为粪－口途径传播。

3. 易感人群　人群普遍易感。病后仅产生短暂而不稳定的免疫力，不同菌群间无交叉免疫。

4. 流行特征　全年散发，夏秋呈季节性高峰。

要点三　病机病理

1. 西医病机病理　痢疾杆菌进入机体后是否发病与细菌的数量、致病力及人体的抵抗力有关。菌痢的主要病变部位为乙状结肠和直肠，严重者波及整个结肠和回肠末端。基本病理变化为肠黏膜的弥漫性纤维蛋白渗出性炎症。

2. 中医病因病机　多由于外感时邪或饮食不洁，湿热疫毒内蕴肠腑，血败化为脓血而赤白下痢。急性期多属实证，慢性期多属本虚标实证。病位主要在大肠，与脾胃关系密切，并可涉及肝肾。

要点四　临床表现

潜伏期为数小时至7日，一般为1~3日。根据病程长短和病情轻重可分为以下各型。

1. 急性菌痢　普通型（典型）、轻型（非典型）、中毒型三型。普通型起病急，有畏寒、发热、腹痛、腹泻、黏液脓血便和里急后重等症状。轻型症状轻微。中毒型多见于2~7岁体质健壮儿童，起病急骤，突发高热，可迅速发生循环衰竭或呼吸衰竭。根据临床表现，中毒型菌痢可分为休克型（周围循环衰竭型）、脑型（呼吸衰竭型）和混合型3型。

2. 慢性菌痢　急性菌痢病程迁延超过2个月不愈者，为慢性菌痢。根据临床表现，可分为慢性迁延型、急性发作型和慢性隐匿型3型。

要点五　实验室检查

1. 一般检查

（1）血常规检查：急性菌痢白细胞总数及中性粒细胞计数可增加，慢性患者可有贫血。

（2）粪便常规检查：外观为黏液或脓血便，镜下可见大量白细胞、红细胞。

2. 病原学检查　粪便细菌培养阳性可确诊，是临床最常用的病原学检查。

要点六　诊断与鉴别诊断

（1）诊断：依据流行病学史、症状体征及实验室检查进行综合诊断。确诊须依赖于病原学检查。

（2）鉴别诊断：急性菌痢应与阿米巴痢疾、其他肠道细菌感染、食物中毒及肠套叠等相鉴别。中毒型菌痢应与流行性乙型脑炎等疾病相鉴别。慢性菌痢应与结肠癌及直肠癌、溃疡性结肠炎等疾病相鉴别。

要点七　治疗

1. 西医治疗　急性菌痢以抗菌治疗为主，慢性菌痢除抗菌治疗外还应改善肠道功能，中毒型菌痢还应采用改善微循环、解痉、纠正休克、降低颅内压等救治措施。病原治疗首选喹诺酮类药物，儿童和孕妇患者可选用第三代头孢菌素。服用抗菌药物的同时可口服小檗碱(黄连素)，以减少肠道分泌。

2. 中医辨证论治

湿热痢：治疗方法为清利湿热，调气行血。方用芍药汤加减。

疫毒痢：治疗方法为清热解毒，凉血理气。方用白头翁汤加减。

寒湿痢：治疗方法为散寒除湿，调气行血。方用胃苓汤加减，或平胃散加减。

阴虚痢：治疗方法为养阴清肠。方用驻车丸加减。

虚寒痢：治疗方法为温补脾肾，涩肠固脱。方用真人养脏汤加减。

休息痢：治疗方法为温中清肠，调气化滞。方用连理汤加减，或四君子汤合香连丸加减。

要点八　预防

急慢性患者和带菌者应隔离或定期访视，彻底治疗。搞好“三管一灭”及环境卫生。高危人群必要时可口服痢疾菌苗。

细目九　结　核　病

结核病是由结核分枝杆菌复合群引起的一种慢性感染性疾病，以肺结核最常见，临床多呈慢性过程，表现为长期低热、咳嗽、咯血等。属于中医学“肺痨”“痨瘵”等范畴。

要点一　病原学

结核分枝杆菌复合群简称结核分枝杆菌，为抗酸杆菌。菌体含类脂质、蛋白质和多糖类。菌体成分与诱导宿主免疫反应及结节性病理变化等相关，如双分枝菌酸海藻糖脂与慢性肉芽肿、磷脂与结核结节、蜡质 D 与迟发型超敏反应等。耐药性为结核杆菌重要的生物学特性。

要点二　流行病学

1. 传染源　传染源是排菌的患者和动物(主要是牛)。其中开放性肺结核患者是主要传染源。

2. 传播途径　呼吸道传播为主，带菌牛奶是牛型结核病的重要传播方式。

3. 易感人群　人群普遍易感。婴幼儿、青春后期少年及老年人发病率较高。社会经济发展落后地区的人群因居住拥挤、营养不良等原因发病率较高。

4. 流行现状　结核病仍然是当今全球一种主要传染病，尤其是艾滋病与结核病共感染及耐药结核病是目前全球结核病防控的两大主要问题。我国结核病发病数量居世界前三，尤其是耐多药结核(MDR-TB)问题日益严重。

要点三　病机病理

1. 西医病机病理　当结核杆菌数量多或毒力强时，其大量繁殖可导致肺泡细胞溶解破裂，释放出的结核杆菌可再感染其他吞噬细胞和局部组织，在感染过程中机体可产生 T 细胞介导的免疫反应(CMI)和迟发型超敏反应(DTH)，对结核病的发病、演变及转归起着决定性的作用。结核病的基本病变有渗出、增生和变质三种，其中结核结节和干酪样坏死是特征性病变，三种病变常以某种病变为主，可相互转化、交错存在。

2. 中医病因病机　肺痨的病因为感染痨虫，并与正气虚弱有关，病理性质以阴虚为主，并可导致气阴两虚，甚则阴损及阳。除肺脏病变外，痨虫尚可四处蔓延，引起肺外病变。本病病位在肺，还可影响脾、肾，涉及心、肝，甚则传及五脏。基本病机为痨虫蚀肺，肺体受损，肺阴耗伤。

要点四　临床表现

1. 全身表现　多数起病缓慢，长期低热，多为午后或傍晚，可伴有疲倦、盗汗、体重减轻等。病变急剧进展时可出现高热、咳嗽、胸痛或全身衰竭等。

2. 呼吸系统表现　本病主要表现有咳嗽、咯血、胸痛和呼吸困难等。

3. 肺外结核　结核病是全身性疾病，肺结核是主要的类型，其他还有淋巴结结核、骨结核、结核性心包炎、结核性脑膜炎、结核性腹膜炎和肠结核、肝结核、肾结核、输尿管结核、膀胱结核、生殖系统结核等。

4. 结核病临床类型 根据结核病的发病过程和临床特点,可分为5型:原发性肺结核(Ⅰ型)、血行播散型肺结核(Ⅱ型)、继发性肺结核(Ⅲ型)、结核性胸膜炎(Ⅳ型)、肺外结核(Ⅴ型)。原发性肺结核为初次感染后发病的肺结核,包括原发综合征及胸内淋巴结结核;血行播散型肺结核又分为急性、亚急性及慢性血行播散型肺结核三种类型;继发性肺结核是成人肺结核最常见的类型,根据胸部X线检查的特点,临床上又可分为浸润性肺结核、空洞性肺结核、干酪性肺炎、结核球和纤维空洞性肺结核5型;结核性胸膜炎又有干性胸膜炎、渗出性胸膜炎及结核性脓胸之分;肺外结核是结核杆菌感染了肺部以外的脏器而引起的结核病。

要点五 实验室检查及其他检查

1. 一般检查 外周血白细胞计数一般正常,可有贫血。在急性进展期白细胞可增多,重症感染时可发生类白血病样血象。血沉可增快,但无特异性。

2. 病原学检查

(1) 涂片镜检:各种分泌物、排泄物可查到抗酸杆菌,有助于诊断,但阳性率低。

(2) 病原菌培养和核酸检测:结核菌培养是诊断结核病的金标准,特异性核酸检测可测结核杆菌DNA。

(3) Xpert M TB/RIF检测法:是通过核酸检测结核病和耐药结核病快速诊断方法,具有高度的敏感性和特异性。

3. 免疫学检测 结核菌素皮肤试验(TST)、抗结核抗体检测、γ-干扰素释放试验(IGRAs)均有助于结核病的诊断。γ-干扰素释放试验不受接种卡介苗的影响,可辅助诊断结核菌潜伏性感染或活动性感染,且对区别非结核分枝杆菌感染也有一定价值。

4. 其他检查 影像学检查、内镜检查、活体组织检查等。影像学检查是诊断肺结核的重要手段,对于肠结核、骨结核、泌尿生殖系统结核等的诊断有重要价值。

要点六 诊断与鉴别诊断

1. 诊断 肺结核的诊断须结合流行病学资料、临床表现、实验室检查与影像学检查等综合分析,主要的诊断依据为胸部X线、CT检查以及痰菌检查。肺外结核的诊断应综合分析临床表现、治疗效果和辅助检查,必要时可通过各种途径的活检,经病理学证实确诊。

2. 鉴别诊断 肺结核病应与肺炎、肺脓肿、肺癌等相鉴别。应与其他如伤寒等发热类疾病相鉴别。肠结核须鉴别结肠癌、克罗恩病等。总之,结核病是全身性感染性疾病,诊断时应与结核病有相似表现的诸多疾病相鉴别,具体要结合患者的临床表现和辅助检查等。

要点七 治疗

1. 西医治疗

(1) 化学药物治疗:化疗原则为早期、联合、适量、规律、全程。整个化疗分为强化和巩固两个阶段。目前国际上通用的抗结核药物有十余种,异烟肼(INH)、利福平(RFP)、利福布汀(RFB)、利福喷汀(RFT)、吡嗪酰胺(PZA)、链霉素(SM)、乙胺丁醇(EMB),这些药物除乙胺丁醇外均是杀菌药,是治疗的首选。在临床上要针对初治、复治及耐药结核病等个体化制定不同的治疗方案。

(2) 对症治疗:合理的营养、适当的休息仍然是治疗的基础。

(3) 手术治疗:经正规抗结核治疗9~12个月,痰菌仍阳性的病灶、慢性结核性脓胸、支气管胸膜瘘内科治疗无效、不能控制的大量咯血及结核球与肺癌鉴别困难者应考虑手术治疗。

(4) 预防性治疗:对拟使用生物制剂的潜伏性结核感染(LTBI)者需采取预防性治疗。

2. 中医治疗 中医治疗当以补虚培元和抗痨杀虫为主。

肺阴亏虚证:治疗方法为滋阴润肺,清热杀虫。方用月华丸加减。

阴虚火旺证:治疗方法为补益肺肾,滋阴降火。方用百合固金汤合秦艽鳖甲散加减。

气阴耗伤证:治疗方法为养阴润肺,益气健脾。方用保真汤加减。

阴阳两虚证:治疗方法为滋阴补阳,培元固本。方用补天大造丸加减。

要点八 预防

1. 控制传染源 早发现、早诊断、早治疗痰菌阳性肺结核患者。直接督导下短程化疗是控制本病的关键。

2. 切断传播途径 管理好患者的痰液。

3. 保护易感人群 目前无理想的结核病疫苗,现在广泛使用的卡介苗尚不足以预防结核感染,但新生儿出生时接种卡介苗后可显著降低儿童发病及其严重程度,特别是结核性脑膜炎等严重感染,并可减少以后内源性恶化的可能性。我国结核病的感染率和发病率仍较高,接种卡介苗仍有现实意义,规定新生儿出生时即应接种。

有感染结核杆菌好发因素且PPD试验反应大于等于15mm或γ-干扰素释放试验呈阳性反应者,应酌情预防用药。

第三单元 其 他

细目一 医院感染

医院感染是指住院患者在医院内获得的感染，包括住院期间发生的感染和在医院内获得但在出院后出现临床表现的感染。医院工作人员在医院内获得的感染也属医院感染。医源性感染是指诊疗过程中造成的病原体传播而发生的感染。医院感染应尽力做出病原学诊断并按要求报告。医院感染分为外源性感染(交叉感染)和内源性感染。

要点一 病原学

细菌、病毒、真菌、立克次体和原虫等均能引起医院感染。有时可从同一患者体内分离出两种以上的病原体，既可以是几种细菌的混合感染，也可以是细菌与真菌或病毒的混合感染。病原体特点：以机会病原菌为主、聚集性发病、感染的病原菌常具有多重耐药性。

要点二 流行病学

1. 感染源 各种类型的感染者是重要的感染源，而医院环境中的任何物体被污染后都可成为感染源。内源性感染者的感染源是患者自己。

2. 传播途径 接触传播、血液传播、共同媒介物传播、空气和飞沫传播及消化道传播等。

3. 易感人群 住院患者对条件致病菌和机会病原体的易感性均较高。

要点三 发病机制

与宿主免疫功能减退、各种侵袭性诊疗措施、抗菌药物使用不当及操作不规范等多种因素相关。

要点四 常见的医院感染

全身各器官、各部位都可能发生医院感染，病原体的种类很多，可分为呼吸系统医院感染、手术部位医院感染、泌尿系统医院感染、血液系统医院感染、皮肤软组织医院感染等。但严重影响住院患者医疗安全、可有效控制的常见医院感染主要有中心导管相关血流感染(CLABSI)、呼吸机相关肺炎(VAP)、尿管相关尿路感染(CAUTI)和手术部位感染(SSI)四种。

要点五 诊断与鉴别诊断

1. 诊断 医院感染的诊断主要依据临床表现、实验室检查、流行病学资料等进行综合判断。在诊断过程中必须重视病原学诊断，同时还可借助病理学检查以弥补病原学检查的不足。

具有下列情况之一者可确诊为医院感染。

(1) 无明显潜伏期，入院 48 小时后发生的感染为医院感染；有明确的潜伏期，自入院时起超过平均潜伏期后发生的感染为医院感染。

(2) 患者发生的感染直接与上次住院有关。

(3) 在原有感染的基础上培养分离出新的病原体，或出现新的感染部位(除外脓毒血症迁延病灶)。

(4) 新生儿在分娩过程当中或产后获得的感染。

(5) 由于各类诊疗措施激活的潜在性感染，如疱疹病毒、结核杆菌等感染。

(6) 医务人员在医院工作期间获得的感染。

2. 鉴别诊断 下列情况不属于医院感染。

(1) 皮肤黏膜开放性伤口或分泌物中只有细菌定植而无具体炎症临床表现。

(2) 新生儿经胎传获得的感染(多为出生后 48 小时内发病)，如单纯疱疹病毒感染、弓形虫病、水痘等。

(3) 由物理性、化学性刺激引起的炎症反应。

(4) 患者入院时就已存在的感染，在住院期间出现急性发作或并发症。

(5) 全身感染的迁徙性病灶，或原有的慢性感染复发，不能证明系医院内获得者。

(6) 潜在感染被激活,如带状疱疹、结核、梅毒等。

要点六　治疗

根据病原体种类、药敏结果、感染部位、患者基础疾病、免疫状态、抗菌药物 PK/PD 等特点,选用合适的抗菌药物进行病原治疗;积极治疗基础疾病,维持水、电解质的平衡,补充必要的热量和营养物质,进行对症支持治疗。

要点七　预防与控制

1. 预防

(1) 建立和完善医院感染管理组织和监测系统:日常监测工作如下。①医院感染病例的类别。②调查和汇集医院感染的病因和诱因。③在患者、医护人员、医疗器械和环境中采样进行培养,进行细菌药物敏感试验。④细菌耐药性监测。⑤医院感染资料数据库的积累、分析。⑥定期召开监测资料的统计分析报告会。

(2) 落实标准预防的基本措施和规章制度。

(3) 提高医护人员的防控意识。

(4) 合理应用抗菌药物。

2. 控制　针对常见的医院感染或有局部暴发感染时应采取的防控措施如下。

(1) 流行病学调查、分析和预防措施。

(2) 对不同感染的患者采取不同的隔离措施。

(3) 加强消毒和灭菌工作。

(4) 对医院感染患者及时诊断和治疗。

(5) 对医院的住院患者和陪护家属定期开展防控知识科普和宣教。

(6) 加强手卫生知识科普宣教和管理制度。

(7) 严格执行医院隔离技术规范。

细目二　新发传染病

要点一　新发传染病概况

20 世纪中期以来,人类在防控传染病方面取得了巨大成就,消灭了天花,基本控制了脊髓灰质炎、麻疹、霍乱、白喉、伤寒、风疹、黑热病、丝虫病、血吸虫病、流行性脑脊髓膜炎等,多数传染病发病率较前明显下降,人类在与传染病的斗争中占了上风,20 世纪 70 年代西方医学界甚至认为传染病正在消亡。然而,1981 年的艾滋病、2003 年的传染性非典型肺炎、2012 年的中东呼吸综合征、2014 年的埃博拉病毒病,以及 2019 年的新冠病毒感染等新的传染病相继出现,给人类敲响了警钟。20 世纪 90 年代国际上就提出了"emerging infectious diseases (EID)"的概念。2003 年 WHO 提出新发感染病是指由新种或新型病原微生物引起的感染病,以及近年来导致地区性或国际性公共卫生问题的感染病。即新发感染病包括新发现的感染病和再发感染病两大类。"近年来"一般认为是指 20 世纪 70 年代以来。目前我国尚在流行的新发现的感染病主要有幽门螺杆菌感染、甲型 H1N1 流感、人禽流感、艾滋病、病毒性肝炎(A、C、E 型)、发热伴血小板减少综合征及新型冠状病毒感染等。

1. 人禽流感　人禽流感是由禽流感病毒中某些亚型感染者引起的急性呼吸道传染病。被甲型禽流感病毒感染的禽类动物是人禽流感的主要传染源,主要经呼吸道传播或密切接触感染禽类的分泌物或排泄物而获得感染,人类对禽流感病毒并不易感。临床以发热、咳嗽、咽痛等呼吸道症状为主,其中重症病例常合并急性呼吸窘迫综合征(ARDS)、感染性休克、多器官功能衰竭,甚至导致死亡。治疗原则是在积极抗病毒治疗的基础上,采取对症支持等综合疗法。必要时密切接触者可预防性服用抗流感病毒药物。

2. 发热伴血小板减少综合征　发热伴血小板减少综合征是我国于 2009 年发现的由大别班达病毒(Dabie banda virus,DBV)感染所致的急性自然疫源性疾病。本病散发于山区和丘陵地区,全年均可发病,夏秋季居多,感染的动物是主要传染源,主要经带毒长角血蜱等媒介生物叮咬传播。其主要表现为发热、白细胞和(或)血小板计数降低、淋巴结肿大、乏力及胃肠道症状等,多数预后良好。老年、有基础疾病或延迟就医者病情较重,危重者可因多器官功能衰竭死亡。目前尚无特效疗法,主要是对症治疗、支持治疗和针对并发症的治疗。

3. 新型冠状病毒感染　新型冠状病毒感染是由新型冠状病毒(SARS-CoV-2)引起的急

性传染病。新型冠状病毒感染者是传染源，呼吸道飞沫和密切接触传播是主要的传播途径。临床以咽干、咽痛、咳嗽、发热、乏力等为主要表现，少数患者伴有鼻塞、流涕、腹泻等上呼吸道和消化道症状。严重病例可出现急性呼吸窘迫综合征、脓毒症休克及多器官功能衰竭等，甚至导致死亡。治疗以对症治疗、支持治疗和抗病毒治疗为主。对危重症患者还应积极防治并发症、治疗基础疾病、预防继发感染、及时进行器官功能支持。

要点二　新发传染病的中医认识

传染病多属于中医学“疫病”范畴，长久以来中医药在防治疫病方面积累了丰富的经验，在防治一些新发、突发传染病方面，取得了显著成效。中医药根据疫病的证候演变规律，立足祛邪，注重扶正，截断扭转，防止传变，把握整体状态与局部病变的关系，制订相应的治疗方法。强调中医药防治结合、早期干预、全程干预。

1. 人禽流感　人禽流感属中医学“风温”“温热”“瘟疫”范畴。中医认为本病由毒邪侵袭肺胃而致病，宜早用清热解毒、通腑攻下、凉血活血之法治疗。中医药干预疗效主要体现在改善高热、咳喘、憋闷等症状，减轻西药的不良反应，改善免疫功能，控制肺纤维化等方面。

2. 发热伴血小板减少综合征　本病属于中医学“瘟疫”范畴。中医认为其核心病机为风温疫邪犯肺，卫气同病，疫邪内陷毒损脉络则转为重症。临床上可根据轻型、重型、恢复期来辨证论治。

3. 新型冠状病毒感染　本病属于中医学“疫病”范畴，认为病因为感受“疫疠”之气，病位在肺，基本病机特点为湿、热、毒、瘀。临床上结合患者病情给予清肺排毒汤治疗，也可按临床分期进行辨证论治。

细目三　消　　毒

要点一　消毒种类

消毒（disinfection）是用物理、化学或生物学的方法，消除或杀灭体外环境中病原微生物的一系列方法，借以切断病原微生物的传播途径，阻止和控制传染病的发生和播散。

1. 疫源地消毒　对目前或曾经存在传染源的地区进行消毒。疫源地消毒分为随时消毒、终末消毒。

2. 预防性消毒　指在未发现传染源存在的情况下，对可能被病原体污染的物品、场所和人体进行的消毒措施。

要点二　消毒方法

根据消毒原理不同，可将消毒方法分为物理方法、化学方法及生物方法。通过生物方法利用生物因子去除病原体，作用缓慢且灭菌不彻底，一般不用于疫源地消毒。

1. 物理消毒法　包括机械消毒、热力灭菌、辐射消毒等方法。

2. 化学消毒法　主要是应用化学药物清除病原微生物的方法，常用的化学消毒剂包括：醇类消毒剂[75%乙醇、异（正）丙醇、复合醇等]、含氯消毒剂（漂白粉、次氯酸钠、氯胺和二氯异氰尿酸钠等）、氧化消毒剂（过氧乙酸、过氧化氢、高锰酸钾和臭氧等）、含碘消毒剂（碘伏、碘酊、复合含碘消毒剂）、醛类消毒剂（甲醛、戊二醛和邻苯二甲醛等）、杂环类气体消毒剂（环氧乙烷、环氧丙烷等）、其他消毒剂如酚类季铵盐类（新洁尔灭、消毒宁、消毒净和洗必泰等）消毒剂属于低效消毒剂，不能消灭细菌芽孢，适用于皮肤及医疗器械的消毒。

细目四　隔　　离

要点一　隔离的原则与方法

隔离是指采用各种方法、技术，防止病原体从患者及携带者传播给他人的措施，是预防和控制传染病的重要措施，应针对不同传染病的病原学和流行病学特点，采取相应的隔离措施和隔离检疫期限。一般应将传染源隔离至不再排出病原体为止。

1. 隔离的方法 标准预防是针对医院所有患者和医务人员采取的一组预防感染措施，是基于患者的血液、体液、分泌物（不包括汗液）、非完整皮肤和黏膜均可能含有感染性因子的原则，认定患者的血液、体液、分泌物、排泄物等均具有传染性，医务人员在接触之时，必须采取防护措施。根据疾病的主要传播途径，采取相应的隔离措施，包括接触隔离、空气隔离和飞沫隔离。预防的措施既包括手卫生，也包括穿戴合适的防护用品，处理患者环境中污染的物品与医疗器械等；根据预期可能的暴露选用手套、隔离衣、口罩、护目镜或防护面罩，以及安全注射。

2. 隔离原则

(1) 在标准预防的基础上，医疗机构应根据传染病传播的种类（接触传播、飞沫传播、空气传播和其他传播途径），结合医疗机构实际情况，制定相应的隔离与预防措施。

(2) 一种传染病可能有多种传播途径时，应在标准预防的基础上，采取相应传播途径的隔离与预防措施。

(3) 隔离病室应有隔离标志，限制人员的出入。通常黄色为空气传播的隔离，粉色为飞沫传播的隔离，蓝色为接触传播的隔离。

(4) 传染病患者或疑似传染病患者应在单人房间隔离，如条件有限，同种确诊传染病患者可同室隔离。

要点二　隔离的种类

医疗机构应根据疾病的传播方式，制定不同的隔离措施。

1. 接触传播的隔离与预防 接触传播（contact transmission）是指病原体通过手、媒介物直接或间接接触进行的传播。接触经接触传播的疾病，如肠道及呼吸道感染、多重耐药菌感染、皮肤感染等患者，在标准预防的基础上，还应采用接触传播的隔离与预防措施。

2. 空气传播的隔离与预防 空气传播（airborne transmission）是指带有病原微生物的微粒子（≤ 5μm）通过空气流动导致的疾病传播。接触经空气传播的疾病，如麻疹、水痘、肺鼠疫、SARS 等，在标准预防的基础上，还需采用空气传播的隔离和预防措施。

3. 飞沫传播的隔离与预防 飞沫传播（droplet transmission）是指带有病原微生物的飞沫核（>5μm），在空气中短距离（1m 内）移动到易感人群的口、鼻黏膜或眼结膜等导致的传播。接触经飞沫传播的疾病，如肺结核、百日咳、白喉、流行性感冒、病毒性腮腺炎、流行性脑脊髓膜炎等，在标准预防的基础上，还应采用飞沫传播的隔离与预防措施。

4. 其他传播途径疾病的隔离与预防 根据疾病的特性，应采取相应的隔离与防护措施。

第十一部分　医学心理学

第一单元　心理学基础知识

细目　人的心理现象

要点一　心理学的内容及医学心理学概述

1. 心理学的概念　心理学是研究心理现象发生、发展规律的科学。心理现象是心理活动的表现形式,心理活动包括心理过程和个性心理。它们是两个不可分割的部分。科学的心理观认为,人的心理实质可以理解为以下三个方面:脑是心理的器官,心理是脑的机能;心理是客观现实的反映;人的心理是对客观现实主观的、能动的反映。

2. 医学心理学的概念　医学心理学将心理学的理论和技术应用于医学领域,主要研究心理社会因素在人类健康和疾病及二者相互转化过程中的作用及规律,解决健康和疾病相关的心理行为问题,是医学和心理学相结合的学科。

3. 医学心理学的研究范围　医学心理学的研究对象是人,人的心身活动始终是相互作用、相互制约、相互影响的,所以人类的疾病与健康是个体的生理现象与心理现象共同作用的结果。医学心理学旨在深入研究和应用心理学知识和技术,为医学领域提供更好的心理健康服务和支持。研究范围主要包括以下内容。

(1) 心身相互作用关系及其机制。

(2) 心理或行为的生物学和社会学基础及其在健康和疾病中的意义。

(3) 心理社会因素在疾病过程中的作用机制与规律。

(4) 各种疾病过程中的心理和行为特征及变化规律。

(5) 医疗过程中医患关系的特征及增进医患关系的途径和方法。

(6) 如何将心理学原理及技术应用于人类的健康促进及疾病防治。

要点二　认知过程:感觉、知觉、记忆、思维、想象和注意

1. 感觉

(1) 感觉的概念:感觉是人脑对直接作用于感觉器官的客观事物的个别属性的反映和感官系统的察觉情况。人主要的感觉分为外部感觉和内部感觉。

(2) 几种感觉现象

1) 适应:当刺激连续作用时,感觉随时间延续逐渐发生变化,感受性降低甚至消失的现象。

2) 联觉:一种感觉引起另一种感觉的现象。如颜色可以引起温度觉。

3) 补偿:当某种感觉受损或缺失后,其他感觉会过度进行补偿。例如,失明的人触觉一般都很灵敏。

4) 掩蔽:当不同感觉器官同时接受刺激时,一种感觉使另一种感觉感受性减低的现象。如一些牙科诊所利用音乐镇痛。

5) 后像:刺激消失之后感觉暂时存留的现象。如夜晚关灯后,视觉仍然能暂时存留灯亮时的形象。

2. 知觉　知觉是人脑对直接作用于感觉器官的客观事物的各个部分和属性的整体反映。知觉以感觉为基础,同时是感觉的深入和发展,是一种纯粹的心理现象。

(1) 知觉的基本特征

1) 知觉的选择性:作用于人的感官刺激丰富多彩,但人并非对所有刺激都作出反应,而只选取其中少数刺激进一步加工,并作出反应。

2) 知觉的理解性:根据已有的知识经验,对感知的事物进行加工处理,并用语词加以概括、赋予说明的组织加工过程。知觉的理解性主要受个人的知识经验、言语指导、实践活动以及兴趣爱好等多种因素影响。

3）知觉的整体性：人根据知识经验把直接作用于感官的客观事物的多种属性整合为统一整体的组织加工过程。

4）知觉的恒常性：当客观事物的物理特性在一定范围内已发生变化，而知觉仍保持相对稳定特性的组织加工过程。

⑵ 几种主要的知觉

1）空间知觉：对物体距离、形状、大小、方位等空间特性的知觉。空间知觉包括距离知觉、形状知觉和方位知觉。

2）时间知觉：人对客观现象的延续性和顺序性的感知。

3）运动知觉：人对物体在空间位移的知觉。运动知觉是视觉、动觉、平衡觉等多种感官协同活动的结果，其中视觉起重要作用。运动知觉包括真正运动知觉和似动知觉。似动知觉指在一定时间和空间条件下，人们在静止物体间看到移动，或者在没有连续移动时看到连续移动。

4）错觉：人对客观事物不正确的知觉。错觉现象十分普遍，几乎在各种知觉中都可以发生。视错觉在各种错觉中表现得最为明显，其研究也最多，如图形错觉、大小错觉等。

3. 记忆 记忆是人脑对过去经验的保持和再现。

⑴ 记忆的分类：根据记忆的内容分为形象记忆、逻辑记忆、情绪记忆和运动记忆 4 种。根据输入信息编码加工方式的不同和储存时间的长短分为瞬时记忆、短时记忆和长时记忆 3 种。其中，瞬时记忆又叫感觉记忆，是记忆的开始。保持时间短，为 0.25~2 秒，有鲜明的形象性。短时记忆是瞬时记忆和长时记忆的中间阶段，此阶段储存的时间稍长，但不超过 1 分钟，其容量相当有限。短时记忆的信息经过复述成为长时记忆。长时记忆保持在 1 分钟以上直至多年，甚至终身。

⑵ 记忆系统：在记忆过程中，由于从信息的输入到提取经过的时间间隔不同，对信息的编码方式也不同，可以把记忆分为 3 种系统，即感觉记忆系统、短时记忆系统和长时记忆系统。

1）感觉记忆：感觉刺激作用后仍在脑中继续短暂保持其映象的记忆，是信息加工的第一阶段。感觉记忆的特点：信息保持的时间短，图像记忆约 1 秒，听觉稍长，但不超过 4 秒；信息完全按照物理特性编码，并以感知的顺序被登记，具有鲜明的形象性；记忆信息容量由感受器的解剖生理特点所决定，几乎进入感官的信息都能被登记，但感觉记忆痕迹很容易衰退，只有受到注意的信息才能转入短时记忆。

2）短时记忆：脑中的信息在 1 分钟之内的加工编码记忆，又称为工作记忆。短时记忆的基本特征：信息在无复述的情况下一般只有 5~20 秒，最长不超过 1 分钟；短时记忆的容量有限，记忆广度为 7±2 组块；信息易受干扰，很难恢复，复述是使短时记忆的信息转入长时记忆的关键；短时记忆的信息编码主要采用语言听觉形式编码，少量的是视觉或语义编码。

3）长时记忆：是指信息在人脑中长久保持的记忆，又称为永久性记忆。长时记忆的特点：容量无限；信息保持时间长，理论上是永久存在的；信息编码以意义编码为主，包括语义编码和表象编码；长时记忆的储存有程序性记忆和陈述性记忆两种。程序性记忆是一种技能记忆，是个人对具有先后顺序活动的记忆。陈述性记忆是个人对事实性信息的记忆。

⑶ 记忆过程：记忆的三个基本环节是识记、保持和遗忘、回忆和再认。

1）识记：记忆过程从识记开始，它是保持、回忆和再认的必要前提。根据识记有无明确的目的，可将识记分为无意识记和有意识记。无意识记是指事先没有预定目的，不需要任何有助于识记的方法，也不需意志努力而进行的识记；有意识记是指具有明确的识记目的，并通过一定意志努力，采取一定方法进行的识记。在其他条件相同的情况下，有意识记的记忆效果比无意识记好。识记还可根据识记材料有无意义或识记者是否了解其意义分为意义识记和机械识记。

2）保持和遗忘：保持以识记为前提，在再认或回忆中得到体现。对识记过的材料不能再认或回忆，或表现为错误的再认或回忆称为遗忘。德国心理学家艾宾浩斯首先对遗忘做了系统研究，提出著名的艾宾浩斯遗忘曲线，也称保持曲线。曲线表明了遗忘发展的规律：遗忘进程不是均衡的。遗忘的发展，时间上是“先快后慢”，数量上是“先多后少”。

3）回忆和再认：回忆是把以前经历过的事物在头脑中重新呈现并加以确认的心理过程。回忆常常以联想的形式出现，联想的种类有接近联想、类似联想、对比联想和因果联想。再认是当经历过的事物再次出现时能够识别确认的过程。

4. 思维

(1) 思维的概念:思维是一种高级认知过程,是人脑借助于语言而实现的,以已有知识为中介,可以揭示事物的本质特征和内部规律,并以概念的形式进行判断、推理,使人们解决面临的各种问题。

思维过程的主要特征包括间接性和概括性。思维的间接性表现为凭借已有知识经验和其他事物为媒介,理解并把握未直接感知过的事物。思维的概括性表现在两个方面,一方面是对一类事物共同本质特征的概括性认识,另一方面是对事物之间规律性内在联系的认识。

(2) 思维的分类:根据思维方式不同,思维可分为动作思维、形象思维和抽象思维。根据思维的指向性分类,主要包括聚合思维和发散思维。其中聚合思维也称求同思维,是将解决问题所能提供的各种信息聚合起来,朝同一方向得出一个正确的答案;而发散思维又称求异思维,是解决一个问题时,从一个目标出发,沿着各种不同路径进行积极思考,找出符合条件的多种答案、解决方法或结论的一种思维。根据思维的独立程度来分类,包括常规思维和创造性思维。

(3) 思维过程

1) 分析与综合。分析是指在头脑中将整体事物分解为各个部分或属性,再分辨出个别方面、个别特征,并加以思考的过程。而综合是指在头脑中把事物的各个部分、特征、属性结合起来,形成一个整体。

2) 比较与分类。比较是在分析、综合的基础上,把各种事物和现象加以对比,从而找出事物之间的相同点、不同点及其联系。分类是在比较的基础上确认事物主次并将其联合为组、局、种、类的过程。通过分类可揭示事物的从属关系、等级关系,从而使知识系统化。

3) 抽象与概括。抽象是指找出事物的本质属性,排除非本质属性的思维过程。概括是指在思想上把抽象出的各种事物与现象的共同特征和属性综合起来,形成对一类事物的概括性本质属性的认识。

5. 想象　想象是人脑中对已有表象进行加工改造而创造新形象的过程。想象促进智力发展,想象力的发展是智力发展的一个极为重要的方面。

根据想象时有无目的性和计划性可以把想象分为有意想象和无意想象。有意想象是有预定目的,自觉进行的想象。无意想象是没有预定目的和计划而产生的想象。根据创造性程度,可以把想象分为再造想象和创造想象。

6. 注意　注意是心理活动对某种事物的指向和集中,它本身并不是独立的心理活动过程,而是伴随心理过程并在其中起指向作用的心理活动。指向性和集中性是注意的两个特点。

要点三　情感过程:情绪和情感的定义、分类和作用

1. 情绪和情感的定义　情绪和情感是人对客观事物的态度的体验,是人的需要是否获得满足的反映。情绪和情感是人类心理活动的一个重要方面,也是人对客观现实的一种反映形式。

2. 情绪和情感的分类和作用

(1) 情绪的分类和作用:情绪是多种多样的,种类划分很难有明确的界定,一般认为快乐、愤怒、恐惧和悲哀是最基本、最原始的 4 种情绪。

情绪状态是指在某种事件或情境的影响下,在一定时间内所产生的一定情绪状况。最典型的情绪状态有心境、激情和应激 3 种。

1) 心境:心境是一种深入的、比较微弱的、持久的、影响人的整个精神活动的情绪状态,如得意、忧虑。心境具有弥散性,它不是关于某一事物的特定体验,而是由一定情境唤起后在一段时间内影响各种事物的态度体验。

2) 激情:激情是一种强烈的、短暂的、爆发性的情绪状态。激情通常由生活中具有重大意义的事件所引发。激情发生时有明显的外部表现,如面红耳赤、咬牙切齿等。激情状态下,人的认识活动范围缩小,控制力减弱,对自己的行为后果不能做出适当的评估。

3) 应激:应激是在出乎意料的紧急情况下引起的情绪状态,是人对某种意外的环境刺激作出的反应。应激状态有时使人做出平时不可能做出的大胆判断和行为,所谓急中生智;另外某些时候可能使人知觉狭隘,注意局限,思维迟滞,行动刻板,正常能力也得不到发挥。

(2) 情感的分类和作用:情感是指与人的社会性需要相联系的主观体验。人类高级的社会

性情感主要有道德感、理智感和美感。

1) 道德感:道德感是个体根据一定社会政治道德标准,评价自己或他人的行为、举止、思想、意图时产生的情感体验。当个体自身的言行符合基本道德准则时,就会产生幸福感、自豪感,否则就会产生自责、内疚、不安等。当别人的言行符合基本道德准则时,人们就会对他产生尊敬、钦佩、爱慕感,对那些违背了基本道德标准的思想和行为,人们就会产生厌恶感、鄙视感等。

道德感是在人的社会实践中发生和发展的,不同的历史时期、不同的社会制度、不同阶级具有不同的道德标准。所以道德感具有社会性、历史性和阶级性。

2) 理智感:理智感是人在智力活动过程中认识和追求真理的需要是否满足而产生的情感体验。这类情感与人的认识活动、求知欲望、认识兴趣及对客观规律的探求有着密切联系。人们在认识世界和改造世界的过程中,形成并发展了认识和追求真理的需要,形成了理智感。认识活动越深入,求知欲越强,追求真理的兴趣越浓厚,理智感也就越深厚。

理智感是人们认识世界和改造世界的动力之一,对人们学习知识、认识事物、发现规律和追求真理的活动具有积极的推动作用。理智感的表现形式有探索未知事件时所表现出的求知感、获得新知识时的喜悦感、对新异事物的好奇心和新异感、对奇异现象的惊奇感、对某种理论的怀疑感和确信感、对真理的热爱感、对谬误和迷信的鄙视感和憎恶感等。

3) 美感:美感是客观事物是否符合个人审美需要而产生的个人体验,根据对象可以分为自然美感、社会美感和艺术美感3类。美感受个人的审美观、审美能力、社会性、历史性等诸多因素的影响。人的审美标准既反映了事物的客观属性,又受到个人的思想观点和价值观念的影响。在不同的文化背景下,不同民族、不同阶级的人对事物美的评价可能有所不同。"桂林山水甲天下"就是对自然美的感悟。

要点四　意志过程:意志的概述及心理过程

1. 意志过程　意志是指人们自觉地确定目标,有意识地支配、调节行为,通过克服困难以实现预定目标的心理过程。意志是人类特有的心理现象,是人的意识能动性的集中表现。主要体现在人主动变革现实的行动中,对行为有发动、坚持和制止、改变等调控作用。意志使人的内部意识转化为外部的动作,充分体现了意识的能动性。意志具有引发行为的动机作用,但比一般动机更具选择性和坚持性,因而可以看成人类特有的高层次动机。

2. 意志的品质　意志的品质包括自觉性、果断性、坚韧性及自制性,共同构成了意志的基本特征,使得个体能够在面对各种困难和挑战时保持积极的态度和行为。

(1) 意志的自觉性是指个体能够主动地支配自己的行动,使其能达到既定目标。在这个过程中,个体能够坚持信念,不会轻易动摇,既不固执己见也不独断。

(2) 意志的果断性是指个体在决策或行为时能够迅速作出决定,不优柔寡断,不犹豫不决。

(3) 意志的坚韧性是指个体能够长期保持充沛的精力,战胜各种困难,不屈不挠地努力实现目标。

(4) 意志的自制性是指个体能够自觉地、灵活地控制自己的情绪和动机,约束自己的行动和语言。

要点五　个性和人格的定义、内容及个性心理特征

1. 个性的定义、内容　在心理学中,个性可以理解为一个人的整个心理面貌,即具有一定倾向性的各种心理特征的总和。部分心理学书籍,也把个性翻译为人格。个性是复杂的,是多侧面、多层次的统一体。个性的心理结构包括个性倾向性和个性心理特征两大部分。

2. 个性的心理特征　个性的心理特征包括能力、气质和性格。

(1) 能力:能力是直接影响活动的效率,使活动顺利完成的个性心理特征。能力在活动中形成和发展,并且在活动中表现出来。能力可以分为一般能力和特殊能力。一般能力包括观察力、记忆力、注意力、思维能力、想象力,也就是通常说的智力,它们适用于广泛的活动范围,并保证人们较容易和有效地掌握知识,与认识活动密切联系。特殊能力只在特殊活动领域内发生作用,如音乐能力、色彩鉴别能力、图画能力等。为了顺利完成某种活动而形成的多种能

力的完备结合称为才能。才能的高度发展就是天才。能力是在遗传和环境两大因素支配下由成熟和学习交互作用的结果。个体在能力上存在着个别差异。

(2) 气质:气质是个体心理活动稳定的动力特征,主要指心理过程的速度和稳定性、心理过程的强度及心理活动的指向性等方面的特点。

(3) 性格:性格是一个人在现实的稳定态度下和习惯化的行为方式中所表现出来的个性心理特征。性格的个体差异很大,性格一经形成就比较稳固,并且贯穿于全部行动之中。个体一时的偶然表现,不能认为是其性格特征,只有经常性、习惯性的表现才能认为是个体的性格特征。

要点六　心理评估和心理测验的概念、方法

1. 心理评估的概念及作用　心理评估是依据心理学的理论和方法对人的心理品质及水平所作出的鉴定。心理评估在医学心理学中的作用非常重要。一方面,心理评估是心理干预的重要前提和依据;另一方面,心理评估还可判定心理干预的效果。此外,心理评估对于维护和促进正常人群的心理健康也有帮助。

2. 心理评估的方法

(1) 观察法:通过对被评估者的行为表现直接或间接的观察或观测而进行心理评估的一种方法。观察法的依据是人的行为,而行为是由其基本心理特征所决定,因此相对稳定。观察法可分为自然情境中的观察和特定情境下的观察两类。

(2) 会谈法:评估者与被评估者进行面对面的语言交流是其基本形式,会谈法是心理评估中最常用的一种基本方法。会谈的形式包括自由式会谈和结构式会谈两种。前者是开放式的,被评估者较少受到约束;后者根据评估目的预先设计一定的结构和程序,效率相对较高。

(3) 调查法:通过借助晤谈、问卷或调查表来了解人的态度、意见和行为的一种方法。根据调查的取向,调查又分为历史调查和现状调查两类。历史调查主要是了解被评估者过去的一些情况,现状调查主要围绕与当前问题有关的内容进行。

(4) 心理测验法及临床评定量表:心理测验可对心理现象的某些特定方面进行系统评定,一般采用标准化、数量化的原则。由于所得到的结果可参照常模进行比较,从而避免了一些主观因素的影响,结果更加客观。目前在临床和心理卫生工作中,还应用许多精神症状及其他方面的评定量表。

3. 心理测验的类型及应用　心理测验根据其功能、测量方法,以及测验材料的性质等可以有不同的分类。

(1) 根据测验功能分类

1) 智力测验。常用的比奈－西蒙量表、韦克斯勒成人和儿童智力量表、丹佛发育筛选测验等,可用于儿童智力发育的鉴定、脑器质性损害及退行性病变、特殊教育或职业选择时的咨询参考。

2) 人格测验。常用的量表有明尼苏达多相人格调查表(MMPI)、罗夏墨迹测验(RIT)、主题统觉测验(TAT)以及艾森克人格问卷(EPQ)等,多用于诊断某些心理障碍和评估病情预后,也可用于科研或心理咨询时评价人格。

3) 神经心理学测验。既有针对感知运动、记忆、联想思维等个别能力的测验,还有一些成套测验,可用于辅助诊断脑器质性损害和脑与行为关系的研究。

4) 评定量表。常见评定量表有抑郁量表、焦虑量表、生活事件量表、认知功能量表等,可用于评价精神症状及其他方面,对临床工作以及科研等具有特殊的意义和应用价值。

(2) 根据测验方法分类

1) 问卷法。主要采用结构式问题,多让被试者回答"是"或"否"或在几种有限选择里进行作答。问卷法的结果容易评分,方便统一处理。MMPI、EPQ 等人格测验及评定量表都采用问卷法的形式。

2) 作业法。多用于测量感知和运动等操作能力,测验形式是非文字的,需要让受试者进行实际操作。针对婴幼儿及受文化教育因素限制的受试者的心理测验主要采用作业法。

3) 投射法。要求受试者根据自己的理解不受限制地进行回答,目的是诱导出受试者的经验、情绪或内心冲突。测验材料通常无严谨的结构,如意义不明的图像、模糊的墨迹或不完整的句子。投射法多用于人格的测量,如 RIT、TAT 等。也可检测异常思维,如自由联想测验、填词测验等。

要点七　医学心理学基本理论

1. 精神分析与心理动力学理论　精神分析理论是奥地利心理学家弗洛伊德创立的心理治疗体系。精神分析与心理动力学理论包括经典精神分析理论，以及之后发展的各种流派的现代精神分析理论。潜意识理论、人格结构理论、性心理发展阶段理论、心理防御机制理论、释梦理论是经典精神分析理论的主要内容。

(1) 潜意识理论：弗洛伊德提出"心理地形学"，将人的心理活动分成意识、前意识和潜意识三个层次，并指出潜意识层面是各种症状产生的主要原因。

(2) 人格结构理论：人格结构分为本我、自我和超我。三者关系协调时，人格则表现出健康状况；当三者关系冲突时，就会产生心理紊乱或心理疾病。

(3) 性心理发展阶段理论：根据"力比多"附着部位的不同，人的性心理发展被分为以下5个时期：口唇期(0 ~ 1岁)、肛门期(1 ~ 3岁)、生殖器期(3 ~ 6岁)、潜伏期(6岁到青春期)、两性期(青春期以后)。

(4) 心理防御机制理论：根据心理功能和人格成熟度的不同，主要分为以下三种防御机制。①原始心理防御机制，包括否认、歪曲、投射、退行、幻想等。②神经症性心理防御机制，包括压抑、隔离、转移、反向形成、抵消、补偿、合理化等。③成熟心理防御机制，包括升华、幽默、利他等。

(5) 释梦理论：弗洛伊德认为梦是对清醒时被压抑到潜意识中的欲望的表达，是通往潜意识的重要捷径。梦分为隐梦和显梦。梦的解析就是以显梦为起点，进一步探究隐梦中所隐含的真正意义。

弗洛伊德的女儿安娜·弗洛伊德和哈特曼、埃里克森等人强调自我的功能，形成了精神分析的自我心理学。美国的精神分析学家霍妮、弗洛姆和沙利文等是新精神分析的代表人物。克莱因、温尼科特、科恩伯格和科胡特等是现代精神分析中客体关系理论和自体心理学理论代表人物。

2. 行为主义理论　行为主义理论的创建者是美国心理学家华生，该理论的发展经历了早期行为主义、新行为主义和社会认知行为主义等阶段。经典条件反射理论、操作性条件反射理论和社会学习理论是最具有代表性的行为主义理论。

(1) 经典条件反射理论：由俄国生理学家巴甫洛夫在20世纪初发现，是以无条件反射为基础而形成的。影响经典条件反射的因素主要有无条件刺激和条件刺激的性质、无条件刺激和条件刺激的时间关系、条件刺激和无条件刺激的一致性、共同作用的次数、以前对条件刺激的体验。复杂的学习行为遵循两条规律，即频因律和近因律。

(2) 操作性条件反射理论：描述了有机体作出特定的行为反应后，会导致环境发生某种变化，由美国心理学家斯金纳通过一系列实验证明。强化分为正强化和负强化，在操作性条件反射中，如果行为结果使积极刺激增加，进而使该行为反应逐渐加强，称为正强化；如行为结果使消极刺激减少，进而使该行为反应逐渐加强，称为负强化。影响强化的因素包括直接性、一致性、已形成事件和结果的特征。

(3) 社会学习理论：创建者是美国心理学家班杜拉，该理论提出了另一种学习形式，即观察学习或模仿学习，观察学习的过程包括注意、保持、再现、动机四个步骤。社会学习理论强调环境中社会因素对人类行为的影响，主要观点是人类的大量行为的获得并非通过条件作用的途径进行的。

3. 人本主义心理学理论　人本主义心理学被认为是行为主义和精神分析之后的心理学第三势力，主要代表人物是马斯洛和罗杰斯。强调研究人性，如人的成长、潜能与自我实现倾向以及人的存在与意义等。人本主义心理学认为心理治疗需要关注个体的内在需求和价值观，帮助个体实现自我。

(1) 马斯洛的主要理论

1) 需要层次理论。马斯洛提出了需要层次论，将动机分为两大类、五个层次。第一类是基本需要，包括生理需要、安全需要、归属与爱的需要和尊重需要四个层次。第二类是成长需要，包括自我实现的需要这一个层次。

2) 自我实现理论。自我实现是人的机体潜能发挥的一种内驱力，是一种人的本性中的创造性倾向。自我实现有两种类型，一种是健康型自我实现，另外一种是超越型自我实现。自我实现论是人本主义心理学的核心。

3) 心理健康与心理治疗观。马斯洛认为

心理健康指的是人性的丰富实现，即自我实现，心理疾病则是人的基本需要或自我实现的受挫与失败。如果心理治疗要取得成效，必须符合满足病人的基本需要、改善病人的自我认识和建立良好的社会环境这三个条件。

(2) 罗杰斯的主要理论：卡尔·罗杰斯主张“以人为中心”的心理治疗方法，首创非指导性治疗。他提出了人格的自我理论，强调自我概念的重要性，认为个体内在的自我认知对心理健康和自我实现至关重要。自我概念有真实自我和理想自我两种。真实自我是指个体真实的、内在的本质。而理想自我是一个人渴望成为的理想形象。无条件的积极关注可以帮助个体发展出积极的自我概念，并促进自我成长和实现。

(3) 现代人本主义理论的发展

1) 自我选择说。由罗洛·梅开创，以探究人的经验和存在感为目标，重视人的自由选择、自我肯定和自我实现的能力。

2) 超个人心理学。人本主义心理学的派生物，主要关注人生价值、人类幸福、宗教体验、自我超越的途径、超越中的心理健康和意识状态等问题。

3) 动机访谈。创立者是米勒和罗尔尼克，指通过独有的面谈原则和谈话技巧，协助人们认识到现在面临的或潜在的问题，从而提升其改变的动机。

4) 积极心理学。以塞利格曼和米哈里·契克森米哈赖发表的论文《积极心理学导论》作为首次提出的标志。采用科学的原则和方法来研究幸福，倡导心理学的积极取向，研究人类的积极心理品质。塞利格曼总结积极情绪、参与、关系、意义和目的，以及成就是幸福感理论的内涵，简称 PERMA。

4. 认知理论 认知理论强调认知过程不是被动接受外界刺激的过程，而是一个主动的信息加工过程。认知疗法的焦点是冲击患者的非理性信念，让其意识到当前困难与抱持非理性观念有关。帮助患者发展有适应性的思维，教会其更有逻辑性和自助性的信念，鼓励身体力行，引导产生建设性的行为变化，并且验证这些新信念的有效性。认知疗法的基本原理包括认知影响行为、重建认知、着眼于病人非功能性的认知问题和治疗技术在于改变病人的现实评价。有代表性的认知行为理论包括埃利斯理性情绪治疗理论、格拉瑟现实治疗理论和贝克认知疗法理论。在现代发展出了多种以正念为基础的心理疗法，目前较为成熟的有正念减压疗法、正念认知疗法、辩证行为疗法和接纳与承诺疗法。

5. 心理生物学理论 医学心理学的心理生物学方向是利用生物学理论和方法探索心身相互关系的规律和生理机制。心理生物学理论主要包括情绪丘脑假说与情绪中枢假说、应激学说、脑功能定位等。随着神经解剖学、病理学、神经生物学、内分泌学和免疫学等医学基础学科的发展，人们对脑的结构和功能及人类的心理与行为活动的认识愈发深刻。遗传学、神经内分泌、中枢神经递质、神经免疫学、脑影像等研究是心理生物学理论的最新进展。

要点八 心理咨询与心理治疗的概述及常用技术

1. 心理咨询和心理治疗的概念 心理咨询是指受过专业训练的咨询者依据心理学理论和技术，通过与来访者建立良好的咨询关系，帮助其认识自己，克服心理困扰，充分发挥个人的潜能，促进其成长的过程。心理咨询的对象一般是面临各种发展性问题和有各种心理困扰的人。干预的对象可以是个人，也可以是伴侣、家庭或有共同特质的群体。

心理治疗是一类应用心理学原理和方法，由专业人员有计划地实施的治疗疾病的技术。心理治疗人员通过与患者建立治疗关系与互动，积极影响患者，达到减轻痛苦、消除或减轻症状的目的，帮助患者健全人格、适应社会、促进康复。心理治疗的基本原则有信赖性原则、整体性原则、发展性原则、个性化原则、中立性原则和保密性原则。情绪宣泄、认知领悟、情感转化、觉察能力、关爱能力等是心理治疗的有效因素。

2. 心理咨询与心理治疗的区别和联系 心理咨询与心理治疗都是以谈话为主要方式的心理干预，在应用的理论、技术方法、基本的原则和设置上并没有本质的区别。但心理咨询和心理治疗仍有以下几点区别。

(1) 场所不同：心理咨询主要在社会机构，心理治疗主要在医疗机构。

(2) 服务对象不同：心理咨询主要为有一般心理问题或发展性议题的“正常人”服务，而心理治疗的服务对象主要是心理或精神障碍病人。

(3) 目标不同:心理咨询的主要目标是解决问题或个人成长,而缓解症状、了解背后模式、改变人格结构是心理治疗的目标。

(4) 干预时间存在差异:心理咨询一般是短程、低频,而心理治疗则相对长程、可能高频。

(5) 从业人员资质不同:心理咨询由心理咨询师实施,而心理治疗师必须由精神科医生或心理治疗师实施。

3. 心理治疗的常用技术

(1) 倾听技术:治疗师听取、感受和理解来访者所遇到的问题,以及来访者内心的一切,包括其思想、情感、欲望、冲突等。在倾听的过程中,治疗师应保持着敏锐而又开放的状态,让来访者充分自由地表达他自己。

(2) 提问技术:通常提问方式有两种,即开放式提问和封闭式提问。开放式问题常以"什么""怎样""为什么"等形式发问,封闭式提问通常以"是不是""对不对"等形式发问,两者的目的有所不同。提问需要循序渐进,并注意问句的方式、语气语调。

(3) 鼓励技术:治疗师通过言语或非言语等方式对来访者进行鼓励,促使其进行自我探索和改变的技术。

(4) 内容反应技术:治疗师把来访者的言语与非言语的思想内容加以概括、综合与整理后,再用自己的言语反馈给来访者,有利于深化谈话的内容。

(5) 情感反应技术:与内容反应很接近,但情感反应着重于反馈来访者的情绪,以达到加强对来访者情绪、情感的理解,促进沟通。

(6) 面质技术:治疗师明确指出来访者身上的矛盾之处,促使来访者直面自己的问题,向更深刻的自我认识和更积极的自我改变迈进的技术。在使用面质技术时,治疗师需要以良好咨询关系为基础,以事实根据为前提,避免个人发泄和无情攻击。

(7) 澄清技术:帮助来访者更清晰地表达自己的想法、感受和体验,从而更好地理解和处理自己的情感和思维过程。澄清技术包括确认来访者的言语和非言语信息;提出澄清问题;重复或重述来访者的信息;反馈来访者的情感等。

(8) 解释技术:治疗师为来访者的行为、想法或者情感赋予一种新的意义或说明,使来访者能够从新的角度来看待自己的问题,主要目的是加深来访者对自己情绪、思想、行为的了解,从而产生顿悟。有时解释可能引起来访者的阻抗。

(9) 非言语性技巧:心理治疗中的大量信息除了言语表达,更重要的是非言语表达。非言语表达的途径包括面部表情、目光接触、言语表情、躯体语言等。

(10) 个案概念化技术:治疗师根据心理治疗理论,提出关于来访者的问题或困难背后原因的假设。在治疗中,治疗师需要随时根据获得的新信息以及治疗的进展来修正甚至推翻原有的概念化。

第二单元 心理应激

细目 应激反应

要点一 应激、应激源及种类

应激是个体觉察环境刺激对生理、心理及社会系统造成负担过重时的整体现象，所引起的反应可以是适应的，也可以是适应不良的。引起一定反应并产生结果的刺激就是应激源。

心理应激源可分为以下4类。

1. 躯体性应激源 是指引起生理反应的直接作用于人体的各种物理、化学和生物学刺激，如冷、热、噪声、病毒、损伤等，这些刺激会导致心理反应。过度疲劳也属于躯体性应激源。

2. 心理性应激源 挫折和心理冲突是最重要的两种心理性应激源。个人需求强烈或对自己的要求过高，凡事要求完美，而能力限制或信息不够都会导致心理反应。人际关系冲突往往是很大的心理性应激源。

3. 社会性应激源 范围很广，生活中的很多事件都可能成为应激源。生活事件也称生活变化，主要是指可以造成个人的生活风格和行为方式改变，并要求个体去适应或应对的社会生活情境和事件。

4. 文化性应激源 产生文化性应激源的主要原因是社会文化环境的改变，如迁居异地，文化、语言等环境变化给人带来的不适应。社会巨变同样可带来对个体的持久影响。

要点二 中介机制和应激反应

1. 应激的心理中介机制 主要是指对应激源的觉察和评价。中介机制中以心理的作用最为重要，心理的变化影响着脑－内分泌－免疫系统的变化。

2. 应激的生理中介机制 对于生理中介的因素虽尚未全部探明其细微机制，但脑的作用与行为的关系，心理、神经、内分泌、免疫领域的研究已有许多资料。

3. 应激反应 应激的心身反应包括心理反应和生理反应。应激的心理反应存在很大的个体差异，但是从心理反应的性质来看，一类是积极的心理反应，一类是消极的心理反应。

积极的心理反应可以引起适度的皮层唤醒水平和情绪唤醒，使注意力集中，思维敏锐和动机调整适宜。消极的心理反应常常是过度唤醒，通常会产生不良情绪，导致认知能力降低，甚至自我概念模糊。

要点三 应对与心理防御机制

1. 应对 是个体对因生活事件而出现自身不平衡状态所采取的认知和行为措施。

2. 心理防御机制 精神分析学说通过自我的无意识过程来探讨个体如何应付外界压力，认为在面临挫折或冲突时，个体会不自觉地运用防御机制来改变对现实的感知，从而维护理性的自我形象，使情绪得到调节，而不是客观地面对并解决问题。

第三单元 心身疾病

细目一 心身疾病的概述

要点一 心身疾病的特点

心身疾病又称心理生理疾患，是一类在发病、发展、转归和防治等方面都与心理－社会因素密切相关的躯体疾病。

心身疾病有以下主要特征：主要是由心理－社会因素刺激，通过情绪和人格特征等作用而发病；必须具有躯体症状和与症状相关的体征，有明确的器质性损害；损害往往涉及的是自主神经所支配的组织或器官；区别于神经症和精神病；大多数患者不了解心理－社会因素在自身发病中的作用。

要点二 心身疾病的诊断要点

对心身疾病的诊断要重视病因中的心理－社会因素，对心身疾病的诊断不仅要通过体格检查做出躯体诊断，还要尽量发现患者的心理社会因素刺激，根据心身相关的概念，作出全面正确的诊断。心身疾病的诊断包括躯体诊断和心理诊断两个方面。

要点三 心身疾病的治疗原则

心身疾病的治疗要兼顾患者的生物学和心理－社会诸方面，不仅要采用有效的生物医学手段在躯体水平上处理实在的病理过程，而且必须在心理和社会水平上加以干预或治疗。治疗达到消除心理－社会刺激因素、消除心理学病因和消除生物学症状三个目标。

细目二 临床心身相关问题

要点一 临床典型的心身疾病

1. 消化性溃疡。
2. 神经性厌食。
3. 原发性高血压。
4. 冠心病。
5. 肥胖症。
6. 支气管哮喘。
7. 偏头痛。
8. 肿瘤。

要点二 疼痛心理

疼痛是一种复杂的心理、生理现象，疼痛的程度与损害程度不一定一致，心理－社会因素对疼痛的影响较大。

1. 社会学习 疼痛从某种意义上与社会学习过程相关。

2. 对处境的认知评价 对疼痛刺激的含义理解不同，疼痛体验也不同。

3. 注意力 如果把注意力集中在自己的痛觉上，疼痛就会更加剧烈。相反，把注意力集中在疼痛以外的事物上，对疼痛的感觉就会处于抑制状态。

4. 情绪状态 恐惧、生气、内疚等情绪是疼痛的催化剂，人的情绪状态在痛知觉中起到重要作用。

5. 人格特征 自尊心强的人常常表现出较高的疼痛耐受性，具有疑病、抑郁、癔症、紧张等特征的人对疼痛更敏感。

6. 暗示 暗示对疼痛影响很大。

此外，宗教、文化、信仰等因素也能影响疼痛的感受和耐受。

要点三 妇科和儿科心身疾病

1. 妇科心身疾病 心理－社会因素在妇科疾病发病、发展中起到重要作用。妇科患者的心理问题许多是由月经、妊娠、分娩等这些女性特有的生理现象所引起的，有时还会引起强

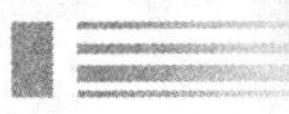

烈的心身反应，转化为心身障碍。妇科常见的心理问题干预有以下几方面。

(1) 大力开展健康教育，普及医疗卫生知识，向广大妇女宣讲月经、妊娠、分娩等生理卫生、心理健康科学知识，改变不良认识，从而改善不良心理刺激的影响。

(2) 对不良情绪严重的患者，可通过心理支持疗法、认知心理疗法改善其不良认知和不良情绪。

(3) 通过心理指导，帮助患者改善不良个性，提高心理素质，从而改善心身反应，促进心身健康。

2. 儿科心身疾病 儿童期个体的生理和心理处于快速发展阶段，由于大脑结构和相关功能的发育正在完善之中，大脑缺乏对自主神经和情绪活动的有效调节，极易受到体内外各种因素的影响从而导致心身疾病。儿科心身疾病的心理干预包括心理护理和心理治疗两方面。

第四单元　心 理 障 碍

细目一　心理障碍的概述

要点一　心理障碍的判断标准

1. 内省的经验标准　是通过患者自己的主观经验和观察者根据自身的活动经验来判别的。

2. 社会适应的标准　是指在社会常模的基础上衡量行为顺应是否完善，人的行为是否与环境协调一致。一个人成长的过程是不断适应社会的过程，使其从一个自然人转变成为一个社会人。若一个人成年后不能适应他所处的社会环境，则其有心理障碍。如人格障碍就形成了某些整体适应能力受损的人格特点。主要考察患者对人对己的态度、在群体中的表现、与他人交往和处理人际关系是否恰当、对社会实践和社会关系的看法是否适应社会的要求等。

一般认为，社会适应能力包括4个方面：①自理生活的能力；②人际交往与沟通能力；③工作、学习和操持家务的能力；④遵守道德、行政、法律和习俗等社会规则的能力。

3. 医学标准　该标准是将心理变态当作躯体疾病一样看待。有些异常的心理现象或致病因素在正常人的身上不一定存在，若在某人身上发现这些致病因素或疾病的症状则被判断为异常。这个标准比较客观，但是其运用的范围比较窄。

4. 统计学标准　该标准有两个假设，一是人群中某一心理现象或行为方式的程度是呈正态分布的；二是评价是正常的，统计学检验有显著性差异的，即是有障碍的。凡是符合这两个标准的心理现象和行为方式才可以用统计学方式来衡量。统计学标准不是普遍适用的。

要点二　心理障碍的分类

心理障碍可分为：神经症性障碍、人格障碍和其他类型心理障碍。

细目二　神经症性障碍

要点一　神经症性障碍的临床特征与常见症状

1. 临床特征　神经症性障碍的主要临床表现有烦恼、焦虑、紧张、恐怖、强迫、疑病、抑郁等，患者有严重的痛苦体验，一般无幻觉、妄想等精神病性症状；患者自知力良好，往往主动求医；患者往往有大量的躯体症状主诉，却无法查明器质性病变；同时生活自理能力、社会适应能力和工作能力基本没有缺损。病程多迁延不愈。

2. 常见症状

(1) 精神易兴奋、易疲劳。

(2) 情绪症状：主要表现为焦虑、恐惧、抑郁及情绪易激惹。

(3) 强迫症状：在强迫性神经症中表现最为明显。

(4) 疑病观念：在疑病性神经症中疑病观念表现得最为突出。

(5) 慢性疼痛。

(6) 头痛。

(7) 心慌。

(8) 自主神经症状群。

(9) 睡眠障碍。

(10) 性功能障碍。

要点二　临床常见神经症性障碍：焦虑障碍、恐惧症、强迫障碍、躯体形式障碍

1. 焦虑障碍　焦虑是一切神经症性障碍表现的基础，也是所有神经症性障碍的一个共同症状。但在焦虑障碍中，患者对焦虑的体验要显著得多，弥漫性也大得多，每时每刻都会感到很高程度的恐惧，同时伴有显著的自主神经

症状和肌肉紧张，以及运动性不安。焦虑可继发于多种神经症性障碍，但只有原发性焦虑症状可视为焦虑障碍。焦虑障碍有两种主要的临床形式，即惊恐障碍和广泛性焦虑。

2. 恐惧症　该症是指与现实根本不对应的完全耗费性恐惧。恐惧症的恐惧都有某种具体的对象，如某些事物或特殊的情境，与在焦虑中体验到的泛化恐惧不同。患者明知自己的恐惧是过分的、不合理的和不必要的，但仍然成为它们的囚徒，即这种认知并不能防止恐怖发生。由于患者不能自我控制，因而极为回避所害怕的事物或情境。

3. 强迫障碍　临床表现以强迫症状为特征。强迫障碍的特点是有意识的自我强迫和自我反强迫同时存在，二者的尖锐冲突使患者异常焦虑和痛苦。患者体验到，观念或冲动来源于自身，但违反自己的意愿，遂极力抵抗和排斥，却无法控制。患者认识到强迫症状是异常的，但无法摆脱。本病常发生于青年期。

4. 躯体形式障碍　以持久地担心或相信各种躯体症状的优势观念为特征。患者因这些症状反复就医，各种医学检查阴性和医生的解释均不能打消其疑虑。即使有时存在某种躯体障碍，也不能解释所诉症状的性质、程度，或其痛苦与优势观念，经常伴有焦虑或抑郁情绪。尽管症状的发生和持续与不愉快的生活事件、困难或冲突密切相关，但患者常否认心理因素的存在。患者常有一定程度寻求注意的行为，并相信其疾病是躯体性的，需要进一步的检查。本障碍的病程一般呈慢性波动性。

细目三　抑郁障碍

要点　抑郁障碍的常见症状及处置

抑郁障碍以心境显著而持久的低落为基本临床表现，伴有相应的思维和行为改变，常伴有焦虑、躯体不适和睡眠障碍，患者表现为兴趣减低，悲观，思维迟缓，缺乏主动性，自责、自罪，饮食、睡眠差，早醒，担心自己患有各种疾病，感到全身多处不适，严重者可出现自杀念头和行为。患者有反复发作的倾向，间歇期可完全缓解。病程常迁延不愈，患者感到内心痛苦，常主动求治。

抑郁障碍可以进行心理治疗、药物治疗、物理治疗等。心理治疗可以进行认知行为疗法，通过识别自动想法重新建立认知体系，帮助患者认识到并矫正自己的负性思维和不合理认知模式，可以取得良好的治疗效果，从而达到治疗目标。药物治疗主要以5-羟色胺再摄取抑制剂为主，常用的有氟西汀、帕罗西汀、舍曲林、西酞普兰、艾司西酞普兰、度洛西汀、文拉法辛等，传统抗抑郁药物如阿米替林、马普替林、氯米帕明等，要注意遵循足剂量、足疗程、个体化治疗的原则。物理治疗包括无抽搐电休克治疗和重复经颅磁刺激治疗等。

细目四　其他类型的心理障碍

要点一　人格障碍及类型

人格障碍是指人格特征明显偏离正常，从而使患者形成特有的行为模式，对环境适应不良，明显影响社会功能和职业功能，或者患者自己感到精神痛苦。人格障碍一般早年开始，不存在智能障碍，对自己的行为和问题具有自知力，但是人格明显偏离正常，常常发生动机不明的行为。

人格障碍分为以下6种类型。

(1) 偏执型人格障碍。

(2) 分裂型人格障碍。

(3) 反社会型人格障碍。

(4) 冲动型人格障碍。

(5) 表演型人格障碍。

(6) 强迫型人格障碍。

要点二　不良行为及睡眠障碍

不良行为包括酒瘾、烟瘾、药物依赖、贪食与厌食等。

睡眠障碍主要表现为入睡困难、睡眠维持困难、早醒、睡眠质量下降，可由不良心理事件或不舒适的外界环境引起，包括原发性失眠和继发性失眠。继发性失眠普遍见于各种精神疾病及内外科疾病患者。

第五单元　心理发展与心理健康

细目一　心理发展与心理健康概述

要点一　心理发展与心理健康的意义

心理发展和心理健康紧密相关。心理发展是指个体在生理发展的基础上，认知、情感和社会交往等方面逐步成熟和改变的过程。心理健康是指个体在心理发展的基础上，具备健康的心态和能力，环境适应良好，保持积极的心理状态和行为状态。

1984 年，世界卫生组织（WHO）为健康提出的定义是："健康，不仅仅是没有疾病和身体的虚弱现象，而是身体上、心理上和社会上的完满状态。"1990 年进一步对健康的定义作了补充，即健康包括一个人身体健康、心理健康、社会适应健康和道德健康四个方面。一般认为，心理健康就是以积极的、有效的心理活动，平稳的、正常的心理状态，对当前和发展着的社会、自然环境以及自我变化有良好的适应能力；并由此不断地发展健全的人格，提高生活质量，保持旺盛的精力和愉快的情绪。

心理健康的意义有三个方面：一是有助于群体心理疾病的防治；二是有助于个体心理健康的发展；三是有助于社会精神文明的建设。

要点二　心理健康的标准

心理健康的标准具有相对性，许多心理学家提出了自己的观点，其中马斯洛的 10 项标准得到了较多认可。这 10 项标准是：①有充分的适应能力；②充分了解自己，并对自己的能力作出恰当的估计；③生活目标能切合实际；④与现实环境保持接触；⑤能保持人格的完整和谐；⑥有从经验中学习的能力；⑦能保持良好的人际关系；⑧适度的情绪发泄与控制；⑨在不违背集体利益的前提下，有限度地发挥个性；⑩在不违背社会规范的情况下，个人基本需求能恰当满足。

我国心理学家从适应能力、耐受力、控制力、意识水平、社会交往能力、康复力、愉快胜于痛苦的道德感等方面阐述了心理健康的标准。其中智力正常、情绪良好、人际和谐、社会适应和人格完整这 5 条标准值得重视。

细目二　心理健康的发展

要点一　不同年龄的心理健康：婴儿期、幼儿期、儿童期、青少年期、中年期和老年期

1. 婴儿期　婴儿时期的心理健康，不仅影响婴儿的生长发育，对其今后的成长都有着重要的影响。婴儿期的心理健康被认为是心理健康的起点，如儿童期出现的心理疾病包括发育迟缓、情绪不稳定等多数是因为婴儿时期抚养不当。

该时期的关键问题包括：①母乳喂养的重要性；②增进母爱，帮助婴儿建立依恋关系，减少分离焦虑；③保证充足的睡眠；④促进运动与智力的发展。

2. 幼儿期（3~6 岁）　幼儿期心理健康应注意的是：①促进幼儿语言的发展；②对幼儿的独立愿望因势利导；③玩耍与游戏是幼儿的主导活动，应帮助幼儿走出自我中心，学会与人交往，建立合作伙伴关系；④正确对待孩子的无理取闹和过失；⑤父母的言行举止注意起到表率作用。

3. 儿童期（6~12 岁）　也称学龄期。该阶段心理健康应注意的是：①科学、合理安排学习，帮助小学生入学的适应，培养正确的学习动机和学习习惯；②组织社会劳动，在集体活动中发展友谊感和责任心；③培养开拓创造性思维；④注意情商的培养，帮助其建立良好的道德

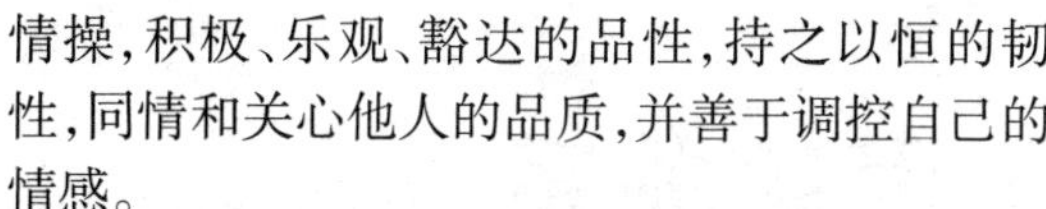

情操，积极、乐观、豁达的品性，持之以恒的韧性，同情和关心他人的品质，并善于调控自己的情感。

4. 青少年期　心身发展快，达到一生的高峰，也是为中年打基础的时期。该期心理健康的常见问题包括：①学习问题，是家长关注的焦点问题；②情绪、情感问题；③恋爱与性的问题。

针对容易出现的心身问题，父母应为青少年健康成长创造良好的家庭氛围，学校和社会应对青少年健康成长提供良好的环境。

5. 中年期　是一生中发展最成熟、精力最充沛、工作能力最强的阶段，中年人是整个社会的中坚力量。中年人的心身特点是：①生理从成熟走向衰退；②智力发展到最佳状态；③个性成熟与稳定。

中年人心理发展中常出现的问题有：①反应速度与记忆能力下降；②渴望健康与追求成就的矛盾；③人际关系错综复杂；④家庭与事业的双趋冲突。

心理保健方面要建立可行的保健与监测体系，加强自我心理保健。

6. 老年期　生理和心理功能都已经过了鼎盛时期，心身发展的特点是：各个器官生理功能逐渐衰退，认知能力和应变能力下降；智力水平开始下降，容易产生孤独心理和恐惧心理。老年人心理发展中常出现的问题有：①不适应退休生活；②主观健康评价差；③性生活问题；④对死亡的恐惧。

老年人心理保健的目标是提高生活质量，度过一个愉快的晚年。

要点二　不同群体的心理健康：家庭、学校和职业

1. 家庭　家庭环境对个体心理健康具有重要意义。家庭内部平等、民主、相互尊重，才能有温馨和幸福的生活。家庭心理问题主要反映为代与代之间及夫妻之间的关系问题。家庭崩溃和家庭冲突及家庭教育子女的方式也会带来很多心理问题。加强家庭成员的沟通，增进相互间的理解，互相关心、帮助和尊重，避免家庭的破裂，采用正确的教育子女的方式方法，以及增强家庭成员对家庭的责任感等均是增进和维护家庭心理健康的重要措施。

2. 学校　是现代社会中个体社会化的重要场所，学校生活构成了个体发展的重要环节。学校环境对学生心理健康状态的维系甚为重要。学习负担和升学的压力，导致学生紧张、焦虑情绪的产生。长此以往，势必严重影响青少年的心理健康和发展。

3. 职业群体　职业活动是人们实现自我价值，寻求社会与他人尊重，谋求生活经费来源的主要渠道。职业性质和职业环境是社会生活和社会环境中最重要的部分，这是因为它们在很大程度上决定着人们的安宁、幸福、前途等问题。工作环境、工作安排、人际关系等都会直接影响每个工作人员的身心健康。职业群体的心理健康主要是通过提高职业满意度、促进人际关系和谐、实现工作环境优化及劳动组织合理化来达到的。

第六单元　患者心理与医患关系

细目一　患者的心理问题

要点一　患者角色

患者角色是以社会角色为基础的，社会角色是社会规定的用于表现社会地位的行为模式。患者角色有以下特点：减免平日“正常”的社会责任；有接受帮助的义务；有恢复健康的责任；有寻求医疗帮助的责任。

要点二　患者的心理需要

患者除了具有一般人所共有的多种心理需要外，还具有在疾病状态下的特殊心理需要。主要表现在以下 4 个方面。

1. 接纳的需要。
2. 尊重的需要。
3. 提供诊疗信息的需要。
4. 安全的需要。

要点三　患者的一般心理问题

患者身体上的损伤会直接或者间接造成其心理变化，主要表现为焦虑、行为退化、愤怒、抑郁和猜疑。

要点四　各类患者的心理特点：门诊、住院和手术患者

1. 门诊患者　心理要求主要有以下 3 点。

(1) 希望能及时就诊，并得到良好的医护对待。

(2) 期盼明确的诊断，以妥善治疗。

(3) 急诊患者较普通门诊患者心理反应更强烈。

2. 住院患者　住院无疑对疾病的诊断和治疗都会带来好处，然而住院又是疾病较为严重的标志，它会让患者产生心理－社会应激。

(1) 环境突变增加了患者的负性心理。

(2) 生活方式的不适应。

(3) 工作及家庭生活中断易产生自我认同迷失，带来心理压力。

3. 手术患者

(1) 手术患者的一般心理：手术往往被人们认为是重大的生活事件，患者的心理压力很大。求生的欲望使他们对医务人员产生依赖心理。

(2) 手术前患者的心理：手术都具有一定的危险性和不可预期性，患者的心理负担很重。

(3) 术前心理准备：可以调整患者对手术和麻醉的认识，缓解心理冲突，使之更容易配合手术，同时也能减轻患者术中的痛苦，促进术后恢复。

4. 手术后患者的心理问题　手术前的心理问题通过实施手术而大都解决，或已时过境迁，手术后的各种实际问题便在较长的恢复期内不时出现，如手术之后的疼痛。如果术后疼痛持续时间较长，应考虑是否为术后抑郁或心理退化所致。

细目二　医患关系

要点一　医患关系的模式与重要性

1. 医患关系的定义　医患关系是人际关系的一种，是人际关系在医疗情境中的一种具体化形式。医患关系有狭义与广义之分。狭义的医患关系是特指医生与患者关系的一个专门术语，广义的医患关系指以医生为主体的人群与以患者为中心的人群的关系。

2. 医患关系的模式　医患关系常常用医患关系模式来描述。此模式根据医生的地位、患者的地位、主动性的程度将医患关系分为 3 种类型：主动－被动型、指导－合作型和共同参与型。

(1) 主动－被动型：这是一种具有悠久历史

的医患关系模型。医务人员处于完全主动的地位，患者处于完全被动的地位。这种模式在现代医学实践中普遍存在。

(2) 指导－合作型：这是一种构成现代医疗实践医患关系基础的模型，医患间存在着相互作用。在这种关系中，虽然患者有一定的地位和主动性，但在总体上医患的权利是不平等的。按照这个模式，在临床实践中医生的作用占优势，同时又在一定程度上调动了患者的主动性。在这种模式中，医生是主角，患者是配角。目前临床上的医患关系多属于此种模式。

(3) 共同参与型：在这种模式的医患关系中，医务人员和患者有近似相等的权利和地位，医生帮助患者进行自疗。几乎所有的心理治疗均属于这种模式。在这个模式中，医生和患者都是主动的，患者的主观能动作用得以充分发挥。

要点二　医务人员的心理素质培养

医务人员应当有较强的自我控制能力，保持稳定的情绪，不把工作及个人生活中的不愉快发泄到患者身上，这不仅是一种职业的道德要求，也是医务人员保持心身健康的一个重要途径。医务人员应注意培养良好的性格特征，善于使用安慰性、鼓励性和劝说性的语言，对病痛之中的患者进行安慰，这样会使他们感到温暖，心情愉快。医务人员对患者的鼓励实际上是对患者的心理支持。

要点三　医务人员与患者的沟通技巧

1. 语言交流的要领　尊重患者、遵循一定社会语言规范、及时反馈。

2. 语言交流的技巧　倾听、同感反应、控制谈话方向、及时恰当反应、沉默技巧。

第十二部分　医学伦理学

第一单元　医学的道德传统

细目一　中国医学的道德传统

要点一　中国医学道德规范

1. 医德原则——医乃仁术，仁者爱人　“仁”是儒家思想的核心，是儒家道德体系中最完美、最高尚的人格境界，深刻影响两千多年来医学伦理思想的形成与发展，形成了“为医先做人，做人先修德”的人生信条和“不为良相，则为良医”、济世救人的道德操守。

2. 医德品质——重义轻利，以义为上　儒家的义利之辨“君子喻于义，小人喻于利”，把“义利”作为划分道德善恶的价值标准。《古今医鉴》中说：“今之明医，心存仁义……不计其功，不谋其利，不论贫富，施药一例。”古代医家严辨义利，有着比儒家重义轻利、贵义贱利更为严格的要求。

3. 医疗态度——人命至重，博施济众　“人命至重”是古代医德最基本、最朴素的观念。《素问·宝命全形论》指出：“天覆地载，万物悉备，莫贵于人。”《备急千金要方》“大医精诚”中也说：“人命至重，有贵千金。”人的生命是天地万物中最宝贵的，医生必须珍惜一切人的生命，同时，医乃生命所系，责任重大，所以医学道德的根本出发点就是以患者为先、竭诚尽智地为患者服务。

4. 医德修养——谦虚慎独，竭诚敬业　《为医八要》指出“医家存心：当自谦，不当自傲”，“自谦者，旧必学进，自傲者，旧必术疏”。古有“临病如临敌”“用药如用兵”“用药如用刑”等说法。治疗疾病是一个复杂的过程，望、闻、问、切中需要医家尽心尽力，细心观察。

5. 治学精神——博学多识，刻苦钻研　中医药学是一门极为深奥、广博且又专业性很强的学科，要想实现“仁爱救人”的济世宏愿，就必须博学多才。除了具备精深的理论修养和高超的诊治技术外，还需要上知天文，下知地理，风俗人情，无不通晓。要达到这些条件，从业者必须广闻博识、刻苦钻研。

要点二　中国古代医学家的道德论述

1. 医药师祖——神农　即炎帝，姜姓，号神农氏，中国上古人物。被世人尊称为“药祖”“五谷先帝”“神农大帝”“地皇”等。农业和医药的发明者，尝百草，教人们医治疾病，被医馆、药行视为守护神。著有《神农本草经》。尝草遇毒，反映了神农一心为百姓减轻病痛而不顾个人安危的高尚品德，这种品德正是医德的最高境界——济世活人，大圣之业。

2. 岐黄之术——黄帝与岐伯　上古时代的著名医生精通医术，黄帝尊称为师。《黄帝内经》是黄帝与岐伯在医药方面的讨论经过整理而成的。后人常岐、黄并称，以代表中医。《黄帝内经》是传统医学“四大经典”著作之一，包含丰富的医德思想，阐述了不追逐名利、不贪图钱财、尊重患者的医德观，批判了巧立名目、好自为功、损害患者利益的恶劣行径，强调尊重患者的文化传统、个人信仰等，以建立和谐医患关系的思想。

3. 神医——扁鹊　春秋战国时期名医，医术高超，医德高尚，人们借用上古神话神医“扁鹊”的名号尊称。他创造了望、闻、问、切诊断方法，奠定了中医临床诊断和治疗方法的基础。具有虚怀若谷、救死扶伤、治学严谨的医德思想。

4. 外科圣手——华佗　东汉末年著名的医学家，与董奉、张仲景并称“建安三神医”。华佗钻研医术，不求仕途，不恃权贵，医术全面，擅长外科，发明的“麻沸散”是世界医学史上应用全身麻醉进行手术的最早记录，比美国牙医摩尔顿(1846)发明乙醚麻醉要早1600多年。后人称华佗为“圣手”“外科鼻祖”“神医华佗”，用“华佗再世”称誉有杰出医术的医师。

5. 医圣——张仲景　东汉末年名医，勤求古训,博采众方,著有《伤寒杂病论》传世巨著。张仲景开辨证论治先河,奠定中医临床基础,继承发扬扁鹊等名医的医德医风,敬业乐业,不逐名利,一丝不苟,精益求精,反对迷信巫神,坚持无神论思想。

6. 大医精诚——孙思邈 唐代医药学家,有"药王"之称。孙思邈是医学伦理学的重要开拓者,也是中医人文精神的倡导者和践行者。他著有《备急千金要方》《千金翼方》等,把道德素养具体化、系统化,形成了一套完整的医德观。"大医精诚""大医习业"全面论述了医学目的、献身精神、服务态度、品德修养的医德问题。

7. 医中之圣——李时珍 明代著名医药学家,广泛收集药物标本和处方,参考历代医药等方面书籍 925 种,考古证今、穷究物理,记录上千万字札记,历经 27 个寒暑,三易其稿,耗尽毕生心血,完成了 192 万字的巨著《本草纲目》,后世尊为"药圣"。李时珍具有坚忍不拔、勇于探索的创新精神,严肃认真、一丝不苟的科学态度,救死扶伤、关心百姓的高尚医德。

要点三　中国古代医学家的道德风范

1. 张仲景 张仲景(约 150—219),名机,东汉医学家。东汉末年,战乱频仍,疾疫流行,人多病死。张仲景深为感慨,发愤精研古代医经,广收各家方书,著成《伤寒杂病论》16 卷。张仲景以"仁爱救人"为准则,以"救人活命"为己任,行医治病,从不分贵贱贫富,"上以疗君亲之疾,下以救贫贱之厄",受到人民群众的爱戴。

2. 孙思邈 孙思邈(581—682),唐代医学家。他医术精湛,医德高尚,在《备急千金要方》的《大医精诚》中对医生在为患者诊治疾病中的道德要求做出了详细的说明,成为规范后世医家行为、激励后人高尚医德的精神力量。

3. 钱乙 钱乙(1035—1117),北宋医学家。他医术精湛,屡愈危证,名震朝野。他为人治病不分贵贱。"自是戚里贵室,逮士庶之家,愿致之,无虚日。"钱乙 70 多岁时回到故乡,虽然手挛痛,坐卧不起,但登门求医者仍"扶携襁负,累累满前,近自邻井,远或百数十里,皆授之药"。

4. 陈实功 陈实功(1555—1636),明代医学家。他医术高明,医德高尚,深得病家信任。他提出"遇贫难者,当量力微赠,方为仁术"。他在《外科正宗》一书中提出了医生的"十要"和"五戒"。对医生的学习和知识结构、药物的选择和配制、对同道的态度、防治疾病、医生对患者家庭和社会的责任、对待患者馈赠等都做出了详细的规定。

5. 徐大椿 徐大椿(1693—1771),清代医学家,著有《内经诠释》《慎疾刍言》《洄溪脉学》《医学源流论》《伤寒约编》等。他医风严谨,待人诚朴,关心贫苦百姓疾苦,认为"医者能正其心术,虽学不足,犹不至于害人。况果能虚心笃学则学日近,学日近则治必愈"。

细目二　外国医学的道德传统

要点一　外国医学道德规范

1. 救死扶伤,尽职尽责 要求医务人员把维护患者的生命、增进人类健康看作最崇高的职责。

2. 平等待人,一视同仁 指医务人员尊重和关心患者的权利、利益,强调医务人员与患者、患者与患者之间在人格上的平等。

3. 医行庄重,语言和蔼 目的在于调动患者的积极性,使其密切配合治疗,以及帮助患者建立良好的心理素质。

4. 慎言守密,尊重患者 要求医务人员要全力解除患者痛苦,尽量给予其精神安慰,使之对生活充满希望,并为其保守秘密。

5. 尊重同仁,团结协作 要求医务人员在协调好医患关系的同时,还要处理好医务人员之间的关系。

要点二　外国医学家的道德风范

1. 希波克拉底 古希腊医学家,为后世留下了内容十分丰富的医学著作《希波克拉底文集》共 70 卷,流传至今的有 60 卷,涉及面很广。希波克拉底堪称"西方医学之父""西方医学史上最早的一位巨人"。他认为,医生对一切患者,不论穷人与富人都应尽职尽责,一切为患者利益着想。他的医德理论和实践也为西方医学道德的发展奠定了基础。

2. 阿维森纳 阿拉伯医学全盛时期最杰出的医学家。他对穷人体贴入微，立志习医免费为患者治病。除免费施诊外，还出钱救济穷人。他临终前将家奴全部解放，把余下的钱全部分给贫民。

3. 塞尔维特 西班牙著名的医生和学者。他提出血液循环理论，坚信科学，反对迷信，为医学事业献出了宝贵的生命。

4. 南丁格尔 近代护理学和护士教育的创始人。她主张从人道主义出发，帮助患者完成疾病的“修复过程”；重视患者护理过程的自然环境和生理因素，对患者的饮食起居，空气、阳光、通风、环境等都提出了具体的要求；创办了世界上第一所护士学校，注重学生道德品质的培养。

5. 野口英世 日本明治时期著名的传染病学家和医生。20 世纪初，拉丁美洲各国流行黄热病，许多人死亡。他亲赴病区，在拉丁美洲的厄瓜多尔热带丛林中，对死亡率极高的传染病——黄热病的病因进行了 4 个月的潜心研究，终于找到了黄热病的病原体，又冒着生命危险奔赴非洲黄热病疫区，以身殉职。

第二单元 医学伦理学的基本原则与范畴

细目一 医学伦理学的基本原则

要点一 无伤原则

1. 概念 不伤害原则是指在医学服务中不使患者受到不应有的伤害。损伤是医学实践中客观存在的现象。不伤害原则强调医务人员对患者高度负责、保护患者健康和生命，努力使患者免受不应有的伤害。

2. 医疗伤害的分类

(1) 有意伤害与无意伤害：有意伤害是由于医务人员极其不负责任，拒绝给患者必要的诊治、抢救，或者出于增加收入等私利，为患者滥施不必要的诊治手段所直接造成的故意伤害。无意伤害是指医务人员实施正常诊治中导致的间接伤害。

(2) 可知伤害与意外伤害：可知伤害是指医务人员知晓的不可避免的伤害。意外伤害是指医务人员无法预先知晓的对患者的伤害。

(3) 可控伤害与不可控伤害：可控伤害是指医务人员经过努力可以降低、甚至可以避免的伤害。不可控伤害是指超出医务人员控制能力的伤害。

(4) 责任伤害与非责任伤害：责任伤害是指有意伤害以及虽然无意但属可知、可控而未加认真预防与控制的伤害。不伤害原则就是针对责任伤害提出的。非责任伤害是指意外伤害或虽可知但不可控的伤害。

3. 不伤害原则的具体要求 强化以患者为中心和维护患者利益的动机和意识，坚决杜绝有意和责任伤害；恪尽职守，千方百计防范无意的但可知的伤害以及意外伤害，不给患者造成本可避免的身体上、精神上的伤害和经济上的损失；正确处理审慎与胆识的关系，经过风险/治疗、伤害/受益的比较评价，选择最佳诊治方案，并在实施中尽最大努力把可控伤害控制在最低限度之内。

要点二 有利原则

1. 概念 有利原则是指把有利于患者健康放在第一位，切实为患者谋利益，亦称行善原则。

2. 有利原则与不伤害原则的关系 有利原则与不伤害原则有着密切关系。有利包含不伤害；不伤害是有利的起码要求和体现，是有利的一个方面。有利原则由两个层次构成，低层次是不伤害患者，高层次是为患者谋利益。不伤害原则为有利原则规定底线，奠定了基础。

3. 有利原则的具体要求

(1) 科学、全面地思考以患者健康利益为核心的患者利益，如挽救生命、止痛、康复、治愈、节省医疗费用等正当心理需求和社会学需求。

(2) 提供最优服务，努力使患者受益，包括预防疾病和损伤、促进和维持健康，照料那些不能治愈的患者，提高患者的生活质量，追求安详死亡。

(3) 努力预防或减少难以避免的伤害。

(4) 全面权衡利害得失，选择受益最大、伤害最小的医学决策。

(5) 坚持公益原则，将有利于患者与有利于社会健康公益有机地统一起来。

要点三 尊重原则

1. 概念 尊重原则是指医患交往时应该真诚地相互尊重，并强调医务人员尊重患者及其家属。

2. 狭义的尊重原则与广义的尊重原则

(1) 狭义的尊重原则：要求尊重患者的人格，尊重患者独立的平等的人格尊严，不允许“重病不重人”，不允许做有损患者人格的事。人格权是一个人生下来即享有并受到法律、道德肯定和保护的权利。在我国，依据现行法律和伦理传统，每一位公民都享有生命权、健康权、身体权、姓名权、肖像权、名誉权、荣誉权、人格尊严权、人身自由权等；隐私权或者其他人格利益；人去世后仍享有的姓名权、肖像权、名誉权、荣誉权、隐私权、遗体权等；具有人格象征意义的特定纪念物品的财产权。其中，自然人的生命权、健康权、身体权及其死后的遗体权等属于物质性人格权，其余的属于精神性人格权。

(2) 广义的尊重原则：除狭义的尊重原则外，还包括尊重患者的自主性，保证患者在能够理性地选择诊治决策时的自主选择。患者的自主权并不因其罹患疾病、处于弱势地位而降低和丧失。相反，正因其身心在承受病痛折磨，更应得到医务人员的尊重。尊重患者自主性的伦理价值在于从根本上体现和保障患者的健康权益。

3. 坚持尊重原则的意义　尊重原则是医学人道主义基本精神的必然要求和具体体现，也是现代生物－心理－社会医学模式的必然要求和具体体现。实现尊重原则是建立和谐医患关系的必要条件和可靠基础，是保障患者根本权益的必要条件和可靠基础。

要点四　公正原则

1. 概念　公正原则是指在医学服务中公平地对待每一位患者。

2. 形式公正与内容公正　公正由形式层面的公正和内容层面的公正组成。形式公正是指同样的人给予相同的待遇，不同的人给予不同的待遇。内容公正是指不同个体的地位、能力、贡献、需要等决定其承担的社会义务和权利。

3. 医疗服务公正观　是形式公正与内容公正的有机统一，即做出同样社会贡献具有相同条件的患者，应得到同样的医疗待遇，贡献和条件不同的患者则享受有差别的医疗待遇；在基本医疗保健需求上要求做到绝对公正，即人人同样享有；在特殊医疗保健需求上要求做到相对公正，即为具有同样条件的患者提供同样的服务。

4. 医疗公正原则

(1) 政府在宏观管理上全面负起医疗公正的职责，建立以广大群众基本医疗保健机制和家庭经济困难人群医疗救助机制为基础的完善的公正医疗制度和规则，当好医疗公正的“守门人”。

(2) 医疗卫生机构直接负起医疗公正的职责，以全面覆盖、功能互补、结构合理的医疗保健格局为依托，为广大人民群众提供人人享受得起、数量充足、质价相称的医疗保健服务。

(3) 医务人员具有公正素质，恪尽职守，平等地对待每一位患者，合理地使用稀有卫生资源。

细目二　医学伦理学的基本范畴

要点一　权利与义务

1. 权利

(1) 患者的权利

1) 患者权利的概念：患者权利是指患者在患病就医期间所拥有的而且能够行使的权利和应该享受的利益，也称患者权益。患者权利包括法律层面的权利和道德层面的权利。

2) 患者道德权利的内容如下。

第一，平等医疗权。公民人人享有平等的生命健康权；所有患者在社会地位、人格尊严等方面都是相互平等的；患者与医务人员双方的社会地位、人格尊严是相互平等的。医务人员在与患者及其家属交往时平等相处，一视同仁地对待不同患者；医务人员在满足患者基本医疗保健需求时体现和保证公平，在满足患者不同层次尤其是特殊医疗保健需求时体现和保证公平。不尊重患者平等医疗权必然受到社会的谴责，造成严重后果的，要受到法律的制裁。

第二，自主权。患者享有经过深思熟虑以后做出的自主的、合乎理性的选择和决定，以及改变这些选择和决定的权利，包括有权选择医院、医生，有权自主决定采取合理的诊治决策，有权放弃或拒绝诊治。医务人员要尊重和保障患者或其家属的自主决定；慎重、负责任地处理患者自主放弃或终止治疗的决定。

第三，知情同意权。患者有权获悉与自己疾病诊治相关的一切信息，并根据自己的利益做出选择。不经患者或者其家属知情同意而实施的诊治是不道德的，甚至是违法的。医务人员要以口头或书面的形式为患者及其家属提供关于患者疾病的医学信息，使患者及其家属全面了解诊治决策的利与弊，包括诊治的性质、作用、依据、损伤、风险、意外等，鼓励患者及其家属提出他们所关心的任何问题，以及患者在完全知情后，自主、理性地做出的负责任的承诺。患者或其家属做出同意的必要条件是：具备自主选择的合法身份，具备认知理解能力，具备理性的决策能力。

第四，保密和隐私权。患者享有要求医务人员为其隐私、疾病信息保守秘密的权利。医务人员要自觉地尊重患者的隐私，为患者的隐私和诊疗信息保密。

（2）医务人员的权利

1）医务人员权利的概念：医务人员的权利是维护和保证患者普遍、平等医疗权利的实现，促进患者的身心健康。所以，医务人员的权利必须服从患者的权利。

2）医务人员权利的内容如下。

第一，有权对患者的疾病作出判断，并根据自己的临床经验采取必要的治疗措施。

第二，有权根据病情需要开具诊断证明，证明患者是否需要休息，甚至是否承担某些社会或法律责任。

第三，有权要求患者或家属配合诊治。

第四，有权干涉对自主选择意向违背社会利益、他人利益、自身根本利益的患者的行为。

2. 义务

（1）医务人员的道德义务

1）医务人员道德义务的特点：医务人员的道德义务具有不以享有某种权利为前提和自觉自愿履行的特点。道德义务没有相应的权利获得，它的履行全凭自己的使命感、内心信念和意志。

2）医务人员道德义务的内容如下。

第一，为患者治疗疾病是医师基本的道德义务，包括为患者诊断治疗的义务、为患者解除痛苦的义务、对患者及其家属解释说明的义务。医务人员要以维护患者健康为己任，全身心为患者诊治疾病；抢救危重患者时，要处置果断、敢于承担风险；尽可能为患者、患者家庭、社会减少治病费用，减轻大病造成的经济负担。

第二，对社会负责的义务。出现疫情和突发灾难，医务人员要毫不犹豫地进入疫区、灾区，控制和消灭疫情，救治伤员。患者是社会的一员，对患者负责与对社会负责是一致的。在个别患者利益与社会利益发生矛盾时，医务人员应坚持社会利益为重。

（2）患者的道德义务：①保持健康和恢复健康；②积极配合医生治疗；③支持医学科学研究。

要点二　情感与良心

1. 医德情感

（1）医德情感的概念：医德情感是指医务人员对医疗卫生工作及患者的职业态度和内心体验，它是建立在对患者的生命和健康高度负责基础上的崇高道德情感。

（2）医德情感的特点：①具有医学职业的特殊性；②具有理智性；③具有纯洁性。

（3）医德情感的内容如下。

1）同情感：是医务人员对患者的遭遇和不幸在自己的情感上发生共鸣，并以相应的态度表现出来的怜悯情感。医务人员面对受疾病折磨、盼望救治的患者，思想上自然产生一种痛苦的感觉。

2）责任感：是建立在为患者解除病痛神圣职责基础上的，对医务人员的行为起主导作用的情感。

3）事业感：是医务人员积极探索疾病、勇于追求真理的道德情感。

2. 医德良心

（1）医德良心的概念：医德良心是指医务人员对医德义务和医德责任的自觉认识，是医务人员在自我意识中按照一定的医德准则进行的自我评价能力。

（2）医德良心的特点如下。

1）存在于医务人员意识之中的对患者和社会负责的道德责任感，是在学习医学知识和从事医疗活动中，认识到自身的使命、职责和任务而产生的对患者和社会应尽道德义务的强烈而持久的愿望。

2）医务人员在内心深处进行自我评价的能力，是医务人员在深刻理解职业道德原则和道德规范的基础上，以高度负责的态度对自己行为进行自我判断和评价的心理过程。

（3）医德良心的作用如下。

1）医疗行为前的选择作用：医务人员在做诊疗准备时，职业良心会促使他根据自己的道德义务作出正确的抉择，避免失误，防止医疗差错。

2）医疗行为过程中的监督作用：职业良心对符合医德要求的诊断、治疗给予肯定和鼓励，对不符合医德要求的给予抑制和克服，促使医务人员以良心发现的形式随时主动调节自己的行为。

3）医疗行为结束后的评价作用：诊疗工作完成后，医务人员对履行了道德义务的操作感到满足和欣慰；对没有履行道德义务或造成的不良后果和影响感到内疚、惭愧和悔恨，自我谴责，主动反省自己的缺陷和不足。

要点三 审慎与保密

1. 审慎

(1) 审慎的概念：审慎即周密谨慎，是指医务人员在医疗行为之前的周密思考和医疗过程中的谨慎认真。审慎既是医务人员内心信念和良心的具体表现，又是医务人员对患者和社会的义务感、责任感、同情感的总体表现。

(2) 审慎的道德要求

1）在医疗实践的各个环节，应自觉地做到认真负责，谨慎小心，兢兢业业，一丝不苟。李时珍在《本草纲目》中把“用药”比喻成“用刑”，“谈即便隔生死”。

2）不断地提高自己的业务水平，在技术上做到精益求精。

2. 保密

(1) 保密的概念：保密是指医务人员在防病治病的医疗活动中应当保守医疗秘密，不得对外泄露。医疗秘密包括患者及其家庭生活、个人隐私，独特的体征及畸形、“不名誉”的疾病（性病、精神病、妇科病）以及不良诊断和预后。

(2)保密的内容

1）为患者保密：医生无权泄露由于执行医疗任务而获知的有关患者的疾病、隐私及家庭生活的情况。这是对患者人格的尊重。

2）对患者保密：征得患者家属同意，医生不告诉患者所患危重疾病的病情。这是为加强疗效、提高患者治疗疾病的信心而采取的一种保护性的医疗措施。

(3) 保密的道德要求

1）询问病史、查体从疾病诊断的需要出发，不有意探听患者的隐私。对在诊疗中知晓的患者的隐私进行保密。

2）对某些可能给患者带来精神打击的诊断和预后，应对患者保密。

3）医务人员在向家属交代病情时，应选择合适的时机和场合，并嘱咐家属不宜将危重病情过多地向亲友泄露，不要在患者面前过分悲伤，以免引起患者猜测，增加患者的疑虑和心理负担。

要点四 荣誉与幸福

1. 荣誉

(1) 医务人员的荣誉观：医务人员的荣誉是建立在全心全意为人民健康服务基础之上的。医务人员热爱医学事业，全心全意为人民的健康服务，并在自己的岗位上作出贡献，获得社会的褒奖，因而产生荣誉感。

(2) 医务人员的荣誉是个人荣誉与集体荣誉的统一：个人荣誉中包含着集体的智慧和力量，集体荣誉也离不开每个医务人员辛勤工作作出的贡献。集体荣誉是个人荣誉的基础和归宿，个人荣誉是集体荣誉的体现和组成部分。

(3) 荣誉的作用：荣誉对医务人员的行为起评价和激励作用，促使医务人员严格要求自己，力争使自己的行为获得社会的肯定和赞许，并努力保持自己的荣誉，不断进步。

2. 幸福

(1) 医务人员幸福观的特点

1）物质生活和精神生活的统一：既包含物质生活的改善和提高，在职业服务中获得应有的物质报酬；又包含精神生活的充实，从患者的康复中获得其精神上的满足，从而感受幸福和快乐。

2）个人幸福和集体幸福的统一：国家富强和集体幸福是个人幸福的基础，离开集体幸福，医务人员的个人幸福是无法实现的。在强调集体幸福高于个人幸福的前提下，积极关心和维护医务人员的幸福是必要的。

3）创造幸福和享受幸福的统一：医务人员只有在为患者的服务之中，通过辛勤劳动、精心治疗、使患者恢复健康、得到社会的肯定，才能获得物质上和精神上的利益和享受。因此，医务人员的幸福寓于职业劳动和创造之中，是创造与享受的统一。

(2) 医务人员幸福观的作用

1）促使医务人员将个人幸福建立在崇高的职业生活和职业理想的追求上，体现在救死扶伤、防治疾病的平凡而又伟大的医疗工作中，从集体幸福和患者康复的欢乐中获得幸福。

2）促使医务人员认识到没有苦就没有乐，没有辛勤的耕耘就难以体会收获的欣慰和欢乐，感受到自身价值的实现和工作意义，更加热爱自己的专业，努力地工作，将自己毕生的精力献给医疗卫生事业。

第三单元　临床诊疗的道德要求

细目一　临床诊断的道德要求

要点一　中医诊断的道德要求

中医诊断主要是通过“望闻问切”四诊过程收集患者的症状和体征，通过辨证论治综合得出中医诊断的结论。中医四诊即观气色、听声音、问症状、摸脉象，通过四诊观察和了解患者病情，每一项诊疗活动都有具体的伦理要求。

1. 举止端庄，态度和蔼　医务人员语言亲切，行为举止端庄，态度热情诚恳，便于获得全面、真实、可靠的病史资料，据此制定正确的诊疗方案。如果语言傲慢、态度冷漠、举止轻浮或敷衍塞责、动辄训斥，就会使患者产生不安全感或压抑感，甚至产生不信任感和反感，增加患者的精神负担，结果形成一种简单、刻板的问答或交流方式，使医务人员难以获得需要的资料，从而影响疾病的诊断，甚至造成错诊、漏诊或误诊。

2. 语言得当，通俗易懂　面对文化素养、认识能力、性格气质等迥然不同的患者，医务人员在询问病史时，一定要使用通俗易懂、简单明了、朴实热情的语言，使患者感到温暖，增强治愈疾病的信心，并有利于医务人员快速、准确地掌握病情。应避免使用方言土语或患者听不懂的医学术语，也不能故弄玄虚，更不能语言生硬甚至恶语相加，否则会引起患者的不信任感，给病史资料的采集带来困难，极易引发医患纠纷，甚至暴力伤医、杀医事件。

3. 耐心体贴，循循善诱　患者求医心切，期望早日解除病痛，恢复健康，诉说病情时怕有所遗漏，往往滔滔不绝。如果接诊医生打断或露出不耐烦之意，就会引起患者不满。因此，接诊医生应耐心倾听患者心声，以点头表示理解和领悟，有助于找出患病的社会因素，以及患者的心理状态。有些患者对所患疾病感到忧虑，通过问诊可以得到宣泄或抒发，有利于医务人员找到疾病的根源和有效的治疗方法。有些患者对涉及隐私的疾病不愿吐露心声，医务人员应耐心开导，关心体贴，循循善诱，使患者敞开心扉，有助于医务人员准确找到病因，对症下药。有些患者答非所问或者表达不清，此时，应引导患者回归正题，抓住重点和关键问题，并仔细询问。特别需要提示，医务人员不能采取暗示的方法诱导患者，否则会使病史资料采集不准确，并给诊断和治疗带来困难。

4. 专心致志，慎言守密　医务人员必须动机纯正，紧紧围绕与疾病有关的信息进行交谈，与疾病无关的信息一概不问，不能借问诊之机，职务之便，乘人之危，索要礼物；更不能吹嘘炫耀自己，取宠于患者，或有意夸大病情，恐吓患者，以示自己医术高明。为了诊治疾病，患者会毫无保留地向接诊医生倾诉其躯体或精神方面的秘密和隐私，这是出于对医务人员的信任，医务人员不能传播患者的秘密和隐私。一旦发现患者病情严重，一般不宜直接告诉患者，待明确诊断后，可通知患者家属或代理人，逐步告诉患者，尽量减轻对患者的不良刺激。

5. 安神定志，细致入微　孙思邈曾言：“凡大医治病，必当安神定志，无欲无求。”《素问·征四失论》中说：“精神不专，志意不理。”疾病种类多样，有些病证又极为相似，采用望、闻、问、切四诊判断病情时需要医务人员心无旁骛，神情专一，于细微处判断病情，不受外界各种利益的诱惑。医务人员诊断时要安神定志。注重功利，爱慕虚荣，极易造成误诊、错诊和漏诊，从而延误治病的最佳时机，造成不可挽回的后果。细致入微要求医务人员诊断时要集中精力，仔细观察患者的表情和气色，认真倾听患者的主诉，详细询问患者的病情，细心揣摩患者的脉象，杜绝敷衍塞责，应付了事。

要点二　体格检查的道德要求

1. 全面系统，认真细致　医生要按照一定的顺序检查，不遗漏部位和内容，不放过任何疑点，做到一丝不苟。对难以确定的体征要反复检查或请上级医生核查。对于危重患者，特别是昏迷患者，为了不耽误抢救，可以扼要检查重点，但病情缓解后，必须充分检查。

2. 关心体贴，减少痛苦 在体格检查过程中，要根据患者的病情选择舒适的体位，动作要敏捷，手法要轻柔，要用语言转移患者的注意力，不要让患者频繁地改变体位，更不能动作粗暴，以免增加患者的痛苦。

3. 尊重患者，心正无私 始终保持对被检查者的尊重，要根据体检的需要依次暴露和检查各部位。检查异性、畸形者时，态度要庄重。遇到难以合作者，要讲清体检对诊断、治疗的重要性，不可勉强，待做好工作再查，或先查容易检查的部位。男医生为女性体检，要有女护士在场。

要点三 辅助检查的道德要求

1. 从诊断要求出发，目的纯正 辅助检查要从患者所患疾病诊查的实际出发。简单检查能解决问题的，不得做复杂而危险的检查；少数几项检查能得出结论的，不得做更多的检查。怕麻烦、图省事，需要做的检查项目不做是失职行为；出于“经济效益”的需要进行“大撒网”式的、与疾病无关的检查同样是失职行为。

2. 知情同意，尽职尽责 确定了辅助检查项目后，要向患者和家属讲清楚检查的目的和意义，得到同意后再行检查。特别是一些比较复杂、费用比较昂贵或危险较大的检查，更应得到患者的理解和同意。有些患者对某些检查，如腰穿、骨穿、内镜等，因惧怕痛苦而拒绝检查，医生应尽职尽责地向患者解释，讲清辅助检查对尽早确定诊断和进行治疗的意义，不能不做解释听其自然，也不能强行实施检查而剥夺患者的自主权。

3. 综合分析，切忌片面 辅助检查能够使医务人员更深入、更细致、更准确地认识疾病，为疾病的诊断提供重要依据。但是由于辅助检查受各种条件的严格限制，有些结果反映的又是局部表现或瞬间状态，存在一定的局限性，因此，要注意将辅助检查的结果与病史、体格检查资料综合分析，防止片面夸大辅助检查在诊断中的作用。

4. 密切联系，加强协作 辅助检查分别在不同的医技科室或研究室进行，而各医技科室和研究室都有自己的专业特长。医技人员要利用自己的特长主动地开展工作，在自己的专业领域不断进取，更好地为患者服务。临床医生与医技人员既要承认对方工作的相对独立性和重要性，又要相互协作、共同完成对患者的诊断任务。

要点四 转诊、会诊的道德要求

转诊和会诊是为求得正确的诊断和治疗措施而采取的一种临床治疗方式。转诊和会诊有利于对患者复杂的病情做出科学的诊断和处置，也有利于医务人员互相学习，取长补短，提高业务水平。转诊和会诊有着特殊的伦理要求。

1. 转诊的道德要求

一般来说，转诊除了与会诊有着同样的伦理要求外，它还具有医生的更替、转科、转院三个特殊的过程，也有一些值得注意的伦理规范。

(1) 竭尽全力，为患者提供方便：即使患方的要求不尽合理，安排也确有困难，也要耐心地解释和劝导，但不能指责歧视患者，更不能打击报复。绝不能因为工作脱节，相互推诿，让患者和家属徒劳往返，甚至延误时机，给患者带来不良后果。对危重患者，特别是休克患者，应就地会诊抢救，未脱离危险不能转科，以免造成意外事故。

(2) 竭尽全力，为患者提供安全保障：转科、转院必须出于诊疗的需要，不能推卸责任或出于其他不良动机，更不能因此使患者蒙受损失。要本着对患者高度负责的态度，向患者和家属详细说明转科、转院的原因，帮助患者做好联系工作确保转院途中的患者安全。即使是患者自己要求转院，医院也应当提供必要的安全保障。

2. 会诊的道德要求

(1) 患者利益至上：会诊的目的是发挥专业特长，全面分析病因和发病机制，及时做出准确的诊疗决策。因此无论是经治医生，还是参加会诊的其他医务工作者，都应当抱着维护患者利益的目的参与会诊工作。

(2) 客观陈述病情：经治医生最先接触患者，对患者的病情及信息掌握较全面，在会诊时必须客观介绍情况，切忌从个人利益出发、为了自己的虚荣心或为了推卸责任，故意隐瞒或夸大病情，影响会诊做出正确诊疗决策。必须客观公正、实事求是，确保信息准确、全面，保证结果相对科学。

(3) 尊重科学同行:会诊医生,无论级别高低,都应坚持严谨的科学精神和实事求是的作风,做到学术面前,人人平等。正确的要坚持,错误的要修正。转诊会诊尤其是会诊,不是学术争高低,不是竞争博弈的平台,而是交流沟通、取长补短、增长见识的平台。不能以权势压人,更不能相互挑剔指责,也不能因知情而不发表不同意见。同行之间应虚心求教,相互尊重。

细目二　临床治疗的道德要求

要点一　药物治疗的道德要求

1. 对症用药,剂量适宜　医生必须明确疾病的诊断和药物的性能、适应证和禁忌证,根据患者的病情选择药物,确定适宜的剂量。

2. 合理配伍　在联合用药时,合理配伍可以提高患者抵御疾病的能力,也可以克服或对抗一些药物的副作用,使药物发挥更大的疗效,减少毒副作用。要掌握药物的配伍禁忌,预防药源性疾病。

3. 节约费用　在确保疗效的前提下,尽量节约患者的费用。常用药、国内生产的药物能达到疗效时,不用贵重药、进口药;不开大处方。

4. 严守法规　按国家法规处方用药。

要点二　非药物治疗的道德要求

1. 手术治疗的道德要求

(1) 术前:严格掌握指征,对手术效果与代价要进行全面的权衡,提出手术方案,充分考虑麻醉和手术中可能发生的意外,并制定出相应的对策。得到患者及家属对手术的真正理解和同意,签订患者及家属知情同意协议书。帮助患者在心理上、躯体上做好接受手术治疗的准备。

(2) 术中:认真操作,一丝不苟。一旦手术上遇到问题,要大胆、果断、及时地处理。对意识清醒的手术患者,医务人员还要给予安慰,告知手术进展情况,缓解患者的紧张情绪。

(3) 术后:密切观察病情,理解并帮助患者减轻痛苦,发现异常,及时处理,尽可能减少或消除意外情况。

2. 针灸推拿治疗的道德要求

(1) 尊重患者:在针灸推拿治疗中,多数情况是一位医生为一位患者服务,医生要尊重患者的隐私。

(2) 耐心体贴:针灸推拿在非麻醉条件下进行,由于病情不同,患者对疼痛感知的个体差异大,医生在操作中态度要和蔼,手法要精细,动作要轻,尽量减轻患者痛苦。

3. 心理治疗的道德要求　尊重和满足患者的心理需要,建立良好的医患关系。从患者的具体情况出发,选择适当的治疗方法,保证治疗效果。尊重患者的隐私,采取必要的安全保护措施。帮助患者建立和谐的亲属关系。

4. 饮食治疗中的道德要求　①保证饮食营养的科学性和安全性;②创造良好的进餐环境和条件;③尽量满足患者的饮食习惯和营养要求。

第四单元 疾病预防的道德要求

细目一 卫生防疫道德

要点一 卫生防疫的道德内涵

预防疾病是最经济、最积极的医学服务，反映着社会道德进步。预防医学的工作效果直接关系到整个民族的健康素质和国家的繁荣昌盛，关系到人类的命运和前途。

要点二 卫生防疫的道德要求

1. 坚持群众受益，维护公益 预防医学实践的目的和根本宗旨是维护和改善人们的生产、生活环境，保护生产力，提高社会成员的整体健康水平，促进社会的繁荣和发展。

2. 坚持“预防为主” 以饱满的工作热情，积极、主动地采取各种措施维护和改善环境，消灭可能引发疾病的各种因素，充分发挥第一级预防的作用。面对已经出现的疫情要积极采取措施，隔离传染源，切断传染渠道，保护易感人群，有效地控制疫情的发展。

3. 严谨求实，秉公执法 要坚持原则，不徇私情，秉公执法。依法打击损害他人健康、破坏自然和社会环境的行为。

4. 文明礼貌，团结协作 要互相支持，齐心协力；要深入群众，虚心听取群众意见，取得全社会的支持和配合。

细目二 “治未病”理论的道德内涵

要点一 “治未病”理论

“未病”和“治未病”的理论及方法是中医学独立于西医学的一个创造。“未病”一词首见于《素问·四气调神大论》：“是故圣人不治已病治未病，不知已乱治未乱，此之谓也。夫病已成而后药之，乱已成而后治之，譬犹渴而穿井，斗而铸锥，不亦晚乎！”

按照中医学的“未病”理论，人体的生命状态分为“正常”“未病”和“已病”三种，这三种状态在一定条件下可以相互转化。“未病”是机体从“正常”到“已病”的一个状态，每种“已病”都有相应的“未病”阶段，有效地治疗“未病”，既能预防“已病”的发生，又可阻断由“未病”向“已病”的发展。“治未病”是指根据人体不同阶段的身体状况，采取相应的预防和治疗措施，防止疾病的发生发展。它包括两方面的内容：一是针对健康人的“未病先防”，二是针对已病者的“既病防变”。这一理念通常被分为三个层次：未病先防、既病防变和瘥后防复。未病先防是指在人体尚未患病时，通过养生保健等活动，以及疾病的早期治疗（或调理），预防疾病的发生，包括调养精神、体格锻炼、合理饮食、适时养生、科学用药等。既病防变是指在已经患病的情况下，采取措施，防止疾病进一步恶化或引发其他并发症。愈后防复是指在疾病治愈或病情稳定后，采取措施预防疾病复发，包括巩固治疗效果、改善生活习惯、增强身体免疫力等方面。

要点二 “治未病”的道德准则

1. 以提高人们健康水平为最终目的 不断增强人们健康水平服务意识，研究和早期诊断关键技术，显著提高重大疾病诊断和防治能力，将中医学强调的心理健康、饮食养生、运动养生、气功养生、药物养生等预防疾病的方法和手段传达给患者及其家属。

2. 坚持预防为主、以人为本的理念 长期以来，一直存在着重医疗、轻防保，重视解决病人问题、忽视健康人和亚健康人群健康需要的问题。提倡树立以人为本的理念，服务对象包括所有人，即健康人、亚健康人和患者。服务领域包括预防、保健、养生、康复和医疗,因此,中医药是为所有人服务的,即便是对中医医院来讲,在突出以病人为中心的基础上,也要强调为所有人服务的观念。"治未病"理念,就是要建立以中医药理论为基础,预防为主、以人为本为主要内容的服务体系。

3. 发掘、研究和宣传"治未病"理念 鼓励在临床实践中发掘、研究和宣传"治未病"理念和方法,普及和整理道家、儒家在内的养生思想,如"清静无为""保养精气,顺乎自然,气功修炼""恬惔虚无,真气从之,精神内守,病安从来""天行健,君子以自强不息""仁者寿""智者寿""欲而不贪"等养生道德理念。"治未病"思想形成了一个静动结合的思维方式,贯穿在中医养生学发展过程之中。

第五单元　医学研究的道德要求

细目一　人体试验的道德准则

要点一　有利于医学和社会发展

医学研究的主要目的是改善预防、诊断和治疗的方法，提高对疾病病源和疾病发生因素的认识。人体试验的根本目的在于研究人体的生理机制，探索疾病的病因和发病机制，改进疾病的诊断、治疗和预防措施，维护和促进人类的健康水平以及促进医学的发展。人体试验必须做到有利于医学发展，有利于社会的文明进步。背离这一根本目的，为个人私利或小团体利益的试验是不道德的行为。

要点二　维护受试者利益

任何生命科学研究都必须保护受试者的利益，做到受试者利益第一，医学利益第二。在人体研究之前，首先预测试验过程中的风险，如可能对受试者造成身体上或精神上的严重伤害，无论这项研究的科学价值有多大，也无论对医学的发展和人类的健康具有多么重要的意义，都不得实施。

要点三　受试者知情同意

受试者知情是同意的前提和必要条件。同意的基本条件包括：受试者处于能够自由选择的地位、受试者有正常的理解力、受试者具备必要的知识。受试者做出同意决定后，经过思考撤销原来的决定，研究者必须给予理解和支持。

要点四　严谨的科学态度

研究者要细心观察，精确测量，深思熟虑。人体试验必须建立在基础实验、动物实验等前期试验基础之上。人体试验前，必须周密思考该试验的目的、要解决的问题、预期的治疗效果及可能产生的危害，预期的受益必须超过可能出现的损害。所选择的临床试验方法必须符合科学标准和伦理标准。试验方案的设计须经过严密的科学论证，有极高的可信度和可靠性，以确保试验中不发生意外。严谨的科学态度是人体试验顺利进行的重要保障。

细目二　医学研究的伦理审查

要点一　伦理审查程序

1. 审查　研究前必须提交伦理委员会审查，所有以人为实验对象的科研项目都要向伦理审查委员会提交伦理审查申请报告。

2. 批准　获得伦理委员会批准后方可开始研究。

3. 监督　研究开展后，接受伦理委员会的全过程监督。

要点二　利益冲突的预防

1. 切实保障受试者利益　人体试验要充分考虑并切实保障受试者利益，最大限度地避免人体试验中发生意外事件，使人体试验的风险降低到最小。

2. 妥善处理对受试者的意外伤害　人体试验中发生意外事故造成对受试者的伤害时，要立即采取措施救护受试者，并按受试者受伤害情况给予相应的赔偿。

要点三　中医药学研究伦理审查的原则

1. 中医药学研究的特点

(1) 医学的复杂性与中医药学的整体性——综合考虑，系统决策。首先，只要是医药学，研究对象就是现实生活中活生生的人，一个人的身体、心理、生命安危与其生活的环境息息相关，对研究者提出更高的伦理道德要求；其次，由于个体差异、疾病发生、发展与转归是一个极其复杂且不确定的生命活动过程，决定医学研究也具有复杂性、长期性，且结果往往还具有局限性，这使得医学研究程序更加严格、规范，同时，也提升医学研究的道德底线；再次，医学研究和行医过程的区别是模糊的，二者往往同时发生所以，有时候很难界定；从次，复杂性还表现在受试者和研究者地位的差异而导致信息掌握的不对称性；最后，“在涉及人类受试者的医学研究中，研究受试者的个体安康必须优于其他所有利益”。有鉴于此，我们必须借助中医学的“整体观念”，综合考虑，系统决策。人体是一个有机的整体，各组成部分在结构上不可分割，在功能上相互为用，在病理上则相互影响；同时，强调人与自然、社会环境的统一性，人的生理功能和病理变化必然会受到自然环境和社会条件的影响。

（2）研究成果的两重性与中医药的辨证施治——辩证分析，取长补短。医学研究结果往往具有“双刃剑效应”，即有益于人类健康，也可能给人类带来危害甚至灾难。辨证论治是中医认识疾病和治疗疾病的基本原则，是中医学对疾病的一种特殊的研究和处理方法。把四诊收集的资料、症状和体征，通过分析、综合、辨清疾病的原因、性质、部位，以及邪正之间的关系，加以概括、判断为某种性质的证；根据辨证的结果，确定相应的治疗方法。辩证分析，取长补短。

2. 中医药学研究伦理审查的一般原则

（1）研究选题中的伦理审查原则

1）动机纯正、明确，符合人民健康需求。医学进步是以医学研究为基础的，中医药学是中华民族优秀传统文化的重要组成部分，具有悠久历史和独特理论及技术方法的医药学体系。为此，科研人员选题、设计等要尊重科学，考虑国家、民族和广大人民群众的健康需求，剔除其糟粕，发掘其精华。

2）尊重客观事实，勇于质疑，敢于探索。诚实是医学研究的灵魂和良心，质疑是科学研究的核心，勇于探索是科学研究的保障。

（2）研究过程中的伦理审查原则

1）设计科学、严谨、可行。

2）实验规范、准确、可靠。

3）团结协作、平等、竞争。

3. 研究成果与应用的伦理规范

1）成果发表：以事实依据为基础，严禁抄袭、剽窃等不良学术行为。

2）成果应用：在保守国家秘密和保护知识产权的前提下，把道德目的放在第一位，决不能背离研究动机和目的。

以上只是中医药学研究伦理审查的一般原则，除此之外，还有“人体试验”“动物实验”“遗传服务”“生殖控制”“临终关怀”等具体科学研究的伦理问题。

第六单元 医德修养与评价

细目一 医德修养

医德修养是医务人员在医德方面通过自我教育、自我塑造,把医德理论、原则和规范转化为个人的医德品质的过程,是经过学习和实践所达到的医德境界。它包括两个方面:一是医务人员按照社会主义医德原则和规范磨炼意志、实践医德的过程;二是医务人员在医德实践中经过长期努力所达到的医德境界或医德水平。

要点一 医德修养的含义

1. **医德认识的提高** 医德认识是医务人员医德品质形成的基础。医务人员只有认识自己医德行为的意义、个人和他人相互间的道德义务,掌握医德原则和规范,才能产生一定的思想感情,才能具有对自己行为的道德判断力,才能增强履行医德义务的自觉性。

2. **医德情感的丰富** 医德情感是激发人们进行自我反省的动力。医德情感是在长期的医德实践中形成的。随着医德情感的不断深化,医务人员的事业心和责任感在日益增强,以高度的同情心和责任感为患者解除痛苦,履行医德义务。

3. **医德意志的形成** 医德意志是指发自内心地对自己应尽义务的坚定信心和强烈责任心。锻炼医德意志,树立医德信念,关系到医德修养的形成和完善,是调节医德行为的精神力量。有了这种意志和精神,就能在疑难患者和危重患者面前敢担风险,知难而进。

4. **医德行为和习惯的养成** 良好的医德行为和习惯是医德修养的目的,也是衡量医务人员医德水平的客观标志。

要点二 医德修养的途径、方法

1. **在医疗实践中加强医德修养** 医学实践是医德修养的最根本方法和途径。医务人员只有投身于道德实践中,才能真正理解医学道德的内涵,才能培养医学道德情感,坚定医学道德信念,养成医学道德习惯,提高医德境界。

2. **努力做到“慎独”** 慎独既是道德修养的一种方法,也是道德修养所要达到的无私奉献的医德境界。

第一,确立医德理想,增强医德修养的主动性和自觉性,持之以恒,坚持不懈。

第二,必须防微杜渐,在思想和行为的隐蔽和微小处下功夫。

第三,必须打消一切侥幸、省事的念头,在劳累过度、工作压力大的情况下,尤其要严格要求自己。

3. **勇于自我批评,自觉抵制违反医德的行为** 自觉地进行自我批评是医德修养的一种方法。只有经常反省自己,敢于自我批评,才能与违反医德的行为作斗争。

细目二 医德评价

要点一 医德评价及标准

1. **医德评价的含义** 医德评价是指人们根据一定的医德标准,对他人或自己的医德行为所作的善恶判断。医德评价有两种类型:一种是社会评价,即医德行为当事人之外的组织或个人通过各种形式对医务人员的职业行为进行善恶判断并表明倾向性态度;另一种是自我评价,即医务人员对自己的行为在内心深处进行的善恶判断。

2. **医德评价的标准**

(1) 疗效标准:医疗行为是否有利于患者疾病的缓解和根除。

(2) 科学标准:医疗行为是否有利于医学科

学的发展。

(3) 社会标准：医疗行为是否有利于人类的健康、长寿、优生和人类生存环境的改善。

这三条标准是一个统一的整体，其基本点在于维护患者的医疗利益和健康利益，总的目的是人类的健康和幸福。

要点二　医德评价方式

1. 社会舆论　社会舆论是医德评价中最普遍、最重要的一种方式。

2. 内心信念　内心信念是指医务人员发自内心地对医德义务的深刻认识和强烈的责任感，是把医德原则内化为高度自觉的思想品质，是医务人员对自己进行善恶评价的精神力量。内心信念具有深刻性、稳定性和自我监督性。

3. 传统习俗　传统习俗是人们在长期社会生活中形成的稳定的、习以为常的行为倾向和行为规范。

第十三部分　卫生法规

第一单元　卫生法中的法律责任

卫生法律责任分为民事责任、行政责任和刑事责任3种。

细目一　卫生法中的民事责任

要点一　民事责任的构成

民事责任的构成必须同时具备以下4个要件:①损害的事实存在。②违法行为。③行为人有过错。④损害事实与过错或违法行为有因果关系。

要点二　承担民事责任的方式

承担民事责任的方式主要有:①停止侵害。②排除妨碍。③消除危险。④返还财产。⑤恢复原状。⑥修理、重作、更换。⑦继续履行。⑧赔偿损失。⑨支付违约金。⑩消除影响、恢复名誉。⑪赔礼道歉。

细目二　卫生法中的行政责任

要点一　行政责任的构成

行政责任的构成必须同时具备以下3个要件:①违反卫生法中行政管理方面的法律规定。②行为人须有过错,即主观上的故意或过失。③违法失职行为已经超过了批评教育的限度。

要点二　行政责任的形式

1. 行政处分　行政处分是指由行政机关或企事业单位依照行政隶属关系给予有违法失职行为的工作人员的一种惩罚措施,包括警告、记过、记大过、降级、撤职、开除等形式。

2. 行政处罚　行政处罚是指卫生行政机关或者法律法规授权组织在职权范围内对违反行政管理秩序而尚未构成犯罪的公民、法人和其他组织实施的一种行政制裁。行政处罚的种类主要有警告、罚款、没收违法所得、没收非法财物、责令停产停业、暂扣或者吊销许可证、行政拘留等。

细目三　卫生法中的刑事责任

要点一　刑事责任的构成

刑事责任的构成必须同时具备以下4个要件:①犯罪客体,是指犯罪行为所侵害而为《刑法》所保护的社会关系。②犯罪客观方面,是指行为人实施的危害行为及造成或可能造成的危害后果。③犯罪主体,是指实施犯罪行为,依法应负刑事责任的自然人或法人。④犯罪主观方面,是指犯罪主体对自己实施的犯罪行为及危害结果所持的心理状态。

要点二　刑事责任的形式

刑事责任的体现是刑罚,刑罚分为主刑和附加刑两大类。主刑包括管制、拘役、有期徒刑、无期徒刑、死刑;附加刑包括罚金、剥夺政治权利、没收财产、驱逐出境。附加刑是补充主刑适用的刑罚方法,既可以独立适用,也可以附加适用。我国《刑法》规定了20多个与卫生健康相关的罪名,如妨害传染病防治罪、非法行医罪、医疗事故罪等。

第二单元　相关卫生法律法规

细目一 《中华人民共和国基本医疗卫生与健康促进法》

要点一　医疗卫生事业的原则

1. 公益性原则　医疗卫生与健康事业应当坚持以人民为中心，为人民健康服务。公民依法享有从国家和社会获得基本医疗卫生服务的权利。

2. 中西医结合原则　国家大力发展中医药事业，坚持中西医并重、传承与创新相结合，发挥中医药在医疗卫生与健康事业中的独特作用。

3. 强基础、保基本原则　国家建立基本医疗卫生制度，建立健全医疗卫生服务体系，保护和实现公民获得基本医疗卫生服务的权利。

要点二　基本医疗卫生服务

基本医疗卫生服务是指维护人体健康所必需、与经济社会发展水平相适应、公民可公平获得的，采用适宜药物、适宜技术、适宜设备提供的疾病预防、诊断、治疗、护理和康复等服务。

基本医疗卫生服务包括基本公共卫生服务和基本医疗服务。基本公共卫生服务由国家免费提供。

基本公共卫生服务项目由国务院卫生健康主管部门会同国务院财政部门、中医药主管部门等共同确定。省、自治区、直辖市人民政府可以在国家基本公共卫生服务项目基础上，补充确定本行政区域的基本公共卫生服务项目，并报国务院卫生健康主管部门备案。国务院和省、自治区、直辖市人民政府可以将针对重点地区、重点疾病和特定人群的服务内容纳入基本公共卫生服务项目并组织实施。

要点三　医疗卫生机构和人员

医疗卫生机构是指基层医疗卫生机构、医院和专业公共卫生机构等。

基层医疗卫生机构是指乡镇卫生院、社区卫生服务中心（站）、村卫生室、医务室、门诊部和诊所等。基层医疗卫生机构主要提供预防、保健、健康教育、疾病管理，为居民建立健康档案，常见病、多发病的诊疗以及部分疾病的康复、护理，接收医院转诊患者，向医院转诊超出自身服务能力的患者等基本医疗卫生服务。

医院主要提供疾病诊治，特别是急危重症和疑难病症的诊疗，突发事件医疗处置和救援以及健康教育等医疗卫生服务，并开展医学教育、医疗卫生人员培训、医学科学研究和对基层医疗卫生机构的业务指导等工作。

专业公共卫生机构是指疾病预防控制中心、专科疾病防治机构、健康教育机构、急救中心（站）和血站等。专业公共卫生机构主要提供传染病、慢性非传染性疾病、职业病、地方病等疾病预防控制和健康教育、妇幼保健、精神卫生、院前急救、采供血、食品安全风险监测评估、出生缺陷防治等公共卫生服务。

按照是否营利，医疗卫生机构可分为营利性与非营利性两类。医疗卫生服务体系以非营利性医疗卫生机构为主体、营利性医疗卫生机构为补充。

医疗卫生人员是指执业医师、执业助理医师、注册护士、药师（士）、检验技师（士）、影像技师（士）和乡村医生等卫生专业人员。

要点四　健康促进

各级人民政府应当加强健康教育工作及其专业人才培养，建立健康知识和技能核心信息发布制度，普及健康科学知识，向公众提供科学、准确的健康信息。

医疗卫生、教育、体育、宣传等机构，基层群众性自治组织和社会组织应当开展健康知识的宣传和普及。

医疗卫生人员在提供医疗卫生服务时，应当对患者开展健康教育。健康知识的宣传应当科学、准确。

要点五　资金保健与监督管理

国家建立以基本医疗保险为主体，商业健康保险、医疗救助、职工互助医疗和医疗慈善服务等为补充的、多层次的医疗保障体系。

基本医疗服务费用主要由基本医疗保险基金和个人支付。

基本医疗保险基金支付范围由国务院医疗保障主管部门组织制定，并应当听取国务院卫生健康主管部门、中医药主管部门、药品监督管理部门、财政部门等的意见。

国家建立健全基本医疗保险经办机构与协议定点医疗卫生机构之间的协商谈判机制，科学合理确定基本医疗保险基金支付标准和支付方式。

县级以上人民政府医疗保障主管部门对纳入基本医疗保险基金支付范围的医疗服务行为和医疗费用加强监督管理，确保基本医疗保险基金合理使用、安全可控。

要点六　法律责任

行政机关、医疗机构、医疗卫生人员的法律责任。

1. 行政机关的法律责任　地方各级人民政府、县级以上人民政府卫生健康主管部门和其他有关部门，滥用职权、玩忽职守、徇私舞弊的，对直接负责的主管人员和其他直接责任人员依法给予处分。

2. 医疗机构的法律责任

(1) 未取得医疗机构执业许可证擅自执业的，由县级以上人民政府卫生健康主管部门责令停止执业活动，没收违法所得和药品、医疗器械，并处违法所得5倍以上20倍以下的罚款，违法所得不足1万元的，按1万元计算。

(2) 伪造、变造、买卖、出租、出借医疗机构执业许可证的，由县级以上人民政府卫生健康主管部门责令改正，没收违法所得，并处违法所得5倍以上15倍以下的罚款，违法所得不足1万元的，按1万元计算；情节严重的，吊销医疗机构执业许可证。

(3) 有下列行为之一的，由县级以上人民政府卫生健康主管部门责令改正，没收违法所得，并处违法所得2倍以上10倍以下的罚款，违法所得不足1万元的，按1万元计算；对直接负责的主管人员和其他直接责任人员依法给予处分：①政府举办的医疗卫生机构与其他组织投资设立非独立法人资格的医疗卫生机构。②医疗卫生机构对外出租、承包医疗科室。③非营利性医疗卫生机构向出资人、举办者分配或者变相分配收益。

(4) 违反医疗管理的法律责任：医疗卫生机构等的医疗信息安全制度、保障措施不健全，导致医疗信息泄露，或者医疗质量管理和医疗技术管理制度、安全措施不健全的，由县级以上人民政府卫生健康等主管部门责令改正，给予警告，并处1万元以上5万元以下的罚款；情节严重的，可以责令停止相应执业活动，对直接负责的主管人员和其他直接责任人员依法追究法律责任。

3. 医疗卫生人员的法律责任　医疗卫生人员有下列行为之一的，由县级以上人民政府卫生健康主管部门给予行政处罚或处分：①利用职务之便索要、非法收受财物或者牟取其他不正当利益。②泄露公民个人健康信息。③在开展医学研究或提供医疗卫生服务过程中未按照规定履行告知义务或者违反医学伦理规范。

细目二　《中华人民共和国医师法》

要点一　医师的基本要求与职责

1. 执业医师享有的权利

(1) 在注册的执业范围内，按照有关规范进行医学诊查、疾病调查、医学处置、出具相应的医学证明文件，选择合理的医疗、预防、保健方案。

(2) 获取劳动报酬，享受国家规定的福利待遇，按照规定参加社会保险并享受相应待遇。

(3) 获得符合国家规定标准的执业基本条件和职业防护装备。

(4) 从事医学教育、研究、学术交流。

(5) 参加专业培训，接受继续医学教育。

(6) 对所在医疗卫生机构和卫生健康主管部门的工作提出意见和建议，依法参与所在机构的民主管理。

(7) 法律、法规规定的其他权利。

2. 医师在执业活动应履行的义务

(1) 树立敬业精神，恪守职业道德，履行医师职责，尽职尽责救治患者，执行疫情防控等公共卫生措施。

(2) 遵循临床诊疗指南,遵守临床技术操作规范和医学伦理规范等。

(3) 尊重、关心、爱护患者,依法保护患者隐私和个人信息。

(4) 努力钻研业务,更新知识,提高医学专业技术能力和水平,提升医疗卫生服务质量。

(5) 宣传推广与岗位相适应的健康科普知识,对患者及公众进行健康教育和健康指导。

(6) 法律、法规规定的其他义务。

要点二 执业注册

1. 国家实行医师执业注册制度 取得医师资格的,可以向所在地县级以上地方人民政府卫生健康主管部门申请注册。医师经注册后,可以在医疗卫生机构中按照注册的执业地点、执业类别、执业范围执业,从事相应的医疗卫生服务。

2. 未注册取得医师执业证书 不得从事医师执业活动。

3. 不予注册的情形 有下列情形之一的,不予注册。

(1) 无民事行为能力或者限制民事行为能力。

(2) 受刑事处罚,刑罚执行完毕不满 2 年或者被依法禁止从事医师职业的期限未满。

(3) 被吊销医师执业证书不满 2 年。

(4) 因医师定期考核不合格被注销注册不满 1 年。

(5) 法律、行政法规规定不得从事医疗卫生服务的其他情形。

4. 变更注册 医师变更执业地点、执业类别、执业范围等注册事项的,应当依照《中华人民共和国医师法》(以下简称《医师法》)规定到准予注册的卫生健康主管部门办理变更注册手续。

5. 重新注册 中止医师执业活动 2 年以上或者《医师法》规定不予注册的情形消失,申请重新执业的,应当由县级以上人民政府卫生健康主管部门或者其委托的医疗卫生机构、行业组织考核合格,并依照《医师法》规定重新注册。

要点三 执业规则

医师在执业活动中应当遵守下列规则。

1. 医师实施医疗、预防、保健措施,签署有关医学证明文件,必须亲自诊查、调查,并按照规定及时填写病历等医学文书,不得隐匿、伪造、篡改或者擅自销毁病历等医学文书及有关资料。医师不得出具虚假医学证明文件以及与自己执业范围无关或者与执业类别不相符的医学证明文件。

2. 对需要紧急救治的患者,医师应当采取紧急措施进行诊治,不得拒绝急救处置。

3. 医师应当使用经依法批准或者备案的药品、消毒药剂、医疗器械,采用合法、合规、科学的诊疗方法。除按照规范用于诊断治疗外,不得使用麻醉药品、医疗用毒性药品、精神药品、放射性药品等。

4. 医师在诊疗活动中应当向患者说明病情、医疗措施和其他需要告知的事项。需要实施手术、特殊检查、特殊治疗的,医师应当及时向患者具体说明医疗风险、替代医疗方案等情况,并取得其明确同意;不能或者不宜向患者说明的,应当向患者的近亲属说明,并取得其明确同意。医师开展药物、医疗器械临床试验和其他医学临床研究应当符合国家有关规定,遵守医学伦理规范,依法通过伦理审查,取得书面知情同意。

5. 医师不得利用职务之便,索要、非法收受财物或者牟取其他不正当利益;不得对患者实施不必要的检查、治疗。

6. 遇有自然灾害、事故灾难、公共卫生事件和社会安全事件等严重威胁人民生命健康的突发事件时,医师应当服从县级以上人民政府卫生健康主管部门的调遣。

7. 在执业活动中有下列情形之一的,医师应当按照有关规定及时向所在医疗卫生机构或者有关部门、机构报告:①发现传染病、突发不明原因疾病或者异常健康事件。②发生或者发现医疗事故。③发现可能与药品、医疗器械有关的不良反应或者不良事件。④发现假药或者劣药。⑤发现患者涉嫌伤害事件或者非正常死亡。⑥法律、法规规定的其他情形。

8. 执业助理医师应当在执业医师的指导下,在医疗卫生机构中按照注册的执业类别、执业范围执业。在乡、民族乡、镇和村医疗卫生机构以及艰苦边远地区县级医疗卫生机构中执业的执业助理医师,可以根据医疗卫生服务情况和本人实践经验,独立从事一般的执业活动。

要点四　考核和培训

1. 县级以上人民政府卫生健康主管部门或者其委托的医疗卫生机构、行业组织应当按照医师执业标准，对医师的业务水平、工作业绩和职业道德状况进行考核。

2. 受委托的机构或者组织应当将医师考核结果报准予注册的卫生健康主管部门备案。

3. 省级以上人民政府卫生健康主管部门负责指导、检查和监督医师考核工作。

4. 对考核不合格的医师，县级以上人民政府卫生健康主管部门应当责令其暂停执业活动3个月至6个月，并接受相关专业培训。暂停执业活动期满，再次进行考核，对考核合格的，允许其继续执业。

5. 医师有下列情形之一的，按照国家有关规定给予表彰、奖励：①在执业活动中，医德高尚，事迹突出。②在医学研究、教育中开拓创新，对医学专业技术有重大突破，做出显著贡献。③遇有突发事件时，在预防预警、救死扶伤等工作中表现突出。④长期在艰苦边远地区的县级以下医疗卫生机构努力工作。⑤在疾病预防控制、健康促进工作中做出突出贡献。⑥法律、法规规定的其他情形。

6. 县级以上人民政府卫生健康主管部门和其他有关部门应当制定医师培训计划，采取多种形式对医师进行分级分类培训，为医师接受继续医学教育提供条件。

7. 县级以上人民政府应当采取有力措施，优先保障基层、欠发达地区和民族地区的医疗卫生人员接受继续医学教育。

8. 医疗卫生机构应当合理调配人力资源，按照规定和计划保证本机构医师接受继续医学教育。

要点五　法律责任

1. 以不正当手段取得医师资格证书或者医师执业证书的，由发给证书的卫生健康主管部门予以撤销，3年内不受理其相应申请。

2. 医师在执业活动中有下列行为之一的，由县级以上人民政府卫生健康主管部门责令改正，给予警告；情节严重的，责令暂停6个月以上1年以下执业活动直至吊销医师执业证书：①在提供医疗卫生服务或者开展医学临床研究中，未按照规定履行告知义务或者取得知情同意。②对需要紧急救治的患者，拒绝急救处置，或者由于不负责任延误诊治。③遇有自然灾害、事故灾难、公共卫生事件和社会安全事件等严重威胁人民生命健康的突发事件时，不服从卫生健康主管部门调遣。④未按照规定报告有关情形。⑤违反法律、法规、规章或者执业规范，造成医疗事故或者其他严重后果。

3. 医师在执业活动中有下列行为之一的，由县级以上人民政府卫生健康主管部门责令改正，给予警告，没收违法所得，并处1万元以上3万元以下的罚款；情节严重的，责令暂停6个月以上1年以下执业活动直至吊销医师执业证书：①泄露患者隐私或者个人信息；②出具虚假医学证明文件，或者未经亲自诊查、调查，签署诊断、治疗、流行病学等证明文件或者有关出生、死亡等证明文件；③隐匿、伪造、篡改或者擅自销毁病历等医学文书及有关资料；④未按照规定使用麻醉药品、医疗用毒性药品、精神药品、放射性药品等；⑤利用职务之便，索要、非法收受财物或者牟取其他不正当利益，或者违反诊疗规范，对患者实施不必要的检查、治疗造成不良后果；⑥开展禁止类医疗技术临床应用。

4. 医师未按照注册的执业地点、执业类别、执业范围执业的，由县级以上人民政府卫生健康主管部门或者中医药主管部门责令改正，给予警告，没收违法所得，并处1万元以上3万元以下的罚款；情节严重的，责令暂停6个月以上1年以下执业活动直至吊销医师执业证书。

5. 严重违反医师职业道德、医学伦理规范，造成恶劣社会影响的，由省级以上人民政府卫生健康主管部门吊销医师执业证书或者责令停止非法执业活动，5年直至终身禁止从事医疗卫生服务或者医学临床研究。

6. 非医师行医的，由县级以上人民政府卫生健康主管部门责令停止非法执业活动，没收违法所得和药品、医疗器械，并处违法所得2倍以上10倍以下的罚款，违法所得不足1万元的，按1万元计算。

7. 违反《医师法》规定，构成犯罪的，依法追究刑事责任；造成人身、财产损害的，依法承担民事责任。

细目三 《中华人民共和国传染病防治法》

要点一 传染病防治方针与原则

1. 国家对传染病防治实行预防为主的方针。

2. 传染病防治管理原则是“防治结合、分类管理、依靠科学、依靠群众”。

要点二 法定传染病的分类

根据传染病病种的传播方式、速度及对人类危害程度的不同,《中华人民共和国传染病防治法》(以下简称《传染病防治法》)将法定管理的传染病分为甲类、乙类和丙类3类。

1. 甲类传染病是指鼠疫、霍乱。

2. 乙类传染病是指严重急性呼吸综合征(传染性非典型肺炎)、艾滋病、病毒性肝炎、脊髓灰质炎、人感染高致病性禽流感、麻疹、流行性出血热、狂犬病、流行性乙型脑炎、登革热、炭疽、细菌性和阿米巴性痢疾、肺结核、伤寒和副伤寒、流行性脑脊髓膜炎、百日咳、白喉、新生儿破伤风、猩红热、布鲁菌病、淋病、梅毒、钩端螺旋体病、血吸虫病、疟疾。

3. 丙类传染病是指流行性感冒、流行性腮腺炎、风疹、急性出血性结膜炎、麻风病、流行性和地方性斑疹伤寒、黑热病、包虫病、丝虫病,除霍乱、细菌性和阿米巴性痢疾、伤寒和副伤寒以外的感染性腹泻病。

国务院卫生行政部门根据传染病暴发、流行情况和危害程度,可以决定增加、减少或者调整乙类、丙类传染病病种并予以公布。

2008年5月2日,卫生部决定将手足口病列入《传染病防治法》规定的丙类传染病进行管理。2009年4月30日,经国务院批准,卫生部发布公告将甲型H1N1流感纳入乙类传染病,并采取甲类传染病的预防、控制措施。2013年10月28日,国家卫生和计划生育委员会发布《关于调整部分法定传染病病种管理工作的通知》,将人感染H7N9禽流感纳入乙类传染病,将甲型H1N1流感从乙类传染病调整为丙类传染病,并纳入流行性感冒进行管理;解除对人感染高致病性禽流感采取的甲类传染病预防、控制措施。2020年1月20日,经国务院批准,国家卫生健康委员会发布公告,将新型冠状病毒感染纳入乙类传染病,并采取甲类传染病的预防、控制措施。2022年12月26日,国务院应对新型冠状病毒感染疫情联防联控机制综合组,发布《关于对新型冠状病毒感染实施“乙类乙管”的总体方案》,明确指出:2023年1月8日起,对新型冠状病毒感染实施“乙类乙管”。2023年9月20日,国家卫生健康委员会发布公告将猴痘纳入乙类传染病进行管理,采取乙类传染病的预防、控制措施。

目前,对乙类传染病中的传染性非典型肺炎、炭疽中的肺炭疽采取《传染病防治法》所称甲类传染病的预防、控制措施。其他乙类传染病和突发原因不明的传染病需要采取《传染病防治法》所称甲类传染病的预防、控制措施的,由国务院卫生行政部门及时报经国务院批准后予以公布、实施。

要点三 传染病预防

1. 传染病预防的相关制度

(1)国家实行有计划的预防接种制度。用于预防接种的疫苗必须符合国家质量标准。国家对儿童实行预防接种证制度。国家免疫规划项目的预防接种实行免费。

(2)国家建立传染病监测制度。各级疾病预防控制机构对传染病的发生、流行以及影响其发生、流行的因素进行监测。

(3)国家建立传染病预警制度。国务院卫生行政部门和省、自治区、直辖市人民政府根据传染病发生、流行趋势的预测,及时发出传染病预警,根据情况予以公布。

(4)县级以上地方人民政府应当制定传染病预防、控制预案,报上一级人民政府备案。

(5)国家建立传染病菌种、毒种库。对可能导致甲类传染病传播的以及国务院卫生行政部门规定的菌种、毒种和传染病检测样本,确需采集、保藏、携带、运输和使用的,须经省级以上人民政府卫生行政部门批准。

2. 医疗机构和疾病预防控制机构在传染病预防中的职责

(1)医疗机构必须严格执行国务院卫生行政部门规定的管理制度、操作规范,防止传染病的医源性感染和医院感染。医疗机构应当确定专门的部门或者人员，承担传染病疫情报告，本单位的传染病预防、控制以及责任区域内的传染病预防工作；承担医疗活动中与医院感染有关的危险因素监测、安全防护、消毒、隔离和医疗废物处置工作。

(2) 疾病预防控制机构应当指定专门人员负责对医疗机构内传染病预防工作进行指导、考核，开展流行病学调查。

(3) 疾病预防控制机构、医疗机构的实验室和从事病原微生物实验的单位应当符合国家规定的条件和技术标准，建立严格的监督管理制度，对传染病病原体样本按照规定的措施实行严格监督管理，严防传染病病原体的实验室感染和病原微生物的扩散。

(4) 疾病预防控制机构、医疗机构使用血液和血液制品必须遵守国家有关规定，防止因输入血液、使用血液制品引起经血液传播疾病的发生。

要点四　疫情报告、通报和公布

1. 传染病疫情报告、通报

(1) 疾病预防控制机构、医疗机构和采供血机构及其执行职务的人员发现《传染病防治法》规定的传染病疫情或者发现其他传染病暴发、流行以及突发原因不明的传染病时，应当遵循疫情报告属地管理原则，按照国务院规定的或者国务院卫生行政部门规定的内容、程序、方式和时限报告。

任何单位和个人发现传染病患者或者疑似传染病患者时，应当及时向附近的疾病预防控制机构或者医疗机构报告。

(2) 县级以上地方人民政府卫生行政部门应当及时向本行政区域内的疾病预防控制机构和医疗机构通报传染病疫情以及监测、预警的相关信息。接到通报的疾病预防控制机构和医疗机构应当及时告知本单位的有关人员。

(3) 毗邻的及相关的地方人民政府卫生行政部门，应当及时互相通报本行政区域的传染病疫情以及监测、预警的相关信息。

2. 疫情信息公布制度

(1) 国务院卫生行政部门定期公布全国传染病疫情信息。省、自治区、直辖市人民政府卫生行政部门定期公布本行政区域的传染病疫情信息。

(2) 传染病暴发、流行时，国务院卫生行政部门负责向社会公布传染病疫情信息，并可以授权省、自治区、直辖市人民政府卫生行政部门向社会公布本行政区域的传染病疫情信息。

要点五　疫情控制措施

1. 医疗机构发现传染病时应采取的措施

(1) 医疗机构发现甲类传染病时，应当及时采取下列措施：①对患者、病原携带者予以隔离治疗，隔离期限根据医学检查结果确定；②对疑似患者，确诊前在指定场所单独隔离治疗；③对医疗机构内的患者、病原携带者、疑似患者的密切接触者，在指定场所进行医学观察和采取其他必要的预防措施。

拒绝隔离治疗或者隔离期未满擅自脱离隔离治疗的，可以由公安机关协助医疗机构采取强制隔离治疗措施。

(2) 医疗机构发现乙类或者丙类传染病患者，应当根据病情采取必要的治疗和控制传播措施。

(3) 医疗机构对本单位内被传染病病原体污染的场所、物品以及医疗废物，必须依照法律、法规的规定实施消毒和无害化处置。

2. 疾病预防控制机构发现传染病疫情或接到传染病疫情报告时应采取的措施

(1) 对传染病疫情进行流行病学调查，根据调查情况提出划定疫点、疫区的建议，对被污染的场所进行卫生处理，对密切接触者，在指定场所进行医学观察和采取其他必要的预防措施，并向卫生行政部门提出疫情控制方案。

(2) 传染病暴发、流行时，对疫点、疫区进行卫生处理，向卫生行政部门提出疫情控制方案，并按照卫生行政部门的要求采取措施。

(3) 指导下级疾病预防控制机构实施传染病预防、控制措施，组织、指导有关单位对传染病疫情的处理。

3. 政府部门在传染病发生时应采取的紧急措施

(1) 传染病暴发、流行时，县级以上地方人民政府应当立即组织力量，按照预防、控制预案进行防治，切断传染病的传播途径，必要时，报经上一级人民政府决定，可以采取下列紧急措施并予以公告：①限制或者停止集市、影剧院演出或者其他人群聚集的活动；②停工、停业、停课；③封闭或者封存被传染病病原体污染的公共饮用水源、食品以及相关物品；④控制或者扑杀染疫野生动物、家畜家禽;⑤封闭可能造成传染病扩散的场所。

上级人民政府接到下级人民政府关于采取前款所列紧急措施的报告时,应当即时作出决定。紧急措施的解除,由原决定机关决定并宣布。

(2) 甲类、乙类传染病暴发、流行时,县级以上地方人民政府报经上一级人民政府决定,可以宣布本行政区域部分或者全部为疫区;国务院可以决定并宣布跨省、自治区、直辖市的疫区。

省级人民政府可以决定对本行政区域内的甲类传染病疫区实施封锁;但封锁大、中城市的疫区或者封锁跨省、自治区、直辖市的疫区,以及封锁疫区导致中断干线交通或者封锁国境的,由国务院决定。

要点六　医疗救治

医疗机构应当对传染病患者或者疑似传染病患者提供医疗救护、现场救援和接诊治疗,书写病历记录以及其他有关资料,并妥善保管;实行传染病预检、分诊制度;对传染病患者、疑似传染病患者,应当引导至相对隔离的分诊点进行初诊。

医疗机构不具备相应救治能力的,应当将患者及其病历记录复印件一并转至具备相应救治能力的医疗机构。

要点七　法律责任

1. 医疗机构违反《传染病防治法》规定,有下列情形之一的,由县级以上人民政府卫生行政部门责令改正,通报批评,给予警告;造成传染病传播、流行或者其他严重后果的,对负有责任的主管人员和其他直接责任人员,依法给予降级、撤职、开除的处分,并可以依法吊销有关责任人员的执业证书;构成犯罪的,依法追究刑事责任。

(1) 未按照规定承担本单位的传染病预防、控制工作,医院感染控制任务和责任区域内的传染病预防工作的。

(2) 未按照规定报告传染病疫情,或者隐瞒、谎报、缓报传染病疫情的。

(3) 发现传染病疫情时,未按照规定对传染病患者、疑似传染病患者提供医疗救护、现场救援、接诊、转诊的,或者拒绝接受转诊的。

(4) 未按照规定对本单位内被传染病病原体污染的场所、物品以及医疗废物实施消毒或者无害化处置的。

(5) 未按照规定对医疗器械进行消毒,或者对按照规定一次使用的医疗器具未予销毁,再次使用的。

(6) 在医疗救治过程中未按照规定保管医学记录资料的。

(7) 故意泄露传染病患者、病原携带者、疑似传染病患者、密切接触者涉及个人隐私的有关信息、资料的。

2. 单位或个人违反《传染病防治法》规定,导致传染病传播、流行,给他人人身、财产造成损害的,应依法承担民事责任。

细目四　《突发公共卫生事件应急条例》

要点一　突发公共卫生事件的预防与应急准备

1. 突发公共卫生事件应急预案的制定与预案的主要内容

(1) 突发公共卫生事件应急预案的制定:国务院卫生行政主管部门按照分类指导、快速反应的要求,制定全国突发公共卫生事件应急预案,报请国务院批准。

省、自治区、直辖市人民政府根据全国突发公共卫生事件应急预案,结合本地实际情况,制定本行政区域的突发公共卫生事件应急预案。

(2) 全国突发公共卫生事件应急预案应包括的主要内容:①突发公共卫生事件应急处理指挥部的组成和相关部门的职责。②突发公共卫生事件的监测与预警。③突发公共卫生事件信息的收集、分析、报告、通报制度。④突发公共卫生事件应急处理技术和监测机构及其任务。⑤突发公共卫生事件的分级和应急处理工作方案。⑥突发公共卫生事件预防、现场控制,应急设施、设备、救治药品和医疗器械以及其他物资和技术的储备与调度。⑦突发公共卫生事件应急处理专业队伍的建设和培训。

2. 突发公共卫生事件预防控制体系

(1) 国家建立统一的突发公共卫生事件预防控制体系。

(2) 县级以上人民政府建立和完善突发公共卫生事件监测与预警系统。

(3) 县级以上人民政府卫生行政主管部门指定机构负责开展突发公共卫生事件的日常监测。

要点二 报告与信息发布

1. 突发公共卫生事件应急报告制度与报告情形

(1) 国家建立突发公共卫生事件应急报告制度:国务院卫生行政主管部门制定突发公共卫生事件应急报告规范,建立重大、紧急疫情信息报告系统。

(2) 突发公共卫生事件的报告情形和报告时限要求:突发公共卫生事件监测机构、医疗卫生机构和有关单位发现有下列情形之一的,应当在2小时内向所在地县级人民政府卫生行政主管部门报告;接到报告的卫生行政主管部门应当在2小时内向本级人民政府报告,并同时向上级人民政府卫生行政主管部门和国务院卫生行政主管部门报告:①发生或者可能发生传染病暴发、流行的。②发生或者发现不明原因的群体性疾病的。③发生传染病菌种、毒种丢失的。④发生或者可能发生重大食物和职业中毒事件的。

任何单位和个人对突发公共卫生事件,不得隐瞒、缓报、谎报或者授意他人隐瞒、缓报、谎报。

2. 突发公共卫生事件的信息发布 国务院卫生行政主管部门负责向社会发布突发公共卫生事件的信息。必要时,可以授权省、自治区、直辖市人民政府卫生行政主管部门向社会发布本行政区域内突发公共卫生事件的信息。信息发布应当及时、准确、全面。

要点三 应急处理

1. 应急预案的启动 在全国范围内或者跨省、自治区、直辖市范围内启动全国突发公共卫生事件应急预案,由国务院卫生行政主管部门报国务院批准后实施。省、自治区、直辖市启动突发公共卫生事件应急预案,由省、自治区、直辖市人民政府决定,并向国务院报告。

2. 应急预案的实施

(1) 医疗卫生机构、监测机构和科学研究机构,应当服从突发公共卫生事件应急处理指挥部的统一指挥,相互配合、协作,集中力量开展相关的科学研究工作。

(2) 根据突发公共卫生事件应急处理的需要,突发公共卫生事件应急处理指挥部有权紧急调集人员、储备的物资、交通工具以及相关设施、设备;必要时,对人员进行疏散或者隔离,并可以依法对传染病疫区实行封锁。

(3) 参加突发公共卫生事件应急处理的工作人员,应当按照预案的规定,采取卫生防护措施,并在专业人员的指导下进行工作。

(4) 医疗卫生机构应采取的措施:医疗卫生机构应当对因突发公共卫生事件致病的人员提供医疗救护和现场救援,对就诊患者必须接诊治疗,并书写详细、完整的病历记录;对需要转送的患者,应当按照规定将患者及其病历记录的复印件转送至接诊的或者指定的医疗机构。

医疗卫生机构内应当采取卫生防护措施,防止交叉感染和污染。

医疗卫生机构应当对传染病患者密切接触者采取医学观察措施。

医疗机构收治传染病患者、疑似传染病患者,应当依法报告所在地的疾病预防控制机构。

(5) 有关部门、医疗卫生机构应当对传染病做到早发现、早报告、早隔离、早治疗,切断传播途径,防止扩散。

要点四 法律责任

1. 医疗卫生机构违反条例规定应追究的法律责任 医疗卫生机构有下列行为之一的,由卫生行政主管部门责令改正、通报批评、给予警告;情节严重的,吊销医疗机构执业许可证;对主要负责人、负有责任的主管人员和其他直接责任人员依法给予降级或者撤职的纪律处分;造成传染病传播、流行或者对社会公众健康造成其他严重危害后果的,依法给予开除的行政处分;构成犯罪的,依法追究刑事责任:①未依照本条例的规定履行报告职责,隐瞒、缓报或者谎报的。②未依照本条例的规定及时采取控制措施的。③未依照本条例的规定履行突发公共卫生事件监测职责的。④拒绝接诊患者的。⑤拒不服从突发公共卫生事件应急处理指挥部调度的。

2. 在突发公共卫生事件处理工作中,有关单位和个人未履行职责应承担的法律责任 在突发公共卫生事件应急处理工作中,有关单位和个人未依照本条例的规定履行报告职责,隐瞒、缓报或者谎报,阻碍突发公共卫生事件应急处理工作人员执行职务,拒绝国务院卫生行政主管部门或者其他有关部门指定的专业技术机构进入突发公共卫生事件现场,或者不配合调查、采样、技术分析和检验的,对有关责任人员依法给予行政处分或者纪律处分;触犯《中华人民共和国治安管理处罚法》,构成违反治安管理行为的,由公安机关依法予以处罚;构成犯罪的,依法追究刑事责任。

3. 在突发公共卫生事件发生期间扰乱公共秩序应追究的法律责任 在突发公共卫生事件发生期间,散布谣言、哄抬物价、欺骗消费者,扰乱社会秩序、市场秩序的,由公安机关或者工商行政管理部门依法给予行政处罚;构成犯罪的,依法追究刑事责任。

细目五 《医疗机构管理条例》及其实施细则

要点一 医疗机构执业

1. 未取得医疗机构执业许可证或者未经备案,不得开展诊疗活动。

2. 医疗机构执业,必须遵守有关法律、法规和医疗技术规范。

3. 医疗机构必须按照核准登记或者备案的诊疗科目开展诊疗活动。

4. 医疗机构不得使用非卫生技术人员从事医疗卫生技术工作。

5. 医疗机构工作人员上岗工作,必须佩戴载有本人姓名、职务或者职称的标牌。

6. 医疗机构对危重患者应当立即抢救。对限于设备或者技术条件不能诊治的患者,应当及时转诊。

7. 未经医师(士)亲自诊查患者,医疗机构不得出具疾病诊断书、健康证明书或者死亡证明书等证明文件;未经医师(士)、助产人员亲自接产,医疗机构不得出具出生证明书或者死产报告书。

8. 医疗机构对传染病、精神病、职业病等患者的特殊诊治和处理,应当按照国家有关法律、法规的规定办理。

9. 发生重大灾害、事故、疾病流行或者其他意外情况时,医疗机构及其卫生技术人员必须服从县级以上人民政府卫生行政部门的调遣。

要点二 登记和校验

1. 医疗机构执业,必须进行登记,领取医疗机构执业许可证;诊所按照国务院卫生行政部门的规定向所在地的县级人民政府卫生行政部门备案后,可以执业。

2. 医疗机构执业登记的事项:①类别、名称、地址、法定代表人或者主要负责人。②所有制形式。③注册资金(资本)。④服务方式。⑤诊疗科目。⑥房屋建筑面积、床位(牙椅)。⑦服务对象。⑧职工人数。⑨执业许可证登记号(医疗机构代码)。⑩省、自治区、直辖市卫生行政部门规定的其他登记事项。

3. 医疗机构改变名称、场所、主要负责人、诊疗科目、床位,必须向原登记机关办理变更登记或者向原备案机关备案。

4. 医疗机构执业许可证不得伪造、涂改、出卖、转让、出借。医疗机构执业许可证遗失的,应当及时申明,并向原登记机关申请补发。

5. 医疗机构歇业,必须向原登记机关办理注销登记或者向原备案机关备案。经登记机关核准后,收缴医疗机构执业许可证。医疗机构非因改建、扩建、迁建原因停业超过 1 年的,视为歇业。

6. 床位不满 100 张的医疗机构,其医疗机构执业许可证每年校验 1 次;床位在 100 张以上的医疗机构,其医疗机构执业许可证每 3 年校验 1 次。校验由原登记机关办理。

要点三 法律责任

1. 未取得医疗机构执业许可证擅自执业的,由县级以上人民政府卫生健康主管部门责令停止执业活动,没收违法所得和药品、医疗器械,并处违法所得 5 倍以上 20 倍以下的罚款,违法所得不足 1 万元的,按 1 万元计算。

2. 逾期不校验医疗机构执业许可证仍从事诊疗活动的,由县级以上人民政府卫生行政部门责令其限期补办校验手续;拒不校验的,吊销其医疗机构执业许可证。

3. 出卖、转让、出借医疗机构执业许可证的,由县级以上人民政府卫生健康主管部门责令改正,没收违法所得,并处违法所得 5 倍以上 15 倍以下的罚款,违法所得不足 1 万元的,按 1 万元计算;情节严重的,吊销医疗机构执业许可证。

4. 诊疗活动超出登记或者备案范围的,由县级以上人民政府卫生行政部门予以警告，责令其改正，没收违法所得，并可以根据情节处以1万元以上10万元以下的罚款；情节严重的，吊销其医疗机构执业许可证或者责令其停止执业活动。

5. 使用非卫生技术人员从事医疗卫生技术工作的，由县级以上人民政府卫生行政部门责令其限期改正，并可以处以1万元以上10万元以下的罚款；情节严重的，吊销其医疗机构执业许可证或者责令其停止执业活动。

6. 出具虚假证明文件的，由县级以上人民政府卫生行政部门予以警告；对造成危害后果的，可以处以1万元以上10万元以下的罚款；对直接责任人员由所在单位或者上级机关给予行政处分。

细目六　《医疗纠纷预防和处理条例》

要点一　处理医疗纠纷的原则

处理医疗纠纷，应当遵循公平、公正、及时的原则，实事求是，依法处理。

要点二　医疗纠纷的预防

1. 医疗机构及其医务人员在诊疗活动中应严格遵守医疗卫生法律、法规、规章和诊疗相关规范、常规，恪守职业道德。

医疗机构应当对其医务人员进行医疗卫生法律、法规、规章和诊疗相关规范、常规的培训，并加强职业道德教育。

2. 医疗机构应当按照国务院卫生主管部门制定的医疗技术临床应用管理规定，开展与其技术能力相适应的医疗技术服务，保障临床应用安全，降低医疗风险；采用医疗新技术的，应当开展技术评估和伦理审查，确保安全有效、符合伦理。

3. 医疗机构应当依照有关法律、法规的规定，严格执行药品、医疗器械、消毒药剂、血液等的进货查验、保管等制度。禁止使用无合格证明文件、过期等不合格的药品、医疗器械、消毒药剂、血液等。

4. 医务人员在诊疗活动中应当向患者说明病情和医疗措施。需要实施手术，或者开展临床试验等存在一定危险性、可能产生不良后果的特殊检查、特殊治疗的，医务人员应当及时向患者说明医疗风险、替代医疗方案等情况，并取得其书面同意；在患者处于昏迷等无法自主作出决定的状态或者病情不宜向患者说明等情形下，应当向患者的近亲属说明，并取得其书面同意。

紧急情况下不能取得患者或者其近亲属意见的，经医疗机构负责人或者授权的负责人批准，可以立即实施相应的医疗措施。

5. 开展手术、特殊检查、特殊治疗等具有较高医疗风险的诊疗活动，医疗机构应当提前预备应对方案，主动防范突发风险。

6. 医疗机构及其医务人员应当按照国务院卫生主管部门的规定，填写并妥善保管病历资料。因紧急抢救未能及时填写病历的，医务人员应当在抢救结束后6小时内据实补记，并加以注明。

要点三　医疗纠纷的处理

1. 处理途径　①双方自愿协商。②申请人民调解。③申请行政调解。④向人民法院提起诉讼。⑤法律、法规规定的其他途径。

2. 医疗机构应当告知患者或者其近亲属的事项　①解决医疗纠纷的合法途径。②有关病历资料、现场实物封存和启封的规定。③有关病历资料查阅、复制的规定。

患者死亡的，还应当告知其近亲属有关尸检的规定。

3. 封存、启封病历资料的，应当在医患双方在场的情况下进行。封存的病历资料可以是原件，也可以是复制件，由医疗机构保管。病历尚未完成需要封存的，对已完成病历先行封存；病历按照规定完成后，再对后续完成部分进行封存。医疗机构应当对封存的病历开列封存清单，由医患双方签字或者盖章，各执一份。

4. 疑似因输液、输血、注射、用药等引起不良后果的，医患双方应当共同对现场实物进行封存、启封，封存的现场实物由医疗机构保管。需要检验的，应当由双方共同委托依法具有检验资格的检验机构进行检验；双方无法共同委托的，由医疗机构所在地县级人民政府卫生主管部门指定。

疑似输血引起不良后果,需要对血液进行封存保留的,医疗机构应当通知提供该血液的血站派员到场。

5. 患者死亡,医患双方对死因有异议的,应当在患者死亡后 48 小时内进行尸检;具备尸体冻存条件的,可以延长至 7 日。尸检应当经死者近亲属同意并签字,拒绝签字的,视为死者近亲属不同意进行尸检。不同意或者拖延尸检,超过规定时间,影响对死因判定的,由不同意或者拖延的一方承担责任。

6. 医患双方应当依法维护医疗秩序。任何单位和个人不得实施危害患者和医务人员人身安全、扰乱医疗秩序的行为。

医疗纠纷中发生涉嫌违反治安管理行为或者犯罪行为的,医疗机构应当立即向所在地公安机关报案。公安机关应当及时采取措施,依法处置,维护医疗秩序。

要点四　法律责任

1. 医疗机构篡改、伪造、隐匿、毁灭病历资料的,对直接负责的主管人员和其他直接责任人员,由县级以上人民政府卫生主管部门给予或者责令给予降低岗位等级或者撤职的处分,对有关医务人员责令暂停 6 个月以上 1 年以下执业活动;造成严重后果的,对直接负责的主管人员和其他直接责任人员给予或者责令给予开除的处分,对有关医务人员由原发证部门吊销执业证书;构成犯罪的,依法追究刑事责任。

2. 医疗机构将未通过技术评估和伦理审查的医疗新技术应用于临床的,由县级以上人民政府卫生主管部门没收违法所得,并处 5 万元以上 10 万元以下罚款,对直接负责的主管人员和其他直接责任人员给予或者责令给予降低岗位等级或者撤职的处分,对有关医务人员责令暂停 6 个月以上 1 年以下执业活动;情节严重的,对直接负责的主管人员和其他直接责任人员给予或者责令给予开除的处分,对有关医务人员由原发证部门吊销执业证书;构成犯罪的,依法追究刑事责任。

3. 医疗机构及其医务人员有下列情形之一的,由县级以上人民政府卫生主管部门责令改正,给予警告,并处 1 万元以上 5 万元以下罚款;情节严重的,对直接负责的主管人员和其他直接责任人员给予或者责令给予降低岗位等级或者撤职的处分,对有关医务人员可以责令暂停 1 个月以上 6 个月以下执业活动;构成犯罪的,依法追究刑事责任。

(1) 未按规定制定和实施医疗质量安全管理制度。

(2) 未按规定告知患者病情、医疗措施、医疗风险、替代医疗方案等。

(3) 开展具有较高医疗风险的诊疗活动,未提前预备应对方案防范突发风险。

(4) 未按规定填写、保管病历资料,或者未按规定补记抢救病历。

(5) 拒绝为患者提供查阅、复制病历资料服务。

(6) 未建立投诉接待制度、设置统一投诉管理部门或者配备专(兼)职人员。

(7) 未按规定封存、保管、启封病历资料和现场实物。

(8) 未按规定向卫生主管部门报告重大医疗纠纷。

(9) 其他未履行《医疗纠纷预防和处理条例》规定义务的情形。

细目七　医疗损害责任
(《中华人民共和国民法典》第七编第六章)

要点一　医疗机构承担赔偿责任的情形

1. 医务人员未尽到告知义务,造成患者损害的,医疗机构应当承担赔偿责任。

医务人员在诊疗活动中应当向患者说明病情和医疗措施。需要实施手术、特殊检查、特殊治疗的,医务人员应当及时向患者具体说明医疗风险、替代医疗方案等情况,并取得其明确同意;不能或者不宜向患者说明的,应当向患者的近亲属说明,并取得其明确同意。

2. 医务人员在诊疗活动中未尽到与当时的医疗水平相应的诊疗义务,造成患者损害的,医疗机构应当承担赔偿责任。

3. 因药品、消毒产品、医疗器械的缺陷,或者输入不合格的血液造成患者损害的,患者可以向药品上市许可持有人、生产者、血液提供机构请求赔偿,也可以向医疗机构请求赔偿。患者向医疗机构请求赔偿的,医疗机构赔偿后,有权向负有责任的药品上市许可持有人、生产者、血液提供机构追偿。

要点二　推定医疗机构有过错的情形

患者在诊疗活动中受到损害,有下列情形之一的,推定医疗机构有过错。①违反法律、行政法规、规章以及其他有关诊疗规范的规定。②隐匿或者拒绝提供与纠纷有关的病历资料。③遗失、伪造、篡改或者违法销毁病历资料。

要点三　医疗机构不承担赔偿责任的情形

患者在诊疗活动中受到损害,有下列情形之一的,医疗机构不承担赔偿责任:①患者或者其近亲属不配合医疗机构进行符合诊疗规范的诊疗。②医务人员在抢救生命垂危的患者等紧急情况下已经尽到合理诊疗义务。③限于当时的医疗水平难以诊疗。

但在患者或者其近亲属不配合医疗机构进行符合诊疗规范的诊疗情形中,医疗机构或者其医务人员也有过错的,应当承担相应的赔偿责任。

要点四　紧急情况医疗措施的实施

因抢救生命垂危的患者等紧急情况,不能取得患者或者其近亲属意见的,经医疗机构负责人或者授权的负责人批准,可以立即实施相应的医疗措施。

要点五　病历资料的书写、复制

1. 医疗机构及其医务人员应当按照规定填写并妥善保管住院志、医嘱单、检验报告、手术及麻醉记录、病理资料、护理记录等病历资料。

2. 患者要求查阅、复制上述病历资料的,医疗机构应当及时提供。

细目八　《医疗事故处理条例》

要点一　医疗事故的处理原则与基本要求

处理医疗事故应当遵循公开、公平、公正、及时、便民的原则,坚持实事求是的科学态度,做到事实清楚、定性准确、责任明确、处理恰当。

要点二　行政处理与监督

卫生行政部门应当依照本条例和有关法律、行政法规、部门规章的规定,对发生医疗事故的医疗机构和医务人员作出行政处理。

卫生行政部门接到医疗机构关于重大医疗过失行为的报告后,除责令医疗机构及时采取必要的医疗救治措施,防止损害后果扩大外,应当组织调查,判定是否属于医疗事故;对不能判定是否属于医疗事故的,应当依照本条例的有关规定交由负责医疗事故技术鉴定工作的医学会组织鉴定。

县级以上地方人民政府卫生行政部门应当按照规定逐级将当地发生的医疗事故以及依法对发生医疗事故的医疗机构和医务人员作出行政处理的情况,上报国务院卫生行政部门。

要点三　法律责任

医疗机构发生医疗事故的,由卫生行政部门根据医疗事故等级和情节给予警告;情节严重的,责令限期停业整顿直至由原发证部门吊销执业许可证,对负有责任的医务人员依照刑法关于医疗事故罪的规定,依法追究刑事责任;尚不够刑事处罚的,依法给予行政处分或者纪律处分。

对发生医疗事故的有关医务人员,除依照前款处罚外,卫生行政部门并可以责令暂停6个月以上1年以下执业活动;情节严重的,吊销其执业证书。

细目九　《中华人民共和国中医药法》

要点一　发展中医药事业的方针、基本原则与保障措施

1. 中西医并重的方针　国家大力发展中医药事业,实行中西医并重的方针,建立符合中医药特点的管理制度,发挥中医药在我国医疗卫生与健康事业中的独特作用。

2. 继承与创新相结合的原则　发展中医药事业应当遵循中医药发展规律,坚持继承和创新相结合,保持和发挥中医药特色和优势,运

用现代科学技术,促进中医药理论和实践的发展。国家鼓励中医西医相互学习,相互补充,协调发展,发挥各自优势,促进中西医结合。

3. 保障措施

(1) 政策支持和条件保障:县级以上人民政府应当为中医药事业发展提供政策支持和条件保障,将中医药事业发展经费纳入本级财政预算。县级以上人民政府及其有关部门制定基本医疗保险支付政策、药物政策等医药卫生政策,应当有中医药主管部门参加,注重发挥中医药的优势,支持提供和利用中医药服务。

(2) 中医医疗服务收费:县级以上人民政府及其有关部门应当按照法定价格管理权限,合理确定中医医疗服务的收费项目和标准,体现中医医疗服务成本和专业技术价值。

(3) 纳入基本医疗保险:县级以上地方人民政府有关部门应当按照国家规定,将符合条件的中医医疗机构纳入基本医疗保险定点医疗机构范围,将符合条件的中医诊疗项目、中药饮片、中成药和医疗机构中药制剂纳入基本医疗保险基金支付范围。

(4) 中医药标准体系建设:国家加强中医药标准体系建设,根据中医药特点对需要统一的技术要求制定标准并及时修订。中医药国家标准、行业标准由国务院有关部门依据职责制定或者修订,并在其网站上公布,供公众免费查阅。

(5) 与中医药有关的评审等活动的要求:开展法律、行政法规规定的与中医药有关的评审、评估、鉴定活动,应当成立中医药评审、评估、鉴定的专门组织,或者有中医药专家参加。

要点二 中医药服务

1. 政府在举办中医医疗机构方面的责任 县级以上人民政府应当将中医医疗机构建设纳入医疗机构设置规划,举办规模适宜的中医医疗机构,扶持有中医药特色和优势的医疗机构发展。合并、撤销政府举办的中医医疗机构或者改变其中医医疗性质,应当征求上一级人民政府中医药主管部门的意见。

2. 设置中医药科室的要求 政府举办的综合医院、妇幼保健机构和有条件的专科医院、社区卫生服务中心、乡镇卫生院,应当设置中医药科室;社会力量举办的医疗机构可根据自身情况决定是否设置中医药科室。县级以上人民政府应当采取措施,增强社区卫生服务站和村卫生室提供中医药服务的能力。

3. 中医医疗机构的登记 举办中医医疗机构应当按照国家有关医疗机构管理的规定办理审批或备案手续,方可执业。

(1) 中医医疗机构的审批。举办中医类医院、中医类门诊部应当按照国家有关医疗机构管理的规定办理审批手续,并遵守医疗机构管理及其实施细则的有关规定。

(2) 中医诊所的备案。举办中医诊所的,应将诊所的名称、地址、诊疗范围、人员配备情况等报所在地县级人民政府中医药主管部门备案后即可开展执业活动。中医诊所应当按照备案的诊疗科目、技术开展诊疗活动。

4. 开展中医药服务,应当以中医药理论为指导,运用中医药技术方法,并符合国务院中医药主管部门制定的中医药服务基本要求。

中医医疗机构配备医务人员应当以中医药专业技术人员为主,主要提供中医药服务。

5. 中医从业人员

(1) 从事中医医疗活动的人员应当通过中医医师资格考试取得中医医师资格,并进行执业注册,方可从事中医服务活动。

(2) 以师承方式学习中医或者经多年实践,医术确有专长的人员,按照《传统医学师承和确有专长人员医师资格考核考试办法》《中医医术确有专长人员医师资格考核注册管理暂行办法》规定,经省、自治区、直辖市人民政府中医药主管部门组织实践技能和效果考核合格后,即可取得中医医师资格;按照考核内容进行执业注册后,即可在注册的执业范围内从事中医医疗活动。

要点三 中药保护与发展

1. 国家建立道地中药材评价体系,支持道地中药材品种选育,扶持道地中药材生产基地建设,加强道地中药材生产基地生态环境保护,鼓励采取地理标志产品保护等措施保护道地中药材。

2. 采集、贮存中药材以及对中药材进行初加工,应当符合国家有关技术规范、标准和管理规定。

3. 在村医疗机构执业的中医医师、具备中药材知识和识别能力的乡村医生,按照国家有关规定可以自种、自采地产中药材并在其执业活动中使用。

4. 国家保护中药饮片传统炮制技术和工艺，支持应用传统工艺炮制中药饮片，鼓励运用现代科学技术开展中药饮片炮制技术研究。

5. 对市场上没有供应的中药饮片，医疗机构可以根据本医疗机构医师处方的需要，在本医疗机构内炮制、使用。医疗机构应当遵守中药饮片炮制的有关规定，对其炮制的中药饮片的质量负责，保证药品安全。医疗机构炮制中药饮片，应当向所在地设区的市级人民政府药品监督管理部门备案。

根据临床用药需要，医疗机构可以凭本医疗机构医师的处方对中药饮片进行再加工。

6. 国家保护传统中药加工技术和工艺，支持传统剂型中成药的生产，鼓励运用现代科学技术研究开发传统中成药。

7. 生产符合国家规定条件的来源于古代经典名方的中药复方制剂，在申请药品批准文号时，可以仅提供非临床安全性研究资料。

8. 国家鼓励医疗机构根据本医疗机构临床用药需要配制和使用中药制剂，支持应用传统工艺配制中药制剂，支持以中药制剂为基础研制中药新药。

9. 医疗机构配制的中药制剂品种，应当依法取得制剂批准文号。但是，仅应用传统工艺配制的中药制剂品种，向医疗机构所在地省、自治区、直辖市人民政府药品监督管理部门备案后即可配制，不需要取得制剂批准文号。

要点四 中医药人才培养

1. 中医药教育应当遵循中医药人才成长规律，以中医药内容为主，体现中医药文化特色，注重中医药经典理论和中医药临床实践、现代教育方式和传统教育方式相结合。

2. 完善中医药学校教育体系，支持专门实施中医药教育的高等学校、中等职业学校和其他教育机构的发展。

中医药学校教育的培养目标、修业年限、教学形式、教学内容、教学评价及学术水平评价标准等，应当体现中医药学科特色，符合中医药学科发展规律。

3. 发展中医药师承教育，支持有丰富临床经验和技术专长的中医医师、中药专业技术人员在执业、业务活动中带徒授业，传授中医药理论和技术方法，培养中医药专业技术人员。

4. 加强对中医医师和城乡基层中医药专业技术人员的培养和培训。

国家发展中西医结合教育，培养高层次的中西医结合人才。

要点五 中医药科学研究

1. 鼓励科研机构、高等学校、医疗机构和药品生产企业等，运用现代科学技术和传统中医药研究方法，开展中医药科学研究，加强中西医结合研究，促进中医药理论和技术方法的继承和创新。

2. 支持对中医药古籍文献、著名中医药专家的学术思想和诊疗经验以及民间中医药技术方法的整理、研究和利用。

国家鼓励组织和个人捐献有科学研究和临床应用价值的中医药文献、秘方、验方、诊疗方法和技术。

3. 建立和完善符合中医药特点的科学技术创新体系、评价体系和管理体制，推动中医药科学技术进步与创新。

4. 采取措施，加强对中医药基础理论和辨证论治方法，常见病、多发病、慢性病和重大疑难疾病、重大传染病的中医药防治，以及其他对中医药理论和实践发展有重大促进作用的项目的科学研究。

要点六 中医药传承与文化传播

1. 对具有重要学术价值的中医药理论和技术方法，省级以上人民政府中医药主管部门应当组织遴选本行政区域内的中医药学术传承项目和传承人，并为传承活动提供必要的条件。传承人应当开展传承活动，培养后继人才，收集整理并妥善保存相关的学术资料。

2. 建立中医药传统知识保护数据库、保护名录和保护制度。

中医药传统知识持有人对其持有的中医药传统知识享有传承使用的权利，对他人获取、利用其持有的中医药传统知识享有知情同意和利益分享等权利。

国家对经依法认定属于国家秘密的传统中药处方组成和生产工艺实行特殊保护。

3. 发展中医养生保健服务，支持社会力量举办规范的中医养生保健机构。中医养生保健服务规范、标准由国务院中医药主管部门制定。

4. 开展中医药文化宣传和知识普及活动，应当遵守国家有关规定。任何组织或者个人不得对中医药作虚假、夸大宣传，不得冒用中医药名义牟取不正当利益。

要点七　法律责任

1. 县级以上人民政府中医药主管部门及其他有关部门未履行《中华人民共和国中医药法》（以下简称《中医药法》）规定的职责的，由本级人民政府或者上级人民政府有关部门责令改正；情节严重的，对直接负责的主管人员和其他直接责任人员，依法给予处分。

2. 违反《中医药法》规定，中医诊所超出备案范围开展医疗活动的，由所在地县级人民政府中医药主管部门责令改正，没收违法所得，并处 1 万元以上 3 万元以下罚款；情节严重的，责令停止执业活动。

中医诊所被责令停止执业活动的，其直接负责的主管人员自处罚决定作出之日起 5 年内不得在医疗机构内从事管理工作。医疗机构聘用上述不得从事管理工作的人员从事管理工作的，由原发证部门吊销执业许可证或者由原备案部门责令停止执业活动。

3. 违反《中医药法》规定，经考核取得医师资格的中医医师超出注册的执业范围从事医疗活动的，由县级以上人民政府中医药主管部门责令暂停 6 个月以上 1 年以下执业活动，并处 1 万元以上 3 万元以下罚款；情节严重的，吊销执业证书。

4. 违反《中医药法》规定，举办中医诊所、炮制中药饮片、委托配制中药制剂应当备案而未备案，或者备案时提供虚假材料的，由中医药主管部门和药品监督管理部门按照各自职责分工责令改正，没收违法所得，并处 3 万元以下罚款，向社会公告相关信息；拒不改正的，责令停止执业活动或者责令停止炮制中药饮片、委托配制中药制剂活动，其直接责任人员 5 年内不得从事中医药相关活动。

医疗机构应用传统工艺配制中药制剂未依照《中医药法》规定备案，或者未按照备案材料载明的要求配制中药制剂的，按生产假药给予处罚。

5. 违反《中医药法》规定，发布的中医医疗广告内容与经审查批准的内容不相符的，由原审查部门撤销该广告的审查批准文件，1 年内不受理该医疗机构的广告审查申请。

违反《中医药法》规定，发布中医医疗广告有前款规定以外违法行为的，依照《中华人民共和国广告法》的规定给予处罚。

6. 违反《中医药法》规定，在中药材种植过程中使用剧毒、高毒农药的，依照有关法律、法规规定给予处罚；情节严重的，可以由公安机关对其直接负责的主管人员和其他直接责任人员处 5 日以上 15 日以下拘留。

7. 违反《中医药法》规定，造成人身、财产损害的，依法承担民事责任；构成犯罪的，依法追究刑事责任。

细目十　《中华人民共和国药品管理法》及相关法规

要点一　药品研制

1. 药品，是指用于预防、治疗、诊断人的疾病，有目的地调节人的生理机能并规定有适应证或者功能主治、用法和用量的物质，包括中药、化学药和生物制品等。

2. 从事药品研制活动，应当遵守药物非临床研究质量管理规范、药物临床试验质量管理规范，保证药品研制全过程持续符合法定要求。

3. 开展药物临床试验，应当在具备相应条件的临床试验机构进行。

4. 开展药物临床试验，应当符合伦理原则，制定临床试验方案，经伦理委员会审查同意。

5. 实施药物临床试验，应当向受试者或者其监护人如实说明和解释临床试验的目的和风险等详细情况，取得受试者或者其监护人自愿签署的知情同意书，并采取有效措施保护受试者合法权益。

6. 药品标准。国务院药品监督管理部门颁布的《中华人民共和国药典》和药品标准为国家药品标准。

要点二　医疗机构药事管理

1. 医疗机构购进药品，应当建立并执行进货检查验收制度，验明药品合格证明和其他标识；不符合规定要求的，不得购进和使用。

2. 医疗机构应当有与所使用药品相适应

的场所、设备、仓储设施和卫生环境，制定和执行药品保管制度，采取必要的冷藏、防冻、防潮、防虫、防鼠等措施，保证药品质量。

3. 医疗机构配制制剂，应当经所在地省、自治区、直辖市人民政府药品监督管理部门批准，取得医疗机构制剂许可证。无医疗机构制剂许可证的，不得配制制剂。

4. 医疗机构配制的制剂，应当是本单位临床需要而市场上没有供应的品种，并应当经所在地省、自治区、直辖市人民政府药品监督管理部门批准；但是，法律对配制中药制剂另有规定的除外。

5. 医疗机构配制的制剂凭医师处方在本单位使用，经国务院药品监督管理部门或者省级药品监督管理部门批准，可以在指定的医疗机构之间调剂使用，不得在市场上销售。

要点三　假药和劣药

1. 禁止生产（包括配制）、销售、使用假药。有下列情形之一的，为假药：①药品所含成分与国家药品标准规定的成分不符。②以非药品冒充药品或者以他种药品冒充此种药品。③变质的药品。④药品所标明的适应证或者功能主治超出规定范围。

2. 禁止生产（包括配制）、销售、使用劣药。有下列情形之一的，为劣药：①药品成分的含量不符合国家药品标准。②被污染的药品。③未标明或者更改有效期的药品。④未注明或者更改产品批号的药品。⑤超过有效期的药品。⑥擅自添加防腐剂、辅料的药品。⑦其他不符合药品标准的药品。

要点四　特殊管理的药品

国家对麻醉药品、精神药品、医疗用毒性药品、放射性药品、药品类易制毒化学品实行特殊管理。

1. 麻醉药品和精神药品管理的相关规定

(1) 麻醉药品和第一类精神药品不得零售。禁止使用现金进行麻醉药品和精神药品交易，但是个人合法购买麻醉药品和精神药品的除外。

(2) 第二类精神药品零售企业应当凭执业医师出具的处方，按规定剂量销售第二类精神药品，并将处方保存2年备查；禁止超剂量或者无处方销售第二类精神药品；不得向未成年人销售第二类精神药品。

2. 医疗用毒性药品管理的相关规定　《医疗用毒性药品管理办法》规定：医疗单位供应和调配毒性药品，凭医师签名的正式处方。每次处方剂量不得超过2日极量。

要点五　法律责任

1. 未取得药品生产许可证、药品经营许可证或者医疗机构制剂许可证生产、销售药品的，责令关闭，没收违法生产、销售的药品和违法所得，并处违法生产、销售的药品（包括已售出和未售出的药品，下同）货值金额15倍以上30倍以下的罚款；货值金额不足10万元的，按10万元计算。

2. 生产、销售假药的，没收违法生产、销售的药品和违法所得，责令停产停业整顿，吊销药品批准证明文件，并处违法生产、销售的药品货值金额15倍以上30倍以下的罚款；货值金额不足10万元的，按10万元计算；情节严重的，吊销药品生产许可证、药品经营许可证或者医疗机构制剂许可证，10年内不受理其相应申请；药品上市许可持有人为境外企业的，10年内禁止其药品进口。

3. 生产、销售劣药的，没收违法生产、销售的药品和违法所得，并处违法生产、销售的药品货值金额10倍以上20倍以下的罚款；违法生产、批发的药品货值金额不足10万元的，按10万元计算，违法零售的药品货值金额不足1万元的，按1万元计算；情节严重的，责令停产停业整顿直至吊销药品批准证明文件、药品生产许可证、药品经营许可证或者医疗机构制剂许可证。

4. 生产、销售的中药饮片不符合药品标准，尚不影响安全性、有效性的，责令限期改正，给予警告；可以处10万元以上50万元以下的罚款。

5. 药品使用单位使用假药、劣药的，按照销售假药、零售劣药的规定处罚；情节严重的，法定代表人、主要负责人、直接负责的主管人员和其他责任人员有医疗卫生人员执业证书的，还应当吊销执业证书。

6. 医疗机构未从药品上市许可持有人或者具有药品生产、经营资格的企业购进药品的，责令改正，没收违法购进的药品和违法所得，并处违法购进药品货值金额2倍以上10倍以下的罚款；情节严重的，并处货值金额10倍以上

30 倍以下的罚款，吊销药品批准证明文件、药品生产许可证、药品经营许可证或者医疗机构执业许可证；货值金额不足 5 万元的，按 5 万元计算。

7. 违反《中华人民共和国药品管理法》规定，医疗机构将其配制的制剂在市场上销售的，责令改正，没收违法销售的制剂和违法所得，并处违法销售制剂货值金额 2 倍以上 5 倍以下的罚款；情节严重的，并处货值金额 5 倍以上 15 倍以下的罚款；货值金额不足 5 万元的，按 5 万元计算。

医疗机构未按照规定报告疑似药品不良反应的，责令限期改正，给予警告；逾期不改正的，处 5 万元以上 50 万元以下的罚款。

8. 医疗机构的负责人、药品采购人员、医师、药师等有关人员收受药品上市许可持有人、药品生产企业、药品经营企业或者代理人给予的财物或者其他不正当利益的，由卫生健康主管部门或者本单位给予处分，没收违法所得；情节严重的，还应当吊销其执业证书。

细目十一 《处方管理办法》

要点一 处方开具与调剂的原则

1. 医师开具处方和药师调剂处方应当遵循安全、有效、经济的原则。

2. 处方调剂。药师调剂处方时必须做到“四查十对”：查处方，对科别、姓名、年龄；查药品，对药名、剂型、规格、数量；查配伍禁忌，对药品性状、用法用量；查用药合理性，对临床诊断。

要点二 处方权的获得

1. 经注册的执业医师在执业地点取得相应的处方权。

2. 医师应当在注册的医疗机构签名留样或者专用签章备案后，方可开具处方。

3. 执业医师经考核合格后取得麻醉药品和第一类精神药品的处方权，药师经考核合格后取得麻醉药品和第一类精神药品调剂资格。

4. 医师取得麻醉药品和第一类精神药品处方权后，方可在本机构开具麻醉药品和第一类精神药品处方，但不得为自己开具该类药品处方。药师取得麻醉药品和第一类精神药品调剂资格后，方可在本机构调剂麻醉药品和第一类精神药品。

要点三 处方的开具

1. 医师开具处方应当使用经药品监督管理部门批准并公布的药品通用名称、新活性化合物的专利药品名称和复方制剂药品名称。

医师开具院内制剂处方时应当使用经省级卫生行政部门审核、药品监督管理部门批准的名称。医师可以使用由国家卫生健康委公布的药品习惯名称开具处方。

2. 处方开具当日有效。特殊情况下需延长有效期的，由开具处方的医师注明有效期限，但有效期最长不得超过 3 日。

3. 处方一般不得超过 7 日用量；急诊处方一般不得超过 3 日用量；对于某些慢性病、老年病或特殊情况，处方用量可适当延长，但医师应当注明理由。

4. 为门（急）诊患者开具的麻醉药品注射剂，每张处方为 1 次常用量；控缓释制剂，每张处方不得超过 7 日常用量；其他剂型，每张处方不得超过 3 日常用量。

第一类精神药品注射剂，每张处方为 1 次常用量；控缓释制剂，每张处方不得超过 7 日常用量；其他剂型，每张处方不得超过 3 日常用量。哌甲酯用于治疗儿童多动症时，每张处方不得超过 15 日常用量。

第二类精神药品一般每张处方不得超过 7 日常用量；对于慢性病或某些特殊情况的患者，处方用量可以适当延长，医师应当注明理由。

5. 为门（急）诊癌症疼痛患者和中、重度慢性疼痛患者开具的麻醉药品、第一类精神药品注射剂，每张处方不得超过 3 日常用量；控缓释制剂，每张处方不得超过 15 日常用量；其他剂型，每张处方不得超过 7 日常用量。

6. 为住院患者开具的麻醉药品和第一类精神药品处方应当逐日开具，每张处方为 1 日常用量。

要点四 处方的调剂

依法经过资格认定的药师或者其他药学技术人员调剂处方时，认为存在用药不适宜时，应当告知处方医师，请其确认或者重新开具处方；发现严重不合理用药或者用药错误，应当拒绝调剂;对于不规范处方或者不能判定其合法性的处方,不得调剂。

药师调剂处方时必须做到“四查十对”:查处方,对科别、姓名、年龄;查药品,对药名、剂型、规格、数量;查配伍禁忌,对药品性状、用法用量;查用药合理性,对临床诊断。

要点五 监督管理

1. 医疗机构应当建立处方点评制度,填写处方评价表,对处方实施动态监测及超常预警,登记并通报不合理处方,对不合理用药及时予以干预。

2. 医疗机构应当对出现超常处方3次以上且无正当理由的医师提出警告,限制其处方权;限制处方权后,仍连续2次以上出现超常处方且无正当理由的,取消其处方权。

3. 医师出现下列情形之一的,处方权由其所在医疗机构予以取消:①被责令暂停执业;②考核不合格离岗培训期间;③被注销、吊销执业证书;④不按照规定开具处方,造成严重后果的;⑤不按照规定使用药品,造成严重后果的;⑥因开具处方牟取私利。

要点六 法律责任

医师出现下列情形之一的,按照《医师法》的规定,由县级以上卫生行政部门给予警告或者责令暂停6个月以上1年以下执业活动;情节严重的,吊销其执业证书:①未取得处方权或者被取消处方权后开具药品处方的;②未按照《处方管理办法》规定开具药品处方的;③违反《处方管理办法》其他规定的。

细目十二 《医疗机构从业人员行为规范》

要点一 总则

1. 为规范医疗机构从业人员行为,根据医疗卫生有关法律法规、规章制度,结合医疗机构实际,制定本规范。

2. 本规范适用于各级各类医疗机构内所有从业人员,包括:

(1) 管理人员,指在医疗机构及其内设各部门、科室从事计划、组织、协调、控制、决策等管理工作的人员。

(2) 医师,指依法取得执业医师、执业助理医师资格,经注册在医疗机构从事医疗、预防、保健等工作的人员。

(3) 护士,指经执业注册取得护士执业证书,依法在医疗机构从事护理工作的人员。

(4) 药学技术人员,指依法经过资格认定,在医疗机构从事药学工作的药师(士)及技术人员。

(5) 医技人员,指医疗机构内除医师、护士、药学技术人员之外从事其他技术服务的卫生专业技术人员。

(6) 其他人员,指除以上五类人员外,在医疗机构从业的其他人员,主要包括物资、总务、设备、科研、教学、信息、统计、财务、基本建设、后勤等部门工作人员。

3. 医疗机构从业人员,既要遵守本文件所列基本行为规范,又要遵守与职业相对应的分类行为规范。

要点二 医疗机构从业人员基本行为规范

1. 以人为本,践行宗旨。坚持救死扶伤、防病治病的宗旨,发扬大医精诚理念和人道主义精神,以患者为中心,全心全意为人民健康服务。

2. 遵纪守法,依法执业。自觉遵守国家法律法规,遵守医疗卫生行业规章和纪律,严格执行所在医疗机构各项制度规定。

3. 尊重患者,关爱生命。遵守医学伦理道德,尊重患者的知情同意权和隐私权,为患者保守医疗秘密和健康隐私,维护患者合法权益;尊重患者被救治的权利,不因种族、宗教、地域、贫富、地位、残疾、疾病等歧视患者。

4. 优质服务,医患和谐。言语文明,举止端庄,认真践行医疗服务承诺,加强与患者的交流与沟通,积极带头控烟,自觉维护行业形象。

5. 廉洁自律,恪守医德。弘扬高尚医德,严格自律,不索取和非法收受患者财物,不利用执业之便谋取不正当利益;不收受医疗器械、药品、试剂等生产、经营企业或人员以各种名义、形式给予的回扣、提成,不参加其安排、组织或支付费用的营业性娱乐活动;不骗取、套取基本医疗保障资金或为他人骗取、套取提供便利;不违规参与医疗广告宣传和药品医疗器械促销，不倒卖号源。

6. 严谨求实，精益求精。热爱学习，钻研业务，努力提高专业素养，诚实守信，抵制学术不端行为。

7. 爱岗敬业，团结协作。忠诚职业，尽职尽责，正确处理同行同事间关系，互相尊重，互相配合，和谐共事。

8. 乐于奉献，热心公益。积极参加上级安排的指令性医疗任务和社会公益性的扶贫、义诊、助残、支农、援外等活动，主动开展公众健康教育。

要点三 管理人员行为规范

1. 牢固树立科学的发展观和正确的业绩观，加强制度建设和文化建设，与时俱进，创新进取，努力提升医疗质量、保障医疗安全、提高服务水平。

2. 认真履行管理职责，努力提高管理能力，依法承担管理责任，不断改进工作作风，切实服务临床一线。

3. 坚持依法、科学、民主决策，正确行使权力，遵守决策程序，充分发挥职工代表大会作用，推进院务公开，自觉接受监督，尊重员工民主权利。

4. 遵循公平、公正、公开原则，严格人事招录、评审、聘任制度，不在人事工作中谋取不正当利益。

5. 严格落实医疗机构各项内控制度，加强财物管理，合理调配资源，遵守国家采购政策，不违反规定干预和插手药品、医疗器械采购和基本建设等工作。

6. 加强医疗、护理质量管理，建立健全医疗风险管理机制。

7. 尊重人才，鼓励公平竞争和学术创新，建立完善科学的人员考核、激励、惩戒制度，不从事或包庇学术造假等违规违纪行为。

8. 恪尽职守，勤勉高效，严格自律，发挥表率作用。

要点四 医师行为规范

1. 遵循医学科学规律，不断更新医学理念和知识，保证医疗技术应用的科学性、合理性。

2. 规范行医，严格遵循临床诊疗和技术规范，使用适宜诊疗技术和药物，因病施治，合理医疗，不隐瞒、误导或夸大病情，不过度医疗。

3. 学习掌握人文医学知识，提高人文素质，对患者实行人文关怀，真诚、耐心与患者沟通。

4. 认真执行医疗文书书写与管理制度，规范书写、妥善保存病历材料，不隐匿、伪造或违规涂改、销毁医学文书及有关资料，不违规签署医学证明文件。

5. 依法履行医疗质量安全事件、传染病疫情、药品不良反应、食源性疾病和涉嫌伤害事件或非正常死亡等法定报告职责。

6. 认真履行医师职责，积极救治，尽职尽责为患者服务，增强责任安全意识，努力防范和控制医疗责任差错事件。

7. 严格遵守医疗技术临床应用管理规范和单位内部规定的医师执业等级权限，不违规临床应用新的医疗技术。

8. 严格遵守药物和医疗技术临床试验有关规定，进行实验性临床医疗，应充分保障患者本人或其家属的知情同意权。

要点五 实施与监督

1. 医疗机构行政领导班子负责本规范的贯彻实施。主要责任人要以身作则，模范遵守本规范，同时抓好本单位的贯彻实施。

2. 医疗机构相关职能部门协助行政领导班子抓好本规范的落实，纪检监察纠风部门负责对实施情况进行监督检查。

3. 各级卫生行政部门要加强对辖区内各级各类医疗机构及其从业人员贯彻执行本规范的监督检查。

4. 医疗卫生有关行业组织应结合自身职责，配合卫生行政部门做好本规范的贯彻实施，加强行业自律性管理。

5. 医疗机构及其从业人员实施和执行本规范的情况，应列入医疗机构校验管理和医务人员年度考核、医德考评和医师定期考核的重要内容，作为医疗机构等级评审、医务人员职称晋升、评先评优的重要依据。

6. 医疗机构从业人员违反本规范的，由所在单位视情节轻重，给予批评教育、通报批评、取消当年评优评职资格或低聘、缓聘、解职待聘、解聘。其中需要追究党纪、政纪责任的，由有关纪检监察部门按照党纪政纪案件的调查处理程序办理；需要给予行政处罚的，由有关卫生行政部门依法给予相应处罚；涉嫌犯罪的，移送司法机关依法处理。

第十四部分　中医妇科学

第一单元　绪　　论

细目　中医妇科学概述及范围

要点一　概述

中医妇科学是运用中医基础理论及方法，认识和研究妇女解剖、生理、病因病机、诊治规律，以防治妇女特有疾病的一门临床学科。

张仲景所著《金匮要略》设有"妇人妊娠病脉证并治""妇人产后病脉证并治""妇人杂病脉证并治"三篇，是现存中医古籍中最早设妇科专篇的医著，所论病种包括经、带、胎、产、杂病五大类，开创了妇科辨证论治的先河。其中列有狼牙汤沥阴、蛇床子散纳药，开创了妇科病外治法的先河。

陈自明所著《妇人大全良方》首次提出"妇人以血为基本"的学术观点，继承和发展了《诸病源候论》突出冲任损伤的病机。

张景岳所著《景岳全书·妇人规》提出了"阳非有余，真阴不足"的学术理论，重视七情致病，提倡饮食调摄以利孕育，重视命门学说，强调肾主生殖，为后世不孕症的治疗提供了理论依据。方药配伍重视"阴中求阳，阳中求阴"，对后世妇科方药的发展产生了积极影响。

傅山所著《傅青主女科》认为"妇人以精血为主"，辨证以脏腑、气血、冲任督带立论，注重肾、肝、脾，强调七情内伤及房劳损伤导致妇产科疾病，创制经典名方完带汤、清经散、两地汤、定经汤及生化汤加减方。

要点二　范围

妇女有特殊的生殖器官和月经、带下、妊娠、产育与哺乳等特殊生理，以及相应的疾病，故中医妇科学研究的范围主要是女性生殖器官解剖、生理、病因、病机、诊断、辨证、治疗大法，以及经、带、胎、产、杂病的防治。随着社会的发展和疾病谱的变化，妇科研究的范围亦有所扩大，增加了中医治疗有特色和前景的新病种，如盆腔炎性疾病、子宫内膜异位症和子宫腺肌病、多囊卵巢综合征、产后情志异常、计划生育及其副反应的中医药治疗等。

第二单元 女性生殖器官

细目一 外生殖器官

要点一 位置及形态

外生殖器是指生殖器官外露部分，《灵枢·经脉》所称"阴器"，《素问·厥论》所指"前阴"，均指外生殖器，又称外阴、女阴。汉代《养生方》载有"女阴图"，是当时所绘的女性外生殖器图，也是现存最早的女性外生殖器图。外生殖器包括毛际、阴户。

1. 毛际(阴阜) 毛际主要指前阴隆起的脂肪垫，即阴阜。成熟女性的阴毛呈尖端向下的倒三角形。

2. 阴户 又称廷孔、四边，均指阴道口。廷孔，是阴道口的最早名称，出自《素问·骨空论》。四边即前起阴蒂，后至阴唇系带，左右为大、小阴唇之间。

要点二 功能

阴户是防御外邪入侵之第一道门户，是排月经、泌带下、排恶露之出口，是合阴阳之入口，又是娩出胎儿、胎盘之产门。

细目二 内生殖器官

要点一 胞宫与子宫的含义

金元时期朱丹溪在《格致余论·受胎论》中首次描述子宫的形态为"阴阳交媾，胎孕乃凝，所藏之处，名曰子宫，一系在下，上有两歧，一达于左，一达于右"。其后，明代张介宾《妇人规·子嗣类》又补充了"中分为二，形如合钵"，形象地描绘了子宫的形状，并指出"女子之胞，子宫是也，亦以出纳精气而成胎孕者为奇"。"胞宫"一词，出现较晚，北宋朱肱撰《活人书·卷十九》已载："及瘥后伤风，热入胞宫，寒热如疟。"胞宫、子宫在传统认识上并不完全一致，如前所述子宫"上有两歧，一达于左，一达于右"，有人认为包括了西医解剖中的输卵管和卵巢(即附件)，但也有学者理解为宫底两侧的子宫角，而且在许多著述中女子胞、子宫、胞宫，实际上是单指西医解剖学上的子宫，致使历来概念不清或混乱，给后学带来不便。现根据中医学传统记载和临床实用，结合现代肾-天癸-冲任-胞宫生殖轴的意义，对胞宫和子宫的概念界定如下：

胞宫：是女性特有的内生殖器官的概称，包括解剖学上所指的子宫、输卵管和卵巢。胞宫的功能涵盖内生殖器官的功能，受肾、天癸主宰，以"出纳精气"而通脑髓、联五脏、主司子宫，使子宫正常行使其功能。此外，胞脉、胞络通过心肾与胞宫相联属。所以，胞脉、胞络是隶属于胞宫的脉络，胞络还有维系子宫解剖位置的作用。

子宫：是中医固有的女性特有生殖器官的解剖名称，即解剖学上所称的子宫。中西医所指相同。子宫的位置在带脉以下，小腹正中，盆腔中央，前邻膀胱，后为直肠，下接阴道。现代有医家认为子宫"亦脏亦腑，非脏非腑"。因为非经期、妊娠期，子宫表现为"藏精气而不泻"似脏；行经期、分娩时，子宫又表现为"传化物而不藏"似腑。所以，子宫既具有脏和腑的一些功能特点，又区别于脏和腑，《黄帝内经》(下简称"《内经》")称之为"奇恒之府"。

要点二 位置及形态

内生殖器官是指生殖器官内藏部分，包括阴道、胞宫、子门等。

1. 阴道 又称"产道""子肠"，是阴户连

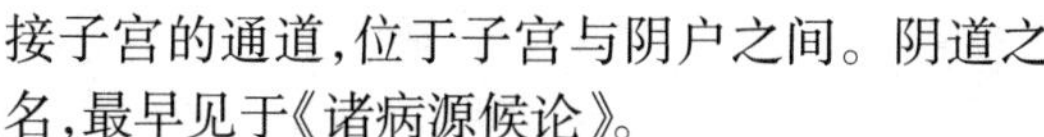

接子宫的通道，位于子宫与阴户之间。阴道之名，最早见于《诸病源候论》。

2. 胞宫　《灵枢·五色》称“子处”，《素问·五脏别论》称“女子胞”，《神农本草经·紫石英》始称“子宫”。

3. 子门　又称“子户”，即子宫颈口，是子宫下接阴道的部分。

要点三　功能

1. 阴道　是防御外邪入侵的关口，是排出月经、分泌带下的通道，是阴阳交合的器官，又是娩出胎儿的路径，故亦称产道。阴道可反映女性五脏六腑、精气津液的盛衰，如肾、肝、脾功能正常，阴中润泽，若肝肾不足，则阴道干涩。

2. 子宫　子宫的功能是主行月经、分泌带液、种子育胎、发动分娩、排泄恶露。

3. 子门　是预防外邪入侵的第二道关口，是排月经、泌带液、娩出胎儿的通道。

第三单元　女性生殖生理

细目一　月经的生理

要点一　月经的生理表现

月经是指有规律的、周期性的子宫出血，月月如期，经常不变，故又称“月信”“月事”“月水”。“月经”之名首见晋代《脉经》。月经是女性最显著的生理特点，月经初潮，标志着青春期的到来，已初具生殖功能。初潮后30~35年，一般每月行经一次，信而有期。西医认为月经是指随卵巢的周期性变化，子宫内膜周期性脱落及出血。规律月经的建立，是生殖功能成熟的标志之一。

1. 月经初潮　妇女一生中第1次月经来潮，称为初潮。初潮年龄一般为13~15岁，平均14岁，即“二七”之年。可早至11~12岁，迟至16岁。月经初潮的迟早，受各种内外因素的影响，如体弱或营养不良者，初潮可推迟；而体质强壮及营养良好者，月经初潮可较早或正常。

2. 月经周期　月经有月节律的周期性。出血的第1天为月经周期的开始，两次月经第1天的间隔时间称为一个月经周期，一般28~30天。

3. 经期　即月经持续时间，正常经期为3~7天，多数为3~5天。第1天经量不多，第2~3天经量最多，第4日始渐少，持续时间不超过7天。周期长短因人而异。“经贵乎如期”，每个妇女的月经周期有自己的规律性，但一般不应提前或推后1周以上。

4. 月经的量、色、质　月经量的多少难以准确统计，一般以每月经量50~80mL为适中。经色暗红，经质不稀不稠，不凝固，无血块，无特殊臭气。

5. 月经期表现　行经前，可出现胸乳略胀，小腹略坠，腰微酸，情绪易波动。这是由于经前、经期冲任气血充盛，气血变化较剧，子宫血流量增加，气机易于郁滞。一般经来自消，不作病论，大多数妇女可自我调节而无特殊症状。

6. 绝经　妇女一生中最后1次行经后，停闭1年以上，称为绝经。一般为45~55岁，平均49.5岁。绝经表明行将步入老年期。

要点二　月经的特殊生理现象

月经定期两个月来潮一次者，称为“并月”；三个月一潮者，称为“居经”或“季经”；一年一行者称为“避年”；还有终生不潮却能受孕者，称为“暗经”。受孕初期仍能按月经周期有少量出血而无损于胎儿者，称为“激经”，又称“盛胎”或“垢胎”。这些均是特殊生理现象，若无不适，不影响生育，可不作病论。

要点三　月经产生的机理

月经的产生，是女子发育到成熟的年龄阶段后，脏腑、天癸、气血、经络协调作用于胞宫的生理现象。

（一）脏腑与月经

五脏的生理功能是化生和贮藏精、气、血、津液，六腑的功能是受盛和传化水谷，脏腑互为表里。五脏之中，肾藏精，肝藏血，脾生血，心主血，肺主气，在月经产生中各司其职。如肾气旺盛，使天癸泌至；肝血充足，气机条达，则经候如期；脾胃健运，则血海充盈，血循常道。故在月经产生的机制中，与肾、肝、脾关系尤为密切。

1. 肾　在月经产生的过程中以肾为主导。

肾藏精，主生殖：精是由禀受于父母的生命物质与后天水谷精微相融合而形成的一种精华物质。肾藏精，是指肾具有生成、贮藏和施泄精气的功能，而以贮藏为主，使精不无故流失。精藏于肾，依赖于肾气的贮藏作用和施泄作用发挥其主生殖的生理功能。

肾为天癸之源：天癸至，则月事以时下；天

癸竭，则月经断绝。在特定的年龄阶段内，肾气初盛，天癸尚微；肾气既盛，天癸蓄极，月事以时下。此后，随肾气的充盛，每月天癸泌至，呈现消长盈亏的月节律，经调而子嗣；其后又随肾气的虚衰，天癸亦渐竭，经断无子。可见肾为天癸之源。

肾为冲任之本：冲脉为血海，广聚脏腑之血，使子宫满盈；任脉为阴脉之海，使所司精、血、津液充沛。任通冲盛，月事以时下，若任虚冲衰则经断而无子，故冲任二脉直接关系月经的潮止。

肾为气血之根：血是月经的物质基础，气为血之帅，血为气之母。气血和调，经候如常。肾有阴阳二气，为气血之根。

肾与胞宫相系：胞宫司月经，肾与胞宫相系。又肾经与冲脉下行支相并，与任脉交会于关元，与督脉同贯脊，故肾与冲、任、督脉相关，肾与胞宫相系，而冲、任、督同起于胞中。

肾与脑髓相通：肾主骨生髓通脑，脑为元神之府，主宰人体的一切生命活动，月经的产生亦离不开脑的调节。

肾为五脏阴阳之本：肾气调节机体的代谢和生理功能活动，是通过肾中阴阳来实现的。肾阴阳平衡协调，才能维持机体生理正常。

肾通过多渠道、多层次、多位点对月经的产生发挥主导作用，所以《傅青主女科》谓“经本于肾”“经水出诸肾”。

2. 肝　肝藏血，主疏泄，喜条达，恶抑郁。肝具有储藏血液、调节血量和疏泄气机的作用，脏腑所化生之血，除营养周身外，则储藏于肝。在月经的产生中，肝血下注冲脉，司血海之定期蓄溢，参与月经周期、经期及经量的调节。

肝经与冲脉交会于三阴交，与任脉交会于曲骨，与督脉交会于百会，肝通过冲、任、督与胞宫相通，而使子宫行使其藏泻有序的功能。

肝肾同居下焦，乙癸同源，为子母之脏。肾藏精，肝藏血，精血互生，同为月经提供物质基础；肝主疏泄，肾主闭藏，一开一阖共同调节子宫，使藏泻有序，经候如常。

3. 脾（胃）　脾胃为后天之本，气血生化之源。又脾主运化，主中气，其气主升，具有统摄血液、固摄子宫之权。脾气健运，血循常道，血旺而经调。胃主受纳，为水谷之海，乃多气多血之腑，足阳明胃经与冲脉会于气街，故有“冲脉隶于阳明”之说。胃中水谷盛，则冲脉之血盛，月事以时下。

4. 心　心主血脉，心气有推动血液在经脉内运行的作用。《素问·评热病论》指出：“胞脉者，属心而络于胞中。”所以心又通过胞脉与胞宫相通。心气下通于肾，心肾相交，血脉流畅，月事如常。

5. 肺　肺主气，朝百脉而输精微，如雾露之溉，精微下达于胞宫，参与月经的产生与调节。

肾主作强，肝主谋虑，脾主思虑，心主神明，肺主治节，脑为元神之府。在脑主宰下，五脏所主的精神活动，对月经的产生亦有调节作用。

（二）天癸与月经

天癸，男女皆有，是肾精肾气充盛到一定程度时，体内出现的具有促进人体生长、发育和生殖作用的一种精微物质。天癸来源于先天肾气，靠后天水谷精气的滋养而逐渐趋于成熟，此后又随肾气的虚衰而竭止。如马玄台注释《素问》时说：“天癸者，阴精也。盖肾属水，癸亦属水，由先天之气蓄极而生，故谓阴精为天癸也。”天癸源于先天，藏之于肾，在肾气旺盛时期，肾中真阴不断充实，在后天水谷之精的滋养下化生并成熟泌至。对妇女来说，“天癸至”则“月事以时下，故有子”，“天癸竭，地道不通，故形坏而无子也”，说明它使任脉所司的精、血、津液旺盛、充沛、通达，并使冲脉在其作用下，广聚脏腑之血而血盛，冲任二脉相资，血海满溢，月经来潮。“七七”之年后，又随肾气的虚衰而天癸竭，导致经断，形坏而无子。故天癸主宰月经的潮与止。现代中医妇科界对天癸的基本认识为：天癸是影响人体生长、发育与生殖的一种阴精。女性天癸与月经相始终，进而认为天癸是“肾主生殖”的精微物质。

（三）气血与月经

妇人以血为基本，月经的主要成分是血。然气为血之帅，血为气之母，血赖气的升降出入运动而周流。气血均来源于脏腑。在月经产生的机制中，血是月经的物质基础，气能生血，又能行血、摄血。气血和调，经候如常。

（四）经络与月经

经络是经脉和络脉的总称，是运行全身气血，联络脏腑形体官窍，沟通上下内外，感应传导信息的通路系统。与妇女的生理、病理关系最大的是奇经八脉中的冲、任、督、带。其生理功能主要是通过起源、循行路线和各自功能，对十二经脉气血运行起蓄溢和调节作用，并联系子宫、脑、髓等奇恒之府。

1. 循行路线 冲、任、督三脉同起于胞中，一源而三歧。带脉环腰一周，络胞而过。冲、任、督在下腹部所经路线正是女性生殖器官所在部位，冲、任、督、带经气又参与月经产生的活动，故关系密切。

2. 功能作用 “冲为血海”，为“十二经之海”，广聚脏腑之血。“任主胞胎”，为“阴脉之海”，总司精、血、津、液等一身之阴。督脉为阳脉之海，总督一身之阳；又任督相通，调节一身阴阳脉气的平衡协调；督脉属肾络脑。带脉约束诸经，使经脉气血循行保持常度。在天癸的作用下，冲、任、督、带脉各司其职，调节着月经的产生和维持其正常的生理状态。

（五）胞宫与月经

胞宫是化生月经和受孕育胎的内生殖器官。其生理由肾、天癸、气血、冲任调节，并主司子宫藏泻，胞宫周期性变化主要表现为子宫的周期性出血。

综上所述，脏腑、天癸、气血、冲、任、督、带与胞宫，是月经产生的生理基础，其中肾、天癸、冲任、胞宫是产生月经的中心环节，各环节之间互相联系，不可分割，现代中医妇科学家称之为“肾-天癸-冲任-胞宫生殖轴”。

要点四 月经周期的调节

（一）月经周期节律

月经具有周期性、节律性，是女性生殖生理过程中肾阴阳消长、气血盈亏规律性变化的体现。月经有行经期、经后期、经间期、经前期四个不同时期的生理节律，形成月经周期。现以28天为一月经周期，阐述如下：

行经期：行经第1~4天，此期子宫泻而不藏，排出经血。既是上次月经的结束，又是新周期开始的标志，呈现“重阳转阴”特征。

经后期：指月经干净后至经间期前，约为周期的第5~13天，此期血海空虚渐复，子宫藏而不泻，呈现阴长的动态变化。阴长，是指肾水、天癸、阴精、血气等渐复至盛，呈重阴状态。重阴，是指月经周期阴阳消长节律中的阴长高峰时期。

经间期：周期第14~15天，也称氤氲之时，或称“的候”“真机”时期（即西医所称的“排卵期”）。在正常月经周期中，此期正值两次月经中间，故称之为经间期。是重阴转阳、阴盛阳动之际，正是种子的时候。

经前期：即经间期之后，约月经周期的第15~28天。此期阴盛阳生渐至重阳。重阳，是指月经周期阴阳消长节律中阳生的高峰时期。此时阴阳俱盛，以备种子育胎。若已受孕，精血聚以养胎，月经停闭不潮；如未受孕，则去旧生新，血海由满而溢泻而为月经。

（二）月经周期的调节机制

1. 天人相应说 《素问·八正神明论》认为月经的节律与月亮运动的节律一致。妇女的性周期以月为节律，故明代李时珍、张介宾以此取类比象推论月经调节为：上应月相，下应海潮，是天人相应的现象。《血证论》指出：月有盈亏，海有潮汐。女子之血，除旧生新，是满则溢、盈必亏之道。女子每月则行经一度，盖所以泄血之余也。这可以说是初步提示了月经周期形成与调节的机制。

2. 肾阴阳转化说 有学者提出月经出现周期性的藏泻，是肾阴、肾阳转化，气血盈亏变化的结果。经后期血海空虚，肾阴增长，阴中有阳，此时表现为“藏而不泻”；经间期，是肾之阴精发展到重阴转阳的转化时期；经前期，是肾阳增长，阳中有阴，肾阴阳平衡中阳的功能渐趋充旺时期；行经期，是“重阳则开”阶段，在阳气的转化中推动经血的排出，子宫表现为“泻而不藏”，除旧生新，出现新的周期。

3. 肾-天癸-冲任-胞宫生殖轴说 现代中医学术界根据《内经》和历代有关著述，从肾气、天癸、冲任、胞宫之间的关系及其调节进行了有关研究，逐渐形成了中医学的女性生殖轴概念，月经周期即由此生殖轴进行调节。

4. 脑-肾-天癸-冲任-胞宫轴说 《中医天癸古今论》作者提出根据古今对天癸的认识及“脑为元神之府”和肾主髓通脑的理论，提出脑-肾-天癸-冲任-胞宫（女）、睾丸（男）轴为性生殖功能调节系统的新概念，由这一轴心主司月经生理。

在月经周期的调节中，肾气、天癸、冲任、气血、胞宫有着规律性的变化。在肾气的主导下，天癸起着决定性的作用，使任通冲盛，气血和调，作用于胞宫，调控子宫依时下血，是为月经。

要点五 绝经机理

关于绝经机制，“七七”之年，肾气虚，任虚冲衰，天癸竭，最终导致自然绝经。

细目二　带下生理

健康女性阴道排出的一种阴液，色白或无色透明，其性黏而不稠，其量适中，无特殊臭气，津津常润，是正常生理现象，称生理性带下，俗称白带。如《沈氏女科辑要》引王孟英说："带下，女子生而即有，津津常润，本非病也。"虽说生而即有，但要在发育成熟后才有明显的分泌，并有周期性变化。

要点一　带下的生理现象及作用

1. 带下属津液　津液广泛地存在于脏腑、形体、官窍等器官的组织之内和组织之间，起着滋润、濡养作用，也是维持人体生命活动的基本物质之一。就生理性带下的性状和作用而言，属液为多，故又称"阴液"或"带液"，以区别病理性带下。

2. 带下有周期性月节律　随肾气和天癸的调节，带下呈现周期性的变化并与生殖有关。在月经前后、经间期，带下的量稍有增多。经间期带下质清，晶莹而透明，具韧性，可拉长。其余时间带下量略少。

3. 带下量随妊娠期增多　妊娠后阴血下聚，使冲任、胞宫气血旺盛，故带液较未孕时略多。

4. 带下津泽胞宫、阴道　带下生而即有，发育成熟后与月经同步，有周期性月节律，经断后肾气渐虚，天癸将竭，带下亦明显减少，但不能断绝；若带下减少不能濡润阴道则阴中干涩，发为带下过少病证。故带下伴随女性一生，以滋润胞宫、阴道。

要点二　带下产生、调节的机理

带下的产生是脏腑、津液、经络协调作用于胞宫的结果。

1. 脏腑与带下　带下属阴液，与阴液关系最大的脏腑是肾、脾。肾主司津液，润泽阴窍，带下又随肾气的充盛、天癸的泌至而产生，并呈周期变化。生理性带下，由精所化，精又有滋润、濡养补益之功。故可以认为生理性带下的产生由肾精所化，禀肾气藏泻，布露于子宫，润泽于阴道。脾为气血津液生化之源，主运化，赖脾气之升清，胃肠吸收的谷气和津液上输于肺，而后由肺宣发和肃降，使津液输布全身而灌溉脏腑、形体和诸窍，其泌布于胞宫、阴道者，为生理性带下的组成部分。

2. 津液与带下　《灵枢·五癃津液别》中说："津液各走其道……其流而不行者为液。"《灵枢·口问》又说："液者，所以灌精濡空窍者也。"这说明带下源于津液。

3. 经络与带下　带下为阴液，而任脉为阴脉之海，主一身之阴液，任脉出胞中循阴器，任脉与带下的生理、病理直接相关。如《素问·骨空论》曰："任脉为病……女子带下瘕聚。"带脉环腰一周，约束诸经，与冲、任、督三脉纵横交错，络胞而过。任脉所司之阴液，若失去督脉的温化，则化为湿浊之邪，伤于带脉则为带下病。带脉约束带液，使带液的量泌之有常。

4. 胞宫与带下　《景岳全书》曰："盖白带出自胞宫。"《血证论》又说："带脉下系胞宫。"带下由胞宫渗润阴道，并能防御外邪入侵。

可见，生理性带下的产生与调节，是以脏腑功能正常为基础的，是脏腑、津液、经络协调作用于胞宫的生理现象。

细目三　妊娠生理

妊娠是从受孕至分娩的过程。"两精相搏，合而成形"是妊娠的开始，"十月怀胎，一朝分娩"是妊娠的结束。

要点一　受孕机理

"天地氤氲，万物化醇，男女媾精，万物化生"（《周易》）。古代已认识到"男女媾精"可创造人的生命。这一无神论的唯物主义观点是人类认识生命起源最早的经典之说。女子发育成熟后，月经按期来潮，就有了受孕的功能。受孕的机制在于肾气充盛，天癸成熟，冲任脉通盛，男女之精适时相合，便可构成胎孕。如《灵枢·决气》曰："两神相搏，合而成形。"《女科正宗·广嗣总论》说："男精壮而女经调，有子之道也。"男精壮应包括正常的精液及正常性功能，女经调应包括正常的月经及排卵。一般21~35

岁生育能力旺盛,注意把握受孕佳期,阴阳和合,容易受孕。《女科准绳·胎前门》引袁了凡之言:“凡妇人一月经行一度,必有一日氤氲之候,于一时辰间……此的候也……顺而施之,则成胎也。”男女之精妙合,结为胚胎,并在子宫内种植,在肾气、天癸、冲任、胞宫各个环节的协调和滋养下,逐渐发育成长。马王堆帛书《胎产书》比较详细地描述了胎儿在母体中的发育变化和产妇的调摄,其后《备急千金要方》也描述了胚胎发育的过程。妊娠后经十月怀胎,则“瓜熟蒂落”,足月分娩。

要点二　妊娠的生理现象

1. 月经停闭　生育期的妇女,月经一贯正常而突然停闭,首先应考虑妊娠。妊娠后,阴血下注冲任、子宫以养胎,上营乳房以化乳,子宫行使其藏精气而不泻的功能,月经停闭不来。

2. 脉滑　妊娠后出现脉滑,是中医候胎的重要依据之一。《素问·阴阳别论》指出:“阴搏阳别,谓之有子。”尺脉候肾,肾藏精主生殖,妊娠以后,肾旺荫胎,故肾脉应指有力,按之有神有根。《胎产心法》说:“凡妇人怀孕,其血留气聚,胞宫内实,故尺阴之脉必滑数。”妊娠脉滑,轻取流利,中取鼓指,重按不绝。但若肾气虚弱,气血不足,或年岁已高的妇女有孕,滑脉常不明显。精血不足者,孕后反可出现沉涩或弦细脉。因而切脉固可作为妊娠诊断之一助,但必须结合临床表现及妊娠检查,方能确诊。

3. 妊娠反应　孕后常出现胃纳不香或饱胀不思饮食,或恶心欲呕、择食的早孕反应。气血下注,冲脉相对较旺,机体气血相对不足,则易出现倦怠、思睡、头晕等不适。一般不影响工作,3个月内逐渐适应或消失。

4. 子宫增大　孕后子宫育胎,变化最大。早孕40多天,可扪及子宫增大变软,子宫颈紫蓝色、质软。非孕时子宫容量为5mL,至妊娠足月约5000mL,是原先的1000倍。子宫重量,非孕时50g,至足月妊娠约1000g,是原先的20倍。

5. 乳房变化　乳房自孕早期开始增大、发胀。乳头增大变黑,易勃起。乳晕加大变黑,乳晕外周散在褐色小结节状隆起。妊娠4~5个月,挤压乳头可有少量乳汁。中医古籍中有借助乳房的变化以候胎的记载。如《生生宝录》云:“妇人乳头转黑,乳根渐大,则是胎矣。”《医宗金鉴·妇科心法要诀》亦云:“妇人经水不至,不分是孕是病者,五个月之后,以孕妇乳房辨之,若乳房升大有乳者是胎。”

6. 下腹膨隆　妊娠3个月以后,可于下腹部手测子宫底高度以候胎之长养。

临床可根据上述妊娠生理现象,配合相关检查以诊断妊娠。每次妊娠一般一胎。若一孕二胎者称“双胎”或“骈胎”,一孕三胎称“品胎”。

细目四　产 育 生 理

要点一　预产期的计算方法

妊娠全程40周,即280天。预产期的计算,现代推算的公式是:从末次月经的第一天算起,月数加9(或减3),日数加7(阴历则加14)。

要点二　临产现象、正产现象

1. 临产现象　在分娩发动前数周,孕妇可有一些临产征象出现。

释重感:妊娠末期胎头入盆后,孕妇骤然释重,呼吸变得轻松,但可能感到行走不便和尿频。

弄胎(假宫缩):《医宗金鉴·妇科心法要诀》云:“若月数已足,腹痛或作或止,腰不痛者,此名‘弄胎’。”

2. 正产现象

见红:接近分娩发动或分娩已发动时,阴道有少量血性分泌物和黏液。

离经脉:临产时可扪得产妇中指本节有脉搏跳动,称为离经脉。《产孕集》则认为“尺脉转急,如切绳转珠者,欲产也”,说明尺脉转急是临产的征兆之一。《脉经》指出:“妇人欲生,其脉离经。夜半觉,日中则生也。”

阵痛:从有规律的宫缩开始至产门开全(子宫颈口完全扩张)的腹部阵发性疼痛,称阵痛。开始时阵痛间隔时间约15分钟,逐渐缩短为5~6分钟,最后为2~3分钟,这一现象称开口期,分娩正式发动。

要点三　影响分娩的因素

分娩能否顺利,取决于产力、产道、胎儿、精神因素四者的相互协调。若产力异常,如宫缩过频、过强、过短、过弱或失去节律，或胎儿发育异常、胎位异常，或产道异常，均可影响分娩的进程，造成难产。除此以外，还有一些因素也能直接或间接地影响分娩顺利进行。如产妇的精神状态对正常分娩的进展有着直接影响；产妇的素体状态、产妇的年龄、产次、分娩间隔、胎盘的大小、破膜过早均在一定程度上影响分娩且易发生并发症。中医对临产妇女总结出“睡、忍痛、慢临盆”六字真言，对产妇的顺利分娩具有一定指导意义。

要点四　产褥生理

分娩结束后，产妇逐渐恢复到孕前状态，约需要6~8周，此期称为“产褥期”，又称“产后”。产后一周称“新产后”，产后一月称“小满月”，产后百日称“大满月”，即所谓“弥月为期”“百日为度”。产褥期的生理特点是“多虚多瘀”。

恶露是产后自子宫排出的余血浊液，先是暗红色的血性恶露，也称红恶露，持续3~4天干净；后渐变淡红，量由多渐少，称为浆液性恶露，约7~10天干净；继后渐为不含血色的白恶露，约2~3周干净。如果血性恶露10天以上仍未干净，应考虑子宫复旧不良或感染，当予以诊治。

细目五　哺乳生理

要点一　乳汁的产生

乳汁由精血、津液所化，赖气以行。精血津液充足，能化生足够的乳汁哺养婴儿，哺乳次数按需供给。

要点二　产后开始哺乳时间

顺产者，产后30分钟即可在产床上开始哺乳，令新生儿吮吸乳头，以刺激乳头尽早泌乳，促进母体宫缩，减少产后出血，建立母子亲密的感情。让婴儿吸吮免疫价值极高的初乳，增强抗病能力，促进胎粪排出。

要点三　哺乳期的断乳时间

哺乳时间一般以8个月为宜。3个月后婴儿适当增加辅食。哺乳期大多月经停闭，少数也可有排卵、月经来潮，故要采取工具避孕法避孕。必须指出的是，在停止哺乳后，务必用药物回乳，以免长期溢乳发生经、乳疾病。

第四单元　妇科疾病的病因病机

细目一　病　　因

要点一　寒热湿邪

风、寒、暑、湿、燥、火(热),在自然界气象正常的情况下称六气。当自然界气候反常,六气则成为异常气象变化,而成为致病因素,合称为"六淫邪气"。由于六淫是致病邪气,故又称其为"六邪"。淫,有太过和浸淫之意。六淫致病为外感病范围。此外,人体阴阳的盛衰,气血津液、脏腑功能的失常,五行的胜复,也表现出类似六淫邪气的特点。这种邪从内而生,又以五脏病变为主,故称之为"内生五邪"。妇科疾病多属内伤脏腑、气血、天癸、经络,进而影响生殖系统的病变,故"内生五邪"较外感六邪更为多见。为区分二者,常冠"内""外"二字以别。六淫与五邪中,与妇科关系最大的是寒、热、湿邪,因寒、热、湿邪易与血相搏而发生妇科病。

1. 寒邪　寒为阴邪,易伤阳气;寒性收引,主凝滞,易使气血阻滞不通。寒邪致病,有外寒、内寒之分。外寒是指寒邪由外及里,伤于肌表、经络、血脉,或经期、产后血室正开,寒邪由阴户上客,入侵冲任、子宫,进而发生经行发热、经行身痛、痛经、月经后期、月经过少、闭经、产后身痛、不孕症等病证。内寒,是机体阳气虚衰,命火不足,或阴寒之气不散,故内寒的产生,与肾脾阳虚关系最大。内寒致病一是由于失于温煦,出现各种虚寒之象和血脉收缩、血流减慢之征象;二是由于气化功能减退,阳不化阴,代谢障碍,阴寒性病理产物如水湿、痰饮堆积,阳气的温煦和气化功能减退,常导致闭经、多囊卵巢综合征、月经后期、痛经、带下病、子肿、宫寒不孕。

2. 热邪　热为阳邪,其性炎上,故热邪伤人,以高热恶寒、出血、扰乱神明等上部症状多见;又热邪易耗气伤津,损伤正气,津液亏乏,故出现功能减退之证;热邪易生风动血,所谓"热极生风",可出现抽搐;热迫血行,故可出现出血之证。热邪致病,也有外热、内热之异。外热为外感火热之邪,尤其是月经期、孕期、产褥期,热邪易乘虚而入,损伤冲任,发为经行发热、经行头痛、月经先期、月经过多、崩漏、妊娠小便淋痛、产后发热等病证;热邪结聚冲、任、胞中,使气血壅滞,"热盛则肿""热盛肉腐",则发为产褥热、盆腔炎或盆腔脓肿、阴疮、孕痈等病证。内热又称"火热内生",若伤及冲任,迫血妄行,可发为月经先期、月经过多、经行吐衄、经行头痛、经行情志异常、恶阻、胎漏、子烦、子痫、产后发热、阴疮等病证。

3. 湿邪　湿为阴邪,其性黏滞,患部重着,病情缠绵;湿性趋下,易袭阴位。湿邪致病,也有内湿、外湿之分。外湿多与气候环境有关,如气候潮湿,阴雨连绵,或久居湿地,或经期、产后冒雨涉水,湿邪内渗致病。湿留体内日久,又可随体质的阴阳盛衰而发生寒化或热化,导致带下、阴痒或盆腔炎等。内湿,又称湿浊内生,主要是由脾的运化和输布津液功能下降引起的水湿痰浊在体内蓄积停滞致病。《素问·至真要大论》指出:"诸湿肿满,皆属于脾。"湿浊既停,极易困阻脾阳而形成脾生湿、湿困脾、脾伤肾或湿聚成痰的病机转归。湿为有形之邪,随着湿邪留滞的部位、时间不同,分别发生经行浮肿、经行泄泻、闭经、多囊卵巢综合征、带下病、子肿、子满、产后身痛、不孕症等。内湿与外湿,病理不同,又互相影响,如湿邪外袭,每易伤脾,而脾肾阳虚之人,又易被湿邪入侵。

要点二　七情内伤

七情,是指喜、怒、忧、思、悲、恐、惊七种情志变化,是人类对外界刺激因素在精神情志的反映,也是脏腑功能活动的情志体现。五脏化五气，以生喜、怒、悲、忧、恐，适度的七情，能抒发情感，有益健康，属生理性。七情太过，如突然、强烈、持久地作用于人体，超过了机体抗御或自我调节的范围，则导致脏腑、气血、经络的功能失常，属病理上的七情内伤。七情内伤的病机复杂，关键为“气机逆乱”，严重者还可以影响心脑，导致脑或心脏功能的异常而发生病变。妇人以血为本，经、孕、产、乳均以血为用。气为血之帅，血为气之母，故血病及气，气病又可及血。肝藏血，主疏泄，七情内伤最易导致肝的功能失常和气血失调，发生妇产科疾病。《素问·阴阳应象大论》曰：“二阳之病发心脾，有不得隐曲，女子不月。”最早指出了七情内伤可导致闭经。汉代《金匮要略·妇人杂病脉证并治》指出“妇人之病，因虚、积冷、结气”，把“结气”列为三大病因之一。《妇人秘传》又指出“七情过极，肝气横逆，木强土弱，脾失健运，因而带下绵绵，色黄或赤”。《傅青主女科》更全面地论述了因于七情内伤，导致经、孕、产、乳、杂病，列有“郁结血崩”“多怒堕胎”“大怒小产”“气逆难产”“郁结乳汁不通”“嫉妒不孕”等证治。这些认识至今为中医学所沿用。

七情内伤导致妇科病，以怒、思、恐为害尤甚。怒，抑郁忿怒，使气郁气逆，可致月经后期、闭经、痛经、不孕、癥瘕；思，忧思不解，每使气结，发为闭经、月经不调、痛经；恐，惊恐伤肾，每使气下，可致月经过多、闭经、崩漏、胎动不安、不孕。

妇科疾病或脏腑功能失常也可导致情志的异常。例如：闭经、崩漏、复发性流产、不孕症等，常引起情绪低落、焦虑、悲伤，妇人脏阴不足导致喜悲伤欲哭。

社会心理因素引起的各种刺激对人的精神和身体造成的危害也日益增多，而良好的心理素质和平静的心理状态在疾病发生、发展和转归上的积极作用也越来越为人们所认识。中医七情学说阐明了心身统一的整体观，并较客观、科学地反映了精神情志与心身的辨证关系及情志致病的相对性和个体差异。由于七情内伤可使人致病，或使病情反复，甚至加重恶化，尤其是妇人易为情所伤，故《景岳全书·妇人规》云：“妇人之病不易治也……此其情之使然也。”女子七情内伤的另一个特点，反映在女性一生各个不同的生理阶段中，因青春期、月经期、妊娠期、产褥期、围绝经期及老年期特殊内环境的差异，在病因作用下更易发生情志异常，如经行情志异常、子烦、产后抑郁、脏躁等。

要点三 生活因素

生活因素主要有房劳多产、饮食不节、劳逸失常、跌仆损伤等。

1. 房劳多产 房事与五脏的功能密切相关，尤以肾为主。房劳是指因房事不节，淫欲过度，或过早结婚，耗精伤肾，以及经期产后余血未尽、阴阳交合所产生的病理状态。多产是指过多的产育，足以耗气伤血，损伤冲任、胞宫、胞脉、胞络，以及耗精伤肾。中医认为精、气、神是“人生三宝”，三者各司其职，但以精为根基。若孕期房劳可致流产、早产或产褥感染。此外，在经期、产后，余血未净而阴阳交合，精浊与血相结为邪，影响冲任、胞宫，发生妇科疾病。

2. 饮食不节 凡过食寒凉生冷、辛辣燥热、暴饮暴食、偏食嗜食均可导致脏腑功能失常，尤其在青春期、月经期、妊娠期、产褥期、围绝经期、老年期。这些特殊时期有不同的生理特点和生理内环境，有不同的饮食要求，若饮食不节，更易发生月经过少、闭经、胎萎不长、妊娠贫血等。

3. 劳逸失常 过劳可导致月经过多、经期延长、崩漏；孕期过劳可致流产、早产；产后过劳可导致恶露不绝、缺乳和阴挺。过于安逸又影响气血的运行，“逸则气滞”，发生月经不调或难产。

4. 跌仆损伤 妇女在月经期，尤其是孕期生活不慎，跌仆损伤，撞伤腰腹部，可致堕胎、小产或胎盘早期剥离；若撞伤头部，可引起经行头痛、闭经或崩漏；若跌仆损伤阴户，可致外阴血肿或撕裂。

5. 调摄失宜 正常规律的生活是健康的基础。无论是过度节食减肥，还是长期药物减肥，都会对女性身心造成伤害，可致月经后期、月经过少，甚至闭经。口服短效避孕药，有的发生不规则阴道出血，有的闭经。孕前酗酒可致“胎儿酒精中毒综合征”（胎儿生长迟缓、小头畸形）；孕后大量吸烟，可致流产、死胎、畸胎、低体重儿及胎儿宫内窒息等。

此外，嗜烟酗酒或经常夜生活影响生物钟的调节均可致月经失调、闭经、流产、不孕。不健康、不科学的生活方式和环境因素所造成的疾病，被现代人称为“生活方式疾病”。

要点四 体质因素

体质形成于胎儿期,受之于父母。体质在疾病的发生、发展、转归及辨证论治中有着重要的地位。《灵枢·五音五味》指出:“妇人之生,有余于气,不足于血,以其数脱血也。”就是对女性体质特点的高度概括。

妇产科疾病与体质关系密切。如妇女先天肾气不足,在青春期常发生肾虚为主的子宫发育不良、月经迟发、原发性闭经、崩漏、痛经、月经过少、多囊卵巢综合征;在生育期容易发生月经稀发、闭经、崩漏、胎动不安、滑胎、不孕症;更年期易出现早发绝经的早衰现象。又如素性忧郁,性格内向者,易发生以肝郁为主的月经先后不定期、经前诸证、痛经、绝经前后诸证、子晕、子痫、不孕、阴痛等。如素体脾虚气弱,又常导致脾虚为主的月经先期、月经过多、崩漏、带下病、子肿等病证。

此外,在现代社会中又出现了一些新的病因,如免疫因素、生物因素、环境因素等都可导致妇科疾病。同时,一些病理产物,如瘀血、痰饮在一定条件下又转变为致病因素,从而导致妇科疾病的发生和发展。

细目二 病 机

由于妇女特殊的解剖生殖器官,其月经、妊娠、分娩和哺乳等特殊生理活动均以血为主,以血为用,并受肾-天癸-冲任-胞宫生殖轴的调控。因此,妇科疾病的主要病机,最终多直接或间接损伤冲任、胞宫,导致妇科疾病的发生。妇科疾病的主要病机是脏腑功能失常,气血失调,冲任督带损伤,胞宫受损,以及肾-天癸-冲任-胞宫生殖轴失调。

要点一 脏腑功能失常

人体是以五脏为中心的有机整体,脏腑生理功能的紊乱和脏腑气血阴阳的失调,均可导致妇产科疾病,其中关系最密切的是肾、肝、脾三脏。

(一)肾的病机

肾藏精、主生殖,胞络系于肾。肾有阴阳二气,为水火之宅。五脏的阴阳,皆以肾阴肾阳为根本。肾阴肾阳又互相依存,互相制约,以保持相对的动态平衡,维持机体的正常功能。若先天肾气不足或房劳多产,或久病大病“穷必及肾”,导致肾的功能失常,冲任损伤,致发生妇产科疾病。临床上分为肾气虚、肾阳虚、肾阴虚及阴阳两虚。

1. 肾气虚 肾气的盛衰与天癸的至与竭,直接关系到月经与妊娠。冲任之本在肾,若先天肾气不足或后天损伤肾气,致精不化血,冲任血海匮乏,可发生闭经、月经迟发、月经过少、不孕等;肾气虚,封藏失职,冲任不固,可致月经先期、月经过多、崩漏、产后恶露不绝;肾气虚,胎失所系,冲任不固,可致胎漏、胎动不安、滑胎;肾气虚,摄纳或系胞无力,则致胎动不安、阴挺。

2. 肾阳虚 肾阳,即命门之火。肾阳虚是指全身功能低下,温煦、气化及兴奋施泄作用减弱的病理状态。肾阳虚,命门火衰,冲任失于温煦,下不能暖宫,胞宫虚寒,可致妊娠腹痛、产后腹痛、宫寒不孕;肾阳虚,命门火衰,上不能暖土,水湿下注,发为经行浮肿、经行泄泻、子肿、子满;肾阳虚,气化失司,水液代谢失常,湿聚成痰,痰浊阻滞冲任、胞宫,可致月经后期、闭经、不孕;肾阳虚,气化失常,水湿下注任、带,使任脉不固,带脉失约,发为带下病;肾阳虚,兴奋施泄功能减退,可出现性冷淡、闭经、无排卵性不孕症;肾阳虚,血失温运而迟滞成瘀,血瘀阻碍生机加重肾虚,而发生肾虚血瘀,导致子宫内膜异位症、多囊卵巢综合征等更为错综复杂的妇产科病证。

3. 肾阴虚 主要指肾所藏的阴精不足及由此发生的病理变化。多因先天不足,素体阴虚,或青春期天癸初至,或更年期天癸将竭,或房劳多产,或久病、热病、大病耗伤肾阴。肾阴虚精血不足,冲任血虚,血海不能按时由满而溢,可致月经后期、月经过少、闭经;肾阴虚,冲任、胞宫胞脉失养,可致痛经、妊娠腹痛或不孕症;若阴虚生内热,热伏冲任,迫血妄行,发为崩漏、经间期出血、胎漏、胎动不安;若肾阴虚,孕后阴血下聚冲任以养胎元,致令阴虚益甚,肝失所养,肝阳上亢,发为妊娠眩晕,甚或子痫等。阴损可以及阳,阳损可以及阴,若病程日久,往往可导致肾阴阳两虚,上述病证可以夹杂出现。

(二)肝的病机

肝藏血,主疏泄。性喜条达,恶抑郁。肝体

阴而用阳，具有贮藏血液和调节血流、血量的生理功能，肝又有易郁、易热、易虚、易亢的特点。妇人以血为基本，若素性忧郁，或七情内伤，或他脏病变伤及肝木，则肝的功能失常，表现为肝气郁结、肝郁化火、肝经湿热、肝阴不足、肝阳上亢和由此而出现的相关病机，影响冲任，导致妇产科疾病。

1. 肝气郁结　肝气郁结，则血为气滞，冲任不畅，发生月经先后无定期、痛经、经行乳房胀痛、闭经、妊娠腹痛、缺乳、不孕症、盆腔炎；肝郁化热化火，火热之邪下扰冲任血海，迫血妄行，可致月经先期、月经过多、崩漏、胎漏、产后恶露不绝；气火上炎，则发为经行头痛、经行吐衄、经行情志异常、乳汁自出；肝郁犯胃，经前、孕期冲脉气盛，夹胃气上逆，可发生经前呕吐、妊娠恶阻。

2. 肝经湿热　肝郁乘脾，脾失健运，湿从内生，湿郁化热，湿热之邪下注任、带，使任脉不固，带脉失约，可发生带下病、阴痒；湿热蕴结胞中，或湿热瘀结，阻滞冲任，冲任不畅，发生不孕、盆腔炎、癥瘕等。

3. 肝阴不足　肝藏血，体阴而用阳。若素体肝肾阴虚，或失血伤阴，或热病伤阴，肝阴不足，冲任失养，血海不盈，可致月经过少、闭经、不孕症等；肝血不足，经前、经时、孕期阴血下注冲任血海，阴血益虚，血虚生风化燥，发生经行风疹块、妊娠身痒。

4. 肝阳上亢　肝血素虚，经前或孕后阴血下聚冲任、胞宫，阴血益亏，肝阳偏亢，出现经前头痛、经行眩晕、子晕；阴虚阳亢，阳化风动，肝火愈炽，风火相煽，发为子痫。

（三）脾的病机

脾为后天之本，气血生化之源，脾又主中气而统血。脾的病机主要是脾失健运、脾失统摄及脾虚下陷。

1. 脾失健运　脾气素虚，或饮食不节、劳倦过度伤脾，或木郁侮土，脾虚气弱，健运失常，气血生化不足而脾虚血少，冲任失养，血海不盈，可出现月经后期、月经过少、闭经、胎萎不长、产后缺乳；或素体阳虚，或寒凉生冷，膏粱厚味损伤脾阳，脾阳不振，运化失职，水湿流溢下焦，湿聚成痰，痰湿壅滞冲任、胞宫，可出现月经过少、闭经、不孕、癥瘕、多囊卵巢综合征等；脾失健运，湿邪内生，损伤任、带，失于固约，发生带下病。

2. 脾失统摄　脾气虚弱，中气不足，统摄无权，冲任不固，可出现月经过多、经期延长、崩漏、胎漏、产后恶露不绝、乳汁自出。

3. 脾虚下陷　脾气虚而下陷，则可见经崩、阴挺。

（四）心的病机

“心主神明”“心主血脉”“胞脉者属心而络于胞中”。若忧愁思虑，积想在心，心气不得下通于肾，胞脉闭阻，可出现闭经、月经不调、不孕；心火偏亢，肾水不足，则水火失济，出现脏躁、产后抑郁等。

（五）肺的病机

肺主气、主肃降，朝百脉而输精微，通调水道。若阴虚火旺，经行阴血下注冲任，肺阴益虚，虚火灼伤肺络，则出现经行吐衄；若肺失宣降、不能通调水道，可引起子嗽或妊娠小便异常、产后小便异常。

人是一个有机的整体，脏腑是相生相克互相影响的，与妇科关系最密切的肾、肝、脾之间更是难以分割，常出现肾虚肝郁、肝郁脾虚、肾脾两虚、肾虚血瘀、肾虚肝郁脾虚等复杂的病机，故应在错综复杂的正邪斗争中，捕捉主要的病机并进行动态的因果转化观察。

要点二　气血失调

妇女经、孕、产、乳的生理活动均以血为用，又须耗血，致使机体处于血常不足，相对气常有余的状态。如《灵枢·五音五味》所说：“妇人之生，有余于气，不足于血，以其数脱血也。”说明气血失调是妇产科疾病的重要病机。由于气和血是相互依存、相互滋生的，气为血之帅，血为气之母，气病可以及血，血病可以及气，所以临证时既要分清在气在血的不同，又要注意气和血的相互密切关系。

（一）气分病机

气分病机有气虚、气陷、气滞、气逆的不同。

1. 气虚　素体虚弱，或劳倦过度伤气，或久病大病，正气受损，或肺、脾、肾的功能失常，影响气的生成，而致发生妇科诸疾。如肺气虚，卫外不固，易出现经行感冒、产后自汗、产后发热；中气虚或肾气虚，均可致冲任不固，发生月经先期、月经过多、崩漏、胎漏、乳汁自出。

2. 气陷　是指中气虚而下陷的病理，可发生阴挺、崩漏。

3. 气滞　是指气推动血和津液的运行不

畅,导致相应脏腑、气血、经络生理功能失常的病理状态。如肝气郁结,疏泄失调,则冲任血海阻滞,可发生痛经、闭经、月经先后无定期、不孕等;气行不畅,津液停滞,可致水湿不化,痰湿内生,发生经行浮肿、子肿、闭经、不孕症;气郁化火,火热之邪上扰神明,下迫冲任血海,可发生经行情志异常、产后抑郁、脏躁、月经先期、月经过多、崩漏、胎漏等。

4. 气逆 是指气升降失常,上升太过的病理。肺主气主肃降,肺气上逆,可发生子嗽;胃气宜降,若胃气上逆,可致经行呕吐、恶阻。

(二)血分病机

病在血分,有血虚、血瘀、血热、血寒之分。

1. 血虚 血虚是指阴血匮乏,血的营养与滋润功能不足的病理状态。导致血虚的原因常见三个方面:一是耗血出血过多,尤其是月经过多、血崩,或孕期、产时、产后大出血,致使机体处在血虚状态;二是气血生化不足,脾胃虚弱或营养不良,可致气血来源匮乏;三是肾精不足,精化血、血生精,精血同源而互生,精亏则血少。各种原因导致的血虚,致冲任血海匮乏不能由满而溢,或失于濡养,可发生月经后期、月经过少、闭经、痛经、妊娠腹痛、胎动不安、滑胎、胎萎不长、产后缺乳、产后身痛、产后血劳、不孕。

2. 血瘀 是指血液停积、血流不畅或停滞,血液循环障碍的发生、发展及继发变化的全部病理过程。血寒、血热、血虚、气滞、气虚、出血、久病、肾虚等均可导致血瘀,进而发生痛经、闭经、崩漏、月经过多、经期延长、胎动不安、异位妊娠、产后腹痛、恶露不绝、产后发热、不孕、癥瘕等。

3. 血热 是指血分伏热,使脉道扩张,血流加快,甚至迫血妄行的病理状态。若因素体阳盛血热,或过食辛热,或误服助阳暖宫之品,热伏冲任,迫血妄行而出现月经过多、月经先期、崩漏、经行吐衄、胎漏、产后发热;若肝郁化热、热性炎上,可致经行头痛、经行情志异常;若阴虚生内热,热扰冲任,冲任不固,发生月经先期、崩漏、胎动不安、产后恶露不绝。

4. 血寒 是指血脉凝滞收引、机体功能减弱的病理状态。血寒常因经期、产后正气不足,感受寒邪,寒邪客于冲任、胞宫,或素体阳虚,寒从内生,血为寒凝,冲任失畅,功能减退,发生痛经、月经后期、月经过少、闭经、妊娠腹痛、产后腹痛、产后身痛、宫寒不孕症等。

气血互相滋生、互相依存,故在病机上往往气病及血,血病及气,血气不和,气血同病,虚实错杂,常见气滞血瘀、气虚血瘀、气血两虚等。

要点三　冲任督带损伤

妇产科疾病的病理机转与其他各科的区别,就在于妇产科病机直接或间接地损伤冲、任、督、带。《内经》首先指出了任、督为病可致"带下瘕聚"和"不孕"等妇科病证,《诸病源候论》强调了冲任损伤的妇科病机。冲、任、督、带损伤的常见病机是冲任损伤、督脉虚损和带脉失约。

1. 冲任损伤 任通冲盛才有正常的月经与妊娠。冲、任二脉皆起于胞中,环绕唇口。"冲为血海""为十二经脉之海",能调节十二经的气血;"任主胞胎",为阴脉之海,与足三阴经肝、脾、肾会于曲骨、中极、关元,因此任脉对人身的阴经有调节作用;天癸对人体的生长、发育与生殖功能的影响,主要通过冲任二脉以实施。因此,冲任损伤必然导致妇产科诸疾。冲任损伤主要表现为冲任不固、冲任不足、冲任失调、冲任血热、冲任寒凝和冲任阻滞等。

2. 督脉虚损 督脉与肾、心、肝的关系尤为密切,督脉行背,与足太阳相通,"贯脊属肾",得命火温养;"上贯心入喉",得心火之助;又与肝脉"会于巅",得肝阳以为用。故称督脉为"阳脉之海",总督诸阳。督脉与任脉同起于胞宫,二脉协同调节人身阴阳脉气的平衡,维持胞宫的生理功能。如外感六淫邪毒,内伤脏腑气血,损伤督脉,致督脉虚损,则发生疾病,如《素问·骨空论》所言"督脉……此生病……其女子不孕",以及阴阳平衡失调所致的闭经、崩漏、绝经前后诸证、绝经妇女骨质疏松症。

3. 带脉失约 带脉束腰一周,约束诸经。《血证论》指出:"带脉下系胞宫……属于脾经。"从循行路径看,横行之带脉与纵行之冲、任、督间接相通并下系胞宫。带脉的功能主要是健运水湿,提摄子宫,约束诸经。故带脉失约可导致带下病、胎动不安、滑胎、阴挺等。

要点四　胞宫、胞脉、胞络受损

胞宫借经络与脏腑相连,完成其生理功能,妇科疾病多在胞宫中表现出来。因脏腑功能失常、气血失调间接损伤冲任胞宫的病机,已在前面阐述,在此仅讨论子宫(限指胞宫所含子宫)受损的病机,主要有子宫形质异常、藏泻失司和

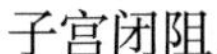

子宫闭阻。

1. 子宫形质异常 子宫形质异常多由先天发育不良和后天损伤所致，可出现幼稚子宫、子宫畸形、子宫过度屈曲、子宫肌瘤或手术损伤子宫等，致发生月经不调、痛经、滑胎、癥瘕、不孕等病证。若手术损伤子宫可致急腹症。

2. 子宫藏泻失司 子宫具有似脏"藏"的功能，又具有似腑"泻"的功能，且藏泻有序。若先天肾气不足或房劳多产，久病大病失血伤精，精血不充，使冲任不能通盛，子宫蓄藏阴精匮乏，藏而不泻可发生月经后期、闭经、带下过少、胎死不下、滞产、难产、过期妊娠；若肾气不固，肝气疏泄太过，或脾虚不摄，导致子宫藏纳无权，泻而不藏，可发生流产、早产、经期延长、带下病、恶露不绝。

3. 子宫闭阻 是指病邪客于子宫后，使子宫闭塞或阻滞而产生妇科疾病的病机。瘀、痰有形之邪使子宫闭阻是妇科常见的病机之一。此外，子宫内膜息肉、黏膜下肌瘤、宫腔手术后部分粘连，均可瘀阻生化之机，导致月经过少、闭经、崩漏、不孕等病证。

胞脉、胞络是脏腑联系胞宫的脉络。若胞脉胞络受损，同样可发生闭经、痛经、崩漏、不孕等病。胞宫、胞脉、胞络虽各有自身受损的病机，但它们之间又是互相联系不可分割的整体，常相互影响。

第五单元　妇科疾病的诊断与辨证

细目一　四　诊

要点一　问诊

1. 问年龄　在初诊时先要询问年龄，因为妇科疾病与年龄有密切关系。如青春期女子肾气初盛，天癸始至，冲任功能尚未稳定；中年妇女因经、孕、产、乳耗伤气血，使肝失血养，情志易伤；老年妇女肾气渐衰，冲任衰少，脾胃易虚。年龄差异所导致的疾病也不同，如青春期女子易患月经失调；中年妇女易患带下、崩漏及胎产诸疾；老年妇女易患经断前后诸证，肿瘤亦相对高发等。

2. 问主诉　了解患者最感痛苦的症状、体征及持续时间，这也是患者求诊的原因。如月经失常、发热、腹痛、带下异常、阴痒、腹部包块、阴疮、胎孕异常、不孕、经行不适、产后异常等。主诉既能估计疾病范围、类别和病情的轻重缓急，也是认识分析和处理疾病的重要依据，因此描述应简洁、明了、精确。

3. 问现病史　围绕主证询问发病诱因，疾病发生发展过程，检查、治疗情况和结果，目前自觉症状等。

4. 问月经史　需询问月经初潮年龄，月经周期、月经持续时间、经量多少、经色、经质稀稠或有无血块及气味，末次月经日期及伴随月经周期而出现的症状（如乳房胀痛、头痛、腹痛、腹泻、浮肿、吐衄、发热等）。中老年妇女应了解是否绝经和绝经年龄，以及绝经后有无阴道出血、骨质疏松症状。

5. 问带下史　了解带下量多少，带下颜色（如白色、淡黄色、黄色、赤色或脓性等），带下性质（稀薄、黏稠），气味及伴随症状。如带下量多，需询问带多出现的时间，若在月经前或月经中期或妊娠期出现白带增多，而性质无异常，无臭味，亦无不适，此为生理现象。

6. 问婚育史　若未婚者，在某些特殊情况下或病情需要时，应了解有无性生活史、人工流产史；对已婚者，需了解性生活情况，妊娠胎次，分娩次数，有无堕胎、小产、人工流产。孕妇应了解妊娠过程，有无妊娠疾病（如胎漏、胎动不安、妊娠肿胀、头晕、恶阻、子痫等）。

7. 问产后　询问分娩情况，有无难产，产后出血量多少，输血与否。若有产后大出血、昏厥史，可影响月经，甚则闭经。了解恶露量多少、颜色、性质、气味，有无产后疾病史，以及避孕情况。

8. 问既往史　如继发性痛经患者，应询问有无人流术、剖宫产术、盆腔炎史，因这些均可能导致继发性痛经。对原发性痛经者应询问家族史，其母系有无痛经史（因部分痛经可能与遗传有关），个人饮食嗜好，居住环境。对不孕者需了解有无盆腔炎、人工流产史、腹部手术史。对闭经、月经过少者，需询问有无结核史、产后大出血史，工作环境，生活、饮食嗜好，环境迁移等个人史。

要点二　望诊

1. 望神形　神为形之主，形乃神之舍，两者关系密切，故神形应合参。神是人体生命现象的体现，望神可以了解其精气的盛衰，判断病情的轻重和预后，妇科疾病亦然。如头晕眼花，神疲泛恶，出汗肢冷，神志淡漠，甚至昏不知人，可见于崩漏、胎堕不全等妇科失血重证。妇科痛证如异位妊娠、急性盆腔炎、痛经、卵巢囊肿蒂扭转、流产等，常伴见形体蜷曲，两手捧腹，表情痛苦，辗转不安之态。若见高热烦躁，甚至神昏谵语，多为妇科热证，如急性盆腔炎、产后发热等。妊娠晚期或产时、产后突发手足搐搦、全身强直、双目上视、昏不知人，或四肢抽搐、项背强直、角弓反张等，多为妇科痉证，如子痫、产后痉病。

2. 望面色　妇科临证常通过望面色来了解患者脏腑、气血盛衰和邪气消长的情况。妇科疾病若见面色淡白无华，多属血虚证或失血证，如月经过多、产后出血、崩漏、堕胎等；见面色白，多属气虚、阳虚证；㿠白虚浮，多属阳虚水泛，可见于妊娠肿胀、经行浮肿、经行泄泻等；面色青而紫暗，多属瘀血停滞；若面色萎黄，多属脾虚，可见月经后期、月经过少、带下、闭经等；面赤，属实热证，可见月经先期、月经过多、经行吐衄、经行情志异常、产后发热等证；面色白而两颧发红，多属阴虚火旺；面暗黑或面颊有暗斑，多属肾虚，可见闭经、不孕、绝经前后诸证、崩漏、滑胎等。

3. 望体形　重在观察形体的发育，体质的强弱，体形的胖瘦。正常女子14岁左右月经来潮，第二性征发育，如乳房隆起、臀部丰满等。如年逾14岁，月经未来潮，第二性征尚未发育，身材矮小，多为先天肾气未充。若成熟女子，虽然月经已来潮，但身材瘦长或瘦小，第二性征发育不完善，乳房平坦，多为肾虚。若形体肥胖，皮肤粗糙，毛发浓密，多为脾虚痰湿阻滞，可见不孕症、闭经、月经不调、癥瘕、多囊卵巢综合征等。

4. 望舌　舌质淡为气血两虚，可见于月经过多、月经后期、崩漏、闭经。舌质红为血热，可引起崩漏、月经先期、月经过多、产后恶露不绝等。舌质暗或有瘀点多为有血瘀。苔白主寒，薄白腻而润多为寒湿凝滞，苔白厚腻多属痰湿阻滞。苔黄主热，薄黄为微热，苔黄厚而干燥多为热重，黄厚而腻为湿热。苔薄而舌燥为伤津，苔灰黑而润为阳虚有寒，苔黑而燥为火炽伤津。

5. 望月经　一般而论，经量多、经色淡红、质稀，多为气虚；经量少、色淡暗、质稀，多为肾阳虚；经量少、色淡红、质稀，多为血虚；若经量多、色深红、质稠，多为血热；经色鲜红、质稠，多为阴虚血热；经色紫暗有血块，多为血瘀；经量时多时少，多为气郁。

6. 望带下　观察带下量多少及带下颜色、性质是带下病诊断及辨证的主要依据。若带下量多，色白质清多为脾虚、肾虚；带下量少失润，多为津液不足；带下色黄，量多质黏稠，多为湿热；带下色赤或赤白相兼，或稠黏如脓，多为湿热或热毒。

7. 望恶露　产后望恶露量之多少、颜色、性质亦是产后病辨证的重要内容。若恶露量多、色淡红、质稀，多为气虚；色红、质稠为血热；色紫暗、有血块，多为血瘀。色暗若败酱，应注意是否感染邪毒。

8. 望阴户、阴道　主要观察阴户、阴道的形态、肤色。若见解剖异常者，属先天性病变。若有阴户肿块，伴红、肿、热、痛，黄水淋漓，多属热毒；无红肿热痛，多属寒凝。阴户皮肤发红，甚至红肿，多属肝经湿热或虫蚀；阴户肌肤色白，或灰白、粗糙增厚，或皲裂，多属肾精亏损、肝血不足。若阴户中有块脱出，常见于阴挺或阴道前后壁膨出。

要点三　闻诊

妇科闻诊包括听声音、听胎心、闻气味三个方面。

1. 听声音　主要听患者的语音、气息的高低、强弱，以及呼吸、咳嗽、嗳气、太息等声音。如语音低微，多为气虚；语音洪亮有力，多属实证；时时叹息，多为肝郁气滞；妇女孕后嗳气频频，甚则恶心呕吐，多为胃气上逆；妊娠后期声音嘶哑或不能出声，多为肾阴虚。

2. 听胎心　妊娠20周后，运用听诊器可在孕妇腹壁相应部位听到胎心音，胎心强弱、快慢是判断胎儿发育及有无胎儿宫内窘迫的重要依据。

3. 闻气味　主要了解月经、带下、恶露的气味。如月经、带下、恶露秽臭，多为湿热或瘀热；若腐臭气秽，多为热毒；恶臭难闻，需注意子宫颈癌的可能性。妊娠剧吐致酸中毒，患者口腔有烂苹果味，多属气阴两虚。

要点四　切诊

妇科切诊包括切脉、按肌肤和扪腹部三部分。

（一）切脉

1. 月经脉　月经将至或正值月经期，脉多显滑象，为月经常脉。若脉滑数而有力者，多为热伏冲任，常见月经先期、月经过多、崩漏。脉沉迟而细多为阳虚内寒、生化不足，常见于月经后期或过少。脉细数为虚热伤津、阴亏血少，可见于月经先期、闭经。脉缓弱无力多为气虚，尺脉微涩多为血虚，尺脉滑多为血实。崩中下血或漏下不止，脉应虚小缓滑，反见浮洪而数者，多属重证。

2. 妊娠脉　女子怀孕6周左右易见脉滑有力或滑数,尺脉按之不绝,因月经停止,阴血下注以养胎,冲任气血旺盛之故,此为妊娠常脉。若脉细软或欠滑利或沉细无力,常见于胎动不安、堕胎、胎萎不长、胎死腹中等病之虚证。若妊娠晚期,脉弦滑劲急,多为阴虚肝旺、肝风内动之象,当警惕发生子晕、子痫等。

3. 临产脉　《产孕集》云:"尺脉转急,如切绳转珠者,欲产也。"若孕妇双手中指两旁从中节至末节,均可扪及脉之搏动,亦为临产之脉。

4. 产后脉　因分娩之际,失血耗气伤津,新产血气未复,脉常滑数而重按无力。三五日后,脉渐平和而呈虚缓之势,此属产后常脉。若产后脉见浮大虚数,应注意是否为气虚血脱;脉浮滑而数,可能是阴血未复,阳气外浮或为外感之征。

(二)按肌肤

如肌肤寒冷,特别是四肢不温,多为阳虚;四肢厥冷、大汗淋漓,多属亡阳危候。如手足心热多为阴虚内热。头面四肢浮肿,按之凹陷不起为水肿;按之没指,随按随起为气肿。

(三)扪腹部

了解腹壁冷热、软硬,有无胀满、压痛,有无包块及包块之部位、大小、性质等情况。若腹痛喜按多为虚证,拒按多为实证,喜温多为寒证。下腹包块质坚、推之不动多为癥疾;若腹部包块按之不坚、推之可动,多属瘕证。通过扪孕妇腹部可了解子宫大小与孕周是否相符合,以初步推测胎儿状况。如腹形明显小于孕周,胎儿存活,可能为胎萎不长;如腹形明显大于孕周,可能为胎水肿满、多胎妊娠等。

细目二　辨　　证

要点一　常用辨证方法

(一)脏腑辨证

脏腑辨证是中医辨证体系中的重要内容,脏腑生理功能及病机变化是脏腑辨证的理论依据,熟悉各脏腑的生理功能及其病变特点是正确运用脏腑辨证的基础。脏腑辨证中与妇科最为密切的是肾、脾、肝脏的辨证。

1. 肾病辨证　肾有阴阳和精气方面的病理表现。临床肾病以虚为主,主要表现为肾精不足、生殖功能减退、水液代谢与排泄障碍。由于肾为先天之本、元气之根,肾藏精、主生殖,人的形成、生长发育、生殖主要靠肾精的化生来实现,且精血同源,血是月经、胎孕的物质基础,因而肾在妇科疾病中占头等重要的地位。肾病可导致经、带、胎、产中大部分疾病,如闭经、崩漏、绝经前后诸证、带下病、胎动不安、堕胎、滑胎、妊娠肿胀、产后小便异常、不孕症、阴挺等。临床辨证主要有肾气虚、肾阳虚、肾阴虚、肾阴阳俱虚之别。如肾气虚,主要表现为月经初潮延迟,月经周期或提前或延后,经量或多或少,孕后胎漏,妊娠腹痛,滑胎,婚后不孕,阴挺等;肾阴虚则多见于月经提前,经间期出血,经行发热,赤白带下,孕后心烦等;如见经行浮肿,经行泄泻,带下量多,色清质稀,孕后浮肿,婚后不孕等,多属于肾阳虚。

2. 脾病辨证　脾以气和阳的病理表现为主,临床也以虚证为多见。脾主运化,是气血生化之源,为经、孕、产、乳提供物质基础,是滋养先天、健固任带二脉之本。因此,脾的功能健运与否,直接关系着妇女的生理功能正常与否。妇科病临床主要表现为脾虚血少、脾阳不振、脾虚湿生、脾失统摄、脾虚气陷等证。脾虚血少,可见月经延后、月经量少、色淡质稀,甚至月经闭止、胎儿发育迟缓、产后缺乳等;脾阳不振,可见经行泄泻、经行浮肿、妊娠浮肿等;脾虚湿盛,可导致带下过多、闭经、月经后期、子满、不孕症等;脾失统摄,可见月经先期、月经过多、经期延长、崩漏、产后乳汁自出等;脾虚气陷,可见阴挺等妇科疾病。

3. 肝病辨证　肝病在妇科临床主要表现为实证,少数为虚证或虚中夹实证。肝主疏泄、藏血,司血海,对妇女的生理功能有重要调节作用。其病变特点是肝阳、肝气常有余,肝阴、肝血常不足。当其发生病理变化,如肝郁气滞、肝郁化热、肝经湿热、肝阳上亢、肝风内动时可导致月经先后无定期、月经先期、月经过多、痛经、闭经、崩漏、经行乳房胀痛、经行情志异常、经行吐衄和头痛,或妊娠腹痛、子晕、子痫等妊娠疾病,或产后痉病、缺乳等产后疾病,或不孕症、阴痒等妇科杂病。若肝郁气滞,可致月经前后不定期、经行乳房胀痛、经行情志异常、孕后小腹胀痛、产后缺乳、不孕症等。肝经湿热,可见带下病、阴痒等。肝阳上亢，可见经行头痛、子晕等。

此外，脏腑辨证中尚有心病辨证、肺病辨证、脑病辨证等，基本同于内科，临床时可参照运用。

（二）气血辨证

女子以血为本，气血是妇女生理活动的基础。气血辨证即根据临床表现，分析、判断疾病中有无气血亏损呈现的气虚、血虚、气血两虚证，有无气血运行障碍的气滞、血瘀、气滞血瘀证，以及气逆、气陷、血热、血寒等病变。

1. 气虚证　是气的功能减退，或脏腑组织的功能活动减退所表现的虚弱证候。可导致月经先期、崩漏、产后恶露不绝、产后自汗、产后小便异常等妇科疾病。若气虚进一步发展可出现气陷，这是气虚的一种特殊表现形式，导致阴挺等病证，同时也可出现月经周期提前、月经量多、色淡质稀、产后乳汁自出、产后小便异常等妇科疾患。

2. 气滞证　是指人体某一部分，或某一脏腑、经络的气机运行不畅、阻滞所表现的证候。当气滞于胞宫、胞脉、胞络、冲任督带诸脉时，可导致月经后期、月经过少、闭经、经行乳胀、子肿、癥瘕、不孕症等妇科疾病。气机不调，升降失常，也可引起孕后恶心、呕吐等气逆之证。

3. 血虚证　以血液亏少，不能濡养脏腑、经络出现的虚弱证候为其特点。女子以血为本，血是女子生理特点的物质基础，血虚可导致月经后期、月经过少、闭经、经行头痛、胎动不安、胎萎不长、产后缺乳、产后身痛和产后腹痛等妇科疾病。但需注意血虚可与气虚、阴虚、血瘀等并见而出现气血两虚、阴血亏虚、血虚夹瘀等证。

4. 血瘀证　因离经之血滞留，或血液运行不畅而形成瘀血内阻的证候为血瘀证。当瘀血阻滞胞宫、胞脉、胞络时，可导致月经后期、月经过少、月经过多、经期延长、崩漏、闭经、经行头痛、经行发热、异位妊娠、产后恶露不绝、癥瘕等妇科疾病。

5. 血热证　由于火热炽盛，伏于血分，耗血动血而出现的证候为血热证。热为阳邪，其性炎上，易迫血妄行。当热伏冲任，损伤冲任和灼伤血络时，可导致月经先期、月经过多、经期延长、崩漏、胎漏、胎动不安、产后恶露不绝等妇科疾病。若热扰神明，可出现情志异常。血热又有实热和虚热之分，若经色深红，质稠为实热证；经色鲜红，质稠为虚热证。

6. 血寒证　寒邪客于血脉，血行失畅，冲任、胞宫、胞脉损伤，功能失常而出现的全身或妇科证候，为血寒证。寒凝血滞可导致痛经、月经后期、月经过少、妊娠腹痛、不孕症等妇科疾病。血寒又有虚、实之分，如见月经后期、量少，色暗有块，经行腹痛拒按等属实寒证；月经后延，月经量少，经色淡暗有块，带下量多，质清稀，孕后小腹冷痛、喜按等，多属虚寒证。

（三）冲任督带辨证

冲任督带属奇经，在妇女生理、病机理论中具有重要的地位，也是妇科病诊治的纲领之一。无论是脏腑功能失常、气血失调、寒热湿邪，还是生活因素都可直接或间接影响冲任督带，导致生殖功能异常的病变，可从经络所过部分和所具有的特殊功能，以及经络所属脏腑进行综合辨证，是脏腑辨证、气血辨证的补充。临床归纳为冲任损伤、督脉虚损、带脉失约。

1. 冲任损伤证　冲任二脉起源于胞中，冲脉是十二经络之海，故谓“冲为血海”。任脉担任一身阴脉的任养，又同妇女妊娠有关，故又有“任主胞胎”之说。由此可见冲任与月经、胎孕有直接的关系。但在脏腑方面，其又与心、肝、脾、肾关系密切。在经络方面，冲任和足太阴、足阳明、足少阴、足厥阴等经相联系。故冲任病变可引起经、带、胎、产、杂诸病。冲任损伤有寒热虚实和失调之异，在妇科临床表现为冲任亏虚、冲任寒凝、冲任瘀阻、冲任血热、冲任失调证等。

（1）冲任亏虚证：临床有冲任不足和冲任失固之异。二者虽均属虚证，但在临床表现有别，冲任不足为精血不足，以胞宫、胞脉失养为主，冲任不固以冲任制约无力为主。在临床上证候也不相同，冲任不足多见于月经周期延后、月经量少、闭经、滑胎、不孕等病证。此外，《妇人大全良方》认为，乳汁资于冲任。故冲任不足也可致缺乳。而冲任不固多为月经周期缩短、经间期出血、月经量多甚至崩漏、孕后阴道流血、堕胎、小产、产后恶露淋漓不净、阴挺等病证。

（2）冲任虚寒证：由于寒证有内寒、外寒之分，故临床有冲任虚寒和冲任实寒两种。冲任虚寒因阳虚而寒从内生，主要是影响脾肾二脏，使其功能衰退，影响血的生化及水液代谢。冲任实寒则由于外感寒邪直客冲任而致。二者均可导致月经后期、月经过少、闭经、痛经、不孕等病证。由于病因不同,在临床表现也有区别。若见小腹冷痛拒按,得热则解,月经或恶露艰涩不畅,经色暗,面色青白,肢冷畏寒,舌苔薄白,脉沉紧或沉迟者为冲任实寒证;小腹冷痛喜按,得热则解,经色暗淡,质清稀,形寒肢冷,舌淡,苔薄,脉沉细无力者为冲任虚寒证。

(3) 冲任瘀阻证:是指气血运行受阻而引起的冲任病变。临床可见月经延后,经量少,经色紫黑有块,小腹疼痛,块下痛减,可导致月经后期、月经过少、痛经、闭经。若冲任瘀滞,使血不归经,可导致崩漏、产后恶露不绝。瘀结日久则可渐成癥瘕、不孕症等病证。但冲任瘀阻成因诸多,如气滞、气虚、寒、热等,均可致瘀,因此临床表现有所不同,应结合具体证候而辨。

(4) 冲任血热证:临床有冲任虚热和冲任湿热二证,均可导致月经先期、月经过多、经期延长、崩漏、经行吐衄、产后发热等病证。冲任虚热因阴虚内热而致,其表现为经色鲜红,质稠,颧红,手足心热,舌红,少苔,脉细数等;若病证加重,火逼水涸,津液不生可导致闭经。若经色深红,质稠,或有血块,伴面红口干,溲黄便结,舌红,苔黄,脉弦数或滑数,则为冲任实热证。

(5) 冲任失调证:源于肝失疏泄和肾失闭藏。因冲任二脉与肝经、肾经均有相会之穴,故肝气郁逆,疏泄失常,或肾气亏损,藏泻失司可导致冲任失调,而致月经先后无定期、痛经、不孕症、经行乳房胀痛等病证。临床表现为月经周期先后不定、经量或多或少、经色淡或紫红,可伴有经行少腹胀痛,乳房胀痛,腰膝酸软,不孕等证候。

2. 督脉虚损证 督脉为阳脉之都纲,维系人身之元气,贯脊属肾,与命门关系密切,亦主孕育。督脉又与任脉交会于"龈交穴",与任脉协同调节人身阴阳脉气的平衡。《辨证录·求嗣》指出:"百计求子不能如愿……任督之困乎。"任督之困,常致阴阳不协调的排卵功能障碍。督脉为病,虚损较多,见背寒脊痛,腰骶酸楚,下元虚冷,带下清冷,孕育障碍等症状,可导致带下病、不孕、闭经、崩漏、绝经前后诸证等。

3. 带脉失约证 带脉在所有的经络中,有其特殊的循行途径,不是上下周流,而是环腰一圈,总束诸脉,与纵行的冲、任、督相通,并下系胞宫。《难经·二十九难》曰:"带之为病,腹满,腰溶溶若坐水中。"由此可见,腰以下部分需带脉的提系才能维持正常的位置。所以带脉辨证主要辨其提系和约束功能的失常,如带脉虚弱,妇科临床主要表现为提系乏力,腹部胀满,腰部弛散无力,如坐在水中,从而影响任脉,使胎元不固,导致胎漏、胎动不安;也可产生下脱、下陷之证,如阴挺、阴肿等。若带脉约束功能失常,其失去约束阳明经脉的能力,则宗筋弛纵,见足部痿弱不用的证候,引起带下量色质的异常。由于痰、湿、寒、热等邪均可致带脉病变,故当参合带下颜色、气味、清浊来辨证。

(四) 胞宫(或子宫)辨证

胞宫是女性特有的内生殖器的概称,其功能涵盖了内生殖器的功能。胞宫主司子宫,当胞宫或子宫功能失常或受损时,可发生诸多妇科疾病,故胞宫或子宫辨证是妇科辨证方法之一。可归纳如下:

1. 寒凝胞宫证 是指因胞宫或子宫寒冷而发生的妇科病证,历代医家对本证的阐述为后世的辨治提供了理论依据。如《金匮要略·妇人妊娠病脉证并治》记载"附子汤温其脏"的阳虚妊娠腹痛证治;《神农本草经》指出紫石英能治疗"女子风寒在子宫"的宫寒不孕;《诸病源候论》重视"风冷之邪客于胞内"和"胞宿有冷"的病机证候。若寒凝胞中,临床表现为小腹冷痛,得热则解,月经周期延后,甚至月经停闭、月经量少等妇科证候。可导致月经后期、闭经、月经过少、妊娠腹痛、产后恶露不绝、不孕等病证。然寒凝胞宫有虚寒与实寒之分。胞宫虚寒证是因阳虚而生之寒,故以标本俱虚之证为主;胞宫实寒是因寒邪客之,以标实之证为主。临床证候也有不同,如二者虽同有小腹不温,疼痛,得热则减,月经延后,月经量少等,但胞宫虚寒以小腹隐痛、喜按、坠痛、经色淡暗、质稀薄为特点,胞宫实寒以绞痛拒按、经色暗如黑豆汁为特点。

2. 热伤胞宫证 即胞宫蕴热而发生的妇科病证。《伤寒论》首论"热入血室",对热伤胞宫作了规范证治。《傅青主女科》也有血海太热血崩和热灼子宫不孕的辨证。然从热邪损伤胞宫的证候而言,有实热、虚热、热毒之分。如素体阳盛血热,或热邪客于胞宫,使热扰胞宫,血海不宁,则有经行或月经前后发热,或发作有时,月经周期提前,经量增多,经色深红,心烦面赤,口渴喜饮,舌质红,脉弦有力等实热证候,导致月经先期、月经过多、经期延长、胎漏、经行发热、产后发热等病证。若热毒伤胞，可见发热腹痛拒按，甚则高热，月经量多，或淋漓不净，咽干口苦，舌红，苔黄厚，脉滑数。若素体阴虚或伤阴灼液，虚火炎上，子宫满溢失常，症见月经周期延后，月经量少，经色鲜红，月经淋漓不净，日晡潮热，或五心烦热，舌红，少苔，脉弦细小数等虚热证候，可引起月经过少、月经后期、闭经、不孕等病证。

3. 胞宫虚损证　即子宫虚弱或发育不良而致的妇科病证。《诸病源候论》有"产后脏虚""子脏宿虚"等病机证候。《景岳全书》的"毓麟珠"及《傅青主女科》的"养精种玉汤"均能充养子宫以调经种子。子宫虚弱与子宫发育不良虽然都是虚证，在妇科临床均可致闭经、月经后期、月经过少、痛经、不孕症等病证，子宫发育不良为先天禀赋不足，子宫虚弱或为禀赋不足，或为脏腑、气血、经络等因素，使肾-天癸-冲任-胞宫轴功能紊乱，胞宫受累而致，因此临床表现也有不同。若见月经初潮迟，身材瘦长或瘦小，月经量少，色暗淡，质清稀渐至闭经，第二性征发育不良(如乳房平坦)，多为子宫虚弱。若子宫发育不良则见月经初潮延迟，或年已 14 岁，第二性征尚未发育，身材矮小等。

4. 痰瘀阻胞证　即痰瘀阻滞胞宫或子宫，使之闭塞或阻滞而产生的妇科病证。如《金匮要略·妇人杂病脉证并治》有"脏坚癖不止，中有干血，下白物"的证治。《备急千金要方》"荡胞汤"、经验方"启宫丸"、王清任"少腹逐瘀汤"等均是针对痰、瘀等有形之邪客于胞宫或子宫证而设。子宫位于小腹，肝经过阴器抵小腹，子宫乃肝之所司，是经行之所，孕育之地，且具有藏泻有序之功能。故痰、瘀阻滞子宫可导致月经后期、闭经、月经过少、带下、不孕及癥瘕诸病。若痰阻胞宫，症见形体肥胖，口淡纳呆，胸闷泛恶，带多稠黏等。若痰湿蕴久化热，湿热伤胞，症见月经不调，经色暗或夹黏液，带下色黄，少腹痛，口干口苦，头重胸闷。若瘀阻胞宫，症见小腹疼痛，经行加重，牵及腰骶及肛门，经色暗红有块，或经行不畅。若痰瘀郁结胞宫，症见经事延后，经色暗红，质黏腻或有块，嗳气纳呆，小腹胀痛，脘腹胀痛，健忘倦怠，周身瘀胀，带下绵绵。

5. 手术创伤　即因手术损伤胞宫或子宫而产生的妇科病证。一般而言，妇科手术可因直接损伤胞宫或子宫，使肾虚精亏、气血两虚或肾虚血瘀而致月经过少，月经后期，乃至闭经等病证。临床表现为月经量少，经色淡，质稀，小腹隐痛喜按，腰膝酸软，面色不华，倦怠乏力，白带极少，苔薄，脉沉细或细无力。然因手术创伤致瘀血阻于胞宫、胞脉，可发生闭经、痛经、不孕、盆腔炎等病证。症见周期性腹痛拒按，或肛门胀坠，或腰痛，或经常小腹胀痛，经量少或经闭不行，带下量多，舌暗或舌边瘀斑，苔薄，脉弦。

脏腑辨证、气血辨证、冲任督带与胞宫(或子宫)辨证是从不同侧面对妇科病进行辨证，各种辨证方法常互相参照，互相补充或联合辨证。但人是一个有机整体，人体的功能活动以脏腑、气血、经络为核心，临证必须灵活地运用上述各种辨证方法，而以脏腑辨证和气血辨证为主。

要点二　月经病、带下病、妊娠病、产后病的辨证要点

1. 月经病　月经病的辨证，以月经期、量、色、质的变化结合全身症状、舌脉作为依据。若月经提前、量多、色淡质稀，伴神疲乏力，多为气虚；月经延后、量少、色淡红质稀，伴头晕眼花，大多为血虚；月经量多或日久不止、色深红质稠，多为血热；月经延后、量少色暗，喜温畏寒，多为血寒；月经量多、色紫暗、质稠有血块，大多为血瘀；月经初潮年龄过迟、周期不定、量少色淡，常为肾气未充，冲任不盛或脾肾亏虚，气血生化不足；月经提前或延后、经量或多或少、色紫红有块，伴胸胁作胀，大多为肝郁；月经提前或延后、经量少、色淡暗质稀，伴腰酸，大多为肾虚；月经延后，经行下腹冷痛、拒按，得热则减，大多为实寒；经行或经后下腹冷痛，形寒畏冷，喜按，得热则减，大多为虚寒；经行下腹刺痛，经量多、色紫红有块，块下痛减，大多为血瘀。

2. 带下病　带下病的辨证，应以带下量、色、质、气味的变化结合全身症状、舌脉作为依据。一般而论，带下量多、色淡质稀、无臭为虚证；带下量多、色黄质稠、有秽臭者为实证；带下量多、色白、质清稀如水，多为阳虚；带下量多或不多、色黄或赤白带下、质稠，多为阴虚夹湿；若带下量多、色淡黄或白、质稀无气味，伴神疲乏力，多为脾虚；带下量多、色黄或黄白、质黏腻、有臭味，多为湿热；赤白带下，质稠或带如脓样，

有臭味或腐臭难闻,多为湿毒;带下量明显减少,甚至无带,大多为肾精亏虚,天癸早衰,任带虚损。

3. 妊娠病 妊娠病涉及孕妇、胎儿两方面,故妊娠病的辨证,首先应分清属母病或胎病。因母病而胎不安,孕后经常腰酸胀坠,有堕胎或小产史,大多属肾虚;孕后小腹绵绵作痛,大多属虚证。同时应辨明胎儿情况,以明确胎孕可安,还是当下胎益母。如孕后阴道流血量少,无腹痛,或轻微腹痛,胎儿活者,可安胎;若阴道流血量多,腹痛阵阵,胚胎或胎儿已死,或异位妊娠,则应去胎益母。如为子满病证,还须辨清有无畸形胎儿再论治。

4. 产后病 多虚多瘀为产后病机特点,因此产后病辨证应四诊八纲结合。"产后三审",即根据恶露的量、色、质和气味,乳汁的多少、色质,饮食多少和产后大便、腹痛状况,结合全身证候、舌脉为辨证依据。如恶露量多或少、色紫红、有块、小腹痛、拒按,多属血瘀;恶露量多、色红有臭气,多属血热;恶露量多、色淡质稀、神疲乏力,多属气虚;产后大便干涩难下,大多属津血不足;乳汁甚少、质稀薄,食少神疲,面色无华者,多属气血虚弱。

要点三 辨病与辨证

辨病和辨证是两个密切相关的思维过程,也是中医诊断学的核心。中医辨病与辨证施治历史久远,早在《内经》时期已经确立了辨病论治的原则,产生了辨证论治的思想萌芽,东汉张仲景奠定了辨病论治体系的基础。妇产科在辨病基础上的辨证论治始于《金匮要略》中的妇人三篇。如"带下经水不利,少腹满痛,经一月再见者,土瓜根散主之"。根据其症状描述可能为痛经,然后提出方药治之。又如"少阴脉滑而数者,阴中即生疮。阴中蚀疮烂者,狼牙汤洗之"。提出病阴疮者,可用狼牙汤治疗。"主妇人中风,七八日续来寒热,发作有时,经水适断,此为热入血室,其血必结,故使如疟状,发作有时,小柴胡汤主之。"文中前部分辨热入血室之病,后部分提出用小柴胡汤主之。以上三条均充分体现了《金匮要略》妇人三篇辨病论治之法。但《金匮要略》妇人三篇并未停留在辨病论治,而是在此基础上又体现了异病同治、同病异治的辨证论治之法。如"妇人有漏下者,有半产后因续下血不绝者,有妊娠下血者,假令妊娠腹中痛,为胞阻,胶艾汤主之"。上述为妇人三种不同疾病所导致的阴道出血,但均可用胶艾汤主之。这是因为它们同因、同机、同证,故用一方治疗,这是辨证论治的体现。

近代随着临床实践和实验研究的不断深入,中医学术界的有识之士对辨病论治及病证结合论治进行了重新审视,认为辨病施治与辨证施治的完美结合才能显现中医优势。一般情况下辨病有助于提高辨证的预见性,辨证又是辨病的具体化,二者结合可使诊断更为全面,准确,使治疗更为有效。

病是整体,证是当前病位与病性的本质,病和证之间存在着千丝万缕的联系。由于致病因素不同,患者个体差异,环境和诊治情况等不同,一种疾病可存在几种证。如妊娠恶阻,可见脾胃虚弱、肝胃不和、痰饮停滞等证。同时这些证也不是固定不变的,随着疾病的变化而变化。妊娠恶阻,无论何种证型,当呕吐不止,饮食少进而导致阴液亏损时,均可出现气阴两亏的证候。然而同是一证,又可见于不同疾病中,如气虚证既可见于月经先期、月经过多,也可见于崩漏、阴挺等疾病。因此,妇科临床有同病异治、异病同治等法。辨病与辨证,又可分中医辨病与辨证结合和中医辨证与辨西医病结合。

(一)中医辨病与辨证结合

中医辨病与辨证结合是指先辨中医之病,后辨中医之证。如妇科临床诊治时,通过四诊所得到的临床资料进行分析,以明确是什么病,然后根据中医辨证体系,运用脏腑辨证、气血辨证、冲任督带与胞宫辨证等方法,辨证明确后施以治疗。但有时在疾病发展过程中,病证可出现传变。如产后发热病之感染邪毒型,在治疗过程中,可出现温热病的发展过程,针对此变化可运用卫气营血辨证,采用相应治法。一种症状在某些情况下既可单独作为一病,也可是其他疾病中的一个症状表现。如经前乳房胀痛,若作为一病则辨病以论治;若为他病之一证,则应辨病与辨证结合诊治。

(二)中医辨证与辨西医病结合

随着西医学的逐步渗透,除了原有的中医辨病与辨证结合之外,还出现了一种中医辨证与辨西医病相结合的模式,这在妇科临床中得到了很好的运用和发展。中医辨证与辨西医病,虽然是两个截然不同的理论体系和思维模式,但长期以来妇科临床在对某些疾病的分析处理中，把这二者有机结合起来进行施治，取得了一定的疗效。

1. 辨病基础上分型治疗　先西医辨病，然后根据中医理论以中医学术体系为基础，选择脏腑、气血、经络等辨证方法分型治疗。如不孕症辨证分肾虚、血瘀、肝郁、痰湿阻滞等型进行治疗；多囊卵巢综合征主要病因为肾虚、血瘀、肝经湿热、痰湿阻滞等，临床可按病因分型辨证治疗。由于西医之病有诸多症状，而其症状既可能是中医之病又可能是中医之证。如盆腔炎有发热、白带增多、月经失调、炎性包块、不孕等症状，这些症状分属于中医“热入血室”“带下病”“月经不调”“癥瘕”“不孕”等病证，因此治疗可根据中医之病而辨证论治。

2. 按中医病因病机本质论治西医疾病　子宫内膜异位症是由于部分有功能的内膜周期性出血，蓄积于局部，引起周围组织纤维化而粘连。对此中医认为是“离经之血”所致。因此，血瘀是子宫内膜异位症之中医学论病析证的主因。由于血瘀成因不同，临床又有气滞血瘀、寒凝血瘀、气虚血瘀、瘀热互结、肾虚血瘀等证型，而分别采用理气活血、散寒活血、益气活血、清热活血、补肾活血等法治疗。又如《石室秘录》曰：“任督之间尚有癥瘕之证，则精不能施，因外有所障也。”中医认为瘀阻脉络，或兼气滞，或兼寒湿，或兼湿热，是输卵管阻塞的基本病因病机，因而分别采用理气活血、清热利湿、通络行滞之法治疗输卵管阻塞性不孕症。但中医辨证与西医辨病的结合需注意病与证之间的密切关系，既从整体调治，又从局部病损施治，特别要抓住该病的病机本质治其本。

3. 中医辨证论治与分阶段论治结合　由于疾病本身是多样、多变的，所以临床往往根据疾病发展及演变特点进行分阶段辨证论治。如妊娠高血压以妊娠20周后高血压、蛋白尿、水肿为其主证，并伴有全身多脏器的损害，本病属于中医学的“子肿”“子晕”“子痫”范畴。子肿阶段分脾虚、肾虚、气滞三型辨证施治；子晕阶段分肝阳上亢、阴虚肝旺、脾虚肝旺三型辨证论治；子痫阶段分肝风内动、痰火上扰等型辨证治疗。

4. 辨西医病因病理专方论治　在子宫内膜异位症、多囊卵巢综合征、不孕症、妊娠高血压等疑难疾病的中医辨证论治中，均有根据其病的特点及病因病理设专方治疗。如在多囊卵巢综合征、排卵障碍性不孕症的辨证治疗中，因西医病因均为下丘脑 - 垂体 - 卵巢轴功能失调，中医辨证论治时常根据中医学对该轴功能失调的认识，确立治法，设置专方如天癸汤、促排卵汤等，并结合妇女月经周期阴阳消长的变化规律，于月经周期之不同时期在专方的基础上采用周期性给药方式。这样既扬中医之长，也是中医辨证论治在妇科疾病治疗中的发展和完善。又如对免疫性不孕的治疗，有时患者无任何症状可辨，但是中医学也可以从该病的病因病理入手，运用中医学理论，拟立专方施治。上述中医辨证与西医辨病结合的各种方法，有利于中医辨证的研究和发展，更有利于中医妇科学术精华的发挥，为现代妇科医疗服务。

第六单元　妇科疾病的治疗

细目一　常用内治法

要点一　调补脏腑

肾藏精，主生殖，为冲任之本而系胞；肝藏血，主疏泄，司血海；脾主中气，统血，摄胞，又为血气生化之源；胃主受纳、腐熟，“谷气盛则血海满”；心主血脉，“胞脉者属心而络于胞中”；肺主气、朝百脉、输精微。诸脏不仅分司气血的生化、统摄、储藏、调节与运行，而且协同维系女性肾 - 天癸 - 冲任 - 胞宫生殖轴功能的正常发挥。若脏腑功能失常，易于导致经、带、孕、产、乳生理异常，发为妇科疾病。此时，当辨明所属脏腑及何种病理表现而调补之。

（一）滋肾补肾

补肾是治疗妇产科疾病的重要方法之一，临证之要在辨明属肾气虚、肾阳虚、肾阴虚，甚而阴阳两虚，选用补益肾气、温补肾阳、滋肾益阴或阴阳双补等不同治法。

1. 补益肾气　肾气不足会影响天癸的成熟、泌至，以及冲任的充盈、通畅，呈现功能不足或减退的状态。其虚或因禀赋不足，或因肾阳不能蒸腾肾阴化生肾气而起，故补益肾气常从肾阴肾阳两方面着手，阳生阴长，肾气自旺。或在调补肾阴阳之中适当加入黄芪、人参、白术、炙甘草等以养先天。常用方如寿胎丸、肾气丸、归肾丸、加减苁蓉菟丝子丸、补肾固冲丸。若先天不足，天癸不能至期成熟、泌至，又常于补益肾气方药中，佐以健脾养血、益胃生津之品，先后天共养育之。

2. 温补肾阳　肾阳不足，命门火衰，阴寒内盛，治宜温肾暖宫、补益命门之火，所谓“益火之源，以消阴翳”。常用药如附子、肉桂、巴戟天、肉苁蓉、淫羊藿、仙茅、补骨脂、菟丝子、鹿角霜、益智仁、蛇床子等。代表方如右归丸、右归饮、温胞饮等。又阴寒内盛，易凝滞冲任血气，故温肾之品常与活血之品同用，如当归、川芎、益母草、桃仁。若脾土失煦，肾脾同病，又当同治之。肾为胃关，关门不利，聚水而从其类，可致子肿。气化失常，又可变生妊娠小便不通、产后小便异常（不通、频数等）诸疾，又当于温补肾阳之中，佐以行水渗利之品，如猪苓、茯苓、泽泻、木通之属，代表方有真武汤、济生肾气丸、五苓散。

3. 滋肾益阴（滋肾填精）　肾阴不足，治宜滋肾益阴。常用地黄、枸杞子、黄精、女贞子、旱莲草、制首乌、菟丝子、桑椹子等。方如左归丸、补肾地黄汤、六味地黄丸。若先天禀赋不足肾精未实，或多产房劳耗损肾精而为肾精不足之证者，又当滋肾填精。治此之时，常在滋肾益阴基础上，继以血肉有情之品养之，可酌选紫河车、阿胶、鹿角胶、龟甲胶共奏填精益髓之功。

肾阴不足，阴不敛阳，可呈现阴虚阳亢之候，需佐以镇摄潜阳之品，如龟甲、龙骨、牡蛎、鳖甲、珍珠母、石决明之类。虚热内生，主以“壮水之主，以制阳光”，随机加入养阴清热药，标本同治之。肾水滋养肝木，上济心火，是以肾阴亏虚又易于继发肝肾、心肾同病之证。肝藏血，肾藏精，精血互生，乙癸同源，肾精不足可致肝血衰少，肾阴匮乏能使肝阴不足，如此等等，当两脏甚或三脏同治。

滋肾补肾时，临证用药应注意滋阴不忘阳，补阳不忘阴，阴阳双补要点在于分清虚实的主次关系而调治之，或滋肾益阴佐以温肾助阳，或温肾助阳佐以滋肾益阴，可于温滋两法方药权宜择之。《景岳全书》所论“善补阳者，必于阴中求阳，则阳得阴助而生化无穷；善补阴者，必于阳中求阴，则阴得阳升而泉源不竭”，既是补肾精要之言，也是阴阳双补之要论。

（二）疏肝养肝

1. 疏肝解郁　肝失条达，治宜疏肝解郁。常用柴胡、郁金、川楝子、香附、青皮、橘叶、枳壳、白芍、佛手等药。代表方如柴胡疏肝散、逍遥散、乌药汤。一般行气药多辛燥，用量不宜过重，以免耗散阴血；或于行气药中，酌佐山茱萸、麦冬、枸杞子、制首乌、地黄类滋阴养血药，预培其损或避制其弊。

2. 疏肝清热　肝郁化火，治宜疏肝理气、清肝泄热。常用川楝子、丹皮、栀子、黄芩、桑叶、夏枯草、菊花等药，代表方如丹栀逍遥散、宣郁通经汤。

3. 养血柔肝　营阴不足，肝血衰少，肝脉失于濡养，治宜养血柔肝。常用地黄、白芍、桑椹子、女贞子、枸杞子、玉竹、山茱萸、北沙参、制首乌、当归等药。代表方有一贯煎、杞菊地黄丸。肝体阴而用阳，若肝阴不足，肝阳上亢者，应于育阴之中，加入潜阳之品，如龟甲、鳖甲、珍珠母、石决明、天麻、牡蛎之类，常用方如三甲复脉汤。阳化则风动，急当平肝息风，用羚角钩藤汤。

4. 疏肝清热利湿　肝热与脾湿相合，或肝经湿热下注冲任或任带二脉，治宜疏肝清热利湿。常用龙胆草、车前子、柴胡、黄芩、黄柏、栀子、泽泻、茵陈等药。代表方如龙胆泻肝汤、清肝止淋汤、四逆四妙散。

（三）健脾和胃

凡脾虚气弱者皆宜本法主之。脾虚气弱可表现为脾失健运或脾失统摄的不同病机，脾失健运又可导致气血生化之源不足或水湿内生的不同病理结果。脾主升清而统血，脾虚失摄则可呈现血液流溢散失或气虚下陷这两类病变。基于此，健脾法又常分为健脾养血、健脾除湿、补气摄血、健脾升阳诸法。

1. 健脾法

健脾养血：脾虚运化失司，气血生化之源不足，常用人参、白术、茯苓、莲子肉、山药、黄芪等健脾益气，辅以熟地、当归、枸杞子、白芍、制首乌。常用方如八珍汤、人参养荣丸、圣愈汤等。

健脾除湿：脾虚气弱，津微不布，水湿内生，溢于肌肤或下注损伤任带，治当健脾益气与利水渗湿同施。常用药物：党参、茯苓、苍术、白术、陈皮、大腹皮、泽泻、薏苡仁、赤小豆、砂仁等。代表方如白术散、完带汤、参苓白术散。

补气摄血：适用于脾虚气陷，统摄无权所致的月经过多、崩漏、经期延长、胎漏、产后恶露不绝等以阴道异常出血为主的诸疾。可配伍止血之品，如炮姜炭、艾叶、赤石脂、乌贼骨、茜草、血余炭、仙鹤草等以治其标。代表方如固本止崩汤、安冲汤等。

健脾升阳：脾虚气弱，气虚下陷者，均当健脾益气、升阳举陷。药用人参、黄芪、白术、升麻、柴胡、桔梗。代表方如补中益气汤、举元煎。

2. 和胃法

和胃降逆：凡胃气不和，失于顺降者均可选用此法。妇科中胃失和降常因脾虚胃弱或中宫虚寒或木郁横侮所致，其治虽均以和胃降逆为要，但需分清虚、实、寒、热而分调之。如因虚而逆以致妊娠恶阻，常用香砂六君子汤；偏寒以干姜人参半夏丸主之；因热而逆可选橘皮竹茹汤；肝胃失和而气逆作呕，则当抑肝和胃，并视其郁热之偏盛，以苏叶黄连汤或芩连橘茹汤分治之；若久吐耗气伤阴，又当养阴和胃或益气养阴、降逆止呕合用。

清胃泄热：冲脉隶于阳明，胃热炽盛灼烁津液，谷气不盛，血海不满，甚而冲任津血无源，变生经闭，治当清胃泄热、养阴润燥，方用瓜石汤；若胃热并冲气上逆，火载血上而病经行吐衄者，又当清热降逆、引血下行，以玉女煎类方药治之。

要点二　调理气血

“妇人之生，有余于气，不足于血”，“妇人以血为基本”，经、孕、产、乳均以血为用，女性机体常处于气血相对不平衡的状态之中，形成了致病因素易于侵扰气血的病理特点。再者，脏腑功能失调、经络失畅又常影响气血，故调理气血成为治疗妇科疾病的常用大法。

调理气血首在分清病在气在血、属实属虚，以为立法依据。调气主要针对气虚、气滞、气逆、气陷等病变，有补气、理气、降气、升举诸法；理血则据血虚、血热、血寒、血瘀的不同病机而以补血养血、清热凉血、温经散寒、活血化瘀分治之。气血同病见诸气血两虚、气虚血脱、气滞血瘀等，当根据气或血病变的轻重主次，决定治法的主从而治之。

（一）理气法

1. 理气行滞　肝失条达，气机郁滞在妇产科中十分常见，因而理气行滞之法常与疏肝解郁法同用，其证治方药见前所述。此外，寒凝、痰湿、湿热、瘀血等亦可引起气机失畅而变生经、孕、产各类妇产科疾病。调治时,应在针对原发病因、确立治法的基础上(如寒凝者首主温经散寒,痰湿者先以化痰除湿)理气行滞。药用橘核、荔枝核、乌药、木香、香附、枳壳、陈皮、厚朴之类。

2. 调气降逆 因气逆而致妇科疾病,多涉及肝、胃及冲脉,表现为肝气(阳)上亢、胃失和降、冲气上逆。前两者已于肝、胃治法中论及,若平降上逆之冲气,习惯上多遵循“冲脉隶于阳明”“降胃气以平冲气”之经验,主以和胃降逆之品治之。

3. 补气升提 妇科呈现气虚不足诸证,以脾、肾两脏为主;中气不足甚而气虚下陷者,又当佐以升提之品。

(二)调血法

1. 补血养血 月经以血为物质基础,孕期血以养胎,分娩赖气血化为产力,需阴血濡润产道,产后乳汁与血同源,是以血虚冲任不足可致经、孕、产、乳诸疾,治以补血养血。《景岳全书·妇人规》云:“妇人所重在血,血能构精,胎孕乃成。欲察其病,唯以经候见之;欲治其病,唯于阴分调之。”强调治疗妇科病,需时时顾护阴血。常用当归、熟地、何首乌、枸杞子、阿胶、白芍、黄精、鸡血藤之类,方如四物汤、人参养荣汤、滋血汤等。

2. 清热凉血 血热是导致妇产科疾病发生的常见致病因素之一,故清热凉血之法颇为常用,应用时注意分清热因、热势。素体阳盛、外感热邪、过食辛辣、过服温热药物、肝郁化热等属实热范围,法当清热凉血,以清经散、保阴煎诸方治之。阴虚血热者,主以养阴清热,常用玄参、生地、知母、黄柏、地骨皮、丹皮、白薇、青蒿等组方,如知柏地黄汤。“热为火之渐,火为热之极,火甚成毒”,清热又当辨明热、火、毒之势,分别主以清热、泻火、解毒各法。因女性“不足于血”,清热不宜过用苦寒,尤其是热扰冲任,迫血妄行,致经、孕、产的异常出血病证,如崩漏、胎漏、产后恶露不绝等,更应注意。若热灼营血,煎熬成瘀,又当酌配活血化瘀之品,如赤芍、桃仁、丹参、益母草、泽兰之属。

3. 清热解毒 湿毒、热毒、邪毒之邪,均可导致月经过多、带下病、产后发热、阴疮、阴痒、女性生殖器炎症、肿瘤、性传播疾病等,常用银花、连翘、紫花地丁、野菊花、红藤、败酱草等药。代表方如五味消毒饮、银甲丸、银翘红酱解毒汤等。

4. 活血化瘀 血瘀之因,常见寒凝、热灼、气滞、气虚或外伤(含金刃所伤)等。其病理改变可见冲任瘀阻,子宫闭阻,胞脉胞络失畅。若冲任瘀阻,恶血不去,新血不得归经,治宜活血化瘀,常用桃仁、红花、当归、川芎、丹参、益母草、泽兰、蒲黄、五灵脂、三七,甚而三棱、莪术、水蛭、虻虫、䗪虫等药。代表方:桃红四物汤、少腹逐瘀汤、生化汤、大黄䗪虫丸。由于瘀血之生,与寒、热、气或外伤攸关,因而血瘀常以继发病因的方式出现,故活血化瘀之法,常据其原发病因而相应拟立。如因寒而凝应温经散寒、活血化瘀;因热灼浓黏不畅,则宜清热凉血、活血化瘀;气机不利,血行迟滞者,宜理气行滞、活血化瘀;气虚又当补气化瘀。

应用活血化瘀药物时,还应综合瘀血病变程度与机体素质情况筛选。一般而言,活血化瘀药常据其药物作用程度分为和血、活血、破血三类。和血类系指有养血活血作用的,如当归、赤芍、三七、鸡血藤;活血药类包括川芎、红花、蒲黄、五灵脂、益母草、泽兰、乳香、没药、王不留行、姜黄等具有活血、行血、通瘀作用之品;破血药指有破血消瘀攻坚作用的水蛭、虻虫、桃仁、血竭、三棱、莪术、䗪虫之类。体虚不足或长期服用活血、破血类药,需注意攻补兼施。

若瘀阻冲任、新血不得归经而导致月经过多、崩漏、产后恶露不绝,宜佐用化瘀止血药以标本同治。其临床效应有的是通过兴奋子宫平滑肌,使子宫收缩而达到止血目的,如益母草;有的是通过增强凝血酶的活性缩短凝血时间而止血,如三七、蒲黄等。

瘀积日久,结而成癥者,虽因有些活血化瘀药如水蛭、虻虫、三棱、莪术等有程度不同的破血消癥作用,可择而用之,但习惯上常与软坚散结之品同用,以增其效,如牡蛎、鳖甲、穿山甲(现用代用品,下同)。

要点三 温经散寒

寒邪客于冲任、胞络,易引起经脉出现拘挛、蜷缩、绌急类病理改变,影响血气运行,致瘀血形成或不通则痛,诱发月经后期、月经过少、闭经、痛经、妊娠腹痛、产后腹痛、恶露不下、癥瘕等病证,应以温经散寒法主之。常选用肉桂、桂枝、吴茱萸、小茴香、乌药、补骨脂、细辛、艾叶诸药;方如温经汤、少腹逐瘀汤、艾附暖宫丸等,其中均体现有温经散寒与化瘀止痛之品同用的治法。

寒之所生，亦有内外、虚实之别，妇科学中以阳虚而阴寒内盛者为多，故温经扶阳散寒法尤为常用。阳虚而寒者，又易导致脏腑生化功能下降，继发血气不足之证，即景岳所云“阳气不足则寒从中生而生化失期”之意，故温经扶阳散寒法中又常佐以补气、养血之品。

此外，寒邪又易与风、湿之邪合并为风寒、寒湿为患，治此之时，又当温经散寒与祛风、除湿法合用。

要点四　利湿除痰

湿邪为患，既具其性重浊、黏滞，易阻遏气机致升降失常、经络阻滞的病理特征，又有病程缠绵经久难愈，呈现易于合邪及转化的特点。如与寒并，则成寒湿；与毒邪相合，则为湿毒；湿郁日久而化热，则为湿热；湿聚成痰，则属痰湿。当分别治以散寒除湿、利水渗湿、清热利湿、化痰除湿各法。

湿邪同寒、热之邪一样，有内外之异。其生于内者，多与机体水液代谢活动相关的脏腑功能失常有关，亦可因气滞而津液环流受阻，聚而生湿。故利湿法又常与健脾、补肾法同施，组成健脾利湿、温阳化湿法则。气滞湿阻者则以理气行滞与利水渗湿药合用之。

属湿热为患，应析其源而调治。伤于外，如带下病、阴痒的湿热证，以止带方、萆薢渗湿汤主之。因于内则有因肝经湿热下注，肝脾不调而肝热与脾湿相合，或因“脾胃有亏，下陷于肾，与相火相合，湿热下迫”所起，宜用龙胆泻肝汤、四逆四妙散、三妙红藤汤等分治之。

聚湿成痰，下注胞中，影响胞宫、胞脉、脉络，损及冲、任、带诸经，可致闭经、不孕等，治宜燥湿化痰，利湿与化痰药同用。化痰药如南星、半夏、生姜、竹茹、橘皮、白芥子、莱菔子等，常用方如苍附导痰丸、启宫丸。

要点五　调治冲任督带

冲任督带，尤其是冲任二脉，不仅与女性生理密切相关，而且在妇产科疾病的发病机制中占有重要地位，因此，调治冲任督带应为施治妇科疾病的重要治法之一。

1. 调补冲任　适用于因冲任虚衰或冲任不固所致的月经过多、崩漏、闭经、胎漏、胎动不安、滑胎、产后恶露不绝、不孕症等多种疾病。可选用菟丝子、肉苁蓉、鹿角胶、枸杞子、杜仲、人参、白术、山药、吴茱萸、蛇床子等补冲养冲；龟甲、覆盆子、白果、艾叶、紫河车、阿胶以补任脉。方如固冲汤、补肾固冲丸、鹿角菟丝子丸、大补元煎。

2. 温化冲任　冲任虚寒或寒湿客于冲任，以致月经过少、痛经、带下病、不孕症等，宜温化冲任。药如吴茱萸、肉桂、艾叶、小茴香、细辛、川椒、生姜等，代表方有温冲汤、温经汤、艾附暖宫丸。

3. 清泄冲任　热扰冲任，迫血妄行可致经、孕、产各生理时期中的异常出血，如月经过多、崩漏、胎漏、产后恶露不绝。热邪煎灼，冲任子宫枯涸能引发闭经、不孕。治须清泄冲任血海，药如丹皮、黄柏、黄芩、桑叶、生地、知母、地骨皮、马齿苋、重楼等，代表方有清经散、保阴煎、清热固经汤、清海丸、解毒活血汤。

4. 疏通冲任　冲任阻滞，可诱发月经后期、痛经、闭经、难产、产后恶露不绝、癥瘕等证，均当疏通之。择用桂枝、吴茱萸、乌药、丹皮、赤芍、苍术、法半夏、生姜、枳壳、川芎、柴胡、香附、王不留行、莪术、桃仁、炮山甲等。代表方如少腹逐瘀汤、四逆四妙散、苍附导痰丸、桃红四物汤、柴胡疏肝散。

5. 和胃降冲　冲气上逆，胃失和降，也可与血热相引为乱，引起倒经。治当抑降上逆之冲气。药用紫石英、紫苏、法半夏、代赭石、陈皮、竹茹、伏龙肝等，方如小半夏加茯苓汤、紫苏饮。

6. 扶阳温督（温阳补督）　督脉虚寒，胞脉失煦，可引起月经后期、闭经、绝经前后诸证、不孕等，治宜扶阳温督。常用鹿茸、补骨脂、仙茅、淫羊藿、巴戟、附子、续断，方如二仙汤、右归丸。

7. 健脾束带　带脉失约或纵弛，不能约束诸经，可引起带下病、阴挺等，治当束带摄带。多通过健脾益气或健脾运湿法治之。药如党参、升麻、苍术、白术、茯苓、白果、芡实、莲子、莲须、五倍子等，代表方如完带汤、健固汤、补中益气汤。

要点六　调养胞宫

1. 温肾暖宫　胞寒者，以虚寒多见，肾为元气之根，有温煦胞宫之职，故温肾以暖胞为常法，适用于因胞宫虚寒所致的月经后期、闭经、不孕症等。可选紫石英、附子、肉桂、艾叶、蛇床子、补骨脂类，方如艾附暖宫丸、温胞饮。

2. 补肾育宫　先天禀赋不足，子宫发育不良，或因产伤直损，或因肾 - 天癸 - 冲任生殖轴功能紊乱，子宫受累，过早萎缩，而病月经过少、闭经、滑胎、不孕等，治宜补肾益阴或滋肾填精以育宫。酌选熟地、制首乌、菟丝子、枸杞子、肉苁蓉、覆盆子、紫河车、鹿角胶、鹿茸等，代表方如加减苁蓉菟丝子丸、滋肾育胎丸、五子衍宗丸、育宫片。

3. 补血益宫 产伤失血过多或哺乳过长耗血，血虚而胞失所养，或发育不良，或闭经日久，以致子宫萎缩，发生闭经、不孕诸疾，法当补血养胞。药用枸杞子、覆盆子、当归、熟地、白芍、阿胶等，代表方如四二五合方。

4. 补肾固胞 “胞络者系于肾”，肾主系胞，肾气不足，系胞无力，子宫位置下移，发为阴挺，则需补肾固脱。方如大补元煎、寿胎丸。

5. 益气举胞 脾主升清，因产伤或产后操劳过度，劳则气耗，“气下冲则令阴挺出”，发为阴挺。当益气升阳托举子宫，方如补中益气汤、益气升提汤、升麻汤。

6. 逐瘀荡胞 若瘀阻胞宫，不能行使其正常功能活动，便可发生经、孕、产、杂诸证，如月经过多、崩漏、堕胎、小产、难产、产后恶露不绝、产后腹痛、癥瘕等，治需逐瘀荡胞。常用益母草、莪术、桃仁、红花、川牛膝、丹参、大黄、水蛭等，方如桂枝茯苓丸、生化汤、桃红四物汤、脱花煎、逐瘀止崩汤、大黄䗪虫丸。

7. 泄热清胞 无论血热、湿热、热毒、邪毒、瘀热诸邪直犯胞宫，致胞内蕴热，发生月经过多、经期延长、带下、胎漏、胎动不安、产后发热、癥瘕等证，均宜泄热清胞法治之。常用黄柏、黄芩、丹皮、赤芍、红藤、败酱、马齿苋、重楼、连翘等，代表方如清经散、清热调血汤、清热固经汤、银翘红酱解毒汤。

8. 散寒温胞 外寒或阳虚阴寒内盛，犯及胞宫，或血因寒凝，瘀阻不通，发生月经后期、月经过少、痛经、胞衣不下、癥瘕、不孕症等。可选肉桂、桂枝、吴茱萸、细辛、干姜、小茴香、乌药等散寒温胞，方如温经汤、少腹逐瘀汤、艾附暖宫丸。

要点七 调控肾 - 天癸 - 冲任 - 胞宫生殖轴

1. 中药人工周期疗法 本法是按照中医妇科学的基础理论，结合月经周期中在经后期、经间期、经前期、行经期不同时期的阴阳转化、消长节律，采取周期性用药的治疗方法。用药思路在于月经（或阴道出血）后血海空虚，治法上以滋肾益阴养血为主；经间期为重阴转化期，主以活血化瘀，以疏通冲任血气，并配合激发兴奋肾阳，使之施泄而促排卵；经前期又为阳长期，治宜阴中求阳，温肾暖宫，辅以滋肾益阴之药；行经期为重阳转化期，血海满盈而溢下，治宜活血调经，冀其推动气血运行，子宫排经得以通畅。

2. 针刺调治促进排卵 是通过针刺、电针或激光针等方法刺激某些穴位，引起排卵的一种方法。20 世纪 60 年代之后，已有较多针刺关元、中极、子宫、三阴交、血海、大赫各穴以促排卵的临床与实验研究报道，并认为针刺在一定条件下可能通过调节中枢 β 内啡肽水平而促进促性腺激素释放激素分泌，引起排卵。基于有关月经产生及调节机制的理论，西医妇产科学的丘脑下部 - 垂体 - 卵巢 - 子宫轴与中医妇产科学的肾 - 天癸 - 冲任 - 子宫轴两者之间有着甚为相近的前提，既然针刺可能通过对生殖轴的作用而引起排卵，从中医妇科学的角度而言，也可以认为针刺促排卵具有一定的调整肾 - 天癸 - 冲任 - 胞宫轴的作用。

细目二 常用外治法

外治法是中医治疗学的组成部分之一，也是治疗中医妇科疾病的一种常用方法，特别是对于某些局限于外阴、阴道、宫颈或乳房等外露病变部位的疾病，应用外治诸法，使药物直达病所，驱解病邪，常可获取良好的临床疗效。

中医外治法历史悠久，早在《黄帝内经》中已有汤熨法、浴法、寒痹药熨法、豕膏膏法等记载。长沙马王堆汉墓出土的《五十二病方》亦有“傅（敷）法”“封（涂）法”“洒（喷撒）法”“尾（冲洗）法”“浴法”“熏法”“沃脜（灌肠）法”疗疾的应用。《金匮要略·妇人杂病脉证并治》所载“少阴脉滑而数者，阴中即生疮，阴中蚀疮烂者，狼牙汤洗之”，“蛇床子散方，温阴中坐药”，以及用矾石丸纳入阴中，治瘀血内着，郁而化热，久而腐化，温热内蕴的带下病等，可谓开创了中医妇科学外阴冲洗、阴道纳药外治法之先河。后世不少妇科著作、本草方书也有大量治疗妇科疾病的外治方药与方法的记载，丰富了妇科外治法的内容。至清，外治法专著《理瀹骈文》甚为精辟地论述了外用药疗法的理论依据、应用原则，如论病当先“察其阴阳，审其虚实”“外治之理即内治之理，外治之药亦即内治之药，所异者，法耳”“虽治在外，无殊治在内也”等，为外治法也是妇科外治法用药之准绳。

妇科外治法沿用至今，在理论研究、药物剂型、用药途径、施治方法、适用范围诸方面均有了长足发展。仅就方法而言，外阴熏洗、阴道冲洗、阴道纳药、贴敷、热敷、导肠、腐蚀、药物离子导入、中药穴位注射、中药宫腔内注入、介入疗法等渐为临床所习用。若局部病变影响或累及全身，或局部病变为全身病变在局部的反应时，又需外治用药与内服方药合用，进行整体调治。

要点一　坐浴

中药煎取汤液1000~2000mL，趁热置于盆器内，患者先熏后洗，起到清热解毒、杀虫止痒、消肿止痛及软化局部组织的治疗作用。适用于阴疮、阴痒、阴痛、外阴白色病变、带下量多、小便淋痛、阴挺合并感染等。常以清热解毒药物，如白花蛇舌草、大黄、黄柏、连翘、苦参、土茯苓、蛇床子等为主，方如蛇床子散、塌痒汤、狼牙汤等。

凡阴道出血，或患处溃烂出血，月经期禁用，妊娠期慎用。注意浴具分开，以防交叉感染。

要点二　外阴、阴道冲洗

以药液直接冲洗外阴、阴道，达到治疗目的的方法。常用于外阴炎、阴道炎、宫颈炎、盆腔炎等引起的带下病、阴痒的治疗，以及阴道手术前的准备。

治疗性冲洗者，常用量为每次500mL左右，倾入阴道冲洗器具内，每日1~2次，连续冲洗至自觉症状消失。若为术前准备，可用1‰浓度的新洁尔灭。

治疗期间应避免性生活，注意内裤、浴具的清洁消毒。月经期停用，妊娠期慎用。

要点三　阴道纳药

将中药研为细末或制成栓剂、片剂、泡腾剂、胶囊剂、涂剂、膏剂等剂型，纳入阴道，使之直接作用于阴道或宫颈外口等部位，达到清热解毒、杀虫止痒、除湿止带、祛腐生肌等治疗作用的治法。常用于带下病、阴痒、阴道炎、宫颈糜烂或肥大、宫颈原位癌、阴挺等。须根据病证及病位辨证用药，选择相关剂型。如湿热型带下病，可择用黄柏、黄连、大黄、苦参、地肤子、白鲜皮、千里光、青黛、虎杖等清热除湿药，制成栓、片或泡腾剂阴道纳药。宫颈糜烂欲解毒祛腐，可酌加百部、白矾、蛇床子、硼砂；收敛生肌选用白及、珍珠粉、炉甘石等。

要点四　贴敷法

贴敷法是将外治用药的水剂或制成的散剂、膏剂、糊剂，直接或用无菌纱布贴敷于患处，取得治疗作用的方法。可用于外阴血肿、溃疡、脓肿切开，也可用于乳痈或回乳，还应用于痛经、产后腹痛、妇产科术后腹痛、不孕症、癥瘕等。常选用清热解毒、行气活血、温经散寒、消肿散结、通络止痛、生肌排脓类中药。

水剂者，多以无菌纱布浸透药液贴敷；散剂则可直接撒于创面；膏剂常先涂于无菌纱布，再敷贴患处；若属痛经膏、痛经贴、麝香壮骨膏等中药橡皮膏剂，则可直接贴于患处或经络穴位点；还有将药物制成粗末，加入致热物质，袋装密封，制成热敷剂；或以药物粗末制成湿药包，隔水蒸15~20分钟，趁热敷置患处，或借用热水袋、电热器、理疗仪，甚至将食盐、沙土炒热作为热源起热敷作用。贴敷时间、疗程则据组成药物、所疗病证、治疗目的综合考虑决定。

要点五　宫腔注入

将中药制成注射剂，常规外阴、阴道、宫颈消毒后，将药剂注入宫腔及输卵管腔内，以了解输卵管畅通情况，或治疗宫腔及输卵管粘连、阻塞造成的月经不调、痛经、不孕症等。治以活血化瘀为主，佐清热解毒，药如丹参、当归、川芎、红花、莪术、鱼腥草等，常用复方丹参注射液、复方当归注射液、鱼腥草注射液等注射剂。

本法能使宫腔及输卵管腔内保持较高的药物浓度，有改善局部血液循环，抗菌消炎，促进粘连松解及吸收，以及加压推注的钝性分离等综合治疗作用，已成为目前治疗宫腔、输卵管阻塞或粘连的有效方法之一。药量为20~30mL，注射时观察有无阻力、药液回流、患者有无腹痛等情况。本法应在月经干净后3~7天内进行，可隔2~3天1次，经后至术前禁止性生活。

要点六　肛门导入

将药物制成栓剂纳入肛内，或浓煎后保留灌肠，达到润肠通腑、清热解毒、凉血活血、消癥散结等目的。本法可使药物在直肠吸收，增加盆腔血液循环中的药物浓度，有利于盆腔及胞中癥积、慢性盆腔炎、盆腔淤血综合征，以及产后发热、大便秘结等病证的治疗。

若为中药保留灌肠，可用尿管或小口肛管或一次性灌肠袋，插入肛中 14cm 左右，将温度适中的药液 100mL 徐徐灌入，保留 30 分钟以上；临睡前注入，保留至次晨疗效更佳。

月经期、阴道出血时及妊娠期需慎用。

要点七　中药离子导入

此法是根据离子透入原理，运用中药药液，借助药物离子导入仪的直流电场作用，将药物离子经皮肤或黏膜导入盆腔或胞中，并在局部保持较高浓度和较长时间，使药效得以充分发挥，用以治疗慢性盆腔炎、输卵管阻塞、妇科术后盆腔粘连、子宫内膜异位症、陈旧性宫外孕、外阴炎等。

本法多选择清热解毒、活血化瘀类药组方，药味少而精，一般 2~3 味为宜，也可用 1% 小檗碱或复方丹参注射液。使用时用纸吸透药液，置于消毒的布垫上，放在外阴，接通阳极，另用无药的湿布垫放在腰骶部，接通阴极，开动治疗仪，电流为 5~10mA，药物离子从阳极导入。每次 20 分钟，每日 1 次，疗程据病情拟定。

要点八　介入治疗

现主要是在医学影像设备（如放射、超声）的引导下，经皮穿刺或经自然孔道至靶器官局部给予介质进行治疗。介入疗法以其具有定位准确、微创性、见效快、疗效高、并发症发生率低和可重复应用的特点及治疗优势，在临床医学中应用日益广泛。妇科领域中现阶段主要开展有经阴道、子宫、输卵管注射药物，经阴道后穹隆穿刺术、经皮穿刺局部灌注或注射药物等。

细目三　中医妇科急症治疗

血崩证、急腹证、高热证、厥脱证，是中医妇科病证中具有代表性的急证。急证的治疗，首先取决于快捷而正确的诊断。或急则治标，或标本同治，或辨证与辨病结合施治。

要点一　血崩证

妇科血崩证是指以阴道急剧而大量出血为主证者。可由崩漏、排卵障碍性异常子宫出血类月经病，或堕胎、小产、滋养细胞疾病、前置胎盘、显性出血性胎盘早剥等妊娠疾病，或产后血崩、晚期产后出血，或子宫肌瘤尤其是子宫黏膜下肌瘤、子宫颈癌、子宫内膜癌等多种中西医妇科疾病引起。此外，血液病所致的经期血崩，甚或外伤也可导致。治以止血为首务，同时注意采取相应措施，积极预防厥脱。

1. 辨证用药　血热而崩者，可选用断血流片；血瘀而崩者，常选用三七注射液；脾虚气弱或肾阳不足者，选用生脉注射液静脉注射或静脉滴注，或参附注射液静脉滴注；属肾阴虚，可选用生脉注射液或参麦注射液。

2. 辨病施治　一般而言，经病血崩者，当固冲止血，可辨证结合相应止血方药治之；若属妊娠期、产后或妇科杂病引起的崩下血证等，首应辨病识证，采取药物止血或手术方法止血急治之。如堕胎、小产胞胎殒堕不全，应急以下胎益母，必要时当刮宫清除宫腔内残留之妊娠物。产后血崩者，属气虚、血瘀，可辨证急治，若因胎盘、胎膜部分残留，或软产道损伤所引起，应及时手术止血。若绒癌或恶性葡萄胎转移瘤或子宫颈癌引起血崩，可采取压迫止血救急。外伤失血，当查清部位、伤势、伤情而处理。

3. 西药治疗　崩血者，因证情急重，必要时中西药结合治疗。常用西药有氨甲环酸、酚磺乙胺等，静脉缓注或肌内注射。对排卵障碍性异常子宫出血者，也可采用激素止血。而子宫收缩乏力性产后出血，又可应用催产素、麦角新碱类宫缩剂减少出血。

要点二　急腹证

中西医妇科疾病范围中，能引起急性下腹痛的主要有原发性痛经、经间期（排卵期）腹痛、子宫内膜异位症、子宫腺肌病、流产、异位妊娠、隐性出血型胎盘早期剥离、卵巢破裂、卵巢囊肿蒂扭转、卵巢囊肿破裂、子宫破裂、急性盆腔炎、急性输卵管炎、慢性盆腔炎表现为经期腹痛较重者等。

一般而言，原发性痛经、经间期腹痛、子宫内膜异位症或子宫腺肌病所致痛经，或慢性盆腔炎表现有经期腹痛者，能应用止痛的急治法。至于异位妊娠、隐性出血型胎盘早剥、卵巢破裂、卵巢囊肿蒂扭转、子宫破裂等引起的急腹症，则需迅速救治处理。

1. 辨证用药　血瘀而痛，可选用田七痛经胶囊、血竭胶囊口服，或丹参注射液、川芎嗪注射液静脉滴注，延胡索注射液肌内或穴位注射。寒凝致痛，可用当归注射液肌内或足三里、三阴交穴位注射，或参附注射液静脉滴注。湿热壅滞，可用野木瓜注射液肌内注射或清开灵注射液静脉滴注。

在辨证论治的内服中药中，可选择相应的止痛药随证加入。寒痛：治以温经止痛，药用艾叶、小茴香、肉桂、乌药、吴茱萸、高良姜、荔枝核、细辛、白芷等。滞痛：治以行气止痛，药用香附、郁金、川芎、木香、青皮、沉香、九香虫、佛手等。瘀痛：治以化瘀止痛，药用川芎、延胡索、三七、当归、没药、乳香、五灵脂、王不留行等。热痛：治以清热止痛，药用川楝子、丹皮、赤芍、红藤、败酱草、雪胆等。

2. 针灸　气滞者，针气海、太冲、血海、三阴交；寒凝者，中极、地机、关元、水道，针灸并施；湿热者，针阳陵泉、行间、次髎。

要点三　高热证

妇科疾病中可见高热证的，有因经期或产褥期感受风热、暑热、湿热、湿毒、邪毒之邪而起，也有因生殖道感染病原微生物如细菌、病毒、支原体所致。对高热证的处治，首应明确诊断，辨证求因，或尽快查出病原体或进行病原学诊断，但“退热”是当务之急。其治疗措施有：

感冒清热颗粒、重感灵等中成药口服，柴胡注射液、青蒿素注射液、鱼腥草注射液、板蓝根注射液等肌内注射，清开灵注射液、穿琥宁注射液静脉滴注解热。冷湿毛巾或冷袋冷敷，25%~50% 乙醇擦浴等物理降温可配合使用。

高热持续，体温达 40℃左右，宜中西药结合治疗。如用氯丙嗪 25~50mg 溶于 5% 葡萄糖注射液或生理盐水中，静脉滴注；或地西泮（安定）10~20mg，静脉滴注；可同时予以地塞米松 5~10mg，加入 50% 葡萄糖注射液 20mL，静脉注射后，继以 10~20mg 加入 5% 葡萄糖注射液 500mL 中，静脉滴注。

属乳腺炎已成乳腺脓肿者、确诊盆腔脓肿者，应及时切开引流；感染性流产者，可据阴道出血量及感染控制的情况，择时手术清除残留组织。

要点四　厥脱证

厥脱证，常继发于妇科急性血崩、急性下腹痛或高热证之后。因此，必须严密观察患者的神、色、脉象、血压、体温和尿量等的变化，若见烦躁不安或表情淡漠、面色苍白、口唇和指甲发白或轻微发绀、手足发凉、皮肤湿冷、脉细数而弱、脉压 <4.0kPa（30mmHg）、尿少时，及时采取有效措施，预防厥脱的发生。

1. 中药治疗　因血崩而厥脱，可急用参附注射液、参附丹参注射液、生脉注射液、丽参注射液、枳实注射液等加入 5% 葡萄糖注射液中静脉注射或静脉滴注。因高热证而致厥脱，可用参附青注射液、升压灵注射液、清开灵注射液、醒脑净注射液等加入葡萄糖注射液或生理盐水中静脉滴注，也可用安宫牛黄丸鼻饲给药。

2. 西医药处理

失血性休克：争取就地急救，患者保持平卧位，或头胸部和下肢均抬高体位，保持呼吸道通畅，常规给氧。尽快针对出血原因，采取有效止血措施；快速补充血容量；注意纠正酸中毒和预防肾衰，保护肾功能。

感染性休克：积极有效地控制感染；适当地补液扩容；纠正酸中毒；在补充血容量和纠正酸中毒的基础上加用扩血管药，如多巴胺、间羟胺或氢溴酸山莨菪碱；有心肌乏力乃至心衰表现应给予快速强心剂；严重的感染性休克，在有效抗感染药物已经输入后，应用大剂量皮质激素；同时注意预防肾衰，保护肾功能。

第七单元　预防与保健

要点一　青春期保健

1. 进行卫生宣教　使少女了解女性生殖器官的解剖特点和生理卫生知识。了解性的发育、月经等生理现象。

2. 普及性教育　使青少年认识到性的自然发展规律，懂得并能自觉遵守社会关于性的道德规范和法制规范。通过科学的性教育，消除他们对性的神秘感，避免不良影视书刊的影响。

3. 注意个人卫生　内裤勤换勤洗。增加营养，以满足身体正常发育的需要。积极参加各种体育活动，促进新陈代谢，强健体魄。

要点二　月经期保健

1. 保持外阴清洁，卫生垫要清洁消毒。禁止盆浴、游泳、房事和阴道灌洗。经期一般不进行妇科检查，如病情需要必须严格消毒外阴，用消毒手套，动作轻柔，尤勿用力挤压子宫。

2. 不宜参加剧烈运动和重体力劳动，以免导致月经过多或崩漏。也不宜久坐久卧，以免引起痛经或经期延长。

3. 注意保暖，避免受寒，不宜洗冷水浴，避免淋雨涉水。

4. 不宜过食辛辣燥热及寒凉生冷之品，以免发生月经过多、痛经等月经疾病。

5. 保持心情舒畅，月经期阴血偏虚，肝气偏旺，情绪容易波动，应保持心情舒畅，以免加重经期的不适或导致月经失调。

要点三　新婚期保健

1. 婚前检查　婚前检查可以发现一些异常情况和疾病。通过病史及家族史的询问，可以发现一些遗传病，有助于决定婚育的决策，减少不适当的婚配和遗传病儿的产生，提高人口素质。如发现生殖器官发育缺陷或疾病，还可得到及时处理和治疗。

2. 婚前指导　对男女双方进行性生理和性知识的教育，讲授有关孕育的生理知识。指导计划生育的安排及避孕方法的选择。

3. 新婚卫生　初次同房，处女膜破裂会引起轻微疼痛和少量出血，一般无须特殊处理。同房前后要注意清洗外阴，防止感受外邪。欲受孕者，忌酒后同房。新婚也应节制房事。

要点四　妊娠期保健

1. 生活要有规律，不宜过度劳累或负重、攀高，慎防跌仆，以免伤胎。但也要适当活动，以免气滞难产。

2. 饮食宜清淡平和而富于营养，勿令过饥过饱，致伤脾胃。妊娠7个月后，饮食不宜过咸，以防子肿、子满。

3. 注意胎教，孕妇的思想、视听、言行均应端正。

4. 妊娠3个月以内和7个月以后，必须避免房事，以防引起流产或早产。如有流产史，尤其是反复自然流产史，整个孕期均禁房事。

5. 定期检查，可以及时发现妊娠合并症及胎儿发育异常或畸形，并适时纠正异常胎位。指导孕妇乳头清洁护理方法。

要点五　产褥期保健

1. 充分休息，不宜过早及过度操劳，以免产后血崩、阴挺等。但亦应适当活动，促进身体的复原。居室应注意保暖和空气流通，不可当风坐卧，衣着厚薄适中，以防感冒。夏季室温不宜过高或过加衣被，以免中暑。饮食要富于营养而易消化，慎生冷、肥甘、辛辣之品。保持心情愉快，以免气结血滞，引起腹痛、缺乳等病变。

2. 保持外阴清洁、干燥，可用温开水擦洗外阴，勤换内裤和卫生垫。产后汗出较多，要经常擦浴及换洗内衣。

3. 产褥期严禁房事。

4. 产后42天时应进行较详细的检查，包括饮食、睡眠、大小便、全身感觉等；体温、体重的变化；乳房、乳头的情况及生殖器官的恢复情况。及早防治有关乳房、会阴、剖宫产腹部伤口及子宫恢复等的异常情况，以保证产妇健康的恢复。

要点六 哺乳期保健

1. 每次哺乳前要用温开水清洗乳房、乳头，母亲也要洗手，避免婴儿吮入不洁之物。蒸乳时，可作热敷或用吸奶器将乳汁吸空，以免壅积成痈。如出现乳头皲裂或已成乳痈，应及时处理。

2. 产后半小时后即可哺乳，一般每隔3~4小时1次，喂乳期为6~10个月。

3. 乳母要保持情志舒畅，睡眠充足，劳逸适度，饮食营养丰富，饮量充足，以保证乳汁正常分泌。用药要慎重，避免有毒性的药物通过乳汁进入婴儿体内。

4. 要落实避孕措施，不宜服用避孕药物。

要点七 绝经期保健

1. 广泛宣传绝经期卫生知识，使绝经期妇女消除不必要的思想顾虑，同时关心她们的工作和生活。定期做妇科防癌普查，治疗绝经前后诸证等，提高生活质量。

2. 注意劳逸结合，参加适当的劳动和活动，注意盆底肌肉的锻炼，打太极拳、练气功等以锻炼身体，分散注意力，顺利度过绝经期。

3. 生活起居应有规律，避免外邪侵袭。调节饮食，少食动物脂肪和内脏。调理心态，勿使大怒，勿令忧思。节制房事，以养精神。

要点八 老年期保健

1. 应该平静而乐观地看待社会和家庭，保持自信心，力所能及地做些社会工作。不但有利于国家社会，还有利于自身的健康。

2. 重视饮食调理，多吃粗粮饮食，可适当吃些补品。体育运动时要轻、慢、稳，要避免碰撞骨折。

3. 定期进行健康普查，以便早期发现宫颈癌、子宫内膜癌、卵巢癌等疾病。若发生阴道流血、异常带下等情况，要早诊断、早治疗。

4. 避免过重的体力劳动或不适宜的体位，保持大便通畅，以免发生阴挺。注意外阴清洁，防治阴道和泌尿系统感染。

第八单元　月　经　病

细目一　概　　述

要点一　月经病的概述

月经病是妇科临床的常见病，分两类。一类是以月经的周期、经期、经量异常为主证的疾病；另一类是以伴随月经周期，或于经断前后出现明显症状为特征的疾病。

要点二　月经病的范围

常见的月经病有：月经先期、月经后期、月经先后无定期、月经过多、月经过少、经期延长、经间期出血、崩漏、闭经、痛经、经行乳房胀痛、经行头痛、经行口糜、经行泄泻、经行浮肿、经行吐衄、经行情志异常、绝经前后诸证、经水早断、经断复来等。

要点三　月经病的病因病机

月经病的主要病因是寒热湿邪侵袭、内伤七情、房劳多产、饮食不节、劳倦过度和体质因素。主要病机是脏腑功能失常，血气不和，冲任二脉损伤，及肾 - 天癸 - 冲任 - 胞宫轴失调。另外，痛经、月经前后诸证等疾病其所以随月经周期而发，除致病因素外，又与经期及经期前后的特有生理状态有关。未行经期间，由于冲任气血较平和，致病因素尚不足以引起疾病发生。经期前后，血海由满而溢，因泄溢而骤虚，冲任气血变化急骤，或经断前后，肾气渐衰，天癸将竭，冲任二脉虚衰，肾阴阳失调，致病因素乘时而作，故发病。

要点四　月经病的治疗原则

一是重在治本调经。治本即是消除导致月经病的病因和病机，调经是通过治疗使月经病恢复正常，即遵循《内经》“谨守病机”“谨察阴阳所在而调之，以平为期”的宗旨，采用补肾、扶脾、疏肝、调理气血、调理冲任等法以调治。

“经水出诸肾”，月经的产生和调节以肾为主导，故补肾为第一大法。补肾在于益先天之阴精或补益肾气，以填补精血为主，并佐以助阳益气之品，使阴生阳长，肾气充盛，精血俱旺则月经自调。用药注意“阴中求阳”“阳中求阴”。扶脾在于益血之源或统血，以健脾益气升阳为主，脾气健运，生化有源，统摄有权，血海充盈，月经的期、量可正常。用药时，不宜过用辛温或滋腻之品，以免耗伤脾阴或困阻脾阳。疏肝在于通调气机，以开郁行气为主，佐以养肝柔肝，使肝气得舒，肝血得养，血海蓄溢有常，则经病可愈。用药不宜过用辛香燥烈之品，以免劫津伤阴，耗损肝血。调理气血当辨气病、血病。病在气者，当以治气为主，佐以理血；病在血者，当以治血为主，佐以理气。调理冲任，在于使冲任通盛，功能正常，其法或通过肝、脾、肾之治，或通过调气血以调理冲任，或直接调理冲任。冲任气血通调，自无经病之患。

二是分清先病和后病的论治原则。如因经不调而后生他病者，当先调经，经调则他病自除；若因他病而致经不调者，当先治他病，病去则经自调。

三是应本着“急则治其标，缓则治其本”的原则。如痛经剧烈，应以止痛为主；若经血暴下，当以止血为先。症状缓解后，则审证求因治其本，使经病得以彻底治疗。

调经诸法，又常以补肾扶脾为要。如《景岳全书·妇人规》说：“故调经之要，贵在补脾胃以资血之源，养肾气以安血之室，知斯二者，则尽善矣。”

要点五　治疗月经病的注意事项

治疗月经病又要顺应和掌握规律：一是顺应月经周期中阴阳气血的变化规律，经期血室正开，宜和血调气，或引血归经，过寒过热、大辛大散之剂宜慎，以免滞血或动血；经后血海空虚，宜予调补，即经后勿滥攻；经前血海充盈，宜予疏导，即经前勿滥补。二是顺应不同年龄阶段论治的规律，不同年龄的妇女有不同的生理病理特点，脏腑虚实各异，治疗的侧重点也不尽相同。古代医家强调青春期少年重治肾，生育期中年重治肝，更年期或老年期重治脾。三是掌握虚实补泻规律，月经病虽然复杂，但可分虚实两大类论治，治疗虚证月经病多以补肾扶脾养血为主，治疗实证月经病多以疏肝理气活血为主。

总之，月经病病变多种多样，病证虚实寒热错杂，临证治疗月经病应全面掌握其治疗原则、治法，顺应和掌握一些规律，灵活运用，才能获得调经的最佳疗效。

细目二 月经先期

要点一 概述

月经先期又称为“经期超前”“经行先期”“经早”“经水不及期”等。其主证是月经周期提前7天以上，甚至10余日一行，连续两个周期以上。

月经先期属于以周期异常为主的月经病，常与月经过多并见，严重者可发展为崩漏，应及时进行治疗。西医学有排卵型黄体不健的排卵障碍性异常子宫出血和盆腔炎等所致的月经提前可参照本病辨证治疗。

要点二 病因病机

本病的病因，主要是气虚和血热；病机是冲任不固，经血失于约制。气虚则统摄无权，冲任不固；血热则热伏冲任，伤及子宫，血海不宁，均可使月经先期而至。

（一）气虚

可分为脾气虚和肾气虚。

1. 脾气虚 体质素弱，或饮食失节，或劳倦思虑过度，损伤脾气，脾伤则中气虚弱，冲任不固，经血失统，以致月经先期来潮。脾为心之子，脾气既虚，则赖心气以自救，久则心气亦伤，致使心脾气虚，统摄无权，月经提前。

2. 肾气虚 年少肾气未充，或绝经前肾气渐衰，或多产房劳，或久病伤肾，肾气虚弱，冲任不固，不能约制经血，遂致月经提前而至。

（二）血热

分为阳盛血热、阴虚血热、肝郁血热。

1. 阳盛血热 素体阳盛，或过食辛燥助阳之品，或感受热邪，热伤冲任、子宫，迫血下行，以致月经提前而至。

2. 阴虚血热 素体阴虚，或失血伤阴，或久病阴亏，或多产房劳耗伤精血，以致阴液亏损，虚热内生，热伏冲任，血海不宁，则月经先期而下。《傅青主女科·调经》说：“先期而来少者，火热而水不足也。”即是对阴虚血热所致之月经先期而言。

3. 肝郁血热 素体抑郁，或情志内伤，肝气郁结，郁久化热，热伤冲任，迫血下行，遂致月经提前而至。

月经先期既有血热或气虚单一病机，又可见多脏同病或气血同病之病机。如脾病可及肾，肾病亦可及脾，均可出现脾肾同病；月经提前，常伴经血量多，气随血耗，阴随血伤可变生气虚、阴虚、气阴两虚或气虚血热等诸证；经血失约也可出现经水淋漓至期难尽。周期提前、经量过多、经期延长，三者并见有发展为崩漏之虞。

要点三 诊断及鉴别诊断

（一）诊断

1. 病史 有血热病史，或有情志内伤史、盆腔炎史、慢性疾病等病史。

2. 临床表现 月经提前来潮，周期不足21天，且连续出现两个月经周期以上，经期基本正常，可伴有月经过多。

3. 检查

(1) 妇科检查：盆腔无明显器质性病变者，多属黄体功能不足之排卵性月经失调；有盆腔炎症体征者，应属盆腔炎所引起的月经先期。

(2) 辅助检查：因黄体功能不足而月经先期者，基础体温（BBT）呈双相型，但黄体期少于12天，或排卵后体温上升缓慢，上升幅度<0.3℃；月经来潮12小时内诊断性刮宫，子宫内膜呈分泌反应不良。

（二）鉴别诊断

1. 与经间期出血的鉴别 经间期出血常发生在月经周期的第12~16天，出血量较月经量少,或表现为透明黏稠的白带中夹有血丝,出血持续数小时以至2~7天自行停止,经间期出血与月经期出血形成出血量一次少、一次多相间的现象,结合BBT测定,若出血发生在排卵期,即可确诊。月经先期则每次出血量大致相同,且出血时间不在排卵期内。

2. 与月经先后无定期的鉴别 月经先后无定期以月经时而提前、时而延后7天以上,并要连续观察3个周期以上才能明确诊断,而月经先期则只有月经提前而无月经推后,通过病史的询问与症状的分析,多可鉴别。

3. 与崩漏的鉴别 月经先期同时伴有月经过多者,应与崩漏相鉴别。崩漏是月经周期、经期和经量均发生严重紊乱的无周期性的子宫出血,量多如崩,或量少淋漓不断。月经先期伴月经过多,虽周期改变但提前不超过2周,经量虽多但经期正常且能自行停止。

要点四 辨证论治

月经先期的辨证要点,着重于周期的提前及经量、经色、经质的变化,结合全身证候及舌脉,辨其属实、属虚、属热。一般以周期提前,或兼量多,色淡红,质清稀,唇舌淡,脉弱者属脾气虚;周期提前,经量或多或少,色淡暗,质清稀,腰膝酸软者属肾气虚;周期提前,经量多,色深红或紫红,质黏稠,舌质红,脉数有力者为阳盛血热;周期提前,经量少,色红,质稠,脉虚而数者为阴虚血热;周期提前,经量或多或少,经色紫红,质稠,或有血块,胸胁少腹胀满,脉弦者为肝郁血热。若仅见周期提前而量、色、质无明显异常,还可根据素体情况、全身证候及舌脉进行辨证。

本病的治疗原则,重在调整月经周期,使之恢复正常,故须重视平时的调治,按其证候属性,或补,或清。若脉证无火,则应补虚,或补中气,或固命门,或补益心脾,或脾肾双补。如为血热证,则应清热,清热又当"察其阴气之虚实",或清热凉血,或滋阴清热,或疏肝清热。然不论实热虚热,皆不宜过用寒凉,以免损伤阳气。

(一) 分证论治

1. 气虚证

(1) 脾气虚证

主要证候:月经周期提前,或经血量多,色淡红,质清稀;神疲肢倦,气短懒言,小腹空坠,纳少便溏;舌淡红,苔薄白,脉细弱。

证候分析:中气不足,统摄无权,冲任失固,则月经提前、量多;脾气亏虚,生化无源,不能"受气取汁,变化而赤"(《灵枢·决气》),故血色淡质稀;脾失健运,清阳不升,则见神疲懒言,小腹空坠;脾胃运化无力,故纳差便溏,营养不能达于四末而肢体困倦,颜面失荣而萎黄;舌胖、有齿痕为脾虚之象;脉细无力则为虚弱之外候。

治法:补脾益气,摄血调经。

方药:补中益气汤或归脾汤。

1) 补中益气汤(《脾胃论》)。

人参 黄芪 甘草 当归 陈皮 升麻 柴胡 白术

原方治饮食劳倦所伤,始为热中之证。

本方以人参、黄芪益气为君;白术、甘草健脾补中为臣;当归补血,陈皮理气为佐;升麻、柴胡升阳为使。共奏补中益气,升阳举陷,摄血归经之效,使月经自调。

加减:若经血量多者,经期去当归之辛温行血,酌加煅龙骨、煅牡蛎、棕榈炭以固涩止血。食少便溏者,酌加砂仁、山药、茯苓以健脾和胃利湿。若经血量少,色暗淡,质稀薄,腰骶酸痛者,为脾肾气虚,又宜脾肾双补。可予补中益气汤去升麻、柴胡,加鹿角胶、菟丝子、杜仲以温肾阳,益精气。

2) 归脾汤(《济生方》)。

白术 茯神 黄芪 桂圆肉 酸枣仁 人参 木香 当归 远志 甘草 生姜 大枣

适用于心脾两虚者,症见月经提前,心悸怔忡,失眠多梦,四肢倦怠,舌淡,苔薄,脉细弱。

(2) 肾气虚证

主要证候:周期提前,经量或多或少,色淡暗,质清稀;腰膝酸软,头晕耳鸣,面色晦暗或有暗斑;舌淡暗,苔白润,脉沉细。

证候分析:"经水出诸肾",肾气亏虚,封藏失职,冲任不固,故月经提前,血量或多或少;肾气不足,日久损及肾阳,血脉失于温煦而经色淡暗,质稀,面色不荣;肾主骨生髓,开窍于耳及二阴,肾气虚则腰膝酸软,髓海乏充则头晕耳鸣,气化失司而小便频数;舌淡暗,苔薄白或白润,脉沉细为肾气亏虚之征。

治法:补益肾气,固冲调经。

方药:固阴煎或归肾丸。

1) 固阴煎(《景岳全书》)。

菟丝子 熟地 山茱萸 人参 山药

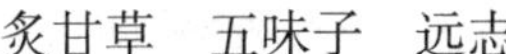

炙甘草　五味子　远志

原方治阴虚滑泄，带浊淋遗及经水因虚不固等证。

方中菟丝子补肾益精气；熟地、山茱萸滋肾益精；人参、山药、炙甘草健脾益气，补后天养先天以固命门；五味子、远志交通心肾，使心气下通，以加强肾气固摄之力。全方共奏补肾益气，固冲调经之效。

加减：若经量多者，酌加山茱萸、炮姜、乌贼骨补肾温经，固冲止血。腰痛甚者，酌加续断、杜仲补肾而止腰痛。夜尿频数者，酌加益智仁、金樱子固肾缩小便。

2）归肾丸（《景岳全书》）。

熟地　山药　山茱萸　茯苓　当归　枸杞　杜仲　菟丝子

2. 血热证

(1) 阳盛血热证

主要证候：经来先期，量多，色深红或紫红，质黏稠；或伴心烦，面红口干，小便短黄，大便燥结；舌质红，苔黄，脉数或滑数。

证候分析：阳盛则热，热扰冲任、子宫，冲任不固，经血妄行，故月经提前来潮、经量增多；血为热灼，故经色深红或紫红，质黏稠；热邪扰心则心烦；热甚伤津则口干，小便黄，大便燥；面赤，舌红，苔黄，脉数，均为热盛于里之象。

治法：清热凉血调经。

方药：清经散（《傅青主女科》）。

丹皮　地骨皮　白芍　熟地　青蒿　黄柏　茯苓

原方治月经先期量多者。

方中丹皮、青蒿、黄柏清热泻火凉血；地骨皮、熟地清虚热而滋肾水；白芍养血敛阴；茯苓行水泄热。全方清热泻火，凉血养阴，使热去则阴不伤，血安而经自调。

加减：若经量甚多者，去茯苓以免渗利伤阴，酌加地榆、茜草以凉血止血。若兼见倦怠乏力、气短懒言等，为失血伤气，血热兼气虚，酌加党参、黄芪以健脾益气。若经行腹痛，经血夹瘀块者，为血热而兼有瘀滞，酌加益母草、蒲黄、三七以化瘀止血。

(2) 阴虚血热证

主要证候：经来先期，量少或量多，色红，质稠；或伴两颧潮红，手足心热，咽干口燥；舌质红，少苔，脉细数。

证候分析：阴虚内热，热扰冲任，冲任不固，经血妄行，故月经提前；阴虚血少，冲任不足，故经血量少；若虚热伤络，血受热迫，经量可增多；血为热灼，故经色红而质稠；虚热上浮则两颧潮红；手足心热，咽干口燥，舌红，少苔，脉细数，均为阴虚内热之征。

治法：养阴清热调经。

方药：两地汤（《傅青主女科》）。

生地　地骨皮　玄参　麦冬　阿胶　白芍

原方治月经先期、量少，属火热而水不足者。

方中生地、玄参、麦冬养阴滋液，壮水以制火；地骨皮清虚热，泻肾火；阿胶滋阴补血；白芍养血敛阴。全方重在滋阴壮水，水足则火自平，阴复而阳自秘，则经行如期。

加减：若阴虚阳亢，兼见头晕耳鸣者，酌加钩藤、石决明、龙骨、牡蛎以平肝潜阳。若经来量多者，加女贞子、旱莲草、地榆以滋阴清热止血。

(3) 肝郁血热证

主要证候：月经提前，量或多或少，经色深红或紫红，质稠，经行不畅，或有块；或少腹胀痛，或胸闷胁胀，或乳房胀痛，或烦躁易怒，口苦咽干；舌红，苔薄黄，脉弦数。

证候分析：素性抑郁，或适值经前怒郁伤肝，气郁化火，下扰冲任，迫血妄行，经期提前；肝之疏泄失司，藏血无度，则经血或多或少；热灼阴血而色紫红；肝气郁滞，经脉不畅，故肝经循行部位多有滞而不通，如乳胀、胁满、少腹胀痛；肝郁化热，则烦躁易怒、口苦、咽干；舌红、苔黄、脉弦数为肝郁化热之征。

治法：疏肝清热，凉血调经。

方药：丹栀逍遥散（《内科摘要》）。

丹皮　栀子　当归　白芍　柴胡　白术　茯苓　煨姜　薄荷　炙甘草

原方治肝脾血虚发热，或潮热晡热，或自汗盗汗，或头痛目涩，或怔忡不宁，或颊赤口干，或月经不调，或肚腹作痛，或小腹重坠，水道涩痛，或肿痛出脓，内热作渴等证。

方中丹皮、栀子、柴胡疏肝解郁，清热凉血；当归、白芍养血柔肝；白术、茯苓、炙甘草健脾补中；薄荷助柴胡疏达肝气。唯煨姜辛热，非血热所宜，可去而不用。诸药合用，使肝气畅达，肝热得清，热清血宁，则经水如期。

加减：若经量过多者，经期去当归，酌加茜草、地榆、牡蛎以清热固冲止血。经行不畅，夹有血块者,酌加泽兰、益母草以活血化瘀。胸胁乳房胀痛者,酌加香附、延胡索、川楝子以解郁行滞止痛。

(二) 转归与预后

本病治疗得当,多易痊愈,若伴经量过多、经期延长者,可发展为崩漏,使病情反复难愈,故应积极治疗。

(三) 预防与调摄

1. 节饮食 不宜过食肥甘滋腻、生冷寒凉、辛烈香燥之品,以免损伤脾胃,或生热灼血。

2. 调情志 保持心情舒畅,避免忧思郁怒,损伤肝脾,或七情过极,五志化火,冲任蕴热,而引起月经先期。

3. 适劳逸 经期不宜过度劳累和剧烈运动,以免损伤脾气,致统摄无权而引起本病。

4. 节房事和节制生育 避免生育(含人工流产)过多、过频以及经期、产褥期交合,否则易损伤冲任,耗损精血,导致月经疾患。

(四) 临证参考

月经先期是妇科常见病,是以月经周期异常为主的病证,辨证必须重视月经的量、色、质变化,结合脉证以辨虚、实、热。治疗重在调整月经周期,应重视平时调治,本着审证求因、辨证论治的原则,按其证候属性或补虚或清热。本病伴见经量过多者,治疗可分步论治,即除了平时辨证施治外,经期可酌用相应的固冲止血之品,往往能够提高疗效。

西医学中黄体功能不足一般表现为月经周期缩短,中医归属月经先期论治。近年来有学者从临床与实验研究入手,开展对月经先期患者黄体功能的观察、检测,并进行病因病机、治则及论治的研讨,以期深化对月经先期实质的认识。

近年来,多数医家从"肾"着手对本病进行研究。如成都中医药大学进行的黄体功能不足的中医病机学研究中,基于"月经周期之所以呈现月经期、经后期、经间期、经前期 4 个时期,乃是肾气消长、气血盈亏变化节律的体现",提出"精亏血少是黄体功能不足的主要病机,补肾填精是其基本治则"的学术观点,用"补肾填精"方药进行临床试验,治疗后患者月经周期缩短及 BBT 维持天数、排卵后高低温度差和子宫内膜分泌功能不足现象均有了较显著改善,血清孕酮、雌二醇含量有一定提高。动物实验提示,该补肾填精方药能升高实验兔下丘脑去甲肾上腺素水平,降低多巴胺和 5- 羟色胺水平,能增加卵巢大卵泡数量,促进子宫腺体及血管增生,增加子宫内膜数量,并能增加子宫组织含量。南京中医研究所采用补肾为主,辨证分为肾阴虚、肾阳虚、脾肾两虚、肾虚肝郁 4 型对本病进行治疗,疗效较好。

北京中医医院、北京市中医研究所则采用疏肝调肝法,用坤宝Ⅲ号(柴胡、白芍、郁金、橘叶、黄芩、炒栀子、丝瓜络等)治疗黄体功能不足,研究结果提示,该方有显著改善 BBT,降低催乳素,调整雌二醇(E_2)的作用趋势。

对中药治疗黄体功能不足进行较深入的临床及实验研究,并注重辨病与辨证相结合,将丰富与发展中医学对月经先期的病机、论治内容,并将提高本病的临床疗效。

细目三　月 经 后 期

要点一　概述

月经后期又称为"经行后期""月经延后""月经落后""经迟"等,其主证为月经周期延后 7 天以上,甚至 3~5 个月一行,连续出现两个周期以上。

若每次仅延后三五天,或偶然延后一次,下次仍如期来潮者,均不作月经后期论。此外,青春期月经初潮后 1 年内,或围绝经期,周期时有延后,而无其他证候者,亦不作病论。月经后期如伴经量过少,常可发展为闭经。西医学排卵障碍性异常子宫出血出现月经延后征象者可参照本病治疗。

要点二　病因病机

月经后期的发病机制有虚实之别。虚者多因肾虚、血虚、虚寒导致精血不足,冲任不充,血海不能按时满溢而经迟;实者多因血寒、气滞等导致血行不畅,冲任受阻,血海不能如期满盈,致使月经后期而来。

(一) 肾虚

先天肾气不足,或房劳多产,损伤肾气,肾虚精亏血少,冲任不足,血海不能按时满溢,遂致月经后期而至。

（二）血虚

体质素弱，营血不足，或久病失血，或产育过多，耗伤阴血，或脾气虚弱，化源不足，均可致营血亏虚，冲任不充，血海不能按时满溢，遂使月经周期延后。

（三）血寒

1. 虚寒 素体阳虚，或久病伤阳，阳虚内寒，脏腑失于温养，生化失期，气虚血少，冲任不足，血海不能如期满溢，遂致经行后期。

2. 实寒 经期产后，外感寒邪，或过食寒凉，寒搏于血，血为寒凝，运行涩滞，冲任欠通，血海不能如期满溢，遂使月经后期而来。

（四）气滞

素多忧郁，气机不宣，血为气滞，运行不畅，冲任受阻，血海不能如期满溢，因而月经延后。

（五）痰湿

素体肥胖，痰湿内盛，或劳逸过度，饮食不节，损伤脾气，脾气健运，痰湿内生。痰湿下注冲任，壅滞胞脉，气血运行缓慢，血海不能按时满溢，遂致经行错后。

要点三 诊断及鉴别诊断

（一）诊断

1. 病史 禀赋不足，或有感寒饮冷、情志不遂史。

2. 临床表现 月经周期延后 7 天以上，甚至 3~5 个月一行，可伴有经量及经期的异常，一般认为应连续出现两个月经周期以上。

3. 检查

(1) 妇科检查：子宫大小正常或略小。

(2) 辅助检查：通过 BBT 测定、阴道细胞学、宫颈黏液结晶等检查及内分泌激素测定，以了解性腺功能。B 超检查以了解子宫、卵巢的发育和病变。先天不足者，多有发育不良的体征。

（二）鉴别诊断

1. 与早孕的鉴别 育龄期妇女月经过期未来，应首先排除妊娠。早孕者，有早孕反应，妇科检查宫颈着色，子宫体增大、变软，妊娠试验阳性，B 超检查可见子宫腔内有孕囊。月经后期者则无以上表现，且以往多有月经失调病史。

2. 与妊娠期出血病证的鉴别 若以往月经周期正常，月经延后又伴有阴道流血，量、色、质异于平时，或伴小腹疼痛者，应注意与胎漏、胎动不安、堕胎、异位妊娠相鉴别（详见妊娠病）。

3. 与月经先后无定期鉴别 两者月经周期都不正常，月经先后无定期者，月经时而提前，时而错后 1~2 周。本病的月经周期没有提前，只有延后，甚至 3~5 个月一行。

要点四 辨证论治

本病辨证，应根据月经的量、色、质及全身证候，结合舌脉辨其虚、实、寒、热。一般以后期量少，色暗淡，质清稀，腰酸腿软为肾虚；后期量少，色淡质稀，头晕心悸为血虚；后期量少，色淡质稀，小腹隐痛，喜暖喜按为虚寒；后期量少，色暗或有块，小腹冷痛拒按为实寒；后期量少或正常，色暗红，或有块，小腹胀而痛为气滞。

本病治疗以调整周期为主，应重在平时。治法应本“虚者补之，实者泻之”的原则分别施治。虚证治以补肾养血，或温经养血，实证治以理气行滞。虚实夹杂者，分别主次而兼治之。本病属虚属寒者多，不宜过用辛燥及破血之品，以免劫阴伤津或损伤气血。

（一）分证论治

1. 肾虚证

主要证候：周期延后，量少，色暗淡，质清稀，或带下清稀；腰膝酸软，头晕耳鸣，面色晦暗，或面部暗斑；舌淡，苔薄白，脉沉细。

证候分析：肾虚精少，冲任失养，血海延迟充盈，故月经后期量少；肾虚则命门火弱，阴血失于温煦，津液失于温化，而经色暗淡、质清稀，带下稀少；肾生精髓，肾虚髓亏则其外府与清窍不荣，故腰酸腿软，眩晕耳鸣；肾虚脏色上泛，而见面色晦暗或有暗斑；舌暗淡，苔薄白，脉沉细，均乃肾虚之征。

治法：补肾养血调经。

方药：当归地黄饮（《景岳全书》）。

当归 熟地 山茱萸 山药 杜仲 怀牛膝 甘草

原方治肾虚腰膝疼痛等证。

方中以当归、熟地、山茱萸养血益精；山药、杜仲补肾气以固命门；牛膝强腰膝，通经血，使补中有行；甘草调和诸药。全方重在补益肾气，益精养血。

加减：若肾气不足，日久伤阳，症见腰膝酸冷者，可酌加菟丝子、巴戟天、淫羊藿、杜仲等以温肾阳，强腰膝。带下量多者，酌加鹿角霜、金樱子温肾固涩止带。

2. 血虚证

主要证候:周期延后,量少,色淡红,质清稀,或小腹绵绵作痛;或头晕眼花,心悸少寐,面色苍白或萎黄;舌质淡红,脉细弱。

证候分析:营亏血少,冲任失养,血海延迟充盈,故月经后期量少;血虚不足以奉心化赤,故经色淡而质稀;血虚则上不荣清窍,外不充肌肤、筋脉,内不养胞络、脏腑,故见头晕眼花,面色少华、苍白或萎黄,皮肤不润,四肢发麻,小腹空坠或绵绵作痛,心悸失眠诸证;唇舌淡,苔薄白,脉细弱,均为血虚之象。

治法:补血益气调经。

方药:大补元煎(《景岳全书》)。

人参　山药　熟地　杜仲　当归　山茱萸　枸杞　炙甘草

原方治男、妇气血大坏,精神失守等证。

方中人参大补元气为君,气生则血长;山药、甘草补脾气,佐人参以滋生化之源;当归养血活血调经;熟地、枸杞、山萸肉、杜仲滋肝肾,益精血,乃补血贵在滋水之意。诸药合用,大补元气,益精养血。

加减:若脾虚不运,食少便溏者,去当归,酌加白术、扁豆、砂仁以增强健脾和胃之力。心悸少寐者,加远志、五味子以交通心肾,宁心安神。如血虚阴亏,兼潮热、盗汗、心烦者,加女贞子、旱莲草、地骨皮以养阴清虚热。

3. 血寒证

(1) 虚寒证

主要证候:月经延后,量少,色淡红,质清稀,小腹隐痛,喜暖喜按;腰酸无力,小便清长,大便稀溏;舌淡,苔白,脉沉迟或细弱。

证候分析:阳气不足,阴寒内盛,不能温养脏腑,气血生化不足,气虚血少,冲任不充,血海满溢延迟,故月经推迟而至,量少;阳虚血失温煦,故经色淡红,质稀;阳虚不能温煦子宫,故小腹隐痛,喜暖喜按;阳虚肾气不足,外府失养,故腰酸无力;小便清长,大便稀溏,舌淡,苔白,脉沉迟或细弱均为阳虚失煦,不能生血行血,血脉不充之象。

治法:扶阳祛寒调经。

方药:温经汤或艾附暖宫丸。

1) 温经汤(《金匮要略》)。

当归　吴茱萸　桂枝　白芍　川芎　生姜　丹皮　法半夏　麦冬　人参　阿胶　甘草

原方治妇人病下血数十日不止,瘀血在少腹不去,暮即发热,少腹里急,腹满,属阳虚不能胜阴者。

方中吴茱萸、桂枝温经散寒暖宫,通利血脉;当归、川芎、白芍、阿胶养血活血调经;丹皮祛瘀;麦冬、半夏、生姜润燥降逆和胃;人参、甘草补气和中。全方寒热虚实并用,而以温经散寒,养血祛瘀调经为主。古人誉本方为调经之祖方。

加减:若阳虚甚,症见形寒肢冷,腰膝冷痛者,酌加补骨脂、巴戟天、淫羊藿等以温肾助阳。

2) 艾附暖宫丸(《沈氏尊生书》)。

(2) 实寒证

主要证候:月经周期延后,量少,色暗有块,小腹冷痛拒按,得热痛减;畏寒肢冷,或面色青白;舌质淡暗,苔白,脉沉紧。

证候分析:外感寒邪,或过食寒凉,血为寒凝,冲任滞涩,血海不能按时满溢,故周期延后,量少;寒凝血滞,故经色暗有块;寒邪客于胞中,气血运行不畅,“不通则痛”,故小腹冷痛;得热后气血稍通,故小腹痛减;寒邪阻滞于内,阳不外达则畏寒肢冷,面色青白;舌淡暗,苔白,脉沉紧均为实寒之征。

治法:温经散寒调经。

方药:温经汤(《妇人大全良方》)。

当归　川芎　芍药　桂心　丹皮　莪术　人参　甘草　牛膝

原方治经道不通,绕脐寒疝痛彻,其脉沉紧者。

方中桂心温经散寒,当归、川芎活血调经,三药配伍有温经散寒调经的作用;人参甘温补气,助肉桂通阳散寒;莪术、丹皮、牛膝等活血祛瘀;白芍、甘草缓急止痛。全方共奏温经散寒,活血祛瘀,益气通阳调经之效。

加减:若经量多,则去莪术、牛膝活血祛瘀之品,酌加炮姜、艾叶炭以温经止血;若腹痛拒按,时下血块者,加蒲黄、五灵脂以化瘀止痛。

4. 气滞证

主要证候:月经周期延后,量少或正常,色暗红,或有血块,小腹胀痛;或精神抑郁,胸胁乳房胀痛;舌质正常或红,苔薄白或微黄,脉弦或弦数。

证候分析:抑郁伤肝,疏泄不及,气机不畅,血为气滞,血海不能按时满溢,故经行后期,经量减少,或有血块;内无寒热,则量、色、质正常;肝郁气滞,经脉壅阻,故小腹、胸胁、乳房胀痛;

脉弦为气滞之征，若肝郁化热则舌红，苔微黄，脉弦数。

治法：理气行滞调经。

方药：乌药汤（《兰室秘藏》）。

乌药 香附 木香 当归 甘草

原方治妇人血海疼痛。

方中乌药理气行滞为君；香附疏肝理气，木香行脾胃滞气为臣；当归养血活血调经为佐；甘草调和诸药为使。全方共奏行气活血调经之效。

加减：若经量过少、有块者，加川芎、丹参以活血调经。若小腹胀痛甚者，加莪术、延胡索以理气行滞止痛。胸胁、乳房胀痛明显者，酌加柴胡、郁金、川楝子、王不留行以疏肝解郁，理气通络止痛。若月经量多，色红，心烦者，为肝郁化火，行经期酌加茜草炭、地榆、焦栀子以清热止血。

5. 痰湿证

主要证候：经期错后，量少，色淡，质黏，头晕体胖，心悸气短，脘闷恶心，带下量多，舌淡胖，苔白腻，脉滑。

证候分析：痰湿内盛，滞于冲任，气血运行不畅，血海不能如期满溢，故经期错后，量少，色淡质黏；痰湿停于心下，气机升降失常，故头晕，心悸气短，脘闷恶心；痰湿流注下焦，损伤带脉，带脉失约，故带下量多。舌淡胖，苔白腻，脉滑，也为痰湿之征。

治法：燥湿化痰，活血调经。

方药：芎归二陈汤（《丹溪心法》）。

陈皮 半夏 茯苓 甘草 生姜 川芎 当归

方中半夏、陈皮、甘草燥湿化痰，理气和中；茯苓、生姜渗湿化痰；当归、川芎养血活血。全方使痰湿除，经脉无阻，其经自调。

加减：若脾虚食少，神倦乏力者，酌加人参、白术；脘闷呕恶者，酌加砂仁、枳壳；白带量多者，酌加苍术、车前子。

（二）转归与预后

本病常与月经量少同时出现，治疗及时得当，一般预后较好，否则常可发展为闭经。生育年龄，若月经后期、量少，常可导致不孕。

（三）预防与调摄

1. 适寒温 经前及经期注意调摄寒温，经期身体卫外能力差，应尽量避免受寒、冒雨、涉水等，以防血为寒湿所凝，导致月经病的发生。

2. 节饮食 经期不宜过食寒凉冰冷之物，以免经脉壅涩，血行受阻。

3. 调情志 经期要情绪稳定，心境安和，避免七情过度。

4. 做好计划生育 选择切实可行的避孕措施，以防产乳过多，或行人工流产手术过多，导致耗伤精血，损伤冲任。

（四）临证参考

月经后期是妇科常见病之一，是以周期异常为主的病证，治疗以调整周期为主，应重视平时的调治。临证有虚实之分，治法当根据虚实、寒热属性分别予以补肾、温阳、养血、益气、行气、活血等。虚实夹杂者宜攻补兼施。

有关月经后期的研究，现代文献散见报道，有学者认为，对本病的辨证虽多归之于血虚、血寒，但不可拘泥。从临床实际看，实证与热证也不少见，阴虚有热者尤多，占就诊者十之三四。对本病的治疗须不忘脾肾，无论有无脾虚或肾虚之症，主张酌加补肾健脾之品，可提高疗效。通补贯穿始终，虚者以补为主，佐以通脉；滞者以通为主，辅以养血。通剂多选用益母草、牛膝、桃红四物汤等，补药常用当归、白芍、首乌、熟地等，用药贵在择时，经后期开始用药最好，以促进月经周期恢复。另有医者认为月经后期有虚实之分，可分虚寒、实寒、血燥、气血瘀滞、情志失调五种证型辨证治疗。

西医学排卵障碍性异常子宫出血，其病理机制多由下丘脑-垂体-卵巢轴的功能紊乱所致，分为有排卵性和无排卵性两类。排卵性月经后期主要因为卵泡期卵泡刺激素（FSH）分泌相对不足而卵泡发育迟缓，不能届时成熟致排卵延后，月经后期而至。无排卵性月经失调则是在月经周期中不能形成黄体生成素/卵泡刺激素（LH/FSH）高峰，卵巢不能排卵而致月经紊乱，可表现为月经周期延后。基于上述认识，10余年来，有学者应用中药周期疗法对包括月经后期在内的月经失调进行调治，丰富和深化了中医调经的内容。

有学者应用阴阳消长理论进行调经。南京中医药大学认为：女子以血为本，经水出诸肾，经后期阴长阳消，是奠定周期演变物质基础的时期，这一时期应以滋阴养血、充实提高阴精为主；随着经后期的转移，滋阴助阳，阴阳并补，达到阴阳在低、中、高（重阴）水平上的生理波动；经间排卵期，应补肾调气血，促其重阴转阳的变化。亦有人主张在补肾基础上适当加用活血化瘀之品能促进卵巢排卵。

有报道用补肾药物调治35例月经失调患者,治疗前后进行了阴道脱落细胞检查,观察到成熟指数与角化细胞指数均显示雌激素水平呈低落状态者,经补肾药物治疗后,均可见雌激素水平明显升高,提示补肾药有促进卵泡发育的作用,认为中医理论中的肾-天癸-冲任-胞宫生殖轴,实际上与西医下丘脑-垂体-卵巢-子宫内分泌系统极为相似,它们之间相互依存,相互制约而成为调节月经周期中的重要环节,提示肾阴阳互根消长,与性激素之间有密切的关系,通过补肾调节阴阳,也就是对卵泡发育、性激素进行调节,有助于调节月经周期。

细目四　月经先后无定期

要点一　概述

月经先后无定期又称"经水先后无定期""月经愆期""经乱"等,其主证为月经周期时或提前时或延后7天以上,连续3个周期以上。本病以月经周期紊乱为特征,可连续两三个周期提前又出现一次延后,或两三个周期错后,又见一次提前,或见提前延后错杂更迭不定。如仅提前错后三五天,不作"月经先后无定期"论。

本病若伴有经量增多及经期延长,常可发展为崩漏。西医学排卵障碍性异常子宫出血出现月经先后无定期征象者可按本病治疗。

要点二　病因病机

月经先后无定期的发病机制,主要是肝肾功能失调,冲任功能紊乱,血海蓄溢失常。其病因多为肝郁、肾虚、脾虚。

1. 肝郁　肝藏血,司血海,主疏泄。肝气条达,疏泄正常,血海按时满盈,则月经周期正常。若情志抑郁,或忿怒伤肝,以致肝气逆乱,疏泄失司,气血失调,血海蓄溢失常。如疏泄太过,则月经先期而至;疏泄不及,则月经后期而来,遂致月经先后无定期。

2. 肾虚　肾为先天之本,主封藏。从经血而论,肾又主施泄。若素体肾气不足,或多产房劳,大病久病伤肾,或少年肾气未充,或绝经之年肾气渐衰,肾气亏损,藏泻失司,冲任失调,血海蓄溢失常。若应藏不藏,则经水先期而至;当泻不泻,则月经后期而来,以致月经先后无定期。

3. 脾虚　素体脾虚,饮食失节,或思虑过度,损伤脾气,脾虚统摄无权及生化不足,冲任气血失调,血海蓄溢失常,以致经行先后无定期。

月经先后无定期的发生与肝、肾功能失调,血海蓄溢失常密切相关。然临证又要注意两脏同病或多脏受累的复杂病机,如肝为肾之子,肝之疏泄功能失常,子病及母,而致肾之封藏失司,故常发展为肝肾同病。肝与脾又为相克关系,肝病可以克脾土,使脾生化气血、统血摄血功能失常,发为肝脾同病。亦可见肝、肾、脾同病。若以提前为多见,又经量增多、经期延长者,可向崩漏转化;或以延后为多见,而又经量减少者,可向闭经转化,临证应予以注意。

要点三　诊断及鉴别诊断

(一)诊断

1. 病史　有七情内伤或慢性疾病等病史。

2. 临床表现　月经不按周期来潮,提前或错后7天以上,并连续出现3个周期以上,一般经期正常、经量不多。

3. 检查

(1)妇科检查:子宫大小正常或偏小。

(2)辅助检查:卵巢功能测定及内分泌激素测定有助于诊断。

(二)鉴别诊断

本病应与崩漏相鉴别。本病以月经周期紊乱为特征,一般经期正常,经量不多。崩漏是以月经周期、经期、经量均发生严重紊乱为特征的病证,除见周期紊乱,还同时出现阴道出血或量多如注,或淋漓不断。

要点四　辨证论治

本病辨证应结合月经的量、色、质及脉证综合分析。一般以量或多或少,色暗红,或有血块,少腹胀甚连及胸胁,舌苔正常,脉弦者,属肝郁。经量少,色淡质清,腰部酸痛,舌淡,脉细弱者,属肾虚。量多,色淡质稀,神倦乏力,脘腹胀满,舌淡,苔薄,脉缓者,属脾虚。量或多或少,色暗红或暗淡,或有血块,少腹胸胁胀满,腰膝酸软者,为肝郁肾虚。治疗以疏肝、补肾、调理冲任气血为原则，或疏肝解郁调经，或补肾调经，或补脾益气调经，或疏肝补肾调经，随证治之。总宜使肝肾开阖正常，气血调和，则经自如期。

（一）分证论治

1. 肝郁证

主要证候：经来先后无定，经量或多或少，色暗红或紫红，或有血块，或经行不畅；胸胁、乳房、少腹胀痛，脘闷不舒，时叹息，嗳气食少；苔薄白或薄黄，脉弦。

证候分析：郁怒伤肝，疏泄失常，血海蓄溢失常，故月经周期先后不定，经量或多或少；气郁血滞则经行不畅、有血块；肝脉循少腹布胁肋，肝郁气滞，经脉不利，故胸胁、乳房、少腹胀痛；郁气欲舒，则叹息；肝气犯胃，则嗳气食少；气郁化火，可见经色紫红，苔薄黄等证；脉弦为肝郁气滞之象。

治法：疏肝理气调经。

方药：逍遥散（《太平惠民和剂局方》）。

柴胡　白术　茯苓　当归　白芍　薄荷　煨姜

原方治血虚劳倦，五心烦热，肢体疼痛，头目昏重，心忪颊赤，口燥咽干，发热盗汗，减食嗜卧，以及血热相搏，月水不调，脐腹胀痛，寒热如疟；又疗室女血弱阴虚，荣卫不和，痰嗽潮热，肌体羸瘦，渐成骨蒸。

方中柴胡疏肝解郁，薄荷助柴胡疏肝；当归、白芍养血调经；白术、茯苓、甘草健脾和中；煨姜温胃行气。全方重在疏肝理脾，肝气得舒，脾气健运，则经自调。

加减：若经行少腹胀痛，经血有块者，酌加丹参、益母草、香附、延胡索以理气化瘀止痛。肝郁化热，经量增多，色红质稠者，去当归、煨姜之辛温行血，加丹皮、栀子、茜草以清热凉血止血。肝郁克脾，纳呆脘闷者，加厚朴、陈皮理气和胃。

2. 肾虚证

主要证候：经行或先或后，量少，色淡暗，质清；或腰骶酸痛，或头晕耳鸣；舌淡，苔白，脉细弱。

证候分析：肾气虚弱，封藏失司，冲任不调，血海蓄溢失常，以致月经先后无定期；肾气亏损，阴阳两虚，阴不足则经血少，阳不足则经色淡、质清稀；腰骶酸痛，头晕耳鸣，舌淡，苔白，脉细弱均为肾气不足之征。

治法：补肾调经。

方药：固阴煎（方见月经先期）。

加减：若腰骶酸痛甚者，酌加杜仲、续断以补肾强腰。带下量多者，酌加鹿角霜、金樱子以补肾固涩止带。若肝郁肾虚者，症见月经先后无定，经量或多或少，色暗红或暗淡，或有块；经行乳房胀痛，腰膝酸软，或精神疲惫；舌淡，苔白，脉弦细。治宜补肾疏肝调经，方用定经汤（《傅青主女科》）：柴胡、炒荆芥、当归、白芍、山药、茯苓、菟丝子、熟地黄。方中当归、白芍养血柔肝调经；菟丝子、熟地黄补肾气，益精血，养冲任；柴胡、荆芥清香以疏肝解郁；山药、茯苓健脾和中而利肾水。全方疏肝肾之郁气，补肝肾之精血，肝气舒而肾精旺，气血调和，冲任得养，血海蓄溢正常，则经水自能定期而潮。

3. 脾虚证

主要证候：经行或先或后，量多，色淡质稀，神倦乏力，脘腹胀满，纳呆食少，舌淡，苔薄，脉缓。

证候分析：脾虚统摄无权，冲任气血失调，血海蓄溢失常，故致月经先后不定；脾虚生化气血之源不足，故经色淡红而质稀；脾主四肢、肌肉，脾虚则神倦乏力；脾虚运化失职，故脘腹胀满，纳呆食少；舌淡，苔薄，脉缓，也为脾虚之征。

治法：补脾益气，养血调经。

方药：归脾汤（《校注妇人良方》）。

白术　茯神　黄芪　龙眼肉　酸枣仁　人参　木香　当归　远志　甘草　生姜　大枣

加减：若食少腹胀者，酌加麦芽、砂仁、陈皮；月经量多者，去生姜、当归，酌加乌贼骨、陈棕炭。

（二）转归与预后

本病如及时治疗，又能重视调护，可望治愈；若治不及时，或调护不当，则可转化为崩漏或闭经，治疗比较困难，故应及早积极治疗。

（三）预防与调摄

1. 调情志　避免强烈的精神刺激，保持心情舒畅，以利气血畅达，肝之疏泄功能正常。

2. 实行计划生育　避免房劳多产伤肾，以利肾之封藏施泄功能正常。

（四）临证参考

月经先后无定期以周期紊乱为临床特点，治疗重在调整月经周期，以平时调理为主。应针对病情采用调肝、补肾等法以达到调理肝、肾、气血、冲任，使周期恢复正常。

排卵障碍性异常子宫出血可致月经先后不

定期,其发生或因卵泡早期FSH分泌相对不足,卵泡发育缓慢,不能届时发育成熟,排卵延后,而致月经后期而行;或虽有排卵,但LH分泌峰值不高,致使排卵后黄体发育不全,过早衰退,月经提前而至;或月经周期中不能形成LH/FSH高峰,不排卵致月经紊乱,可表现为月经先后不定。近年来有学者从调整性腺轴功能紊乱着手,对月经先后无定期进行临床及实验研究,以深化对本病的认识。

有报道以温肾疏肝为主治疗肾虚肝郁型黄体功能不全和无排卵的月经先后无定期,或后期量少的不孕患者,认为肝主疏泄,“为肾行气”,肝郁气滞能窒痹肾阳活动,影响肾藏精的功能,而肾阳不足又加重肝郁,使疾病缠绵难愈。认为不仅肝肾精血互生,更要重视肝肾阳气同源,用温补肾阳法治疗本虚标实的肝郁证,而在燮理肾之阴阳的基础上,调理肝之气血,亦能有效地增强其疏泄功能,“疏肝之郁即开肾之郁”。另有医者通过自主神经因子分析法和甲襞微循环的检测,发现温补阳气能明显促进血液循环,提示有必要重视阳气在微循环中的推动作用。有学者根据肝之疏泄在调节情志与调节月经中具有重要作用的理论,对肝郁型月经病与血清催乳素(PRL)水平的关系进行探讨。发现肝郁型月经病(包括肝郁气滞型、肝郁肾虚型、肝郁血瘀型)患者血清PRL值明显升高,与正常人、肾气虚者及血瘀者相比,均有显著差异($P<0.001$)。从而认为:血清PRL水平异常升高,进而使性腺轴的功能紊乱,是肝气郁结,疏泄失常,导致冲任失调,月经紊乱的主要病理机制。对31例肝郁血瘀月经病患者,经疏肝活血法治疗后,月经异常得到纠正,血清PRL水平也明显下降。认为疏肝解郁法可降低高PRL水平,是疏肝法调经的一个重要机制。另有学者根据“肾主藏精”的理论,认为行经之后的月经生理以阴精为基础,阳气逐渐生长,此期卵泡逐渐发育成熟,至经间排卵期,是整个月经周期的关键。故把调整月经的重点放在经行之后,意在使经后阴精渐复,阴极转阳,使阴阳得以按期消长转化,卵泡按时发育成熟,至期排卵,以达到调理月经周期的目的。

细目五　月经过多

要点一　概述

月经过多又称“经水过多”,其主证为月经量较正常明显增多,而周期基本正常。一般认为月经量以30~80mL为适宜,超过100mL为月经过多。本病可与周期、经期异常并发,如月经先期、月经后期、经期延长伴量多,尤以前者为多见。西医学排卵障碍性异常子宫出血、子宫肌瘤、子宫肥大症、盆腔炎、子宫内膜异位症等疾病及宫内节育器引起的月经过多,可参考本病治疗。

要点二　病因病机

月经过多的主要病机是冲任不固,经血失于制约。常见的病因有气虚、血热、血瘀。

1. 气虚　素体虚弱,或饮食失节,或过劳久思,或大病久病,损伤脾气,致使中气不足,冲任不固,血失统摄,以致经行量多。久之可使气血俱虚,又可导致心脾两虚,或脾损及肾,致脾肾两虚。

2. 血热　素体阳盛,或肝郁化火,或过食辛燥动血之品,或外感热邪,热扰冲任,迫血妄行,因而经量增多。

3. 血瘀　素多抑郁,气滞而致血瘀;或经期产后余血未尽,感受外邪或不禁房事,瘀血内停。瘀阻冲任,血不归经,以致经行量多。

本病在发展过程中,由于病程日久,常致气随血耗,阴随血伤,或热随血泄而出现由实转虚,或虚实兼夹之象,如气虚血热、阴虚内热、气阴两虚而夹血瘀等证。

要点三　诊断及鉴别诊断

(一) 诊断

1. 病史　可有大病久病、精神刺激、饮食不节、经期及产后感邪或不禁房事史,或宫内节育器避孕史。

2. 临床表现　月经量明显增多,但在一定时间内能自然停止。月经周期、经期一般正常,也可伴见月经提前或推后,唯周期有一定规律,或行经时间延长。病程长者,可有血虚之象,或伴有痛经、不孕、癥瘕等病证。

3. 检查

(1) 妇科检查:排卵障碍性异常子宫出血患

者及宫内节育器致月经过多患者，盆腔器官无明显器质性病变，而子宫肌瘤等疾病多有阳性体征。

(2) 辅助检查：卵巢功能测定及子宫内膜病理检查，有助于排卵障碍性异常子宫出血的诊断；B超盆腔检查对盆腔器质性病变有参考意义；宫腔镜检查可明确子宫内膜息肉、黏膜下子宫肌瘤等疾病的诊断。

(二) 鉴别诊断

月经过多与崩漏的鉴别。崩漏在大量阴道出血时的症状与月经过多相似，但崩漏的出血无周期性，同时伴有出血时间长，淋漓日久不能自止，与月经过多的有周期性出血，或经期正常显然不同，结合病史及有关检查可以明确诊断。

要点四　辨证论治

月经过多的辨证重在从经色、经质等，结合脉证，辨其寒、热、虚、实。一般经量多，色淡，质清稀，气短乏力，舌淡，脉虚，属气虚；量多，色鲜红或紫红，质黏稠，口渴便结，舌红，脉数，属血热；量多，色暗有块，伴小腹疼痛，舌紫，脉涩，属血瘀。

本病治法应掌握经期与平时的不同，采取不同的治疗方法。经期以辨证止血固冲为主，目的在于减少血量，防止失血伤阴。平时应根据辨证，采用益气、清热、养阴、化瘀等法以治本。慎用温燥动血之品，以免增加血量。

(一) 分证论治

1. 气虚证

主要证候：经行量多，色淡红，质清稀；神疲肢倦，气短懒言，小腹空坠，面色白；舌淡，苔薄，脉细弱。

证候分析：气虚则冲任不固，经血失于制约，故经行量多；气虚火衰不能化血为赤，故经色淡红，质清稀；气虚中阳不振，故神疲肢倦，气短懒言；气虚失于升提，故小腹空坠；气虚阳气不布，故面色白；舌淡，脉细弱均为气虚之征。

治法：补气摄血固冲。

方药：举元煎或安冲汤。

(1) 举元煎(《景岳全书》)。

人参　黄芪　白术　升麻　炙甘草

原方治气虚下陷，血崩血脱，亡阳垂危等证。

方中人参、黄芪、白术、炙甘草补中益气；升麻助黄芪升阳举陷。全方共奏补气升阳，固脱摄血之效。

加减：若正值经期，血量多者，酌加阿胶、艾炭、炮姜、乌贼骨以固涩止血。如经行有块或伴下腹痛者，酌加益母草、三七、蒲黄、五灵脂以化瘀止血止痛。若兼见腰骶冷痛、大便溏薄者，为脾肾双亏，酌加补骨脂、炒续断、炒杜仲、炒艾叶以温补脾肾、固冲止血。

(2) 安冲汤(《医学衷中参西录》)。

2. 血热证

主要证候：经行量多，色鲜红或深红，质黏稠，或有小血块；伴口渴心烦，尿黄便结；舌红，苔黄，脉滑数。

证候分析：热盛于里，扰及冲任、血海，乘经行之际，迫血下行，故经量增多；血为热灼，则经色鲜红或深红而质稠；血热瘀滞，经行不畅，故有小血块；热邪扰心则心烦，伤津则口渴、尿黄便结；舌红，苔黄，脉滑数均为热盛于里之象。

治法：清热凉血，固冲止血。

方药：保阴煎(《景岳全书》)加地榆、茜草。

生地　熟地　黄芩　黄柏　白芍　山药　续断　甘草

原方治妇女带浊、遗淋，色赤带血，脉滑多热，便血不止及血崩血淋，或经期太早等阴虚内热动血证。

方中生地清热凉血；熟地、白芍养血敛阴；黄芩、黄柏清热泻火，直折热邪；山药、续断补肝肾，固冲任；甘草调和诸药；加地榆、茜草清热凉血，化瘀止血。全方共奏清热凉血，固冲止血之效。

加减：若兼见气短懒言，倦怠乏力，或心悸少寐者，乃失血伤气，气虚血热之象，酌加黄芪、党参、白术以健脾益气。若外感热邪化火成毒，兼见发热恶寒，少腹硬痛拒按者，酌加金银花、败酱草、红藤以清热解毒。口渴甚者，加玄参、麦冬、天花粉以养阴生津止渴。

3. 血瘀证

主要证候：经行量多，色紫暗，有血块；经行腹痛，或平时小腹胀痛；舌紫暗或有瘀点，脉涩。

证候分析：瘀血内阻，新血不能归经，乘经行之际而妄行，故经量增多；瘀血凝结则色暗有块；瘀阻胞脉，“不通则痛”，故经行腹痛，或平时小腹胀痛；舌紫暗，或有瘀点，脉涩，亦为瘀血阻滞之征。

治法：活血化瘀止血。

方药：失笑散(《太平惠民和剂局方》)加益母草、三七、茜草。

蒲黄　五灵脂

原方治产后心腹痛欲死，百药不效。

方中蒲黄活血止血，五灵脂散瘀止痛，二药合用，有活血散瘀、止痛止血之效。加益母草、三七、茜草加强活血祛瘀止血之功。

加减：若经行腹痛甚者，加延胡索、香附、血竭以理气化瘀止痛。兼口渴心烦者，酌加麦冬、五味子、旱莲草以养阴生津止血。

(二) 转归与预后

本病常因失血过多引起气血俱虚，严重影响身体健康，故应针对病因，积极治疗。如病程过长，可发展为崩漏，反复难愈。

(三) 预防与调摄

1. 调情志，避免精神刺激。

2. 注意饮食调理，少食辛辣温燥之品，饮食要富有营养，易于消化。

3. 经期要注意休息，避免过度劳累。

(四) 临证参考

月经过多是妇科常见病、多发病。临床应注意辨证与辨病相结合，本病在中医妇科学中是一个病证，在西医妇科学中仅仅是一个症状，可出现于排卵障碍性异常子宫出血、盆腔炎症、子宫肌瘤、子宫肥大症、子宫内膜异位症等疾病中，还可出现于全身性疾病，如血液病（血小板减少性紫癜、再生障碍性贫血、白血病等）及其他内分泌疾病。因此，对月经过多的治疗，除辨证施治外，还应重视辨病，以采取最佳的治疗方法。对必须采取手术者，应及早进行手术治疗，以免延误病情。

近年来，有学者对月经过多进行临床研究及机制探讨。有报道称，通过研究表明，月经过多患者子宫内膜及经血中的TXB_2（血栓素A_2的代谢产物）水平明显升高；子宫局部前列腺素2（PGE_2）的水平，阴虚者降低，气虚者升高；经血中的纤维蛋白裂解产物（FDP）明显升高。经用中成药宫泰冲剂（党参、地黄、槐花、茜草等）治疗后，子宫局部TXB_2、FDP水平降至正常；PGE_2水平低者能升至正常，而高者亦能降至正常，呈双相反应。提示宫泰冲剂可降低子宫局部血小板凝聚和血黏度，并能改善血管内微血栓形成，从而影响子宫及血管壁平滑肌，使局部螺旋动脉等小血管断端的凝血块纤溶现象减少而止血。有学者认为，放环后月经过多主要与子宫内膜异常有关，应用三宝止血粉（三七、阿胶、白及）治疗能促进修复子宫内膜而达到止血的目的。

月经血量的测定是诊断月经过多及评定月经过多疗效的客观指标，肖碧莲等认为用碱性正铁血红蛋白比色法测定月经血量较简便、准确、实用。该法灵敏度高，可测得0.1mL以下的经血，误差在5%以下，多种材料的回收率差别在5%左右，不受生殖道分泌物的影响，经血垫可在室温保存1个月，而测量结果不受影响。

细目六　月经过少

要点一　概述

月经过少又称“经水涩少”“经水少”“经量过少”等，其主证为月经周期正常，月经量明显减少，或行经时间不足2天，甚或点滴即净，一般认为月经量少于20mL为月经过少。本病一般周期尚正常，但有时也与周期异常并见，如先期伴量少，后期伴量少，后者往往为闭经的前驱症状。西医学中子宫发育不良、性腺功能低下等疾病及计划生育手术后导致的月经过少可参照本病治疗。

要点二　病因病机

月经过少的发病机制有虚有实。虚者多因精亏血少，冲任血海亏虚，经血乏源；实者多由瘀血内停，或痰湿阻滞，冲任壅塞，血行不畅而月经过少。临床以肾虚、血虚、血瘀、痰湿为多见。

1. 肾虚　禀赋素弱或少年肾气未充，或多产（含人工流产、屡孕屡堕）房劳伤肾，以致肾气不足，精血不充，冲任血海亏虚，经血化源不足，以致经行量少。

2. 血虚　素体血虚，或久病伤血，营血亏虚，或饮食、劳倦、思虑伤脾，脾虚化源不足，冲任血海不充，遂致月经量少。

3. 血瘀　感受寒邪，寒客胞宫，血为寒凝；或素多忧郁，气郁血滞，均使冲任受阻，血行不畅，经血受阻致经行量少。

4. 痰湿　素多痰湿，或脾失健运，湿聚成痰，痰阻经脉，血不畅行，经血受阻而经行量少。

月经过少之病因病机虽有虚实之分，但临床以虚证或虚中夹实者为多，应掌握其病机转化。如肾阳虚，肾气不足均可致血瘀，即为肾虚血瘀；血虚气弱，亦可致瘀；肾阳不足，不能温煦脾阳，脾失健运，常可发为肾虚痰湿。本病伴见月经后期者，常可发展为闭经，临证应予以重视。

要点三 诊断及鉴别诊断

（一）诊断

1. 病史 可有失血、结核病、反复流产等病史及刮宫术史。

2. 临床表现 经量明显减少，甚或点滴即净，月经周期可正常，也可伴周期异常，常与月经后期并见。

3. 检查

(1) 妇科检查：性腺功能低下者，盆腔器官基本正常或子宫体偏小。

(2) 辅助检查：妇科内分泌激素测定对性腺功能低下引起月经过少的诊断有参考意义；B超检查、诊断性刮宫、宫腔镜检查、子宫碘油造影等，对子宫发育不良、子宫内膜结核、子宫内膜炎或宫腔粘连等有诊断意义。

（二）鉴别诊断

1. 与经间期出血的鉴别 经间期出血的出血量一般较月经量少，发生在两次月经中间(即排卵期)，结合 BBT 测定，多能鉴别。

2. 与激经的鉴别 激经是受孕早期，月经仍按月来潮，血量少，无损胎儿发育，可伴有早孕反应，妊娠试验阳性，B 超检查可见子宫腔内有孕囊、胚芽或胎心搏动等。

要点四 辨证论治

月经过少应从月经的色、质，有无腹痛，结合全身症状及舌脉以辨虚实。属虚者一般经色淡，质清稀，小腹无胀痛。肾虚者大多经量素少，伴腰膝酸软，头晕耳鸣等；血虚者大多经量渐少，伴头晕眼花、心悸怔忡等。属实者经色多紫暗、有块或质黏如痰，小腹胀痛或满闷不适，且多突见经量减少。血瘀者伴见块下痛减，舌质紫暗等；痰湿者多见形体肥胖、带多黏稠等。应结合病史综合分析。

本病治疗，虚者重在补肾滋肾，或濡养精血以调经，不可妄行攻破，以免重伤精血；实者宜活血通利，佐以温经、行气、祛痰，中病即止，不可过量久用。虚实错杂者，攻补兼施。

（一）分证论治

1. 肾虚证

主要证候：经量素少或渐少，色暗淡，质稀；腰膝酸软，头晕耳鸣，足跟痛，或小腹冷，或夜尿多；舌淡，脉沉弱或沉迟。

证候分析：禀赋素弱或后天伤肾，肾气亏虚，精血不足，冲任血海亏虚以致经量素少或渐少；肾阳虚，血不化赤，则经色暗淡，质薄；肾虚外府经脉失养则腰膝酸软、足跟痛；精亏血少，脑髓不充，故头晕耳鸣；胞系于肾，肾阳不足，胞失温煦，故小腹冷；肾虚膀胱之气不固，故夜尿多；舌淡，脉沉弱或沉迟亦系肾气不足之象。

治法：补肾益精，养血调经。

方药：归肾丸或当归地黄饮。

(1) 归肾丸(《景岳全书》)。

菟丝子 杜仲 枸杞 山茱萸 当归 熟地 山药 茯苓

原方治肾水真阴不足，精衰血少，腰酸腿软，面容憔悴，遗泄阳衰等证。

方中菟丝子、杜仲补益肾气；熟地、山茱萸、枸杞滋肾养肝；山药、茯苓健脾和中；当归补血调经。全方补肾兼顾肝脾，重在益精养血。

加减：若形寒肢冷者酌加淫羊藿、巴戟天、肉桂以温肾助阳。如经色红，手足心热，咽干口燥，舌红，少苔，脉细数则为肾阴不足，虚热内生，宜加生地、玄参、丹皮之类以滋阴清热。

(2) 当归地黄饮(方见月经后期)。

2. 血虚证

主要证候：经来血量渐少，或点滴即净，色淡，质稀；或伴小腹空坠，头晕眼花，心悸怔忡，面色萎黄；舌淡红，脉细。

证候分析：营血衰少，冲任血海不盈，故月经量少；血虚赤色不足，精微不充，故色淡，质稀；血虚胞脉失养，则小腹空坠；面色萎黄，心悸怔忡，舌淡，脉细亦属血虚之象。

治法：养血益气调经。

方药：滋血汤或小营煎。

(1) 滋血汤(《证治准绳·女科》)。

人参 山药 黄芪 茯苓 川芎 当归 白芍 熟地

原方治妇人心肺虚损，血脉虚弱，月水过期。

方中人参、山药、黄芪、茯苓益气健脾，以资气血生化之源，使气生血长；四物汤补营养血调经。气充血足则经自调。

加减：如经来点滴即止，属精血亏少，乃闭经之先兆，宜加枸杞、山茱萸、制首乌以滋养肝肾，填精益血。若脾胃虚弱，食少纳呆，宜加砂仁、陈皮以醒脾健胃。

(2) 小营煎(《景岳全书》)。

3. 血瘀证

主要证候:经行涩少,色紫暗,有血块;小腹胀痛,血块排出后胀痛减轻;舌紫暗,或有瘀斑、瘀点,脉沉弦或沉涩。

证候分析:瘀血内停,冲任阻滞,故经行涩少,色紫黑有血块,小腹胀痛;血块排出则瘀滞稍通,故疼痛减轻;舌紫暗,或有瘀斑瘀点,脉涩,为瘀血内停之征。

治法:活血化瘀调经。

方药:桃红四物汤或通瘀煎。

(1) 桃红四物汤(《医宗金鉴·妇科心法要诀》)。

桃仁　红花　当归　熟地　白芍　川芎

原方治月经先期,血多有块,色紫稠黏者。

方中桃仁、红花、川芎活血祛瘀;当归养血调经,活血止痛;白芍柔肝缓急止痛;熟地补血滋阴。全方有活血化瘀,养血调经之效。

加减:如小腹胀痛甚,或兼胸胁胀痛者,为气滞血瘀,酌加香附、乌药以理气行滞。若小腹冷痛,得热痛减,为寒凝血瘀,酌加肉桂、吴茱萸以温通血脉。

(2) 通瘀煎(《景岳全书》)。

4. 痰湿证

主要证候:经行量少,色淡红,质黏腻如痰;形体肥胖,胸闷呕恶,或带多黏腻;舌淡,苔白腻,脉滑。

证候分析:痰湿内停,阻滞经络,气血运行不畅,血海满盈不足,故经量减少,色淡质黏腻;痰湿内阻,中阳不振,则形体肥胖,胸闷呕恶;痰湿下注,伤及任、带二脉,故带下量多而黏腻;舌淡,苔腻,脉滑,为痰湿内停之象。

治法:化痰燥湿调经。

方药:苍附导痰丸或二陈加芎归汤。

(1) 苍附导痰丸(《叶天士女科诊治秘方》)。

茯苓　法半夏　陈皮　甘草　苍术　香附　胆南星　枳壳　生姜　神曲

原方治形盛气虚,多痰致数月而经始行者。

方中二陈汤化痰燥湿,和胃健脾;苍术燥湿健脾;香附、枳壳理气行滞;南星燥湿化痰;神曲、生姜健脾和胃,温中化痰。全方有燥湿健脾,化痰调经之功。亦可酌加当归、桃仁、鸡血藤以活血养血通络,川牛膝引血下行。

若伴见腰膝酸软者,酌加川断、杜仲、菟丝子等以补肾气、强腰膝。

(2) 二陈加芎归汤(《万氏妇人科》)。

(二) 转归与预后

本病常与月经后期同时并见,如不及时调治,可发展为闭经、不孕。

(三) 预防与调摄

1. 经期应注意保暖,不宜冒雨涉水,不宜过食生冷寒凉,以免因寒而滞血。

2. 保持心情舒畅,避免情志刺激。

3. 节制房事,节制生育,避免手术损伤。

4. 及早积极治疗原发病,如子宫发育不良、子宫内膜结核等。

(四) 临证参考

临床对月经过少的治疗除了辨证施治以外,尚应注意分平时与经期不同阶段论治,治法既有所侧重,又应有所联系。虚证者,平时重在濡养精血,或滋肾补肾养血调经,或养血益气调经;经期加用养血活血之品,如鸡血藤、丹参之类。实证者,平时宜攻宜通,或活血化瘀调经,或化痰燥湿调经;经期可加温通活血之品,如当归、川芎、川牛膝,阴柔酸收之品则少用。

现代研究表明,月经过少的发病原因主要有子宫发育不良、子宫内膜结核、子宫内膜炎等子宫因素;卵巢功能早衰或单纯性性腺发育不全等卵巢因素;下丘脑促性腺释放激素或垂体促性腺激素分泌下降或失调;人工流产术刮宫过深或宫腔电灼术等,损伤了子宫内膜的基底层或导致宫腔粘连等;长期服用某些药物,如口服避孕药可引起月经过少,甚则闭经。近年来,对子宫发育不良所致月经过少,多采用中西医结合治疗,中药治以益肾填精、养血活血,配西药的有关激素,以促进子宫发育。因子宫内膜结核所致月经过少,则用抗结核治疗,或配合中药治疗。子宫内膜粘连所致月经过少,先用手术剥离或上环以防粘连,再用活血化瘀类中药以善其后。因性腺功能低下所致者,有学者应用中药周期疗法对包括月经过少在内的月经失调进行调治,参见月经后期。

有报道采用补经合剂(覆盆子、菟丝子、枸杞子、肉苁蓉、当归、熟地、党参、黄芪等)治疗本病属肾虚证、血虚证者,疗效良好,动物实验结果表明该药能显著增加大鼠子宫及卵巢重量,提高血清雌二醇、孕酮含量,使阴道上皮出现大量的角化细胞,增加大鼠卵巢的卵泡数、黄体数及卵泡直径。其作用机制可能是通过调节性腺轴的功能，促进卵泡发育和排卵，从而达到调经的目的。有医者采用“经少回春丹”贴脐疗法治疗月经过少疗效较好，其认为“经少回春丹”有补血养血、补肾养精的功效。神阙穴与全身经络相通，与脏腑相连，敷贴疗法可激发经络之气，调和气血，调整脏腑阴阳平衡而达到调理月经的目的。

细目七　经期延长

要点一　概述

经期延长又称“月水不断”“经事延长”等，其主证为月经周期基本正常，行经时间超过7天，甚或淋漓半月方净。西医学之排卵障碍性异常子宫出血的黄体萎缩不全、盆腔炎等疾病及计划生育手术后引起的经期延长可参照本病治疗。

要点二　病因病机

经期延长的发病机制多为气虚冲任失约；或热扰冲任，血海不宁；或瘀阻冲任，血不循经所致。临床常见有气虚、血热、血瘀等。

1. 气虚　素体虚弱，或饮食不节、劳倦、思虑过度伤脾，中气不足，冲任不固，不能制约经血，以致经期延长。

2. 虚热　素体阴虚，或久病伤阴，或多产房劳致阴血亏耗，阴虚内热，热扰冲任，血海不宁，经血妄行致经期延长。

3. 血瘀　素性抑郁，或恚怒伤肝，气郁血滞；或外邪客于子宫，邪与血相搏成瘀，瘀阻冲任、子宫，经血妄行。

经期延长的发生与脏腑经脉气血失调，冲任不固或冲任损伤，经血失于制约密切相关。临证须注意气血同病或多脏同病，如虚热扰血，经血妄行，气随血耗可致气阴两虚；气虚运血无力，可致气虚血瘀；瘀阻冲任，久则化热可致瘀热并见。脾病及肾可出现脾肾同病。经血失约，也可出现月经过多，若失治或误治，常可发展为崩漏。如上环后引起经期延长者，须B超查明环位。

要点三　诊断及鉴别诊断

（一）诊断

1. 病史　可有饮食、起居、情志失调及盆腔炎症等病史，或有计划生育手术史。

2. 临床表现　行经时间超过7天，甚至淋漓半月始净，月经周期基本正常，或伴有经量增多，慢性盆腔炎患者可伴有下腹痛、腰骶坠痛或白带增多。

3. 检查

（1）妇科检查：排卵障碍性异常子宫出血者，妇科检查多无明显器质性病变；慢性盆腔炎者，妇科检查有宫体压痛，附件增粗、压痛等阳性体征。

（2）辅助检查：BBT测定，妇科内分泌激素测定，适时的子宫内膜组织学检查等，均有助于诊断。

（二）鉴别诊断

本病应与崩漏相鉴别。漏下者阴道流血淋漓不断，易与经期延长混淆。其鉴别要点是：漏下除阴道流血淋漓不断，甚者延续数十日或数月不等之外，尚有月经周期紊乱；本病行经时间虽在7天以上，但往往在2周之内自然停止，且月经周期正常。

要点四　辨证论治

本病辨证以月经量、色、质为主，结合全身证候、舌脉综合分析。一般行经时间延长，量多，色淡，质清稀，伴倦怠乏力，舌淡，脉弱，多属气虚；经期延长，量少，色红，质稠，舌红，脉细数，多属虚热；行经时间延长，经色紫暗，有块，小腹痛，舌紫暗，脉涩，多属血瘀。

经期延长的治疗以固冲止血调经为大法，重在缩短经期，以经期服药为主。气虚者重在益气摄血；阴虚血热者宜滋阴清热，安冲宁血；瘀血阻滞者以通为止。不可概投固涩之剂，以犯“虚虚实实”之戒。如确与节育环有关，须换环处理。

（一）分证论治

1. 气虚证

主要证候：经血过期不净，量多，色淡，质稀；倦怠乏力，气短懒言，小腹空坠，面色白；舌淡，苔薄，脉缓弱。

证候分析：气虚冲任不固，经血失于制约，故经行过期不净，量多；气虚火衰不能化血为赤，故经色淡，质稀；中气不足，阳气不布，故倦怠乏力，气短懒言，小腹空坠，面色白；舌淡，苔薄白，脉缓弱亦为气虚之征。

治法:补气摄血,固冲调经。

方药:举元煎(方见月经过多)加阿胶、炒艾叶、乌贼骨。

方中举元煎补气升提摄血;阿胶养血止血;炒艾叶暖宫止血;乌贼骨固冲止血。全方共奏补气升提,固冲止血之效。

加减:若经量多者,酌加炮姜炭、五味子、生牡蛎以温经固涩止血。伴有经行腹痛、有块者,酌加三七、茜草、益母草以化瘀止血。兼血虚者,症见头晕心悸,失眠多梦,酌加熟地、龙眼肉、炒枣仁以养血安神。若脾肾同病,兼见腰膝酸痛,头晕耳鸣者,酌加炒川断、杜仲、熟地以补肾益精。

2. 虚热证

主要证候:经行时间延长,量少,色鲜红,质稠;咽干口燥,或见潮热颧红,或手足心热;舌红,少苔,脉细数。

证候分析:阴虚内热,热扰冲任,冲任不固,经血失约,故经行时间延长;阴虚水亏故经量少,火旺故经色鲜红,质稠;虚火灼津,津液不能上承则咽干口燥;潮热颧红,手足心热,舌红,少苔,脉细数均为阴虚内热之象。

治法:养阴清热止血。

方药:两地汤合二至丸加四乌鲗骨一藘茹丸,或固经丸。

(1) 两地汤(方见月经先期)合二至丸(《医方集解》)加四乌鲗骨一藘茹丸(《素问·腹中论》)。

二至丸:女贞子　旱莲草

四乌鲗骨一藘茹丸:乌贼骨　茜根

方中两地汤滋阴壮水以平抑虚火;女贞子、旱莲草滋养肝肾而止血;四乌鲗骨一藘茹丸通涩并用,既能止血又可化瘀。全方共奏滋阴清热、止血调经之效,且滋阴不滞血,止血不留瘀。

加减:若口渴甚者,酌加麦冬、天花粉以滋阴生津止渴。五心烦热明显者,酌加地骨皮、白薇以清虚热。伴见倦怠乏力、气短懒言者乃气阴两虚,酌加太子参、制黄精、五味子以气阴双补而止血。

(2) 固经丸(《医学入门》)。

3. 血瘀证

主要证候:经行时间延长,量或多或少,经色紫暗,有块;经行小腹疼痛,拒按;舌质紫暗或有瘀点,脉弦涩。

证候分析:瘀血阻于冲任,瘀血不去,新血难安,故经行时间延长,量或多或少;瘀血阻滞,气血运行不畅,"不通则痛",故经色紫暗,有血块,经行小腹疼痛;舌暗或有瘀点,脉涩亦为血瘀之征。

治法:活血祛瘀止血。

方药:桃红四物汤合失笑散加味,或桂枝茯苓丸加味。

(1) 桃红四物汤(方见月经过少)合失笑散(方见月经过多)加益母草、茜草。

方中桃红四物汤养血活血祛瘀;失笑散祛瘀止痛止血;益母草、茜草活血祛瘀止血。

加减:若兼见口渴心烦,大便干结,舌暗红,苔薄黄者,为瘀热之征,酌加生地、黄芩、马齿苋、藕节炭以清热化瘀止血。

(2) 桂枝茯苓丸(《金匮要略》)加益母草、川牛膝。

(二) 转归与预后

本病预后一般尚好,虽出血时间较长,但因出血量不多,故对身体健康影响不大。然行经时间较长,对生活造成不便,甚至影响受孕或发生自然流产。若合并月经过多,或持续半月不净者,有转为崩漏之势,应予重视。

(三) 预防与调摄

1. 经期避免重体力劳动和剧烈运动。
2. 经期、产褥期注意外阴卫生,禁止房事。
3. 调畅情志,避免七情过极。

(四) 临证参考

经期延长是以经期异常为主的病证,治疗重在缩短经期,以在经期服药为主,经期须注意相应止血药物的合理使用,以达缩短经期之目的。然不可过用固涩,即使气虚证须配固涩止血之品,行经 1~3 天内也不宜概用固涩,以免止血留瘀。平时审因论治以治本。行经初期量少淋漓者,可参照中药周期疗法,于经前期加用温肾调经之品以促使重阳转阴,血海满盈,行经初期可予活血调气之剂,以祛瘀生新,使月经正常来潮。

现代研究认为,经期延长多为功能性病变,常因下丘脑 - 垂体 - 卵巢轴之间调节失衡,内分泌功能紊乱所致。如黄体萎缩不全型异常子宫出血,是因黄体未能及时全面萎缩,孕酮分泌量不足,但分泌时间延长,子宫内膜不规则剥脱且剥脱时间延长而引起经期延长。或月经来潮后雌激素水平偏低,使子宫内膜修复迟缓而致经期延长。近年来对经期延长治疗的研究报道仍以辨证施治为主。如有学者认为，经期延长中以血瘀为多见，采用桂枝茯苓丸加味治疗，疗效良好。亦有人以益母生化汤治疗本病，也取得满意疗效，认为该方能通过收缩子宫以促进子宫内膜的脱落排出及子宫壁血管受压而止血，并可改善盆腔血液循环，促使子宫内膜修复。

细目八　经间期出血

要点一　概述

两次月经中间，即氤氲之时，出现周期性的少量阴道出血者，称为经间期出血。西医学排卵期出血可参照本病治疗，若出血量增多，出血期延长，失治误治，则常可发展为崩漏。

要点二　病因病机

经间期是继经后期由阴转阳，由虚至盛之时期。月经的来潮，标志着前一周期的结束，新的周期开始，排泄月经后，血海空虚，阴精不足，随着月经周期演变，阴血渐增，精血充盛，阴长至重，此时精化为气，阴转为阳，氤氲之状萌发，“的候”（排卵）到来，这是月经周期中一次重要的转化。体内阴阳调节功能正常者，自可适应此种变化，无特殊证候。若肾阴不足，或由湿热内蕴，或瘀阻胞络，当阳气内动之时，阴阳转化不协调，阴络易伤，损及冲任，血海固藏失职，血溢于外，酿成经间期出血。

1. 肾阴虚　禀赋不足，天癸未充，或房劳多产伤肾，或思虑过度，欲火偏旺，以致肾阴偏虚，虚火耗精，精亏血损，于氤氲之时，阳气内动，虚火与阳气相搏，损伤阴络，冲任不固，因而阴道出血。若阴虚日久，耗损阳气，阳气不足，统摄无权，血海不固，以致出血反复发作。

2. 脾气虚　忧思劳倦，或饮食不节，损伤脾气，脾气虚弱，冲任不固，于氤氲之时，阳气内动，但阳气不足，血失统摄，故而出血；阴随血泄，阴阳又趋平衡，故出血停止，下次周期，又再复发。

3. 湿热　常因情怀不畅，心肝气郁，克伐脾胃，不能化水谷之精微以生精血，反聚而生湿，下趋任带二脉，蕴而生热。复加经间阳气内动，引动内蕴之湿热，热扰冲任子宫，以致出血。

4. 血瘀　体质素弱，复因经产留瘀，瘀阻胞络，或因七情内伤，气滞冲任，久而成瘀，值氤氲之时，阳气内动，血瘀与之相搏，瘀伤血络，血不循经，以致出血。

要点三　诊断及鉴别诊断

（一）诊断

1. 病史　青春期月经不调史，手术流产史。

2. 临床表现　两次月经中间，约在周期的第12~16日出现规律性的少量阴道出血，出血持续2~3日或数日，可伴有腰酸，少腹两侧或一侧胀痛，乳胀，白带增多，质地透明如蛋清样，或赤白带下。

3. 检查

(1) 妇科检查：宫颈黏液透明呈拉丝状，夹有血丝或有赤白带下。

(2) 辅助检查：测量基础体温，多见高、低温相交替时出血，当基础体温升高，出血停止，亦有高温相时继续出血，此期血中雌、孕激素水平偏低。

（二）鉴别诊断

1. 经间期出血同月经先期鉴别　月经先期的出血时间非经间期，个别也有恰在经间期这一时间段出现周期提前，经量正常或时多时少，基础体温由高温下降呈低温时开始出血；而经间期出血较月经量少，出血时间规律地发生于基础体温低高温交替时。

2. 经间期出血同月经过少鉴别　月经过少，周期尚正常，仅量少，甚或点滴而下；经间期出血，常发生在两次月经的中间时期。

3. 经间期出血同赤带鉴别　赤带排出无周期性，持续时间较长，或反复发作，可有接触性出血史，妇科检查常见宫颈糜烂、赘生物，或子宫、附件区压痛明显；经间期出血有明显的周期性，一般2~3天可自行停止。

要点四　辨证论治

经间期出血的辨证，主要针对出血的量、色、质及全身症状进行辨别。若出血量少，血色鲜红，质黏，属肾阴虚；若出血量稍多或少，赤白相兼，质地黏稠属湿热；若出血量少，血色暗红或夹小血块，属血瘀。临证还需根据体质、全身情况、舌苔、脉象及基础体温曲线波动进行辨证，确立证型，拟定治疗方案。

本病治疗重在经后期,以滋肾养血为主,兼热者清之,兼湿者除之,兼瘀者化之,但必须认识到本病的病理生理特点,以及阴阳互根的关系,补阴不忘阳,选择适当的补阳药物。出血时在辨证论治前提下,适当加一些固冲止血药,使阴阳平和,气血和调。

(一)分证论治

1. 肾阴虚证

主要证候:两次月经中间,阴道少量出血或稍多,色鲜红,质稍稠;头晕腰酸,夜寐不宁,五心烦热,便艰尿黄;舌体偏小,质红,脉细数。

证候分析:经间期氤氲之时,阳气内动,若肾阴偏虚,虚火内生,虚火与阳气相搏,损伤阴络,冲任不固,而发生阴道出血;阴虚阳动,故色鲜红,五心烦热;腰酸头晕难寐,舌红,脉细数,均为肾阴虚损之征。

治法:滋肾养阴,固冲止血。

方药:两地汤合二至丸,或加减一阴煎。

(1) 两地汤(方见月经先期)合二至丸(方见经期延长)。

(2) 加减一阴煎(《景岳全书》)。

方中生地黄、麦冬、知母滋阴清热;熟地黄、黄精、白芍养血益精;地骨皮凉血退虚热;丹参活血凉血,除烦安神;甘草健脾和中。阴血生,虚热除,月经自调。

加减:若阴虚及阳或阴阳两虚,症见经间期出血量稍多,色淡红,无血块,头昏腰酸,神疲乏力,大便溏薄,尿频,舌质淡红,苔白,脉细。治宜益肾助阳,固摄止血。方用大补元煎(方见月经后期)加减。

2. 脾气虚证

主要证候:经间期出血,量少,色淡,质稀;神疲体倦,气短懒言,食少腹胀;舌淡,苔薄,脉缓弱。

证候分析:脾气虚弱,冲任不固,于氤氲期,阳气不足,不能统摄气血,因而出血;脾虚化源不足,故经量少,色淡质稀;脾气虚弱,中阳不振,故神疲体倦,气短懒言;运化失职,则食少腹胀;舌淡,苔薄,脉缓弱,也为脾气虚之征。

治法:健脾益气,固冲摄血。

方药:归脾汤(《校注妇人良方》)。

白术　茯神　黄芪　龙眼肉　酸枣仁　人参　木香　当归　远志　甘草　生姜　大枣

3. 湿热证

主要证候:两次月经中间,阴道出血量稍多,色深红,质黏腻,无血块。平时带下量多色黄,小腹时痛;神疲乏力,骨节酸楚,胸闷烦躁,口苦咽干,纳呆腹胀,小便短赤;舌质红,苔黄腻,脉细弦或滑数。

证候分析:湿邪阻于冲任胞络之间,蕴蒸生热,得经间期重阴转阳,阳气内动,引动内蕴之湿热,而扰动冲任血海,影响固藏,而见阴道出血;湿热与血搏结,故血色深红,质黏腻;湿热搏结,瘀滞不通,则小腹作痛;湿热流注下焦,任带两脉失约,故带下量多色黄;湿热熏蒸,故胸闷烦躁,口苦咽干,湿邪阻络,故神疲乏力,骨节酸楚;舌红,苔黄腻,脉弦或滑数,均为湿热之象。

治法:清利湿热,固冲止血。

方药:清肝止淋汤(《傅青主女科》)去阿胶、红枣,加小蓟、茯苓。

当归　白芍　生地黄　丹皮　黄柏　牛膝　制香附　黑豆　阿胶　红枣

原方治赤带。方中有阿胶、红枣,因湿热困脾,纳呆腹胀,苔腻,故去之。傅氏在本方后说:"此方但主补肝之血,全不利脾之湿者,以赤带之为病,火重而湿轻也。夫火之所以旺者,由于血之衰,补血即足以制火。且水与血合而成赤带之症,竟不能辨其是湿非湿,则湿亦尽化而为血矣。所以治血则湿亦除,又何必利湿之多事哉?"方中白芍、当归、生地黄、黑豆补肾,养血柔肝,丹皮清肝泻火,香附疏肝解郁,黄柏清热燥湿,小蓟清热止血,茯苓利水渗湿,牛膝引药下行。

加减:若出血多时,宜去牛膝、当归,加侧柏叶、荆芥炭;带下多则加马齿苋、椿根皮;湿盛加苡仁、苍术等。

4. 血瘀证

主要证候:经间期出血量少或多少不一,色紫黑或有血块,少腹两侧或一侧胀痛或刺痛;情志抑郁,胸闷烦躁,舌紫暗或有瘀点,脉细弦。

证候分析:瘀血阻滞于胞络冲任之间,于经间期阳气内动,与之相搏,脉络损伤,血不循经,血海失固而出血。血色紫暗,夹有血块,瘀阻胞脉,故小腹疼痛拒按;瘀血内阻,气机不畅,故情志抑郁;舌紫暗或有瘀点,脉涩有力,均为瘀血之征。

治法:化瘀止血。

方药:逐瘀止血汤(《傅青主女科》)。

生地　大黄　赤芍　丹皮　归尾　枳壳　桃仁　龟甲

原方治经血淋漓不断。

方中生地、归尾、赤芍养血活血，桃仁、大黄、丹皮活血祛瘀，枳壳行气散结，龟甲养阴化瘀止血。全方有活血祛瘀，养阴止血之效。

加减：若出血偏多时，宜去赤芍、当归，加失笑散；少腹痛甚则加延胡索、香附；夹湿热者，加薏苡仁、红藤、败酱草、延胡索；兼脾虚去生地、桃仁、大黄，加木香、陈皮、砂仁；兼肾虚加川断、寄生、山药、菟丝子。

（二）转归与预后

经间期出血，由于阴精的不足，难以达到充盛，氤氲之时，重阴转阳，转化不顺利，影响子宫、冲任固藏，若阳气不能恢复则出血可延续到经前期；反复出血，病情缠绵者，治疗不及时可引起月经周期紊乱，月经淋漓不尽，甚或崩漏、不孕症等。

（三）预防与调摄

出血期间应适当休息，避免过度劳累，保持外阴局部清洁，严禁性生活，防止感染。饮食宜清淡富有营养之品，忌滋腻辛燥食物。注意调节情绪，保持心情舒畅，加强体质锻炼。

（四）临证参考

经间期是继经后期，阴分充实，重阴转阳，阳气萌发，氤氲之状骤盛，排卵到来的重要转化期，与排泄月经不一样。因而，生理特点表现出分泌较多量的白色透明状的黏液，即生理性带下增多。若此期排出血液，可能有以下原因：首先，阴精不足，重阴不及。正常情况下经间期重阴必阳，若重阴有所不足，转化就不太顺利，子宫血海的固藏受到一定影响，故排卵的同时见有出血。其次，阴精较前更虚，不仅滋长缓慢，而且不能持续高涨，以致经后期延长，转化时阴阳交接不利，因此，出现反复出血。而且阴长至重不及，君相之火偏旺，如有心肝郁火，得阳气内动，其火益炽，旺则迫血伤络，络损血溢，故常致经间期反复出血。若阴虚日久，易损及阳气，因此转化时，一方面转化不利，另一方面阳气不足，不能行其统藏血液之职，故亦见此期出血。此外，在阴虚的病变过程中，常常有兼夹湿热、血瘀者，将更加引起阴阳转化不顺利，导致这一时期出血。

经间期出血，如果仅见点滴，1~2 天即净，且偶见 1~2 次者，病情尚轻；但如出血稍多，时间稍长，伴有明显的临床症状，或者已经影响 BBT 高温相，或者检验雌激素水平不能与周期后移相同步增长者，病情较重，均宜进行积极调治。

经间期出血的治疗，其重要意义并不在于止血，而是在经后期尚未出血之前，以预防为主。当进入此期后，在于促进重阴转阳的顺利转化，亦是促进顺利排卵，保证月经周期的正常规律。经常采用以下方法：

血中养阴，结合补阳：补养肾阴，主要使“天癸”能达到一定的水平，女子以血为主，天癸阴精亦与血有关。提高阴精水平，使之达到排卵的要求。首先与补血相结合，以补血药为基础，如《傅青主女科》养精种玉汤等，其以四物汤为基础，去川芎之辛温，加山萸肉之酸涩而成；补养天癸，应选择血肉有情之品为佳，如在归芍地黄汤方中加入鳖甲、紫河车等。其次与补阳相结合，治阴不忘阳，善补阴者，阳中求阴，在补阴方药中加入川断、菟丝子、巴戟天、肉苁蓉、锁阳、黄芪、党参等 1~3 味，阴阳互根，有利于阴精的恢复和提高。此外，经间期加入与补阴药等量的补阳药，如鹿角片、紫石英、蛇床子等，亦有利于重阴转阳的变化，所谓阳主动，动则精化为气，氤氲之状呈现，转化亦开始。

活血以促转化，止血以固冲任：经间期出血不同于其他出血病证，因为出血是由阴转化为阳时所带来的，活血化瘀的方法之所以有着促排卵的作用，就是推动阴精转化为阳气，使欲转不能达到转化加快。以温阳促转化的方法来促排卵的意义与之相同，必须在阴精有一定的基础而尚嫌不足的情况下，始能生效。但是临证亦确有用活血化瘀药后出血增多，影响转化者，或者少数阴虚者及有其他疾病合并而易出血者，不得不与止血固冲药合用。前人在调治奇经方药中用通涩并施之法，如茜草、乌贼骨合用，《傅青主女科》之逐瘀止血汤中龟甲、大黄同用。

疏导心肝，解郁清火：临证中常见一些大龄未婚女子的经间期出血证，常反复发作，与心肝郁火有关。治疗宜清心肝之火，解忧郁。首在疏导，心理和药物疗法合而治之，并佐以滋阴养血助阳等药物，方药选丹栀逍遥散，加入黄连、莲子心、黛灯心、炒枣仁、青龙齿等宁心安神之品，可获取较好的临床效果。

利湿祛浊，有助转化：在经间期出血患者中，有部分患者，由于湿浊偏甚，蕴阻于胞脉、冲任之间，经间期重阴必阳的转化，阴精处于高水平,津液水分随着阴精的高涨而增多,不利于阴转化为阳;湿蕴较甚,势必阻遏转化时气血的流畅;另外,湿甚易化热,湿热蒸腾,损伤胞脉、胞络,导致这一时期的出血。

细目九　崩　　漏

要点一　概述

崩漏是指经血非时暴下不止或淋漓不尽,前者谓之崩中,后者谓之漏下。崩与漏出血情况虽不同,然二者常交替出现,且其病因病机基本一致,故概称崩漏。本病属妇科常见病,也是疑难急重病证。是因肾-天癸-冲任-胞宫生殖轴的严重紊乱,引起月经的周期、经期、经量严重失调,可导致不孕症。

要点二　病因病机

崩漏的发病是肾-天癸-冲任-胞宫生殖轴的严重失调。其主要病机是冲任不固,不能制约经血,使子宫藏泻失常。导致崩漏的常见病因有脾虚、肾虚、血热和血瘀。

1. 脾虚　素体脾虚,或劳倦思虑、饮食不节损伤脾气。脾虚血失统摄,甚则虚而下陷,冲任不固,不能制约经血,发为崩漏。如《妇科玉尺》云:“思虑伤脾,不能摄血,致令妄行。”

2. 肾虚　先天肾气不足;或少女肾气未盛,天癸未充;或房劳多产损伤肾气;或久病大病穷必及肾,或七七之年肾气渐衰,天癸渐竭;肾气虚则封藏失司,冲任不固,不能制约经血,子宫藏泻失常发为崩漏。亦有素体阳虚,命门火衰,或久崩久漏,阴损及阳,阳不摄阴,封藏失职,冲任不固,不能制约经血而成崩漏。或素体肾阴亏虚,或多产房劳耗伤真阴,阴虚失守,虚火动血,迫血妄行,子宫藏泻无度,遂致崩漏。如《素问·阴阳别论》曰:“阴虚阳搏谓之崩。”

3. 血热　素体阳盛血热或阴虚内热;或七情内伤,肝郁化热;或内蕴湿热之邪,热伤冲任,迫血妄行,发为崩漏。

4. 血瘀　七情内伤,气滞血瘀;或热灼、寒凝、虚滞致瘀;或经期、产后余血未净而合阴阳,内生瘀血;或崩漏日久,离经之血为瘀。瘀阻冲任、子宫,血不归经而妄行,遂成崩漏。

综上所述,崩漏为病,虽与所有血证一样,可概括为虚、热、瘀的机制,但由于脏腑相生相克,脏腑、气血、经络密切相关,又病程日久,易于反复,故崩漏的发生和发展常气血同病、多脏受累、因果相干。无论病起何脏,“四脏相移,必归脾肾”,“五脏之伤,穷必及肾”,以致肾脏受病。肾有肾气、肾阴、肾阳之分。如阴虚阳搏成崩,病本在肾水阴虚,由此不能济心涵木,而成为心、肝、肾同病之崩漏证。又无论何因导致崩漏日久,失血耗气伤阴,离经之血为瘀,均可不同程度地存在气阴虚夹瘀的病机,故崩漏的病机错综复杂。崩漏病因病机,虽有在脏在经、在气在血之不同,然其病本在肾,病位在冲任,变化在气血,表现为子宫藏泻无度。

要点三　诊断及鉴别诊断

(一) 诊断

1. 病史　注意患者的年龄及月经史,尤须询问以往月经的周期、经期、经量有无异常,有无崩漏史,有无口服避孕药或其他激素,有无宫内节育器及输卵管结扎术史等。此外,还要询问有无内科出血病史。

2. 临床表现　月经周期紊乱,行经时间超过半月,甚或数月断续不休;亦有停闭数月又突然暴下不止或淋漓不尽;常有不同程度的贫血。

3. 检查

(1) 妇科检查:应无明显的器质性病变,如发现子宫颈息肉、子宫肌瘤应按该病论治。

(2) 辅助检查:主要是排除生殖器肿瘤、炎症或全身性疾病(如再生障碍性贫血等)引起的阴道出血,可根据病情需要选做B超、磁共振成像(MRI)、宫腔镜检查,或诊断性刮宫、基础体温测定等。

(二) 鉴别诊断

崩漏应与月经不调、经间期出血、赤带、胎产出血、生殖器炎症、肿瘤出血、外阴阴道外伤性出血及出血性内科疾病相鉴别。

1. 崩漏同月经先期、月经过多、经期延长鉴别　月经先期是周期缩短,月经过多是经量过多如崩,经期延长是行经时间长似漏。这种周期、经期、经量的各自改变与崩漏的周期、经期、经量的同时严重失调易混淆,但上述各病各自有一定的周期、经期和经量可作鉴别。

2. 崩漏同月经先后无定期鉴别　月经先

后无定期主要是周期或先或后，但多在 1~2 周内波动，即提前或推后 7 天以上 2 周以内，经期、经量基本正常。

3. 崩漏同经间期出血鉴别 崩漏与经间期出血都是非时而下，但经间期出血发生在两次月经中间，颇有规律，且出血时间仅 2~3 天，不超过 7 天自然停止。而崩漏是周期、经期、经量的严重失调，出血不能自止。

4. 崩漏同赤带鉴别 赤带与漏下的鉴别要询问病史和进行检查，赤带以带中有血丝为特点，月经正常。

5. 崩漏同胎产出血鉴别 崩漏应与妊娠早期的出血性疾病，如胎漏、胎动不安，尤其是异位妊娠相鉴别，询问病史、做妊娠试验和 B 超检查可以明确诊断。产后病出血尤以恶露不绝为多见，可询问病史，从发病时间，即恶露不绝发生在产后可作鉴别。

6. 崩漏同生殖器肿瘤出血鉴别 生殖器肿瘤出血临床可表现如崩似漏的阴道出血，必须通过妇科检查或结合 B 超、MRI 检查，或诊断性刮宫可以明确诊断以鉴别。

7. 崩漏同宫颈息肉、子宫内膜息肉、子宫内膜炎、盆腔炎等鉴别 可通过妇科检查或 B 超检查或诊断性刮宫或宫腔镜检查以助鉴别。

8. 崩漏同外阴外伤出血鉴别 外阴阴道外伤性出血一般有诸如跌仆损伤、暴力性交等病史，询问病史和妇科检查后可鉴别。

9. 崩漏同内科血液病鉴别 内科出血性疾病如再生障碍性贫血、血小板减少，在阴道出血期可由原发内科血液病导致血量过多，甚则暴下如注，或淋漓不尽。通过血液分析、凝血因子的检查或骨髓细胞的分析不难鉴别。

要点四 治疗原则

崩漏的治疗，多根据发病的缓急和出血的新久，本着“急则治其标，缓则治其本”的原则，灵活掌握和运用塞流、澄源、复旧的治崩三法。

要点五 塞流、澄源、复旧的含义

塞流：即是止血，用于暴崩之际，急当塞流止血防脱。方法参见“急症处理”。

澄源：即正本清源，亦是求因治本，是治疗崩漏的重要阶段。一般用于出血减缓后的辨证论治。切忌不问缘由，概投寒凉或温补之剂，或专事炭涩，致犯“虚虚实实”之戒。

复旧：即固本善后，是巩固崩漏治疗的重要阶段，用于止血后恢复健康，调整月经周期，或促排卵。治法或补肾，或扶脾，或疏肝。

治崩三法，各不相同，但又不可截然分开，临证中必须灵活运用。塞流须澄源，澄源当固本，复旧要求因。三法互为前提，相互为用，各有侧重，但均贯穿辨证求因精神。具体论治崩漏，应当分清出血期和止血后的不同进行辨证论治。

要点六 出血期的急症处理

崩漏属血证、急证。根据“急则治其标，缓则治其本”的原则，暴崩之际，急当“塞流”止崩，以防厥脱，视病情及条件可选择下列方法及方药。

（一）补气摄血止崩

暴崩下血，“留得一分血，便是留得一分气”，“气者，人之根本也”，补气摄血止崩最常用。方选独参汤或丽参注射液（高丽参 10g，水煎服）；或丽参注射液 10mL，加入 50% 葡萄糖液 40mL，静脉推注；或丽参注射液 20~30mL，加入 5% 葡萄糖液 250mL，静脉滴注。

（二）温阳止崩

若出现阴损及阳，血无气护时，症见血崩如注，动则大下，卧不减势，神志昏沉，头仰则晕，胸闷泛恶，四肢湿冷，脉芤或脉微欲绝，血压下降。病情已陷入阴竭阳亡危象，急需中西医结合抢救。中药宜回阳救逆，温阳止崩，急投参附汤，高丽参 10g、熟附子 10g，急煎服。亦可选六味回阳汤（《景岳全书》）：人参、制附子、炮姜、炙甘草、熟地黄、当归。原方治中寒或元阳虚脱，危在顷刻者。

（三）滋阴固气止崩

气固阴复血止。急用生脉注射液或参麦注射液 20mL 加入 5% 葡萄糖液 250mL 静脉滴注。煎剂方选生脉二至止血汤（《中医妇科验方集锦》）。

（四）祛瘀止崩

瘀去血止。用于瘀血瘀阻血海，子宫泻而不藏，下血如注。

1. 田七末 3~6g，温开水冲服。
2. 云南白药胶囊，每次 1~2 粒，每日 4 次。
3. 宫血宁胶囊，每次 2 粒，每日 3 次，温开水送服。此胶囊为单味重楼（七叶一枝花）研制而成。

（五）针灸止血

艾灸百会穴、大敦穴（双）、隐白穴（双）。

(六) 西药治疗

主要是输液、输血补充血容量以抗休克或激素止血(见排卵障碍性异常子宫出血)。

(七) 手术治疗

对于顽固性崩漏,不论中年或更年期妇女,务必诊刮送病理检查,及早排除子宫内膜腺癌,以免贻误病情。病理检查提示有恶变倾向者,宜手术治疗,手术方法包括诊刮术、子宫内膜切除术或全子宫切除术。

(八) 止血要求

对大量出血患者,要求性激素治疗 6 小时内见效,24~48 小时内出血基本停止。

要点七 出血期的辨证论治

崩漏辨证,有虚实之异:虚者多因脾虚、肾虚;实者多因血热、血瘀。由于崩漏的主证是血证,病程日久,反复发作,故临证时首辨出血期还是止血后。一般而言,出血期多见标证或虚实夹杂证,血止后常显本证或虚证。出血期,当根据血证呈现的量、色、质特点,初辨其证之寒、热、虚、实;经血非时暴下,量多势急,继而淋漓不止,色鲜红或深红,质稠者,多属热证;经血非时暴下或淋漓难尽,色淡质稀,多属虚证;经血非时而至,时崩时闭,时出时止,时多时少,色紫暗有块或伴腹痛者,多属血瘀;经血暴崩不止,或久崩久漏,血色淡暗,质稀,多属寒证。临证时须结合全身脉证和必要的检查综合分析。

(一) 出血期辨证论治(塞流、澄源为主)

1. 脾虚证

主要证候:经血非时暴下不止,或淋漓日久不尽,血色淡,质清稀;面色白,神疲气短,或面浮肢肿,小腹空坠,四肢不温,纳呆便溏;舌质淡胖,边有齿印,苔白,脉沉弱。

证候分析:脾虚中气虚弱甚或下陷,则冲任不固,血失统摄,故经血暴下或淋漓不尽;气虚火不足,故经色淡,质清稀;神疲气短,小腹空坠,舌淡胖,脉细弱,均为脾虚气弱之征。

治法:补气摄血,固冲止崩。

方药:固本止崩汤或固冲汤。

(1) 固本止崩汤(《傅青主女科》)。

人参　黄芪　白术　熟地　当归　黑姜

原方治气虚血崩昏暗。

方中人参、黄芪大补元气,升阳固本。白术健脾资血之源又统血归经。熟地滋阴养血,“于补阴之中行止崩之法”。“气不足便是寒”,佐黑姜既可引血归经,更有补火温阳收敛之妙。且黄芪配当归含有“当归补血汤”之意,功能补血,熟地配当归一阴一阳补血和血。全方气血双补,使气壮固本以摄血,血生配气能涵阳。气充而血沛,阳生而阴长,冲脉得固,血崩自止。

加减:若见气虚运血无力易于停留成瘀,常加田七、益母草或失笑散化瘀止血。据临床研究报道,益气化瘀止血是治疗崩漏出血期的重要方法。

(2) 固冲汤(《医学衷中参西录》)。

加减:若暴崩如注,肢冷汗出,昏厥不省人事,脉微欲绝者,为气随血脱之危急证候,按急证方法补气回阳固脱。必要时输液、输血迅速补充血容量以抗休克。

2. 肾虚证(分为肾气虚、肾阳虚和肾阴虚证)

(1) 肾气虚证

主要证候:多见青春期少女或经断前后妇女出现经乱无期,出血量多,势急如崩,或淋漓日久不净,或由崩而漏,由漏而崩反复发作,色淡红或淡暗,质清稀;面色晦暗,眼眶暗,小腹空坠,腰脊酸软;舌淡暗,苔白润,脉沉弱。

证候分析:青年期肾气未盛,更年期肾气渐虚,或中年房劳胎产数伤肾气,肾气虚衰,封藏失司,冲任不固,不能制约经血,故经乱无期,出血量多或淋漓不止,色淡红或淡暗,质清稀;腰脊酸软,舌淡暗,脉沉弱均为肾气虚之象。

治法:补肾益气,固冲止血。

方药:加减苁蓉菟丝子丸(《中医妇科治疗学》)加党参、黄芪、阿胶。

熟地　肉苁蓉　覆盆子　当归　枸杞子　桑寄生　菟丝子　艾叶

原方治肾虚不孕。

方中肉苁蓉、菟丝子、覆盆子温补肾气,菟丝子补阳益阴,熟地滋肾益阴,阴阳双补,使肾气充盛,封藏密固以止崩;黄芪、党参补气摄血;阿胶、艾叶补血、固冲、摄血;枸杞子、桑寄生补肝肾;当归补血活血,引血归经。全方共奏补肾益气,固冲止血之功。

(2) 肾阳虚证

主要证候:经乱无期,出血量多或淋漓不尽,或停经数月后又暴下不止,血色淡红或淡暗质稀;面色晦暗,肢冷畏寒,腰膝酸软,小便清长,夜尿多;眼眶暗,舌淡暗,苔白润,脉沉细无力。

证候分析：肾阳虚衰，阳不摄阴，封藏失司，冲任不固，故经乱无期，出血量多或淋漓不尽；肾阳虚血失温煦，故色淡红质稀；肢冷畏寒，舌淡暗，脉沉细均为肾阳不足之征。

治法：温肾益气，固冲止血。

方药：右归丸（《景岳全书》）加党参、黄芪、田七。

制附子　肉桂　熟地　山药　山茱肉　枸杞　菟丝子　鹿角胶　当归　杜仲

原方治元阳不足或先天禀赋不足或劳伤过度以致命门火衰，速宜益火之源以培右肾之元阳。肾为水火之脏，阴阳互根，元阳不足当从水中求之。

方中熟地甘温，滋肾养血、填精益髓，配山萸、山药，取六味地黄丸中"三补"以生水；附子、肉桂温肾壮阳，补益命门，温阳止崩，又使水火互济；鹿角胶为血肉有情之品，补命火，温督脉，固冲任；菟丝、杜仲温补肝肾；当归、枸杞养血柔肝益冲任；加党参、黄芪补气摄血；寒凝则血瘀，加田七化瘀止血。全方温肾益气，固冲止血。

(3) 肾阴虚证

主要证候：经乱无期，出血量少淋漓累月不止，或停闭数月后又突然暴崩下血，经色鲜红，质稍稠；头晕耳鸣，腰膝酸软，五心烦热，夜寐不宁；舌红，少苔或有裂纹，脉细数。

证候分析：肾阴亏虚，冲任失守，故经乱无期，淋漓不止或暴崩下血；阴虚内热，故血色鲜红稍稠；头晕耳鸣，腰膝酸软，五心烦热，舌红，少苔，脉细数均为肾阴虚之象。

治法：滋肾益阴，固冲止血。

方药：左归丸合二至丸或滋阴固气汤。

1) 左归丸（《景岳全书》）合二至丸（方见经期延长）。

熟地　山药　枸杞　山萸肉　菟丝子　鹿角胶　龟甲胶　川牛膝

左归丸原方治真阴肾水不足，速宜壮水之主以培左肾之元阴而精血自充矣。

方中熟地、山萸肉、山药滋补肝肾，为六味地黄丸中"三补"；配龟甲胶、鹿角胶调补肾中阴阳，且龟甲胶补任脉之虚，鹿角胶补督脉之弱；枸杞子、菟丝子、二至丸补肝肾，益冲任；川牛膝补肝肾，又能活血。全方为壮水填精，补益冲任督之剂，使肾阴足，奇经固，经血自止。

加减：如肾阴虚不能上济心火，或阴虚火旺，烦躁失眠，心悸怔忡，可加生脉散，加强益气养阴、宁心止血之功。

2) 滋阴固气汤（《罗元恺论医集》）。

3. 血热证

(1) 虚热证

主要证候：经来无期，量少淋漓不尽或量多势急，血色鲜红；面颊潮红，烦热少寐，咽干口燥，便结，舌红，少苔，脉细数。

证候分析：阴虚内热，热扰冲任血海，经来无期，量少淋漓不止或量多势急；热灼阴血，其色鲜红；面颊潮红，烦热少寐，口干便结，舌红，少苔，脉细数均为阴虚内热之征。

治法：养阴清热，固冲止血。

方药：上下相资汤（《石室秘录·燥证门》）。

人参　沙参　玄参　麦冬　玉竹　五味子　熟地　山萸肉　车前子　牛膝

原方作者谓"吾今定一奇方上下兼补，名上下相资汤"，治血崩亡血而无以生精，精涸口舌燥裂之证。

方中地黄、山萸肉滋肾养阴为君；人参、沙参益气润肺为臣；玄参、麦冬、玉竹增液滋水降火；车前子引诸阴药使滋而不腻；牛膝补肝肾。方内含增液汤滋水，更有生脉散益气养阴止血，清心除烦安神。全方滋肾为主，而佐以润肺之药，上润肺阴，下滋肾水，子母相资，上下兼润，庶使精生液长，血生津还，共奏养阴清热、固冲止血之功。

加减：若见出血淋漓不止，久漏必有瘀，选加失笑散、田七、益母草之类化瘀止血；若阴虚阳亢，烘热汗出，加白芍柔肝，龟甲、珍珠母、田七育阴潜阳，化瘀止血。

(2) 实热证

主要证候：经来无期，经血突然暴崩如注，或淋漓日久难止，血色深红，质稠；口渴烦热，便秘溺黄；舌红，苔黄，脉滑数。

证候分析：实热内蕴，损伤冲任，血海沸溢，迫血妄行，故经来无期，突然暴崩如注或淋漓日久难止；血为热灼，故血色深红质稠；口渴烦热，舌红，苔黄，脉滑数均为实热内蕴之象。

治法：清热凉血，固冲止血。

方药：清热固经汤（《简明中医妇科学》）。

黄芩　焦栀子　生地　地骨皮　地榆　生藕节　阿胶　陈棕炭　龟甲　牡蛎　生甘草

方中黄芩、山栀清热泻火；生地、地榆、藕节清热凉血，固冲止血；地骨皮、龟甲、牡蛎育阴潜阳，龟甲又能补任脉之虚，化瘀生新；阿胶补血止血;陈棕炭收涩止血;生甘草调和诸药。诸药各司其职,集清热、泻火、凉血、育阴、祛瘀、胶固、炭涩、镇潜、补任、固冲多种止血法于一方之中,能收清热凉血,固冲止血之功。

加减:若兼见心烦易怒,胸胁胀痛,口干苦,脉弦数,为肝郁化热或肝经火炽之证,治宜清肝泄热止血,上方加柴胡疏肝,夏枯草、龙胆草清泻肝热;若兼见少腹或小腹疼痛,或灼热不适,苔黄腻者,为湿热阻滞冲任,上方加黄柏、银花藤、连翘、茵陈清热利湿,去阿胶之滋腻。

4. 血瘀证

主要证候:经血非时而下,量时多时少,时出时止,或淋漓不断,或停闭数月又突然崩中,继之漏下,经色暗有血块;小腹疼痛或胀痛;舌质紫暗或尖边有瘀点,脉弦细或涩。

证候分析:冲任、子宫瘀血阻滞,新血不安,故经血非时或淋漓不断;离经之瘀时聚时散,故出血量时多时少,时出时止或崩闭交替,反复难止;瘀阻冲任、子宫,不通则痛,故小腹疼痛;舌质紫暗或尖边有瘀点,脉弦细或涩均为血瘀之征。

治法:活血化瘀,固冲止血。

方药:逐瘀止血汤或将军斩关汤。

(1) 逐瘀止血汤(《傅青主女科》)。

生地　大黄　赤芍　丹皮　当归尾　枳壳　龟甲　桃仁

原方治闪跌血崩。

方中从桃红四物汤合桃仁承气汤加减化裁而成。生地重用,清热凉血,酒炒寓止于行;当归尾、桃仁、赤芍祛瘀止痛;丹皮行血泻火;大黄凉血逐瘀下滞,配枳壳下气,加强涤荡瘀滞之功;妙用龟甲养阴化瘀。朱丹溪《本草衍义补遗》说龟甲"主阴血不足,去瘀血"。李士材《本草图解》亦云,龟甲"去瘀血,生新血"。蔡松汀难产方配龟甲下死胎治难产。可知龟甲一药,既能养阴以生新,又能化瘀,独具化瘀生新之效。临证中常加田七、益母草加强化瘀止血之功。

(2) 将军斩关汤(《中华名中医治病囊秘·朱南孙卷》)。

(二) 止血后治疗(以复旧为主,结合澄源)

崩漏止血后治疗是治愈崩漏的关键。但临证中个体化治疗要求较高。对青春期患者,有两种治疗目标:一是调整月经周期,并建立排卵功能以防复发;二是调整月经周期,不强调有排卵。因青春期非生殖最佳年龄,可让机体在自然状态下逐渐去建全排卵功能;对生育期患者,多因崩漏而导致不孕,故治疗要解决调经种子的问题;至于更年期患者,主要是解决因崩漏导致的体虚贫血和防止复发,以及预防恶性病变。临床常用的治疗方法有如下几种。

1. 辨证论治　寒热虚实均可导致崩漏,针对病因病机进行辨证论治以复旧。可参照出血期各证型辨证论治,但应去除各方中的止血药。

2. 中药人工周期疗法　由于"经本于肾","经水出诸肾",月经病的治疗原则重在治本以调经。故对青春期、生育期患者的复旧目标,主要是调整肾-天癸-冲任-胞宫生殖轴,以达到调整月经周期或同时建立排卵功能。常可采用中药人工周期疗法:分别按卵泡期、排卵期、黄体期、行经期,设计以补肾为主的促卵泡汤、促排卵汤、促黄体汤、调经活血汤进行序贯治疗,一般连用3个月经周期以上,可望恢复或建立正常的月经周期,有的可建立或恢复排卵功能,经调子嗣而病愈。

3. 先补后攻法　根据月经产生的机制,同样以补肾为主,多从止血后开始以滋肾填精、养血调经为主,常选左归丸或归肾丸或定经汤等先补3周左右,第4周在子宫蓄经渐盈的基础上改用攻法,即活血化瘀通经,多选桃红四物汤加香附、枳壳、益母草、川牛膝。这是传统的调经法,同样可达到调整月经周期或促进排卵的治疗目的。

4. 健脾补血法　主要运用于更年期崩漏患者,尽快消除因崩漏造成的贫血和虚弱症状。可选大补元煎(方见月经后期)或人参养荣汤(方见闭经)。

5. 手术治疗　对于生育期和更年期久治不愈的顽固性崩漏,或已经诊刮子宫内膜送病理检查,提示有恶变倾向者,宜手术治疗。手术方法分别选择诊刮术、宫内膜切除术或全子宫切除术。

6. 促绝经法　对于年龄超过55周岁仍未绝经,崩漏反复发作又无须手术者,可选用中药或西药促其绝经。

(三) 转归与预后

崩漏转归,常多脏受累,气血同病,因果转化。暴崩下血,气随血耗,阴随血伤,不论病发何因,最易出现气阴(血)两虚夹瘀的结果,气阴两虚又可阴损及阳,血崩日久化寒。正如《血证论》曰"阳不摄阴,阴血因而走溢",形成新的病因。崩漏日久，离经之血为瘀，故出血期必有瘀阻冲任、子宫的转归，止血治疗务必兼顾病机转归灵活处理。

崩漏的预后与发育和治疗相关。青春期崩漏随发育渐成熟，肾-天癸-冲任-胞宫生殖轴协调，最终可建立正常排卵的月经周期；少数发育不良或治疗不规范者，易因某些诱因而复发。

生育期崩漏，正值排卵旺盛期，有部分患者有自愈趋势，大多可恢复或建立正常排卵周期，达到经调而后有子嗣。亦有少数患者，子宫内膜长期增生伴发不孕症，有转变为子宫内膜腺癌的危险。

更年期崩漏疗程相对较短，止血后健脾补血消除虚弱症状，少数须手术治疗或促使其绝经以防复发。并注意排除恶性病变。

（四）预防与调摄

崩漏是可以预防的，重视经期卫生，尽量避免或减少宫腔手术；早期治疗月经过多、经期延长、月经先期等出血倾向的月经病，以防发展成崩漏。崩漏一旦发生，必须及早治愈，并加强锻炼，以防复发。崩漏调摄首重个人卫生防感染，次调饮食增营养，再适劳逸畅情怀。

（五）临证参考

崩漏是指月经周期、经期、经量严重紊乱的疑难急重病证。临证中要与月经不调、生殖器肿瘤、炎症、妊娠、产后等引起的如崩似漏的疾病相鉴别。

崩漏的主要病因是虚（脾、肾）、热、瘀，三者可单独或复合成因，又互为因果。崩漏的病机主要是冲任不固，不能制约经血。崩漏病本在肾，病位在冲任，变化在气血，表现为子宫藏泻无度。

崩漏治疗，首分出血期与血止后，按标本缓急，灵活运用“塞流”“澄源”“复旧”三法。出血期塞流、澄源，辨证论治多兼益气养阴，化瘀止血；血止后复旧固本仍须辨证论治。又须按年龄不同论治：青春期、生育期崩漏，调经治本多须补肾疏肝调周期；更年期崩漏，注意排除恶变，重在健脾养血善其后。

细目十　闭　经

要点一　概述

女子年逾16周岁，月经尚未来潮，或月经周期已建立后又中断6个月以上者，称闭经。前者称原发性闭经，后者称继发性闭经。对先天性生殖器官缺如，或后天器质性损伤而无月经者，因非药物所能奏效，不属闭经讨论范畴。

要点二　病因病机

闭经的病因病机不外虚实两端。虚者，多因肾气不足，冲任虚弱，或肝肾亏损，精血不足，或脾胃虚弱，气血乏源，或阴虚血燥等，导致精亏血少，冲任血海空虚，源断其流，无血可下，而致闭经；实者，多为气血阻滞，或痰湿流注下焦，使血流不通，冲任受阻，血海阻隔，经血不得下行而成闭经。临床常见有气血虚弱、肾气亏虚、阴虚血燥、气滞血瘀、痰湿阻滞、寒凝血瘀或虚实错杂的复合病机。

1. 气血虚弱　素体不足或思虑、饮食损伤脾胃，生化不足，营血亏虚，或产后大出血，久病大病，或虫积噬血，耗伤气血，以致肝肾失养，冲任不充，血海空虚，无血可下而致闭经。

2. 肾气亏虚　月经的产生是以肾为主导，若先天禀赋不足，精气未充，天癸匮乏不能应时泌至则冲脉不盛，任脉不通而闭经；或房事不节，日久伤及肾气，使冲任亏损；或体质虚弱，产育过多，肾气亏损，精血匮乏，源断其流，冲任失养，血海不足而致闭经。

3. 阴虚血燥　素体阴血不足，或失血伤阴，或久病大病致营阴亏耗，虚火上炎，火逼水涸，津液不生。月经乃血脉津液所化，津液既绝，血海枯竭而闭经。

4. 气滞血瘀　七情所伤，肝失疏泄，气行则血行，气结则血滞，瘀血阻于脉道，血不得下。或经行之际，感受寒邪，血受寒则凝，瘀阻冲任，血不得下，血海不能满溢而致闭经。

5. 痰湿阻滞　素体脾虚或饮食不节伤脾，脾虚运化失司，聚湿生痰，或痰湿之体，痰湿阻滞冲任二脉，或结块，使血不得下行而致闭经。

6. 寒凝血瘀　经产之时，血室正开，过食生冷，或涉水感寒，寒邪乘虚客于冲任，血为寒凝成瘀，滞于冲任，气血运行阻隔，血海不能满溢，遂致月经停闭。

要点三　诊断及鉴别诊断

（一）诊断

1. 病史　了解停经前月经情况，如月经初潮、周期、经期、经量、色质等情况；停经前有无诱因，如精神刺激、学习紧张、环境改变、药物（避孕药、镇静药、激素、减肥药）影响，以及近期分娩、宫腔手术及疾病史；经闭时间，经闭后出现症状。原发闭经需了解生长发育情况，幼年时健康情况，曾否患过某些急慢性疾病，其母在妊娠过程中的情况，同胞姐妹的月经情况等。

2. 临床表现 女子已逾 16 周岁未有月经初潮；或月经初潮 1 年余，或已建立月经周期后，现停经已达 6 个月以上，注意有无周期性下腹胀痛、头痛及视觉障碍，有无溢乳、厌食、恶心等，有无体重变化（增加或减轻）、畏寒、潮红、阴道干涩等症状。

3. 检查

（1）全身检查：观察患者体质、发育、营养状况，全身毛发分布，第二性征发育情况。

（2）妇科检查：了解外阴、子宫、卵巢发育情况，有无缺失、畸形和肿块。对原发性闭经者尤需注意外阴发育情况，处女膜有无闭锁，有无阴道、子宫、卵巢缺如。

（3）辅助检查：西医学认为闭经只是一种症状，可由多种疾病引起，临床根据病情选择必要检查以寻找闭经的原因。常用的辅助检查如下：

基础体温（BBT）、阴道脱落细胞检查、宫颈黏液结晶检查：此三种检查均可间接了解卵巢功能。BBT 变化可显示卵巢有无排卵，闭经者 BBT 单相，阴道脱落细胞检查及宫颈黏液结晶检查无周期变化。

血清性激素测定：包括卵泡刺激素（FSH）、黄体生成素（LH）、雌二醇（E_2）、孕酮（P）、睾酮（T）、催乳素（PRL）等。通过以上性激素测定可协助判断闭经的内分泌原因。

B 超检查：可排除先天性无子宫、子宫发育不良或无卵巢所致闭经。

头颅蝶鞍摄片或计算机断层扫描（CT）、MRI 检查：以排除垂体肿瘤致闭经。

内镜检查、宫腔镜检查：可直接观察子宫内膜及宫腔情况，以排除宫腔粘连所致闭经。腹腔镜检查加病理活检可提示多囊卵巢综合征、卵巢不敏感综合征。

诊断性刮宫：可了解性激素分泌情况、子宫颈与宫腔有无粘连、子宫内膜有无结核。通过以上检查可明确病变部位和属何类闭经。

（二）鉴别诊断

青春期前、妊娠期、哺乳期、绝经前后的月经停闭不行，或月经初潮后 1 年内月经不行，又无其他不适者，均属于生理性闭经，需要注意鉴别。

1. 闭经同少女停经鉴别 少女青春期前第二性征未发育，出现闭经属于正常现象，或者月经初潮后，有一段时间月经停闭，这是正常现象。因此时正常性周期尚未建立，但绝大部分可在 1 年内建立，一般无须治疗。闭经是月经周期已建立而出现的月经停闭 6 个月以上。

2. 闭经同妊娠期停经鉴别 闭经为生育期妇女月经停闭达 6 个月以上者，妊娠期月经停闭，但可伴有厌食、择食、恶心呕吐等早孕反应，乳头着色、乳房增大等妊娠体征。妇科检查宫颈着色、软，子宫增大，质软；B 超检查提示子宫增大，宫腔内见胚芽，甚至胚胎或胎儿。闭经者停经前大部分有月经紊乱，继而闭经，无妊娠反应和其他妊娠变化。

3. 闭经同哺乳期停经鉴别 产妇分娩后进行哺乳，月经持续停闭不行，属于正常的生理性闭经，停止哺乳后月经一般可以恢复正常。

4. 闭经同围绝经期停经鉴别 患者停经年龄已进入围绝经期，月经正常或紊乱，继而闭经，可伴有面部烘热汗出、心烦心悸失眠、心神不宁等围绝经期症状。妇科检查示子宫大小正常或稍小，血清性激素可出现围绝经期变化。

此外还需与避年、暗经鉴别。前者指月经一年一行无不适，不影响生育；后者指终身不行经，但能生育也无不适。避年和暗经均为极少见的月经特殊生理现象。

要点四 闭经的治疗原则

闭经的治疗原则应根据病证，虚者补而通之，实者泻而通之。通过补益之法，使气血恢复，脏腑平衡，血海充盛，则经自行。若因病而致经闭，又当先治原发疾病，待病愈则经可复行，经仍未复潮者，再辨证治之。

要点五 辨证论治

闭经是妇科疾病中治疗难度较大之疾，而且闭经病因复杂，其治疗效果又与病因有关，故治疗前须首先明确闭经原因，以提高疗效。对闭经辨证应以全身症状为依据，结合病史及舌脉，分清虚实。

一般而论，年逾 16 岁尚未行经，或月经初潮偏迟，虽已行经而月经逐渐稀发，经量少，色淡质薄，渐致停经，身体发育欠佳，尤其是第二性征发育不良，或体质纤弱，久病大病后，有失血史、手术史，伴腰酸腿软、头昏眼花、面色萎黄、五心烦热或畏寒肢冷，舌淡，脉弱者，多属虚证；若平素月经尚正常而骤然月经停闭，伴情志不舒，或经期冒雨涉水，过食生冷之品，或形体肥胖，胸胁胀痛，满闷，脉弦有力者，多属实证。

治疗闭经时用药不可过用辛温香燥之剂，因为辛温香燥有劫津伤阴之弊，即使应用也须配以养血和阴之品，使气顺血和，则病自愈。用补药应使其补而不腻，应补中有行，以利气血化生。特别需指出闭经的治疗目的不是单纯月经来潮，见经行即停药，而是恢复或建立规律性月经周期，或正常连续自主有排卵月经。一般应以三个正常月经周期为准。

（一）分证论治

1. 气血虚弱证

主要证候：月经周期延迟、量少、色淡红、质薄，渐至经闭不行；神疲肢倦，头晕眼花，心悸气短，面色萎黄；舌淡，苔薄，脉沉缓或细弱。

证候分析：屡伤脾胃，生化之源不足，或久病大病，营血亏虚，血虚气弱，冲任不充，不能按时而满溢，故月经周期延迟、量少、色淡红、质薄。脏腑气血进一步损伤，血海空虚、无血可下而月经停闭。面色萎黄，心悸气短，神疲肢倦，舌淡，脉沉缓或细弱均为气血虚弱之征。

治法：益气养血调经。

方药：人参养荣汤（《太平惠民和剂局方》）。

人参　黄芪　白术　茯苓　陈皮　甘草　熟地　当归　白芍　五味子　远志　肉桂

原方治劳积虚损，呼吸少气，心虚惊悸，脾肺气虚，气血两亏者。

方中人参大补元气，健脾和胃；配黄芪、白术、茯苓、炙甘草，补中益气，以益气血生化之源；当归、熟地、白芍，补血和营调经；陈皮理气行滞；远志、五味子宁心安神；肉桂温阳和营，振奋阳气。诸药合奏气血双补，气充血旺，血海充盈则月经通行。

加减：若除气血虚弱之症外，还伴有性欲淡漠，全身毛发脱落，阴道干涩，无白带，生殖器官萎缩，此为精血不足，营血亏损，冲任虚衰，加紫河车、鹿角霜、鹿茸等血肉有情之品。若见畏寒肢冷，加仙茅、炮姜。若见食欲不振，脘腹胀闷，大便溏薄，面色淡黄，舌淡胖有齿痕，苔白腻，脉缓弱，宜健脾益气，养血调经，方用参苓白术散（方见经行泄泻）加当归、川牛膝。若见营阴暗耗，心火偏亢，兼见心悸失眠，多梦，宜养心阴，和血脉，方用柏子仁丸（《妇人大全良方》）。

2. 肾气亏损证

主要证候：年逾16岁尚未行经，或月经初潮偏迟，时有月经停闭，或月经周期建立后，由月经周期延后、经量减少渐至月经停闭；或体质虚弱，全身发育欠佳，第二性征发育不良，或腰腿酸软，头晕耳鸣，倦怠乏力，夜尿频多；舌淡暗，苔薄白，脉沉细。

证候分析：先天禀赋不足，肾气未盛，精气未充，天癸匮乏，故月经未潮，或月经初潮偏迟，全身发育欠佳，第二性征发育不良；肾气亏虚，冲任损伤，血海空虚致月经周期延后，经量少，渐至停闭；腰腿酸软，头晕耳鸣，夜尿频多，舌淡，苔薄白，脉沉细，均为肾气亏虚之征。

治法：补肾益气，调理冲任。

方药：加减苁蓉菟丝子丸（方见崩漏）加淫羊藿、紫河车。

方中肉苁蓉、淫羊藿温补肾气；菟丝子补阳益阴，与上药合用，既能补肾填精，又能补肾气助阳；紫河车、覆盆子补精养血；枸杞子、熟地养血滋阴、补精益髓；当归养血活血调经；桑寄生、焦艾叶补肾通络。诸药合用既温肾助阳，又益肾填精，使冲任得养，血海渐盈，经行复常。

加减：若见畏寒肢冷，腰痛如折，面色晦暗，大便溏薄或性欲淡漠，宜加巴戟天、仙茅、补骨脂以温肾壮阳调冲。夜寐多梦，加夜交藤、五味子。若见面色萎黄，带下量少，头晕目眩，或阴道干涩，毛发脱落，或手足心热，舌红，少苔，脉细数无力或细涩，为肝肾不足，治宜补肾养肝调经，方用归肾丸（见月经过少）加何首乌、川牛膝、鸡血藤。

3. 阴虚血燥证

主要证候：月经周期延后、经量少、色红质稠，渐至月经停闭不行；五心烦热，颧红唇干，盗汗甚至骨蒸劳热，干咳或咳嗽唾血；舌红，少苔，脉细数。

证候分析：阴血不足，日久益甚，虚热内生，火逼水涸，血海燥涩渐涸，故月经延后，量少，色红质稠，渐至月经停闭；阴虚日久，虚火内炽，故五心烦热，颧红唇干；虚热内扰，蒸津外泄则多盗汗，骨蒸劳热；热伤肺经则干咳或唾血；舌红，少苔，脉细数均为阴虚血燥之征。

治法：养阴清热调经。

方药：加减一阴煎（《景岳全书》）加丹参、

黄精、女贞子、制香附。

生地黄　熟地黄　白芍　麦冬　知母　地骨皮　炙甘草

方中生地黄、熟地黄并用滋养肾阴、清解血热；麦冬养阴清热；地骨皮、知母养阴除骨蒸劳热，与前药相配有壮水制火之功；白芍、女贞子、黄精，滋补精血；丹参活血调经；制香附理气活血调经；炙甘草健脾和中，调和诸药。全方既能滋肾阴，又能降泻虚火，肾水足，虚火降，冲任调畅，月经可通。

加减：若见汗多加沙参、浮小麦、煅龙骨、牡蛎；心烦心悸加柏子仁、珍珠母；失眠加五味子、夜交藤。

4. 气滞血瘀证

主要证候：月经停闭不行，胸胁、乳房胀痛，精神抑郁，少腹胀痛拒按，烦躁易怒，舌紫暗，有瘀点，脉沉弦而涩。

证候分析：气以通为顺，情志抑郁，气机郁滞，血行受阻，瘀血内阻，冲任瘀滞，胞脉阻隔，故月经停闭不行，少腹胀痛拒按。气机失畅，精神抑郁，烦躁易怒，乳房胀痛，舌紫暗，脉沉弦而涩均为气滞血瘀之征。

治法：理气活血，祛瘀通经。

方药：血府逐瘀汤或膈下逐瘀汤。

(1) 血府逐瘀汤(《医林改错》)。

桃仁　红花　当归　生地黄　川芎　赤芍　牛膝　桔梗　柴胡　枳壳　甘草

原方治胸中血府血瘀所致之证。

方中当归、川芎、生地、赤芍、桃仁、红花为桃红四物汤。桃仁、红花活血化瘀，使血行通畅，冲任瘀阻消除而经行；四物汤养血调经；配柴胡、赤芍、枳壳、甘草(四逆散)疏肝理气解郁，使气行则血行；桔梗开胸膈之结气；牛膝导瘀血下行。诸药合用既有活血化瘀养血之功，又有理气解郁之效，使气血流畅，冲任瘀血消散，经闭得通，诸证自除。

(2) 膈下逐瘀汤(《医林改错》)。

5. 痰湿阻滞证

主要证候：月经延后，经量少，色淡质黏腻，渐至月经停闭；伴形体肥胖，胸闷泛恶，神疲倦怠，纳少痰多或带下量多，色白；苔腻，脉滑。

证候分析：脾虚运化失常，聚湿生痰，或素体肥胖，多痰多湿；痰湿下注，壅滞冲任，有碍血海满盈，以致月经延后，量少，色淡黏腻，甚至月经停闭；痰湿内停，滞于胸脘，则胸闷泛恶，纳少多痰；湿困脾阳，则神疲倦怠，形体肥胖；痰湿伤及任带，则带下量多、色白；苔腻脉滑均为痰湿内盛之象。

治法：健脾燥湿化痰，活血调经。

方药：四君子汤(《太平惠民和剂局方》)合苍附导痰丸(方见月经过少)加当归、川芎。

四君子汤健脾益气，脾胃健运，痰湿不生；苍附导痰丸燥湿健脾，行气消痰，原治因痰湿阻滞之闭经；当归、川芎养血活血以通调经脉。诸药合用以达健脾化痰燥湿，行气活血调经之效。标本同治，使脾运湿除痰消，经脉通畅，经血可行。

6. 寒凝血瘀证

主要证候：月经停闭数月，小腹冷痛拒按，得热则痛缓，形寒肢冷，面色青白，舌紫暗，苔白，脉沉紧。

证候分析：寒邪客于冲任，与血相搏，血为寒凝致瘀，瘀阻冲任，气血不通，血海不能满溢，故经闭不行；寒客胞中，血行不畅，“不通则痛”，故小腹冷痛拒按，得热后血脉暂通，故腹痛得以缓解；寒伤阳气，阳气不达，故形寒肢冷，面色青白。舌紫暗，苔白，脉沉紧，也为寒凝血瘀之征。

治法：温经散寒，活血调经。

方药：温经汤(《妇人大全良方》)。

人参　当归　川芎　白芍　肉桂　莪术　丹皮　甘草　牛膝

方中肉桂温经散寒，通脉调经；当归、川芎养血活血调经；人参甘温补气，助肉桂通阳散寒；莪术、丹皮、牛膝活血祛瘀，助当归、川芎通行血滞；白芍、甘草缓急止痛。全方共奏温经散寒、活血调经之效。

加减：若小腹冷痛较剧者，酌加艾叶、小茴香、姜黄；四肢不温者，酌加制附子、淫羊藿。

(二) 转归与预后

闭经的预后与转归取决于病因、病位、病性、体质、环境、精神状态、饮食等诸多环节。若病因简单，病损脏腑单一，病程短者，一般预后稍好，月经可行，但对建立和恢复排卵有一定难度。若病因复杂，或多脏腑损伤则难于调治，疗效难尽如人意。而且闭经的多种证候之间有一定联系，各证也可相兼或转化，使治疗更趋复杂。同时本病治疗过程中反复也较大，如情志、环境或其他诸多因素均可导致反复。若闭经久治不愈，可导致不孕症、性功能障碍、代谢障碍、心血管病等其他疾病。

（三）预防与调摄

闭经的发生与诸多因素有关。虽然无确切的方法可以预防，但注意调摄，还是可以降低本病的发病率。如正确处理产程，防止产后大出血，注意精神调摄，保持精神乐观，情绪稳定，避免暴怒、过度紧张和压力过大。采取避孕措施，避免多次人工流产或刮宫。饮食适宜，少食辛辣、油炸、油腻之品，以保养脾胃，增强体质。经行之际，避免冒雨涉水，忌食生冷。适当参加体育活动，但需避免剧烈运动，注意营养。不宜长期服用某些药物，如避孕药、减肥药等。及时治疗某些慢性疾病，消除闭经因素。

（四）临证参考

闭经是妇科常见疾病。中医病因可责之肝、脾、肾三脏，但以肾虚为主因。因肾通过多渠道、多层次、多位点对月经的产生发挥作用，其在月经产生中起主导作用，谓“经水出诸肾”。有临床观察报道，发现闭经患者或早或晚均可出现肾阴虚、肾阳虚或阴阳俱虚的证候，其中肾阳虚者占一半以上。有的专家则强调治疗闭经以滋肾益阴为要。如《罗元恺论医集》中认为“调治之法，主要针对不同的病机。一般来说，虚证或虚实夹杂者当以调理肝肾为主，而肾阴是月经的主要化源，故滋益肾阴，乃调治闭经之要着”。

临床治疗闭经目前存在几种模式：

中医辨证分型治疗方案：用调理脾胃，疏肝解郁，活血化瘀等法治疗闭经。有报道对 54 例继发性闭经分肝肾不足、气血虚弱、气滞血瘀、寒湿凝滞四型治疗。

中医周期治疗方案：夏桂成依据阴阳消长转化的规律，制定月经周期节律诱导法，把月经周期分为 4 期，即经后期、经间排卵期、经前期、行经期，按四期特点施以治疗，并以此法治疗功能性闭经 30 例，总有效率为 83.3%。

中医辨证与西医辨病结合治疗方案：有报道以补肾化痰法治疗功能性闭经 26 例，分经后期、排卵后治疗，对雌激素降低者加以小剂量雌激素，总有效率为 100%。也有报道采用以补肾为主的“六子汤”和补气血兼补肝肾的“归芪调经汤”对 57 例虚证闭经患者治疗，总有效率为 91%。

多年来闭经一直是众多医家的研究课题。大多数从肾着手进行研究。如有学者观察闭经、稀发月经妇女肾虚与性腺功能的变化。测定了 100 例闭经、稀发月经妇女的尿雌三醇和雌二醇，对 50 例进行血清黄体生成素测定及黄体生成释放激素垂体兴奋试验，结果提示“肾虚”与下丘脑功能紊乱有一定关系。又如，有学者研究认为肾精不足、冲任气血虚少是闭经患者卵泡发育障碍的基本病机。他们发现补肾填精法可改善卵巢、子宫的循环，从而促进闭经患者冲任气血充盈，卵泡发育，以助恢复和提高闭经患者的生殖功能。近年来也有人对中药复方疗效进行研究，提示中药可调节人类卵泡发育和排卵，为进一步研究提供基础。对于高催乳素引起的闭经必须行垂体 MRI 或 CT 检查，以排除垂体病变。

细目十一　痛　经

要点一　概述

痛经是指妇女正值经期或经行前后出现周期性小腹疼痛或痛引腰骶，甚至剧痛晕厥者，又称“经行腹痛”。

西医妇产科学将痛经分为原发性痛经和继发性痛经。原发性痛经又称功能性痛经，是指生殖器官无器质性病变者；由于盆腔器质性疾病，如子宫内膜异位症、子宫腺肌病、盆腔炎或宫颈狭窄等所引起的属继发性痛经。原发性痛经以青少年女性多见，继发性痛经则常见于育龄期妇女。

要点二　病因病机

痛经病位在子宫、冲任，以“不通则痛”或“不荣则痛”为主要病机。实者可由气滞血瘀、寒凝血瘀、湿热瘀阻导致子宫的气血运行不畅，“不通则痛”；虚者主要由于气血虚弱、肾气亏损致子宫失于濡养，“不荣则痛”。之所以伴随月经周期而发，又与经期及经期前后特殊生理状态有关。未行经期间，由于冲任气血平和，致病因素尚不足以引起冲任、子宫气血瘀滞或不足，故平时不发生疼痛。经期前后，血海由满盈而泄溢，气血由盛实而骤虚，子宫、冲任气血变化较平时急剧，易受致病因素干扰，加之体质因素的影响，导致子宫、冲任气血运行不畅或失于濡养，不通或不荣而痛。经净后子宫、冲任气血渐复则疼痛自止。但若病因未除，体质状况未获改善，则下次月经来潮，疼痛又复发。

1. 气滞血瘀 素性抑郁或恚怒伤肝,气郁不舒,血行失畅,瘀阻子宫、冲任。经前、经期气血下注冲任,或复为情志所伤,壅滞更甚,“不通则痛”,发为痛经。

2. 寒凝血瘀 经期产后,感受寒邪,或过食寒凉生冷,寒客冲任,与血相搏,以致子宫、冲任气血失畅。经前、经期气血下注冲任,子宫气血更加壅滞,“不通则痛”。若经前及经期冒雨、涉水、游泳,或久居阴湿之地,则发为寒湿凝滞之痛经。

3. 湿热瘀阻 素体湿热内蕴,或经期、产后摄生不慎感受湿热之邪,与血相搏,流注冲任,蕴结胞中,气血失畅。经前、经期气血下注,子宫、冲任气血壅滞更甚,“不通则痛”,致使经行腹痛。

4. 气血虚弱 脾胃素虚,化源匮乏,或大病久病或失血过多后气血不足,冲任气血虚少,行经后血海气血愈虚,不能濡养冲任、子宫,兼之气虚无力流通气血,因而发为痛经。

5. 肾气亏损 禀赋素弱,或多产房劳伤损,精血不足,经后血海空虚,冲任、子宫失于濡养,“不荣则痛”发为痛经。

6. 阳虚内寒 素禀阳虚,阴寒内盛,冲任、胞宫失于温煦,经期气血下注冲任,寒凝血脉,使经血运行迟滞,发为痛经。

要点三 诊断及鉴别诊断

(一)诊断

1. 病史 见伴随月经周期规律性发作的以小腹疼痛为主证史,或有经量异常、不孕、放置宫内节育器、盆腔炎等病史。

2. 临床表现 腹痛多发生在经潮前1~2天,行经第1天达高峰,可呈阵发性痉挛性或胀痛伴下坠感,严重者可放射到腰骶部、肛门、阴道、股内侧,甚至可见面色苍白、出冷汗、手足发凉等晕厥之象。但无论疼痛程度如何,一般不伴腹肌紧张或反跳痛。也有少数于经血将净或经净后1~2天觉腹痛或腰腹痛者。

3. 检查

(1)妇科检查:无阳性体征者属功能性痛经。如盆腔内有粘连、包块、结节或增厚者,可能是盆腔炎症、子宫内膜异位症等病所致。部分患者可见子宫体极度屈曲或宫颈口狭窄。

(2)辅助检查:超声检查、腹腔镜、子宫输卵管碘油造影、宫腔镜检查有助于明确痛经的原因。

(二)鉴别诊断

应与发生在经期或于经期加重的内、外、妇诸学科引起腹痛症状的疾病,如急性阑尾炎、结肠炎、膀胱炎、卵巢囊肿蒂扭转等鉴别。若患者有短暂停经史,又见腹痛、阴道流血,应与异位妊娠、胎动不安或堕胎等妊娠病证鉴别(详见相关细则的诊断与鉴别诊断)。尤其是患者疼痛之性质、程度明显有别于既往经行腹痛征象时,或腹部扪诊见肌紧张或反跳痛体征者,更需审慎,注意详问病史,结合妇科检查及相关辅助检查,进行诊断与鉴别。

要点四 辨证论治

痛经以实证居多,而虚证较少,亦有证情复杂,实中有虚,虚中有实,虚实兼夹者,需知常达变。因本病病位在子宫、冲任,变化在气血,故治疗以调理子宫、冲任气血为主。治法分两步:经期重在调血止痛以治标,及时控制、缓减疼痛;平时辨证求因而治本。标本急缓,主次有序地分阶段调治。

(一)分证论治

1. 气滞血瘀证

主要证候:经前或经期小腹胀痛拒按,经血量少,行而不畅,血色紫暗有块,块下痛暂减;乳房胀痛,胸闷不舒;舌质紫暗或有瘀点,脉弦。

证候分析:肝失条达,冲任气血郁滞,经血不利,不通则痛,故经前或经期小腹胀痛拒按,经量少,经行不畅,色暗有块,块下气血暂通而疼痛暂减;肝郁气滞,经脉不利,故乳胀胸闷;舌紫暗、脉弦均属气滞血瘀之征。

治法:理气行滞,化瘀止痛。

方药:膈下逐瘀汤(《医林改错》)。

当归 川芎 赤芍 桃仁 红花 枳壳 延胡索 五灵脂 乌药 香附 丹皮 甘草

原方治积聚成块,疼痛不移,属血瘀之证。

方中香附、乌药、枳壳理气行滞,当归、川芎、桃仁、红花、赤芍活血化瘀,延胡索、五灵脂化瘀定痛,丹皮凉血活血,甘草缓急止痛、调和诸药。气顺血调则疼痛自止。

加减:肝气夹冲气犯胃,痛而恶心呕吐者,加吴茱萸、法半夏、陈皮和胃降逆。小腹胀坠或二阴坠胀不适,加柴胡、升麻、枳壳行气升阳。郁而化热,心烦口苦,舌红,苔黄,脉数者,加栀子、郁金、夏枯草。

2. 寒凝血瘀证

主要证候：经前或经期小腹冷痛拒按，得热痛减；月经或见推后，量少，经色暗而有瘀块；面色青白，肢冷畏寒；舌暗，苔白，脉沉紧。

证候分析：寒凝子宫、冲任，血行不畅，故经前或经期小腹冷痛，寒得热化，瘀滞暂通，故得热痛减；寒凝血瘀，冲任失畅可见月经推后，经色暗而有块；寒邪内盛，阻遏阳气故面色青白，肢冷畏寒；舌脉均为寒凝血瘀之候。

治法：温经散寒，化瘀止痛。

方药：少腹逐瘀汤或温经散寒汤。

(1) 少腹逐瘀汤(《医林改错》)。

小茴香 干姜 延胡索 没药 当归 川芎 官桂 赤芍 蒲黄 五灵脂

原方治“小腹积块疼痛”或“经血见时，先腰酸少腹胀，或经血一月见三五次，接连不断，断而又来，其色或紫，或黑，或块，或崩漏，兼少腹疼痛，或粉红兼白带，皆能治之”。

方中官桂、干姜、小茴香温经散寒，当归、川芎、赤芍养营活血，蒲黄、五灵脂、没药、延胡索化瘀止痛。寒散血行，冲任、子宫血气调和流畅，自无疼痛之虞。

加减：寒凝气闭，痛甚而厥，四肢冰凉，冷汗淋漓，加附子、细辛、巴戟天回阳散寒。冷痛较甚，加艾叶、吴茱萸。痛而胀者，加乌药、香附、九香虫。若伴肢体酸重不适，苔白腻，或有冒雨、涉水、久居阴湿之地史，乃寒湿为患，宜加苍术、茯苓、薏苡仁、羌活以散寒除湿。

(2) 温经散寒汤(蔡小荪经验方)。

3. 湿热瘀阻证

主要证候：经前或经期小腹疼痛或胀痛不适，有灼热感，或痛连腰骶，或平时小腹疼痛，经前加剧；经血量多或经期长，色暗红，质稠或夹较多黏液；平素带下量多，色黄质稠有臭味；或伴有低热起伏，小便黄赤；舌质红，苔黄腻，脉滑数或弦数。

证候分析：湿热之邪，盘踞冲任子宫，气血失畅，经前血海气血充盈，湿热与血互结壅滞不通，故腹痛拒按，痛连腰骶，有灼热感；湿热扰血，故经量多或经期长，经色暗红质稠或夹较多黏液；累及任带，则带下异常；湿热缠绵，故伴低热起伏；小便黄赤，舌红，苔黄腻，脉滑数或弦数均为湿热蕴结之候。

治法：清热除湿，化瘀止痛。

方药：清热调血汤加车前子、苡仁、败酱草或银甲丸。

(1) 清热调血汤(《古今医鉴》)。

牡丹皮 黄连 生地黄 当归 白芍 川芎 红花 桃仁 延胡索 莪术 香附

方中黄连清热燥湿，丹皮、生地、白芍清热凉血，当归、川芎、桃仁、红花活血化瘀，延胡索、莪术、香附行气活血止痛。加车前子、苡仁、败酱草意在增强原方清热除湿之功。

加减：若痛连腰骶，加续断、狗脊、秦艽清热除湿止痛。伴见月经量多或经期长，酌加地榆、槐花、马齿苋、黄芩凉血止血。带下异常者，加黄柏、土茯苓、樗根白皮除湿止带。

(2) 银甲丸(《中医妇科学》)。

4. 气血虚弱证

主要证候：经期或经后小腹隐隐作痛，喜按或小腹及阴部空坠不适；月经量少，色淡，质清稀；面色无华，头晕心悸，神疲乏力；舌质淡，脉细无力。

证候分析：气血不足，冲任亦虚，经行之后，血海更虚，子宫、冲任失于濡养，故经期或经后小腹隐隐作痛，喜按，气虚下陷则空坠不适；气血两虚，血海未满而溢，故经量少，色淡，质清稀；面色无华，神疲乏力，头晕心悸，舌淡，脉细无力皆为气血不足之象。

治法：益气养血，调经止痛。

方药：圣愈汤或黄芪建中汤或养血和血汤。

(1) 圣愈汤(《医宗金鉴·妇科心法要诀》)。

人参 黄芪 熟地黄 当归 川芎 白芍

原方治“月经先期，虚甚者”。

方中人参、黄芪补脾益气，熟地、白芍、当归、川芎养血和血。气充血沛，子宫、冲任复其濡养，自无疼痛之患。

加减：可酌加鸡血藤、桂枝、艾叶、炙甘草养血缓痛。伴腰酸不适，加菟丝子、杜仲补肾壮腰。

(2) 黄芪建中汤(《金匮要略》)。

(3) 养血和血汤(黄绳武经验方)。

5. 肾气亏损证

主要证候：经期或经后1~2天内小腹绵绵作痛，伴腰骶酸痛；经色暗淡，量少，质稀薄；头晕耳鸣，面色晦暗，健忘失眠；舌质淡红，苔薄，脉沉细。

证候分析：肾气虚损，冲任俱虚，精血本已不足，经行之后，血海更虚，子宫、冲任失养，故小腹绵绵作痛，外府不荣则腰骶酸痛不适；精亏血少，阳气不足，故面色晦暗，经色暗淡，量少质稀薄;肾虚脑失所养,则见头晕耳鸣、健忘失眠;舌、脉亦为肾气不足之征。

治法:补肾益精,养血止痛。

方药:益肾调经汤或调肝汤。

(1) 益肾调经汤(《中医妇科治疗学》)。

巴戟天　杜仲　续断　乌药　艾叶　当归　熟地黄　白芍　益母草

原方治“经来色淡量少,经后少腹疼痛,两胁作胀,腰部酸软”诸证。

方中巴戟天、杜仲、续断补肾壮腰、强筋止痛,乌药温肾散寒,艾叶温经暖宫,当归、熟地、白芍滋阴养血,益母草活血调经。肾气实,筋骨坚,阴血充沛,子宫、冲任得以濡煦则疼痛自止。

加减:腰骶酸痛,加菟丝子、桑寄生。经血量少、色暗,加鹿角胶、山茱萸、淫羊藿。头晕耳鸣、健忘失眠酌加枸杞子、制何首乌、酸枣仁、柏子仁。夜尿多,小便清长者,加益智仁、桑螵蛸、补骨脂。

(2) 调肝汤(《傅青主女科》)。

当归　白芍　山茱萸　巴戟天　阿胶　山药　甘草

方中巴戟天、山萸肉益精温肾益冲任;当归、白芍、阿胶养血缓急止痛;山药、甘草益气补脾肾。全方有补肾填精、养血缓急止痛之功。

加减:若气短乏力明显,可加党参、黄芪以补气健脾;腹痛甚者,加延胡索、倍用白芍以行气活血,缓急止痛。

6. 阳虚内寒证

主要证候:经期或经后小腹冷痛,喜按,得热则舒,经量少,经色暗淡,腰腿酸软,小便清长。舌淡胖,苔白润,脉沉。

证候分析:肾为冲任之本,胞脉系于肾而络于胞中,肾阳虚弱,虚寒内生,冲任胞宫失煦,虚寒滞血,故经期或经后小腹冷痛,经少色暗淡;寒得热化,故得温则舒,非实寒所凝滞,故喜揉喜按;肾阳不足,故腰腿酸软,小便清长。苔白润,脉沉为虚寒之象。

治法:温经扶阳,暖宫止痛。

方药:温经汤(《金匮要略》)加附子、艾叶、小茴香。

吴茱萸　当归　芍药　川芎　人参　生姜　麦冬　半夏　丹皮　阿胶　甘草　桂枝

方中吴茱萸、桂枝温经散寒,兼通血脉以止痛;当归、川芎养血活血调经;阿胶、麦冬合当归以养血益阴;丹皮化瘀行血;芍药、甘草缓急止痛;人参益气;生姜、半夏和中。本方温经散寒,养血祛瘀,加附子、艾叶、小茴香以增强温肾暖宫,散寒止痛之效。

加减:若手足不温,面色青白,舌质淡嫩,宜去麦冬、阿胶,以其阴柔碍阳滞血。

(二)转归与预后

中医药治疗痛经,有良好的临床疗效。功能性痛经,经及时、有效治疗,常能痊愈;属器质性病变所引起者,虽病程缠绵,难获速效,辨证施治,也可取得较好的消减疼痛的作用,坚持治疗亦有治愈之机。

(三)预防与调摄

注重经期、产后卫生,以减少痛经发生。患者经期保暖,避免受寒;保持精神愉快,气机畅达,经血流畅;注意调摄,慎勿为外邪所伤;不可过用寒凉或滋腻的药物,服食生冷之品。这些均有利于减缓疼痛,促进疾病早期向愈。

(四)临证参考

经行腹痛,责之“不通则痛”或“不荣则痛”。然虚少实多,而实证痛经,因其疼痛明显,甚而影响工作休息,需“急则治其标”或“标本同治”,以迅速缓解消除疼痛,常配伍相应止痛药以疗之,且应于经前,尤以经前2~3天即开始服药。此外,痛经无论虚实,皆与患者素体状况有关,或气血、肾气之虚,或有郁气、寒邪、瘀血、湿热等病因潜伏,故平时仍需辨证求因治本,如此阶段性各有所侧重地调治,坚持多个月经周期,以巩固疗效,可治愈本病。

西医妇科学认为,原发性痛经的发生与子宫合成、释放前列腺素(prostaglandin,PG)增加有关。前列腺素诱发刺激子宫平滑肌收缩,产生下腹痉挛性绞痛,当子宫平滑肌过度收缩,历时稍长时,可造成子宫供血不足,甚至引起子宫缺血,导致厌氧物积贮,刺激疼痛神经元而发生痛经。同时PG的刺激还可以使子宫收缩强度及频率增加,收缩不协调或呈非节律性,而致子宫缺血缺氧,引起痛经。

近年来,不少学者根据中医妇科学有关痛经的病因病机理论,结合西医妇科学对痛经病因病理的认识,从临床及实验研究入手,求证中医药治疗痛经的疗效与机制。有学者应用活血化瘀药物对气滞血瘀或寒凝血瘀型原发性痛经患者治疗前后进行对照研究,证实本类中药具有改善患者盆腔血流波形、波幅、血灌流量、两侧波幅差、流入时间指数等血流动力学作用;甲襞毛细血管的形态、流态、袢周状态呈现的微循环障碍也随着临床症状的缓解而随之得到改善。孙宁铨应用温经散寒、化瘀止痛的痛经散(肉桂、三棱、莪术、红花、当归、丹参、五灵脂、木香、延胡索等)治疗寒凝气滞血瘀所致原发性痛经198例。其中20例患者治疗前后血浆、月经血和子宫内膜标本中$PGF_{2\alpha}$含量测定的结果显示:治疗前$PGF_{2\alpha}$的含量明显高于正常组,治疗后在症状缓解的同时$PGF_{2\alpha}$的含量与正常组无显著性差异。表明活血化瘀中药有降低经血和子宫内膜$PGF_{2\alpha}$含量的作用,推测其可能是治疗原发性痛经的药理作用之一。朱南孙等用活血化瘀、破气行滞之加味没竭汤(生蒲黄、炒五灵脂、青皮、三棱、莪术、生山楂、炙乳香、炙没药、血竭粉)治疗原发性痛经的临床研究发现,该方可明显降低经血中$PGF_{2\alpha}$、$PGE_{2\alpha}$的含量及比值,显著降低外周血黄体中期E_2的含量及比值,显著升高黄体末期孕酮含量,认为加味没竭汤可能是通过直接调节E_2、P、PG合成系统的作用而获效。

要点五 急症处理

痛经发作时,可选择下述治法、方药以缓急止痛。

(一)针灸

1. 实证 毫针泻法,寒邪甚者可用艾灸。主穴:三阴交、中极。配穴:寒凝者加归来、地机;气滞者加太冲;腹胀者加天枢、气穴;胁痛者加阳陵泉、光明;胸闷者加内关。

2. 虚证 毫针补法,可加用灸法。主穴:三阴交、足三里、气海。配穴:气血亏虚加脾俞、胃俞;肝肾不足加太溪、肝俞、肾俞;头晕耳鸣加悬钟。

(二)中成药

田七痛经胶囊,每次6粒(2g),日服3次。

要点六 辨证要点

根据疼痛发生的时间、部位、性质及疼痛的程度辨虚实寒热。一般而言,痛发于经前或经行之初,多属实;月经将净或经后始作痛者,多属虚。辨痛之部位以察病位在肝在肾,在气在血,如痛在少腹一侧或双侧多属气滞,病在肝;小腹是子宫所居之地,其痛在小腹正中常与子宫瘀滞有关;若痛及腰脊多属病在肾。详查疼痛的性质、程度是本病辨证的重要内容,隐痛、坠痛、喜揉喜按属虚;掣痛、绞痛、灼痛、刺痛、拒按属实。灼痛、得热反剧属热,绞痛、冷痛、得热减轻属寒。痛甚于胀,持续作痛属血瘀;胀甚于痛,时痛时止属气滞等。此为辨证之大要,临证须结合月经期、量、色、质,伴随症状,舌脉,素体情况和病史综合分析。

细目十二 经行乳房胀痛

要点一 概述

每于行经前后,或正值经期,出现乳房作胀,或乳头胀痒疼痛,甚至不能触衣者,称"经行乳房胀痛"。

要点二 病因病机

经行乳房胀痛的发生,根据其发病部位、发病时间等应与肝、胃、肾密切关系。因肝经循胁肋、过乳头,乳头乃足厥阴肝经支络所属,乳房为足阳明胃经经络循行之所,足少阴肾经入乳内。故有乳头属肝、乳房属胃亦属肾所主之说。肝藏血,主疏泄,本病发生多在经前或经期,此时气血下注冲任血海,易使肝血不足,气偏有余,肝失条达或肝肾失养所致。七情内伤,肝气郁结,气血运行不畅,脉络欠通,不通则痛;或肝肾亏虚,乳络失于濡养而痛。

1. 肝气郁结 恚怒忧思,郁结伤肝,肝失条达,冲脉隶于阳明而附于肝,经前、经行时阴血下注冲任,冲气偏盛循肝脉上逆,肝经气血壅滞,乳络不畅,遂致经行乳房胀痛。

2. 肝肾亏虚 素体肝肾不足,或久病失血伤阴,经行则阴血愈虚,肝肾愈见不足,乳络失于濡养,因而经行乳房胀痛。

3. 胃虚痰滞 脾为生痰之源,胃为贮痰之器。饮食不节,劳倦思虑,损伤脾胃,或郁怒伤肝,肝旺乘脾,脾虚运化失职,水湿聚而成痰,经前或经期冲气偏盛,冲隶阳明,胃脉过乳,冲气夹痰湿阻络,乳络不畅,遂致乳房胀痛或乳头痒痛。

要点三 诊断及鉴别诊断

(一)诊断

1. 病史 有久病、不孕或七情内伤史。

2. 临床表现 经期或行经前后出现乳房胀痛,乳头胀痒疼痛,甚则痛不可触衣,经净后逐渐消失,连续 2 个月经周期以上。

3. 检查

(1) 体格检查:经行前双侧乳房胀满,可有触痛,但无肿块,皮色不改变,经后消失。

(2) 妇科检查:盆腔器官无异常。

(3) 辅助检查:乳腺 B 超或红外线扫描可排除乳房实质性肿块所致的乳房胀痛。

(二) 鉴别诊断

本病需排除"乳腺增生症"或"乳房恶性病变"。

1. 乳癖(乳腺腺病、乳腺增生症) 乳癖虽然也可见经前乳房胀痛,但两者并不等同。乳癖检查多见乳房有片状包块,且多为单侧;而经行乳房胀痛每随月经周期而发,经后消失,检查多无器质性改变。乳房 B 超或红外线扫描有助于鉴别诊断。

2. 乳岩(乳癌) 初起虽也可有乳房胀痛,但无经行乳房胀痛之随月经周期而发的特点,乳房可扪及结块,并有压痛,病变晚期可伴有乳头凹陷、溢血,表皮呈橘皮样改变。

要点四 辨证论治

经行乳房胀痛,有虚实之殊,辨证时应注意辨其发病时间、性质、程度,并结合伴随症状及舌脉进行分析。一般实证多痛于经前,乳房按之胀满,触之即痛,经后胀痛明显消退;虚证多痛于行经之后,按之乳房柔软无块。

治疗上以疏肝养肝,通络止痛为大法。实者宜疏肝理气通络,常于经前开始用药;虚者宜滋养肾肝,并注意平时调治。

(一) 分证论治

1. 肝气郁结证

主要证候:经前或经行乳房胀满疼痛,或乳头痒痛,甚则痛不可触衣;经行不畅,血色暗红,小腹胀痛;胸闷胁胀,精神抑郁,时叹息;苔薄白,脉弦。

证候分析:平素肝郁气滞,气血运行不畅,经前冲气偏盛,循肝脉上逆,肝经气血瘀滞,克伐脾胃,乳络不畅,故经行乳房胀痛,或乳头痒痛;肝郁气滞,冲任阻滞,故经行不畅,血色暗红;气血运行不畅,故经行小腹胀痛;肝气不舒,气机不畅,则胸闷胁胀;肝失条达,则精神抑郁,时叹息;苔薄白,脉弦为肝郁之象。

治法:疏肝理气,和胃通络。

方药:逍遥散(方见月经先后无定期)加麦芽、青皮、鸡内金。

加减:若乳房胀硬,结节成块者,加夏枯草、青橘叶、橘核、王不留行以通络散结。情绪忧郁、闷闷不乐者,加醋香附、合欢皮、娑罗子、郁金。少腹胀痛者加川楝子、延胡索、台乌药。

若见心烦易怒,口苦口干,尿黄便结,舌苔薄黄,脉弦数者,乃肝郁化热之象。治以疏肝清热,方用丹栀逍遥散(方见月经先期)。

2. 肝肾亏虚证

主要证候:经行或经后两乳作胀作痛,乳房按之柔软无块,月经量少,色淡;两目干涩,咽干口燥,五心烦热;舌淡或舌红,少苔,脉细数。

证候分析:素体肝肾不足,阴血亏虚,乳头属肝,肾经入乳内,经行时阴血下注冲任、血海,肝肾愈虚,乳络失于滋养,故经行或经后两乳作胀作痛,乳房按之柔软无块,阴血虚,冲任血少,故月经量少,色淡;肝开窍于目,肝血不足,不能上荣于目及咽喉,则两目干涩,口燥咽干;舌淡或舌红,少苔,脉细数,为肝血亏虚之候。

治法:滋肾养肝,和胃通络。

方药:一贯煎或滋水清肝饮加麦芽、鸡内金。

(1) 一贯煎(《续名医类案》)。

沙参 麦冬 当归 生地 川楝子 枸杞子

原方主治胁痛吞酸,吐酸,疝瘕,一切肝病。

方中当归、枸杞子滋肾养肝,沙参、麦冬、生地滋阴养血,川楝子疏肝理气,加麦芽、鸡内金和胃通乳络。诸药配伍,共奏滋肾养肝,和胃通络之功。

(2) 滋水清肝饮(《医宗己任编》)。

3. 胃虚痰滞证

主要证候:经前或经期乳房胀痛或乳头痒痛,痛甚不可触衣,胸闷痰多,食少纳呆,平素带下量多,色白稠黏,月经量少,色淡,舌淡胖,苔白腻,脉缓滑。

证候分析:胃虚痰盛,气机不畅,经前或经期,冲气偏盛夹痰上逆,壅阻乳络,"不通则痛",故经前、经期乳房胀满而痛,或乳头痒痛;痰湿壅滞中焦,中阳不振,运化失职,故胸闷痰多,食少纳呆;痰湿下注,损伤带脉,带脉失约,故平时带下量多,色白黏腻;痰湿阻于冲任,气血运行不畅,故经行量少,色淡;舌淡胖,苔白腻,脉缓滑，也为胃虚痰滞之征。

治法：健胃祛痰，活血止痛。

方药：四物汤合二陈汤（《陈素庵妇科补解》）去甘草。

当归　赤芍　川芎　生地　陈皮　半夏　茯苓　海藻　红花　香附　丹皮　甘草

方中陈皮、半夏、茯苓健胃祛痰；当归、赤芍、川芎、红花活血祛瘀通络；生地、丹皮凉血行滞；香附疏肝理气；海藻软坚散结。全方共奏健胃祛痰，理气活血，通络散结之效。

（二）预防与调摄

1. 调情志，避免忧思恚怒。

2. 饮食以清淡、富于营养为主，禁嗜辛辣助阳之品及烟酒。

3. 肝气郁结者宜于经前、乳房胀痛前予以治疗，肝肾亏虚者宜于平时调养。

4. 若久治不愈，并可触及肿块者，或乳头有溢液或溢血者，须排除器质性病变，应定期检查，并及早防治。

（三）临证参考

本病类归于西医学经前期综合征范畴，是妇女常见病证，每可因之而不孕或不孕后加重。其病机特点与肝、胃、肾经密切相关。之所以在月经期而发，乃因冲脉隶于阳明而附于肝，经行时，精血下注冲任而为月经，故使肝郁更甚，或肝肾亏虚，横逆犯胃，使乳络血气不畅，或肝肾亏虚，乳络失养而发本病。病机既明，则施治有循。治以调肝为主，注意虚实之治，勿犯“虚虚实实”之戒。

细目十三　经行头痛

要点一　概述

每遇经期或行经前后，出现以头痛为主要症状，经后辄止者，称为“经行头痛”。

要点二　病因病机

本病属于内伤性头痛范畴，其发作与月经密切相关。因头为诸阳之会，五脏六腑之气皆上荣于头，足厥阴肝经会于颠，肝为藏血之脏，经行时气血下注冲任而为月经，阴血相对不足，故凡外感、内伤均可在此时引起脏腑气血失调而为患。常见的病因有情志内伤，肝郁化火，上扰清窍；或瘀血内阻，络脉不通；或痰湿上扰，阻滞脑络；或素体血虚，经行时阴血益感不足，脑失所养。

1. 肝火　情志内伤，肝气郁结，气郁化火。冲脉附于肝，经行时阴血下聚，冲气偏旺，冲气夹肝气上逆，气火上扰清窍而经行头痛。

2. 血瘀　情怀不畅，肝失条达，气机不宣，血行不畅，瘀血内留，或正值经期，遇寒饮冷，血为寒凝，或因跌仆外伤，以致瘀血内阻。足厥阴肝经循颠络脑，经行时气血下注于胞宫，冲气夹肝经之瘀血上逆，阻滞脑络，脉络不通，不通则痛，因而经行头痛。

3. 痰湿中阻　肥胖之人，痰湿内盛，饮食劳倦伤脾，痰湿内生，痰湿滞于冲任，经行之际，冲脉气盛，冲气夹痰湿上逆，阻滞脑络，“不通则痛”，遂致头痛。

4. 血虚　素体虚弱，或大病久病，长期慢性失血，或脾虚气血化源不足，或失血伤精致精血亏虚，经行时精血下注冲任，阴血益感不足，血不上荣于脑，脑失所养，遂致头痛。

要点三　诊断及鉴别诊断

（一）诊断

1. 病史　有久病体弱、精神过度刺激史。

2. 临床表现　每逢月经期或经行前后，即出现明显之头痛，周期性反复发作，经后辄自止。疼痛的部位或在颠顶，或在头部一侧，或两侧太阳穴；疼痛的性质有掣痛、刺痛、胀痛、绵绵作痛，因人而异，严重者剧痛难忍。

3. 检查

(1) 妇科检查：无异常。

(2) 辅助检查：可行 CT 检查排除颅脑占位性病变。

（二）鉴别诊断

本病应与经行外感头痛相鉴别。经行外感头痛为经行期间偶感风寒或风热以致头痛者，虽可见头痛不适，但临床上必有表证可辨，如身寒热、鼻塞、流涕、咽痒、脉浮等，其发病与月经周期无关。

要点四　辨证论治

本病以伴随月经周期出现头痛为辨病依据。临床上有虚实之分，按疼痛时间、疼痛性质，辨其虚实。大抵实者多痛于经前或经期，且多呈胀痛或刺痛；虚者多在经后或行经将净时作痛，多为头晕隐痛。治法以调理气血、通经活络为主，使气顺血和，清窍得养，则头痛自止。

（一）分证论治

1. 肝火证

主要证候：经行头痛，甚或颠顶掣痛，头晕目眩，月经量稍多，色鲜红；烦躁易怒，口苦咽干；舌质红，苔薄黄，脉弦细数。

证候分析：素体肝阳偏亢，足厥阴肝经与督脉上会于颠，而冲脉附于肝，经行冲气偏旺，故肝火易随冲气上逆，风阳上扰清窍，而致经行颠顶掣痛；肝火内扰冲任，故月经量稍多，色鲜红；肝火内炽，则头晕目眩，烦躁易怒，口苦咽干；舌红，苔薄黄，脉弦细数，均为肝热炽盛之象。

治法：清热平肝息风。

方药：羚角钩藤汤（《重订通俗伤寒论》）。

羚羊角　钩藤　桑叶　菊花　贝母　竹茹　生地黄　白芍　茯神　甘草

原方治肝风上扰，头晕胀痛，耳鸣心悸，手足躁扰，甚则瘛疭，狂乱痉厥；孕妇子痫，产后惊风。

方中以羚羊角、钩藤平肝清热，息风镇痉；桑叶、菊花清肝明目；竹茹、贝母清热化痰；生地、白芍养阴清热；茯神宁心安神；甘草和中缓急。全方共奏平肝育阴息风之功效。

加减：若肝火旺，头痛剧烈者，加龙胆草、石决明以清泄肝火。平时可服杞菊地黄丸滋养肝肾以治本。

2. 血瘀证

主要证候：每逢经前、经期头痛剧烈，痛如锥刺，经色紫暗有块；伴小腹疼痛拒按，胸闷不舒；舌暗或尖边有瘀点，脉细涩或弦涩。

证候分析：头为诸阳之会，因瘀血内停，络脉不通，阻塞清窍，则每逢经行瘀随血动，欲行不得，故头痛剧烈，痛有定处；血行不畅，瘀阻于胞宫，则经色紫暗有块，小腹疼痛、拒按；瘀血阻滞，气机不利，故胸闷不舒；舌暗或尖边有瘀点，脉细涩或弦涩，均为气血运行不畅之象。

治法：化瘀通络。

方药：通窍活血汤（《医林改错》）。

赤芍　川芎　桃仁　红花　老葱　麝香　生姜　红枣

原方主治妇女干血劳，交节病作，头发脱落，眼痛白珠红，糟鼻子，耳聋年久等，此方又被称为“表里通经第一方”。

方中赤芍、川芎、桃仁、红花直入血分，以行血中之滞，化瘀通络；取老葱、麝香香窜以通上下之气，气通则血活；姜、枣调和营卫。共奏调气活血，化瘀通络之功。

3. 痰湿中阻证

主要证候：经前或经期头痛，头晕目眩，形体肥胖，胸闷泛恶，平日带多稠黏，月经量少，色淡，面色不华；痰湿困脾，则胸闷泛恶，形体肥胖；痰湿滞于冲任，故经血量少色淡；痰湿下注，伤及带脉，则带下量多稠黏；舌淡胖，苔白腻，脉滑，也为痰湿之征。

治法：燥湿化痰，通络止痛。

方药：半夏白术天麻汤（《医学心悟》）加葛根、丹参。

半夏　白术　天麻　茯苓　橘红　甘草　生姜　大枣　蔓荆子

4. 血虚证

主要证候：经期或经后头晕，头部绵绵作痛，月经量少，色淡，质稀；心悸少寐，神疲乏力；舌淡，苔薄，脉虚细。

证候分析：素体血虚，遇经行则血愈虚，血不上荣，故头晕，头部绵绵作痛；血虚冲任不足，则月经量少，色淡，质稀；血虚心神失养，则心悸少寐，神疲乏力；舌淡，苔薄，脉虚细，乃为血虚之候。

治法：养血益气。

方药：八珍汤（《正体类要》）加首乌、蔓荆子。

当归　川芎　白芍　熟地黄　人参　白术　茯苓　炙甘草

原方主治伤损等证，失血过多，或因克伐，血气耗损，恶寒发热，烦躁作渴。

方中当归、川芎、白芍养血和血；熟地、首乌养肝血，滋肾精；人参、白术、炙甘草益气健脾；茯苓健脾宁心安神；蔓荆子清利头目止痛。全方有养血益气之功，使气旺血足，自无经行头痛之疾。八珍汤气血双补，亦统治气血两虚的各种病证。

加减：头痛日久，加鹿角片、炙龟甲以填精益髓。

（二）预防与调摄

1. 保持心情舒畅，避免恼怒及紧张。
2. 注意休息，避风寒。

（三）临证参考

本病属西医经前期紧张综合征的范畴。现代研究认为，本病或由经期内分泌的变化引起。

经行头痛是月经病中常见病证之一，临床

则以肝火旺、气滞血瘀多见，必须抓住其虚实证候的辨证要领进行辨证，常以头痛发生的时间辨虚实，头痛的部位及性质定属性，用药时宜适当加入引经药。如前额痛多属阳明，加葛根、白芷；两侧偏头痛，属少阳，加柴胡、蔓荆子；头顶痛属厥阴，加藁本、吴茱萸、川芎；脑后痛属太阳，加羌活、独活、藁本。痛时昏重，呕恶痰涎，加半夏、天麻、苍术、制胆星；痛时畏风，头冷欲裹，加当归、吴茱萸、细辛、鹿角片、肉桂。头痛缓解后及平时，应养血柔肝以治本。另外选方用药时须注意宜忌，头为诸阳之会，用药宜以轻清上行之品，不可过用重镇潜阳之剂，以免重伤阳气。亦可采用阶段性的治疗方法，即平时以疏肝、健脾、固肾为法，随症加减用药。实证经行头痛于经前期及经初期以疏肝平肝或通窍活血为正治之法。经期因经事既行，头痛往往逐渐缓解，可和血调经，加用三七粉、丹参以利经血畅行。虚证经行头痛，重在平时调补气血。

细目十四　经行口糜

要点一　概述

每值经前或经行时，口舌糜烂，如期反复发作，经后渐愈者，称“经行口糜”。本病以口舌、牙龈等处的糜烂和疮疡周期性发生于经前或经期为特点。病灶随经净而能自愈或基本自愈。

要点二　病因病机

本病历代医家虽无论述，但根据其病变部位，主要表现在口、舌，而舌为心之苗，口为胃之门户，故其病机多由心、胃之火上炎所致。其热有阴虚火旺，热乘于心者，有胃热炽盛而致者，每遇经行阴血下注，其热益盛，随冲气上逆而发。

1. 阴虚火旺　素体阴虚，或欲念志火内动，或热病后耗津伤阴，值经行则营阴愈虚，虚火内炽，热乘于心，心火上炎，遂致口糜。正如《素问·至真要大论》云：“诸痛痒疮，皆属于心。”

2. 胃热熏蒸　素食辛辣香燥或膏粱厚味，肠胃蕴热，阳明胃经与冲脉相通，经行冲气偏盛，夹胃热上冲，熏蒸而致口糜。

要点三　诊断及鉴别诊断

（一）诊断

1. 病史　有过度疲劳、睡眠不足或热性病史。

2. 临床表现　经前或经期在舌体、齿龈、颊部或口唇等部位黏膜，发生基底部潮红，表面被覆白色膜状物的痛性溃疡，严重时可因溃疡疼痛而影响进食。月经过后，溃疡自然愈合，下次经期再复发。

3. 检查

(1) 妇科检查：无异常。

(2) 辅助检查：实验室检查多无明显异常改变，但对口糜较重者，应常规查血，必要时行病变局部渗出物的培养及皮肤过敏试验等，以除外其他疾病。

（二）鉴别诊断

与狐惑病的鉴别：狐惑病与西医学的白塞病相似。白塞病是以虹膜睫状体炎、滤泡性口腔溃疡、急性女阴溃疡为主要特征，非特异性皮肤过敏反应阳性有助诊断，发作时，实验室检查可有白细胞中度增加、红细胞沉降率加快等血液生化改变。经行口糜的溃疡病仅发生在口腔内，且与月经周期相关，实验室检查无明显异常改变。

要点四　辨证论治

经行口糜，多属热证。辨证必须详辨虚实，大凡以脉数实而大，口干喜饮，尿黄便结者，属实；脉数无力，口干不欲饮，属虚。治疗原则以清热为主，虚者养阴清热，实者清热泻火。药宜用甘寒之品，使热除而无伤阴之弊。

（一）分证论治

1. 阴虚火旺证

主要证候：经期口舌糜烂，口燥咽干，月经量少，色红；五心烦热，尿少色黄；舌红，少苔，脉细数。

证候分析：阴虚火旺，火热乘心，经期阴血下注，则虚火益盛，故经期口舌糜烂；阴血不足，则月经量少，色红；阴津虚少，不能上乘，则口燥咽干；阴虚不能敛阳，则五心烦热；内热灼津伤液，则尿少色黄；舌红，少苔，脉细数，均为阴虚内热之征。

治法：滋阴降火。

方药：知柏地黄汤或上下相资汤。

(1) 知柏地黄汤(《医宗金鉴》)。

熟地黄　山萸肉　山药　泽泻　茯苓　丹皮

知母　黄柏

方中以熟地黄、山萸肉、山药补肝肾之阴,知母、黄柏、丹皮清肾中之伏火,佐茯苓、泽泻导热由小便外解。全方共奏滋养肝肾,清泄虚火之功。

加减:若胃火伤阴者,症见经行口糜,牙龈肿痛,或牙龈出血,烦热口渴,大便燥结,舌红,苔干,脉细滑而数。治宜滋阴清胃火,方用玉女煎(《景岳全书》):石膏、熟地、麦冬、知母、牛膝。

(2) 上下相资汤(方见崩漏)。

2. 胃热熏蒸证

主要证候:经行口舌生疮,口臭,月经量多,色深红;口干喜饮,尿黄便结;舌苔黄厚,脉滑数。

证候分析:口为胃之门户,胃热炽盛,经行冲气夹胃热逆上,熏蒸于上,则口舌生疮、口臭;热盛迫血妄行,故月经量多,色深红;热盛灼伤津液,则口干喜饮,尿黄便结;苔黄厚,脉滑数,均为胃热炽盛之象。

治法:清胃泄热。

方药:凉膈散(《太平惠民和剂局方》)。

大黄　朴硝　甘草　山栀　薄荷叶　黄芩　连翘　竹叶

原方主治大人小儿脏腑积热,唇焦咽燥,舌肿喉闭,颌颊结硬,口舌生疮等证。方中朴硝、大黄清热泻下,连翘、竹叶、栀子、黄芩清热解毒,甘草缓急和中,薄荷清疏。全方咸寒苦甘,清热泻下,则胃热自清,口糜自愈。

加减:若脾虚湿热内盛者,则口糜或口唇疱疹,纳谷不香,脘腹胀满,大便泄泻,苔黄腻,脉濡缓。治宜芳香化浊,清热利湿,方用甘露消毒丹(《温热经纬》):滑石、茵陈、黄芩、射干、石菖蒲、川贝母、木通、藿香、连翘、薄荷、白豆蔻。

(二) 预防与调摄

1. 注意饮食调节,忌食辛辣、肥甘及粗硬食品。尿黄便结者,经期宜半流质或流质饮食,多吃新鲜蔬菜与水果等,保持大便通畅。

2. 注意口腔卫生,每日早晚刷牙,餐后及时漱口。可选用淡盐水或药物漱口水漱口,以清除创面污物,并有一定的治疗作用。

(三) 临证参考

经行口糜,总由热证所致,重在平时滋养肝肾,调理治本。经行口糜发作时以清热之剂,适加活血化瘀之品,水煎置凉后,频频含服,其效尤佳,也可用双料喉风散或桂林西瓜霜喷剂喷涂于患处,或用冰硼散调涂。

细目十五　经行泄泻

要点一　概述

每值行经前后或经期,大便溏薄,甚或水泻,日解数次,经净自止者,称为“经行泄泻”。本病以泄泻伴随月经周期而出现为主要特点,临床也有平素有慢性腹泻,遇经行而发作尤甚者,亦属本病范畴。若经期偶因饮食不节,或伤于风寒而致泄泻者,则不属本病范围。

要点二　病因病机

本病的发生主要责之于脾肾虚弱。脾主运化,肾主温煦,为胃之关,主司二便。若二脏功能失于协调,脾气虚弱或肾阳不足,则运化失司,水谷精微不化,水湿内停。经行之际,气血下注冲任,脾肾益虚而致经行泄泻。

1. 脾虚　素体脾虚,经行时气血下注血海,脾气益虚,脾虚失运,化湿无权,湿浊下渗于大肠而为泄泻,或肝木乘脾,而致腹痛即泄泻。

2. 肾虚　素体肾虚,命门火衰,经行时经水下泄,肾气益虚,不能上温脾阳,脾失温煦,运化失司,致成经行泄泻。

要点三　诊断及鉴别诊断

(一) 诊断

1. 病史　有过度劳累、房劳多产或慢性胃肠疾病史。

2. 临床表现　经前 2~3 天或正值经行发生泄泻,经净渐止,并伴随月经周期反复发作。

3. 检查

(1) 妇科检查:盆腔器官无异常。

(2) 辅助检查:大便检查未见异常。

(二) 鉴别诊断

1. 内科泄泻　多因脏腑功能失调、饮食内伤或外感所致腹泻,偶可正值经期发病,但无随月经周期反复发作的特点。常伴有发热、恶心呕吐等。

2. 经期伤食　经期偶然伤食,引起泄泻,有暴饮暴食或不洁饮食史,常伴腹痛肠鸣,脘腹痞满,嗳腐酸臭,与月经周期无关。

3. 经期感寒泄泻　经期感受寒湿及风寒之邪，侵袭肠胃，泄泻清稀，甚至如水样，腹痛肠鸣，伴有恶寒发热，鼻塞头痛等表证。经行泄泻则伴随月经周期而发作，且无表证。

要点四　辨证论治

经行泄泻，有脾虚、肾虚之分，辨证时应着重观察大便的性状及泄泻时间，参见兼证辨之。若大便溏薄，脘腹胀满，多为脾虚之候；若大便清稀如水，每在天亮前而泻，畏寒肢冷者，多为肾气虚寒。本病的治疗以健脾、温肾为主，调经为辅。脾健湿除，肾气得固，则泄泻自止。

（一）分证论治

1. 脾虚证

主要证候：月经前后，或正值经期，大便溏泄，经行量多，色淡质薄；脘腹胀满，神疲肢软，或面浮肢肿；舌淡红，苔白，脉濡缓。

证候分析：脾虚失运，经行气血下注血海，脾气益虚，不能运化水湿，湿渗大肠，则大便泄泻，溏薄；脾阳不振，则神疲肢软；脾阳虚气血化源不足，则经色淡红；质稀薄，量多者，乃为气虚不能摄血所致；脾虚运化失司，脘腹胀满，水湿泛溢肌肤，则面浮肢肿；舌淡红，苔白，脉濡缓，均系脾虚之候。

治法：健脾渗湿，理气调经。

方药：参苓白术散（《太平惠民和剂局方》）。

人参　白术　扁豆　茯苓　甘草　山药　莲肉　桔梗　薏苡仁　砂仁

原方主治脾胃虚弱，饮食不进，多困少力，中满痞噎，心忪气喘，呕吐泄泻及伤寒咳噫。

方中以人参、白术、茯苓、甘草、山药健脾益气，扁豆、莲肉、薏苡仁健脾化湿，砂仁和胃理气，桔梗载药上行。全方使脾气健运，水精四布，自无泄泻之疾。

若脾虚肝木乘之，则经行腹痛即泻，泻后痛止，兼胸胁痞闷，嗳气不舒。治宜补土泻木，用痛泻要方（《丹溪心法》）。

2. 肾虚证

主要证候：经行或经后，大便泄泻，或五更泄泻，经色淡，质清稀；腰膝酸软，头晕耳鸣，畏寒肢冷；舌淡，苔白，脉沉迟。

证候分析：肾阳虚衰，命火不足，不能上温脾阳，经行则肾虚益甚，水湿下注，是以经行泄泻；五更之时，阴寒较盛，故天亮前作泻；肾阳虚衰，不能温养脏腑，影响血之生化，故经色淡而质清稀；阳虚经脉失于温煦，则畏寒肢冷；腰为肾之府，肾主骨、生髓，脑为髓海，肾虚则头晕耳鸣，腰膝酸软；舌淡，苔白，脉沉迟，均为肾阳虚衰之候。

治法：温阳补肾，健脾止泻。

方药：健固汤（《傅青主女科》）合四神丸（《证治准绳》）。

党参　白术　茯苓　薏苡仁　巴戟天　补骨脂　吴茱萸　肉豆蔻　五味子

原方主治经前泄水。

方中以党参、白术、茯苓、薏苡仁健脾渗湿，巴戟天、补骨脂温肾扶阳，吴茱萸温中和胃，肉豆蔻、五味子固涩止泻。使肾气得固，脾气健运，湿浊乃化，泄泻自愈。

（二）预防与调摄

1. 饮食宜清淡，经期慎食生冷瓜果之类，以防食滞更伤脾阳。

2. 忌劳倦过度。

（三）临证参考

本病虽以脾虚、肾虚为主，但临床并非如此单一，往往两脏合病者多。如脾虚肝旺或脾肾两虚等，其中以脾肾两虚者多见。临证时需熟悉脏与脏之间的传变、生克关系，通过四诊对本病进行客观、全面分析，确定证型，遣方用药。另外，本病虽为虚证，但因其仅经期乃发，治疗上不宜峻补收涩，只可健脾化湿或温肾扶阳，缓而治之。平时当补脾固肾以固其本。正如参苓白术散原方治中指出："此药中和不热，久服养气育神，醒脾悦色，顺正辟邪。"可以本方加补骨脂、巴戟天之类调理脾肾以治本。

细目十六　经行浮肿

要点一　概述

每逢经行前后，或正值经期，头面四肢浮肿者，称为经行浮肿。

要点二　病因病机

脾为水之制，肾为水之本，一主运化，一司开阖。脾主运化，脾虚则运化功能失职，水湿为患，泛溢肌肤则为肿。而肾主水，为水脏，体内水液有赖肾阳的蒸腾气化，才能正常运行敷布排泄。肾虚则气化失职，不能化气行水，水液溢于肌肤而为肿。经前、经行时气血下注于胞宫，若素体脾肾虚损，值经行则脾肾更虚，气化运行失司，水湿生焉，因而出现经行浮肿。也有因肝郁气滞，血行不畅，滞而作胀者。

1. 脾肾阳虚　平素思虑劳倦过度，损及脾肾，经水将行，精血流注于胞，脾肾益虚，阳气不运，气化不利，水湿停滞，溢于肌肤，遂发浮肿。

2. 气滞血瘀　情志内伤，肝失条达，疏泄无权，气滞血瘀，经前、经时冲任气血壅滞，气滞益甚，血行不畅，气机升降失常，水湿运化不利，泛溢肌肤则滞而为肿。

要点三　诊断及鉴别诊断

（一）诊断

1. 病史　过劳史或七情内伤史。

2. 临床表现　经行头面四肢浮肿，伴随月经周期而出现，经净则浮肿渐消。

3. 检查

（1）全身检查：经行前后或经期，体重可增加或有头面四肢浮肿。

（2）妇科检查：一般无器质性改变。

（3）辅助检查：①内分泌检查。血、尿中的雌激素、催乳素水平可见增高，或雌激素与孕激素比值升高。②肝肾功能、血浆蛋白检查均属正常。③小便常规检查多属正常范围。

（二）鉴别诊断

经行浮肿患者，一般水肿程度较轻，血、尿常规无明显异常。如经净后浮肿仍不能消退者，则需考虑是否为心、肝、肾功能不良，甲状腺功能减退及营养不良等因素引起的浮肿。应结合有关检查，明确诊断。这类浮肿虽可在经期加重，但应按内科杂病治之，不可与经行浮肿混为一谈。

1. 心源性浮肿者　可有心功能减退、心率快、呼吸困难、颈静脉怒张、肝大。

2. 肝源性浮肿者　多有肝病、肝功能异常史，多在肝病晚期出现，常为腹水伴水肿，无周期性。

3. 肾源性浮肿者　有肾功能不全病史，水肿程度较重，无周期性。

4. 甲状腺功能减退致肿者　通过甲状腺功能检查可以鉴别。

5. 营养不良性水肿　多属全身性浮肿，有营养不良病史伴低蛋白血症。

要点四　辨证论治

本病重在辨其虚实。若经行面浮肢肿，按之没指，为脾肾阳虚之征；若经行肢体肿胀，按之随手而起，则为肝郁气滞。证有虚实，论治有异。虚者，治以温肾健脾化湿，化气行水消肿；实者，治以行气活血，利水消肿。

（一）分证论治

1. 脾肾阳虚证

主要证候：经行面浮肢肿，按之没指，晨起头面肿甚，月经推迟，经行量多，色淡，质薄；腹胀纳减，腰膝酸软，大便溏薄；舌淡，苔白腻，脉沉缓，或濡细。

证候分析：脾肾阳虚，水湿内停，经前及经期气血下注冲任，脾肾益虚，水湿不化，泛溢于肌肤，则见四肢浮肿；脾肾虚损，经血失固，则经行量多，色淡红，质薄；脾虚失运，则纳减腹胀，大便稀溏；腰为肾府，肾虚则腰膝酸软；舌淡，苔白腻，脉沉缓或濡细，乃为阳虚不足之候。

治法：温肾化气，健脾利水。

方药：肾气丸合苓桂术甘汤。

（1）肾气丸（《金匮要略》）。

桂枝　附子　熟地黄　山萸肉　山药　茯苓　丹皮　泽泻

原方主治虚劳腰痛，少腹拘急，小便不利者。

（2）苓桂术甘汤（《伤寒论》）。

茯苓　白术　桂枝　甘草

原方主治伤寒，若吐若下后，心下逆满，气上冲胸，起则头眩，脉沉紧，发汗则动经，身为振振摇者。

肾气丸温肾化气行水，苓桂术甘汤健脾利水，两方合用，共奏温肾健脾，化气利水之功。临证时适当加活血调经之品如当归、丹参、益母草，以达气、血、水同治，使经调肿消。

2. 气滞血瘀证

主要证候：经行肢体肿胀，按之随手而起，经血色暗有块，脘闷胁胀，善叹息；舌紫暗，苔薄白，脉弦涩。

证候分析：平素气滞不行，经前、经期气血下注，冲任气血壅盛，气滞益甚，水湿运化不利，泛溢肌肤则头面肢体肿胀；气滞血瘀则经血运行不畅，色暗有块；肝郁气滞，故脘闷胁胀，善叹息；舌紫暗，苔薄白，脉弦涩，均为气滞血瘀之征。

治法：理气行滞，养血调经。

方药：八物汤（《医垒元戎》）加泽泻、益母草。

当归　川芎　芍药　熟地黄　延胡索　川楝子　炒木香　槟榔

方中四物汤以养血活血，延胡索行血中之滞，川楝子、木香、槟榔疏肝理气，使气行血畅，共收理气活血、行水消肿之效。

（二）预防与调摄

1. 注意保持心情舒畅，避免精神过度紧张及过度劳累。

2. 经前适当控制水盐摄入量，经期慎食生冷瓜果之物，以防感寒湿滞，重伤脾阳。

3. 可采用食疗方法，帮助利水消肿。

4. 虚者要注意经前调理，以补脾肾为本。

（三）临证参考

经行浮肿，莫不与脾、肾两脏相干，气、血、水同病，临证时应注意其与月经的关系，这是本病与内科水肿不同之处。

现代研究认为，经期浮肿可能与性激素周期性分泌失调有关，如雌、孕激素的比值升高。过多的雌激素可直接作用于肾脏或间接作用于血管紧张素 - 醛固酮系统，使水钠潴留，也可引起继发性醛固酮增多症，使机体毛细血管液体漏出增多而导致经行水肿。

细目十七　经行吐衄

要点一　概述

每逢经行前后，或正值经期，出现周期性的吐血或衄血者，称“经行吐衄”。常伴经量减少，好像是月经倒行逆上，亦有“倒经”“逆经”之称。

本病相当于西医学的“代偿性月经”。

要点二　病因病机

本病之因，由血热而冲气上逆，迫血妄行所致。出于口者为吐，出于鼻者为衄。临床以鼻衄为多。

1. 肝经郁火　肝司血海，素性抑郁，或恚怒伤肝，肝郁化火，冲脉隶于阳明而附于肝，经行时冲气旺盛，冲气夹肝火上逆，血热气逆，灼伤血络，迫血上溢，故上逆而为吐血、衄血。

2. 肺肾阴虚　素体阴虚，经行时阴血下溢，阴血亏虚，虚火上炎，灼肺伤络，络损血溢，以致吐衄。

要点三　诊断及鉴别诊断

（一）诊断

1. 病史　精神刺激或鼻咽部炎症病史。

2. 临床表现　每逢月经来潮前 1~2 日，或正值经期，亦有少数在经将净时出现吐血或衄血，血量多少不一，经净后便停止，多伴月经量减少，甚则无月经，连续 2 个月经周期以上。

3. 检查

（1）体格检查：详细检查鼻、咽部，以及气管、支气管、肺、胃等黏膜有无病变，必要时行活检以辅助诊断，排除恶性肿瘤及炎症所致出血。

（2）妇科检查：无异常。

（3）辅助检查：胸部 X 线片、纤维内镜检查以排除鼻、咽部，以及气管、支气管、肺、胃等器质性病变。

（二）鉴别诊断

内科吐血、衄血者多有消化性溃疡、肝硬化、支气管扩张、肺结核等病史，虽可能有经期加重的趋势，但其吐血、衄血可在非行经期发生，与本病随月经周期反复出现有所不同。应注意详细询问病史，了解出血是否与月经周期有关等，另外胸片、纤维内镜等检查均有助于鉴别。

要点四　辨证论治

本病因血热气逆而发，与经前、经期冲气偏盛有关。治疗上应本着“热者清之”“逆者平之”的原则，以清热降逆平冲，引血下行为主，或滋阴降火，或清泄肝胃之火，不可过用苦寒克伐之剂，以免耗伤气血。

（一）分证论治

1. 肝经郁火证

主要证候：经前或经期吐血、衄血，量较多，色鲜红，月经可提前，量少甚或不行；心烦易怒，或两胁胀痛，口苦咽干，头晕耳鸣，尿黄便结；舌红，苔黄，脉弦数。

证候分析：素性肝郁，木火炽盛，冲气偏盛，值经前或行经之时，冲气夹肝火上逆，热伤阳络，血随气升，故吐血、衄血；火盛则血量较多而色红;热扰冲任,则经期屡提前;因吐血、衄血较多,故经行量少,甚或不行;两胁为肝经所布,肝气郁结,则两胁胀痛;肝郁化火,则心烦易怒,口苦咽干;肝火上扰清窍则头晕耳鸣;热灼阴津,则尿黄便结;舌红,苔黄,脉弦数,为肝热内盛之象。

治法:清肝调经。

方药:清肝引经汤(《中医妇科学》)。

当归　白芍　生地黄　丹皮　栀子　黄芩　川楝子　茜草　牛膝　白茅根　甘草

方中当归、白芍养血柔肝,生地、丹皮凉血清热,栀子、黄芩清热降火,川楝子疏肝理气,茜草、白茅根佐生地以增清热凉血之功,牛膝引血下行,甘草调和诸药。

加减:若兼小腹疼痛,经行不畅有血块者,加桃仁、红花以活血祛瘀止痛。

2. 肺肾阴虚证

主要证候:经前或经期吐血、衄血,量少,色暗红,月经每先期、量少;平素可有头晕耳鸣,手足心热,两颧潮红,潮热咳嗽,咽干口渴;舌红或绛,苔花剥或无苔,脉细数。

证候分析:素体肺肾阴虚,虚火上炎,经行后阴虚更甚,虚火内炽,损伤肺络,故血上溢而为吐衄;阴血虚则血量少、色鲜红;虚火内盛,热伤胞络,故月经先期、量少;阴虚内热,故头晕耳鸣,手足心热,潮热,两颧潮红;灼肺伤津,则咽干,口渴,咳嗽;舌红绛,苔花剥或无苔,脉细数,为阴虚内热之象。

治法:滋阴养肺。

方药:顺经汤或加味麦门冬汤。

(1)顺经汤(《傅青主女科》)加牛膝。

当归　熟地黄　沙参　白芍　茯苓　黑荆芥　丹皮

原方主治经行腹痛吐血。

方中当归、白芍养血调经,沙参润肺,熟地滋肾养肝,丹皮清热凉血,茯苓健脾宁心,黑荆芥引血归经,牛膝引血下行。

(2)加味麦门冬汤(《医学衷中参西录》)。

(二)预防及调摄

1. 保持心情舒畅,忌恼怒。

2. 饮食宜清淡,忌食辛辣,如椒、姜、葱之类,有利于减少或控制吐衄。

3. 保持大便通畅。

(三)临证参考

经血以下行为顺,上行为逆。经行吐衄缘于血热气逆。辨证时应从出血的时间,出血的量、色、质及兼证辨虚实。治疗应以清热凉血降逆为主。论治时可选用"通因通用"法。因本病发作于经期,故清热不可过于苦寒,以免寒凝血滞而留瘀;也不可过用攻下,以免重伤阴血;忌用升麻、柴胡等升提之品,以免升阳助火。

近年来有关本病的报道多集中在临床研究方面。其中老中医经验总结为数不少,如黄绳武教授治疗本病主要以滋阴降火、引血归经为法。出血时喜用白茅根、琥珀末、川牛膝泄热引血,稍佐活血调经、引血归经之生蒲黄、炒蒲黄、炒荆芥穗使月经通调。平时则滋阴凉血、补水泻火、补肾纳气,以平其气逆向上之势,常用白芍、首乌、地黄、旱莲草等。他认为,用药不可过用苦寒清热止血之品,以免血滞而造成留滞之弊。罗元恺认为该病多因肝郁化热、气逆上冲所致,治以养阴清热、引血下行为主,以丹参、牛膝、黑栀子、生地黄、丹皮为主药。韩百灵认为经期吐衄多属实热,为肝郁化热所致,宜清热凉血降逆,用《古今医鉴》之清经四物汤;而经后吐衄多为虚热,为肺阴虚所致,治以养阴润肺止血,方用《医方集解》百合固金汤。强调虚证应滋阴清热却不宜过用滋腻留邪,同时实证宜清热泻火,但不宜过用苦寒损伤胃气。现代名老中医的经验,为我们临证遣方用药提供了很好的依据。

细目十八　经行情志异常

要点一　概述

每值行经前后,或正值经期,出现烦躁易怒,悲伤啼哭,或情志抑郁,喃喃自语,或彻夜不眠,甚或狂躁不安,经后复如常人者,称为"经行情志异常"。

本病以经前情绪易于失控,无端悲伤、易怒,而月经周期的其他时间精神、情绪又完全正常为特点。

西医学经前期综合征出现的精神、情志症状可参照本病辨证治疗。

要点二　病因病机

该病发生的主要机制是心血不足,经期血

气下注冲任，心神更失心血之养，或因肝热、痰火随经前冲脉之气偏盛而上扰心神。

1. 心血不足　禀赋不足，素性怯弱而心血偏虚，或忧思劳倦伤脾，脾虚化源不足而血少，经期血气下注冲任，心血更为不足，神失所养，发为情志异常。

2. 肝经郁热　素性抑郁，忿怒过度，肝气郁结，郁而化热，经行血气下注冲任，冲脉气盛，冲气夹肝热上逆，扰犯神明，遂致情志异常。

3. 痰火上扰　素体痰湿内盛，或情志内伤，肝木乘脾，脾虚生湿，湿聚成痰，痰积日久化热，痰火内盛，经行血气下注冲任，冲气偏盛，冲气夹痰火上逆，上蒙心窍，扰动心神，遂致情志异常。

要点三　诊断及鉴别诊断

（一）诊断

1. 病史　有精神刺激史、过度思虑或情志不舒史。

2. 症状　精神症状多在经前发作，轻者郁闷寡言，神志恍惚，喃喃自语，或彻夜失眠，重者烦躁易怒，悲伤啼哭，甚或狂躁不安，以上症状可单个出现或相兼出现。月经过后，症状可完全消失，下次经期又复发。

3. 检查

(1) 妇科检查：无异常改变。

(2) 辅助检查：可见血清催乳素升高，雌激素和孕激素比值升高。

（二）鉴别诊断

1. 热入血室　热入血室往往见经水适来适断，昼日明了，入夜谵语，如见鬼状等情志症状，病因是适逢经期，外邪乘血虚侵袭而致，故有往来寒热，或寒热如疟之证。本病则无寒热之证，这是两者的区别点。

2. 脏躁　妇人无故自悲伤，不能控制，甚或哭笑无常，呵欠频作者，称"脏躁"。虽与经行情志异常都有情志改变，但脏躁无周期性，与月经无关，而经行情志异常则伴随月经周期而发作。

3. 内科郁证　内科郁证的精神症状与本病相似，但内科郁证不一定发生在经前或行经期间，发作时间较长，且必须药物治疗才能控制症状，与经行情志异常显然有别。

要点四　辨证论治

本病多由情志所伤而起，以经前或经期有规律地出现情志异常为辨证要点。治疗以养心安神为大法，具体治疗或养心，或泄肝热，或清痰火，随证之虚实治之。

（一）分证论治

1. 心血不足证

主要证候：经前或经期，精神恍惚，心神不宁，无故悲伤，心悸失眠，月经量少，色淡；舌淡，苔薄白，脉细。

证候分析：心血本虚，经前、经期气血下注冲任，心血更虚，心神失养，神不守舍，故精神恍惚，心神不宁，无故悲伤，心悸失眠；血少，冲任不足，血海满溢不多，故月经量少，色淡；舌淡，苔薄白，脉细，为血虚之征。

治法：补血养心，安神定志。

方药：甘麦大枣汤（《金匮要略》）合养心汤（《证治准绳》）去川芎、半夏曲。

甘草　小麦　大枣　黄芪　人参　茯苓　茯神　半夏曲　当归　川芎　柏子仁　酸枣仁　五味子　远志　肉桂

原方治妇人脏躁。

方中黄芪、人参、茯苓、大枣、甘草补气健脾以滋生化之源；小麦、柏子仁、酸枣仁、远志、五味子、茯神养心安神；当归补血调经；肉桂温养血脉，通心气。全方共奏补血养心，安神定志之效。

加减：若血虚伤精而肾虚者，症见心神不宁，胆怯易惊，腰酸腿软者，宜酌加菟丝子、覆盆子、川续断，以补肾填精养血。

2. 肝经郁热证

主要证候：经前或经期，烦躁易怒，或抑郁不乐，头晕目眩，口苦咽干，胸胁胀满，不思饮食，月经量多，色深红，舌红，苔黄，脉弦数。

证候分析：肝气失于疏泄，郁而化热，经前冲气偏盛，冲气夹肝热上逆，上扰心神，且肝郁更甚，气机不畅，故烦躁易怒，抑郁不乐；肝热上腾，肝热胆泄，故头晕目眩，口苦咽干；肝郁气滞，故胸胁胀满；肝强克伐脾土，故不思饮食；郁热扰于冲任，迫血妄行，故月经量多；经血为热灼，故色深红。舌红，脉弦数，也为肝经郁热之征。

治法：清肝泄热，解郁安神。

方药：丹栀逍遥散（方见月经先期）酌加川楝子、生龙齿、代赭石。

丹栀逍遥散清肝解郁，加川楝子、生龙齿清肝凉血以宁神，加代赭石敛肝潜阳以安神。全方共奏清肝泄热，安神宁神之效。

加减：若兼血瘀者，症见小腹疼痛拒按，经血有块，舌紫暗或有紫点，脉涩有力。治宜疏肝解郁，化瘀安神，方用血府逐瘀汤加石决明、钩藤。

3. 痰火上扰证

主要证候：经前或经期精神狂躁，烦乱不安，或语无伦次，头痛失眠，或面红目赤，溲黄便结，或心胸烦闷，不思饮食，月经量或偏少，色红或深红，质稠黏，或夹小血块，舌质红，苔黄腻，脉滑数有力。

证候分析：素有痰热内蕴，随经前经期冲气之偏盛而上逆，扰乱心神，或蒙闭清窍，故精神狂躁，烦乱不安，或语无伦次，头痛失眠；面红目赤，溲黄便结是内热之征；痰滞中阻，故心胸满闷，不思饮食；月经色红，质黏亦为热之象。舌质红，苔黄腻，脉滑数有力是痰热之征。

治法：清热化痰，宁心安神。

方药：生铁落饮（《医学心悟》）加郁金、川连。

天冬　麦冬　贝母　胆星　橘红　远志　连翘　茯苓　茯神　玄参　钩藤　丹参　辰砂　石菖蒲　生铁落

原方治狂症由痰火结聚所致，或伤风阳明，邪热所发痰火者。

方中生铁落重镇降逆，胆星、贝母、橘红清热涤痰，菖蒲、远志、辰砂宣窍安神，二冬、玄参、连翘、钩藤、川连养阴清热，郁金疏肝理气。使热去痰除，则神清志定而病自除。

加减：大便秘结者，加生大黄、礞石；痰多者加天竺黄。

（二）急症处理

患者在症状发作期内，可配合针灸治疗，选用三阴交、合谷、内关等穴位，并可选用以下西药：

1. 苯巴比妥片 0.03g，口服，每日 2~3 次；安定片 2.5~5mg，口服，每晚 1 次。

2. 谷维素 10~20mg，口服，每日 3 次。

3. 维生素 B_6 20~40mg，口服，每日 3 次。

（三）预防与调摄

本病多因情志所伤，除药物治疗外，必须进行心理疏导，针对患者的思想情绪，进行解释安慰，同时将本病的生理、病理特点解释清楚，让其主动配合治疗。在发病期间应适当休息，避免情绪紧张，注意饮食均衡，才能获得较好疗效。

（四）临证参考

现代研究发现，临床上此证多见于平日精神紧张、烦躁、忧郁和感觉过敏的妇女。并发现催乳素在致病因素上起重要作用。如临床上用溴隐亭治疗经前紧张综合征时，发现血中催乳素显著下降，同时伴随全身症状减轻，说明血中催乳素过多是产生本病的一个重要因素。同时，也有学者发现本病的部分患者常有月经期缩短，无排卵周期，或黄体功能障碍等月经失调的现象，因而认为本病可能与体内雌激素和孕激素的比值升高有关。

细目十九　绝经前后诸证

要点一　概述

妇女在绝经期前后，围绕月经紊乱或绝经出现明显不适证候，如烘热汗出、烦躁易怒、潮热面红、眩晕耳鸣、心悸失眠、腰背酸楚、面浮肢肿、情志不宁等症状，称为绝经前后诸证，亦称“经断前后诸证”。这些证候往往三三两两，轻重不一，参差出现，持续时间或长或短，短者仅数月，长者迁延数年。甚者可影响生活和工作，降低生活质量，危害妇女身心健康。

要点二　病因病机

《素问·上古天真论》曰：“女子七岁，肾气盛，齿更发长；二七而天癸至，任脉通，太冲脉盛，月事以时下，故有子……七七，任脉虚，太冲脉衰少，天癸竭，地道不通，故形坏而无子也。”这是女性生长发育、生殖与衰老的自然规律，多数妇女可以顺利度过，但部分妇女则由于体质、产育、疾病、营养、劳逸、社会环境、精神因素等方面的原因，不能很好地调节这一生理变化，使得肾阴阳平衡失调而导致本病。另外，肾阴阳失调，常涉及其他脏腑，尤以心、肝、脾为主。若肾阴不足，不能上济心火，则心火偏亢；乙癸同源，肾阴不足，精亏不能化血，导致肝肾阴虚，肝失柔养，肝阳上亢；肾与脾先后天互相充养，脾阳赖肾阳以温煦，肾虚阳衰，火不暖土，又导致脾肾阳虚。

1. 肾阴虚　“七七”之年，肾阴不足，天癸渐竭，若素体阴虚，或多产房劳伤肾耗精，或数脱于血致精血不足，复加忧思失眠，营阴暗耗，肾阴益亏，脏腑失养，"任脉虚，太冲脉衰少，天癸竭"，遂发经断前后诸证。肝肾同居于下焦，乙癸同源。若肾水不足以涵养肝木，易致肝肾阴虚或肝阳上亢。若肾水不足，不能上济于心，心火独亢，热扰心神，神明不安，出现心肾不交。肾阴虚，精亏血少，不能上荣脑，出现脑髓失养等。

2. 肾阳虚　绝经之年，肾气渐虚，若素体肾阳亏虚，或过用寒凉及过度贪凉，可致肾阳虚惫。若命门火衰而不能温煦脾阳，出现脾肾阳虚；若脾肾阳虚，水湿内停，湿聚成痰，易酿成痰湿；或阳气虚弱，无力行血而为瘀，又出现肾虚血瘀。

3. 肾阴阳俱虚　肾藏元阴而寓元阳，阴损及阳，或阳损及阴，真阴真阳不足，不能濡养、温煦脏腑或激发、推动机体的正常生理活动而致诸症丛生。

本病以肾虚为本，肾的阴阳平衡失调，影响到心、肝、脾脏，从而发生一系列的病理变化，出现诸多证候。因妇女一生经、孕、产、乳，数伤于血，易处于"阴常不足，阳常有余"的状态，而且经断前后，肾气虚衰，天癸先竭，所以临床以肾阴虚居多。由于体质或阴阳转化等因素，亦可表现为偏肾阳虚，或阴阳两虚，并由于诸种因素，常可兼夹气郁、瘀血、痰湿等复杂病机。

要点三　诊断及鉴别诊断

（一）诊断

1. 病史　45~55岁的妇女，出现月经紊乱或停闭；或40岁前卵巢功能早衰；或有手术切除双侧卵巢及其他因素损伤双侧卵巢功能病史。

2. 临床表现　月经紊乱或停闭，随之出现烘热汗出、潮热面红、烦躁易怒、头晕耳鸣、心悸失眠、腰背酸楚、面浮肢肿、皮肤蚁行样感、情志不宁等症状。

3. 检查

（1）妇科检查：子宫大小尚正常或偏小。

（2）辅助检查：查性激素 E_2、LH、FSH 等，出现 LH、FSH 增高，绝经后 FSH 增加 20 倍，LH 增加 5~10 倍，FSH/LH>1，E_2 水平降低，典型者呈现二高（高 FSH、LH）一低（低 E_2）的内分泌改变。绝经后 E_2 水平周期性变化消失。

（二）鉴别诊断

1. 眩晕、心悸、水肿　本病症状表现可与某些内科病如眩晕、心悸、水肿等相类似，临证时应注意鉴别。

2. 癥瘕　经断前后的年龄为好发之期，如出现月经过多或经断复来，或有下腹疼痛，浮肿，或带下五色，气味臭秽，或身体骤然明显消瘦等症状者，应详加诊察，必要时结合西医学的辅助检查，明确诊断，以免贻误病情。

要点四　辨证论治

绝经前后诸证以肾虚为本，治疗上应注重滋肾益阴，佐以扶阳，调养冲任，充养天癸，平调肾中阴阳。清热不宜过于苦寒，祛寒不宜过于温燥，更不可妄用攻伐，以免犯"虚虚"之戒。并注意有无心肝郁火、脾虚、痰湿、瘀血之兼夹证而综合施治。

（一）分证论治

1. 肾阴虚证

主要证候：绝经前后，月经紊乱，月经提前量少或量多，或崩或漏，经色鲜红；头晕目眩，耳鸣，头部面颊阵发性烘热，汗出，五心烦热，腰膝酸疼，足跟疼痛，或皮肤干燥、瘙痒，口干便结，尿少色黄；舌红，少苔，脉细数。

证候分析：绝经前后，肾阴虚冲任失调，则月经提前或先后、多少不定；肾阴日衰，阴虚不能上荣于头目脑髓，故头目眩晕而耳鸣；阴不维阳，虚阳上越，故头面烘热，汗出，五心烦热；肾虚则腰膝和足跟疼痛；阴虚血燥生风，故皮肤干燥或瘙痒；阴虚内热，故口干便秘溺短赤；舌红，少苔，脉细数均为阴虚之象。

治法：滋养肾阴，佐以潜阳。

方药：左归丸（方见崩漏）合二至丸（方见经期延长）加制首乌、龟甲。

加减：若出现双目干涩等肝肾阴虚证时，宜滋肾养肝，平肝潜阳，加枸杞子、菊花、沙苑子；若头痛、眩晕较甚者，加天麻、钩藤、珍珠母以增平肝息风镇潜之效。

若心肾不交，并见心烦不宁，失眠多梦，甚至情志异常，舌红，少苔或薄苔，脉细数。治宜滋肾宁心安神，方用百合地黄汤（《金匮要略》）合甘麦大枣汤（《金匮要略》）合黄连阿胶汤（《伤寒论》）加减。

2. 肾阳虚证

主要证候：经断前后，经行量多，经色淡暗，或崩中漏下；精神萎靡，面色晦暗，腰背冷痛，小便清长，夜尿频数，或面浮肢肿；舌淡，或胖嫩边有齿印；苔薄白，脉沉细弱。

证候分析：肾虚封藏失职，冲任不固，不能约制经血则月经量多，经色淡暗，或崩中漏下；肾阳虚惫，命门火衰，阳气不能外达，经脉失于温煦，故面色晦暗，精神萎靡；肾阳虚，失于温煦，不能蒸腾，膀胱气化无力，则小便清长，夜尿频数；水湿内停，泛溢肌肤则面浮肢肿，舌淡或胖嫩，边有齿印；苔薄白，脉沉细弱皆肾阳虚衰之象。

治法：温肾扶阳。

方药：右归丸（方见崩漏）加减。

加减：若月经量多或崩中漏下者，加川断、赤石脂、补骨脂，以增温肾固冲止崩之功效；若腰背冷痛明显者，加川椒、鹿角片，以增补肾扶阳、温补督脉之效；若胸闷痰多，加瓜蒌、丹参、法半夏以化痰祛瘀；肌肤面目浮肿，酌加茯苓、泽泻、冬瓜皮。

3. 肾阴阳俱虚证

主要证候：经断前后，月经紊乱，量少或多；乍寒乍热，烘热汗出，头晕耳鸣，健忘，腰背冷痛；舌淡，苔薄，脉沉弱。

证候分析：肾阴阳俱虚，冲任失调，月经紊乱，量少或多；阴阳失衡，营卫不和，则乍寒乍热，烘热汗出；肾虚精亏，脑髓失养，则头晕耳鸣，健忘；肾阳不足，失于温煦，则腰背冷痛；舌淡，苔薄，脉沉弱，均为肾阴阳俱虚之征。

治法：阴阳双补。

方药：二仙汤（《中医方剂临床手册》）合二至丸加菟丝子、何首乌、龙骨、牡蛎。

仙茅　淫羊藿　巴戟天　当归　盐知母　盐黄柏

原方主治肾阴阳不足之月经疾病。

方中仙茅、淫羊藿、巴戟天、菟丝子温补肾阳，旱莲草、女贞子、制首乌补肾育阴，生龙牡滋阴潜阳敛汗，知母、黄柏滋肾坚阴，当归养血和血。

加减：若便溏者，去润肠之当归，加茯苓、炒白术以健脾止泻。

（二）转归与预后

本病持续时间长短不一，短则几个月或2~3年，严重者可长达5~10年，该阶段若对肾气衰退，天癸渐竭，未能引起足够的重视并施以必要的改善措施，或因长期失治或误治等，易发生情志异常、心悸、心痛、贫血、骨质疏松症等疾患。

（三）预防与调摄

定期进行体格检查、妇科检查、防癌检查、内分泌学检查；若因癥瘕行开腹手术，应尽量保留或不损伤无病变的卵巢组织；维持适度的性生活，调畅情志，防止心理早衰；适当散步、参加各项体育锻炼，增强体质，调节阴阳气血；注意劳逸结合，生活规律，睡眠充足，避免过度疲劳和紧张；饮食应适当限制高脂、高糖类物质的摄入，注意补充新鲜水果蔬菜及钙钾等矿物质；进入绝经前后期，注重参加社会保健，每年定期全面体检一次，完善各项目的检验，有一个系统的肿瘤筛查医疗保健措施。

（四）临证参考

随着社会的高龄化，本病的发生亦与日俱增，成为人们关注的热点。经断前后诸证的病理是十分复杂的，其中寒热错杂尤为明显，可分为如下三种。

热多寒少，重在阴虚心肝火偏旺：一般来说，经断前后诸证多属阴虚火旺，临证可见阴虚心肾之火偏旺，兼有胃寒证，可见月经偏多，烘热出汗频作，心烦寐差，口渴喜饮，心情不畅，时或烦躁，神不守舍，但又伴胸脘作胀冷感，喜热按，或有胃病史。这种热多寒少的病理变化，在治疗上滋阴清热法中亦应照顾胃脘的寒性病变。其次，阴虚心肝火旺兼有轻度肾阳虚寒，可见月经愆期、闭止，烘热出汗频作，头晕头痛，烦躁失眠，胸闷心悸，口渴咽干，情怀不畅，但又伴有小腹作胀有冷感，腰酸尿频等。在治疗上，滋阴清热法中应照顾肾阳虚寒的一面。

热少寒多，重在脾肾阳虚：这类病证虽为少数，但因体质等因素亦有出现。热少者指心肝气火偏旺，在发病时表现的症状稍少一些，寒多以脾肾阳虚，气化不利，水湿潴留或泛滥的症状较为明显，可见浮肿尿少，经闭形寒，轻度烘热出汗，头昏烦躁，寐差，神疲等，治疗当以温阳利水中照顾到清心安神等。阳虚气滞，血行不利，凝结为血瘀者，可见经行腹痛，血暗黑多块或有膜样，腰酸小腹冷感，轻度烘热出汗，胸闷烦躁失眠等，治疗亦当补肾温阳，佐以清心化瘀。

寒热参半，阴阳失调：寒热参半，绝大部分是阴阳俱虚、肝热脾寒的复杂病变。在选用方药上要尽可能避免相互之间的矛盾冲突，注意到寒热用药的脏腑归经，使滋阴清热之味不碍及祛寒，祛寒温阳不影响到清热，方能获得较好效果。

中医药对本病的防治，鉴于其能调理脏腑，尤以调整肾阴阳失调从根治疗本病，尚未发现有毒副作用，日益为世界所瞩目。除了药物治疗以外，心理疏导、家庭配合、社会调节、生活调摄等方面的辅助疗法，在各个环节防治措施的密切协同作用下，在进入围绝经期前防治“未病”，使得进入经断前后期时，身体各器官的退行性改变相对缓慢出现，从而减少诸证的发生。

细目二十　经水早断

要点一　概述

女性40岁之前出现月经停止3个周期以上或6个月以上，伴潮热汗出、性欲低下、性交痛、心烦失眠、不孕等症状，称为“经水早断”。

西医学的卵巢早衰可参照本病辨证治疗。

要点二　病因病机

经水早断的主要病机是肾-天癸-冲任-胞宫轴失常，肾虚是其根本，心肝脾功能失调是重要因素。常见的病因是肝肾阴虚、肾虚肝郁、脾肾阳虚、心肾不交、肾虚血瘀、气血虚弱。

1. 肝肾阴虚　先天不足、早婚多产、房事不节等导致肾中精气不足或素体肝血不足，日久累及肾，致肝肾阴虚，冲任失养，血海不能满溢，遂致经水早断。

2. 肾虚肝郁　肾虚精血匮乏，肝失疏泄，气机不利，冲任失调，血海不能按时满溢，遂致经水早断。

3. 脾肾阳虚　感受寒邪，或过食寒凉生冷，损伤脾阳，脾阳不振，损及肾阳；或肾阳不足，命火虚衰，不能温煦脾阳，而致脾肾阳虚，冲任胞宫虚寒，遂致经水早断。

4. 心肾不交　平素积虑伤心，或久病伤阴，房事过度等，导致阴精暗耗，肾水不足，不能上济于心，则心火独亢，心火不能下交于肾，致经水生化乏源，冲任不满，而致经水早断。

5. 肾虚血瘀　素禀肾气不足，或房劳多产，或久病不愈，损伤肾气，气虚运血无力，瘀阻脉络，冲任血海不能满溢，遂致经水早断。

6. 气血虚弱　素体虚弱，或脾胃虚弱，化源不足，或大病久病，致气血虚弱，胞脉失养，血海不能满溢，遂致经水早断。

要点三　诊断及鉴别诊断

（一）诊断

1. 病史　发病年龄在40岁以前，多数患者无明显诱因。少数患者有家族遗传史；自身免疫性疾病引起的免疫性卵巢炎病史；盆腔放射、全身化疗、服用免疫抑制剂及生殖器官手术等医源性损伤史；吸烟饮酒、有毒有害物质接触史；或在发病前有精神刺激史。

2. 症状　经水早断患者一般于40岁之前出现月经停止3个周期以上或6个月以上；部分患者或可出现潮热等绝经过渡期症状。

3. 检查

(1) 妇科检查：生殖器官萎缩，阴道黏膜变薄、皱襞消失。

(2) 辅助检查：间隔一个月持续两次以上卵泡刺激素（FSH）>40U/L和雌激素水平下降。

（二）鉴别诊断

1. 与月经后期的鉴别　月经周期延后7天以上，甚至3~5个月一行，连续出现2个周期以上。

2. 与经断前后诸证的鉴别　经断前后诸证指妇女在经断前后，出现烘热汗出，烦躁易怒，潮热面红，失眠健忘，精神倦怠，头晕目眩，耳鸣心悸，腰背酸痛，手足心热，或伴月经紊乱等与绝经有关的症状。

要点四　辨证论治

本病以肾虚为本，累及心、肝、脾多脏。辨证当审证求因，结合舌脉综合分析。补肾贯穿治疗始终。在治疗中勿破血行气；应补中有通，通中有养；补肾兼顾养血、疏肝、健脾、清心之法。

（一）分证论治

1. 肝肾阴虚证

主要证候：闭经；腰酸膝软，头晕耳鸣，两目干涩，五心烦热，潮热汗出，失眠多梦，阴户干涩；舌红，少苔，脉弦细数。

证候分析：肝肾阴虚，精血亏少，冲任气血不充，血海不能满盈，故闭经；精血亏少，外府不荣，故腰酸膝软；阴血不足，清窍失养，故头晕耳鸣，两目干涩；阴虚内热，热灼阴血，故五心烦热，阴户干涩；热邪迫津外泄，故潮热汗出；热扰心神，故失眠多梦。舌红，少苔，脉弦细数，为肝肾阴虚之征。

治法:滋补肝肾,养血调经。

方药:左归丸(方见崩漏)或百灵育阴汤(《韩氏女科》)。

百灵育阴汤:熟地黄　白芍　山茱萸　山药　川续断　桑寄生　怀牛膝　龟甲　牡蛎　阿胶　杜仲　海螵蛸　生甘草

百灵育阴汤原方治肝肾阴虚,冲任失养而致月经后期、闭经及不孕。

方中熟地黄、山茱萸、山药滋补肝肾,填精益髓;杜仲、海螵蛸、阿胶、龟甲、牡蛎均为血肉有情之品,有滋补肝肾、生精益髓之效,叶天士称阿胶为"滋补奇经八脉之良药";续断、桑寄生、杜仲补益肝肾,强筋骨,养血调冲;白芍柔肝养血敛阴;怀牛膝补肝肾,活血祛瘀,引血下行;生甘草补虚并调和诸药。全方共奏滋补肝肾、养血调经之效。若阴虚阳亢,头晕目眩,酌加石决明、木贼草、钩藤以育阴潜阳。

2. 肾虚肝郁证

主要证候:闭经;腰酸膝软,烘热汗出,精神抑郁,胸闷叹息,烦躁易怒;舌质暗淡,苔薄黄,脉弦细,尺脉无力。

证候分析:肾虚,精血亏少,冲任气血不充,血海空虚,故闭经;肾虚不能化生精血,腰府失养,故腰膝酸软;虚热迫津外泄,故烘热汗出;肝郁气滞,气机不利,故烦躁易怒,精神抑郁,胸闷叹息。舌质暗淡,苔薄黄,脉弦细尺脉无力,为肾虚肝郁之征。

治法:补肾疏肝,理气调经。

方药:一贯煎(《续名医类案》)。

一贯煎:沙参　麦冬　当归　生地黄　川楝子　枸杞子

原方主治胁痛吞酸,吐酸,疝瘕,一切肝病。

方中当归、枸杞子滋养肝肾;沙参、麦冬、生地黄滋阴养血;川楝子疏肝理气。全方共奏补肾疏肝、理气调经之功。若烦急,胁痛或乳房胀痛,酌加柴胡、郁金以疏肝清热;若口干渴,大便结,脉数,酌加黄芩、知母、大黄以清热泻火。偏于肝郁者可用百灵调肝汤(《韩氏女科》)。

3. 脾肾阳虚证

主要证候:闭经;面浮肢肿,腹中冷痛,畏寒肢冷,腰酸膝软,性欲淡漠,带下清冷,久泻久痢或五更泻;舌淡胖,边有齿痕,苔白滑,脉沉迟无力或脉沉迟弱。

证候分析:阳虚内寒,脏腑失养,精血化生乏源,冲任气血不充,血海空虚,故闭经;脾肾阳虚,水湿泛溢,故面浮肢肿;阳虚,胞宫失于温煦,故腹中冷痛;肾虚,外府不荣,故腰酸膝软;肾阳虚,阳气不达于外,故畏寒肢冷;肾阳虚,命火不足,故性欲淡漠;湿邪下注任、带,故带下清冷;火不暖土,脾阳不足,故久泻久痢或五更泻。舌淡胖,边有齿痕,苔白滑,脉沉迟无力或脉沉迟弱,为脾肾阳虚之征。

治法:温肾健脾,养血调经。

方药:毓麟珠(《景岳全书》)。

鹿角霜　川芎　白芍　白术　茯苓　川椒　人参　当归　杜仲　炙甘草　菟丝子　熟地黄

原方主治妇人血气俱虚,经脉不调,不受孕者。

方中四物汤补血,四君子汤补气;菟丝子、杜仲、鹿角霜温养肝肾;佐以川椒温督脉。全方共奏温肾健脾、养血调经之功。若形体肥胖、痰涎壅盛,酌加半夏、陈皮健脾燥湿化痰;若大便溏薄,酌加薏苡仁健脾除湿。

4. 心肾不交证

主要证候:闭经;心烦不寐,心悸怔忡,失眠健忘,头晕耳鸣,腰酸膝软,口燥咽干,五心烦热;舌尖红,苔薄白,脉细数或尺脉无力。

证候分析:肾水不足,心火偏亢,消烁阴液,血海不充,故闭经;水火不济,热扰心神,故心烦不寐,心悸怔忡;精血不充,髓海失养,故失眠健忘,头晕耳鸣;肾精亏少,外府不荣,故腰酸膝软;阴虚内热,煎烁津液,故五心烦热,口燥咽干。舌尖红,苔薄白,脉细数或尺脉无力,为心肾不交之征。

治法:清心降火,补肾调经。

方药:黄连阿胶汤(《伤寒论》)。

黄连　阿胶　黄芩　鸡子黄　芍药

原方主治心肾不足,阴虚火旺所致心烦失眠。

方中黄连、黄芩泻心火,使心气下交于肾;阿胶、鸡子黄、芍药滋肾阴,使肾水上济于心。全方共奏清心降火、补肾调经之效。若口干不欲饮,加北沙参、天花粉、石斛养阴清热以生津。

5. 肾虚血瘀证

主要证候:闭经;头晕耳鸣,腰酸膝软,口干不欲饮,胸闷胁痛,口唇紫暗;舌质紫暗,边有瘀点、瘀斑,苔薄白,脉沉涩无力。

证候分析:肾虚血瘀,冲任瘀阻,血海不能满溢,故闭经;肾开窍于耳,肾虚,故头晕耳鸣;

腰为肾之外府，肾虚，故腰膝酸软；瘀血内阻，津液不能上承，故口干不欲饮；瘀阻气机，故胸闷胁痛，口唇紫暗。舌质紫暗，边有瘀点或瘀斑，苔薄白，脉沉涩无力，为肾虚血瘀之征。

治法：补肾益气，活血调经。

方药：肾气丸（方见经行浮肿）合失笑散（方见月经过多）。

若偏肾阳虚，症见畏寒肢冷、下肢尤甚，加肉桂、淫羊藿以温补肾阳，引火归原。

6. 气血虚弱证

主要证候：闭经；神疲肢倦，头晕眼花，心悸气短，面色萎黄；舌质淡，苔薄白，脉细弱或沉缓。

证候分析：气血不足，冲任空虚，血海不足，故闭经；气虚中阳不振，故神疲肢倦；气血不足，髓海失养，故头晕眼花；血虚则无以养心神、荣头面，故心悸气短，面色萎黄。舌质淡，苔薄白，脉细弱或沉缓，为气血虚弱之征。

治法：补气养血，和营调经。

方药：人参养荣汤（《太平惠民和剂局方》）。

人参　黄芪　白术　茯苓　陈皮　甘草　熟地黄　当归　白芍　五味子　远志　肉桂

原方主治气血不足，心虚惊悸之证。

方中人参、黄芪补气健脾；白术、茯苓、甘草健脾养胃；陈皮理气健脾；熟地黄、当归、白芍滋阴养血；远志安神定志；五味子益气养阴；肉桂温通经脉。全方共奏补气养血、和营调经之效。若失眠多梦，酌加合欢皮、夜交藤，养心安神；若食少便溏，酌加炒扁豆、薏苡仁健脾渗湿。

（二）预后与转归

本病治疗较为棘手，预后一般。

（三）临证参考

本病以肾虚为本，与心肝脾相关。临证重在辨其脏腑，通过四诊对本病进行客观、全面分析，辨证论治，遣方用药。

细目二十一　经断复来

要点一　概述

绝经期妇女月经停止1年及1年以上，又再次出现子宫出血，称为经断复来。亦称为“年老经水复行”，或称为“妇人经断复来”。

要点二　病因病机

经断复来见于老年妇女，其一生经历了经、孕、产、乳等数伤阴血的阶段，年届七七，肾气虚，天癸竭，太冲脉衰少，地道不通，经水断绝。当进入老年期后，肾水阴虚逐渐影响他脏，或脾虚肝郁、冲任失固，或湿热下注，或血热，或湿毒瘀结损伤冲任，以致经断复行。

1. 脾虚肝郁　脾统血，肝藏血。本因脾气不足，加之思虑劳倦，或忧郁过度，使脾气愈伤。中气不足，脾失所统，肝失所藏，冲任失固，而致经断复来。

2. 肾阴虚　老年妇人肾阴本虚，加之房劳损伤，复伤肾精。肾精不足，肝失润养，相火妄动，热扰冲任，而致经断复行。

3. 湿热下注　脾主运化，脾虚运化失职，郁久化热则湿热内生，或恣食膏粱厚味，或感受湿热之邪，湿浊下注，损伤带脉，迫血妄行，故致经断复行。

4. 血热　素体阳盛，或过食温燥之品，燥热内蕴，或感受热邪，或怒动肝火，火热损伤冲任，迫血妄行，致经断复来。

5. 湿毒瘀结　素体虚弱，或房事所伤，或经期、产后不洁，湿毒秽浊之邪乘虚侵及冲任、胞宫，日久瘀结，血不得归经，故致经断复来。

要点三　诊断及鉴别诊断

（一）诊断

1. 病史　有早婚、多产或情志所伤史，注意询问既往月经情况、绝经年龄、绝经后有无白带增多及有无异臭味，有无性交出血史或癥瘕病史。

2. 临床表现　自然绝经1年后发生阴道出血，出血量多少不一，持续时间长短不定，部分患者白带增多，呈血性或脓血样，有臭味，或伴有下腹痛、下腹部包块、低热等。如出血反复发作，或经久不止，或伴腹胀、消瘦等，要注意恶性病变。

3. 检查

（1）妇科检查：注意阴道出血及分泌物情况，子宫颈、宫体、附件、包块及疼痛情况；注意腹股沟及其他浅表淋巴结是否肿大等。

（2）辅助检查：出血来自宫颈组织，可行宫颈防癌检查，包括宫颈细胞学检查（TCT）和引起宫颈癌的病毒检测（HPV）。可在阴道镜的指引下行宫颈组织检查；宫腔出血者常规行分段诊刮，刮出物送病理检查；亦可行宫腔镜检查，于可疑处活检，送病理检查；若血清 E_2 水平升高多提示卵巢存在分泌性激素肿瘤。子宫体增大或盆腔包块者，经腹或经阴道 B 超检查，或 CT、MRI 均有助于诊断。同时血中红细胞沉降率明显增高，碱性磷酸酶、乳酸脱氢酶或转氨酶、CA125 检测的升高多见于恶性肿瘤。

（二）鉴别诊断

1. 宫颈癌 阴道不规则出血，常为接触性出血，或见血性带下，量时多时少，也可大量出血；严重者可见下腹胀痛，腰痛，一侧或两侧下腹痉挛性疼痛；妇科检查见宫颈糜烂严重或呈菜花样改变；需行宫颈液基薄层细胞学检查（TCT 检查），阴道镜检查及活检以确诊。

2. 宫颈炎 表现为宫颈糜烂或息肉时均可见接触性出血，TCT 呈良性反应。

3. 宫颈结核 表现为阴道不规则出血，伴白带增多，局部见多个溃疡，甚至呈菜花样赘生物。可局部活检。

4. 子宫肉瘤或子宫内膜癌 子宫出血反复量多，子宫增大等，须行诊刮以确诊。

要点四 辨证论治

本病主要表现为经断后出血，出血量一般不多，因此，辨出血的色质及伴随证候是辨本病属虚、属实的关键。一般来讲，血色淡，质稀者多属脾虚；色鲜红，质稠者多属肾阴虚；色红，夹有白带，质黏稠，有味者多属湿热；色深红，质稠，带下增多，色黄，有臭味者多属血热；色暗，夹有杂色带下，恶臭者多属湿毒。兼见神疲乏力，情志抑郁，脉弦无力者，多病在肝、脾；腰膝酸软，五心烦热，脉细数者，病在肾；外阴瘙痒，口苦咽干，舌质红，苔黄腻者，多因湿热。

注意参考各种检查结果，辨明属良性或恶性。一般年龄愈大，出血时间愈长，或出血离绝经时间愈远，反复发作，下腹部肿块增长速度快，伴腹水、恶病质或红细胞沉降率异常增快者，恶性病变的可能性较大。治疗首分良性恶性，良性者当以固摄冲任为大法，或补虚或攻邪，或扶正祛邪；恶性病变者应采用多种方法（包括手术、放疗、化疗）综合治疗。

（一）分证论治

1. 脾虚肝郁证

主要证候：经断后阴道出血，量少，色淡，质稀，气短懒言，神疲肢倦，食少腹胀，胁肋胀满；舌苔薄白，脉弦无力。

证候分析：素体虚弱，或思虑劳倦过度，或饮食失调复伤，脾气不足，统摄无权，冲任不固，故经断复来；脾气虚，故量少，色淡，质稀；气虚阳气不布故气短懒言，神疲肢倦；脾失健运，故食少腹胀；肝失条达，气机不畅，故胁肋胀满；苔薄白，脉弦无力为脾虚肝郁之征。

治法：健脾调肝，安冲止血。

方药：安老汤（《傅青主女科》）。

党参　黄芪　白术　熟地黄　山茱萸　当归　阿胶　制香附　木耳炭　黑荆芥穗　甘草

原方治年老经水复行。

方中党参、白术健脾益气，黄芪补益中气、升清阳，熟地黄、山茱萸、当归滋补阴血，阿胶固冲止血，制香附疏肝理气，木耳炭固涩止血，黑荆芥穗疏风止血，甘草调和诸药。

加减：若兼有心悸失眠者，加桂圆、炒枣仁以养心安神。若心烦易怒，胁胀明显者，加牡丹皮、生白芍以养血柔肝。

2. 肾阴虚证

主要证候：经断后阴道出血，量少，色鲜红，质稠，腰膝酸软，潮热盗汗，头晕耳鸣，口咽干燥；舌质偏红，少苔，脉细数。

证候分析：素体阴亏，或早婚多产，或久病伤阴，或房事不节，肾阴不足，相火妄动，下扰血室，迫血妄行，故经断复来；阴虚有热，故量少，色鲜红，质稠；腰为肾之府，肾虚腰失所养，故腰膝酸软；阴不制阳，阳亢于上，故潮热盗汗；肾阴不足，髓海空虚，清窍失养，故头晕耳鸣；阴虚津液不足故口咽干燥；舌红，少苔，脉细数，均为阴虚有热之征。

治法：滋阴清热，安冲止血。

方药：知柏地黄汤（《医宗金鉴》）加阿胶、龟甲。

知母　黄柏　熟地黄　山药　山茱萸　牡丹皮　泽泻　茯苓

方中知母、黄柏滋阴清热、泻相火，熟地、山药、山萸补益肝肾之阴，丹皮清热凉血，泽泻清泄相火，茯苓健脾利湿，阿胶养血止血，龟甲滋阴固冲止血。

加减：若兼有心烦急躁者，加郁金、栀子以疏肝清热；若夜尿频者，加菟丝子、覆盆子、益智仁以补肾固涩缩泉。

3. 湿热下注证

主要证候：绝经后阴道出血，色红或紫红，量较多，平时带下色黄有臭味，外阴及阴道瘙痒，口苦咽干，疲惫无力，纳谷不馨，大便不爽，小便短赤；舌质偏红，苔黄腻，脉弦细数。

证候分析：湿浊下注，热邪伤络，血溢下而经断复行，经色红；湿热互结于任带，故外阴、阴道瘙痒，夹有黄带；热盛于内，故口苦咽干，小便短赤；湿邪黏滞，故大便不爽；苔黄腻，脉滑数均为湿热下注之征。

治法：清热利湿，止血凉血。

方药：易黄汤（《傅青主女科》）加黄芩、茯苓、泽泻、侧柏叶、大小蓟。

黄柏　山药　芡实　车前子　白果

原方治湿热下注，任带不足发为黄带。

方中芡实、山药平补肺脾肾，通利水道而水气自利，白果、山药补任脉之虚，三药重在扶正。祛邪以黄柏，泻肾中之火，清湿热。车前子清热利湿，使湿邪有出路。

加减：若兼有心烦急躁者，加栀子以泻肝清热。

4. 血热证

主要证候：自然绝经1年以上经水复来，色深红，质稠，带下增多，色黄，有臭味，口苦口干，小便短赤，大便秘结，舌红，苔黄，脉弦滑。

证候分析：热伤冲任，迫血妄行，故经水复来；血被热灼，故血色深红，质稠；热灼伤津，故口苦咽干，小便短赤，大便秘结；热毒灼伤胞脉，故带下色黄，有臭味。舌红，苔黄，脉弦滑，也为血热之征。

治法：清热凉血，固冲止血。

方药：益阴煎（《医宗金鉴》）加生牡蛎、茜根、地榆。

生地　知母　黄柏　生龟甲　砂仁　炙甘草

方中生地、茜根、地榆清热凉血止血；知母、黄柏滋阴清热泻火；生龟甲、生牡蛎固冲止血；稍佐砂仁养胃醒脾，行气宽中。全方清热凉血泻火，血无热迫，冲任自固，血无妄行之弊矣。

加减：若带下量多者，酌加车前子、土茯苓、薏苡仁；出血量多或反复发作，气味腐臭者，酌加白花蛇舌草、七叶一枝花、半枝莲。

5. 湿毒瘀结证

主要证候：绝经后复见阴道出血，量少，淋漓不断，夹有杂色带下，恶臭，小腹疼痛，低热起伏，神疲，形体消瘦；舌质暗，或有瘀斑，苔白腻，脉细弱。

证候分析：家族或体质因素，加之经期、产后摄生不慎，感受湿毒之邪，日久瘀结，损伤胞宫胞络，故经断复行，瘀滞内阻，故量少，淋漓不断，湿毒下注，故带下恶臭，湿毒瘀结，阻滞气机，不通则痛，故小腹疼痛，瘀久化热，形体消瘦。

治法：利湿解毒，化瘀散结。

方药：萆薢渗湿汤（《疡科心得集》）合桂枝茯苓丸（方见经期延长）去滑石，加黄芪、三七。

萆薢　薏苡仁　黄柏　赤茯苓　丹皮　泽泻　通草　滑石

萆薢渗湿汤原方治湿热下注证之阴痒。

方中萆薢、赤茯苓、泽泻、通草淡渗利湿，黄柏清下焦湿热且能解毒，生苡仁健脾利湿、清热解毒，桂枝温经通阳以行滞，丹皮、赤芍、桃仁活血化瘀散结，生黄芪健脾益气，且可利水祛湿，三七粉化瘀止血。

加减：若带下恶臭明显者，加败酱草、土茯苓、白花蛇舌草以清热解毒；下腹包块，疼痛拒按者，加三棱、莪术以活血化瘀，消癥止痛。

（二）转归与预后

绝经后再度出血，一定要认真进行有关检查，如诊断性刮宫、宫腔镜、阴道镜检查，以及宫颈活组织和子宫内膜病理检查，或行卵巢及垂体有关的内分泌检查，辨明是真的经断复来还是隐藏了其他病变，尤应排除恶性变。如经检查未发现异常时，仍要定期动态进行追踪观察，防止变生凶险之症。

（三）预防与调摄

注意绝经期卫生的保健，保持心情舒畅，克服紧张情绪；应定期行妇科检查，并在专科医师指导下拟定治疗方案，如确实需要者，可进行激素替代疗法，中医药治疗本病有一定优势；绝经后应取出宫内节育器；慎起居，节饮食，忌房事过度，不妄作劳。若发现带下量多，下腹部包块，或阴道出血，应及时就诊。

（四）临证参考

老年经断复来，实际上是一种老年性子宫出血病证。目前发现为体虚慢性炎症所致，以及少数女性内分泌激素尚未全竭，导致子宫出血较为多见，虽与湿热、血瘀有关，但在辨治上要着眼于阴虚火旺与肝热脾虚两因。阴虚火旺者，除知柏地黄丸（汤）外，常可用二至地黄丸（汤）加入五味子、地榆炭、鹿衔草、太子参等。必要时尚须加入清肝宁心之品，如钩藤、莲子心、炒枣仁、紫贝齿等。老年期肝热脾虚者，几乎占据与阴虚火旺相等同的地位，治疗上既要清肝解郁，又要健脾宁心。清肝解郁者，需用丹栀逍遥散；健脾宁心者，需用归脾丸。因此，多用丹栀逍遥散合归脾丸（汤）加减，药用炒山栀、钩藤、鹿衔草、炒柴胡、白芍、白术、茯苓、黄芪、党参、煨木香、炒枣仁、炙远志、陈棕炭、血余炭等，连服之。如湿热比较明显者，亦只能加入碧玉散、侧柏叶等品；血瘀明显者，加入炒五灵脂、炒蒲黄等品。总之，老年复经，以虚为主，阴虚脾弱乃是治疗的始终着眼点。

在治疗本病证时，尚需要考虑这一时期，容易发生恶性病证，注意因恶性肿瘤而出现老年经断复来者。江苏妇科名老中医王慎贤用蜀羊泉 15~30g，地榆 10~15g，红枣 3 枚，煎汤代茶，常服有预防作用。必要时加入半枝莲 10~15g，白花蛇舌草 15~30g，仙鹤草 10~15g。如恶性肿瘤后期气血大虚者，除蜀羊泉散外，必须应用黄芪，而且要重用，一般用量在 30~50g，太子参或党参、炒当归、白芍、甘草等随证加入，该经验可资参考。如确诊为恶性肿瘤，必须按该肿瘤的治疗方法综合治疗。

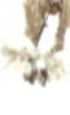

第九单元 带 下 病

细目一 概 述

要点 带下病的概述

带下病是指带下量明显增多或减少，色、质、气味发生异常，或伴有全身或局部症状者。带下明显增多者称为带下过多；带下明显减少者称为带下过少。在某些生理性情况下也可出现带下量增多或减少，如妇女在月经期前后、排卵期、妊娠期其带下量增多而无其他不适者，为生理性带下；绝经前后白带减少而无明显不适者，也为生理现象，均不作病论。

带下一词首见于《素问·骨空论》："任脉为病……女子带下瘕聚。"带下有广义和狭义之分。广义带下病是泛指经、带、胎、产、杂等妇科疾病，因其多发生在带脉以下，故古人称妇产科医生为带下医。狭义带下又有生理与病理之分。生理性带下属于妇女体内的一种阴液，是由胞宫渗润于阴道的白色或透明，无特殊气味的黏液，其量不多。狭义带下的病机，《内经》早已指出是"任脉为病"。带下作为一个独立的病在《诸病源候论》中始有记载。本单元所讨论的为狭义带下病。

细目二 带 下 过 多

要点一 概述

《傅青主女科·带下》载："夫带下俱是湿症"，明确指出了"湿邪"是带下病核心病因。其带下篇中五色带论提及：白带因"湿盛而火衰……湿土之气下陷"；青带因"夫青带乃肝经之湿热……湿亦水之积……而湿实肝木之所恶"；"黄带乃任脉之湿热也"；黑带"是火结于下而不炎于上也……唯以泄火为主，火热退而湿自除矣"；赤带"夫赤带亦湿病……火热故也"。可知傅青主将其分为白带下、青带下、黄带下、黑带下、赤带下5个证型。

1. 白带下

若素体肝气不畅，疏泄功能失司，致脾失健运，胃弱则不能腐熟水谷，水聚成湿，湿浊下注；而肝气郁结，亦可下克脾土，脾气愈虚而水湿不化愈甚，而致带下。

治法：健脾疏肝，化湿止带。

代表方剂：完带汤。

完带汤：白术　山药　人参　白芍　苍术　车前子　甘草　陈皮　黑芥穗　柴胡

2. 青带下

若肝气郁滞，疏泄功能失常，则肝木亏虚，木不克土，反被湿土之气所侮。然肝喜水恶湿，湿邪可致肝郁，肝气不畅，郁而化火，气与湿热互相牵掣，以带脉为道而下，故成青带。

治法：疏肝解郁，泄热止带。

代表方剂：加减逍遥散。

加味逍遥散：柴胡　白芍　茯苓　甘草　陈皮　茵陈　栀子

3. 黄带下

任脉源于肾，口中津液注于任脉化精以入于肾，若下焦有热，津液不化精反化湿，而与热结，煎熬成汁而成黄带。

治法：清热除湿，固肾止带。

代表方剂：易黄汤。

易黄汤：山药　芡实　黄柏　车前子　白果

4. 黑带下

傅青主认为黑带核心病机为"火结于下而不炎于上"，此为火极之变，即胃火太旺，与命门、膀胱、三焦之火合而煎熬成黑带。

治法:泻火退热,除湿止带。

代表方剂:利火汤。

利火汤:大黄　白术　茯苓　车前子　王不留行　黄连　栀子　知母　石膏　刘寄奴

5. 赤带下

若肝经火热内炽,木乘于土,脾土运化功能受损,致湿热之气结于带脉,加之肝藏血功能失于统摄,血渗入带脉,脾气亏虚,升提无力,湿血俱下,故见赤带下。

治法:养血清肝,凉血止带。

代表方剂:清肝止淋汤。

清肝止淋汤:白芍　当归　生地黄　阿胶粉丹皮　黄柏　牛膝　香附　大枣　小黑豆

要点二　病因病机

本病的主要病机是湿邪伤及任带二脉,使任脉不固,带脉失约。湿邪是导致本病的主要原因,但有内外之别。脾、肾、肝三脏功能失调是产生内湿之因。脾虚失运,水湿内生;肾阳虚衰,气化失常,水湿内停;肝郁侮脾,肝火夹脾湿下注。外湿多因久居湿地,或涉水淋雨,或摄生不洁,或不洁性交等,以致感受湿热毒虫邪。

1. 脾虚　素体脾虚,或饮食所伤,或劳倦过度,或忧思气结,损伤脾气,脾虚运化失司,水谷之精微不能上输以化血,反聚而成湿,流注下焦,伤及任带而为带下过多。

2. 肾阳虚　素体阳虚,或房劳多产,或年老体虚,或久病伤肾,肾阳不足,命门火衰,气化失常,水湿下注,任带失约,或因肾气不固,封藏失职,精液滑脱而致带下过多。

3. 阴虚夹湿　素体阴虚,或年老真阴渐亏,或久病失养,暗耗阴津,相火偏旺,阴虚失守,复感湿邪,伤及任带而致带下过多。

4. 湿热下注　经行产后,胞脉空虚,摄生不洁,或淋雨涉水,或久居湿地,感受湿邪,蕴而化热,伤及任带而致;或脾虚生湿,湿蕴化热酿成;或因肝郁化热,肝气乘脾,脾虚失运,肝火夹脾湿流注下焦,损伤任带二脉而致带下过多。

5. 热毒蕴结　摄生不慎,或妇科手术消毒不严,或经期、产后胞脉空虚,忽视卫生,湿毒乘虚直犯阴器、胞宫。或因热甚化火成毒,或湿热遏久成毒,热毒损伤任带二脉而为带下过多。

带下日久,阴液耗损,可致虚实错杂,或虚者更虚,或影响经孕,故应及早防治。

要点三　诊断及鉴别诊断

(一) 诊断

1. 病史　经期、产后余血未净,摄生不洁,或不禁房事,或妇科手术后感染邪毒病史。

2. 临床表现　带下增多,伴有带下的色、质、气味异常,或伴有阴部瘙痒、灼热、疼痛,或兼有尿频尿痛等局部及全身症状。

3. 检查

(1) 妇科检查:可见各类阴道炎、宫颈炎、盆腔炎的炎症体征。三者均可见到带下增多。阴道炎患者阴道分泌物涂片检查阴道清洁度Ⅲ度以上,或可查到滴虫、白念珠菌及其他病原体;宫颈炎患者可见到宫颈糜烂、宫颈肥大、宫颈息肉、宫颈腺体囊肿、慢性宫颈管炎等不同表现;盆腔炎患者除带下增多外,还有子宫及附件区的触痛。

(2) 辅助检查:急性或亚急性盆腔炎者,血白细胞计数增高。必要时行宫颈拭子病原体培养、病变局部活组织检查、卵巢功能检测。B超检查对盆腔炎症及盆腔肿瘤有诊断意义。

(二) 鉴别诊断

1. 带下呈赤色时应与经间期出血、经漏鉴别

(1) 经间期出血:是指月经周期正常,在两次月经之间出现周期性出血,一般持续3~7天,能自行停止。赤带者,其出现无周期性,且月经周期正常。

(2) 经漏:是经血非时而下,淋漓不尽,无正常月经周期可言。而赤带者,月经周期正常。

2. 带下呈赤白带或黄带淋漓时,需与阴疮、子宫黏膜下肌瘤鉴别

(1) 阴疮:阴疮溃破时虽可出现赤白样分泌物,但伴有阴户红肿热痛,或阴户结块,带下病无此症。分泌物出现的部位亦大不相同。

(2) 子宫黏膜下肌瘤:子宫黏膜下肌瘤突入阴道时,可见脓性白带或赤白带,或伴臭味,与黄带、赤带相似,通过妇科检查可见悬吊于阴道内的黏膜下肌瘤,即可鉴别。

3. 带下呈白色时需与白浊鉴别　白浊是指尿窍流出浑浊如米泔样物的一种疾患,多随小便排出,可伴有小便淋沥涩痛。而带下过多,出自阴道。

由于带下过多是一种症状，许多疾病均可引发。若出现大量浆液性黄水或脓性或米汤样恶臭白带时，需警惕宫颈癌、宫体癌或输卵管癌。可通过妇科检查和借助阴道细胞学、宫颈或宫内膜病理检查、B超、宫腔镜及腹腔镜等检查进行鉴别。

要点四 辨证要点

带下过多的辨证要点主要是根据带下的量、色、质、气味的异常以辨寒热虚实。一般而论，带下色淡、质稀者为虚寒；色黄、质稠、有秽臭者为实热。临证时，结合全身症状、舌脉、病史等进行综合分析。

要点五 治疗大法

本病治疗以除湿为主。一般治脾宜运、宜升、宜燥；治肾宜补、宜固、宜涩；湿热和热毒宜清、宜利；阴虚夹湿则补清兼施。虚实夹杂证及实证治疗还需配合外治法。

要点六 辨证论治

（一）分证论治

1. 脾虚证

主要证候：带下量多，色白或淡黄，质稀薄，或如涕如唾，绵绵不断，无臭；面色或萎黄，四肢倦怠，脘胁不舒，纳少便溏，或四肢浮肿；舌淡胖，苔白或腻，脉细缓。

证候分析：脾气虚弱，运化失司，湿邪下注，损伤任带，使任脉不固，带脉失约而为带下过多；脾虚中阳不振，则面色白或萎黄，四肢倦怠；脾虚失运，则纳少便溏，四肢浮肿；舌淡胖，苔白或腻，脉细缓，均为脾虚湿困之征。

治法：健脾益气，升阳除湿。

方药：完带汤（《傅青主女科》）。

人参　白术　白芍　怀山药　苍术　陈皮
柴胡　黑荆芥　车前子　甘草

原方治“终年累月下流白物，如涕如唾，不能自止，甚则臭秽者，所谓白带也”。

方中人参、白术、怀山药、甘草益气健脾，白术重在健脾阳，怀山药重在健脾阴，各药协同为君；苍术、陈皮燥湿健脾，行气和胃；白芍柔肝，轻用柴胡稍佐疏肝解郁，并升阳除湿；黑荆芥入血分，祛风胜湿；车前子利水渗湿。本方为脾胃肝三经同治之方，寓补于散之内，寄消于升之中，重在一个“湿”字，其补、散、升、消，都是为湿邪开路，补虚而不滞邪，以达健脾益气、升阳除湿止带之效。

加减：若气虚重者加黄芪；兼肾虚腰酸者加杜仲、续断、菟丝子；寒凝腹痛者加香附、艾叶；纳呆加砂仁、厚朴；带多日久，滑脱不止者加固涩止带药，如金樱子、芡实、乌贼骨、白果之类。

若脾虚湿蕴化热，症见带下量多，色黄，黏稠，有臭味者，治宜健脾祛湿，清热止带，方用易黄汤（方见经断复来）。

方中山药、芡实健脾化湿；白果补任固涩止带；车前子利水渗湿；黄柏清热燥湿，使热去湿化，带自止。

2. 肾阳虚证

主要证候：带下量多，绵绵不断，质清稀如水；腰酸如折，畏寒肢冷，小腹冷感，面色晦暗，小便清长，或夜尿多，大便溏薄；舌质淡，苔白润，脉沉迟。

证候分析：肾阳不足，命门火衰，封藏失职，精液滑脱而下，故带下量多，绵绵不断，质清稀如水；腰为肾之府，故肾虚则腰酸如折；肾阳不足，不能温煦胞宫，故小腹冷痛；阳气不能外达，则畏寒肢冷，面色晦暗；肾阳虚不能上温脾阳，则大便溏薄；不能下暖膀胱，故小便清长；舌质淡，苔薄白，脉沉迟，亦为肾阳虚之征。

治法：温肾培元，固涩止带。

方药：内补丸（《女科切要》）。

鹿茸　肉苁蓉　菟丝子　潼蒺藜　肉桂
制附子　黄芪　桑螵蛸　白蒺藜　紫菀茸

原方治命门火衰，肾气虚弱，失于温煦，不能封藏，任带失调，精液滑脱之重证。

方中鹿茸、肉苁蓉补肾阳益精血；菟丝子补肝肾，固任脉；潼蒺藜温肾止腰痛；肉桂、制附子补火壮阳，温养命门；黄芪补气助阳；桑螵蛸收涩固精；白蒺藜疏肝祛风；紫菀茸温肺益肾。全方共奏温肾培元，固涩止带之功。

加减：若便溏者去肉苁蓉，加补骨脂、肉豆蔻；小便清长或夜尿频多者加益智仁、覆盆子；若带下如崩，加鹿角霜、莲子、白芷、金樱子加强补肾固涩止带之功。

3. 阴虚夹湿证

主要证候：带下量多，色黄或赤白相兼，质稠，有气味，阴部灼热感，或阴部瘙痒；腰酸腿软，头晕耳鸣，五心烦热，咽干口燥，或烘热汗出，失眠多梦；舌质红，苔少或黄腻，脉细数。

证候分析：肾阴不足，相火偏旺，损伤血络，或复感湿邪，损伤任带致任脉不固，带脉失约，故带下量多,色黄或赤白相兼,质稠,有气味;腰为肾之府,肾阴虚则腰酸腿软;阴虚生内热,则五心烦热,咽干口燥,阴部灼热感或瘙痒;虚阳上扰,则头晕,烘热汗出,失眠多梦;舌红,苔少或黄腻,脉细数均为阴虚夹湿之证。

治法:滋肾益阴,清热利湿。

方药:知柏地黄汤(方见经断复来)。

方中熟地滋阴补肾,益精生血;山茱萸温补肝肾,收涩精气;山药健脾滋肾,涩精止泻;泽泻清泄肾火;丹皮清肝泻火;茯苓健脾利湿;知母、黄柏清热泻火滋阴。

加减:失眠多梦者加柏子仁、酸枣仁;咽干口燥甚者加沙参、麦冬;五心烦热甚者,加地骨皮、银柴胡;头晕目眩者加女贞子、旱莲草、白菊花、钩藤;舌苔厚腻者,加薏苡仁、扁豆、车前草。

4. 湿热下注证

主要证候:带下量多,色黄或呈脓性,质黏稠,有臭气,或带下色白质黏,呈豆渣样,外阴瘙痒;小腹作痛,口苦口腻,胸闷纳呆,小便短赤;舌红,苔黄腻,脉滑数。

证候分析:湿热蕴结于下,损伤任带二脉,故带下量多,色黄或如脓,质黏稠,或浊如豆渣样,有秽臭,阴痒;湿热蕴结,阻遏气机,则小腹作痛;湿热内盛,阻于中焦,则口苦口腻,胸闷纳呆;小便短赤,舌红,苔黄腻,脉滑数均为湿热之征。

治法:清利湿热,佐以解毒杀虫。

方药:止带方(《世补斋·不谢方》)。

猪苓　茯苓　车前子　泽泻　茵陈　赤芍　丹皮　黄柏　栀子　牛膝

原方专用于止带。

方中猪苓、茯苓、车前子、泽泻利水渗湿止带;赤芍、丹皮清热,凉血活血;黄柏、栀子、茵陈泄热解毒,燥湿止带;牛膝利水通淋,引诸药下行,使热清湿除带自止。

加减:腹痛加川楝子、延胡;若带下有臭味者加土茯苓、苦参。

若肝经湿热下注,症见带下量多色黄或黄绿,质黏稠,或呈泡沫状,有臭气,阴痒,烦躁易怒,口苦咽干,头晕头痛,舌边红,苔黄腻,脉弦滑,治宜清肝利湿止带,方用龙胆泻肝汤(《医宗金鉴》)。

龙胆草　黄芩　栀子　当归　柴胡　生地黄　木通　车前子　泽泻　甘草

方中龙胆草泻肝胆实火,清下焦湿热;黄芩、栀子清热泻火;当归、柴胡、生地疏肝活血,凉血养阴;木通、车前子、泽泻利水渗湿;甘草调和诸药,清热解毒。诸药合用,共奏泻肝胆实火、清下焦湿热之功。

若湿浊偏甚,症见带下量多,色白,如豆渣状或凝乳状,阴部瘙痒,脘闷纳差,舌红,苔黄腻,脉滑数,治宜清热利湿、疏风化浊,方用萆薢渗湿汤(《疡科心得集》)加苍术、藿香。

萆薢　薏苡仁　黄柏　赤茯苓　丹皮　泽泻　通草　滑石

5. 热毒蕴结证

主要证候:带下量多,黄绿如脓,或赤白相兼,或五色杂下,质黏腻,臭秽难闻,小腹疼痛,腰骶酸痛,烦热头晕,口苦咽干,小便短赤,大便干结;舌红,苔黄或黄腻,脉滑数。

证候分析:热毒损伤任带,故带下赤白,或五色带下;热毒蕴蒸,则带下质黏如脓样,臭秽难闻;热毒伤津,则烦热头晕,口苦咽干,尿黄便秘;舌红,苔黄或黄腻,脉滑数均为热毒之征。

治法:清热解毒。

方药:五味消毒饮(《医宗金鉴》)加土茯苓、败酱草、鱼腥草、薏苡仁。

蒲公英　金银花　野菊花　紫花地丁　青天葵

原方"疗诸疔"。

方中蒲公英、金银花、野菊花、紫花地丁、青天葵均为清热解毒之品。加败酱草、土茯苓、鱼腥草、薏苡仁以清热解毒,利水除湿。

加减:若腰骶酸痛,带下恶臭难闻者,加半枝莲、穿心莲、白花蛇舌草、樗根白皮以清热解毒除秽。

(二)外治法

实证带下病多结合白带检查结果配合外治法。

1. 外洗法　洁尔阴、皮肤康等洗剂,适用于各类阴道炎。

2. 阴道纳药法　洁尔阴泡腾片、保妇康栓等,适用于各类阴道炎;双料喉风散、珍珠层粉等,适用于宫颈糜烂及老年性阴道炎。

3. 热熨法　火熨、电灼、激光等使病变组织凝固、坏死、脱落、修复、愈合而达到治疗的目的,适用于因宫颈炎而致带下过多者。

(三)转归与预后

带下过多经过及时治疗多可痊愈,故预后良好。若治不及时或治不彻底,或病程迁延日久,致使邪毒上客胞宫、胞脉,可导致月经异常、癥瘕和不孕症等病证。若带下病日久不愈，且五色带下秽臭伴癥瘕或形瘦者，要注意排除恶性变，预后差。

（四）预防与调摄

1. 保持外阴清洁干爽，勤换内裤。注意经期、产后卫生，禁止盆浴。

2. 经期勿冒雨涉水和久居阴湿之地，以免感受湿邪。不宜过食肥甘或辛辣之品，以免滋生湿热。

3. 对具有交叉感染的带下病，在治疗期间需禁止性生活，性伴侣应同时接受治疗，并禁止游泳和使用公共洁具。

4. 做好计划生育工作，避免早婚多产，避免多次人工流产。

5. 定期进行妇科普查，发现病变及时治疗。

6. 进行妇科检查或手术操作时，应严格执行无菌操作，防止交叉感染。

（五）临证参考

带下过多是以湿邪为主因的常见疾病，其病机为任脉不固，带脉失约，涉及肝脾肾三脏功能的失常。带下过多是许多疾病的一种症状，因此应通过妇科检查和辅助检查，尤其对五色带下，秽臭难闻者，应明确诊断，排除恶性肿瘤。辨证要点则依据带下量、色、质、气味的特点来辨清脏腑虚、实，内湿、外湿。临床全虚者少，以实证或虚实夹杂者多见。除湿为治疗本病的主要原则。由于带下病涉及范围广，应针对病因治疗以提高疗效。实证带下过多者需内服与外治相结合。

近代医家采用现代检查手段对带下过多的病因、病机、治法进行了探讨，不断丰富了带下过多的内容。本病的发生与气候、环境、地域等因素有关。有学者观察144例带下患者的发病原因，其中感受寒湿者占67%，涉水淋雨者占18%，外湿为病共占85%。有医家认为带下过多多因内生殖器有炎症，如阴道炎、宫颈炎、盆腔炎，以及肿瘤等。致病因素有外来感染与内在病变之分。外来因素如细菌、滴虫、霉菌、淋菌感染等；内在因素如身体虚弱、肿瘤等。女性生殖系统炎症是导致带下异常的重要原因，白带较轻，以白细胞为主，黄带较重，以脓细胞为主。治带应包括清热解毒（抗菌作用），健脾（提高免疫力）祛湿，止带（抑制腺体分泌）三个方面。

内外并治是治疗湿热或热毒带下的有效方法，临床多选用清热利湿杀虫之品，或熏洗坐浴，或研末阴中坐药外用。中药锥切对慢性宫颈炎及早期子宫颈癌引起的带下增多有治疗作用。近年来，中成药洁尔阴、保妇康栓等，使用方便，疗效确切，应用甚广。

细目三　带下过少

要点一　概述

带下过少是指带下量明显减少，导致阴中干涩痒痛，甚至阴部萎缩者。

要点二　病因病机

本病的主要病机是阴液不足，不能渗润阴道。肝肾亏损、血枯瘀阻是导致带下过少的主要原因。

1. 肝肾亏损　先天禀赋不足，肝肾阴虚，或房劳多产，大病久病，耗伤精血，或年老体弱，肾精亏损，或七情内伤，肝肾阴血暗耗。肝肾亏损，血少精亏，阴液不充，任带失养，不能滋润阴道，发为带下过少。

2. 血枯瘀阻　素体脾胃虚弱，化源不足；或堕胎多产，大病久病，暗耗营血；或产后大出血，血不归经；或经产感寒，余血内留，新血不生。这些原因均可致精亏血枯，瘀血内停，瘀阻血脉，精血不足且不循常道，阴津不得渗润胞宫、阴道，发为带下过少。

要点三　诊断及鉴别诊断

（一）诊断

1. 病史　有卵巢早衰、手术切除卵巢、盆腔放疗、盆腔炎症、反复流产、产后大出血病史，或长期服用某些药物抑制卵巢功能。

2. 临床表现　带下过少，甚至全无，阴道干涩、痒痛，甚至阴部萎缩。或伴性欲低下，性交疼痛，烘热汗出，月经错后、稀发、经量偏少，闭经，不孕等。

3. 检查

（1）妇科检查：阴道黏膜皱襞明显减少或消失，或阴道壁菲薄充血，分泌物极少，宫颈、宫体或有萎缩。

（2）辅助检查：阴道脱落细胞涂片提示雌

激素水平较低。内分泌激素测定卵巢功能低落者,卵泡激素(FSH)、黄体生成素(LH)升高,而雌二醇(E_2)下降。希恩综合征者,激素水平均下降。

(二)鉴别诊断

许多妇产科疾病都可出现带下过少的症状,故主要是鉴别引起带下过少的各种疾病及原因。

1. 卵巢功能早衰 是指妇女在40岁之前绝经,常伴有绝经期症状,E_2下降,FSH、LH升高。

2. 绝经后 正常妇女一般在45~54岁绝经。妇女自然绝经后,因卵巢功能下降而出现带下过少,少数可出现阴道干涩不适等症状。

3. 手术切除卵巢或盆腔放疗后 有手术切除大部分卵巢或全部卵巢,或有盆腔放疗史。

4. 希恩综合征 希恩综合征是由于产后大出血、休克造成垂体前叶急性坏死,丧失正常分泌功能而引起。临床表现为产后体质虚弱,面色苍白,无乳汁分泌,闭经,阴部萎缩,性欲减退,并有畏寒、头昏、贫血、毛发脱落等症状。FSH、LH值明显降低,甲状腺功能(TSH、T_3、T_4)降低,尿17-羟、17-酮皮质类固醇低于正常。

5. 严重卵巢炎 严重的卵巢炎可破坏卵巢组织,使卵巢功能减退。

要点四 辨证论治

本病虽有肝肾阴虚、血枯瘀阻之不同,其根本是阴血不足,治疗重在滋补肝肾之阴精,佐以养血、化瘀等。用药不可肆意攻伐,过用辛燥苦寒之品,以免耗津伤阴,犯"虚虚"之戒。

(一)分证论治

1. 肝肾亏损证

主要证候:带下过少,甚至全无,阴部干涩灼痛,或伴阴痒,阴部萎缩,性交疼痛,甚则性交干涩困难;头晕耳鸣,腰膝酸软,烘热汗出,烦热胸闷,夜寐不安,小便黄,大便干结;舌红,少苔,脉细数或沉弦细。

证候分析:肝肾亏损,血少津乏,阴液不充,任带失养,不能润泽阴窍,发为带下过少;阴虚内热,灼津耗液,则带下更少,阴部萎缩,干涩灼痛,阴痒;精血两亏,清窍失养,则头晕耳鸣;肾虚外府失养,则腰膝酸软;肝肾阴虚,虚热内生,则烘热汗出,烦热胸闷,夜寐不安,小便黄,大便干结;舌红,少苔,脉细数或沉弦细等均为肝肾亏损之证。

治法:滋补肝肾,养精益血。

方药:左归丸(方见崩漏)加知母、肉苁蓉、紫河车、麦冬。

方中熟地、山茱萸、山药、枸杞子益肝肾,补精血;菟丝子补肾气;鹿角胶、龟甲胶滋补精血,补益冲任;川牛膝引药下行。加紫河车大补精血;麦冬养阴润燥;知母养阴清热。全方共奏滋补肝肾,养精益津之功。

加减:如阴虚阳亢,头痛甚者,加天麻、钩藤、石决明;心火偏盛者,加黄连、炒枣仁、青龙齿;皮肤瘙痒者,加蝉蜕、防风、白蒺藜;大便干结者,加生地、玄参、何首乌。

2. 血枯瘀阻证

主要证候:带下过少,甚至全无,阴中干涩,阴痒;或面色无华,头晕眼花,心悸失眠,神疲乏力,或经行腹痛,经色紫暗,有血块,肌肤甲错,或下腹有包块;舌质暗,边有瘀点瘀斑,脉细涩。

证候分析:精血不足且不循常道,瘀阻血脉,阴津不得敷布,则带下过少,甚至全无,阴中干涩,阴痒;血虚不能上荣于头面,则头晕眼花,面色无华;血虚心失所养,则心悸失眠;血虚气弱,则神疲乏力;瘀血内阻,气机不畅,则经行腹痛,经色紫暗,伴有血块;瘀血内阻,肌肤失养,则肌肤甲错;舌质淡暗,边有瘀点瘀斑,脉细涩均为血枯瘀阻之象。

治法:补血益精,活血化瘀。

方药:小营煎(《景岳全书·新方八阵》)加丹参、桃仁、牛膝。

当归 白芍 熟地黄 山药 枸杞子 炙甘草

原方治血少阴虚。

方中当归、白芍养血润燥;熟地、枸杞子滋阴养血填精;山药健脾滋肾;炙甘草益气健脾。加丹参、桃仁活血祛瘀;牛膝引药下行。全方补血益精,活血行瘀。

加减:大便干结者,加胡麻仁、首乌;小腹疼痛明显者,加五灵脂、延胡索;下腹有包块者,加鸡血藤、三棱、莪术。

(二)转归与预后

带下过少非器质性病变者,经过及时正确治疗,一般可好转,预后良好。未及时或彻底治疗,可出现月经过少、月经稀发,甚至闭经和不孕症等病证。若因手术或放射治疗引起的带下过少,则预后较差。

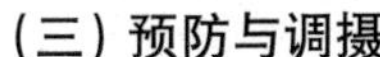

（三）预防与调摄

1. 及早诊断和治疗可能导致卵巢功能降低的原发病。

2. 预防与及时治疗产后大出血，防止脑垂体前叶急性坏死。

3. 妇科盆腔良性肿瘤手术时，尽可能保留全部或大部分卵巢组织。

4. 盆腔放疗时，尽量避免过多照射卵巢部位。

5. 调节情志，保持良好的心理状态。

6. 饮食有节，可适当增加豆制品饮食。

（四）临证参考

带下过少是指带下量明显减少，失其津津常润，致阴中干涩痒痛，甚至阴部萎缩者。其主要病机是阴液不足，不能润泽阴户。肝肾亏损、血枯瘀阻是导致带下过少的主要原因。治疗重在滋补肝肾之精，佐以养血、化瘀。

有医者认为带下过少是由肾阴不足所致，故治当滋养肾阴为主，可用左归饮。若相火偏旺，下灼真阴者，用二至合六味，或知柏地黄汤。君火偏炽，暗耗肾水者，用黄连阿胶汤。脾胃阴虚，肾精乏源者，用清带汤或益胃汤加减，使生化有源，肾阴充沛而滋养任带、阴器。临证中又发现长期不适当地使用药液冲洗阴道，破坏阴道自洁作用，亦可导致阴中干涩，发为带下过少，须引起重视。

第十单元　妊娠病

细目一　概　　述

要点一　妊娠病的概述

妊娠病是妇科临床的常见病，以妊娠期间，发生与妊娠有关的疾病，统称为妊娠病，又称"胎前病"。

要点二　妊娠病的范围

常见的妊娠病有：妊娠恶阻、异位妊娠、胎漏、胎动不安、堕胎、小产、滑胎、胎萎不长、子满、子肿、子晕、子痫、子嗽、妊娠小便淋痛、妊娠小便不通等。

要点三　妊娠病的病因病机

妊娠病的病因病机应结合致病因素和妊娠期母体内环境的特殊改变两方面来认识。致病因素有外感六淫、情志内伤、房事不节、劳役过度、跌仆闪挫及素体虚弱，或阴阳气血的偏盛偏虚等。常见的发病机制有四：一是阴血相对不足；二是脾肾亏虚；三是冲气上逆；四是气机郁滞。此外，子宫"孕育胎儿""藏泻有节"，若子宫发育有所缺陷或藏泻失司，亦可发病。

要点四　妊娠病的治疗原则

以胎元的正常与否为前提。胎元正常者，宜治病与安胎并举，因母病而致胎不安者，重在治病，病去则胎自安；因胎不安而致母病者，重在安胎，胎安则病自愈。安胎之法，以补肾、健脾、调理气血为主。若胎元不正，胎堕难留，或胎死不下，或孕妇有病不宜继续妊娠者，则宜从速下胎以益母。

要点五　妊娠期间用药的注意事项

凡峻下、滑利、祛瘀、破血、耗气、散气及一切有毒药品，都应慎用或禁用。如果病情确实需要，亦可适当选用。如妊娠恶阻也可适当选用降气药物，有瘀阻胎元时，安胎还须适当配以活血化瘀药，所谓"有故无殒，亦无殒也"。但须严格掌握剂量，"衰其大半而止"，以免动胎伤胎。

细目二　妊娠恶阻

要点一　概述

妊娠早期，出现恶心呕吐，头晕倦怠，厌食，甚至食入即吐者，称为"恶阻"，亦称之为"子病""病儿""阻病"。西医学的妊娠剧吐可参照本病辨治。隋代巢元方《诸病源候论·恶阻候》首次提出"恶阻"病名。

要点二　病因病机

妊娠恶阻的发生，主要由冲气上逆，胃失和降所致。临床常见的原因为脾胃虚弱、肝胃不和、痰滞，并可继发气阴两虚的恶阻重症。

1. 脾胃虚弱　素体脾胃虚弱，妊娠后，血聚于子宫以养胎，子宫内实，冲脉之气较盛。冲脉起于胞宫，隶属于阳明，冲气循经上逆犯胃，胃失和降，其气上逆，发为恶阻。若脾虚痰饮内停者，痰饮亦随之上泛而呕恶。

2. 肝胃不和　素性抑郁，或恚怒伤肝，肝气郁结，郁而化热，孕后阴血下聚以养胎，肝血益虚，肝火愈旺，火性炎上，上逆犯胃，胃失和降，发生恶阻。

3. 痰滞　脾阳素虚，痰饮内停，孕后经血壅闭，冲脉气盛，冲气夹痰饮上逆，以致恶心呕吐。

4. 气阴两虚　孕后血聚养胎，冲脉之血不足,而冲脉之气偏盛,冲气上逆,循经犯胃则引起恶心呕吐。若未及时治疗可发展为气阴两虚重证,甚则导致胎动不安、堕胎等。

要点三 诊断及鉴别诊断

(一) 诊断

1. 病史 有停经史及早孕反应。

2. 临床表现 恶心呕吐频繁,头晕倦怠,厌食,甚则恶闻食气,食入即吐,或不食亦吐。严重者,可出现全身乏力,精神萎靡,形体消瘦。更有甚者,可见血压下降,体温升高,黄疸,嗜睡或昏迷。

3. 检查

(1) 妇科检查:子宫增大与停经月份相符,子宫变软。

(2) 辅助检查:尿妊娠试验阳性,为识别病情轻重和判断预后,还应酌情进行尿酮体、体温、脉搏、血压、电解质、肝肾功能的检测及心电图检查。

(二) 鉴别诊断

本病应与葡萄胎、妊娠合并急性胃肠炎、孕痈相鉴别。

1. 葡萄胎 恶心呕吐较剧,有阴道不规则出血,偶有水泡状胎块排出,子宫大小与停经月份不符,多数较停经月份大,质软,人绒毛膜促性腺素(HCG)水平明显升高,B超显示宫腔内呈落雪状图像,而无妊娠囊、胎儿结构及胎心搏动征。

2. 妊娠合并急性胃肠炎 有饮食不节史,除恶心呕吐外,多伴有上腹部或全腹阵发性疼痛,肠道受累时,常伴有腹泻,大便检查可见白细胞及脓细胞。

3. 孕痈 妊娠期急性阑尾炎,于脐周或中上腹部开始疼痛,伴有恶心呕吐,24小时内多出现转移性右下腹痛;查体腹部多有压痛、反跳痛,伴肌紧张,常出现白细胞增多。

要点四 辨证论治

妊娠恶阻的辨证主要根据呕吐物的性状和患者的口感,结合全身情况、舌脉综合分析,辨其虚实。口淡、呕吐清涎者,常为脾胃虚弱;口中淡腻、呕吐痰涎者,多为脾虚痰湿;口苦,呕吐酸水或苦水者,每为肝胃不和;干呕或呕吐血性物者,多属气阴两虚。

妊娠恶阻的治疗以调气和中、降逆止呕为主,服药方法以少量多次呷服为宜,并应注意饮食和情志的调节。

(一) 分证论治

1. 脾胃虚弱证

主要证候:妊娠早期,恶心呕吐,厌食,甚则食入即吐,口淡,呕吐清涎,头晕体倦,脘痞腹胀,舌淡,苔白,脉缓滑无力。

证候分析:脾胃素虚,升降失常,孕后阴血下聚养胎,冲气上逆犯胃,胃失和降,故恶心呕吐不食,甚则食入即吐;脾胃虚弱,运化失司,水湿内停随胃气上行,或湿聚成痰,故口淡,呕吐清涎或痰涎,脘痞腹胀;中阳不振,清阳不升,则头晕体倦;舌淡,苔白,脉缓滑无力为脾胃虚弱之征。

治法:健脾和胃,降逆止呕。

方药:香砂六君子汤(《名医方论》)。

人参 白术 茯苓 甘草 半夏 陈皮 木香 砂仁 生姜

原方治气虚肿胀,痰饮结聚,脾胃不和,变生诸证者。

方中以四君健脾胃,和中气为君;砂仁、半夏醒脾和胃,降逆止呕,木香、陈皮理气和中为臣;生姜温胃止呕为佐使。全方补脾胃,降逆气,使呕吐得止。

加减:若脾虚夹痰浊,症见胸闷泛恶,呕吐痰涎,舌淡,苔厚腻,脉缓滑,可加全瓜蒌、苏叶,橘红易陈皮,以宽胸理气,化痰止呕。若素有堕胎、小产、滑胎病史,或症见腰酸腹痛,或阴中下血者,宜去半夏,加杜仲、菟丝子、桑寄生以固肾安胎;若呕吐甚伤阴,症见口干便秘,去砂仁、茯苓、木香等温燥、淡渗之品,加玉竹、麦冬、石斛、胡麻仁等养阴和胃。

2. 肝胃不和证

主要证候:妊娠早期,恶心,呕吐酸水或苦水,恶闻油腻,烦渴,口干口苦,头胀而晕,胸满胁痛,嗳气,叹息,舌淡红,苔微黄,脉多弦滑。

证候分析:素体肝旺,孕后肝失血养,肝体不足而益偏亢,且肝脉夹胃贯膈,肝火上逆犯胃,胃失和降,则恶心呕吐,恶闻油腻;肝胆互为表里,肝气上逆则胆火随之上升,胆热液泄,故呕吐酸水或苦水,烦渴口苦;肝热气逆,上扰空窍则头胀而晕;胸满胁痛,嗳气叹息,舌淡红,苔微黄,脉弦滑均为肝热犯胃之征。

治法:清肝和胃,降逆止呕。

方药:橘皮竹茹汤,或苏叶黄连汤加姜半夏、枇杷叶、竹茹、乌梅。

(1) 橘皮竹茹汤(《金匮要略》)。

橘皮 竹茹 大枣 人参 生姜 甘草

原方治胃虚有热,气逆上冲之哕逆。

方中橘皮理气和胃、降逆止呕,合竹茹清热安中共为君;人参补益中气,与橘皮合用使行中有补,生姜和胃止呕,与竹茹配合则清中有温,均为臣;甘草、大枣益气和胃为佐使。全方使肝胃得和,肝热自除,则呕吐自平。

加减:常加枇杷叶、白芍、柿蒂增强清肝、柔肝、和胃降逆止呕之功。

(2) 苏叶黄连汤(《温热经纬》)。

苏叶　黄连

加减:多加姜半夏、枇杷叶、竹茹、乌梅,以和胃降逆,止呕生津。

3. 痰滞证

主要证候:妊娠早期,呕吐痰涎,胸膈满闷,不思饮食,口中淡腻,头晕目眩,心悸气短,舌淡胖,苔白腻,脉滑。

证候分析:痰湿之体,或脾虚停饮,孕后血壅气盛,冲气上逆,夹痰饮上泛,故呕吐痰涎;膈间有痰饮,中阳不运,故胸膈满闷,不思饮食;痰饮中阻,清阳不升,故有头晕目眩;饮邪上凌心肺,则心悸气短。舌淡胖,苔白腻,脉滑,也为痰饮内停之征。

治法:化痰除湿,降逆止呕。

方药:青竹茹汤(《济阴纲目》)。

鲜竹茹　橘皮　白茯苓　半夏　生姜

方中半夏、橘皮燥湿化痰,降逆止呕;竹茹除烦止呕;茯苓、生姜健脾温胃,渗湿止呕。共收除湿化痰,降逆止呕之效。

加减:若脾胃虚弱痰湿内盛者,酌加苍术、白术健脾燥湿;兼寒者,症见呕吐清水,形寒肢冷,面色苍白,宜加丁香、白豆蔻以温中化痰,降逆止呕;若夹热者,症见呕吐黄水,头晕心烦,喜食酸冷,酌加黄芩、知母、前胡,或用芦根汤(芦根、竹茹、橘皮、麦冬、前胡)以祛痰浊、清邪热。

4. 气阴两虚证

主要证候:妊娠早期,呕吐剧烈,甚至呕吐咖啡色或血性分泌物,精神萎靡,身体消瘦,目眶下陷,发热口渴,唇舌干燥,尿少便秘,舌红少津,苔薄黄而干或花剥,脉细滑数无力。

证候分析:频繁呕吐,耗伤阴液,阴虚内热,热伤胃络,或因剧烈呕吐,损伤胃络,故呕吐咖啡色或血性分泌物;阴液耗伤,正气受损,精气不足,故精神萎靡;阴液耗伤不能濡养肌肤,故身体消瘦,目眶下陷;阴虚内热,故发热;津液亏虚,不能上承,故口渴,唇舌干燥;尿少便秘,舌红无津,苔薄黄而干或花剥,脉细滑数无力均为气阴两虚之征。

治法:益气养阴,和胃止呕。

方药:生脉散(《内外伤辨惑论》)合增液汤(《温病条辨》)加乌梅、芦根、竹茹。

人参　麦冬　五味子　生地　玄参

麦冬、五味子、生地、玄参、乌梅、芦根清热养阴生津;竹茹清热止呕。

应用时可用西洋参代人参以益气养阴生津。

加减:若呕吐血样物者,加藕节、乌贼骨、白及养阴清热,凉血止血;若呕吐严重伤胎,出现腰酸腹痛或少量阴道出血者,加寿胎丸固肾安胎。

恶阻重症经以上治疗仍无明显好转,浆水不进,病情严重,尿酮体持续阳性,电解质紊乱者,需中西医结合治疗。每日静脉滴注葡萄糖液及葡萄糖盐水 3000mL,加入氯化钾、维生素 C 及维生素 B_6,同时根据血中钾、钠、氯测定结果适量补充电解质。合并代谢性酸中毒者,应根据血二氧化碳结合力值和血气分析的结果,静脉滴注碳酸氢钠溶液,一般治疗 2~3 日多能迅速好转。

(二) 转归与预后

恶阻经及时治疗,大多可治愈。若出现体温升高达 38℃以上,心率每分钟超过 120 次,出现持续黄疸或持续蛋白尿,精神萎靡不振等,应及时考虑终止妊娠。

(三) 预防与调摄

本病发生往往与精神因素有关,患者应保持乐观愉快的情绪,解除顾虑,避免精神刺激。生活上须调配饮食,宜清淡、易消化,忌肥甘厚味及辛辣之品,鼓励进食,少量多餐,服药应采取少量缓缓呷服之法,以获药力。

(四) 临证参考

恶阻属于妊娠期多发病,常见于年轻初产妇。恶阻一证,有轻重之别,大多可以中医辨证施治为主,经合理治疗及饮食、心理调护后,患者可迅速康复,但亦有少数患者病情较重,须中西医结合治疗,甚至个别患者病情加剧而致气阴衰竭,则须遵循下胎益母的原则,采用相应的治疗措施。因此在治疗过程中,应定期测定尿量、尿比重、尿酮体、血红细胞计数及血细胞比容、血红蛋白、二氧化碳结合力、钾、钠、氯、尿素氮、肌酐及胆红素等,及时掌握疾病变化情况,以免贻误病情。

半夏为治疗恶阻的常用药物之一，其疗效肯定。但自陈自明《妇人大全良方》中提出"半夏有动胎之性"之后，孕期能否用半夏一直争论颇多。近年来许多医家对此进行了多方面的研究。如龚梅芳等采用灌胃法，研究三种不同的制半夏对妊娠小白鼠的致畸作用，认为妊娠期以炮制过的半夏经口服给药较为安全，生半夏应慎用或禁用。孙萌等观察姜半夏对小鼠免疫功能影响的实验结果表明，姜半夏对母体的免疫功能及抗感染能力无妨碍作用。何守业等进行的半夏对大白鼠妊娠和胚胎毒性试验的结果表明：生半夏经炮制后毒性作用显著降低，灌胃给药对妊娠母鼠及胚胎无显著毒性，但制半夏汤剂 30g/kg（相当于临床常用量的 150 倍）能引起孕鼠阴道出血，胚胎早期死亡数增加，鼠仔体重显著降低，提示前人所谓"半夏动胎"是有道理的。若病情需要时，注意"中病即止"，严格控制用药剂量，"衰其大半而止"，以免伤胎。若患者出现流产先兆，或既往有堕胎、小产史，则半夏仍以慎用为妥。

细目三　异 位 妊 娠

要点一　病因病机

异位妊娠的发病机制与少腹宿有瘀滞，冲任、胞脉、胞络不畅，或先天肾气不足，后天脾气受损等因素有关。由于脾肾气虚，不能把孕卵及时运送至子宫，或由于瘀阻，运送孕卵受阻，不能移行至子宫，而在输卵管内发育，以致破损脉络，阴血内溢于少腹，发生血瘀、血虚、厥脱等一系列证候。病机的本质在于少腹血瘀实证。

1. 气虚血瘀　素禀肾气不足，或房事不节，人流堕胎，损伤肾气；或素体虚弱，饮食劳倦伤脾，中气不足。气虚运血无力，血行瘀滞，以致孕卵不能及时运达至子宫，而造成在他处着床，发生异位妊娠。

2. 气滞血瘀　素性抑郁，或忿怒过度，气滞血瘀；或经期产后，余血未尽，不节房事，或感染邪毒，以致血瘀气滞。气滞血瘀，胞脉不畅，孕卵阻滞而不能运达子宫，而成异位妊娠。

病情发展，孕卵胀破脉络，血溢于少腹，可迅速发展为阴血暴亡、气随血脱的厥脱证，危及生命。

要点二　诊断及鉴别诊断

（一）诊断

1. 未破损型

(1) 病史：多有停经史及早孕反应，可有盆腔炎病史或不孕史。

(2) 临床表现：多无明显腹痛，或仅有下腹一侧隐痛。

(3) 检查

1）妇科检查：子宫颈举摆痛，子宫稍大而软，与停经时间不符，一侧附件可触及囊性肿块，压痛明显。

2）辅助检查：妊娠试验阳性或弱阳性。B 超提示宫内未见妊娠囊，于一侧附件区可见混合性包块，或包块中可见胎心搏动。

2. 已破损型

(1) 病史：同未破损型。

(2) 临床表现

1）腹痛：患者突感下腹一侧撕裂样剧痛，持续或反复发作。

2）阴道不规则出血：不规则阴道出血，量少，色暗，淋漓不净，有时可排出蜕膜管型或碎片。

3）晕厥与休克：腹腔内急性出血及剧烈腹痛可导致晕厥与休克，其程度与腹腔内出血量与出血速度有关，但与阴道出血情况不成正比。

(3) 检查

1）腹部检查：下腹部有压痛及反跳痛，以患侧为甚，腹肌紧张不明显，可有移动性浊音。

2）妇科检查：阴道后穹隆饱满，触痛，宫颈摇举痛明显，子宫稍大而软，但比停经天数小；出血多时子宫有漂浮感，子宫一侧或后方可触及肿块，边界不清，触痛明显，后穹隆饱胀。陈旧性宫外孕的肿块边界稍清楚，但不易与子宫分开。

3）辅助检查：妊娠试验阳性或弱阳性。B 超提示宫内未见妊娠囊，于一侧附件区可见混合性包块，甚至于包块中可见胎心搏动，破损时直肠子宫陷凹有液性暗区。后穹隆穿刺可抽出不凝血。

（二）鉴别诊断

输卵管妊娠破裂或流产，多有停经史或不孕史。阴道不规则出血，突然一侧少腹撕裂样疼痛，甚者晕厥或休克。下腹一侧或全腹压痛、反跳痛,肌紧张不明显,可有移动性浊音,后穹隆饱胀,宫颈摇举痛,子宫稍大而软,宫旁可扪及痛性包块。后穹隆穿刺可抽出不凝血,HCG 阳性,血红蛋白(Hb)下降,白细胞(WBC)正常或稍高。B 超示宫内无妊娠囊,宫旁有混合性包块。

输卵管妊娠应与宫内妊娠流产、黄体破裂、卵巢囊肿蒂扭转、急性盆腔炎及急性阑尾炎等相鉴别。

1. 宫内妊娠流产 多有停经史,下腹部坠痛,腰酸,少量阴道出血。难免流产时,下腹阵发性疼痛、坠胀感、腰酸痛均加重,无阳性体征,子宫增大与孕月相符,难免流产时宫口开,可有胚胎组织堵塞。HCG 阳性,盆腔 B 超提示宫内见妊娠囊。

2. 黄体破裂 多发生于排卵后期,下腹一侧突发性疼痛,出血多时有休克征,下腹压痛及反跳痛,内出血多时可有腹胀及移动性浊音,子宫大小正常,后穹隆饱胀,一侧附件压痛,无肿块扪及,后穹隆穿刺或腹穿可抽出不凝血,HCG 阴性,血 Hb 下降。

3. 卵巢囊肿蒂扭转 多有卵巢囊肿史,常于体位改变时下腹一侧突然发生剧烈疼痛,甚者痛至晕厥,伴恶心呕吐、体温升高。腹部可扪及包块,有压痛,腹肌较紧张。宫颈举痛,卵巢肿块边缘清晰,蒂部触痛明显,HCG 阴性,血 Hb 正常,WBC 增高,B 超提示附件包块。

4. 急性盆腔炎 无停经史,下腹疼痛,多为双侧,伴发热,阴道分泌物增多,有异味,或阴道少量出血,有腹膜炎时有压痛和反跳痛,移动性浊音阴性,宫颈举摇痛,子宫大小正常,压痛,附件增厚或增粗,可扪及痛性包块。后穹隆穿刺,可抽出脓液。HCG 阴性,血 Hb 正常,WBC 增高。

5. 急性阑尾炎 无停经史,右下腹持续性疼痛,多由上腹部转至右下腹,伴恶心呕吐,右下腹压痛、反跳痛明显,有肌紧张。子宫附件无异常。形成腹膜炎时,有压痛,HCG 阴性,血 Hb 正常,WBC 增高。

要点三　急症处理

异位妊娠已破损型的休克型属危、急、重症,其典型症状是突发性下腹剧痛,伴肛门下坠感,面色苍白,四肢厥冷或冷汗淋漓,恶心呕吐,血压下降或不稳定,烦躁不安,脉微欲绝或细数无力,并有腹部及妇科检查体征。临床处理如下:

1. 患者平卧,立即测血压、脉搏、呼吸、体温,观察患者神志。

2. 急查血常规、血型及交叉配血。

3. 立即给予吸氧、输液。必要时予以输血治疗。

4. 有条件者,可同时服用参附汤以回阳救逆,或服用生脉散合宫外孕Ⅰ号方(赤芍、丹参、桃仁)以益气固脱、活血化瘀。

5. 若腹腔内出血多,或经以上处理休克仍不能纠正者,应立即进行手术治疗。

要点四　辨证论治

由于以往诊断技术的限制,异位妊娠不能得到早期诊断,多发生异位妊娠破裂或流产,手术切除病变部位是治疗异位妊娠的主要方法。但对于要求生育的妇女来说,因对侧输卵管往往也有病变,切除后将减少今后妊娠的机会,使得非手术治疗异位妊娠、保留生育能力成为医生和有生育要求患者的共同期望。目前敏感快速的 β-HCG 检测技术和高分辨率阴道 B 超的应用,使大部分异位妊娠患者可以在未破裂之前得到确诊,为非手术治疗异位妊娠创造了时机和条件。但在非手术治疗过程中,必须严格掌握指征,并向患者及家属交代病情、治疗方案及转归,患者及家属必须签署非手术治疗协议书,治疗须住院进行。一旦治疗失败,发生输卵管妊娠破裂或流产,有急性腹腔内活动性出血,血压下降者,应立即手术治疗。

非手术治疗指征:①输卵管妊娠未流产或未破裂者。②妊娠包块直径 <3cm。③无腹腔内活动性出血。④血 β-HCG<2000U/L。⑤肝肾功能正常。以上指征必须全部符合。

未破损期的保守治疗原则为杀胚消癥,其中又以杀胚为主,只有抑制滋养细胞,破坏绒毛,使胚胎死亡,停止生长,包块不再继续增大,胚胎组织坏死、脱落、吸收而免于手术,保守治疗才有望成功,所以杀胚是此期的治疗关键。同时配合消癥,消癥应用软坚散结之法,稍佐活血化瘀,忌用破瘀消癥之品,以免促使包块破损。服药期间严密监测血 β-HCG 及 B 超变化情况,至少每周复查 1~2 次,病情变化随时检查。患者须卧床休息,减少活动,不得外出,并保持大便通畅,避免腹压增加而诱发破裂。

遣方用药时应注意,攻下药不可过剧,中病

即止，以免导致再次出血；补气药宜适当选用，以免气滞而加剧腹胀、腹痛；尽量不用炭类药，以免使积血结成癥块，难以吸收。

已破损期的治疗必须谨慎行事，必须根据内出血的速度及血量，以及生命体征的情况，决定是否手术治疗。有手术指征者应立即手术。

（一）分证论治

1. 未破损期

主要证候：多有停经史及早孕反应，或有一侧下腹隐痛，或阴道出血淋漓，妇科检查可触及一侧附件有软性包块、压痛，妊娠试验阳性或弱阳性，舌苔正常，脉多弦滑。

证候分析：停经妊娠，故有早孕反应；孕卵在输卵管着床发育，胞络瘀阻，气血运行不畅，故患者附件有包块、压痛；孕卵滞于宫外，生长受阻，则阴道出血淋漓；脉弦滑为妊娠之征。

治法：杀胚消癥，软坚散结。

方药：宫外孕Ⅰ号方[山西医学院（现山西医科大学，下同）附属第一医院]加蜈蚣、皂刺、穿山甲、鳖甲。

丹参　赤芍　桃仁

方中蜈蚣杀胚；穿山甲、鳖甲味咸，功能软坚散结；皂刺辛散温通，药力锐利，与穿山甲配伍，可直达病所，软坚散结；赤芍、丹参、桃仁活血祛瘀，以消积血。全方共奏杀胚消癥，软坚散结之功。

加减：若兼见倦怠乏力，气短懒言者，加党参、黄芪以益气；见大便干结者，酌加大黄同煎，以通便。

可同时使用天花粉针剂，以提高杀胚效果，但必须严格遵循使用程序，防止过敏反应。西药氨甲蝶呤（MTX）、5-氟尿嘧啶（5-FU）、米非司酮也应用于异位妊娠的杀胚治疗。

2. 已破损期　是指输卵管妊娠流产或破裂者。

⑴ 休克型：输卵管妊娠破损后引起急性大量出血，有休克征象。

主要证候：突发性下腹剧痛，肛门下坠感，面色苍白，四肢厥冷，或冷汗淋漓，恶心呕吐，血压下降或不稳定，有时烦躁不安，脉微欲绝或细数无力，并有腹部及妇科检查体征。

证候分析：孕卵生长于胞宫之外，胀破脉络，故致突发性下腹剧痛，肛门下坠；络伤血崩，阴血暴亡，心神失养，故烦躁不安；阴血暴亡，阳随血脱，致面色苍白，四肢厥冷，冷汗淋漓；脉微欲绝或细数无力为阴血暴亡，阳气暴脱之征。

治法：益气固脱，活血祛瘀。

方药：生脉散（《医学启源》）合宫外孕Ⅰ号方（山西医学院附属第一医院）。

人参　麦冬　五味子　赤芍　丹参　桃仁

方中人参大补元气，麦冬、五味子养阴生津敛汗；宫外孕Ⅰ号方活血祛瘀以消积血。

加减：若四肢厥逆者，加附子回阳救逆；大汗淋漓不止者，加山茱萸敛汗涩精气。

本型宜中西医结合抢救，见急症处理。

⑵ 不稳定型：输卵管妊娠破损后时间不长，病情不稳定，有再次发生内出血的可能。

主要证候：腹痛拒按，腹部有压痛及反跳痛，但逐步减轻，可触及界限不清的包块，时有少量阴道出血，或头晕神疲，血压平稳，舌苔正常，脉细缓。

证候分析：脉络破损，络伤血溢，积于腹腔，故可及界限不清的包块；瘀血阻滞冲任、胞脉、胞络，不通则痛，故腹痛拒按；瘀血不去，新血不得归经，则阴道出血；气血骤虚，脉道不充，故脉细缓。

治法：杀胚消癥，软坚散结。

方药：同未破损型。

因为此期尽管已经发生破裂或流产，但病情并不稳定，有再次发生内出血的可能；若胚胎落入腹腔，部分绒毛组织仍附着于原着床部位，并继续向外生长，还可导致腹腔妊娠。所以仍治以杀胚消癥、软坚散结，并严密观察病情变化，一旦发生再次出血，血压下降，应立即手术。

⑶ 包块型：指输卵管妊娠破损时间较长，腹腔内血液已形成血肿包块者。

主要证候：腹腔血肿包块形成，腹痛逐步减轻，可有下腹坠胀或便意感；阴道出血逐渐停止；舌质暗或正常，苔薄白，脉细涩。

证候分析：络伤血溢，积于腹腔，日久瘀积成癥，形成腹腔血肿包块；瘀积癥块，阻滞气机，气血运行不畅，故下腹坠胀；舌紫暗，脉细涩为瘀血内阻之象。

治法：祛瘀消癥，软坚散结。

方药：宫外孕Ⅱ号方（山西医学院附属第一医院）加鳖甲、穿山甲、皂刺。

三棱　莪术　丹参　赤芍　桃仁

方中三棱、莪术祛瘀消癥；鳖甲、穿山甲、皂刺软坚散结；丹参、赤芍、桃仁活血化瘀，佐三棱、莪术祛瘀消癥。全方共奏祛瘀消癥，软坚散结之功。

加减：若兼有气短懒言、倦怠乏力、食欲不振者，可加党参、黄芪等以益气健脾；若兼大便干结、腹胀者，加大黄同煎以通便。

为了加速包块吸收，可用蜜水调双柏散外敷，或消癥散蒸热外敷下腹部，并可用20%复方毛冬青灌肠液保留灌肠。

消癥散（经验方）：千年健60g，续断120g，追地风、花椒各60g，五加皮、白芷、桑寄生各120g，艾叶500g，透骨草250g，羌活、独活各60g，赤芍120g，归尾120g，血竭60g，乳香60g，没药60g。上药共为末，每250g一份，纱布包，蒸30分钟，趁热外敷，每日2次，10天为一疗程。

双柏散（广州中医药大学第一临床医学院经验方）：侧柏叶60g，大黄60g，黄柏30g，薄荷30g，泽兰30g。水蜜各半，加热调匀，趁热外敷，每日2次，10天为一疗程。

外敷或灌肠的治疗，一定要在包块形成、内出血已停止的前提下进行。

非手术治疗输卵管妊娠，必须重视对兼证的处理。最多见的兼证是腑实证，表现为腹胀便秘，胃脘不舒，腹痛拒按，肠鸣音减弱或消失。根据临床辨证，腑实证有属实热、寒实及寒热夹杂之分。属实热者，主方加大黄、芒硝以清热泻下；属寒实者，可加服九种心痛丸（《金匮要略》：附子9g，高丽参、干姜、吴茱萸、狼毒、巴豆霜各3g，共研细末，炼蜜为丸如豌豆大，每服3~10丸）；如寒热夹杂者，主方加大黄、芒硝以清热泻下，佐以肉桂温中散寒。在疏通胃肠的同时，一般可加枳实、厚朴各3~9g以理气消胀。

（二）转归与预后

异位妊娠根据其妊娠部位，就诊时间、诊断处理是否及时之不同，预后吉凶不一。输卵管妊娠早期诊断，可以保守治疗，免除手术，保存生育能力。如果输卵管妊娠破裂，严重的可危及生命，必须手术抢救。不稳定型，必须在严密观察下保守治疗。对子宫颈、间质部妊娠必须手术治疗。

输卵管妊娠以后，10%的患者可再次患输卵管妊娠，50%~60%的患者继发不孕症。

（三）预防与调摄

1. 减少宫腔手术及人工流产术，避免产后及流产后的感染。

2. 积极治疗慢性盆腔炎、盆腔肿瘤等疾病。有慢性盆腔炎病史的患者在怀孕前，宜行输卵管通畅检查，以减少异位妊娠的发病率。

3. 对曾有盆腔炎史、不孕史、放置宫内节育器而停经者，应注意异位妊娠的发生。

4. 对异位妊娠破损的患者，宜平卧或头低位，以增加脑血流量及氧的供给，给予吸氧、保暖。

5. 对异位妊娠术后患者，仍应积极治疗炎症以通畅输卵管。

（四）临证参考

异位妊娠是妇产科急腹症之一，临床以停经、腹痛、阴道不规则出血三大症状为主，既往一经确诊，立即手术治疗。现在中西医结合保守治疗，为宫外孕患者保存输卵管、恢复生育功能开创了一条新路，早期诊断为保守治疗赢得时间。临床主要观察腹痛的性质、程度、部位。未破损时多表现为一侧少腹隐痛；内出血多时腹部有压痛，反跳痛；包块形成后，下腹坠胀疼痛。破损期还要观察生命体征情况。确定胚胎的死活对制定治疗方案十分重要，可以参考HCG水平的升降，B超动态观察附件包块的大小和是否有胎心搏动，结合早孕反应和阴道流血等情况来判断。异位妊娠的病机是少腹血瘀实证，治疗应始终贯穿活血化瘀。

山西医科大学第一附属医院和山西活血化瘀研究所的研究表明，宫外孕Ⅰ号方、Ⅱ号方可使离体兔耳静脉血流量增加，舒张血管，使蟾蜍肠系膜血管扩张，改善微循环，促进散瘀。宫外孕Ⅰ号方能抑制纤维蛋白的形成，可能有阻止包块形成和防止包块增大的作用。宫外孕Ⅱ号方能提高纤溶酶和胶原酶的活性，促进盆腹腔内血肿包块的分解与吸收。实验证明宫外孕Ⅱ号方能使家兔的凝血时间延长并降低肝素耐量，因此对出血性休克患者过早使用有增加出血的可能。

近几十年来，中西医结合治疗异位妊娠取得了一些新进展，对需要保存生育能力而又早期诊断的输卵管妊娠患者，可在超声波引导下行输卵管注射药物法，腹腔镜直视下输卵管内注射MTX法，宫腔镜下介入治疗法，即通过导管直接把药物注入输卵管妊娠部位，以及天花粉杀胚等。中西医结合治疗异位妊娠现已被临床广泛应用，而且越来越受到重视。

要点五　手术指征

1. 停经时间长，疑为输卵管间质部或残角子宫妊娠者。

2. 休克严重，内出血量多或持续出血，虽经抢救而不易控制者。

3. 诊断不明确，或随诊不可靠者。

4. 妊娠试验持续阳性，包块继续长大，血中 β-HCG 处于高水平，杀胚药无效者。

细目四　胎漏、胎动不安

要点一　胎漏的概述

妊娠期间，阴道不时有少量出血，时出时止，或淋漓不断，而无腰酸、腹痛、小腹下坠者，称为“胎漏”，亦称“胞漏”或“漏胎”。

要点二　胎动不安的概述

妊娠期间，出现腰酸、腹痛、小腹下坠，或伴有少量阴道出血者，称为“胎动不安”。

胎漏、胎动不安是堕胎、小产的先兆，西医称之为“先兆流产”。流产是一个动态变化的过程，若先兆流产安胎成功，可继续正常妊娠。若病情发展，可成为“难免流产”“完全流产”“不全流产”，或“过期流产”“感染性流产”“复发性流产”。

要点三　病因病机

胎漏、胎动不安的主要病机是冲任损伤、胎元不固。妊娠是胚胎寄生于母体子宫内生长发育和成熟的过程。母体和胎儿必须互相适应，否则发生流产。胎元包括胎气、胎儿、胎盘三个方面，任何一方有问题，均可发生胎漏、胎动不安。

1. 肾虚　父母先天禀赋不足，或房劳多产，大病久病，穷必及肾；或孕后房事不节，伤肾耗精，肾虚冲任损伤，胎元不固发为胎漏、胎动不安。

2. 血热　素体阳盛血热或阴虚内热；或孕后过食辛热；或感受热邪，热伤冲任，扰动胎元，致胎元不固。

3. 气血虚弱　母体气血素虚，或久病大病耗伤气血，或孕后思虑过度，劳倦伤脾，气血生化不足，气血虚弱，冲任匮乏，不能固摄滋养胎元，致胎元不固。

4. 血瘀　宿有癥瘕，瘀血占据子宫，或孕后不慎跌仆闪挫，或孕期手术创伤，均可致气血不和，瘀阻子宫、冲任，使胎元失养而不固，发为胎漏、胎动不安。

胎漏、胎动不安既有单一的病机，又常有脏腑、气血、经络同病，虚实错杂的复合病机，临证中必须动态观察病机的兼夹及其变化。

要点四　诊断及鉴别诊断

（一）诊断

1. 病史　常有孕后不节房事史，人工流产、自然流产史，或宿有癥瘕史。

2. 临床表现　妊娠期间出现少量阴道出血，而无明显的腰酸、腹痛，脉滑，可诊断为胎漏；若妊娠期出现腰酸、腹痛、下坠，或伴有少量阴道出血，脉滑，可诊断为胎动不安。

3. 检查

(1) 妇科检查：子宫颈口未开，子宫增大与孕月相符。

(2) 辅助检查：尿妊娠试验阳性。B 超提示宫内妊娠、活胎。

（二）鉴别诊断

胎漏、胎动不安属西医先兆流产，应与各种流产鉴别以辨胚胎已殒未殒或存活与否，并与妊娠期间有阴道出血或腹痛的疾病相鉴别。

1. 先兆流产　指妊娠 28 周前先出现少量阴道流血，常为暗红色或血性白带，无妊娠物排出，随后出现阵发性下腹痛或腰背痛。妇科检查宫颈口未开，胎膜未破，子宫大小与停经周数相符。经休息及治疗后症状消失，可继续妊娠，若阴道流血量增多或下腹痛加剧，可发展为难免流产。

2. 难免流产　指流产不可避免。在先兆流产基础上，阴道流血量增多，阵发性下腹痛加剧，或出现阴道流液(胎膜破裂)。妇科检查宫颈口已扩张，有时可见胚胎组织或胎囊堵塞于宫颈口内，子宫大小与停经周数基本相符或略小。

3. 不全流产　难免流产继续发展，部分妊娠物排出宫腔，且部分残留于宫腔内或嵌顿于宫颈口处，或胎儿排出后胎盘滞留宫腔或嵌顿于宫颈口，影响子宫收缩，导致大量出血，甚至发生休克。妇科检查见宫颈口已扩张，宫颈口有妊娠物堵塞及持续性血液流出，子宫小于停经周数。

4. 完全流产 指妊娠物已全部排出,阴道流血逐渐停止,腹痛逐渐消失。妇科检查宫颈口已关闭,子宫接近正常大小。

5. 稽留流产 又称过期流产。指胚胎或胎儿已死亡,滞留宫腔内未能及时自然排出者。典型表现为早孕反应消失,有先兆流产症状或无任何症状,子宫不再增大反而缩小。若已到中期妊娠,孕妇腹部不见增大,胎动消失,妇科检查宫颈口未开,子宫较停经周数小,质地不软,未闻及胎心。

6. 异位妊娠 妊娠后阴道不规则出血,点滴状或少量褐色;少腹隐痛或突然一侧少腹撕裂样疼痛,甚者晕厥或休克。腹部检查下腹一侧或全腹压痛、反跳痛,肌紧张不明显,可有移动性浊音。妇科检查宫口闭合,后穹隆饱胀,宫颈摇举痛,子宫稍大而软,较孕周小,宫旁可扪及痛性包块。后穹隆穿刺可抽出不凝血 HCG 阳性,血 Hb 下降,WBC 正常或稍高。B 超示宫内无妊娠囊,宫旁有混合性包块。

7. 葡萄胎 妊娠后阴道少量出血或大出血,或有葡萄状胎块排出;下腹痛不显,或有胀痛。妇科检查宫口松,或有葡萄状胎块堵塞,子宫多大于孕周,附件可有囊肿,无压痛。HCG 强阳性,B 超检查,宫内无妊娠囊或胎心搏动,宫腔内充满不均质密集状或短条状回声,呈“落雪状”,若水泡较大而形成大小不等的回声区,则呈“蜂窝状”。

要点五 辨证论治

胎漏、胎动不安的辨证要点是阴道下血、腰酸、腹痛、下坠四大症状的性质、轻重程度,以及全身脉证,以辨其虚、热、瘀及转归。四大症较轻而妊娠滑脉明显,经检查尿妊娠试验阳性,或 B 超示胚胎存活者,治疗以补肾安胎为大法,根据不同的证候辅以清热凉血、益气养血或化瘀固冲。当病情发展,四大症加重而滑脉不明显,早孕反应消失,尿妊娠试验转阴,出现胎堕难留或胚胎停止发育时,又当下胎益母。

(一) 分证论治

1. 肾虚证

主要证候:妊娠期阴道少量出血,色淡暗,腰酸,腹痛,下坠,或曾屡孕屡堕,头晕耳鸣,夜尿多,眼眶暗黑或有面部暗斑,舌淡暗,苔白,脉沉细滑,尺脉弱。

证候分析:肾主系胞,为冲任之本,肾虚冲任失固,蓄以养胎之血下泄,故阴道少量出血。肾失温煦,血失阳化,故色淡暗。肾虚胎元不固有欲堕之势,故腰酸腹痛下坠。肾虚胎失所系,故屡孕屡堕。头晕耳鸣,眼眶暗黑,舌淡暗,脉沉细滑,尺脉弱均为肾虚之征。

治法:补肾健脾,益气安胎。

方药:寿胎丸加党参、白术或安奠二天汤或滋肾育胎丸。

(1) 寿胎丸(《医学衷中参西录》)。

菟丝子　桑寄生　续断　阿胶

原治滑胎及防治流产。

方中菟丝子补肾益精,固摄冲任,肾旺自能荫胎,故重用菟丝子为君;桑寄生、续断补益肝肾,养血安胎为臣;阿胶补血为佐使。四药合用,共奏补肾养血,固摄安胎之效。

加减:加党参、白术健脾益气,是以后天养先天,生化气血以化精,先后天同补,加强安胎之功。若腰痛明显,小便频数或夜尿多,加杜仲、覆盆子、益智仁,加强补肾安胎、固摄缩泉之功;若小腹下坠明显,加黄芪、升麻益气升提安胎,或高丽参另炖服;若阴道出血不止,加山萸肉、地榆固冲止血;若大便秘结,选加肉苁蓉、熟地、桑椹子滋肾增液润肠。

(2) 安奠二天汤(《傅青主女科》)。

(3) 滋肾育胎丸(《罗元恺女科述要》)。

2. 血热证

主要证候:妊娠期阴道少量下血,色鲜红或深红,质稠,或腰酸,口苦咽干,心烦不安,便结溺黄,舌质红,苔黄,脉滑数。

证候分析:热邪直犯冲任,内扰胎元,胎元不固,热迫血行,故妊娠期阴道下血。血为热灼,故色鲜红或深红。热邪内扰,胎气不安,胎系于肾,故见腰酸。心烦不安、口苦咽干、舌红、苔黄、脉滑数,均为血热之征。

治法:清热凉血,养血安胎。

方药:保阴煎或清热安胎饮或当归散。

(1) 保阴煎(《景岳全书》)。

(2) 清热安胎饮(《刘奉五妇科经验》)。

(3) 当归散(《金匮要略·妊娠病脉证并治》)。

原方治“妇人妊娠,宜常服当归散主之”“妊娠常服即易产,胎无疾苦。产后百病悉主之”。方中当归、白芍补血养肝为君;黄芩、白术坚阴清热,健脾除湿为臣;川芎能疏气血之滞为佐使。全方养血健脾,清化湿热以安胎。朱丹溪谓“黄芩白术乃安胎妙药”源出于此方。

临证时可司其法不泥其方。南方医家多不主张用当归、川芎治胎漏、胎动不安之血热证，而较多选用保阴煎加减。

3. 气血虚弱证

主要证候：妊娠期少量阴道出血，色淡红，质清稀，或腰酸，小腹空坠而痛，面色白，心悸气短，神疲肢倦，舌质淡，苔薄白，脉细弱略滑。

证候分析：气血虚弱，冲任匮乏，不能载胎养胎，胎元不固，气不摄血，故见阴道出血。气血虚弱，本源不足，故色淡质稀。小腹空坠而痛，正是气虚系胞无力，血虚胞失濡养所致。气血虚弱亦不能化精滋肾，故腰酸。神疲肢倦，舌淡，苔白，脉细弱均为气血虚弱之征。

治法：补气养血，固肾安胎。

方药：胎元饮(《景岳全书·妇人规》)。

人参　白术　炙甘草　当归　白芍　熟地黄　杜仲　陈皮

原方治妇人冲任失守，胎元不安不固者。

方中人参、白术、炙甘草甘温益气、健脾调中，使气旺以载胎，以助生化之源；当归、熟地黄、白芍补血养血安胎；杜仲补肾安胎；陈皮行气健胃。胎元饮实为八珍汤去茯苓、川芎，加杜仲、陈皮，取其双补气血兼补肾。

加减：若气虚明显，小腹下坠，加黄芪、升麻益气升提，固摄胎元。或加服高丽参6~10g另炖服，以大补元气。若腰酸明显，或有堕胎史，亦可与寿胎丸合用，加强补肾安胎之功。

4. 血瘀证

主要证候：宿有癥积，孕后常有腰酸腹痛下坠，阴道不时下血，色暗红，或妊娠期跌仆闪挫，继之腹痛或少量阴道出血，舌暗红，或有瘀斑，脉弦滑或沉弦。

证候分析：胎居子宫，癥积瘀血碍其长养，胎元不固，故见腰酸腹痛下坠，阴道不时下血；或跌仆闪挫，气血失和，冲任子宫瘀滞，故腹痛或少量阴道出血，血色暗红；舌暗有瘀斑，脉沉弦均为血瘀之征。

治法：活血消癥，补肾安胎。

方药：桂枝茯苓丸(《金匮要略》)合寿胎丸(《医学衷中参西录》)加减。

桂枝　茯苓　芍药　丹皮　桃仁　菟丝子　桑寄生　续断　阿胶

原方治宿有癥病，孕后癥痼害胎，漏下不止。

方中桂枝温经通阳，以促血脉运行而散瘀为君；白芍养肝和营，缓急止痛，或用赤芍活血化瘀消癥为臣；桃仁、丹皮活血化瘀为佐；茯苓健脾益气，宁心安神，与桂枝同用，通阳开结，伐邪安胎为使。诸药合用，共奏活血化瘀，消癥散结之效。合寿胎丸补肾安胎，攻补兼施，邪去胎安。

若妊娠期不慎跌仆伤胎，是气血失和或瘀滞为新病。治宜调气和血安胎，选圣愈汤(《兰室秘藏》)。

(二) 转归与预后

胎漏、胎动不安，经积极稳妥治疗后，大多可继续正常妊娠，分娩健康的婴儿。若安胎失败，原因复杂，或为父母遗传基因的缺陷或子宫畸形等，非是药物所能奏效的。故流产后必须检查夫妇双方的原因，预防滑胎发生。

(三) 预防与调摄

流产大多是可以预防的。应提倡婚前、孕前检查，在夫妇双方身体最佳状态下妊娠，未病先防。孕后首忌交合，以静养胎。调畅情怀，生活有节。已病防变，及早安胎。围产保健，以确保母子平安。

(四) 临证参考

胎漏、胎动不安是常见妊娠病，临床应首辨胚胎是否存活，在整个治疗过程中都要动态观察病情的变化。除细心诊查阴道出血、腰酸、腹痛、下坠四大症状外，还须辨妊娠滑脉是否存在及其强弱，同时进行尿妊娠试验及B超辅助诊断。要与流产各病及相似病证进行鉴别，避免盲目安胎。安胎重视补肾，并按不同的证型辨证论治。安胎一般在妊娠3个月后开始较为稳妥。若有条件，尽量做围产期保健，确保母子平安。若安胎失败，要查找流产的原因，避孕半年至一年再孕，孕后及早安胎。

近代及现代医家对胎漏、胎动不安进行了辨证论治、专方专药、辨证与辨病相结合的研究，众多的临床和实验研究表明，安胎是中医妇科的优势和特长之一，必须继承、发扬并不断创新。

细目五　堕胎、小产

要点一　堕胎的概述

凡妊娠 12 周内,胚胎自然殒堕者,称为"堕胎"。堕胎相近于西医学的早期流产。

要点二　小产的概述

妊娠 12~28 周内,胎儿已成形而自然殒堕者,称为"小产",亦称"半产"。小产相近于西医学的晚期流产。

要点三　暗产的概述

怀孕一个月不知其已受孕而殒堕者,称为"暗产"。

要点四　堕胎、小产的病因病机

堕胎、小产的发病机制主要是冲任损伤,胎结不实,胎元不固,以致胚胎、胎儿自然殒堕,离宫而下。其发生多由胎漏、胎动不安发展而来,也有不经过此阶段而直接成为堕胎、小产者。连续 3 次以上发生堕胎、小产即成为滑胎。因此,临证时必须注意掌握疾病的每一阶段,严密进行动态观察。其常见病因病机有:

1. 肾气虚弱　禀赋素弱,肾气不盛,或孕后房事不节,耗伤肾气,肾虚冲任不固,胎元不实,以致堕胎、小产。

2. 气血不足　素体虚弱,气血亏虚,或饮食劳倦损伤脾胃,气血化源不足,或大病久病,损伤气血,以致气血两虚,冲任不足,无以载胎养胎,胎元不固,而发堕胎、小产。

3. 热病伤胎　摄生不慎,感受时疫邪毒或热病温疟,热邪入里,扰动冲任血海,损伤胎元,以致堕胎、小产。

4. 跌仆伤胎　孕后不慎,劳力过度,跌仆闪挫,造成气血紊乱,冲任损伤,或瘀阻子宫,胎失所养,甚或直接损伤胎元,发生堕胎、小产。

要点五　诊断及鉴别诊断

(一) 诊断

1. 病史　有停经史,早孕反应,或曾有胎漏、胎动不安病史,或有妊娠期热病史、外伤史等。

2. 临床表现　妊娠 12 周内,出现阴道流血,且血量增多,超过月经量,继而小腹疼痛加重,胚胎自然殒堕,可诊断为堕胎。妊娠 12~28 周内,先出现小腹阵发性疼痛,继而阴道流血,或有羊水溢出,胎儿自然殒堕者,可诊断为小产。

3. 检查

(1) 妇科检查:阴道流血量多,子宫颈口已开大,或见羊水流出,有时尚可见胚胎组织堵塞于宫口,子宫大小与妊娠月份相符或略小。此属胎动欲堕,相当于西医学的难免流产。如有上述现象,再见到部分妊娠物已排出,或胎盘组织堵塞于宫口,子宫小于停经月份,此属堕胎、小产不全,相当于西医学的不全流产。若妊娠物全部排出,阴道流血逐渐减少或停止,子宫颈口略松弛,子宫明显小于妊娠月份或接近正常,此属堕胎、小产完全,相当于西医学的完全流产。

(2) 辅助检查:妊娠试验仍呈阳性或呈阴性,B 超检查可明确诊断。大量失血后,血常规检查可见血红蛋白及红细胞减少。

(二) 鉴别诊断

1. 异位妊娠　有停经史,早孕反应,妊娠试验阳性,腹痛,阴道不规则出血,易与流产混淆。宫外孕破裂时突感一侧下腹撕裂样疼痛,内出血多时可见失血性休克。妇科检查宫颈呈紫蓝色,后穹隆饱满,触痛,宫颈举痛,子宫稍大而软,子宫一侧可触及大小不等、边界不清的包块,触压痛明显。后穹隆穿刺可抽出不凝血。B 超检查未见宫内妊娠,可见宫旁一侧包块或其内见妊娠囊。

2. 葡萄胎　有停经史,早孕反应较重,妊娠试验阳性。妇科检查见子宫体大而软,超过停经月份,触及不到胎体。超声检查宫内无妊娠囊及胎儿形象。

3. 子宫肌瘤　无停经史及早孕反应,妊娠试验阴性,阴道流血淋漓不断。妇科检查见子宫体增大,可触及肌瘤结节或凹凸不平。B 超检查可明确诊断。

要点六　治疗原则

本病的治疗原则以下胎益母为主。在发生堕胎、小产的过程中,必须严密观察殒堕经过,正确判断胚胎是否完全排出,有无稽留。临证中一经确定为胎堕难留或胎堕不全者,应尽快终止妊娠，速去其胎，或在严密观察下，辨证用药以下胎，或在严格消毒下，行吸宫术或钳刮术，以防发生大出血。若殒堕过程中，突然阴血暴下，出现气随血脱的危象，当施以急救处理。若胎堕完全者，应按产后处理，宜调养气血为主。

要点七　急症处理

若堕胎、小产不全者，见有阴道大量下血不止，腹痛加剧，面色苍白，呼吸短促，甚或神志昏迷，四肢厥冷，大汗淋漓，目合口开，唇舌淡白，脉微欲绝等证，此为阴血暴亡，气随血脱之危候。当急以益气回阳固脱之法，给予独参汤（《十药神书》）或参附汤（《校注妇人良方》），并在配合输血、补液、抗休克等急救措施的情况下，尽快清除宫腔内容物。

细目六　滑　　胎

要点一　概述

凡堕胎或小产连续发生3次或3次以上者，称为“滑胎”，亦称“屡孕屡堕”或“数堕胎”。早在隋代《诸病源候论》即提出“妊娠数堕胎候”专论。西医学称其为“复发性流产”。

要点二　病因病机

母体冲任损伤，胎元不健。若母体脾肾不足，气血虚弱，或宿有癥瘕之疾，或孕后跌仆闪挫，伤及冲任，均可导致胎元不固而致滑胎。先天禀赋不足，胎元不健，致使胚胎损伤或不能成形，或成形易损，发生屡孕屡堕。

1. 肾虚　父母先天禀赋不足，或孕后不节房事，损伤肾气，冲任虚衰，系胎无力而致滑胎；或肾中真阳受损，命门火衰，冲任失于温养，宫寒胎元不固，屡孕屡堕而致滑胎；或大病久病，累及于肾，肾精匮乏，冲任精血不足，胎失濡养，结胎不实，堕胎、小产反复发作而成滑胎。

2. 气血虚弱　母体平素脾胃虚弱，气血不足，或饮食不节，孕后过度忧思劳倦损伤脾胃，脾虚胃弱，气血化源匮乏，冲任不足，不能摄养胎元，发生滑胎。

3. 血瘀　母体胞宫宿有癥瘕痼疾，瘀滞于内，损伤冲任，使气血失和，胎元失养而不固，屡孕屡堕，致成滑胎。

要点三　诊断

1. 病史　堕胎、小产连续发生3次或3次以上者，称为滑胎。诊断时注意其连续性和自然殒堕的特点。多数滑胎患者，往往发生在妊娠后的相同月份，正所谓“应期而下”，但亦有部分患者滑胎不在相同月份。

2. 检查

(1) 妇科检查：了解子宫发育情况，有无子宫肌瘤、畸形及盆腔肿物等。

(2) 实验室检查：查男女双方染色体。男子因诸多因素所导致的精子数目、活动力、畸形率的异常。女方查黄体功能、胎盘内分泌功能、ABO抗原、血清抗体效价、抗心磷脂抗体等。

(3) 辅助检查：通过B超观察子宫形态、大小，有无畸形、肌瘤、盆腔肿物，宫颈内口情况。特别是大月份小产者更应重视是否存在宫颈功能不全情况，若宫颈内口达1.9cm以上即可诊断为宫颈内口松弛。

要点四　辨证论治

本病主要以全身脉证作为辨证依据，根据有关检查，排除男方因素或女方非药物所能奏效的因素，有针对性地辨证施治。防治本病应以预防为主，孕前宜以补肾健脾、益气养血、调理冲任为主，孕后即应积极进行保胎治疗，并应维持超过既往堕胎、小产的时间两周以上，万不可等到发生流产先兆以后再进行诊治。对于滑胎之患者应言明“预培其损”的重要性及孕后坚持用药的必要性。

（一）分证论治

1. 肾虚证

(1) 肾气不足证

主要证候：屡孕屡堕，甚或应期而堕，孕后腰酸膝软，夜尿频多，头晕耳鸣，面色晦暗，舌质淡，苔薄白，脉细滑，尺脉沉弱。

证候分析：胞脉者系于肾，肾气虚则冲任不固，胎失所系，故屡孕屡堕；腰为肾之府，肾虚则腰酸膝软；髓海不足，清空失养，则头晕耳鸣；肾气虚，膀胱失约，气化失职，则夜尿频多；面色晦暗，舌质淡，苔薄白，脉沉弱，均为肾气不足之征象。

治法：补肾健脾，调理冲任。

方药：补肾固冲丸或安奠二天汤。

1) 补肾固冲丸（《中医学新编》）。

菟丝子　续断　巴戟天　杜仲　当归

熟地黄　鹿角霜　枸杞子　阿胶　党参　白术　大枣　砂仁

原方治肾气不足，气血两虚，冲任失固，胎元不实之滑胎。

方中菟丝子补肝肾，益精血，固冲任；当归、熟地黄、枸杞子、阿胶、续断、巴戟天、杜仲益肾补肾，养血填精，加鹿角霜血肉有情之品以增强养血填精之功；党参、白术、大枣健脾益气，以助后天气血生化之源；砂仁宽中理气，以防补中过滞。全方既着重于补益肾气，又配伍健脾益气之药，从而达到后天补先天的目的，使肾气旺盛，冲任得固，则胎可安。1981 年，罗氏对此方稍做加减，研制成滋肾育胎丸(《罗元恺妇科述要》)，每次 5g，每日 3 次，温开水送服。用于防治先兆流产和复发性流产。

2）安奠二天汤(《傅青主女科》)。

(2) 肾阳亏虚证

主要证候：屡孕屡堕，腰酸膝软，甚则腰痛如折，头晕耳鸣，畏寒肢冷，大便溏薄，小便清长，夜尿频多，舌淡，苔薄而润，脉沉迟或沉弱。

证候分析：先天禀赋不足，命火虚衰，冲任失于温煦，胞宫虚寒，胎元不固，则屡孕屡堕；腰为肾之府，肾阳虚则腰膝酸软，甚则腰痛如折；肾阳不足，阳气不达四末，则畏寒肢冷；气血运行无力，不能上荣于清窍，则头晕耳鸣；命火不足不能温煦脾土，脾失健运，则大便溏薄；膀胱气化失司，则小便清长，夜尿频多；舌、脉为肾阳虚之征。

治法：温补肾阳，固冲安胎。

方药：肾气丸(《金匮要略》)去泽泻，加菟丝子、杜仲、白术。

干地黄　山药　山茱萸　丹皮　泽泻　茯苓　附子　桂枝

原方治肾阳不足证。

方中干地黄滋阴补肾；山茱萸、山药补肝脾，益精血；附子、桂枝助命门以温阳化气；白术、茯苓健脾渗湿安胎；丹皮清肝泻火；菟丝子、杜仲补肾安胎。全方合用具有温肾助阳，固冲安胎之功。

(3) 肾精亏虚证

主要证候：屡孕屡堕，腰酸膝软，甚或足跟痛，头晕耳鸣，手足心热，两颧潮红，大便秘结，舌红，少苔，脉细数。

证候分析：先天不足，复损于肾，肾精亏虚，胎失所荫，故屡孕屡堕；肾精不足，不能濡养腰之外府，故见腰酸膝软；足少阴肾脉斜走足跟，肾虚则足跟疼痛；精亏血少，脑海不充，则头晕耳鸣；阴虚内热，虚阳浮越，则手足心热，两颧潮红；阴津不足则大便秘结。舌、脉均为肾精亏虚之征象。

治法：补肾填精，固冲安胎。

方药：育阴汤(《百灵妇科》)。

熟地黄　白芍　续断　桑寄生　杜仲　山萸肉　山药　海螵蛸　龟甲　牡蛎　阿胶

原方治妇人肾阴亏损，胎元不固，久堕胎、小产、滑胎之疾。

方中续断、桑寄生、杜仲、山萸肉补肝肾，益精血，安胎；海螵蛸、龟甲、牡蛎育肾阴，固冲任；熟地黄、白芍、阿胶滋阴养血；山药补脾益肾以助后天气血生化之源。全方配伍，共奏滋阴补肾，养血安胎之效。

2. 气血虚弱证

主要证候：屡孕屡堕，头晕目眩，神疲乏力，面色白，心悸气短，舌质淡，苔薄白，脉细弱。

证候分析：气血两虚，冲任不足，不能载胎养胎，故屡孕屡堕；气血虚弱，上不能濡养清窍则头晕目眩，外不能濡润肌肤则面色白，内不能濡养脏腑则神疲乏力、心悸气短；舌淡，苔薄白，脉细弱均为气血虚弱之征。

治法：益气养血，固冲安胎。

方药：泰山磐石散(《景岳全书》)。

人参　黄芪　当归　续断　黄芩　川芎　白芍　熟地　白术　炙甘草　砂仁　糯米

原方治妇人妊娠，气血两虚的胎动不安或屡孕屡堕。

方中人参、黄芪、白术、炙甘草健脾益气以固胎元；当归、熟地、白芍、川芎补血养血以养胎元；续断补肾安胎；砂仁、糯米调养脾胃以助后天气血化生；黄芩又为安胎之要药。全方配伍具有气血双补，益肾固冲安胎之功。

3. 血瘀证

主要证候：素有癥痼之疾，孕后屡屡滑堕，肌肤无华，舌质紫暗或有瘀斑，脉弦滑或涩。

证候分析：子宫宿有癥瘕，有碍胎儿生长发育，冲任损伤，累及胎元，胎元受损，则屡孕屡堕；瘀血阻滞，不能荣于肌肤，则肌肤无华；舌质紫暗或有瘀斑，脉涩均为血瘀之征象。

治法：祛瘀消癥，固冲安胎。

方药：桂枝茯苓丸合寿胎丸(方见胎漏、胎动不安)。

（二）转归与预后

对于滑胎患者，必须查明原因所在，排除各种非药物所能奏效的因素。非器质性引起的滑胎，经过系统的治疗，预后可望良好。除此之外，也有少数因子宫颈内口松弛所致滑胎的患者，虽属器质性病变，但通过孕前行宫颈内口修补术，孕后于妊娠14~16周提前住院行宫颈内口环扎术，同时孕前后配合补肾健脾、益气固冲中药治疗，待分娩发动前拆除缝线，亦可正常妊娠与分娩。

（三）预防与调摄

对曾经发生过堕胎、小产者，应在下次受孕前做好全面检查，在夫妇双方身体最佳状态下妊娠，做到未病先防。孕后宜保持心情愉快，消除忧虑和恐惧心理，勿过度劳累，孕早期禁止性生活，避免跌仆损伤，维护气血平和，使胎元健固。还要注意饮食营养，保证胎儿发育。遵守医嘱，用药保胎时间应超过既往堕胎小产时间的2周，做好围产期保健。

（四）临证参考

滑胎，即西医学的复发性流产，是常见妊娠病之一。本病系反复堕胎、小产发展而成。其特点为屡孕屡堕，大多可见应期而下。临证时必须谨守病机，抓住主要脉证，综合判断分析，予以辨证论治。特别应强调防重于治，预培其损的重要性，做到早期预防、早期治疗，消除引起堕胎小产的因素。对已孕妇女应积极保胎治疗，治疗时间一般需超过既往堕胎小产时间的2周，做好围产期保健，力求母子平安。

近代许多医家在古人论述滑胎的基础上，通过数十年的临床研究，总结出肾虚是滑胎的根本原因。在20世纪80年代初期，罗元恺教授即已推出“滋肾育胎丸”治疗肾气虚之滑胎；韩百灵教授亦根据肾阴不足引起的滑胎创制了滋阴补肾，固冲安胎之方“育阴灵”。以上两方在临床应用20多年，疗效甚为满意。

西医认为，反复流产与遗传因素、内分泌异常、免疫功能异常、全身性疾病、感染因素、生殖道异常有关。

近年来，依据中医理论，采用现代科技手段，对滑胎的发病机制及临床中行之有效的方药进行了较为深入的研究和探讨。实验研究证实，大多数滑胎患者，存在夫妇间人类主要组织相容性抗原(HLA)相容性增大，封闭抗体不足的因素。有关免疫学研究也非常广泛，尤其是HLA-Ⅱ区域中DQ亚区的基因多态性，在结合抗原肽，引发特定的免疫反应中起着非常关键的作用。亦有学者提出免疫功能异常在复发性流产发病机制的某些关键环节中占有重要地位，尚有待进一步研究。同时也有学者对肾虚滑胎患者从内分泌角度进行研究，发现此类患者血清中HCG、HPL、P、E_2含量均明显低于同期正常妊娠者。

对于补肾安胎药物的实验研究表明，该类药物具有调节和增加实验动物体内孕激素含量、抑制动物子宫平滑肌收缩、稳定子宫内环境的作用，从而达到保胎目的。

细目七　胎萎不长

要点一　概述

妊娠四五个月后，孕妇腹形与宫体增大明显小于正常妊娠月份，胎儿存活而生长迟缓者，称为“胎萎不长”。亦有称为“妊娠胎萎燥”“妊娠胎不长”。西医学的“胎儿宫内生长受限”可参照本病诊治。

要点二　病因病机

本病的主要机制是气血不足以荣养其胎，导致胎儿生长迟缓。主要病因有气血虚弱、脾肾不足、血寒宫冷、阴虚血热。

1. 气血虚弱　素体气血不足，或久患宿疾，气血暗损；或因胎漏下血日久，胎失所养，致使胎不长养。

2. 脾肾不足　素体禀赋脾肾不足，或孕后房事不节，伤于肾气；或劳倦过度，损伤脾气，导致精血化源不足，胎失所养，造成胎萎不长。

3. 血寒宫冷　素体阳气不足，或孕后过食寒凉生冷之品，戕伐阳气，或大病久病，损伤肾阳，寒自内生，生化之机被遏，血寒宫冷，胎失温养，导致胎萎不长。

4. 阴虚血热证　孕妇素体阴虚，或久病失血伤阴，或孕后过服辛辣食物及辛热暖宫药物，以致邪热灼伤阴血，胎为邪热所伤，又失阴血的濡养，因而发生胎萎不长。

要点三 诊断及鉴别诊断

(一) 诊断

1. 病史 可伴有胎漏、胎动不安病史,或有妊娠高血压综合征、慢性肝炎、慢性高血压、心脏病、贫血、营养不良或其他慢性消耗性疾病,多有偏食史及烟酒嗜好。

2. 临床表现 妊娠四五个月后,腹形与子宫明显小于正常妊娠月份。

3. 检查 动态测量宫底高度,测量体重等。如宫底高度在孕 20~34 周增长较快,平均每周增长 1cm,孕 34 周后增长较慢,平均每周增长 0.83cm,若连续 2~3 次都小于孕月值时应考虑本病的可能。连续检测孕妇的体重,特别在妊娠末期。正常情况下,孕末期孕妇体重每周增加 0.5kg,若体重不增加,或增长缓慢时,亦应考虑本病的可能。

B 超:胎儿存活,双顶径测定,孕 36 周前每 2 周增长少于 2mm,则为宫内发育迟缓,如增长大于 4mm,则可排除宫内发育迟缓。

(二) 鉴别诊断

本病须与胎死不下、羊水过少相鉴别。

1. 胎死不下 两者都有宫体小于妊娠月份的特点。但胎死不下,或有胎动不安病史,或有反复阴道出血,无胎动、胎心音;胎萎不长,胎儿虽小于停经月份,但有胎动、胎心音。B 超可协助鉴别诊断。

2. 羊水过少 B 超探查羊水暗区在 3cm 以下,腹部检查宫内羊水量少,胎儿肢体发育正常,胎动、胎心音存在,与胎萎不长的肢体发育偏小不同。B 超检查可资鉴别。亦有学者认为羊水过少亦可参照本病论治。

要点四 辨证论治

本病的治疗原则,当求因治本,去其所病,重在补脾肾、养气血,使其精充血足,则胎有所养。在治疗过程中,动态观察胎儿长养的情况,若发现畸胎、死胎,则应从速下胎益母以防变生他病。

(一) 分证论治

1. 气血虚弱证

主要证候:妊娠四五个月后,腹形和宫体增大明显小于妊娠月份,胎儿存活,面色萎黄或白,身体羸弱,头晕心悸,少气懒言,舌质淡嫩,少苔,脉稍滑,细弱无力。

证候分析:胎赖气血以养,血虚气弱,则胎元失养,故胎虽存活,但生长迟缓,而腹形明显小于正常月份;气血亏虚,肌肤失于充养,故面色萎黄或白,身体羸弱;血虚心脑失养,故头晕心悸;气虚阳气不布,则少气懒言;舌淡嫩,少苔,脉稍滑,细弱无力均为气血虚弱之征。

治法:补气益血养胎。

方药:胎元饮(方见胎漏、胎动不安)。

加减:若血虚甚者,重用当归,加枸杞子、何首乌以养血安胎;气滞,加苏梗、砂仁理气行滞;伴大便秘结,加玄参、肉苁蓉润肠通便。

2. 脾肾不足证

主要证候:妊娠腹形明显小于妊娠月份,胎儿存活,腰膝酸软,纳少便溏,形寒畏冷,手足不温,舌质淡,苔白,脉沉迟。

证候分析:胞脉系于肾,脾肾不足,精血匮乏,胞脉失去温养,故胎元存活但生长迟缓,孕母腹形小于妊娠月份;腰膝酸软,纳少便溏,形寒畏冷,四肢不温,倦怠无力,舌淡,苔白,脉沉迟,均为脾肾不足之征。

治法:补益脾肾,养胎长胎。

方药:寿胎丸合四君子汤或温土毓麟汤。

(1) 寿胎丸(方见胎漏、胎动不安)合四君子汤:寿胎丸固肾安胎,四君子汤健脾益气,以益气血生化之源,使胎有所养。

(2) 温土毓麟汤(《傅青主女科》)。

3. 血寒宫冷证

主要证候:妊娠腹形明显小于妊娠月份,胎儿存活,形寒怕冷,腰腹冷痛,四肢不温,舌淡,苔白,脉沉迟滑。

证候分析:素体阳气不足,或孕后过食寒凉,或大病久病,戕伐阳气,阴寒内盛,生化不足,以致胎萎不长;阴盛阳衰,失于温煦,则形寒怕冷,腰腹冷痛,四肢不温;舌淡,苔白,脉沉迟滑均为血寒宫冷之征。

治法:温肾扶阳,养血育胎。

方药:长胎白术散(《叶氏女科证治》)加巴戟天、艾叶。

炙白术 川芎 川椒 干地黄 炒阿胶 黄芪 当归 牡蛎 茯苓

原方为温宫扶阳,益血养胎,主治宫寒胎元失养者。

方用白术、茯苓、黄芪健脾和胃,助气血生化,使胎元得养;阿胶、地黄、当归、川芎养血益阴,以濡养胞胎;川椒、巴戟天、艾叶温肾扶阳以温煦胞宫;牡蛎咸寒以引诸药入肾而养胎元,并有补钙长胎之功。

加减：若肾阳虚，腰腹冷痛明显者，加杜仲、鹿角片以增强温阳育胎之力。

4. 阴虚血热证

主要证候：妊娠腹形小于妊娠月份，胎儿存活，颧赤唇红，手足心热，烦躁不安，口干喜饮，舌红而干，脉细数。

证候分析：阴虚血热，热邪伤胎又胎失濡养，故胎萎不长，腹形小于妊娠月份，虚热上浮，故颧赤唇红；阴虚内热，则手足心热；热扰心神，则烦躁不安；阴虚血热，津液不足，故口干喜饮；舌红而干，脉细数，也为阴虚血热之征。

治法：滋阴清热，养血育胎。

方药：保阴煎（《景岳全书》）加枸杞子、桑椹子。

生地　熟地　白芍　山药　续断　黄芩　黄柏　甘草

（二）转归预后

胎萎不长，经过精心调治，可继续顺利正常发育、生长，足月分娩。若未及早诊治或调治不当，则会影响胎儿生长发育，可导致过期不产，甚至胎死腹中。本病直接影响新生儿质量，故宜及早诊断和治疗。否则先天不足，影响后天的体能与智力。

（三）预防与调摄

1. 忌烟、酒、吸毒。保持心情舒畅。

2. 加强营养，食用含高热量、高蛋白、高维生素、叶酸、钙剂等营养丰富，易于消化的食物。

3. 孕妇左侧卧位，增加子宫血流量，改善胎盘灌注，定期吸氧。

4. 积极治疗妊娠剧吐及妊娠合并症，如妊娠高血压综合征等。

5. 定期产前检查，及早发现，及早治疗。若发现胎儿畸形应及早终止妊娠。

6. 适时分娩，一般不超过预产期。

（四）临证参考

胎萎不长属西医高危妊娠范畴之一，主要病理是气血精不足以荣养其胎，而致胎儿生长迟缓。治疗本病宜健脾胃，以益生化之源，峻补气血，滋养胎儿，并宜固肾安胎。本病早期治疗，效果较好。早期诊断重在对孕妇的观察，若妊娠 3~4 个月，腹部不见隆起，有重度恶阻病史、胎漏病史，或嗜烟酒、偏食史，均应引起足够的重视。

现代有学者对胎萎不长进行了实验和临床研究，发现益气化瘀能多方面提高宫内发育迟缓（IUGR）大鼠和临床患者红细胞变形能力，改善母血高凝、黏聚、浓缩状态，提高仔鼠或胎儿体重，改善胎盘功能，增加子宫 - 胎盘 - 胎儿血供，抑制子宫平滑肌痉挛，防止子代幼年智力、体格、免疫能力低下等。并认为血瘀存在于 IUGR 的病变过程之中。故临证中若出现血瘀兼证，应酌选养血活血之品改善血液循环以促胎儿长养。

细目八　子　满

要点一　概述

妊娠 5~6 个月后出现腹大异常，胸膈满闷，甚则遍身俱肿，喘息不得卧者，称“子满”，又称“胎水肿满”。本病最早见于隋代《诸病源候论》，与西医“羊水过多”相似。

要点二　病因病机

子满多由脾胃虚弱，脏腑之间有停水，而夹以妊娠所致，以脾虚为主，素体脾虚，或孕后饮食不节，过食生冷，劳倦忧思伤脾，脾虚益甚，土不制水，水停胞中，发为子满。

要点三　诊断

1. 病史　有早孕史、病毒感染或孕妇糖尿病史，或有畸胎、双胎史。

2. 临床表现　妊娠中期后，腹大异常，腹部胀满，腹皮绷紧而发亮，胸胁满闷，甚至喘息不得平卧，行动艰难，或伴有腹部、下肢、外阴水肿，小便短少，甚至不通。

3. 检查　腹部触诊有明显液体震荡感，胎位不清，胎心音遥远或听不清，B 超检查可测羊水量，并可测出双胎或部分畸形。

要点四　辨证论治

本病为本虚标实证，治宜标本兼顾，本着治病与安胎并举的法则，健脾消水而不伤胎。

（一）分证治疗

主要证候：妊娠中期后，腹部增大异常，胸膈满闷，呼吸短促，神疲体倦，四肢不温，小便短少，甚则喘不得卧，舌淡胖，苔白，脉沉滑无力。

证候分析:素体脾虚,因孕重虚,脾虚土衰,水反侮土,水湿泛滥,湿渗于胞,胞中蓄水,故腹大异常;妊娠中期后,胎体上升,水湿骤然上迫胸膈,则胸膈满闷,呼吸短促,喘不得卧;神疲乏力,四肢不温,舌淡胖,苔薄白,脉沉滑无力,均为脾虚之象。

治法:健脾利水,养血安胎。

方药:鲤鱼汤加黄芪、桑白皮或当归芍药散。

(1) 鲤鱼汤(《备急千金要方》)。

鲤鱼　白术　白芍　当归　茯苓　生姜　橘红

原方治妊娠腹大、胎间有水气。

方中鲤鱼行水消肿为君,又符合食疗,对妊娠者颇有裨益;白术、茯苓、生姜、橘红健脾理气燥湿以行水;当归、白芍养血安胎,使水祛而不伤胎;黄芪补气;桑白皮平喘下气利水。

加减:若喘甚不得卧,加杏仁、苏叶宣肺平喘;尿少甚至尿闭者,加车前子、泽泻利尿消肿;肾阳虚者,加桂枝温阳化气行水,加桑寄生、续断养血安胎。

(2) 当归芍药散(《金匮要略》)。

当归　芍药　川芎　茯苓　白术　泽泻

(二) 转归与预后

本病一部分是由胎儿畸形所致,若确诊为胎儿畸形,应及早引产终止妊娠。

(三) 预防与调摄

孕后禁辛辣、生冷、暴饮暴食。饮食宜清淡,注意调理脾胃,发病后进低盐饮食,适当休息,每周测一次体重。

(四) 临证参考

有专家用古方当归芍药散治疗羊水过多效果显著,西医认为羊水系由母儿间隙通过胎盘组织透析而来,也有部分来自胎儿尿液,羊水在不同孕期有不同容量。当归芍药散养血活血,柔肝健脾,利水除湿,活血不碍胎,利水不伤阴,对一般羊水过多证能使羊水减少,孕妇足月分娩,这可能与该方能调节血液循环和胎儿吞噬、排泄功能有关。西医利尿药虽可用,但不少有排钾、排钠及其他不良反应,有的甚至是孕妇禁忌,应慎用。

细目九　子　　肿

要点一　子肿的概述

妊娠中晚期,孕妇出现肢体面目肿胀者称子肿。亦称妊娠肿胀。古人根据肿胀的部位、性质和程度不同,又有子肿、子气、皱脚、脆脚等名称。

要点二　子气的概述

《医宗金鉴·妇科心法要诀》云:“头面遍身浮肿,小水短少者,属水气为病,故名曰子肿。自膝至足肿,小水长者,属湿气为病,名曰子气。”

要点三　皱脚的概述

《医宗金鉴·妇科心法要诀》云:“头面遍身浮肿,小水短少者,属水气为病,故名曰子肿……但两脚肿而肤厚者,属湿,名曰皱脚。”

要点四　脆脚的概述

《医宗金鉴·妇科心法要诀》云:“头面遍身浮肿,小水短少者,属水气为病,故名曰子肿……皮薄者属水,名曰脆脚。”

要点五　病因病机

此病多发生在妊娠 5~6 个月以后,此时胎体逐步长大,升降之机为之不利,若脏器本虚,胎碍脏腑,因孕重虚。因此,脾肾阳虚,水湿不化,或气滞湿停为妊娠肿胀的主要发病机制,脾肾两脏功能失常往往互相影响,或相继出现。

1. 脾虚　脾气素虚,因孕重虚,或过食生冷,内伤脾阳,或忧思劳倦伤脾,脾虚不能敷布津液反聚为湿,水湿停聚,流于四末,泛于肌肤,遂发水肿。

2. 肾虚　肾气素虚,孕后精血下聚养胎,有碍肾阳敷布,不能化气行水,且肾为胃之关,肾阳不布,关门不利,膀胱气化失司,水聚而从其类,泛溢而为水肿。

3. 气滞　素多忧郁,气机不畅,孕后胎体渐长,有碍气机升降,两因相感,气滞湿停,浊阴下滞,溢于肌肤,遂发子肿。

要点六　诊断及鉴别诊断

(一) 诊断

1. 病史　素体脾、肾虚,情志抑郁;严重贫血、原发性高血压、慢性肾炎、糖尿病等合并妊娠;多胎妊娠等。

2. 临床表现　主要特征为浮肿，多发生于妊娠20周以后，开始由踝部肿起，渐延至小腿、大腿、外阴部、腹部，甚至全身。要警惕隐性水肿，即体表浮肿并不明显而体重增加每周超过0.5kg或每月超过2.3kg。

3. 检查　根据水肿的程度分为四度：

Ⅰ度：(+)，小腿及足部明显浮肿，休息后不消退。

Ⅱ度：(++)，水肿上延至大腿与外阴部。

Ⅲ度：(+++)，水肿延至外阴及腹部，肿势较前明显。

Ⅳ度：(++++)，全身浮肿或伴有腹水。

尿检：可有少许红、白细胞及管型。24小时尿蛋白定量≥0.5mg为异常。同时关注血压、体重变化。

B超：了解有无畸胎、双胎、多胎，以及羊水情况。

（二）鉴别诊断

1. 妊娠合并慢性肾炎　孕前有急、慢性肾炎病史，孕前浮肿，孕后逐渐加重，浮肿首先发生在眼睑，24小时蛋白尿≥0.5g，尿中有各种管型或红、白细胞，血中尿素氮升高。

2. 妊娠合并心脏病　孕前有心脏病史，通过心电图、心功能检查可确诊。

要点七　辨证论治

子肿的病变有在脾、在肾之别。病在脾者，四肢面目浮肿，皮薄而光亮，伴有脾虚证；病在肾者，面浮肢肿，下肢尤甚，伴有肾虚证。妊娠肿胀的治疗应本着治病与安胎并举的原则，以运化水湿为主，适当加入养血安胎之品，慎用温燥、寒凉、峻下、滑利之品，择用皮类利水药，以免伤胎。

（一）分证论治

1. 脾虚证

主要证候：妊娠数月，面目四肢浮肿，或遍及全身，皮薄光亮，按之凹陷不起，面色白无华，神疲气短懒言，口淡而腻，脘腹胀满，食欲不振，小便短少，大便溏薄，舌淡体胖，边有齿痕，舌苔白润或腻，脉缓滑。

证候分析：素体脾虚，因孕重虚，或孕后肆食生冷厚味，重伤脾胃，加之妊娠数月，胎体上升阻碍中焦，机括不利，脾主肌肉四肢，脾阳不运，水湿停聚，浸渍四肢肌肉，故面目四肢浮肿；脘腹胀满，少气懒言，尿少便溏，舌体胖，边有齿痕，苔白润而腻，脉缓滑为脾虚生湿之象。

治法：健脾利水。

方药：白术散加砂仁或健脾利水汤。

(1) 白术散(《全生指迷方》)。

白术　茯苓　生姜　大腹皮　橘红

原方治疗胎水。

方中重用白术，意在补脾利湿，健脾燥湿为君，宜用蜜炙，使其燥湿而不伤阴血；茯苓健脾利中焦湿邪；砂仁、生姜温中理气；大腹皮下气宽中行水；橘红调气和中。全方具有健脾除湿，利水消肿之功。

加减：若肿势明显，加猪苓、泽泻、防己利水消肿；胸闷而喘，加桑白皮、厚朴、杏仁宽中理气、降逆平喘；若少气懒言，神疲乏力，加参、芪补脾益气。

(2) 健脾利水汤(《胎产心法》)。

2. 肾虚证

主要证候：妊娠数月，面浮肢肿，下肢尤甚，按之如泥，腰酸乏力，下肢逆冷，小便不利，舌淡，苔白润，脉迟沉。

证候分析：肾气素虚或孕后精血养胎，有碍肾气化生。肾气不足，上不能温煦脾阳，运化水湿，下不能温煦膀胱，化气行水，水道莫制，泛溢肌肤，故面浮肢肿；湿性重浊，故肿势下肢尤甚；腰酸乏力，下肢逆冷，小便不利，舌淡，苔白润，脉沉迟均为肾虚之象。

治法：补肾温阳，化气行水。

方药：真武汤或肾气丸。

(1) 真武汤(《伤寒论》)。

附子　生姜　茯苓　白术　白芍

方中附子大辛大热，温阳化气行水为君，病势急重，非此莫属。因其有毒，用时必须遵循以下两点：①用量不宜太重，一般6~9g。②入药先煎、久煎。一般病情可易桂枝通阳化气行水。生姜、白术、茯苓健脾燥湿；白芍开阴结，与阳药同用，引阳入阴，以消阴翳。

加减：若腰痛甚，加续断、桑寄生固肾安胎；便溏，加扁豆、莲子健脾利水。

(2) 肾气丸(《金匮要略》)。

3. 气滞证

主要证候：妊娠三四月后，肢体肿胀，始于两足，渐延于腿，皮色不变，随按随起，胸闷胁胀，头晕胀痛，苔薄腻，脉弦滑。

证候分析：妊娠数月，胎体上升，机括为之不利，肺气壅塞，不能通调水道，或素性抑郁，气滞水停,加之脾胃受累,中州水湿停滞,发为妊娠肿胀。

治法:理气行滞,除湿消肿。

方药:天仙藤散或正气天香散。

(1) 天仙藤散(《校注妇人良方》)。

天仙藤　香附　陈皮　甘草　乌药　生姜　紫苏叶　木瓜

原方治疗妊娠胎水肿满。

天仙藤行气祛风消肿为君,配疏肝理气之香附、乌药,宣肺行水之紫苏叶,理脾和胃之陈皮、木瓜、甘草,使三焦气顺,水调湿除而肿自消。

加减:若肿势重,腹胀纳呆,加茯苓、白术、大腹皮,健脾行水;肺气壅塞,气逆面肿加桑白皮、杏仁、桔梗宣肺降气,利水消肿;胸胁胀痛,情志不畅加柴胡、佛手,疏肝理气。

(2) 正气天香散(《证治准绳》)。

(二) 转归与预后

子肿往往是子痫早期症状之一,早期发现,早期治疗,对控制病情发展、防止向子痫转化有重要意义。

(三) 预防与调摄

重视孕期保健,定期产前检查,注意体重、水肿、蛋白尿、血压的变化情况。发病后予低盐饮食,控制饮水量,禁生冷油腻之品。浮肿严重者应休息,抬高双下肢,注意保暖。

(四) 临证参考

妊娠水肿是妊娠高血压综合征的早期症状之一。该病病机古人多主脾肾阳虚,治以温阳化气行水。限于历史条件,中医古籍将妊娠水肿与子晕、子痫分开论治。然从西医学看,妊娠水肿多伴有高血压(先兆子痫),若不辨证与辨病相结合,滥投温阳助火之品,致血压骤升,造成子痫危症,后果不堪设想。妇女妊娠期间,阴血聚以养胎,肝阴不足,相火偏旺,临床实为多见。因而对该病治疗,一定要临证详辨,深思再三。

有人针对西医治疗该病的原则,提出不宜使用利尿剂,认为利尿剂可使血液浓缩,导致脏器灌注量进一步减少,致使胎盘缺血加重,使病情恶化。这与中医治疗该病不可一味利尿祛湿,而以补脏为主,使脏腑功能健运,湿邪自消,同时注意养血安胎的治法有所印证。

细目十　子　晕

要点一　概述

妊娠期出现以头晕目眩,状若眩冒为主证,甚或眩晕欲厥,称子晕,亦称妊娠眩晕。

要点二　病因病机

本病发生的主要机制是阴血不足、肝阳上亢或痰浊上扰。脏气本虚,孕后精血下注养胎,阴分必亏,阴不潜阳,肝阳化火生风;或妊娠中期后,胎体渐大,影响气机升降,气郁犯脾,脾虚湿聚,化为痰浊,肝阳夹痰浊上扰清窍。阴虚肝旺、脾虚肝旺属子晕重症,尤应预防子痫的发生。

1. 阴虚肝旺　素体阴虚,孕后血聚养胎,阴血愈不足,阴不潜阳,肝阳鸱张,上扰清窍,发生眩晕。

2. 脾虚肝旺　素体脾虚,运化失职,水湿内停,精血输送受阻,复因孕后阴血养胎,肝失濡养,体不足而用偏亢,肝阳夹痰浊,上扰清窍,发生眩晕。

3. 气血虚弱　素体气血不足,孕后气以载胎,血以养胎,气血因孕更虚,气虚清阳不升,血虚脑失所养,发生眩晕。

要点三　诊断

1. 病史　严重贫血、原发性高血压、慢性肾炎、糖尿病、双胎、羊水过多等。

2. 临床表现　以头晕目眩为主证,常伴有头痛、耳鸣、视物模糊、浮肿胸闷、心烦呕恶等症。如头晕眼花、头痛剧烈,往往是子痫的先兆症状,应引起重视。

3. 检查　测血压,收缩压高出基础血压 4.0kPa(30mmHg),舒张压高出基础血压 2.0kPa(15mmHg),或基础血压不高,孕 20 周后血压高于 18.7/12.0kPa(140/90mmHg),同时行眼底检查。浮肿由踝部开始,渐延至小腿、大腿、腹部,甚至全身,呈凹陷性水肿。尿常规检查可见蛋白尿。

要点四　辨证论治

本病是因孕而虚,属本虚标实证。阴虚肝旺,但见头晕目眩;脾虚痰阻,多兼四肢浮肿,呕恶,大抵以此为别。其病机特点主要是肝阳上亢,治宜育阴潜阳,随证选加滋阴、化痰、补益气血之品，慎用温阳助火之剂，以免助风火之邪。

（一）分证论治

1. 阴虚肝旺证

主要证候：妊娠中后期，眩晕，视物模糊，耳鸣失眠，心中烦闷，颜面潮红，口干咽燥，手足心热，舌红或绛，少苔，脉弦数。

证候分析：素体肝肾阴虚，孕后阴血下注养胎，阴虚肝旺，水不涵木，风阳易动，上扰清窍，故头晕目眩，视物模糊，耳鸣失眠；阴虚内热，虚火上炎，则颜面潮红，口燥咽干；舌红，少苔，脉弦数均为阴虚火旺之象。

治法：育阴潜阳。

方药：杞菊地黄丸（《医级》）加石决明、龟甲、钩藤、白蒺藜、天麻。

生地黄　山茱萸　茯苓　山药　丹皮　泽泻　枸杞　菊花

六味地黄汤滋肾壮水，枸杞、菊花清肝明目，加龟甲、石决明育阴潜阳，钩藤、白蒺藜、天麻平肝潜阳。

加减：若热象明显，可加知母、黄柏滋阴泻火；口苦心烦，加竹茹、黄芩清热除烦；水肿明显，加茯苓、防己；有动风之兆者，加羚羊角以镇肝息风。

2. 脾虚肝旺证

主要证候：妊娠中晚期，眩晕头重，胸闷心烦，呕逆泛恶，面浮肢肿，倦怠嗜睡，苔白腻，脉弦滑。

证候分析：脾虚湿聚，孕后阴血养胎，阴血益虚，肝失滋养，肝阳夹痰浊上扰清窍，故头重目眩，如眩冒状；水湿泛于肌肤四末，故面浮肢肿；胸闷泛恶，纳差便溏，苔白腻，脉弦滑均为脾虚痰阻之象。

治法：健脾化湿，平肝潜阳。

方药：半夏白术天麻汤（《医学心悟》）加钩藤、丹参。

半夏　白术　天麻　茯苓　橘红　甘草　生姜　大枣　蔓荆子

原方治眩晕，有湿痰壅遏者，书云："头旋眼花，非天麻、半夏不除是也，半夏天麻白术汤主之。"

方中以半夏为君，取其燥湿化痰，又兼降逆止呕；以天麻、白术为臣，天麻善能平肝息风止头眩，与半夏合用，为治风痰眩晕的要药；佐茯苓健脾渗湿，与白术合用，尤能治生痰之本，橘红理气化痰，使气顺则痰消；姜枣调和脾胃，甘草和中调药；加钩藤增强平肝息风之效，丹参活血行滞。全方共奏燥湿化痰、平肝潜阳之功，佐以健脾，标本同治，阳潜痰消，眩晕自愈。

3. 气血虚弱证

主要证候：妊娠后期，眼前发黑，眩晕，心悸健忘，少寐多梦，神疲乏力，气短懒言，面色苍白或萎黄，舌淡，脉细弱。

证候分析：素体气血不足，孕后气以载胎，血以养胎，因孕重虚，气血愈感不足，气虚则清阳不升，血虚则脑失所养，即发眩晕；心悸健忘，少寐多梦，神疲乏力，舌淡，脉细弱均为气血不足之象。

治法：调补气血。

方药：八珍汤（《正体类要》）加何首乌、钩藤、石决明。

当归　川芎　白芍　熟地　党参　白术　茯苓　炙甘草

原方治气血两虚证。

方中八珍加首乌调补气血，钩藤、石决明平潜肝阳。

加减：若头晕眼花严重者，可去党参，加太子参益气阴，加枸杞子、蔓荆子养血平肝；心悸，少寐健忘，加远志、枣仁、龙眼肉养心安神。

（二）转归与预后

子晕有轻重之分，气血虚弱型属轻证，阴虚肝旺、脾虚肝旺为重证，多是子痫的先兆症状，应引起足够的重视。及时、正确的治疗，预后大多良好，否则病势发展可导致子痫，甚则影响母子生命。

（三）预防与调摄

1. 调情志，保持心情舒畅，勿受精神刺激。
2. 禁辛辣，宜食用含蛋白、维生素、钙、铁丰富的食物，宜低盐饮食。
3. 休息，充足睡眠，安静环境，左侧卧位。
4. 测体重、血压、胎盘功能及尿蛋白。

（四）临证参考

妊娠眩晕，临床以眩晕为主证，本病因孕而虚，阴血不足及脾虚为本，肝旺为标，属本虚标实证。本病重症属先兆子痫范畴，往往伴有高血压、水肿、蛋白尿。治疗宜辨证与辨病相结合，适当配以活血祛瘀、行水消肿，可获较好疗效。及时、正确地诊断与治疗本病可以防止子痫的发生。

细目十一　子　痫

要点一　概述

妊娠晚期或临产前及新产后,突然发生眩晕倒仆,昏不知人,两目上视,牙关紧闭,四肢抽搐,全身强直,须臾醒,醒复发,甚至昏迷不醒者,称为子痫,又称"子冒""妊娠痫证"。

本病相当于西医学中的重度妊娠高血压综合征。本病是产科危急重症,做好产前检查,对预防子痫的发生和发展有重要意义。子痫一旦发生,严重威胁母婴生命。

要点二　病因病机

本病的病因病机,主要是肝风内动及痰火上扰。

1. 肝风内动　素体阴虚,孕后阴血养胎,肾精愈亏,心肝失养,肝阳上亢,生风化火,风火相煽,遂发子痫。

2. 痰火上扰　素体阴虚,阴虚内热,灼津成痰,痰热交织,或素体脾虚或肝郁克脾,脾虚湿聚,郁久化热,痰热壅盛,上蒙清窍,发为子痫。

要点三　诊断及鉴别诊断

(一)诊断

1. 病史　孕前有高血压史、肾病史、糖尿病史、家族高血压病史;双胎、多胎妊娠,羊水过多,葡萄胎病史;子痫病史等。

2. 临床表现　妊娠后期,或正值分娩时,或分娩后,忽然眩晕倒仆,昏不知人,两目上视,牙关紧闭,四肢抽搐,角弓反张,须臾醒,醒复发,甚或昏迷不醒。或者在先兆子痫的基础上出现抽搐昏迷症状。

3. 检查　子痫发作前血压可明显升高,≥160/110mmHg,蛋白尿≥5g/24小时。血液检查:血细胞比容、血液黏稠度、全血黏度异常。肝肾功能检查:尿酸、尿素氮、肌酐、谷丙转氨酶异常。测定二氧化碳结合力,确定有无酸中毒。眼底检查:严重时视网膜小动脉痉挛。

(二)鉴别诊断

主要与妊娠合并癫痫发作相鉴别:癫痫既往有类似发作史,发作前一般无头痛、头晕、眼花、胸闷,亦无高血压、水肿、蛋白尿等症状与体征。

要点四　辨证论治

对子痫应防重于治,因其病程进展有明显阶段性,所以中医治疗重点在先兆子痫,以滋阴养血、平肝潜阳为法,防止子痫的发生(参照子晕)。子痫一旦发生,要充分注意昏迷与抽搐的发作程度与频率,治疗以清肝息风、安神定痉为主,因病情危急,需中西医结合抢救治疗。

(一)分证论治

1. 肝风内动证

主要证候:妊娠晚期,或临产时及新产后头痛、眩晕,突然发生四肢抽搐,昏不知人,牙关紧闭,角弓反张,时作时止,伴颜面潮红,口干咽燥,舌红或绛,苔无或花剥,脉弦细而数。

证候分析:素体肝肾阴虚,孕后血聚养胎,阴血愈虚,肝阳上亢,故头痛眩晕;临产前或分娩时及新产后,阴血暴虚,阴虚风动,筋脉劲急,故手足抽搐,腰背反张;风火相煽,扰犯神明,以致昏仆不知人;阴虚内热故颜面潮红;口燥咽干,舌红或绛,少苔,脉弦细而数,均为阴虚阳亢之征。

治法:滋阴潜阳,平肝息风。

方药:羚角钩藤汤或止抽散。

(1)羚角钩藤汤。

羚羊角　桑叶　川贝母　生地　钩藤(后下)　菊花　茯神　白芍　生甘草　竹茹

原方治肝风上扰,甚则狂乱痉厥,热极动风,子痫,产后惊风。

方中羚羊角、钩藤平降肝阳,息风止痉;桑叶、菊花清热明目;茯神、生地滋补阴血,养心安神;白芍、甘草养血柔肝,缓解挛急;贝母、竹茹化痰清热。全方有清热凉肝,息风止痉之功。

加减:若喉中痰鸣,酌加竹沥、天竺黄、石菖蒲清热涤痰。

(2)止抽散[湖北中医学院(现湖北中医药大学,下同)附院验方]。

2. 痰火上扰证

主要证候:妊娠晚期,或临产时及新产后,头痛胸闷,突然昏仆不知人,两目上吊,牙关紧闭,口流涎沫,面浮肢肿,息粗痰鸣,四肢抽搐,腰背反张,时作时止,舌红,苔黄腻,脉弦滑而数。

证候分析:阴虚于下,火旺于上,临产前或

分娩时及新产后，阴血下聚或阴血暴亡，心肝火旺，灼津伤液，炼液成痰，痰郁化火，痰火上扰清阳，故头晕头痛，昏不知人；痰热互结，则胸闷烦热，气粗痰鸣；脉滑数，苔黄腻，均为痰热内盛之征。

治法：清热开窍，豁痰息风。

方药：牛黄清心丸加竹沥或安宫牛黄丸。

(1) 牛黄清心丸(《痘疹世医心法》)加竹沥。

牛黄　朱砂　黄连　黄芩　山栀　郁金

原方主治热邪内陷，热入心包。牛黄、竹沥清心化痰开窍，黄芩、黄连、山栀清心肝之热，郁金开郁结，使气血通畅，痰热消，抽搐止。

(2) 安宫牛黄丸(《温病条辨》)。

牛黄　麝香　犀角(现用代用品，下同)　郁金　黄连　黄芩　雄黄　栀子　朱砂　梅片　珍珠

牛黄清心凉肝，息风定痉；水牛角清热凉血，安神定惊；麝香辛散温通，芳香走窜，具有较强的开窍通闭之力；栀子、黄连、黄芩清热泻火；郁金、梅片芳香化浊；朱砂、珍珠重镇安神，清热定惊；雄黄可助牛黄清热豁痰。全方共奏清热豁痰，息风开窍之功。

(二) 转归与预后

子肿、子晕(先兆子痫)、子痫，可视为同一疾病的不同阶段，首先是子肿、子晕，为中药治疗的有效时期，若此时治疗不及时，病情进一步发展，可出现先兆子痫，稍有不慎，即发为子痫。子痫一旦发作，需中西医结合治疗，若治疗及时，处理得当，可控制抽搐，母子可能平安；若抽搐反复发作，抽搐时间长，往往预后不良。

(三) 临证参考

先兆子痫、子痫均为产科重症，是孕产妇及围产儿死亡的主要原因之一。“上工治未病”，重在防治，中医中药在对该病的预防上有一定优势。湖北中医学院附院报道，孕早期辨证属肝肾阴虚者，妊娠高血压综合征(简称“妊高征”)的发病率明显高于其他孕妇，如早期用滋补肝肾药治疗，可明显降低妊高征的发病率。金有慧报道在孕12~18周发生反复便溏者，用健脾化湿药物治疗，可不致发展成为妊高征。张成莲用复方丹参、维生素E等联合用药，预防妊高征，疗效满意。在对该病的治疗上，湖北中医学院附院用一贯煎加止抽散治疗妊高征100例，有效率达95.7%。郭天玲用当归芍药散治疗妊高征92例，对控制轻、中度患者的血压和预防子痫发生具有与西药相似的疗效。

中西医结合治疗妊高征的时间虽不长，但已显示出其优势，长期服用不良反应小，急、重症患者可配合少量解痉镇静剂，使患者处于清醒状态下接受治疗，母婴受镇静剂影响小，饮食起居正常，因而产妇宫缩无力、产后出血、胎儿缺氧、窒息等症状的发生率均明显降低。

要点五　急症处理

一经确诊，立即住院治疗，积极处理。治疗原则为解痉、降压、镇静、合理扩容、必要时利尿、适时终止妊娠，中西医配合抢救。

细目十二　子　嗽

要点一　概述

妊娠期间，咳嗽不已，称“妊娠咳嗽”，亦称“子嗽”。早在《诸病源候论》中就有《妊娠咳嗽候》的记载。若久咳不愈，精神倦怠，形体消瘦，潮热盗汗，痰中带血，则属痨咳，俗称“抱儿痨”。除久咳不愈外，还伴有一系列肺痨证候，应按痨瘵处理，不在此内容讨论范围。

西医学之妊娠合并上呼吸道感染，急、慢性支气管炎，肺炎等引起的咳嗽可参照本病治疗。

要点二　病因病机

本病的病因病机，主要是阴虚肺燥，脾虚痰饮。素体阴虚，孕后血聚养胎，肺金失养，肺燥津伤，失于清肃，气逆而咳；若脾胃素虚，孕后气以载胎，脾气重虚，脾虚湿聚，土不生金，痰饮射肺，而致咳嗽痰多；或外感风寒，肺失宣降，遂发咳嗽。

1. 阴虚肺燥　素体阴虚，肺阴不足，孕后阴血下聚养胎，因孕重虚，虚火上炎，灼肺伤津，肺失濡养，而致咳嗽。

2. 脾虚痰饮　素体脾胃虚弱，痰湿内生，孕后气以载胎，脾虚益甚，或暴饮暴食，或生冷伤脾，脾失运化，水湿内停，聚湿生痰，痰饮射肺，而发咳嗽。

3. 外感　孕期起居不慎，外感风寒，或孕妇素体虚弱，腠理不密，易感风寒，外邪犯肺，肺失宣

降,遂发咳嗽。

要点三　诊断及鉴别诊断

(一)诊断

1. 病史　孕前肺气虚或有慢性咳嗽史,或孕后贪凉饮冷。

2. 临床表现　本病以妊娠期间咳嗽不已为主要特征,诊断并不困难,但应注意与孕期外感而咳者相鉴别。

3. 辅助检查　胸部摄片以排除其他器质性病变,对本病诊断有重要意义,但应在妊娠中晚期进行,妊娠早期不宜行胸部X线摄片,避免对胎儿造成伤害。

(二)鉴别诊断

与抱儿痨相鉴别。抱儿痨孕前多有痨病史,未治愈即孕或孕后复发。除久咳不愈外,还伴有痨咳的症状与体征。必要时在孕6个月后行胸部X线摄片及相关检查以鉴别。

要点四　辨证论治

病因不同,症状各异。阴虚肺燥,干咳无痰,口燥咽干;脾虚痰饮,咳嗽痰多,胸闷气促,大抵以此为别。本病治疗以清热润肺、化痰止咳为主,重在治肺,兼顾及脾。因其久咳伤气,气虚不能载胎,有碍胎气之嫌,因而在治疗用药上,必须遵循治病与安胎并举的原则,治咳需照顾胎元,若有动胎之兆,应加入安胎之药,对有些治咳药,如降气、豁痰、滑利等药物可能碍胎者要慎用。

(一)分证论治

1. 阴虚肺燥证

主要证候:妊娠期间,咳嗽不已,干咳少痰或痰中带血,口干咽燥,失眠盗汗,手足心热,舌红,少苔,脉细滑数。

证候分析:素体阴虚,孕后阴血养胎,因孕重虚,虚火内生,灼肺伤津,故干咳少痰;肺络受损则痰中带血;肺喜润恶燥,肺燥失养,必久咳不已;口燥咽干,失眠盗汗,舌红,少苔,脉细滑数均为阴虚内热之象。

治法:养阴润肺,止咳安胎。

方药:百合固金汤(《医方集解》)去当归、熟地,加桑叶、阿胶、炙百部、黑芝麻。

百合　熟地　生地　麦冬　白芍　当归　贝母　生甘草　玄参　桔梗

原方治肺伤咽痛,喘嗽痰血。

方中百合润肺止咳为君;玄参、麦冬养阴润肺;生地、芝麻滋补肝肾;贝母、百部润肺化痰止咳;桑叶、桔梗、甘草清肺利咽;阿胶、白芍养血敛阴止血,且能安胎。当归虽养血,但以行为养,恐有动胎之弊,故弃而不用;肺虽喜润恶燥,但润之太过,易聚湿生痰,故去熟地。全方滋肾养阴润肺,使金水相生,阴津充足,虚火自平,则咳嗽自愈。

加减:若痰中带血,加侧柏叶、仙鹤草、旱莲草养阴清热止血;潮热盗汗加地骨皮、白薇养阴清热;大便干结加生首乌润肠通便;若伴腰酸、腹坠等动胎之兆,应酌加续断、桑寄生、枸杞、菟丝子等滋肾安胎。

2. 脾虚痰饮证

主要证候:妊娠期间,咳嗽痰多,胸闷气促,甚至喘不得卧,神疲纳呆,舌质淡胖,苔白腻,脉濡滑。

证候分析:素体脾虚,孕后气以载胎,脾虚益甚,运化失职,水湿停聚,聚湿成痰;痰饮射肺,肺失肃降,故咳嗽痰多,胸闷气促,喘不得卧;神疲纳呆,舌质淡胖,苔白腻,脉濡滑,均为脾虚痰饮之象。

治法:健脾除湿,化痰止咳。

方药:六君子汤(《校注妇人良方》)加苏梗、紫菀。

党参　白术　茯苓　甘草　半夏　陈皮　生姜　大枣

原方治胃气虚弱,用此方调和脾胃,诸证自愈。

方中四君子汤调和脾胃,脾胃健运,痰湿自除。加陈皮、半夏、紫菀、苏梗加强化痰止咳之功,标本同治,子嗽自愈。

加减:痰郁化火,症见咳痰不爽,痰涎黄稠,面红口干,舌红,苔黄腻,脉滑数。治宜清肺化痰、止咳安胎。方用清金化痰汤(《统旨方》):黄芩、山栀、桔梗、麦冬、桑白皮、贝母、知母、瓜蒌仁、橘红、茯苓、甘草。方中黄芩、山栀清热降火;麦冬、知母、贝母、桑白皮清热润肺,化痰止咳;桔梗、甘草、橘红利气化痰;茯苓健脾利湿;瓜蒌仁清热化痰、宽胸散结。全方共奏清热化痰,润肺止咳之效。使痰火得清,咳嗽自止,则胎可安。

3. 外感证

主要证候:妊娠期间,咳嗽痰稀,鼻塞流涕,头痛恶寒,骨节酸楚,苔薄白,脉浮滑。

证候分析:风寒犯肺,郁遏气道,肺气不能

宣畅则咳嗽，鼻塞流涕；风寒束于肌表，寒性凝滞闭塞，阳郁不达，故头痛恶寒，骨节酸楚；苔薄白，脉浮滑，为风寒在表之征。

治法：祛风散寒，宣肺止咳。

方药：桔梗散（《妇人大全良方》）。

天门冬　桑白皮　桔梗　紫苏　赤茯苓　麻黄　贝母　人参　甘草

方中麻黄、紫苏辛温解表散寒；桔梗、甘草宣肺利咽；天门冬、贝母润肺化痰；桑白皮、赤茯苓清痰利湿；人参益气扶正。

（二）转归与预后

子嗽经过适当的治疗和休息，一般预后良好。若咳嗽经久不愈，反复发作，或素体脾肾不足，或有流产甚至复发性流产病史患者，病情进一步发展损伤胎气，导致胎漏、胎动不安，甚至堕胎、小产。

（三）预防与调摄

妊娠期间勿贪凉或取暖太过，以免招致外邪犯肺。饮食宜清淡、新鲜而富有营养，勿暴饮暴食。素体阴虚孕妇，孕期禁辛辣燥热之品，可常用滋阴润肺之生梨、百合等食疗。同时保持心情舒畅。

（四）临证参考

子嗽一证，因孕而咳，病变部位主要在肺，关系到脾。孕后阴血下聚养胎，阴虚肺燥，临床以虚证、热证居多。治疗以养阴清热，化痰止咳为主。但用药时尤应注意，久咳伤胎气，因而自始至终要顾护胎元，虽言肺喜润恶燥，且子嗽多由肺燥所致，但用药宜清润，不可滋腻太过，恐聚湿生痰，致久咳难愈。

细目十三　妊娠小便淋痛

要点一　概述

妊娠期间出现尿频、尿急、淋沥涩痛等症，称“妊娠小便淋痛”，或“妊娠小便难”，俗称“子淋”。

本病相当于西医学的妊娠合并尿道炎、膀胱炎、肾盂肾炎等泌尿系统感染疾病。妊娠小便淋痛是临床常见的妊娠合并症。

要点二　病因病机

1. 阴虚津亏　素体阴虚，孕后精血下聚养胎，阴精益亏，虚火内生，下移膀胱，灼伤津液，则小便淋沥涩痛。

2. 心火偏旺　素体阳盛，孕后阴血养胎，虚火偏旺，或孕后过食辛辣助火之品，热蕴于内，引动心火，心火移热小肠，传入膀胱，热灼津液，则小便淋沥涩痛。

3. 下焦湿热　摄生不慎，用具不洁，感受湿热之邪，或胎压膀胱，尿液留滞，致湿热之邪入侵，膀胱气化不利，发为本病。

要点三　诊断及鉴别诊断

（一）诊断

1. 病史　孕前有尿频、尿急、尿痛病史或有不洁性生活史。

2. 临床表现　妊娠期间，尿频、尿急、尿痛或伴小腹坠胀，腰部酸痛。

3. 检查　尿常规可见红细胞、白细胞或少量蛋白。

（二）鉴别诊断

1. 转胞　即妊娠小便不通。根据病情程度不同，可表现为尿不得出或淋沥点滴而下，与子淋相似，但无灼热疼痛感，尿液常规检查基本正常。

2. 妊娠遗尿　孕期小便不能控制而自遗为遗尿，也可出现小便淋沥不尽与子淋相似。但遗尿无尿痛及灼热感，尿液常规检查基本正常。

要点四　辨证论治

子淋一证，多因于热，但有虚热实热之分。应重点了解尿频、尿急、尿痛的情况以辨其虚实。虚热者小便淋沥不爽，溺后尿道刺痛不适，色淡黄；实热者小便艰涩不利，灼热疼痛，溺短少。治疗上均以清润为主，不宜过于苦寒通利，以免重耗阴液，损伤胎元。

（一）分证论治

1. 阴虚津亏证

主要证候：妊娠期间，小便频数，淋沥涩痛，量少色黄，午后潮热，手足心热，大便干结，颧赤唇红，舌红，少苔或无苔，脉细滑而数。

证候分析：素体阴虚，孕后阴血养胎，阴虚益甚，阴虚内热，津液亏耗，膀胱气化不利，故小便频数，淋沥涩痛，量少色淡黄；阴虚内热，则手足心热，午后潮热，颧赤唇红；大便干结，舌红，少苔，脉细滑数均为阴虚内热之象。

治法:滋阴清热,润燥通淋。

方药:知柏地黄汤(方见经行口糜)。

加减:若潮热盗汗甚,酌加麦冬、地骨皮、生牡蛎滋阴清热敛汗;尿中带血者,酌加小蓟、荠菜、旱莲草养阴清热,凉血止血。

2. 心火偏亢证

主要证候:妊娠期间,小便频数,艰涩而痛,尿量少,色深黄,面赤心烦,甚者口舌生疮,舌红,苔薄黄,脉细滑数。

证候分析:心火偏旺,移热于小肠,热灼膀胱,水道不利,故小便淋沥涩痛;心火上炎,灼伤清窍,故口舌生疮;面赤心烦,舌红欠润,舌红,少苔,脉细数,均为心火偏旺之象。

治法:清心泻火,润燥通淋。

方药:导赤散(《小儿药证直诀》)加玄参、麦冬。

生地　甘草梢　木通　淡竹叶

原方治小儿心热。

生地清热养阴生津,使肾精足则心火降,为君;加麦冬、玄参养阴生津降心火;木通苦寒,上清心火,下通利小便;淡竹叶清心除烦,引热下行;甘草梢直达病所,清热止淋且调和诸药。

加减:若小便热甚酌加栀子、黄芩清热解毒;热邪伤阴,尿中带血加生地榆、大小蓟清热凉血止血。木通用量以 6g 为宜,有研究报道木通用量超过 15g 可损伤肾功能。

3. 湿热下注证

主要证候:妊娠期间,突感小便频急,尿色黄赤,艰涩不利,灼热刺痛,甚或腰痛,口苦咽干,渴喜冷饮,胸闷食少,面色黄垢,舌红,苔黄腻,脉滑数。

证候分析:湿热之邪,侵入膀胱,湿热蕴结,气化不利,故小便短赤;湿热搏结于下焦伤及任带,故下腹坠胀,带下黄稠;湿困脾胃则胸闷纳少;舌红苔黄腻,脉弦滑数均为湿热内盛之象。

治法:清热利湿,润燥通淋。

方药:加味五淋散(《医宗金鉴》)。

黑栀子　赤茯苓　当归　白芍　黄芩　甘草梢　生地　泽泻　车前子　木通　滑石

原方治阴肿。

方中黑栀子、黄芩、滑石、木通清热泻火通淋;茯苓、泽泻、车前子利湿通淋;白芍、甘草养阴清热,又可缓急止痛;当归、生地养血安胎,使邪去而不伤正,治病而不动胎,实为湿热子淋之良方;滑石一味性较滑利,当归活血易动胎,应审慎用之。

(二)转归与预后

子淋是常见的妊娠并发症,如能及时正确治疗则预后良好。严重者可出现寒战、高热,体温升高可达 39~40℃,甚至可由高热引起流产、早产,如反复发作,可发展成慢性肾盂肾炎,必要时可中西医结合治疗。

(三)预防与调摄

妊娠期间注意阴部卫生,节制性生活,以防湿热秽浊之邪上犯膀胱,饮食禁温燥、辛辣及油腻之品。一旦患子淋,应多饮开水,左侧卧位或左右轮换,以减少子宫对输尿管的压迫,使尿液通畅。因泌尿系感染而引起者,治疗应及时彻底,3 次尿液培养均无细菌生长才能停药,对抗生素的选用要慎重,尤其在孕早期 3 个月以内,不能用伤胎之药。

(四)临证参考

子淋一证,热证、虚证居多,多属肾虚膀胱有热,即使为实证,也多本虚标实。治疗以清润为主,本着治病与安胎并举的原则,慎用苦寒清降滑利之品以防碍胎。运用中药治疗子淋,不良反应小,疗效满意,既能治疗母体的尿路感染,又无损于胎儿。

细目十四　妊娠小便不通

要点一　概述

妊娠期间,小便不通,甚至小腹胀急疼痛,心烦不得卧,称为"妊娠小便不通",又称"转胞"或"胞转",常见于妊娠中晚期。

本病最早记载于《金匮要略·妇人杂病脉证并治》,其曰:"妇人病,饮食如故,烦热不得卧,而反倚息者……此名转胞,不得溺也",提出以"肾气丸主之"。故本病的发生与肾虚有关。

西医学的妊娠合并尿潴留可参照本病处理。

要点二　病因病机

妊娠小便不通的病因是肾虚、气虚。妊娠小便不通的病机是膀胱不利,水道不通,属本虚标实证。

要点三　诊断及鉴别诊断

（一）诊断

1. 产科检查　若为巨大胎儿，产科检查可见腹部明显膨隆，宫高 >35cm，触诊胎体大，先露部高浮。听诊时胎心音清晰，但位置较高。

2. 辅助检查　尿液常规检查基本正常，B超检查显示有尿液潴留可协助诊断。

（二）鉴别诊断

1. 妊娠小便淋痛　以小便淋沥涩痛为主，尿常规见红细胞、白细胞及少量蛋白。妊娠小便不通以妊娠期间小腹拘急、尿液潴留为特征，无灼热疼痛，尿常规基本正常，B超显示有尿液潴留。

2. 羊水过多　以妊娠5~6个月后出现羊水过多，腹大异常，胸膈胀满，甚或遍身浮肿，喘不得卧为主，产科检查见腹形显著大于正常妊娠月份，B超可见羊水过多。妊娠小便不通以小腹胀满、尿潴留为特征，B超提示羊水量正常。

要点四　辨证论治

本病以小便不通为主，若症见小便胀痛，伴腰膝酸软，畏寒肢冷者，多属肾虚；症见小便不通或点滴量少，伴神疲倦怠，心悸气短，头重眩晕者，多属气虚。治疗以"急则治其标，缓则治其本"为原则，以补气升提助膀胱气化为主，不可妄用通利之品，以免影响胚胎。

分证论治

1. 肾虚证

主要证候：妊娠期间，小便不通，或频数量少；小腹胀满而痛，坐卧不安，腰膝酸软；舌淡，苔薄润，脉沉细或沉滑无力。

证候分析：肾虚系胞无力，胎压膀胱或命门火衰，不能温煦膀胱，化气行水，故小便不通，或频数量少；溺蓄胞中，致小腹胀满而痛，坐卧不安。腰膝酸软，舌淡，苔薄润，脉沉细或沉滑无力，均为肾虚之象。

治法：温肾助阳，化气行水。

方药：肾气丸（方见经行浮肿）去牡丹皮、附子，加巴戟天、菟丝子。

加减：肾气丸方中附子有毒，用量宜小，且须先煎，可加生姜以制其毒。牡丹皮泻火伤阳，故去之。

2. 气虚证

主要证候：妊娠期间，小便不通，或频数量少；小腹胀急疼痛，坐卧不安，面色㿠白，神疲倦怠，头重眩晕；舌淡，苔薄白，脉缓滑无力。

证候分析：气虚无力举胎，胎重下坠压迫膀胱，水道不利，以致小便不通，或频数量少；溺停膀胱，膀胱胀满，故小腹胀急疼痛，坐卧不安；面色㿠白，神疲倦怠，头重眩晕，舌淡，苔薄白，脉缓滑无力，均为气虚之征。

治法：补中益气，升陷举胎。

方药：益气导溺汤（《中医妇科治疗学》）。

党参　白术　白扁豆　茯苓　桂枝　升麻　桔梗　通草　乌药

加减：若气虚甚者，加黄芪、山药等。

第十一单元　产　后　病

细目一　概　　述

要点一　产后病的概述

产妇在新产后及产褥期内发生与分娩或产褥有关的疾病，称为“产后病”。孕妇分娩后，母体恢复至孕前状态的一段时间，称产后，亦称“产褥期”，一般约需6周。古人有“弥月为期”“百日为度”之说，俗称“小满月”与“大满月”，即产后一月（弥月）为小满月，产后三月（百日）为大满月。

常见的产后病有产后血晕、产后发热、产后小便不通、产后小便淋痛、产后身痛、产后恶露不绝、产后汗证、缺乳、乳汁自出、产后情志异常等。上述诸病，多数发生在新产后，根据临床实际，新产后多指分娩后7日内。历代医家把产后常见病和危急重症概括为“三病”“三冲”“三急”。前人所指的产后病，涉及范围较广，根据现代临床的认识来看，古人所说的产后“三冲”，与西医产科的羊水栓塞有相似之处，是产时危急重症。

要点二　产后“三冲”的内容

产后“三冲”是指败血上冲，冲心、冲胃、冲肺。《张氏医通·妇人门》云：“败血上冲有三，或歌舞谈笑，或怒骂坐卧，甚者逾墙上屋，口咬拳打，山腔野调，号佛名神，此败血冲心，多死……若饱闷呕恶，腹满胀痛者曰冲胃……若面赤呕逆欲死曰冲肺……大抵冲心者，十难救一；冲胃者，五死五生；冲肺者，十全一二。”

要点三　产后“三病”的内容

产后“三病”指产后病痉、郁冒、大便难。《金匮要略·妇人产后病脉证治》云：“新产妇人有三病，一者病痉，二者病郁冒，三者大便难，何谓也？师曰：新产血虚，多汗出，喜中风，故令病痉；亡血复汗寒多，故令郁冒；亡津液胃燥，故大便难。”

要点四　产后“三急”的内容

产后“三急”指呕吐、盗汗、泄泻。《张氏医通·妇人门下·产后》云：“产后诸病，唯呕吐、盗汗、泄泻为急，三者并见必危。”

要点五　产后病机特点

多虚多瘀。

要点六　产后病的病因病机

产后病的病因病机可归纳为四个方面。

一是亡血伤津。由于分娩用力、出汗、产创和出血，而使阴血暴亡，虚阳浮散，变生他病，易致产后血晕、产后痉病、产后发热、产后大便难、产后小便淋痛、产后血劳等。

二是元气亏损。分娩是一个持续时间较长（初产妇约需持续12~14小时，经产妇一般为6~8小时）的体力消耗过程。若产程过长，产时用力耗气，产后操劳过早，或失血过多，气随血耗，而致气虚失摄、冲任不固，可致产后小便不通、产后恶露不绝、产后乳汁自出、产后汗证、产后发热、产后血劳等。

三是瘀血内阻。分娩创伤，脉络受损，血溢脉外，离经成瘀。产后百节空虚，若起居不慎，感受寒热之邪，寒凝热灼成瘀；或胞衣、胎盘残留，瘀血内阻，败血为病，可致产后腹痛、产后发热、产后恶露不绝、产后抑郁等。

四是外感六淫或饮食房劳所伤。产后元气、津血俱伤，腠理疏松，所谓“产后百节空虚”，生活稍有不慎或调摄失当，均可致气血不调，营卫失和，脏腑功能失常，冲任损伤而变生产后诸疾。

要点七　产后“三审”

产后病的诊断以四诊八纲为基本方法。除

此之外，尤其要注意“三审”：先审小腹痛与不痛，以辨有无恶露停滞；次审大便通与不通，以验津液之盛衰；再审乳汁行与不行及饮食多少，以察胃气之强弱。同时要了解孕前产前的相关病史、分娩方式、产时情况，结合必要的体格检查、妇科检查、实验室及影像学检查，综合分析，做出正确诊断。

要点八　产后病的治疗原则

产后病的治疗原则，应根据亡血伤津、元气亏损、瘀血内阻、多虚多瘀的特点，治疗本着“勿拘于产后，亦勿忘于产后”的原则，临证时须细心体察，结合病情进行辨证论治。常用的具体治法有：补虚化瘀、清热解毒、益气固表、调理肾肝脾等。选方用药又要照顾气血，行气勿过于耗散，化瘀勿过于攻逐，时时顾护胃气，消导必兼扶脾，寒证不宜过用温燥，热证不宜过用寒凉，解表不过于发汗，攻里不过于削伐，掌握补虚不滞邪、攻邪不伤正的原则。

要点九　产后用药三禁

禁大汗、禁峻下、禁通利小便。禁大汗以防亡阳；禁峻下以防亡阴；禁通利小便以防亡津液。此外，对产后病中的危急重证，应中西医结合救治，以免贻误病情。

细目二　产后血晕

要点一　概述

产妇分娩后突然头晕眼花，不能起坐，或心胸满闷，恶心呕吐，或痰涌气急，甚则神昏口噤，不省人事，称为“产后血晕”。

西医学之产后出血、羊水栓塞等所导致的晕厥或休克，可参照本病治疗和处理。

要点二　病因病机

本病的病因病机，不外乎虚、实两端。虚者多由阴血暴亡、心神失守而发；实者多因瘀血上攻、扰乱心神所致。

1. 血虚气脱　产妇素体气血虚弱，复因产时失血过多，以致营阴下夺，气随血脱，而致血晕。

2. 瘀阻气闭　产时或产后感受风寒，寒邪乘虚侵入胞中，血为寒凝，瘀滞不行，以致恶露涩少，血瘀气逆，上扰神明，而致血晕。

要点三　诊断及鉴别诊断

（一）诊断

1. 病史　产妇既往患有严重的贫血、血小板减少症、凝血功能障碍，或产时软产道裂伤、产后宫缩乏力、胎盘剥离不全、剥离后滞留、胎盘嵌顿、胎盘植入或胎膜残留等。

2. 临床表现　以产妇新产之后数小时内，突然头晕目眩，不能起坐，或晕厥，甚则昏迷不省人事为主要特点。

3. 检查

(1) 产科检查：了解胎膜、胎盘是否完整，子宫收缩情况，有无子宫内翻及软产道损伤等征象，观察阴道流血量。

(2) 实验室检查：血常规、血小板计数、凝血酶原时间、纤维蛋白原等有关凝血功能的实验室检查有助于临床诊断。

(3) 其他检查：B 超、心电图、心脏功能检测、肾脏功能检测、血压测量等可辅助诊断。

（二）鉴别诊断

产后血晕与产后郁冒、产后痉病、产后子痫均可发生于新产之际，四者临床表现虽有相似之处，但病因病机各有不同，治法各异，故临证时必须详细辨识，予以鉴别，方不致误。

1. 产后郁冒　虽都可见眩晕症状，但产后郁冒是因产后亡血复汗感受寒邪所致，症见头眩目瞀，郁闷不舒，呕不能食，大便反坚，但头汗出；而产后血晕则多由产后阴血暴亡，心神失养，或瘀血停滞，气逆攻心所致，晕来势急，病情严重，临床诊断时以不省人事、口噤，甚则昏迷不醒为其特点。

2. 产后痉病　口噤不开为二病的相似之处，但产后痉病多由产时创伤，感染邪毒，或产后亡血伤津，筋脉失养所致，其发病时间较产后血晕缓慢，其症状以四肢抽搐、项背强直、角弓反张为主，二者易于鉴别。

3. 产后子痫　虽都可见神志不清，但产后子痫除了产前有头晕目眩、头面及四肢浮肿、高血压、蛋白尿等病史外，尚有典型的抽搐症状，可与产后血晕鉴别。

要点四　急症处理

产后血晕无论虚实都属于危急重症，应予

以高度重视，查明原因，积极进行中西医结合抢救，以免延误病情，危及产妇生命。

中医治疗本病应本着“急则治其标，缓则治其本”的治疗原则。当产后血晕发生休克时，应首先抗休克，促其复苏。可采取下列措施：

1. 立即将产妇置于头低脚高的仰卧体位，同时予以保温。

2. 针刺眉心、人中、涌泉等穴，强刺激以促速醒。

3. 丽参注射液、参麦注射液、参附注射液静脉推注或滴注，迅速补充血容量以抗休克。

4. 结合西医有关“产后出血”的原因，即子宫收缩乏力、胎盘因素、软产道裂伤、凝血功能障碍，进行中西医结合抢救。

细目三　产后发热

要点一　概述

产褥期内，出现发热持续不退，或突然高热寒战，并伴有其他症状者，称为“产后发热”。如产后1~2日内，由于阴血骤虚，阳气外浮，而见轻微发热，无其他症状，此乃营卫暂时失于调和，一般可自行消退，属正常生理现象。

分娩后的生殖道感染，西医学称“产褥感染”，亦称“产褥热”，属本病范围，是产褥期常见的严重病证，是导致孕产妇死亡的四大原因之一，治疗和处理可参照本病的感染邪毒证。

要点二　病因病机

产后发热的原因较为复杂，但致病机制与产后“正气易虚，易感病邪，易生瘀滞”的特殊生理状态密切相关。由于产后胞脉空虚，邪毒乘虚直犯胞宫，正邪交争，正气亏虚，易感外邪，败血停滞，营卫不通，阴血亏虚，阳气浮散，均可致发热。

1. 感染邪毒　产后血室正开，胞脉空虚，若产时接生不慎，或产后护理不洁，邪毒乘虚侵入直犯胞宫，正邪相争而发热。产后正虚，若邪毒炽盛，与血相搏，正虚邪盛则传变迅速，热入营血，甚则逆传心包，出现危急重证。

2. 外感　新产体虚，腠理不密，卫气不固，风寒客表，营卫不和而发热。

3. 血虚　素体阴虚，或产时失血过多，阴血骤虚，阳无所附，浮散于外而发热。

4. 血瘀　产后恶露排出不畅，瘀血停滞冲任、胞宫，气机受阻，营卫不调，瘀而发热。

要点三　诊断及鉴别诊断

(一) 诊断

1. 病史　患者妊娠晚期不禁房事，或有接生时消毒不严、早破水、产程过长、失血过多、手术产、产道损伤、胎盘胎膜残留等病史；或素体虚弱，或素有贫血、营养不良，以及妊娠高血压疾病等病史；或产时、产后不慎感受风寒；或素性抑郁，或产后情志不畅。

2. 症状　发热是其最主要的症状，体温超过38℃，或持续高热不减，或持续低热不退。临床可伴有恶寒、头痛、食欲减退或全身不适，或伴有小腹疼痛及恶露异常。

3. 检查

(1) 产科检查：软产道损伤，局部可见红肿化脓。盆腔呈炎性改变，恶露秽臭。

(2) 实验室检查：体温在38℃以上，血液化验白细胞总数及中性粒细胞比例升高；行宫腔分泌物的培养或血培养以确定产褥感染的病原菌，并行药敏试验。

(3) 辅助检查：可进行B超、CT、磁共振等检查，为盆腔炎性包块、盆腔脓肿、盆腔积液、静脉血栓的诊断提供依据。

(二) 鉴别诊断

本病以发热为主证，应与产褥期有发热表现的其他疾病相鉴别。

1. 产后淋证　为西医产后泌尿系统感染，可见发热。临床表现为尿频、尿急、尿痛，或伴小腹疼痛等症，尿常规化验可见红、白细胞。

2. 产后乳痈　为西医急性乳腺炎，可见发热，伴乳房胀痛。临床表现为乳房局部红肿、灼热，甚至破溃化脓，于乳房皮下可摸到肿块，有时可触及腋下肿大压痛的淋巴结。

3. 产后痢疾　为西医的产后菌痢，可见发热。临床表现为大便次数增多，脓血样大便，里急后重，或有腹痛、肛门灼热等。大便化验可见红细胞、白细胞或脓细胞。

4. 产后中暑　若产时正值长夏炎热酷暑之季，外受暑邪而发病，临床所见多发病急，身热多汗，可突然头晕胸闷，甚至昏迷不省人事，其发病有严格的季节性。

要点四　急症处理

感染邪毒所致的产后发热，是产科危急重症，若治疗不当或延误治疗可使病情进一步发展，邪毒内传，热入营血，或热陷心包，甚则发展至热深厥脱的危重之候。此时，应参照“产褥感染”，积极进行中西医救治。

1. 支持疗法　加强营养，纠正水、电解质平衡紊乱，病情严重者或贫血者，多次少量输血或输血浆。

2. 热入营血　高热不退，心烦汗出，斑疹隐隐，舌红绛，苔黄燥，脉弦细数。治宜解毒清营，凉血养阴。用清营汤（《温病条辨》）加味，或用清开灵注射液，每日20~40mL，加入5%葡萄糖注射液或生理盐水，静脉滴注，以清热解毒、醒神开窍。

3. 热入心包　高热不退，神昏谵语，甚则昏迷，面色苍白，四肢厥冷，脉微而数。治宜凉血托毒，清心开窍。清营汤送服安宫牛黄丸（《温病条辨》）或紫雪丹（《温病条辨》），或醒脑静注射液，肌内注射，每次2~4mL，每日1~2次，或每次20mL稀释于10%葡萄糖200mL或生理盐水100mL内，静脉滴注。

4. 热深厥脱　冷汗淋漓，四肢厥冷，脉微欲绝等亡阳证候，急当回阳救逆，方用独参汤（方见崩漏）、生脉散（《内外伤辨惑论》）或参附汤，或用参附注射液肌内注射，每次2~4mL，每日1~2次，或每次10~20mL稀释于5%或10%葡萄糖注射液20mL内，静脉推注，以回阳救逆、益气固脱。此时病情复杂，势急症重，必须根据病情，配合西医治疗，给予足够的抗生素，或皮质激素，纠正电解质紊乱，抗休克，及时处理伤口。若有盆腔脓肿，切开引流。当病情稳定后，应检查原因，及时处理。

要点五　辨证论治

本病以产后发热为主证，常伴有恶露异常及腹痛，辨证主要根据发热的特点，参照恶露的量、色、质、味及腹痛的性质，以及兼证、舌脉，辨其虚实寒热。若高热寒战，恶露臭秽，小腹疼痛拒按，则为感染邪毒；若发热恶寒，身痛流涕，为外感发热；若产后失血过多，低热不退，恶露量少，色淡质稀，为血虚发热；若寒热时作，恶露量少，色紫暗，有血块，小腹疼痛拒按，为血瘀发热。

本病的治疗，以调气血、和营卫为主。感染邪毒证病情危重，变化迅速，应中西医结合治疗。

（一）分证论治

1. 感染邪毒证

主要证候：产后高热恶寒，甚或寒战，连续两天体温至38℃以上，腹痛拒按，恶露或多或少，色紫暗，气臭秽，烦躁口渴，尿少而赤，大便秘结。舌红，苔黄，脉弦数。

证候分析：新产血室正开，胞脉空虚，邪毒乘虚直犯胞宫，正邪交争急剧，故高热寒战；邪毒稽留体内日久，故热势不退；邪毒入胞与瘀血互结，阻滞胞脉，故小腹疼痛拒按，恶露排出不畅；热迫血行则量多，热与血结则量少；热毒熏蒸，故色如败酱，气臭秽；热扰心神故心烦；热灼津液则口渴，尿少色黄，大便燥结；舌、脉均为邪毒内燔之征。

治法：清热解毒，活血化瘀。

方药：五味消毒饮合失笑散或解毒活血汤加减。

(1) 五味消毒饮（方见带下过多）合失笑散（方见月经过多）加丹皮、赤芍、鱼腥草、益母草。

五味消毒饮原方疗诸疔，用于毒势不尽，憎寒壮热仍作者。

方中金银花、野菊花、蒲公英、紫花地丁、紫背天葵、鱼腥草清热解毒排脓；蒲黄、五灵脂、益母草活血化瘀；丹皮、赤芍清热凉血活血。共奏清热解毒、凉血化瘀之效。

(2) 解毒活血汤（《医林改错》）加银花、益母草。

加减：若高热不退，大汗出，烦渴引饮，脉虚大而数者，属热盛伤津之候。治宜清热除烦，益气生津，方用白虎加人参汤（《伤寒论》）：石膏、知母、粳米、甘草、人参。方中白虎汤清热除烦，人参益气生津，使热退津复。

若持续高热，小腹疼痛剧烈，拒按，恶露不畅，秽臭如脓，烦渴引饮，大便燥结，舌紫暗，苔黄而燥，脉弦数者，此乃热毒与瘀血互结胞中。治宜清热逐瘀、排脓通腑。方用大黄牡丹皮汤（大黄、牡丹皮、桃仁、冬瓜仁、芒硝，方出《金匮要略》）加败酱草、红藤、益母草。大黄牡丹皮汤用于此，以泄热逐瘀，排脓散结，畅通阳明腑道，有使瘀热脓毒排出之功，加红藤、败酱草清热解毒，益母草活血化瘀，共奏清热逐瘀，排脓通腑之效。如有盆腔脓肿，则要切开引流；胎盘残留宫腔者,在抗炎下清宫。

本型发热,因产妇体质强弱有别,所感邪毒种类不同,故临床证候错综复杂,变化迅速,邪毒向内传变与血相搏,热毒可入营血,甚而逆传心包,当参照“急症处理”内容,迅速救治。

若产后1~2周寒战、高热反复发作,抗菌治疗无效,或见下肢肿胀发硬,皮肤发白,小腿腓肠肌与足底疼痛、压痛,甚者痛不可着地,舌暗脉弦。此为盆腔血栓性静脉炎,是产褥感染的一种特殊形式,属严重并发症。中医可按“脉痹”论治,热毒、瘀阻与湿邪留滞经脉肌肤是其主要病机,治疗以清热解毒、活血化瘀、祛湿通络为主,可选抵当汤(《金匮要略》)合四妙勇安汤(《验方新编》)随症加减。热退后须继续巩固治疗,以避免产后身痛等后遗症的发生。

2. 外感证

主要证候:产后恶寒发热,头痛身痛,无汗,鼻塞流涕,咳嗽。舌苔薄白,脉浮紧。

证候分析:产后元气虚弱,卫阳不固,腠理不实,风寒袭表,正邪交争,则恶寒发热,头痛,身痛;风寒束表则无汗;肺气失宣则鼻流清涕;苔薄白,脉浮紧,为风寒袭表之征。

治法:养血疏风。

方药:荆穗四物汤加防风、苏叶或参苏饮。

(1) 荆穗四物汤(《医宗金鉴》)加防风、苏叶。

荆芥　生地　当归　川芎　白芍

方中四物汤养血扶正,荆芥、防风、苏叶疏风散寒解表。

(2) 参苏饮(《太平惠民和剂局方》)。

加减:若症见发热,微恶风寒,头痛身痛,咳嗽痰黄,口干咽痛,微汗或无汗,舌红,苔薄黄,脉浮数,此为外感风热之邪。治宜辛凉解表,疏风清热。方用银翘散(《温病条辨》):金银花、连翘、竹叶、荆芥穗、薄荷、牛蒡子、桔梗、淡豆豉、甘草、芦根。方中金银花、连翘清热解毒,轻宣透表为君;牛蒡子、薄荷疏风散热,解毒利咽,荆芥穗、淡豆豉辛散表邪,透热外出为臣;竹叶、芦根、桔梗清热生津,止咳化痰为佐;甘草调和诸药为使。共奏疏散风热、辛凉解表之效。

若邪入少阳,症见寒热往来,口苦,咽干,目眩,默默不欲食,脉弦,治宜和解少阳。方选小柴胡汤(《伤寒论》)加味。

若产时正值炎热酷暑季节,症见身热多汗,口渴心烦,体倦少气,舌红少津,脉虚数,为外感暑热,气津两伤,首先改善暑热环境,降温通风。治宜清暑益气,养阴生津。方用王氏清暑益气汤(《温热经纬》):洋参、石斛、麦冬、黄连、竹叶、荷梗、知母、甘草、粳米、西瓜翠衣。方中西瓜翠衣、洋参清热解暑、益气生津为君;荷梗、石斛、麦冬清热养阴为臣;黄连、知母、竹叶清热解毒除烦为佐;甘草、粳米益胃和中为使。全方具有清暑益气、养阴生津之功。

若暑入心营,神昏谵语,灼热烦躁,甚或昏迷不醒,或猝然昏倒,不省人事,身热肢厥,气喘不语,牙关紧闭,舌绛,脉数者,治宜凉营泄热,清心开窍。清营汤(《温病条辨》)送服安宫牛黄丸(《温病条辨》)或紫雪丹(《温病条辨》)或至宝丹(《太平惠民和剂局方》)。

如失治、误治均可致阳气暴脱,阴液衰竭,而出现昏迷、汗出、肢厥、脉微欲绝等危候,治宜益气养阴,回阳固脱,用生脉散合参附汤。

3. 血虚证

主要证候:产时或产后失血较多,低热不退,自汗,头晕眼花,心悸失眠,恶露量少,色淡质稀,小腹绵绵作痛,喜按。舌淡红,脉细无力。

证候分析:产时产后失血伤津,阴血骤虚,阴不敛阳,虚阳外浮,故低热缠绵,自汗。血虚胞脉失养故腹痛绵绵、喜按。气随血耗,冲任不固,故恶露量多,血虚冲任不足则量少,色淡质稀。血虚心脑失养则头晕心悸。舌淡,脉细均为血虚之征。

治法:补血益气。

方药:八珍汤(方见经行头痛)加枸杞、黄芪。

方中四君子汤益气健脾;四物汤养血活血。

加减:若血虚阴亏,症见午后潮热,两颧发红,口渴欲饮,便干溲黄,舌质红,苔薄黄少津液,脉细数,治宜滋阴养血清热,方用加减一阴煎(生地黄、白芍、麦冬、熟地黄、知母、地骨皮、甘草)加白薇。

4. 血瘀证

主要证候:产后寒热时作,恶露不下或下而甚少,色紫暗,有血块,小腹疼痛拒按,块下痛减,口干不欲饮。舌淡紫或有瘀点,脉弦数或涩。

证候分析:新产后子宫复旧不良,恶露排出不畅,瘀血停滞胞宫,阻碍气机,营卫失调,阴阳失和,则寒热时作;气机不畅,瘀血内停,故恶露紫暗有块;胞宫、胞脉阻滞,故小腹疼痛拒按。

舌、脉均为血瘀之征。

治法：活血化瘀。

方药：生化汤加味或桃红消瘀汤。

(1) 生化汤(《傅青主女科》)加丹参、丹皮、益母草。

当归　川芎　桃仁　炮姜　甘草

原方治产后血瘀腹痛兼血寒者。

生化汤是经典的产后代表方。方中重用当归补血活血、化瘀生新为君；川芎活血行气祛风，桃仁活血祛瘀，为臣；炮姜温经散寒，收缩子宫，止痛止血，为佐；炙甘草和中，调和诸药，为使。全方补虚化瘀，加丹参、丹皮、益母草加强化瘀清热之功。

(2) 桃红消瘀汤(《中医妇科治疗学》)。

(二) 转归与预后

产后发热的预后由于病因不同而各异。若属血虚、血瘀、外感发热者，病情较缓，经积极合理有效治疗，很快即可痊愈。中暑发热，病势较急，若治不及时，可致阴阳离决，危及生命。感染邪毒发热是产后发热中的危急重症，及时治疗抢救，可痊愈。若失治、误治，以致邪毒内传，热入营血，逆传心包，甚则热深厥脱，可危及生命，预后不良，即使抢救成功，亦可造成多器官功能损伤而成产后虚损。

(三) 预防与调摄

1. 加强孕期保健，注意均衡营养，增强体质，孕晚期应禁房事。

2. 正确处理分娩，产程中严格无菌操作，尽量避免产道损伤和产后出血，有损伤者应及时仔细缝合。

3. 产褥期应避风寒，慎起居，保持外阴清洁，严禁房事，以防外邪入侵。

4. 产后取半卧位，有利于恶露排出。

5. 防患于未然，凡有产道污染、产道手术、胎膜早破、产后出血等感染可能者，可给予抗生素或清热解毒之品，预防病邪入侵。

(四) 临证参考

产后发热是产褥期出现的以发热为主，并伴有其他症状的疾病。本病的发生主要与产后多虚多瘀的生理特点有关。产后多虚，易感外邪(邪毒、风、寒、热、暑)，营卫不和，或阴血亏虚，阳易浮散。产后多瘀，瘀血内阻，营卫不通。临证之际应抓住发热的热型，恶露、小腹情况及伴随症状进行辨证。但由于病情复杂，各型可以相兼，如血虚兼外感，血瘀与邪毒互结，应仔细分辨。感染邪毒型，初期为邪毒乘虚直犯胞宫，热毒与瘀血互结，若热毒不解，邪无出路，则乘虚内侵，热入营血，逆传心包，甚则呈热深厥脱之险恶证候。此时，可分为热入营血、热入心包、热深厥脱三型进行危急重症救治。

近年来，对本病病因病机的探讨及辨证分型的深入研究报道较少，尤其是有关危急重症的处理报道不多，较多的是产后发热的治疗经验，心得体会，以及疗效观察的总结。在治疗上，大多采用传统的辨证分型论治，更多的是以一方为主加减治疗或中西医结合治疗。有学者认为：产后发热，病因常属六淫中的“火毒”为患，极易伤阴，因此，一般的支持疗法实为必要，同时要注意对热毒引起的络脉病变。如下肢血栓性静脉炎，宜活血化瘀，清热解毒，用加味桂枝茯苓丸(桂枝茯苓丸加银花、蒲公英、当归、水蛭等)。盆腔血栓性静脉炎为热毒与瘀血互结，宜清热解毒，活血化瘀，可用加味勇安汤(玄参、当归、银花、赤芍、甘草、丹皮、桃仁、川芎、红花、紫花地丁)。若产褥感染引起的腹膜炎属热毒犯脾，治疗应清热解毒，化瘀通腑(银花、连翘、生地、蒲公英、知母、紫花地丁、丹皮、赤芍、大黄等)。这些经验值得借鉴。

细目四　产后腹痛

要点一　概述

产妇分娩后，发生与产褥有关的小腹疼痛，称为“产后腹痛”，若由瘀血引起的，称“儿枕痛”。

产后子宫收缩引起的疼痛称为宫缩痛。在哺乳时宫缩较明显，每有小腹疼痛，一般可忍受，持续3~5天自然消失，不需治疗，属正常生理现象。若小腹疼痛较重，或持续时间较长，则应视为产后腹痛。本病以新产后多见。手术流产、药物流产后的腹痛治疗可参照此内容。

要点二　病因病机

主要病机是冲任、胞宫的不荣而痛和不通则痛，其原因有血虚和血瘀。

1. 血虚　产时失血过多，或产前素体血虚,复因产时失血伤气,气不足以行血,血不足以荣络,冲任、胞宫失于濡养,不荣则痛。

2. 血瘀 产后体虚,运血无力,血行迟滞;或产后血室正开,起居不慎,风寒之邪乘虚入侵胞脉,血为寒凝,气机被阻;或因产后伤于情志,气滞血瘀。瘀血阻滞冲任、胞宫,气血运行不畅,不通则痛。

要点三 诊断及鉴别诊断

(一) 诊断

1. 病史 本病好发于经产妇,可有难产、胎膜早破、产后出血等病史。

2. 症状 产妇分娩 1 周以上小腹疼痛仍不消失;或虽不足 1 周,但小腹阵发性疼痛加剧,或有恶露异常。

3. 检查

(1) 产科检查:腹部检查时注意子宫复旧情况,是否有缩复不全;恶露的量、色、质是否正常,有无伤口感染;内诊查盆腔有无包块。

(2) B 超检查:了解子宫复旧情况。

(二) 鉴别诊断

本病以腹痛为主证,应与非产褥因素引起的腹痛鉴别,如伤食腹痛、产后下痢、产后淋证、产后感染腹痛等。

1. 伤食腹痛 有饮食失节史。疼痛部位多在胃脘部,伴有嗳腐吞酸,呕吐腹泻,大便秽臭,舌苔垢腻。恶露可无改变。

2. 产后下痢 起病急,有不洁进食史。疼痛部位在脐周,伴有发热,里急后重,下痢脓血。大便常规异常。

3. 产后淋证 以尿频、尿急、尿痛为主证,伴有小腹拘急疼痛。尿常规可见红、白细胞。

要点四 辨证论治

本病有虚实之分,以小腹疼痛的性质参合恶露的量、色、质为辨证要点。小腹隐痛不绝,喜温喜按,恶露量少色淡为血虚;小腹胀痛或刺痛、冷痛、绞痛,拒按,恶露不畅,色暗红有块为血瘀。治疗应虚者补之,瘀者行之。

(一) 分证论治

1. 血虚证

主要证候:产后小腹隐隐作痛数日不止,喜温按,恶露量少,色淡,头晕目眩,心悸失眠,大便干结。舌淡,苔薄白,脉细无力。

证候分析:素体气血不足,复因产时失血而致营血更虚,胞宫胞脉失于濡养,络脉拘急滞涩,故小腹隐痛;得温按气血暂通,则腹痛稍缓;血虚气弱,则恶露量少色淡;血不养心,故心悸失眠;血不荣清窍,故头晕目眩;血虚肠燥,则大便干结;舌淡,脉细无力亦为血虚之象。

治法:益气养血,缓急止痛。

方药:肠宁汤(《傅青主女科》)。

当归 熟地 阿胶 人参 山药 续断 麦冬 甘草 肉桂

原方治产后血虚肠燥之产后少腹痛。

方中当归、阿胶养血滋阴为君;熟地、麦冬滋阴润燥为臣;人参、山药、甘草益气健脾和中,续断补肾养肝,为佐;肉桂温通血脉为使。全方共奏养血益阴、补气生津之效。血旺则子宫得以濡养,气旺则帅血以行,气通血荣,腹痛自除。

加减:血虚肠道失润,大便干结者,去肉桂,加火麻仁、肉苁蓉润肠通便;腹痛兼虚寒者,加小茴香、艾叶以暖宫散寒止痛。

2. 血瘀证

主要证候:产后小腹疼痛拒按,得热痛缓;恶露量少不畅,色紫暗有块,块下痛减;面色青白,四肢不温,或伴胸胁胀痛;舌质紫暗,脉沉紧或弦涩。

证候分析:产后百脉空虚,血室正开,寒邪乘虚入侵,寒凝血瘀,或胎盘、胎衣残留,或情志所伤,肝气郁滞,血行不畅,瘀滞冲任,胞脉不通,瘀血停留子宫,故小腹疼痛拒按;血得热则畅行,凝滞稍通,故得热痛减;血行不畅,气滞血瘀,恶露当下不下,故恶露量少,色紫暗有块,涩滞不畅,血块排出瘀滞缓解,故腹痛暂缓;面色青白,四肢不温,或伴胸胁胀痛,舌、脉为寒凝或气滞血瘀,瘀滞子宫之证。

治法:活血化瘀止痛。

方药:生化汤(方见产后发热)加益母草,或散结定疼汤,或补血定痛汤。

(1) 生化汤:全方养血温中,祛瘀止痛,补虚化瘀,寓攻于补之中,化瘀血,生新血,血行流畅,通则不痛。

加减:若小腹冷痛、绞痛较甚者,酌加小茴香、吴茱萸以增温经散寒之功。若瘀滞较甚,恶露血块多,块出痛减,加五灵脂、炒蒲黄、延胡索,增强化瘀止痛之效。若小腹胀痛,加香附、乌药、枳壳理气行滞。伴胸胁胀痛者,加郁金、柴胡疏肝理气止痛。伴气短乏力,神疲肢倦者,加黄芪、党参益气补虚。

(2) 散结定疼汤(《傅青主女科》)。

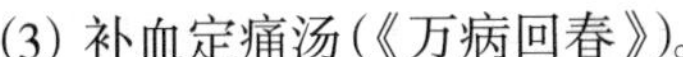

(3) 补血定痛汤(《万病回春》)。

对于瘀阻子宫所致产后腹痛,可借助B超观察是否有胎盘、胎衣残留,若有胎盘、胎衣残留,伴血性恶露延长,或出血量多,或量少而腹痛剧烈,服上方未效者,可行清宫术,刮出物送病检,以明确诊断,术后给予生化汤加减加强化瘀,预防感染。

(二) 转归与预后

产后腹痛为产后常见病,经积极治疗后大多能痊愈。若失治误治,瘀血日久而成瘀热,或感染邪毒致产后发热,或瘀血不去,新血不生,血不归经致产后恶露淋漓不尽,应引起重视。

(三) 预防与调摄

产后腹痛多见于经产妇,故应做好计划生育工作。产妇在产后应消除恐惧与精神紧张,注意保暖,切忌饮冷受寒,同时密切观察子宫缩复情况,注意子宫底高度及恶露变化。如疑有胎盘、胎衣残留,应及时检查处理。

(四) 临证参考

产褥早期,因子宫收缩而引起的小腹部疼痛,称"宫缩痛",为产褥期的正常生理现象。此痛多数产妇可以忍受,少数腹痛较重,或持续不止,则需治疗。中医学认为产后腹痛与产褥期的气血运行不畅有关,根据产后多虚多瘀的特点,治疗以补虚化瘀为主,临证大多以生化汤加减。有资料表明,活血化瘀、调气止痛方药治疗产后腹痛可以改变血液流变学状态,缓解子宫平滑肌痉挛而达到止痛目的。亦有学者报道,用针灸治疗产后腹痛,效果显著。除针药治疗外,同时还应稳定情绪,消除紧张、恐惧、忧郁的心理,舒畅气机,使气血流畅,有助于疼痛的缓解。

细目五　产后小便不通

要点一　概述

新产后产妇发生排尿困难,小便点滴而下,甚则闭塞不通,小腹胀急疼痛者,称"产后小便不通",又称"产后癃闭"。

本病多发生于产后3日内,尤其在产后12小时内最常见,亦可发生在产褥期中,以初产妇、滞产及手术助产后多见,为产后常见病。

西医学的产后尿潴留可参照本病辨证治疗。

要点二　病因病机

产后小便不通的主要病机是膀胱气化失司。尿液的正常排出,有赖于膀胱的气化,而膀胱的气化功能,又与肺、脾、肾三脏密切相关。因肺主气,通调水道,下输膀胱;脾主运化,转输水液;肾主水,司二便,与膀胱互为表里。若肺脾气虚,肾阳不足,气机阻滞或瘀血阻滞,可导致膀胱气化失常,发为小便不通。常见的病因有气虚、肾虚、气滞和血瘀。

1. 气虚　素体虚弱,肺脾之气不足,复因产时耗气伤血,或新产后忧思劳累过度,以致肺脾之气亦虚,上虚不能制下,无力通调水道,转输水液,膀胱气化不利,故产后小便不通。

2. 肾虚　先天禀赋不足,复因产时劳伤肾气,肾阳不足,不能温煦膀胱,气化不及,水液内停,致小便不通。若素体肾阴不足,产时耗血伤津,阴虚更甚,津液枯竭,虚热移于膀胱,令州都气化失常,亦致溺不得出。

3. 气滞　素性抑郁,或产后情志不遂,肝气郁结,气机阻滞,清浊升降失常,膀胱气化不利,而致小便不通。

4. 血瘀　产程过长,滞产逼脬,膀胱受压过久,气血运行不畅,瘀血阻滞,膀胱气化不利而致小便不通。若瘀久化热,瘀热互结,影响膀胱气化亦可致小便不通。

要点三　诊断及鉴别诊断

(一) 诊断

1. 病史　多有产程过长,手术助产,会阴侧切,产时产后失血过多等病史。

2. 临床表现　新产后,尤以产后6~8小时后,或产褥期中,产妇发生排尿困难,小便点滴而下,甚则癃闭不通,小腹胀急疼痛。

3. 检查

(1) 腹部检查:下腹部膨隆,膀胱充盈,可有触痛。

(2) 辅助检查:尿常规检查多无异常。

(二) 鉴别诊断

产后小便淋痛:两者均为产后排尿困难。本病以小便频急涩痛,欲出未尽为特征,或伴有恶寒发热,尿常规检查可见红细胞、白细胞。产后小便闭塞不通或点滴而下,但无尿痛,尿常规检查无异常。

要点四　辨证论治

产后小便不通的辨证重在全身症状及舌、脉,以别虚实。小便点滴而下者,注意小便的色、质。产后小便不通,小腹胀急疼痛,如小便清白,伴见精神疲惫,语音低弱,舌质淡,苔薄白,脉缓弱者,多属气虚;小便清白,伴见面色晦暗,腰膝酸软,舌质淡,苔薄白,脉沉细无力者,多属肾阳虚;若小便黄热,量少,头晕耳鸣,手足心热,舌红,少苔,脉细数,为肾阴亏损;若小便正常,伴有情志抑郁,心烦胁胀,脉弦者,多属气滞;若有产伤史,舌正常,脉涩者,为血瘀;若小便黄赤或浑浊,炽热口渴,舌质红,苔薄黄,脉数者,大多由瘀久化热,瘀热蕴结所致。

治疗产后小便不通,应以"通利小便"为主。虚者宜补气温阳,化气行水,以助膀胱气化复常,或滋肾养阴,通利小便。实者应活血化瘀,理气行水,以利膀胱气化。因病在产后,不可滥用通利小便之品。临证还应注意产后耗气伤津之特点,酌情选用补气与养阴之品,以防邪去正伤。

(一)分证论治

1. 气虚证

主要证候:产后小便不通,小腹胀急疼痛,或小便清白,点滴而下,倦怠乏力,少气懒言,语音低微,面色少华,舌质淡,苔薄白,脉缓弱。

证候分析:素体气虚或产时失血耗气,或新产忧思劳累过度,肺脾之气亦虚,无力通调水道,转输水液,水液停滞脬中,膀胱气化不利,故小便不通,小腹胀急疼痛或小便清白,点滴而下;气虚中阳不振,故倦怠乏力,少气懒言,语音低微;产后气虚血亦亏,不能上荣于面,则面色少华;舌质淡,苔薄白,脉缓弱皆为气虚血亏之征。

治法:补气升清,化气行水。

方药:补中益气汤去升麻,加桔梗、茯苓、通草。或用春泽汤、补气通脬饮。

(1) 补中益气汤(方见月经先期)。

加减:若多汗、烦渴咽干者,加生地、五味子以生津养阴。

(2) 春泽汤(《医宗金鉴·伤寒心法要诀》)。

(3) 补气通脬饮(《沈氏女科辑要》)。

2. 肾虚证

主要证候:产后小便不通,小腹胀急疼痛,或小便色白而清,点滴而下,面色晦暗,腰膝酸软,舌质淡,苔白,脉沉细无力。

证候分析:肾虚膀胱气化不利,故小便不通,小腹胀满而痛,或小便色白而清,点滴而下;面色晦暗,腰膝酸软,舌质淡,苔白,脉沉细均为肾虚之象。

治法:温补肾阳,化气行水。

方药:济生肾气丸或金匮肾气丸。

(1) 济生肾气丸(《济生方》)。

熟地黄　山药　山萸肉　丹皮　茯苓　桂枝　泽泻　附子　牛膝　车前子

原方治肾虚腰重,脚肿,小便不利。

方中肾气丸温补肾阳,加牛膝补肝肾、强腰膝,车前子利水通溺。

加减:若腰膝酸软较甚者加杜仲、续断、巴戟天补肾强腰。若头晕耳鸣者,加当归、鹿角胶、菟丝子补肾益精养血。若产后小便量少,尿黄灼热,小腹不甚胀痛,伴头晕耳鸣,手足心热,舌质红,少苔,脉细数,此乃肾阴亏损,而膀胱气化受阻所致。治宜滋肾养阴,泻火利尿,方用滋肾通关丸(《兰室秘藏》):黄柏、知母、肉桂。

(2) 金匮肾气丸(《金匮要略》)。

3. 气滞证

主要证候:产后小便不通,小腹胀痛,情志抑郁,或胸胁胀痛,烦闷不安,舌苔正常,脉弦。

证候分析:因产后情志不遂,肝郁气滞,致清浊升降之机壅滞,膀胱气化不利,故小便不通,尿液潴留,久之则小腹胀痛;肝气郁滞,失其条达,故情志抑郁,胸胁胀痛,烦闷不安。舌苔正常,脉弦,为气滞之征。

治法:理气行滞,行水利尿。

方药:木通散(《妇科玉尺》)。

枳壳　槟榔　木通　滑石　冬葵子　甘草

方中枳壳、槟榔理气行滞,气行则水行;木通、滑石、冬葵子利水通小便;甘草和中。全方合用有理气行滞,调畅气机,通利小便之效。

4. 血瘀证

主要证候:产程不顺,产时损伤膀胱,产后小便不通或点滴而下,尿色略浑浊,带血丝,小腹胀急疼痛,舌质暗,脉涩。

证候分析:产程过长,滞产逼脬,膀胱受压过久,气血运行受阻,瘀血阻滞,膀胱气化不利,水液停留膀胱,故小便不通,小腹胀急疼痛;舌质暗,脉涩为瘀血阻滞之征。

治法:活血化瘀,行气利水。

方药：加味四物汤或小蓟饮子或黄芪当归散。

(1) 加味四物汤(《医宗金鉴》)。

熟地　川芎　白芍　当归　蒲黄　瞿麦　桃仁　牛膝　滑石　甘草梢　木香　木通

原方治产后热邪夹瘀血流渗胞中，令小便淋闭。

方中当归、川芎养血活血，熟地、白芍养血缓急止痛，蒲黄、桃仁、牛膝活血祛瘀，木通宣通气机，瞿麦、滑石、木通、甘草梢通利小便。全方共奏活血化瘀、行气利水之效。

(2) 小蓟饮子(《重订严氏济生方》)。

(3) 黄芪当归散(《医宗金鉴》)。

(二) 转归与预后

本病经及时治疗后，大多可以治愈。若延治，膀胱过度膨胀可致破裂，或肌肉失去张力而难以恢复；膀胱积尿过久，易感染邪毒致产后尿淋，严重影响产妇生活及产褥期恢复。

(三) 预防与调摄

产后应鼓励产妇尽早自解小便，产后4小时即让产妇排尿。排尿困难者，应消除产妇紧张怕痛心理，多饮水，鼓励产妇坐起排尿；可用温开水冲洗外阴及尿道口周围诱导排尿；下腹部按摩或放置热水袋，刺激膀胱肌肉收缩。注意产褥期卫生，避免外邪入脬加重本病或变生他证。

(四) 临证参考

产后小便不通是产褥早期常见病，与西医学"产后尿潴留"类同。若产妇经调摄6~8小时后仍未解小便，应尽早用中医中药治疗。现代研究报道中，将本病归纳为六型：气虚型、肾虚型、气滞型、湿热型、寒凝型、血瘀型。其中气虚型以补中益气汤加减，肾虚型以金匮肾气丸加减，气滞型以逍遥散加减，湿热型以八正散加减，寒凝型以桔梗汤合五苓散加减，血瘀型以桂枝茯苓丸合五苓散加减。根据产后多虚多瘀的特点，临证以气虚、肾虚、气滞、血瘀证为多见。用药方面补气者宜重用黄芪，实验研究证明其有利尿、抑菌、扩张血管等功能。在补气的同时，亦应配合行气利水之品，使气行则水行，如枳壳、乌药、当归、王不留行、茯苓、泽泻、车前、木通等。外治法治产后小便不通，简便易行，疗效可靠。据报道有针灸、耳针、穴位封闭、按摩、指压等。主穴有足三里、三阴交、关元、中极、归来、曲骨、膀胱俞、阴陵泉等。尚有神阙穴外敷中药，如白芥子，或葱白治产后小便不通。此外还有中药灌肠、膀胱冲洗、电针、拔罐等方法，患者易于接受，尤其是药、针结合或中西医结合等综合疗法，临床疗效显著。

细目六　产后小便淋痛

要点一　概述

产后出现尿频、尿急、淋沥涩痛等症状称"产后小便淋痛"。又称"产后淋""产后溺淋"。

本病可与西医学的产褥期泌尿系统感染互参。

要点二　病因病机

产后小便淋痛的主要病机是膀胱气化失司，水道不利。肾与膀胱相表里，肾阴亏虚，阴虚火旺，热灼膀胱，或湿热客于脬中，热迫膀胱，或肝郁化热，移热膀胱，膀胱气化不利，致小便淋沥涩痛。常见的病因有湿热蕴结，肾阴亏虚，肝经郁热。

1. 湿热蕴结　产后血室正开，胞宫空虚。若多次导尿消毒不严，或摄生不慎，外阴不洁，湿热之邪乘虚入侵膀胱，或过食辛热肥甘厚味之品，酿成湿热，或脾虚湿盛，积湿生热，湿热流注膀胱，膀胱气化不利致小便淋痛。

2. 肾阴亏虚　素体虚弱，复因产时产后失血伤阴，肾阴亏虚，阴虚火旺，热灼膀胱，气化不利，致小便淋痛。

3. 肝经郁热　素体肝旺，复因产后失血伤阴，肝失所养，或产后情志所伤，肝郁气滞，郁而化火，气火郁于下焦，移热膀胱，气化失司，致小便淋痛。

要点三　诊断及鉴别诊断

(一) 诊断

1. 病史　多有产后尿潴留，多次导尿，外阴伤口愈合不良，分娩或产后失血或七情所伤史。

2. 临床表现　产后出现尿频、尿急、淋沥涩痛为主要临床表现。尿频，即小便次数多，但尿量少，甚则点滴即解；尿急，有尿意即欲解；淋漓,即尿意不尽,总有尿解不完之感;涩痛,则指排尿不畅及尿时感尿道口疼痛。尿频、尿急、小便淋沥与涩痛必须同时存在,方可诊断为产后小便淋痛。

3. 辅助检查

(1) 妇科检查:可见外阴伤口愈合不良,尿道口、阴道口充血。

(2) 辅助检查:尿常规检查可见白细胞、脓细胞,甚则红细胞。尿细菌培养可见致病菌。

(二) 鉴别诊断

1. 产后小便不通 新产后产妇发生排尿困难,小便点滴而下,甚则闭塞不通,小腹胀急疼痛者,为产后小便不通。而本病以小便淋沥涩痛为主。

2. 尿血 以小便出血、尿色红赤为特点,多无尿痛感。产后小便淋痛则以尿意频急、淋沥涩痛为主,偶见尿色红赤。但一般以痛者为产后小便淋痛,不痛者为尿血。

3. 尿浊 产后小便浑浊,色白如泔浆,但排尿时无疼痛滞涩感,可资鉴别。

要点四 辨证论治

产后小便淋痛以尿频、尿急、淋沥涩痛为主要特点。病位在膀胱,病性为热,故临床辨证主要根据全身症状和舌脉以分虚实。若产后小便短涩、淋沥灼痛,伴口渴心烦,舌红,苔黄腻,脉滑数者,多属湿热蕴结;伴腰酸痛,手足心热,头晕耳鸣,舌红,少苔,脉细数者,多属肾阴亏虚;若小腹胀满,情志抑郁,或心烦易怒,脉弦者,属肝经郁热。

本病以热证、实证居多,临证以清热通淋为主,根据虚实的不同,实则清利,虚则补益。尚需注意产后多虚多瘀的特点,清热不可过于苦寒,除湿不宜过于通利,补虚不忘化瘀,免犯“虚虚实实”之戒。

(一) 分证论治

1. 湿热蕴结证

主要证候:产时不顺,产后突感小便短涩,淋沥灼痛,尿黄赤或浑浊,口渴不欲饮,心烦,舌红,苔黄腻,脉滑数。

证候分析:产后血室正开,胞脉空虚,若多次导尿消毒不严,摄生不慎,外阴不洁,感染湿热之邪,或脾虚湿盛,积湿生热,湿热下注,膀胱气化失司,水道不利,致小便淋痛,尿黄赤或混;湿热熏蒸则口渴,心烦。舌红,苔黄腻,脉滑数均为湿热内蕴之征。

治法:清热利湿通淋。

方药:加味五淋散加益母草,或八正散,或分清饮。

(1) 加味五淋散(《医宗金鉴·妇科心法要诀》)加益母草。

黑栀 赤茯苓 当归 白芍 黄芩 甘草 生地 泽泻 车前子 滑石 木通

原方治孕妇小便频数窘涩,点滴疼痛。

方中车前子、木通、滑石利水通淋为君;黑栀、黄芩、赤茯苓、泽泻清热利水、渗湿通淋为臣;当归、生地、白芍滋阴养血以补其虚,使祛邪不伤正为佐;甘草调和诸药、缓急止痛为使;加益母草以增清热利水、化瘀通淋之功。全方共奏清热除湿、利尿通淋之效。

加减:若热伤胞络,尿色红赤者,加白茅根、小蓟、地榆、旱莲草清热利尿止血;小便浑浊者,加萆薢、菖蒲分清别浊;口渴引饮,舌红少津者,加知母、天花粉、石斛以养阴生津。

(2) 八正散(《太平惠民和剂局方》)。

(3) 分清饮(《中医妇科治疗学》)。

2. 肾阴亏虚证

主要证候:产后小便频数,淋沥不爽,尿道灼热疼痛,尿少色深黄,伴腰酸膝软,头晕耳鸣,手足心热,舌红,少苔,脉细数。

证候分析:素体肾阴不足,复因分娩失血伤阴,肾阴愈亏,阴虚火旺,移热膀胱,气化失常致小便频数;热灼津液,水道不利故淋沥不爽,尿道灼热疼痛,尿少色深黄;腰酸膝软,头晕耳鸣,手足心热,舌红,少苔,脉细数均为肾阴亏虚,阴虚火旺之征。

治法:滋肾养阴通淋。

方药:化阴煎或知柏地黄汤。

(1) 化阴煎(《景岳全书》)。

生地黄 熟地黄 牛膝 猪苓 泽泻 黄柏 知母 绿豆 龙胆草 车前子

原方治水亏阴涸,阳火有余之小便癃闭,淋沥疼痛等证。

方中生地黄、熟地黄滋阴补肾、壮水制火为君;知母、黄柏苦寒降火、平其阳亢,以清其源为臣;猪苓、泽泻、车前子、绿豆、龙胆草清热利湿通淋为佐;牛膝补肾,引热下行为使。全方共奏滋阴降火、除湿通淋之效。

加减:若虚火内盛,潮热明显者,加地骨皮、白薇、玄参滋阴清热。尿中带血者,加白茅根、小蓟、女贞子、旱莲草清热凉血止血。头晕耳鸣，心烦少寐者，加枸杞、白芍、酸枣仁滋肾养血，交通心肾。

(2) 知柏地黄汤(《医宗金鉴》)。

3. 肝经郁热证

主要证候：产后小便艰涩而痛，余沥不尽，尿色红赤，情志抑郁或心烦易怒，小腹胀满，甚或两胁胀痛，口苦而干，大便干结。舌红，苔黄，脉弦数。

证候分析：素体肝旺，复因产后失血伤阴，肝失所养，或产后情志所伤，肝郁气滞，郁而化火，气火郁于下焦，热移膀胱，气化失司，而致小便淋痛；热灼津液故尿色红赤；肝气不舒则情志抑郁。心烦易怒，小腹胀满，甚则两胁胀痛，口苦而干，大便干结。舌红，苔黄，脉弦数，均为肝郁气滞、郁而化火之征。

治法：疏肝清热通淋。

方药：沉香散(《医宗必读·淋证》)。

沉香　石韦　滑石　当归　王不留行　瞿麦　赤芍　白术　冬葵子　炙甘草

原方治气淋脐下妨闷，小便大痛。

方中沉香理气行滞为君；石韦、滑石、瞿麦、冬葵子行水通淋为臣；当归、赤芍、王不留行养血化瘀，白术健脾行水，为佐；甘草缓急止痛，调和诸药为使。全方共奏行气化瘀、利水通淋之效。

加减：若小腹胀满，胸胁胀痛明显者，加青皮、枳壳、乌药；恶露日久不止，小腹疼痛，加益母草、炒蒲黄、五灵脂。

(二) 转归与预后

本病预后与证型和病情的轻重有关，一般初起证轻，多易治愈；但少数病重者，可热入营血，出现高热等；日久不愈或反复发作，可致脾肾两虚，或虚实夹杂证候。

(三) 预防与调摄

注意孕期与产褥期卫生，保持外阴清洁，预防感染湿热之邪。积极治疗产后小便不通，若确需导尿，必须严格无菌操作。鼓励产妇多喝水，饮食宜清淡，忌食肥甘辛辣之品。禁房事，注意休息，保持心情舒畅。

(四) 临证参考

产妇分娩后，由于孕期胎儿对膀胱压迫的缘故，常有小便排解困难，点滴而下，但无涩痛感，一般不作病论，产后6~8小时后多可恢复正常。若产后出现尿频、尿急、淋沥与涩痛同时存在，则为产后小便淋痛的主要临床特征。本病的主要病机为膀胱失司，水道不利，病位在膀胱，病性多热，初起多邪实之证，久病则由实转虚，亦可出现虚实夹杂。临证治疗虽以清热利尿通淋为主，但因病在产后，热邪又易耗气伤津，证虽多实，在通利之时仍应酌情选用滋阴之品以防过利伤阴，祛邪伤正。同时根据产后多瘀的特点，兼有瘀者，在辨证时加入活血化瘀之品。日久不愈或反复发作，导致脾肾两虚者，治宜培补脾肾。虚实夹杂者，宜标本兼治。

细目七　产后身痛

要点一　概述

妇女在产褥期间，肢体关节酸楚疼痛，麻木重着者，称“产后身痛”，又称“产后关节痛”“产后遍身疼痛”“产后痹证”或“产后痛风”。

西医学中因风湿、类风湿引起的产褥期关节疼痛可参照本病论治。

要点二　病因病机

本病的发生机制，主要是产后营血亏虚，经脉失养，或风寒湿邪乘虚而入，稽留关节、经络所致。

1. 血虚　产时失血过多，四肢百骸空虚，筋脉关节失于濡养而致肢体麻木，甚或疼痛。

2. 风寒　产后百脉空虚，卫表不固，风寒湿邪乘虚而入，客于经络、肢节，瘀阻经络而痛。

3. 血瘀　若余血未净，或气滞，或寒凝，致瘀血滞留经络，不通则痛。

4. 肾虚　素体肾虚或多产伤肾，肾虚腰腹胞脉失养，则身痛、腰膝酸痛。

要点三　诊断及鉴别诊断

(一) 诊断

1. 病史　产时或产后出血过多，或产后受风寒、寒湿所侵，或居处潮湿。

2. 临床表现　产褥期出现肢体关节酸楚疼痛或麻木重着，甚至屈伸不利，或痛处游走不定，或关节刺痛，或腰腿疼痛。

3. 检查

(1) 体格检查:可有痛处关节活动受限,或关节肿胀,按之疼痛。

(2) 其他检查:红细胞沉降率、抗链球菌溶血素 O 试验、类风湿因子正常。

(二) 鉴别诊断

本病应与内科痹证鉴别。主要区别点是发生于产褥期。若产褥期以后仍未愈者,则属“痹证”。

要点四 辨证论治

辨证重在辨疼痛的部位和性质,并结合全身症状和舌脉。如肢体关节酸楚麻木为主,多属血虚;若痛有定处,按之益甚,多属血瘀;痛处走窜不定者多属风;冷痛而喜热者多属寒;重着而痛者多属湿。治疗以调理气血为主,纵有风寒湿邪,也应养血为主,稍加通络。

(一) 分证论治

1. 血虚证

主要证候:产褥期间,遍身疼痛,关节酸楚,肢体麻木,面色萎黄,头晕心悸,气短乏力。舌淡红,苔薄白,脉细弱。

证候分析:素体气血虚弱,产时产后失血过多,百骸空虚,血虚经脉失养,则遍身关节酸楚、疼痛,肢体麻木;血虚不能荣面则面色萎黄,头晕心悸。舌、脉均为血虚之征。

治法:补血益气,活血通络。

方药:黄芪桂枝五物汤(《金匮要略》)加秦艽、当归、鸡血藤。

黄芪　芍药　桂枝　生姜　大枣

原方治血痹。

方中黄芪益气固表为君;桂枝、芍药温经通络、调和营卫为臣;当归、鸡血藤、秦艽增养血通络之功为佐;生姜、大枣和营卫、调诸药为使。全方共奏益气养血、温经通络之效。

加减:若上肢疼痛为主,加桑枝宣络止痛;下肢疼痛加怀牛膝补肝肾、强筋骨,引药下行。

2. 风寒湿证

主要证候:产褥期中,遍身疼痛,或肢体关节屈伸不利,或痛处游走不定,或疼痛剧烈,宛如针刺,或肢体关节肿胀、麻木、重着,恶风怕冷。舌质淡红,苔白或白腻,脉细弦或浮紧。

证候分析:产后元气虚损,气血不足,卫阳不固,腠理不密,起居不慎,风寒湿邪乘虚而入,留滞经络关节,气血受阻,痹阻不通,故肢体关节疼痛,屈伸不利。若风邪偏盛,则痛无定处;寒邪独盛,疼痛剧烈,宛如针刺,血得热行,故得热则舒;湿邪偏盛,则关节肿胀,麻木重着。恶寒怕风,舌苔薄白腻,脉濡细乃产后气血虚弱兼有风寒之征。

治法:养血祛风,散寒除湿。

方药:独活寄生汤或趁痛散、防风汤。

(1) 独活寄生汤(《备急千金要方》)。

独活　桑寄生　秦艽　防风　细辛　白芍　川芎　地黄　杜仲　牛膝　茯苓　桂心　当归　人参　甘草

原方治腰背痛。肾气虚弱感风寒湿所致的腰痛脚痹。

方中独活祛风散寒、除湿止痛为君;秦艽、防风祛风胜湿,细辛、桂心温经透络散寒,为臣;桑寄生、杜仲、牛膝补肝肾,当归、芍药、川芎、地黄养血和血,人参、茯苓、甘草补气健脾,功在扶正,共为佐使。全方祛风散寒除湿以祛邪,补气血、益肝肾以扶正,共奏扶正祛邪之效。

加减:若关节疼痛恶风,游走无定者,加羌活以祛风通络;重着麻木明显,酌加苍术、木瓜以除湿;关节疼痛、屈伸不利,加青风藤、伸筋草以宣络止痛。

(2) 趁痛散(《产育保庆集》)。

(3) 防风汤(《证治准绳》)。

3. 血瘀证

主要证候:产后遍身疼痛,或四肢关节刺痛,屈伸不利,或伴小腹疼痛拒按,恶露色暗红、下而不畅。舌质紫暗,脉弦涩。

证候分析:产后多瘀,瘀阻经脉,关节失荣,故四肢关节疼痛、麻木、发硬、重着、屈伸不利。瘀血停滞皮肉之间,故肿胀明显。瘀阻胞宫,故恶露量少,色紫暗,夹血块,小腹疼痛。舌暗,苔白,脉弦涩均为瘀血之征。

治法:养血活血,通络止痛。

方药:身痛逐瘀汤加味或生化汤加味。

(1) 身痛逐瘀汤(《医林改错》)加毛冬青、忍冬藤、益母草、木瓜。

秦艽　川芎　桃仁　红花　甘草　羌活　没药　当归　五灵脂　香附　牛膝　地龙

原方治寒凝血瘀之痹证。

方中当归、川芎养血和血为君;桃仁、红花、五灵脂、毛冬青、没药、益母草活血逐瘀为臣;香附行气,使气行则血行,秦艽、羌活、忍冬藤、木瓜、地龙祛风胜湿,通络止痛,牛膝破血行瘀,强筋壮骨，为佐；甘草调和诸药为使。全方共奏养血活血、化瘀祛湿之功。

(2) 生化汤（方见产后发热）加桂枝、鸡血藤、没药、秦艽、牛膝。

加减：若小腹疼痛拒按，加益母草、炮姜以温经通络，化瘀止痛。

4. 肾虚证

主要证候：产后腰背疼痛，或足跟痛，腿脚无力。舌淡暗，苔薄白，脉沉细。

证候分析：腰为肾之外府，膝属肾，足跟为肾经所过，素体肾虚，因产伤损肾气，耗伤精血，肾之精血亏虚，失于濡养，故腰膝、足跟疼痛；头晕耳鸣，夜尿多，舌淡暗，脉沉细，均为肾气亏损、精血亏虚之征。

治法：补肾通络，温经止痛。

方药：养荣壮肾汤（《叶氏女科证治》）加秦艽、熟地黄。

桑寄生 川断 杜仲 独活 当归 防风 肉桂 生姜 川芎

方中桑寄生、川断、杜仲补肾，强腰，壮筋骨为君；当归、川芎养血活血，加熟地滋肾填精补血为臣；独活、防风加秦艽温经散寒、祛风胜湿通络，生姜辛温发散风寒，肉桂温肾散寒，俱为佐使。全方共奏补肾养血、强腰壮骨之效。

（二）转归与预后

转归与预后和体质差异、病情的轻重、治疗调摄是否得当有关，若能及时治疗，大多可以治愈，预后亦佳。如果失治、误治，日久不愈，正气愈虚，经脉气血瘀阻愈甚，转虚实夹杂之证，可致关节肿胀不消，屈伸不利，僵硬变形，甚则肌肉萎缩，筋脉拘紧，可致痿痹残疾。

（三）预防与调摄

本病以预防为主，注意产褥期护理，要慎起居，避风寒，注意保暖，避免居住在寒冷潮湿的环境。加强营养，增强体质，适当活动，保持心情舒畅。

（四）临证参考

产后身痛与痹证相似，但病在产后，与产褥期生理密切相关，也有因产后发热余邪未净，后遗而来。故与痹证同中有异。若本病失治误治，症状延续至产褥期以后，当属“痹证”论治。本病发病的特点，一是以冬春严寒季节分娩者多见；二是突发性，往往在短时间内即可出现肢体关节酸楚、疼痛、麻木、不能屈伸，甚则不能行走。本病病因各异，但总因产后失血过多，气血虚弱不能濡养经脉为其根本，故治疗应以养血为主，纵有外感也不可峻投风药，只宜稍佐宣络之品，临证大多以补益气血、兼祛外邪进行调治。大多学者用黄芪桂枝五物汤加减治疗本病，疗效显著，亦有用隔姜灸穴位温通血脉、散寒除湿，促进气血运行，取得较好疗效。若病久入络，必以益气养血、活络止痛、强壮筋骨为法，可选用独活寄生汤加减调理善后。

细目八 产后恶露不绝

要点一 概述

产后恶露持续3周以上仍淋漓不断者，称为“产后恶露不绝”，又称“产后恶露不止”“恶露不尽”。恶露指胎儿、胎盘娩出后，胞宫中遗留的余血浊液，随胞宫缩复而逐渐排出，总量为250~500mL。正常的恶露有血腥味，但无臭味，约3周左右干净。若产后子宫复旧不全或宫腔内残留胎盘、胎膜，或合并感染时，恶露的时间会延长。

西医学的晚期产后出血及手术流产、药物流产后表现为恶露淋漓不净者，可参照此治疗和处理。

要点二 病因病机

产后恶露不绝的主要病机是胞宫藏泻失度，冲任不固，血海不宁。

1. 气虚 素体虚弱，或孕期调摄不慎，或产时失血过多而伤气，或产后过劳而损脾，气虚不能摄血，冲任不固，故恶露久下不止。

2. 血热 素体阴虚，产时失血伤津，阴虚火旺，虚火内扰。情志化火，或素体阳盛，产后过于温补，或感染邪毒，热扰冲任，迫血妄行。

3. 血瘀 多因产时感寒，寒凝血瘀；或素有癥瘕，冲任瘀阻，新血不得归经，而恶露不止。

要点三 诊断及鉴别诊断

（一）诊断

1. 病史 了解有无产程过长、组织残留、产后子宫复旧不良等病史。

2. 临床表现 产后血性恶露日久不尽，量或多或少,色淡红、暗红或紫红,或有恶臭味,可伴神疲懒言、气短乏力、小腹空坠,或伴小腹疼痛拒按。出血多时可合并贫血,严重者可致昏厥。

3. 检查

(1)妇科检查:子宫大而软,或有压痛,宫口松弛,有时可见残留胎盘组织堵塞于宫口。当恶露量多、色鲜红时,应仔细检查软产道,及时发现软产道损伤。

(2)辅助检查:常须将宫内刮出物送病理检查。

(二)鉴别诊断

本病应与子宫黏膜下肌瘤、绒毛膜癌等所致的出血相鉴别。

1. 子宫黏膜下肌瘤 产后阴道出血淋漓不尽,B 超提示宫内无胎盘胎膜残留,或可提示黏膜下肌瘤,HCG 阴性。

2. 绒毛膜癌 本病 25% 发生于正常妊娠足月产 2~3 个月后,除产后阴道出血淋漓不尽外,有时可见转移症状,如咯血、阴道紫蓝色结节,可拍胸片,查尿 HCG、B 超、诊刮等助诊。如 HCG 阳性,B 超提示宫内无胎盘胎膜残留,子宫增大而软,有子宫壁肿瘤或卵巢黄素化囊肿。组织物病理检查示坏死组织间夹有增生活跃且异型性滋养细胞,则可确诊。

要点四 辨证论治

本病特征是恶露过期不止,辨证时除运用四诊八纲外,应特别注意从恶露的量、色、质、气味辨其寒、热、虚、实。恶露量多,色淡红,质清稀,无臭气者,多为气虚;量多,色红或红绛,质黏稠或有臭味者,多为血热;量时多时少,色紫暗,时有血块,多为血瘀。

本病的治疗原则为虚者补之,热者清之,瘀者攻之,同时注意产后多虚多瘀的特点,补虚勿碍邪,祛邪勿伤正。

(一)分证论治

1. 气虚证

主要证候:产后恶露逾期不止,量多,色淡,质稀,无臭气,小腹空坠,神疲倦怠,气短懒言,面色白,舌淡,苔白,脉缓弱。

证候分析:气虚子宫失摄,故恶露过期不止而量多;气虚则阳气不振,血失温煦,故恶露色淡,质稀无臭气;气虚清阳不升则面色白;中阳不振,则神疲懒言,四肢无力;气虚下陷,故小腹空坠。舌淡,苔薄白,脉细弱均为气虚之征。

治法:益气养血,固摄冲任。

方药:补中益气汤(方见月经先期)加陈棕炭、阿胶珠。

方中补中益气汤补益中气,加阿胶温经养血止血,陈棕炭收敛止血。全方共奏补气摄血之效。

加减:兼肾虚腰痛者,加炒杜仲、川断炭,补益肝肾止血;兼气虚血瘀者,见恶露色淡暗,夹小血块,小腹疼痛,加益母草、三七粉化瘀止血;气血两亏多汗者,加煅龙骨、煅牡蛎、白芍、五味子养血敛阴,固涩止血。

2. 血热证

主要证候:恶露过期不止,量较多,色红或深红,质稠,或色如败酱,有臭气,面红唇赤,口燥咽干,或有腹痛、便秘,或兼五心烦热。舌红,苔燥或少苔,脉滑数或细数。

证候分析:产后失血伤津,阴液亏耗,虚热内生,热扰冲任,迫血下行,故恶露过期不尽,量亦多,色紫红,质黏稠而臭秽;虚火上炎则面色潮红;阴液不足,津不上乘,故口干咽燥。舌红,脉细数,皆为血热内扰之故。

治法:养阴清热止血。

方药:保阴煎(方见月经过多)。

加减:若肝郁化火,症见口苦胁胀者,加醋柴胡、薄荷、丹皮疏肝清热凉血;若见发热,恶露臭秽,属邪毒炽盛者,合五味消毒饮清热解毒;热灼血瘀腹痛者加失笑散、益母草化瘀止痛。若阴虚内热,恶露量少淋漓,色鲜红,五心烦热,少苔,脉细数,宜滋阴清热,用两地汤(方见月经先期)合二至丸(方见经期延长)。

3. 血瘀证

主要证候:恶露过期不止,淋漓涩滞,量时多时少,色紫暗有块,腹痛拒按,块下痛减。舌紫暗,边尖有瘀斑、瘀点,脉沉弦涩。

证候分析:瘀血阻滞胞络、子宫,新血不得归经,故恶露过期不尽,量少或多,色暗有块;瘀血阻滞,经脉不畅,故小腹疼痛拒按。舌紫暗或边有瘀点,脉沉涩,均为瘀血阻滞之征。

治法:活血化瘀止血。

方药:生化汤(方见产后发热)加炒蒲黄、益母草。

全方补虚化瘀,瘀祛则血归经。加炒蒲黄、益母草以增祛瘀止血之效。

加减:若宫寒腹冷痛喜暖者,加小茴香、吴茱萸温经散寒;兼疲乏无力等气虚证者,加黄芪、党参益气化瘀；若气滞腹胀痛者，加郁金、延胡索行气止痛；若瘀久化热，恶露臭秽，兼口干咽燥，加马齿苋、蒲公英；若兼肝郁，症见腹胀、脉弦者，加郁金、川楝子、枳壳。

（二）转归与预后

本病若能及时治疗，大多可愈。反之，出血日久可导致贫血，如有胎盘胎膜残留，可继发感染，严重者可因出血过多而昏厥，应积极抢救。对于产后出血淋漓不止，达 2~3 个月者，应高度警惕绒毛膜上皮癌，宜进行相关检查。

（三）预防与调摄

1. 加强早期妊娠检查及孕期营养调护，提倡住院分娩。

2. 胎盘娩出后，必须仔细检查胎盘胎膜是否完整，有无副叶胎盘。如发现有宫腔残留，应立即清宫。

3. 产后注意适当休息，注意产褥卫生，避免感受风寒。增加营养，不宜过食辛燥之品。提倡做产后保健操。

（四）临证参考

产后 10 天，血性恶露仍淋漓不尽，临床应视为异常，需积极治疗。因日久能失血耗气，使病情加重，甚至引起晕厥。在治疗用药方面，针对恶露不绝虚中夹实、瘀热互见的病理，施以益气、化瘀、清热为主的治疗原则。有学者认为，其中益气是基础，化瘀是关键，清热是防止本病转变的手段，颇有道理。若发现有胎盘胎膜残留，应尽快清宫。对于久治不愈者，要警惕变生他病。

细目九　产后汗证

要点一　概述

产后汗证包括产后自汗和产后盗汗两种。产妇于产后出现涔涔汗出，持续不止者，称为“产后自汗”；若寐中汗出湿衣，醒来即止者，称为“产后盗汗”。自汗、盗汗均是在产褥期内出汗过多，日久不止为特点，统称为产后汗证。

不少妇女产后汗出较平时为多，尤以进食、活动后或睡眠时为著，此因产后气血骤虚、腠理不密所致，可在数天后营卫自调而缓解，不作病论。

要点二　病因病机

本病主要病机为产后耗气伤血，气虚阳气不固，阴液外泄，阴虚内热迫汗外出。气虚、阴虚为本病主因。

1. 气虚　素体虚弱，复因产时伤气耗血，气虚益甚，卫阳不固，腠理不实，阳不敛阴，阴津外泄，乃至自汗不止。

2. 阴虚　营阴素亏，加之因产失血伤津，阴血益虚，阴虚内热，寐时阳乘阴分，热迫津外泄，致令盗汗。醒后阳气卫外，充腠理、实皮毛而汗自止。亦有因气随血伤，醒后卫阳仍不固而自汗不止者。

要点三　诊断及鉴别诊断

（一）诊断

1. 病史　注意询问患者平素体质情况，有无结核、贫血等慢性病史。

2. 临床表现　本病以产后出汗量过多和持续时间长为特点。产后自汗者，白昼汗多，动则益甚；产后盗汗者，寐中汗出，醒后即止。

3. 检查　对于盗汗疑有肺结核者，应进行肺部 X 线检查。

（二）鉴别诊断

本病除要根据出汗时间的不同来鉴别盗汗、自汗，还应与中暑、发热等所致的汗出相鉴别。

1. 盗汗、自汗　睡中汗出，醒来即止为盗汗；白昼汗出，动则益甚为自汗。

2. 产后中暑　以在夏日炎热酷暑之季，感受暑邪，骤发高热，汗出，神昏，嗜睡，甚则躁动抽搐为特征。而产后自汗无季节性，无发热及神志的改变。

3. 产后发热　也可出现汗出较多，但以高热多汗，汗出后热退为特征，起病急，病程短。而产后汗证为汗出过多而无发热。

要点四　辨证论治

本病临床以产后出汗量过多、持续时间长为特点。有气虚、阴虚之不同。治疗产后汗证，气虚者，治以益气固表，和营止汗；阴虚者，治以益气养阴，生津敛汗。

（一）分证论治

1. 气虚证

主要证候：产后汗出过多，不能自止，动则加剧；时有恶风身冷，气短懒言，面色白，倦怠乏力;舌质淡,苔薄白,脉细弱。

证候分析:产后伤血,气随血耗,腠理不密,卫阳不固,故自汗恶风;动则耗气,故出汗加剧;气虚阳衰,故面色白,倦怠乏力,气短懒言;舌淡,苔薄白,脉细弱,均为气虚之象。

治法:益气固表,和营止汗。

方药:黄芪汤(《济阴纲目》)。

黄芪　白术　防风　熟地黄　煅牡蛎　白茯苓　麦冬　甘草　大枣

原方治卫气不固自汗证。

方中黄芪、白术、茯苓、甘草健脾补气固表;熟地、麦冬、大枣养血滋阴;牡蛎固涩敛汗;防风走表,助黄芪、白术以益气御风,黄芪得防风,其功益彰。全方共奏补气固表止汗之效。

2. 阴虚证

主要证候:产后睡中汗出,甚则湿透衣衫,醒后即止,面色潮红,头晕耳鸣,口燥咽干,渴不思饮,或五心烦热,腰膝酸软,舌质红,少苔,脉细数。

证候分析:因产伤血,营阴耗损,阴虚生内热,热迫汗出,故产后睡中汗出,甚则湿透衣衫;醒后阳出于阴,卫表得固,故汗出可止;阴虚阳浮于上,故面色潮红,头晕耳鸣;虚热灼阴,津不上乘,故口燥咽干,渴不思饮;五心烦热,腰膝酸软,为阴虚损及肝肾所致;舌质红,少苔,脉细数,均为阴虚热盛于内之征。

治法:益气养阴,生津敛汗。

方药:生脉散(方见崩漏)加煅牡蛎、浮小麦、山萸肉、糯稻根。

原治暑热汗多,耗气伤阴,及久咳肺虚,气阴两伤。

方中人参益气生津,麦冬、五味子、山萸肉滋阴敛汗,加牡蛎以固涩,浮小麦、糯稻根以止汗。共奏益气养阴、生津敛汗之效。

加减:若口燥咽干甚者,可加石斛、玉竹以生津滋液;五心烦热甚者,加白薇、栀子以清热除烦。

(二)转归与预后

产后自汗、盗汗,有气虚和阴虚之分。但临床上阴损及阳,阳损及阴,故自汗、盗汗并非绝对分属于气虚、阴虚。正如《景岳全书·汗证》云:“诸古法云自汗者属阳虚……盗汗者属阴虚……自汗盗汗亦各有阴阳之征,不得谓自汗必属阳虚,盗汗必属阴虚也。”产后汗证及时治疗以补虚敛汗,预后良好。但若汗出不止,日久不瘥者,须防气随津脱,变生他疾。对于长期盗汗者,应借助胸片等检查,除外结核病变。

(三)预防与调摄

1. 加强产后营养及适当锻炼,以增强体质,调和营卫。

2. 适寒温,慎起居,防外感。

(四)临证参考

产后自汗、盗汗,因虚所致,前者主要责之于气虚,后者主要责之于阴虚。临床辨证时,除根据出汗时间在昼在夜外,尚须结合兼证及舌脉进行分析。治疗时,针对病因或补气,或滋阴,并宜酌加敛汗之品,标本兼治,方收良效。此外,基于气与津互根互生的生理关系,治疗自汗时,勿忘佐以补津化气之品;治疗盗汗时,勿忘佐以补气生津之物。如此“阴中求阳,阳中求阴”,相得益彰,而其效更佳。

细目十　缺　　乳

要点一　概述

产后乳汁甚少或全无,不足以喂养婴儿者,称为“缺乳”。又称“乳汁不足”“乳汁不行”。

西医学之产后泌乳过少等病可参照本病论治。

要点二　病因病机

乳汁为血所化生,来源于中焦脾胃。乳汁的分泌是否畅通,还有赖于肝气的疏泄。乳汁缺乏,多因气血虚弱,生化之源不足,或肝郁气滞,乳络不畅所致。

1. 气血虚弱　素体气血亏虚,或脾胃素弱,复因分娩失血耗气,致气血亏虚,乳汁无源可化,故无乳可下。

2. 肝郁气滞　产后情志不遂,肝失条达,气机不畅,乳脉不通,致乳汁不行而无乳。

要点三　诊断及鉴别诊断

(一)诊断

1. 病史　产时、产后出血过多;产后情志不畅;或乳腺发育不良,乳头内陷。

2. 症状　产后乳汁甚少或全无,不足以喂养婴儿。

3. 检查　检查乳房大小，有无红肿、结块、压痛，有无乳头凹陷。

（二）鉴别诊断

与乳痈相鉴别。乳痈初起有乳房局部红肿热痛，恶寒发热，一般单侧发病。

要点四　辨证论治

辨证主要根据乳汁，乳房，情绪，舌脉来辨其虚实。乳汁清稀，乳房柔软，不胀不痛，精神萎靡者，多为气血不足；若乳汁较稠，乳房胀硬疼痛，精神抑郁，胸闷嗳气者为肝郁气滞。治疗气血虚弱者应补气养血，肝郁气滞者应疏肝解郁，二者均应佐以通乳。

（一）分证论治

1. 气血虚弱证

主要证候：产后乳汁不充，甚或全无，不够喂养婴儿，乳房柔软无胀感，乳汁清稀，面色无华，神疲乏力，食欲不振。舌淡，苔白，脉细弱。

证候分析：气血虚弱，乳汁化源不足，无乳可下，故乳汁少或全无，乳汁稀薄；乳汁不充，故乳房柔软无胀感；气虚血少，不能上荣头面四肢，故面色少华，倦怠乏力；舌淡，苔薄白，脉细弱，均为气血虚弱之征。

治法：补气养血通乳。

方药：通乳丹（《傅青主女科》）。

人参　黄芪　当归　麦冬　木通（易通草）　桔梗　七孔猪蹄

原方治产后乳汁不行。

方中人参、黄芪补气；当归、麦冬、猪蹄养血滋阴；桔梗、木通利气通脉。全方补气养血，疏经通络。气血充足，乳脉通畅，则乳汁自出。

加减：若食少便溏者，加茯苓、山药健脾渗湿；头晕、心悸，加阿胶、首乌养血。

2. 肝郁气滞证

主要证候：产后乳汁甚少或全无，或产后乳汁正常或偏少，伤于情志后，乳汁骤减或点滴全无，乳汁稠，乳房胀硬而痛，或有微热，精神抑郁，胸胁胀痛，食欲减退。舌质正常，苔薄黄，脉弦细或弦数。

证候分析：情志郁结，肝气不舒，气机不畅，乳络受阻，故乳汁涩少；乳汁壅滞，运行受阻，故乳房胀满而痛，乳汁浓稠；胸胁为肝经所布，肝气郁结，疏泄不利，气机不达，故胸胁胀满；肝经气滞，脾胃受累，食欲不振；舌质正常，苔薄黄，脉弦或弦滑，均为肝郁气滞之征。

治法：疏肝解郁，通络下乳。

方药：下乳涌泉散（《清太医院配方》）。

当归　白芍　川芎　生地　柴胡　青皮　花粉　漏芦　通草　桔梗　白芷　穿山甲　王不留行　甘草

方以当归、白芍、川芎补血养血行血，生地、天花粉补血滋阴，青皮、柴胡疏肝散结，白芷入阳明，气芳香以散风通窍，桔梗、通草理气通络，漏芦、穿山甲、王不留行通络下乳，甘草以调和脾胃。全方疏肝理气，补血养血，通络行乳。

加减：若乳房胀甚者，加橘络、丝瓜络、香附，以增强行气通络下乳之力。身有微热者，酌加黄芩、蒲公英以清热。若乳房胀硬热痛，触之有块者，为郁而成瘀，乳积化热，宜加丝瓜络、夏枯草、赤芍清热活血散结，同时配合局部按摩及热熨，以助散结通乳。若乳房结块，势欲成脓者，可按“乳痈”处理。

3. 痰浊阻滞证

主要证候：乳汁甚少或无乳可下，乳房硕大或下垂不胀满，乳汁不稠；形体肥胖，胸闷痰多，纳少便溏，或食多乳少；舌淡胖，苔腻，脉沉细。

证候分析：素体脾虚，或肥甘厚味伤脾，脾失健运而生痰浊，痰阻乳络，或脾虚气弱行乳无力，致乳汁甚少或全无。胸闷纳少，苔腻均为痰浊阻滞之象。

治法：健脾化痰，通乳。

方药：苍附导痰丸（方见月经过少）合漏芦散。

漏芦散（《济阴纲目》）。

漏芦　蛇蜕　瓜蒌

原方治妇人肥盛，气脉壅滞，乳汁不通，或经络凝滞，乳内胀痛或痈肿，将欲成者，此药服之自然内消，乳汁通行。两方合用增强化痰通乳之功。

加减：气虚明显者，加黄芪、党参、白术。

（二）其他疗法

1. 鸡血藤、红枣、桑寄生煎水代茶饮。

2. 猪蹄 2 只，通草 24g，同炖，去通草，食猪蹄饮汤。

3. 生黄芪 30g，当归 9g，炖猪蹄。

4. 乳房有块者，局部用橘皮煎水外敷；乳房胀痛者可用热水、葱汤洗涤乳房，以宣通气血。

(三)转归与预后

本病若能及时治疗,脾胃功能、气血津液恢复如常,则乳汁可下;但若身体虚弱,虽经治疗,乳汁无明显增加或先天乳腺发育不良"本生无乳者",则预后较差;若乳汁壅滞,经治疗乳汁仍然排出不畅,可转化为乳痈。

(四)预防与调摄

1. 孕期做好乳头护理,产检时若发现乳头凹陷者,要嘱孕妇经常把乳头向外拉,并要常用温开水擦洗乳头,防止乳头皲裂而造成哺乳困难。

2. 纠正孕期贫血,预防产后大出血。

3. 提倡早期哺乳,定时哺乳,促进乳汁的分泌。

4. 加强产后营养,尤其是富含蛋白质的食物和新鲜蔬菜,以及充足的汤水。

5. 保持情绪乐观,心情舒畅。适当锻炼,维护气血和调。

(五)临证参考

乳汁的分泌量除与乳腺的发育、婴儿的按时吸吮、营养状态、饮食量等有关外,还与精神因素有密切关系。情志不调可影响泌乳功能,如失眠、过劳、焦虑、恼怒、疼痛等均能使乳腺分泌减少。故产时产后均应保持情志舒畅,切忌抑郁。乳房、胸胁为肝经所布,若产后情志不畅,肝气不舒,则可致乳脉闭塞,乳汁分泌甚少或全无。故治疗本病应注意酌加橘络、丝瓜络、香附等理气通络之品。

细目十一　乳汁自出

要点一　概述

哺乳期内,产妇乳汁不经婴儿吸吮而自然流出者,称"乳汁自出",亦称"漏乳"。若乳母身体健壮,气血旺盛,乳汁充沛,乳房饱满,由满而溢,或断乳之时乳汁难断而自出者,均不属病态。

西医学的产后溢乳可参照本病辨证治疗。

要点二　病因病机

乳汁自出的主要病机是胃气不固,气虚失摄;或肝经郁热,迫乳外溢。

1. 气虚失摄　因产耗气失血,中气不足;或饮食劳倦伤脾,脾胃虚弱,摄纳无权,而致乳汁随化随出。

2. 肝经郁热　产后情志抑郁,郁久化火;或大怒伤肝,肝火亢盛,火盛令肝疏泄太过,迫乳外溢,而致本病。

要点三　诊断及鉴别诊断

(一)诊断

1. 病史　素体脾胃虚弱,劳倦过度,或素性抑郁,五志过极化火。

2. 症状　产妇在哺乳期中,乳汁不经婴儿吸吮或挤压而自然溢出。

3. 检查　双侧乳头或一侧乳头乳汁点滴而下,乳汁清稀或浓稠,渗湿衣衫。乳头未见皲裂,乳房柔软或胀满。

(二)鉴别诊断

1. 乳泣　为妊娠期间乳汁自然溢出,发生在产前而非产后。

2. 闭经泌乳综合征　产后停止哺乳仍长时间溢乳,常同时伴有闭经;或非妊娠、非产后以泌乳与闭经同时出现为特征,与垂体功能异常有关。

要点四　辨证论治

本病分虚实两端。应根据乳房有无胀痛、是否柔软及乳汁稀稠进行辨证。乳汁清稀,乳房柔软者,为气虚失摄;乳汁浓稠,乳房胀痛者,为肝经郁热。本病治法,虚者宜补气摄乳;实者宜清热敛乳。

(一)分证论治

1. 气虚失摄证

主要证候:产后乳汁自出,量少,质清稀,乳房柔软无胀感;面色少华,神疲乏力;舌质淡,苔薄白,脉细弱。

证候分析:产后气血虚弱,中气不足,胃气不固,摄纳无权,乳汁失约,故乳汁自出;气血不足,乳汁化源匮乏,故乳少,质清稀;乳汁外溢,乳房空虚,故乳房柔软无胀感;气虚血少,不能上荣于面,故面色少华;中气不足,则神疲乏力。舌质淡,苔薄白,脉细弱,均为气血虚弱之征。

治法:补气养血,佐以固摄。

方药:补中益气汤(方见月经先期)加芡实、五味子。

常用中成药:补中益气丸,每次9g,每日2~3次,口服。适用于气虚失摄者。

2. 肝经郁热证

主要证候：产后乳汁自出，量多，质稠，乳房胀痛；胸胁胀满，情志抑郁或烦躁易怒，口苦咽干，便秘尿黄；舌质红，苔薄黄，脉弦数。

证候分析：肝郁化热，迫乳外溢，故乳汁自出而量多；热灼乳汁，故质稠；肝气郁滞，肝失条达，气机不畅，故乳房胀痛，胸胁胀满；肝郁化火，故烦躁易怒；热伤津液，故口苦咽干，便秘尿黄。舌质红，苔薄黄，脉弦数，均为肝经郁热之征。

治法：疏肝解郁，清热敛乳。

方药：丹栀逍遥散（方见月经先期）去煨姜，加生地黄、夏枯草、生牡蛎。

常用中成药：加味逍遥丸，每次9g，每日2次，口服。适用于肝经郁热证者。

（二）针灸治疗

主穴取膻中、气海、少泽、乳根、膈俞、行间固摄止乳。加足三里、脾俞、胃俞、肺俞、心俞补脾益气，固摄止乳，针用补法加灸，适用于气虚失摄证；加太冲、中都、期门、肝俞、肩井、足临泣以疏肝解郁止乳，针灸并用，针用泻法，适用于肝经郁热证。

（三）饮食疗法

1. 麦芽蝉衣汤 麦芽60g，蝉衣6g，白糖适量。水煎去渣，入白糖，日服3~4次。

2. 山楂神曲饮 山楂10g，神曲10g，红糖适量。山楂、神曲煎汤去渣，入红糖，分3次服完。

（四）转归与预后

本病一般预后良好，及时治疗，加强营养，多可痊愈。但若溢出为血性液，乳房有块者，应警惕乳癌。

（五）临证参考

本病临床辨证时应注意乳汁量、质及乳房柔软或胀痛等要点。治疗以敛乳为主。虚证以补气为主，养血为辅，但补血不宜过于滋腻，以防碍胃伤脾；实者疏肝清热，凉血敛乳。

要点五 回乳

若产妇不欲哺乳，或产妇体质虚弱，或因病不宜授乳，或已到断乳之时，可予回乳。常用方法如下。

1. 炒麦芽60~120g，水煎代茶饮。

2. 免怀散（《济阴纲目》）：红花、赤芍、当归尾、川牛膝水煎服，连服3~7剂。

3. 芒硝120g装于布袋，排空乳汁后，敷于乳部（暴露乳头），扎紧，待湿后更换。

4. 针刺足临泣、光明、悬钟等穴位，两侧交替，每日1次，7日为1个疗程。

细目十二 产后情志异常

要点一 概述

产妇在产褥期内出现情绪低落、精神抑郁为主要症状的病证，称为“产后情志异常”。多在产后2周内出现症状，产后4~6周时症状明显，平均持续6~8周，甚则长达数年。若不及时诊治，产妇可伤害婴儿或自杀。

西医学之产褥期抑郁症可参照本病治疗。

要点二 病因病机

本病的发生与产妇的个性特征、体质因素及产后多虚多瘀的生理变化有关。主要病机是血虚或血瘀导致心神不守。

1. 心肝血虚 素性抑郁，或阴血亏虚，产时产后失血过多，肝血不足，肝失条达；或产后情怀不畅，忧思过度，心血不足，则神明不安，终至脏腑气血失调而发病。

2. 瘀血阻络 素性急躁易怒，肝失疏泄，产后余血未尽，瘀血内阻，气血凝滞，心脉不通，营血不畅，致神明不安，而见产后情志异常。

要点三 诊断及鉴别诊断

（一）诊断

1. 病史 可有产前或孕前抑郁症史；或有内科合并症，如甲状腺功能低下、糖尿病、高血压等；或产时、产后失血过多；或有不良分娩史。

2. 症状 产后情绪不稳，精神抑郁，失眠多梦，或悲伤欲哭，悲观厌世，或焦虑多疑，急躁易怒，严重者甚至伤害婴儿或自杀。多在产后2周内出现症状，逐渐加重。

3. 检查 体格检查和妇科检查一般无异常。

（二）鉴别诊断

1. 产后抑郁综合征 多发生于产后7天以内，以产后3日内发病居多，又称为第3天抑郁症、泌乳状态忧郁综合征、产后轻度抑郁、产后哭泣等。主要表现为短暂的阵发哭泣及忧郁状态,病情轻、病程短,90% 的患者仅持续 1~3 天。

2. 产后抑郁性精神病 多发生于产后 2 周,有精神分裂症状,如语言行为混乱、妄想、躁狂、幻觉、有自杀行为等。此属中医"产后发狂",属西医之精神病范畴。

要点四 辨证论治

本病主要是产后血虚气郁、心神不守所致,以虚为本,虚实相兼。应根据患者体质、情志变化分辨虚实。若疲乏无力,情绪低落,气短懒言,恶露色淡质稀,舌淡,脉细者则偏于虚证。若烦躁易怒,哭闹无常,胸闷胁胀,小腹疼痛,恶露色暗有血块,舌紫,脉弦滑者则偏于实证。临床当四诊合参,详加辨识。

治疗以宁神解郁为主。虚者佐以养血益阴,实者佐以活血化瘀。

(一) 分证论治

1. 心脾两虚证

主要证候:产后焦虑,忧郁,心神不宁,常悲伤欲哭,情绪低落,失眠多梦,健忘,精神萎靡;伴神疲乏力,面色萎黄,纳少便溏,脘闷腹胀;舌淡,苔薄白,脉细弱。

证候分析:"思出于心而脾应之",产后失血过多,思虑太过,所思不遂,心血暗耗,心失所养,神明不守,故产后焦虑、抑郁、心神不宁。血虚不能养神,故喜悲欲哭,情绪低落,失眠多梦,健忘,精神萎靡。脾虚气弱,气血不足,故神疲乏力,面色萎黄。《素问·举痛论》中指出:"思则心有所存,神有所归,正气留而不行,故气结矣。"气结于中,脾失运化,故纳少便溏,脘闷腹胀。舌、脉均为心脾两虚之证。

治法:健脾益气,养心安神。

方药:归脾汤或养心汤或茯神散。

(1) 归脾汤(方见月经先期)。

(2) 养心汤(《胎产心法》)。

(3) 茯神散(《医宗金鉴·产后门》)。

2. 瘀血阻络证

主要证候:产后烦躁不安,惊悸怔忡,失眠多梦,胸闷胁胀,小腹疼痛,恶露色暗有块。舌紫,脉沉弦。

证候分析:肝失疏泄,气血凝滞,瘀血阻于心脉,营血运行不畅,致神明不安,而见产后情志异常偏实证;舌紫、脉沉弦均为瘀阻脉络之象。

治法:活血化瘀,解郁安神。

方药:安神生化汤或调经散或芎归泻心汤。

(1) 安神生化汤(《傅青主女科》)去益智仁,加合欢皮、琥珀。

当归 川芎 炮姜 桃仁 甘草 陈皮 柏子仁 茯神 人参 益智仁

方中当归、川芎、炮姜、桃仁、甘草为生化汤,用于产后瘀血证,功能化瘀生新止痛;陈皮行气;柏子仁、茯神养心安神;人参补气,气充能运血;合欢皮解郁安神活血;琥珀镇惊安神化瘀。全方合用,共奏活血化瘀,解郁安神之功。因益智仁有收涩作用,故予去掉。

加减:若恶露不绝,色暗有血块,为瘀阻胞脉,新血难安,加益母草、三七粉以化瘀止血;若口苦胁胀,舌紫尖红,为瘀热内结,加郁金、丹皮、赤芍以化散瘀热。

(2) 调经散(《太平惠民和剂局方》)。

当归 肉桂 没药 琥珀 赤芍 白芍 细辛 麝香

原方治产后瘀血留滞经络,四肢面目浮肿者。

方中琥珀镇心安神、活血祛瘀为君;赤芍、没药活血祛瘀,肉桂温通血脉,促进血行,共为臣;当归、白芍养血活血,细辛、麝香辛香走窜,芳香开窍醒神,共为佐使。诸药合用,共奏活血化瘀、镇静安神之效。

(3) 芎归泻心汤(《普济方》)。

3. 心肝血虚证

主要证候:产后忧郁,疲乏无力,头晕面白,气短懒言,恶露色淡质稀;舌质淡,苔薄,脉细弦。

证候分析:素体阴血亏虚,适逢产后失血过多,肝血不足,心血耗伤,肝失条达,心失所养,致气郁神不安,而见产后情志异常偏虚证;舌淡,苔薄,脉细弦,均为心肝阴血不足之象。

治法:养血益阴,宁神定志。

方药:柏子养心丸(《体仁汇编》)加珍珠母。

柏子仁 枸杞 麦冬 当归 石菖蒲 茯神 玄参 熟地 甘草

方中枸杞、当归、熟地、玄参、麦冬养血滋阴;茯神、菖蒲、珍珠母养心宁神定志;甘草益气,调和诸药。全方合用,共奏养血益阴、宁神定志之功。

加减:若气短乏力较甚,乃气虚为重,加太子参、黄芪以益气生血;若伴头晕目眩,为血虚

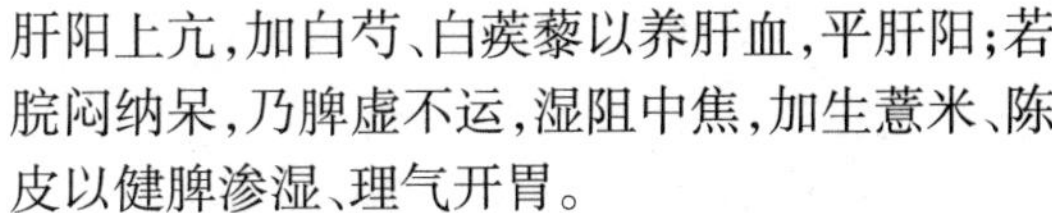

肝阳上亢，加白芍、白蒺藜以养肝血，平肝阳；若脘闷纳呆，乃脾虚不运，湿阻中焦，加生薏米、陈皮以健脾渗湿、理气开胃。

（二）转归与预后

本病初起，经过药物及心理治疗，预后良好。但再次妊娠约有 20% 的复发率，其第二代的认知能力可能受一定影响。若治不及时，产妇可出现自杀倾向或杀害婴儿，影响夫妻关系及整个家庭。应当予以重视。

（三）预防与调摄

重视围产期及产褥期的心理保健和心理护理，产前检查时应了解产妇的性格情况，有无精神病家族史和抑郁症表现等。对于具有发生抑郁症高危因素的产妇给予足够的重视，帮助调解家庭的婆媳、夫妻关系，缓解孕妇对分娩的恐惧害怕心理，减轻产后的应激压力。

产后保证充足的睡眠和休息，避免过劳和过重的心理负担，了解患者的心理状态和个性特征，做好思想工作，积极预防产后抑郁症的发生。

（四）临证参考

随着医学的发展，心身医学日益受到临床各学科的重视，孕产妇的心理保健尤为重要。目前，产后抑郁症甚为常见，发病率高。西医学关于产后抑郁的研究较早。最早是由皮特（Pitt）（1968 年）首次提出的。有学者认为产后抑郁症是指发生在产后 1 周内，抑郁持续时间超过情绪不良，但其严重程度不及产后精神病；又有学者指出是在产褥期发生的不伴有精神病症状的抑郁，并不限于产后 1 周内发生者，临床多在产后 2 周发病，大多数患者可恢复正常。本病的发生原因不明，可能与产后内分泌环境的变化和社会心理因素有关，尤其是既往有精神病史，产后焦虑，缺乏社会支持与关爱，生活的压力大，居住环境不良，以及对“母亲角色”适应不良者的发病率高。由于产后抑郁症没有突出的临床特征，所以往往不被产科医生重视，得不到及时的相应的关注与治疗。近年来，本病越来越引起人们的重视，引起了临床医生的关注，研究报道逐年增多，但产后抑郁至今尚无统一的诊断标准。有学者认为，采用抑郁自评表（EPDS）与汉密尔顿抑郁量表相结合诊断较为适宜。抑郁自评表概括有 20 个症状：忧郁、易哭、睡眠障碍、食欲减退感、性兴趣减退感、体重减轻感、便秘感、心悸感、易疲感、思考困难感、能力减退感、不安感、绝望感、易激惹、决断困难感、无用感、生活空虚感、无价值感、兴趣丧失感等。筛查评分高者，用汉密尔顿抑郁量表复评，用于产后抑郁症的诊断较为合适。美国精神病学会 1994 年在《精神疾病诊断与统计手册》一书中制定了产褥期抑郁症的诊断标准，可供参考。但目前对产后抑郁症的药物治疗尚缺乏系统研究。

中医对产后抑郁无专篇论述，根据其临床症状当属产后情志异常、脏躁等。其病因病机、临床表现、治疗的描述多散在“产后惊悸恍惚”“产后不语”“产后乍见鬼神”等章节。其主要病因病机与产褥期生理有关。治宜调和气血，安神定志。且须配合心理治疗。《妇人大全良方》曰：“改易心志，用药扶持。”即是用心理治疗先医其心，然后根据病情用药物调整，心态复常，才能取得较好的疗效。

第十二单元　妇科杂病

细目一　概　　述

要点一　妇科杂病的概述

凡不属于经、带、胎、产疾病范围，而又与妇女解剖、生理、病机特点密切相关的各种妇科疾病，统称为妇科杂病。

由于妇科杂病范围广，其病因病机亦较复杂。寒热湿邪、七情内伤、生活因素、体质因素诸多病因均可导致疾病的发生。其病机主要是肾、肝、脾功能失常，气血失调，直接或间接影响冲任、胞宫、胞脉、胞络而发生妇科杂病。最常见的病因病机是气滞血瘀，湿热瘀结，痰湿壅阻，肾虚，肝郁，脾虚，冲任、胞脉、胞络损伤，以及脏阴不足等。

杂病的诊断，主要根据各病的临床特征和必要的检查以明确诊断。

杂病的治疗，重在整体调补肾、肝、脾功能，调理气血，调治冲任、胞宫，以恢复其生理功能，并注意祛邪。常用具体治法有补肾疏肝、健脾、益气、祛瘀、化痰、消癥、清热解毒、甘润滋养及外用杀虫止痒等。杂病大多病程日久，经年累月，治疗难图速愈，必须坚持服药调治，配合心理治疗，假以时日，方显疗效。

要点二　妇科杂病的范围

常见的妇科杂病有：癥瘕、盆腔炎、不孕症、阴痒、阴疮、阴挺等。

细目二　癥　　瘕

要点一　概述

妇人下腹结块，伴有或胀，或痛，或满，或异常出血者，称为癥瘕。癥者有形可征，固定不移，痛有定处；瘕者假聚成形，聚散无常，推之可移，痛无定处。一般以癥属血病，瘕属气病，但临床常难以划分，故并称癥瘕。

癥瘕有良性和恶性之分，此处仅讨论良性癥瘕。

西医学的子宫肌瘤、卵巢肿瘤、盆腔炎性包块、子宫内膜异位症结节包块、结核性包块及陈旧性宫外孕血肿等，若非手术治疗，可参考癥瘕辨治处理。

要点二　病因病机

癥瘕的发生，主要是由于机体正气不足，风寒湿热之邪内侵，或七情、房事、饮食内伤，脏腑功能失调，气机阻滞，瘀血、痰饮、湿浊等有形之邪凝结不散，停聚小腹，日月相积，逐渐而成。由于病程日久，正气虚弱，气、血、痰、湿互相影响，故多互相兼夹而有所偏重，极少有单纯的气滞、血瘀或痰湿。主要病因病机可归纳为气滞血瘀、痰湿瘀结、湿热瘀阻和肾虚血瘀。

1. 气滞血瘀　情志内伤，肝气郁结，阻滞经脉，血行受阻，气聚血凝，积而成块；或经行产后，血室正开，风寒侵袭，血脉凝涩不行，邪气与余血相搏结，积聚成块，逐日增大而成癥瘕。

2. 痰湿瘀结　脾阳不振，饮食不节，脾失健运，水湿不化，凝而为痰，痰浊与气血相搏，凝滞气血，痰湿瘀结，积聚不散，日久渐生癥瘕。

3. 湿热瘀阻　经行产后，胞脉空虚，正气不足，湿热之邪内侵，与余血相结，滞留于冲任胞宫，气血循行不利，湿热瘀阻不化，久而渐生癥瘕。

4. 肾虚血瘀　肾藏精，主生殖，妇人以血为本，气血之根在于肾。若先天肾气不足或后天伤肾，肾虚则气血瘀滞而为肾虚血瘀；或瘀血久积，化精乏源，亦可成肾虚血瘀，阻滞冲任胞宫，日久渐成癥瘕。

要点三　诊断及鉴别诊断

（一）诊断

1. 病史　有情志抑郁、经行产后感受外邪、月经不调、带下异常等病史。

2. 临床表现　妇人下腹部胞宫有肿块，兼有或胀满，或疼痛，或月经不调，或带下异常等症状者，即可诊为癥瘕。

3. 检查

(1) 妇科检查：妇科良性癥瘕，盆腔内可触及子宫或卵巢的肿瘤，或盆腔炎症性肿块，或陈旧性宫外孕包块。尤以子宫肌瘤多见，故要进一步识别子宫肌瘤生长的部位。

(2) 辅助检查：B超、CT等影像学检查或腹腔镜检有助于确定诊断。

（二）鉴别诊断

1. 妊娠子宫　有停经史，多数有早孕反应。肿块位于下腹中央，子宫大小与停经月份相同，质地较软，形态规则。妇科检查宫颈软，紫蓝色，宫体软，大小与停经月份相符。B超检查有胎心及胎动波、羊水囊液平波。实验室检查轻度贫血，白细胞轻度增高，尿妊娠试验阳性。

2. 尿潴留　有排尿不畅史。肿块位置于下腹部较表浅固定，一般较大，有明显囊性感，包块界限不清。妇科检查下腹膨隆，因膀胱充盈扪诊困难。B超检查液平段宽度大。实验室检查一般无异常。

3. 卵巢肿瘤　一般无特殊病史，常偶然发现。肿块多数为一侧，偶有双侧，大小不一，囊性或实质性。妇科检查肿块位于子宫旁，一般无压痛。B超检查或实性波或液性波。实验室检查一般无异常。

4. 子宫肌瘤　可有月经变化史，可有压迫症状。肿块位于下腹中央，一般较小，超过脐者较少见，多为实质性。妇科检查子宫增大，质硬，或表面高低不平。B超检查呈实质性肿块波，波形衰减。实验室检查可有贫血。

5. 盆腔炎性包块　有慢性盆腔感染史，急性发作时伴高热寒战。肿块大小不一，活动差，囊性或实质性。妇科检查有脓性白带，宫颈举痛，宫体压痛，有时界限不清，宫旁组织增厚，压痛明显，附件可扪及包块，有压痛。B超检查有粘连反射波，亦呈活跃的低小波。实验室检查急性期白细胞增高明显。

6. 陈旧性宫外孕　有停经史，不规则阴道出血史，腹痛、昏晕史。肿块位于下腹一侧，一般较小，亦有较大者，质地较实，界限较清。妇科检查宫颈举痛，宫旁可触及包块，压痛，其大小与停经月份不符。B超检查宫体无变化，宫旁可探及实质性波。实验室检查或有重度贫血，白细胞中度增高。

要点四　辨证论治

中医药治疗癥瘕，在选择非手术治疗癥瘕的适用范围后，辨证为先。辨证要点是按包块的性质、大小、部位，病程的长短，以及兼证和月经情况，辨其在气在血，属痰湿还是湿热。治疗大法以活血化瘀，软坚散结为主。气滞血瘀者，行气活血，化瘀消癥；痰湿瘀结者，化痰除湿，化瘀消癥；湿热瘀阻者，清热利湿，化瘀消癥；肾虚血瘀者，补肾活血，消癥散结。

（一）分证论治

1. 气滞血瘀证

主要证候：下腹部结块，触之有形，按之痛或无痛，小腹胀满，月经先后不定，经血量多有块，经行难净，经色暗；精神抑郁，胸闷不舒，面色晦暗，肌肤甲错；舌质紫暗，或有瘀斑，脉沉弦涩。

证候分析：气血瘀结，滞于胞宫冲任，积结日久，结为肿块。经脉气血循行受阻，气机紊乱，则胀满疼痛，月经先后不定，经行难净。经期凝血下行，则经血量多有块，色暗。精神抑郁，胸闷不舒，面色晦暗，肌肤甲错，以及舌脉所见，皆为气滞血瘀之征。

治法：行气活血，化瘀消癥。

方药：香棱丸或大黄䗪虫丸。

(1) 香棱丸（《济生方》）加桃仁、瞿麦、八月札、海藻。

木香　丁香　京三棱　枳壳　青皮　川楝子　茴香　莪术

上药共研细末，面糊为丸，如梧桐子大，朱砂为衣。

原方治五积，破痰癖，消癥块及冷热积聚。

方中木香、丁香、茴香温经理气，疏通络脉气机，青皮、枳壳疏肝解郁，行气消胀，川楝子行气止痛，除下焦郁结，佐三棱破血中之滞，莪术逐气分之血瘀，加强行气导滞之功，朱砂镇心宁神。全方以行气散结止痛见长。加桃仁、瞿麦、八月札、海藻，加强其活血利水、软坚消癥的作用,共收活血化瘀、理气散结、消癥止痛之功效。

加减:若经行量多,或经漏淋漓不止,加炒蒲黄、五灵脂、血余炭;月经后期量少,加牛膝、泽兰、川芎;经行腹痛加延胡索。

(2) 大黄䗪虫丸(《金匮要略》)。

2. 痰湿瘀结证

主要证候:下腹结块,触之不坚,固定难移,经行量多,淋漓难净,经间带下增多;胸脘痞闷,腰腹疼痛;舌体胖大,紫暗,有瘀斑、瘀点,苔白厚腻,脉弦滑或沉涩。

证候分析:痰湿内结,阻滞胞宫冲任,血行受阻,痰湿瘀血结于下腹,日久成块。痰湿内聚则结块不坚,聚于胞宫则固定难移。瘀血阻碍气机,血失统摄,则经行量多,淋漓难净。经间湿邪下注则带下量多。痰湿瘀血内滞,经脉气血循行不利,则胸脘痞闷,腰腹疼痛。舌脉所见皆为痰湿瘀结之征。

治法:化痰除湿,活血消癥。

方药:苍附导痰丸(方见月经过少)合桂枝茯苓丸(方见胎漏、胎动不安)。

以苍附导痰丸化痰除湿健脾,桂枝茯苓丸活血化瘀,二方相合,祛痰湿,化瘀血,通经络,行滞气,则癥瘕可除。

加减:若脾胃虚弱,正气不足,加党参、白术、黄芪;胸脘痞闷食少加鸡内金、神曲;腰痛加寄生、续断;腹坠痛加槟榔;顽痰胶结,日久不去,加瓦楞子、昆布、急性子。

3. 湿热瘀阻证

主要证候:下腹部肿块,热痛起伏,触之痛剧,痛连腰骶,经行量多,经期延长,带下量多,色黄如脓,或赤白兼杂;兼见身热口渴,心烦不宁,大便秘结,小便黄赤;舌暗红,有瘀斑,苔黄,脉弦滑数。

证候分析:湿热之邪与余血相搏结,瘀阻胞宫冲任,久则结为癥瘕,邪正交争,病势进退,则热痛起伏。经脉滞阻,触之痛剧。邪热内扰,血失统摄,则经行量多,经期延长。湿热下注,邪热熏灼,损伤带脉,则带下量多,色黄或赤白混杂。邪热留恋伤津,则身热,口渴,心烦,便结,溲黄。舌脉亦为湿热瘀结之象。

治法:清热利湿,化瘀消癥。

方药:大黄牡丹汤(方见产后发热)加红藤、败酱草、制穿山甲等。

大黄牡丹汤泄热破瘀,散结消肿;红藤、败酱草清热解毒;穿山甲通络消癥。全方共奏清热利湿,祛瘀消癥之功。

4. 肾虚血瘀证

主要证候:下腹部结块,触痛;月经量多或少,经行腹痛较剧,经色紫暗有块,婚久不孕或曾反复流产;腰酸膝软,头晕耳鸣;舌暗,脉弦细。

证候分析:先天肾气不足或房劳多产伤肾,肾虚血瘀,胞脉阻滞,故经来腹痛,婚久不孕或流产,下腹结块;腰酸膝软,耳鸣,舌暗,脉弦细,均为肾虚血瘀之征。

治法:补肾活血,消癥散结。

方药:补肾祛瘀方(李祥云经验方)或益肾调经汤(方见痛经)。

(1) 补肾祛瘀方。

淫羊藿　仙茅　熟地黄　山药　香附　三棱　莪术　鸡血藤　丹参

方中淫羊藿、仙茅温补肾阳;熟地滋肾养阴;山药补益脾肾;香附理气行滞;三棱、莪术祛瘀消癥;鸡血藤、丹参活血通络。全方共奏补肾活血,消癥散结之功。

(2) 益肾调经汤。

(二) 外治法

1. 贴敷法　三品一条枪(《医宗金鉴·外科心法》),白砒、白矾、雄黄、乳香,加工制成药饼及酊剂,消毒备用。贴敷宫颈外口或插入宫颈管。适用于癌前病变,或肥大性宫颈炎。

2. 介入治疗　经股动脉插管,栓塞子宫动脉,治疗子宫肌瘤。

(三) 转归与预后

中医药治疗良性肿瘤,大多有效。湿热瘀阻者,迁延日久,常遗留腰腹部疼痛,难以在短期内康复。盆腔炎症包块、陈旧血肿、卵巢非赘生性囊肿大都可通过中医药治疗而加速康复。子宫肌瘤则要分清瘤体生长的部位、大小,以及患者年龄、对生育的要求等区别对待。中医药着重整体调治,对改善症状、缩小瘤体、调经助孕、安胎有确切疗效,无明显毒副作用。

(四) 预防与调摄

坚持做好妇女卫生保健工作,定期开展以防癌为主的妇女病普查。40 岁以上者,最好每年普查 1 次,以期早发现,早治疗。患病后,及时采取有效的综合治疗措施,在治疗中定期复查,排除恶性病变。一经明确诊断为恶性肿瘤,按恶性肿瘤及早论治。

（五）临证参考

近年来，不断有中药治疗子宫肌瘤的总结报告。根据其临床特征，属癥瘕，又称为“石瘕”。生育期妇女发病率达20%以上。因其生长部位、大小不同，临床对月经的影响亦不同，甚至无临床症状而未被发现。部分子宫肌瘤自发现后未再增大，甚至缩小，患者可平安度过生育期。中药大多采用活血化瘀、理气行滞、软坚散结方药治疗，根据有关报道，均收到了较理想的疗效。妇科恶性肿瘤虽以手术、化疗、放疗治疗为主，但中药常常参与治疗，作为综合治疗的有效措施，多为医患所选用。临床多根据主证及伴随症状的特点，辨证用药，可减缓患者化疗、放疗的不良反应，调整免疫功能，补益机体的正气，提高患者的生存质量，延长生命。

有称陈旧性宫外孕血肿为血瘕，中医治疗参见异位妊娠。盆腔炎症肿块，参见慢性盆腔炎。

要点五　施治中应注意的问题

癥瘕的治疗大法以活血化瘀、软坚散结为主，但又必须根据患者体质强弱、病之久暂，酌用攻补，或先攻后补，或先补后攻，或攻补兼施等法，随证施治。还应遵循“衰其大半而止”的原则，不可一味猛攻、峻伐，以免损伤正气。临证新病多实，宜攻宜破；久病不愈，或术后，以补益气血为主，恢复机体的正气。若正气已复，肿块未除，复以攻破为主。术后若有瘀滞，可于补益气血之时，辅以行气活血之品，并注重调其饮食，增进食欲，改善脾胃功能。

细目三　盆　腔　炎

一、急性盆腔炎

要点一　概述

女性盆腔生殖器官及其周围结缔组织和腹膜的急性炎症，称为“急性盆腔炎”。根据其病变部位的不同，分别称为急性子宫内膜炎、急性输卵管炎、输卵管积脓、输卵管卵巢脓肿、急性盆腔结缔组织炎、急性盆腔腹膜炎等。急性盆腔炎发病急、病情重，病势进展迅速，延迟治疗，可发展为脓毒血症、败血症、感染性休克。其初期临床表现与古籍记载的“热入血室”“产后发热”相似。

要点二　病因病机

急性盆腔炎多在产后、流产后、宫腔内手术处置后，或经期卫生保健不当之际，邪毒乘虚侵袭，稽留于冲任及胞宫脉络，与气血相搏结，邪正交争，而发热疼痛，邪毒炽盛则腐肉酿脓，甚至泛发为急性腹膜炎、感染性休克。

1. 热毒炽盛　经期、产后、流产后，手术损伤，体弱胞虚，气血不足，房事不节，邪毒内侵，客于胞宫，滞于冲任，化热酿毒，致高热腹痛不宁。

2. 湿热瘀结　经行产后，余血未净，湿热内侵，与余血相搏，冲任脉络阻滞，瘀结不畅，则瘀血与湿热内结，滞于少腹，则腹痛带下日久，缠绵难愈。

要点三　诊断及鉴别诊断

（一）诊断

1. 病史　近期有经行、产后、妇产科手术、房事不洁等发病因素。

2. 临床表现　呈急性病容，辗转不安，面部潮红，高热不退，小腹部疼痛难忍，赤白带下或恶露量多，甚至如脓血，亦可伴有腹胀、腹泻、尿频、尿急等症状。

3. 检查

（1）妇科检查：下腹部肌紧张、压痛、反跳痛；阴道充血，脓血性分泌物量多；宫颈充血，宫体压痛拒按，宫体两侧压痛明显，甚至触及包块；盆腔形成脓肿，位置较低者则后穹隆饱满，有波动感。

（2）辅助检查：血常规检查见白细胞升高，粒细胞更明显。阴道、宫腔分泌物或血培养可见致病菌。后穹隆穿刺可吸出脓液。B超可见盆腔内有炎性渗出液或肿块。

（二）鉴别诊断

1. 异位妊娠　输卵管妊娠流产、破裂者，腹腔内出血，临床表现为腹痛、阴道流血，甚至晕厥，与急性盆腔炎相似。盆腔炎者高热，白细胞明显升高。异位妊娠者尿HCG阳性。后穹隆穿刺，异位妊娠者可吸出不凝固的积血，盆腔炎者则为脓液，可资鉴别。

2. 急性阑尾炎　与急性盆腔炎都有身热、腹痛、白细胞升高。盆腔炎痛在下腹部两侧，病位较低,常伴有月经异常;急性阑尾炎多局限于右下腹部,有麦氏点压痛、反跳痛。

3. 卵巢囊肿蒂扭转 常有突然腹痛,渐加重,甚至伴有恶心呕吐,一般体温不甚高。B超检查或妇科盆腔检查可资鉴别。

要点四 辨证论治

急性盆腔炎发病急,病情重,病势凶险。病因以热毒为主,兼有湿、瘀,故临证以清热解毒为主,祛湿化瘀为辅。治疗须及时彻底治愈,不可迁延。迟延不决,病势加重,威胁生命,或转为慢性盆腔炎,严重影响患者的身心健康,导致不孕或异位妊娠等。

(一) 分证论治

1. 热毒炽盛证

主要证候:高热腹痛,恶寒或寒战,下腹部疼痛拒按,咽干口苦,大便秘结,小便短赤,带下量多,色黄,或赤白兼杂,质黏稠,如脓血,味臭秽,月经量多或淋漓不净;舌红,苔黄厚,脉滑数。

证候分析:热毒内侵,与冲任胞宫气血相搏结,邪正交争,营卫不和,故高热腹痛拒按。任脉带脉损伤,则带下量多,冲任失调可见月经紊乱,下血量多。邪伤脉络,化腐酿脓,湿邪停留,瘀阻停滞,则热毒炽盛,湿邪瘀阻,而见舌红,苔黄腻,脉滑数之象。

治法:清热解毒,利湿排脓。

方药:五味消毒饮(方见带下过多)合大黄牡丹汤(方见产后发热)。

本方以大黄合五味消毒饮,重在清热解毒;桃仁、丹皮凉血祛瘀;芒硝通泻肠胃,使热毒从大便而解,冬瓜仁排脓祛湿。全方有清热解毒、利湿排脓、缓急止痛之功。

加减:若带下臭秽加椿根皮、黄柏、茵陈,腹胀满加厚朴、枳实,里急后重加槟榔、枳壳,月经量多不止加地榆、马齿苋,盆腔形成脓肿者加红藤、皂刺、白芷,腹痛加延胡索、川楝子,身热不退加柴胡、生甘草。若病在阳明,身热面红,恶热汗出,口渴,脉洪数,可选白虎汤(《伤寒论》)加清热解毒之品。若热毒已入营血,高热神昏,烦躁谵语,下腹痛不减,斑疹隐隐,舌红绛,苔黄燥,脉弦细数,宜选清营汤加减。

2. 湿热瘀结证

主要证候:下腹部疼痛拒按,或胀满,热势起伏,寒热往来,带下量多、色黄、质稠、味臭秽,经量增多,经期延长,淋漓不止,大便溏或燥结,小便短赤;舌红有瘀点,苔黄厚,脉弦滑。

证候分析:邪热侵袭冲任胞宫,与气血相搏,下焦气机阻滞,血行不畅,邪热瘀结,则身热腹痛,胀满不适;邪正交争,互有进退,则热势起伏,寒热往来;湿热下注则带下量多,大便溏泻;血海不宁,血失统摄,则经血量多;热伤津液则便结,小便短赤;舌、脉所见为湿热瘀结之象。

治法:清热利湿,化瘀止痛。

方药:仙方活命饮(《校注妇人良方》)加薏苡仁、冬瓜仁。

金银花　甘草　当归　赤芍　穿山甲　皂角刺　天花粉　贝母　防风　白芷　陈皮　乳香　没药

方中金银花、甘草清热解毒,防风、白芷发散湿邪,贝母、天花粉清化热痰,当归、赤芍、乳香、没药活血化瘀以止痛,陈皮理气行滞,穿山甲、皂角刺引经入络,直达病所。加薏苡仁、冬瓜仁加强清湿热解毒之功。全方清热利湿,化瘀消肿止痛。湿热去,瘀血行,则热退痛缓,疾病可愈。

(二) 转归与预后

急性盆腔炎经及时有效的治疗,多可在短期内治愈。失治误治,病势加重,可发展为全腹膜炎、败血症、休克,甚至死亡;迁延治疗,多转为慢性盆腔炎,长期腰腹部疼痛,带下量多,常常影响生育。

(三) 预防与调摄

1. 坚持经期、产后及流产后的卫生保健。

2. 严格掌握妇产科手术指征,术前认真消毒,无菌操作,术后做好护理,预防感染。

3. 对急性盆腔炎要彻底治愈,防止转为慢性而反复发作。

4. 卧床休息,半卧位,饮食应加强营养,选择易于消化的食品。

二、慢性盆腔炎

要点一 概述

女性盆腔生殖器官及其周围结缔组织、盆腔腹膜发生慢性炎症性病变,称为慢性盆腔炎,常为急性盆腔炎未能彻底治疗,或患者体质虚弱,病程迁延所致;亦可无急性发病史,起病缓慢,病情顽固,反复不愈。临床根据病变特点及部位的不同,分别称为慢性输卵管炎、输卵管积水、输卵管卵巢炎、输卵管卵巢囊肿、慢性盆腔结缔组织炎。

要点二　病因病机

经行产后，胞门未闭，风寒湿热之邪，或虫毒乘虚内侵，与冲任气血相搏结，蕴积于胞宫，反复进退，耗伤气血，虚实错杂，缠绵难愈。

1. 湿热瘀结　经行、产后，血室正开，余邪未尽，正气未复，湿热之邪内侵，阻滞气血，湿热瘀血内结冲任、胞宫，缠绵日久不愈。

2. 气滞血瘀　七情内伤，脏气不宣，肝气郁结，气机不畅，气滞则血瘀，瘀血内停，冲任、胞宫脉络不通。

3. 寒湿凝滞　素体阳虚，下焦失于温煦，水湿不化，寒湿内结，或寒湿之邪乘虚侵袭，与胞宫内余血浊液相结，凝结瘀滞。

4. 气虚血瘀　素体虚弱，或正气内伤，外邪侵袭，留著于冲任，血行不畅，瘀血停聚，或久病不愈，瘀血内结，日久耗伤，正气亏乏，致气虚血瘀。

5. 肾虚血瘀　禀赋肾气不足，或房事过度，命门火衰；或经期摄生不慎，感受风寒，寒邪入里，损伤肾阳，冲任失于温煦，胞脉虚寒，血行迟滞，以致腹痛。

要点三　诊断及鉴别诊断

（一）诊断

1. 病史　既往有急性盆腔炎、阴道炎、节育及妇科手术感染史，或不洁性生活史。

2. 临床表现　下腹部疼痛，痛连腰骶，可伴有低热起伏，易疲劳，劳则复发，带下增多，月经不调，甚至不孕。

3. 检查

(1) 妇科检查：子宫触压痛，活动受限，宫体一侧或两侧附件增厚，压痛，甚至触及炎性肿块。

(2) 辅助检查：盆腔B超、子宫输卵管造影及腹腔镜检有助于诊断。

（二）鉴别诊断

1. 子宫内膜异位症　以进行性加重的痛经为特征，病程长，与慢性盆腔炎相似。后者的特点是长期慢性疼痛，可有反复急性发作，低热，经行、性交、劳累后疼痛加重。子宫内膜异位症平时不痛，或仅有轻微疼痛不适，经期则腹痛难忍，并呈进行性加重。腹腔镜检、B超及抗子宫内膜抗体等检验有助于确诊。

2. 卵巢囊肿　慢性盆腔炎形成输卵管积水或输卵管卵巢囊肿者，需与卵巢囊肿者鉴别。前者有盆腔炎病史，肿块呈腊肠型，囊壁较薄，周围有粘连，活动受限，卵巢囊肿多为圆形或椭圆形，周围无粘连，活动自如，常无明显自觉不适，偶于妇科体检中发现。B超可资鉴别。

要点四　辨证论治

本病多为邪热余毒残留，与冲任之气血相搏结，凝聚不去，日久难愈，耗伤气血，虚实错杂。临床以湿热瘀结、气滞血瘀、寒湿凝滞、气虚血瘀证多见，除辨证内服有关方药外，还常常以中药保留灌肠、理疗、热敷、离子透入等方法综合治疗，以提高疗效。

（一）分证论治

1. 湿热瘀结证

主要证候：少腹部隐痛，或疼痛拒按，痛连腰骶，低热起伏，经行或劳累时加重，带下量多，色黄，质黏稠；胸闷纳呆，口干不欲饮，大便溏，或秘结，小便黄赤；舌体胖大，色红，苔黄腻，脉弦数或滑数。

证候分析：湿热之余邪与气血搏结于冲任胞宫，则少腹部疼痛，邪正交争，病势进退，则低热起伏，经行、劳累耗伤气血，正气虚衰，则病势加重；湿热下注则带下量多色黄；湿热瘀结内伤，则胸闷纳呆，口干便溏或秘结，小便黄赤；舌脉亦为湿热瘀结之象。

治法：清热利湿，化瘀止痛。

方药：银甲丸或当归芍药散加丹参、毛冬青、忍冬藤、田七片。

(1) 银甲丸（《王渭川妇科经验选》）。

金银花　连翘　升麻　红藤　蒲公英　生鳖甲　紫花地丁　生蒲黄　椿根皮　大青叶　茵陈　琥珀末　桔梗

原方治湿热蕴结下焦的黄白带、赤白带等炎症性疾病。

本方包括金银花、连翘、蒲公英、紫花地丁、红藤、大青叶、升麻等药，重在清热解毒，以茵陈、椿根皮等清热除湿为辅，伍生鳖甲、蒲黄、琥珀活血化瘀、软坚散结，桔梗辛散排脓。全方合用，共奏清热除湿、化瘀行滞之效。

加减：湿邪甚加茯苓、厚朴、大腹皮，便溏加白术、藿香。

(2) 当归芍药散（方见子满）。

2. 气滞血瘀证

主要证候:少腹部胀痛或刺痛,经行腰腹疼痛加重,经血量多有块,瘀块排出则痛减,带下量多,婚久不孕;经前情志抑郁,乳房胀痛;舌体紫暗,有瘀斑、瘀点,苔薄,脉弦涩。

证候分析:肝气内伤,气行不畅,血行瘀阻,结于冲任胞脉,则少腹部疼痛,经期加重;瘀血下行则经血量多有块;气血瘀结,带脉失约则带下量多;胞络闭阻则婚久不孕;肝气不舒,肝经阻滞,则情志抑郁、乳房胀痛。舌脉所见皆为气滞血瘀之象。

治法:活血化瘀,理气止痛。

方药:膈下逐瘀汤或牡丹散。

(1) 膈下逐瘀汤(方见痛经)。

加减:若因外感湿热滞留,冲任胞宫气机失畅而起,症见低热起伏,加败酱草、蒲公英、黄柏、土茯苓、柴胡;疲乏无力食少加人参、白术、焦山楂、鸡内金;有炎症结块者,加皂角刺、三棱、莪术;胸胁乳房胀痛加郁金、川楝子;带下量多加薏苡仁、白芷。

(2) 牡丹散(《妇人大全良方》)。

丹皮　桂心　当归　延胡索　莪术　牛膝　赤芍　荆三棱

方中当归、赤芍、牛膝、丹皮养血活血化瘀;三棱、莪术、延胡索行气活血止痛;桂心温经通络。全方行气活血,化瘀止痛,使气畅瘀消而痛自除。

3. 寒湿凝滞证

主要证候:小腹冷痛,或坠胀疼痛,经行腹痛加重,喜热恶寒,得热痛缓,经行错后,经血量少,色暗,带下淋漓;神疲乏力,腰骶冷痛,小便频数,婚久不孕;舌暗红,苔白腻,脉沉迟。

证候分析:寒湿之邪侵袭冲任、胞宫,与气血相结,血行不畅,则小腹冷痛,经行加重。寒性凝滞故经行错后量少。寒伤阳气,阳气不振,脏腑失温,则神疲乏力,腰骶冷痛,宫寒不孕。湿邪下注则带下淋漓,小便频数。舌脉所见为寒湿凝滞之象。

治法:祛寒除湿,活血化瘀。

方药:少腹逐瘀汤或慢盆汤。

(1) 少腹逐瘀汤(方见痛经)。

加减:腹中结块加鸡内金、桃仁、莪术;四末不温加炙附子;小便短数加益智仁、乌药;带下量多加茯苓、苍术;腰骶痛加桑寄生、续断、牛膝。

(2) 慢盆汤。

4. 气虚血瘀证

主要证候:下腹部疼痛结块,缠绵日久,痛连腰骶,经行加重,经血量多有块,带下量多;精神不振,疲乏无力,食少纳呆;舌体暗红,有瘀点瘀斑,苔白,脉弦涩无力。

证候分析:瘀血内结,留著于冲任胞宫,则下腹部疼痛结块,痛连腰骶;经期胞血满溢,瘀血随下,则疼痛加重,经血量多有块;病久气血耗伤,中气不足则精神不振,疲乏无力,食少纳呆;气虚津液不化,水湿下注,则带下量多。舌脉所见为气虚血瘀之征。

治法:益气健脾,化瘀散结。

方药:理冲汤(《医学衷中参西录》)。

生黄芪　党参　白术　山药　天花粉　知母　三棱　莪术　生鸡内金

原方治瘀血成癥瘕,气郁满闷,脾弱不能饮食等。

本方以黄芪、党参、白术、山药健脾益气,扶正培元;三棱、莪术破瘀散结;天花粉、知母清热生津,解毒排脓;鸡内金健胃消瘀结。全方有补气健脾、活血化瘀、消癥散结、行气止痛之功效。张锡纯以三棱、莪术消冲脉之瘀血,又以参、芪护气血,使瘀血去而不至伤损气血。且参、芪补气,得三棱、莪术以流通,则补而不滞,元气愈旺,元气既旺,愈能鼓舞三棱、莪术消癥瘕之力,临证相得益彰。

加减:若腹痛不减加白芍、延胡索、蜈蚣;腹泻去知母,重用白术;虚热未清加生地、天门冬;无腹部结块者少用三棱、莪术。若久病及肾则肾气虚、血瘀,症见少腹疼痛,绵绵不休,腰脊酸痛,膝软乏力,白带量多,质稀;神疲,头晕目眩,性淡漠;舌暗苔白,脉细弱。治宜补肾活血,壮腰宽带,方选宽带汤(《傅青主女科》)。

5. 肾虚血瘀证

主要证候:小腹冷痛下坠,喜温喜按,腰酸膝软,头晕耳鸣,畏寒肢冷,小便频数,夜尿量多,大便不实。舌淡暗,苔白,脉细。

证候分析:肾阳虚衰,冲任失于温煦,胞脉虚寒,故见小腹冷痛下坠,喜温喜按;阳虚不能外达,故形寒肢冷;肾虚髓海不足,外府失荣,则头晕耳鸣,腰酸膝软;肾阳虚衰,膀胱气化失常,则小便频数,夜尿量多;火不暖土,则大便不实。舌淡暗,苔白,脉细,为肾虚血瘀之征。

治法:温肾助阳,活血止痛。

方药：温饱饮（《傅青主女科》）。

巴戟天　补骨脂　菟丝子　肉桂　附子　杜仲　白术　山药　芡实　人参

（二）转归与预后

慢性盆腔炎经积极有效的治疗，大多可好转或治愈，因本病常反复缠绵，故治疗周期较长。未愈者常伴有失眠、疲劳、周身不适等症状，对患者生活质量有一定影响，亦可转为急性盆腔炎。

（三）预防与调摄

1. 生育期妇女要坚持个人卫生保健。

2. 急性盆腔炎、阴道炎、淋病者应及时彻底治愈，防止转为慢性炎症。

3. 积极锻炼身体，增强体质。

4. 解除思想顾虑，正确认识疾病，增强治疗的信心。

（四）临证参考

盆腔炎是妇科临床常见病，尤以慢性盆腔炎更为多见。近年来，中医治疗慢性盆腔炎的报道较多。中医古籍无盆腔炎之病名，根据慢性盆腔炎的特点，应属于带下病、癥瘕、痛经、月经不调、经病疼痛、不孕症等病证范畴。20 世纪 80 年代，由国家卫生部组织编写的《中国医学百科全书·中医妇科学》已按中西医通用病名编入“盆腔炎”。

本病的病因病机，急性期多为热毒炽盛或湿热瘀结，慢性期多为气滞血瘀、寒湿凝滞、湿热瘀结、气虚血瘀，可概括为湿、热、瘀、虚。其中湿热瘀结者低热起伏，多为慢性盆腔炎急性发作，或急性盆腔炎转为亚急性盆腔炎者。

急性盆腔炎和慢性盆腔炎虽都有湿热瘀结证，但临床特点有所不同，急性盆腔炎以热毒为主，兼有湿邪和瘀血阻滞，治以清热解毒为主，辅以化瘀利湿。慢性盆腔炎者虽余热未清，或残有热毒，但热势不重，瘀滞与湿邪共存，治以清热利湿化瘀，瘀结日久，酌以软坚散结。

慢性盆腔炎多以中药随证内服为主，兼以外治，酌情选用中药煎剂灌肠、理疗、针灸、离子透入等法。湿热瘀结，低热不退，带下黄稠量多，腹痛不宁，辅以抗生素，中西医结合治疗。急性盆腔炎多以中西医药综合治疗，以抗生素控制感染，以中药清热解毒利湿，缓解热痛等自觉症状。

慢性盆腔炎病程长，缠绵难愈，若见气血耗伤，正气不足而虚实错杂者，治疗宜针对其少腹瘀结，全身虚衰之候，予以扶正祛邪，补气化瘀散结。盆腔炎可导致输卵管堵塞性宫外孕或不孕症。

细目四　不　孕　症

要点一　概述

凡女子婚后未避孕，有正常性生活，同居 1 年，而未受孕者；或曾有过妊娠，而后未避孕，又连续 1 年未再受孕者，称不孕症。前者为原发性不孕，古称“全不产”；后者为继发性不孕，古称“断绪”。夫妇一方有先天或后天生殖器官解剖生理方面的缺陷，无法纠正而不能妊娠者，称绝对性不孕；夫妇一方，因某些因素阻碍受孕，一旦纠正仍能受孕者，称相对性不孕。此处主要讨论相对性不孕症。不孕症是全世界关注的人类自身生殖健康问题。阻碍受孕的因素有女方、男方或男女双方，据统计女方因素占 60%，男方因素占 30%，男女双方因素占 10%。总发病率 10%~15%。

要点二　病因病机

1. 肾虚　肾藏精，精化气，肾中精气的盛衰主宰着人体的生长、发育与生殖。或先天肾气不足，或房事不节、久病大病、反复流产损伤肾气，或高龄，肾气渐虚。肾气虚，则冲任虚衰不能摄精成孕；或素体肾阳虚或寒湿伤肾，肾阳亏虚，命门火衰，阳虚气弱，则生化失期，有碍子宫发育或不能触发氤氲乐育之气，致令不能摄精成孕；或素体肾阴亏虚，或房劳多产，久病失血，耗损真阴，天癸乏源，冲任血海空虚；或阴虚生内热，热扰冲任血海，均不能摄精成孕，发为不孕症。

2. 肝气郁结　若素性忧郁，或七情内伤，情怀不畅；或由久不受孕，继发肝气不舒，致令情绪低落，忧郁寡欢，气机不畅。二者互为因果，肝气郁结益甚，以致冲任不能相资，不能摄精成孕。又肝郁克脾，脾伤不能通任脉而达带脉，任、带失调，胎孕不受。

3. 瘀滞胞宫　瘀血既是病理产物，又是致病因素。寒、热、虚、实、外伤均可致瘀滞冲任，胞宫、胞脉阻滞不通导致不孕。或经期、产后余血未净，房事不节亦可致瘀，瘀积日久成癥。如《诸病源候论》引养生方说："月水未绝，以合阴阳，精气入内，令月水不节，内生积聚，令绝子。"现代研究认为：在经期或子宫内膜炎时性交，可致女方产生抗精子抗体或可发生子宫内膜异位症导致不孕。

4. 痰湿内阻 素体脾肾阳虚或劳倦思虑过度，饮食不节伤脾或肝木犯脾，或肾阳虚不能温脾，脾虚则健运失司，水湿内停，肾阳虚则不能化气行水，湿聚成痰；或嗜食膏粱厚味，痰湿内生，躯脂满溢，遮隔子宫，不能摄精成孕；或痰阻气机，气滞血瘀，痰瘀互结，不能启动氤氲乐育之气而致不孕。

西医认为受孕是一个复杂而又协调的生理过程，必须具备下列条件：卵巢排出正常卵子；精液正常，有正常性生活；卵子和精子能在输卵管内相遇并结合成为受精卵，并能顺利地输入子宫腔内；子宫内膜已准备充分，适合受精卵着床。此环节中任何一个异常，便可导致不孕症。临床常见的女性不孕原因有：

排卵功能障碍：主要表现为无排卵或黄体功能不全。先天卵巢发育不良，卵巢早衰，希恩综合征，多囊卵巢综合征，卵巢子宫内膜异位症，功能性卵巢肿瘤，下丘脑 - 垂体 - 卵巢轴的功能失调，引起无排卵性月经、闭经等。全身性的疾病，如重度营养不良、甲状腺功能异常影响卵巢排卵功能。黄体功能不全则可引起分泌期子宫内膜发育不良而致孕卵不易着床而不孕。

输卵管因素：输卵管有运送精子、捡拾卵子及将受精卵及时运送到宫腔的功能。任何导致输卵管阻塞的因素，都可导致精卵不能结合而致不孕。

子宫因素：子宫先天畸形、子宫肌瘤、子宫内膜炎、内膜结核、内膜息肉、宫腔粘连或子宫内膜分泌反应不良等影响受精卵着床。宫颈黏液量和性状与精子能否进入宫腔关系密切。雌激素不足或宫颈管感染、宫颈息肉、子宫肌瘤、宫颈口过小均可影响精子穿过而致不孕。

此外，阴道因素、免疫因素、身心因素、性生活因素及染色体异常等均可导致不孕。

要点三　诊断及鉴别诊断

（一）诊断

通过男女双方全面检查找出原因，是不孕症的诊治关键。但必须明白，检查也给患者带来压力，要对患者同情和关怀，为其保留隐私权。女方检查步骤如下：

1. 询问病史 结婚年龄、丈夫健康状况、性生活情况、月经史、既往史（有无结核、阑尾炎手术、甲状腺病等）、家族史、既往生育史。对继发不孕者尤须问清有无感染病史。

2. 体格检查 注意第二性征的发育，内外生殖器的发育，有无畸形、炎症、包块及溢乳等。

3. 不孕症特殊检查

(1) 卵巢功能检查：了解卵巢有无排卵及黄体功能状态，如 BBT、B 超监测排卵、阴道脱落细胞涂片检查、子宫颈黏液结晶检查、宫内膜活检、女性激素测定等。

(2) 输卵管通畅试验：常用输卵管通液术、子宫输卵管碘油（或碘水）造影及 B 超下输卵管过氧化氢溶液通液术。除检查子宫输卵管有无畸形、是否通畅，有无子宫内膜结核和肌瘤外，还有一定的分离粘连的治疗作用。

(3) 免疫因素检查：如抗精子抗体（ASAB）、抗内膜抗体（EMAB）。

(4) 子宫腔镜检查：怀疑有宫腔或宫内膜病变时，可做宫腔镜检查或行宫腔粘连分离。

(5) 腹腔镜检查：上述检查均未见异常，或输卵管造影有粘连等，可做腹腔镜检查，可发现术前未发现的病变，如子宫内膜异位症等。亦可行粘连分离术、内异病灶电凝术、多囊卵巢打孔术。必要时剖腹探查。

(6) 怀疑垂体病变时：应行头 CT、MRI 检查，排除垂体病变引起不孕。

（二）鉴别诊断

不孕症应与暗产相鉴别。暗产是指早早孕期，胚胎初结而自然流产者。此时孕妇尚未有明显的妊娠反应，一般不易觉察而误认为不孕。通过 BBT、早孕试验及病理学检查可明确。

要点四　辨证论治

不孕症的辨证要点在于脏腑、气血、经络的寒、热、虚、实。治疗重点是温养肾气，填精益血，调理冲任、气血，使经调病除，则胎孕可成。常见的证型是肾虚、肝郁、瘀滞胞宫和痰湿内阻。

（一）分证论治

1. 肾虚证

(1) 肾气虚证

主要证候：婚久不孕，月经不调或停闭，经量或多或少，色暗；头晕耳鸣，腰酸膝软，精神疲倦，小便清长；舌淡，苔薄，脉沉细，两尺尤甚。

证候分析：肾气不足，冲任虚衰，不能摄精成孕，而致不孕；冲任失调，血海失司，故月经不调，量或多或少；腰为肾之府，肾虚则腰酸膝软；神疲，小便清长，舌淡，脉沉细，尺脉弱均为肾气虚之象。

治法：补肾益气，温养冲任。

方药：毓麟珠（《景岳全书》），又名调经毓麟丸。

人参　白术　茯苓　白芍　当归　川芎　熟地　炙甘草　菟丝子　杜仲　鹿角霜　川椒

原方治妇人血气俱虚，经脉不调，不受孕者，唯毓麟珠随宜加减用之为最妙。

方中八珍双补气血，温养冲任；菟丝子、杜仲温养肝肾，调补冲任，鹿角霜、川椒温肾助阳。诸药合用，既能温补先天肾气以生精，又能培补后天脾胃以生血，使精血充足，冲任得养，胎孕可成。

(2) 肾阳虚证

主要证候：婚久不孕，月经迟发，或月经后推，或停闭不行，经色淡暗，性欲淡漠，小腹冷，带下量多，清稀如水。或子宫发育不良；头晕耳鸣，腰酸膝软，夜尿多；眼眶暗，面部暗斑，或环唇暗；舌质淡暗，苔白，脉沉细尺弱。

证候分析：肾阳不足，命门火衰，阳虚气弱，肾失温煦，不能触发氤氲乐育之气以摄精成孕，故而不孕；肾阳亏虚，天癸不充，故月经迟发或经闭；先天不足，生化失期，故子宫发育不良；阳虚水泛，水湿下注任带，故带下量多，清稀如水；腰膝酸软、面斑多、环唇暗、脉沉细尺弱均为肾阳亏虚之征。

治法：温肾暖宫，调补冲任。

方药：温胞饮或右归丸。

温胞饮（《傅青主女科》）。

巴戟天　补骨脂　菟丝子　肉桂　附子　杜仲　白术　山药　芡实　人参

原方治下部冰冷不受孕。

方中巴戟、补骨脂、菟丝子、杜仲温肾助阳益精气；肉桂、附子补益命门，温肾助阳以化阴；人参、白术益气健脾，以养化源并除湿；山药、芡实补肾涩精而止带。全方共奏温肾助阳暖宫，填精助孕之效。

黄绳武的《傅青主女科评注》在“下部冰冷不受孕”中指出：“温胞汤方……重在温补心肾之火，以养精益气，使火旺而精不伤，阳回而血亦沛，有如春风化雨，万物滋生，即所谓‘天地氤氲，万物化醇’。其制方妙义，读者宜仔细研求之。”

《临证指南医案》云：“任脉为病，用龟甲以静摄，督脉为病，用鹿角以温煦。”肾阳虚无排卵不孕，在前方基础上适时加入龟甲、鹿角或熟地，配熟附子等调补肾之阴阳、通补奇经之品，可促排卵以助孕。

肾阳虚，也可选右归丸（方见崩漏）加龟甲，全方温补肾阳为主，辅以滋养肾阴，体现阴阳互根，阴中求阳，“则阳得阴助而生化无穷”。现代有实验研究证实，右归丸有促排卵作用。若子宫发育不良，应积极早治，加入血肉有情之品，如紫河车、鹿角片（或鹿茸）、桃仁、丹参、茺蔚子补肾活血，通补奇经，以助子宫发育；若性欲淡漠者，选加淫羊藿、仙茅、石楠藤、肉苁蓉，以温肾填精。

(3) 肾阴虚证

主要证候：婚久不孕，月经常提前，经量少或月经停闭，经色较鲜红；或行经时间延长，甚则崩中或漏下不止；形体消瘦，头晕耳鸣，腰酸膝软，五心烦热，失眠多梦，眼花心悸，肌肤失润，阴中干涩；舌质稍红略干，少苔，脉细或细数。

证候分析：肾阴亏虚，精血不足，冲任血海匮乏，月经量少或停闭不行，阴虚血少，不能摄精，则婚久不孕；若阴虚生内热，冲任胞宫蕴热，不能摄精凝孕，亦不孕，热迫血行，则月经常提前，行经期延长，甚或崩中漏下；腰膝酸软，五心烦热，舌红，脉细数均为肾阴虚之征。

治法：滋肾养血，调补冲任。

方药：养精种玉汤（《傅青主女科》）。

当归　白芍　熟地黄　山萸肉

原方治身瘦水亏火旺不孕。

方中重用熟地黄滋肾水为君；山萸肉滋肝肾为臣；当归、白芍补血养肝调经为佐使。全方共奏滋肾养血、调补冲任之功。傅氏认为：“此方之用，不特补血，而纯于填精，精满则子宫易于摄精，血足则子宫易于容物，皆有子之道也。”

加减：临证时加龟甲、知母、紫河车、首乌、肉苁蓉、菟丝子、丹皮加强滋肾益精之功，稍佐制火，疗效更佳。

亦可选用左归丸（方见崩漏）或育阴汤（《百灵妇科》）。

左归丸以大队滋补肾阴药,配补阳药,阳中求阴,“则阴得阳升而泉源不竭”。又稍佐活血药,还特别重视归经冲、任、督的龟、鹿等血肉有情、通补任督之品,调补肾之阴阳,通补奇经以调经种子。如阴虚火旺,可选加二至丸、白芍、知母;若肾虚肝郁,则宜配以柴胡、郁金、合欢皮之类疏肝解郁。

育阴汤(方见滑胎)为韩百灵教授治疗肾阴亏损所致不孕、不育的经验方,具滋阴补肾固冲、助孕、安胎之功。

2. 肝气郁结证

主要证候:婚久不孕,月经或先或后,经量多少不一,或经来腹痛;或经前烦躁易怒,胸胁乳房胀痛,精神抑郁,善太息;舌暗红或舌边有瘀斑,脉弦细。

证候分析:肝气郁结,气机不畅,疏泄失司,血海蓄溢失常,故月经或先或后,经量多少不一;肝失条达,气血失调,冲任不能相资,故婚久不孕;肝郁气滞,血行不畅,不通则痛,故经来腹痛;经前烦怒,胸乳胀痛,脉弦均为肝气郁结之征。

治法:疏肝解郁,理血调经。

方药:开郁种玉汤或百灵调肝汤。

1) 开郁种玉汤(《傅青主女科》)。

当归　白芍　白术　茯苓　天花粉　丹皮　香附

原方治肝郁不孕。

方中重用白芍养肝平肝为君;合当归养血为臣,酒洗开郁;白术健脾,茯苓健脾宁心,香附为解郁要药;丹皮泻郁火,妙配花粉润燥生津。本方从逍遥散化裁而成,全方乍看平淡无奇,但处处着眼开郁。

加减:若兼乳胀明显者,加橘核、青皮、王不留行以破气行滞;若兼有小腹疼痛,经行加重者,加生蒲黄、五灵脂以活血祛瘀止痛。

2) 百灵调肝汤(《百灵妇科》)。

当归　白芍　牛膝　通草　川楝子　瓜蒌　皂刺　枳实　青皮　甘草　王不留行

3. 瘀滞胞宫证

主要证候:婚久不孕,月经多推后或周期正常,经来腹痛,甚或呈进行性加剧,经量多少不一,经色紫暗,有血块,块下痛减。有时经行不畅,淋漓难净,或经间出血。或肛门坠胀不适,性交痛;舌质紫暗或舌边有瘀点,苔薄白,脉弦或弦细涩。

证候分析:瘀血内停,阻滞冲任胞宫,故月经多推后,不能摄精成孕,故婚久不孕;瘀血阻滞,冲任不畅,不通则痛,故经来腹痛,经色紫暗有块;瘀阻胞宫,血不归经,故经来难净,或经间少量出血;舌暗脉涩也是瘀滞之征。

治法:逐瘀荡胞,调经助孕。

方药:少腹逐瘀汤或膈下逐瘀汤。

1) 少腹逐瘀汤(方见痛经)。

原方治“小腹积块疼痛……更出奇者,此方种子如神”。

2) 膈下逐瘀汤(方见痛经)。

王清任创制的少腹逐瘀汤、血府逐瘀汤、膈下逐瘀汤分别适用于血瘀偏寒、偏热、偏气滞的不同血瘀证。盆腔炎、附件炎导致不孕,多选用膈下逐瘀汤、当归芍药散,抓住瘀、湿、热、虚的不同进行加减。常可配合外治法,如中药外敷下腹部或用活血行气通腑药、水煎保留灌肠等以改善盆腔瘀滞,促进怀孕。

4. 痰湿内阻证

主要证候:婚久不孕,多自青春期始即形体肥胖,月经常推后、稀发,甚则停闭不行;带下量多,色白质黏无臭;头晕心悸,胸闷泛恶,面目虚浮或白;舌淡胖,苔白腻,脉滑。

证候分析:《景岳全书》云:“痰之化无不在脾,而痰之本无不在肾。”脾肾素虚,水湿难化,聚湿成痰,痰阻冲任、胞宫,气机不畅,经行推后或停闭;痰阻冲任,脂膜壅塞,遮隔子宫,不能摄精成孕而致不孕;亦可因痰阻气机,气滞则血瘀,痰瘀互结于冲任、胞宫,不能萌发启动氤氲乐育之气而致不孕。胸闷泛恶,舌淡胖,苔白腻均为痰湿内阻之征。

治法:燥湿化痰,行滞调经。

方药:苍附导痰丸(《叶氏女科证治·调经》)。

茯苓　法夏　陈皮　甘草　苍术　香附　胆南星　枳壳　生姜　神曲

原方治肥盛之妇,躯脂迫塞,痰涎壅盛,血滞而经不行,治宜行气导痰而经自通。

方中二陈汤燥湿除痰;苍术健脾燥湿;枳壳、香附行气化痰;胆星清热化痰;生姜、甘草和中。全方重在燥湿化痰以治标。

加减:常加淫羊藿、巴戟、黄芪、党参补肾健脾以治本,先治标或标本兼顾,痰湿得化,再加强补肾调经助孕,经调而子嗣矣。

(二) 转归与预后

不孕症的预后与患者的年龄、发育、不孕原

因、病程长短等密切相关。一般而言，年龄较轻、发育正常、功能性不孕、病程短者，预后较好；反之，年龄大、发育欠佳、器质性病变不孕症、病程长者，疗效较差。

（三）临证参考

不孕症不但是一个相当复杂的疾病，除多种病因外，还有心理和社会因素的作用。在临证中必须把握一些关键问题，才不会茫无定见。临床可从下列思路考虑不孕症的处理。

临证思路：抓住主诉，检查原因，分析病位，辨明虚实，拟定计划。重视一般治疗，尤要突出辨证论治。肾藏精，主生殖，故调经种子重在补肾；妇女以血为本，故调经种子贵在养血；妇女以肝为重，肝郁可致不孕，不孕可致肝郁，故调经种子妙在疏肝。痰瘀凝结，精卵受阻，祛瘀化痰，功在疏通。

病证结合思路：不孕症的诊治，除主要按传统辨证论治外，还注意病证结合，多用中医辨证与西医辨病结合，经20多年研究，形成了一些基本思路，也寻觅到某些中西医论治的结合点，展示了继续研究的前景。

中医药在辅助生育技术中的治疗思路：在实施助孕新技术前服中药调经健体，孕后补肾安胎以提高成功率。中医药已积累了较丰富的经验，近年来，使用西药超促排卵而产生的“卵泡过度刺激综合征”，应用中医药治疗也有良好的趋势，正在探讨之中。

要点五　辨病与辨证相结合

20多年来，中医和中西医结合学者重视病证结合论治不孕，初步总结了一些成功经验和基本思路。

1. 排卵障碍性不孕　包括无排卵和黄体功能不全。伴发的病种如先天性卵巢发育不良、希恩综合征、无排卵性异常子宫出血、多囊卵巢综合征、高催乳素血症、未破裂卵泡黄素化综合征、子宫内膜异位症、卵巢早衰等。无排卵者，治疗多以补益肾气，平衡肾阴阳，调整肾-天癸-冲任-胞宫生殖轴以促排卵，如促排卵汤（《罗元恺论医集》）。黄体功能不全者，治疗多以补肾疏肝为主。常见的证型有脾肾阳虚、肝肾阴虚、肾虚血瘀、肾虚痰湿和肾虚肝郁等。

2. 免疫性不孕　导致免疫性不孕的因素很多，在人体中不论精子、卵子、受精卵、性激素、促性腺激素及精浆，都具有一定的抗原性，导致免疫反应，造成不孕。造成不孕的免疫反应可分为同种免疫、局部免疫及自身免疫三种。目前进行的大多是对抗精子免疫性不孕的研究。中医学认为引起免疫性不孕的常见病因病机是肾虚血瘀、阴虚火旺、气滞血瘀和湿热互结，并按相应的证型进行临床和实验室研究，取得一定的经验，值得进一步研究。

3. 输卵管阻塞性不孕　多因盆腔慢性炎症导致输卵管粘连、积水、僵硬、扭曲或闭塞，使输卵管丧失其输送精子、卵子和受精卵的功能，或造成精卵结合障碍而发为不孕。输卵管阻塞性不孕的中医常见证型为气滞血瘀、湿热瘀阻、肾虚血瘀、寒凝瘀滞。治疗多以疏肝理气、化瘀通络为主，内服外治（中药保留灌肠或外敷下腹部），配合导管扩通（介入治疗）可提高疗效。

对于上述治疗无效者，可根据病情选择或配合西药，或配合生殖助孕技术治疗。

细目五　阴　　痒

要点一　概述

妇女外阴及阴道瘙痒，甚则痒痛难忍，坐卧不宁，或伴带下增多等，称为“阴痒”，又称“阴门瘙痒”“阴䘌”等。

西医学外阴瘙痒症、外阴炎、阴道炎、外阴白色病变等出现以阴痒为主证时，亦可参照本病辨证治疗。

要点二　病因病机

阴痒者，内因脏腑虚损，肝肾功能失常，外因多见会阴局部损伤，带下尿液停积，湿蕴而生热，湿热生虫，虫毒侵蚀，则致外阴痒痛难忍。如《景岳全书·妇人规》所言：“妇人阴痒者，必有阴虫，微则痒，甚则痛，或为脓水淋漓，多由湿热所化。”

1. 肝经湿热　情志伤肝，肝气郁结，积郁化热，肝郁克脾，脾虚湿盛，湿热互结，流注下焦，日久生虫，虫毒侵蚀外阴肌肤，则痒痛不宁。

2. 肝肾阴虚　素体肝肾不足，或产育频多，或房事过度，沥枯虚人，或年老体弱，肾气渐乏，天癸竭，阴精耗伤，肝肾阴血亏损，阴虚生风化燥，阴部皮肤失养而瘙痒不宁。

3. 湿虫滋生 素体脾虚湿盛，积久化热，流注下焦，损伤任带，湿热蕴积生虫；或外阴不洁，或久居阴湿之地，湿虫滋生，虫蚀阴中，都可导致阴痒。

西医妇科学认为：阴虱病、蛲虫病、霉菌阴道炎、滴虫阴道炎、外阴皮肤病、尿液及化纤内裤刺激，以及糖尿病、黄疸、神经性皮炎等全身性疾病都可导致阴痒。

要点三 诊断及鉴别诊断

（一）诊断

1. 病史 有不良的卫生习惯，带下量多，长期刺激外阴部，或有外阴、阴道炎病史。

2. 临床表现 妇人前阴部瘙痒时作，甚则难以忍受，坐卧不安，亦可波及肛门周围或大腿内侧。

3. 检查

（1）妇科检查：外阴部皮肤粗糙，有抓痕，色素蜕变，甚则皲裂、破溃、黄水淋漓。

（2）实验室检查：白带镜检正常或可见念珠菌、滴虫等。

（二）鉴别诊断

1. 股癣 皮肤真菌所致的体癣，发生于股内侧及会阴部者称为股癣，病灶边缘呈堤状，清晰可见，表面有鳞屑，有明显的炎症改变。阴痒则无明显的堤状边缘病灶。

2. 湿疹 皮肤病变分布呈对称性，境界明显，易反复发作，用水洗或食鱼腥虾蟹，往往使病情加重，且可发生于全身任何部位。阴痒者无上述特点。

要点四 辨证论治

阴痒有虚实之分，生育期多实证，多见肝经湿热下注；绝经前后，多虚证，多见肝肾阴虚，血燥生风。实者清热利湿，解毒杀虫；虚者补肝肾，养气血。阴痒者局部痒痛，在内治的同时，应重视局部治疗护理，采用外阴熏洗、阴道纳药等法，有益于早日康复。

（一）分证论治

1. 肝经湿热证

主要证候：阴部瘙痒难忍，坐卧不安，外阴皮肤粗糙增厚，有抓痕，黏膜充血破溃，或带下量多，色黄如脓，或呈泡沫米泔样，或灰白如凝乳，味腥臭；伴心烦易怒，胸胁满痛，口苦口腻，食欲不振，小便黄赤；舌体胖大，色红，苔黄腻，脉弦数。

证候分析：肝经湿热，随经脉下注于前阴，日久生虫，湿热熏蒸，虫毒侵蚀则瘙痒难忍，皮肤增粗如革，甚则破溃充血。湿热秽液下泄则带下量多，色质味异常。热毒炽盛则如脓如酪，湿盛则如水如泔。胸满口苦，小便黄及舌脉所见均为肝经湿热之征。

治法：清热利湿，杀虫止痒。

方药：龙胆泻肝汤或萆薢渗湿汤，外用蛇床子散。

（1）龙胆泻肝汤（《医宗金鉴》）。

龙胆草 黄芩 栀子 泽泻 木通 车前子 当归 柴胡 甘草 生地黄

原方治肝经火盛、湿热下注所致热痒阴肿及筋痿阴湿等。

方中龙胆草泻肝经火热之邪为君；柴胡、黄芩、栀子苦寒，助龙胆草清泄肝火为臣；泽泻、木通、车前引湿热之邪从小便而解，当归养血补肝，缓诸药苦寒之弊而共为佐；甘草调和诸药而为使。

加减：阴虫侵蚀者加鹤虱、川楝子、槟榔；大便干燥者加大黄、枳实；小便短赤加瞿麦、滑石；外阴皮肤破溃加蒲公英、野菊花、金银花、冰片（冲）；带下色黄呈泡沫状加茵陈、椿根皮，呈凝乳状加土茯苓、萆薢。

（2）萆薢渗湿汤（《疡科心得集》）：重在清热利湿，引湿热从小便而解。适用于脾虚生湿，湿郁化热，湿热下注，热邪熏灼，阴部痒痛，小便黄赤者。

（3）蛇床子散（《中医妇科学》1979 年版）：水煎，趁热先熏后坐浴。

2. 肝肾阴虚证

主要证候：阴部瘙痒难忍，干涩灼热，夜间加重，或会阴部肤色变浅白，皮肤粗糙，皲裂破溃；眩晕耳鸣，五心烦热，烘热汗出，腰酸腿软，口干不欲饮；舌红，少苔，脉细数无力。

证候分析：肝肾阴虚，精血亏损，血虚生风化燥，随经下行于前阴，肌肤失养，瘙痒干涩；阴虚生热，虚热熏灼则灼热；肝肾阴虚，精血不荣，皮肤失润则粗糙、皲裂，反复搔抓则破溃；虚热内扰，则见头晕目眩，五心烦热；舌脉亦为肝肾阴虚之征。

治法：滋阴补肾，清肝止痒。

方药：知柏地黄汤（方见经行口糜）加当归、

栀子、白鲜皮。

方以六味地黄汤滋补肝肾之阴，知母、黄柏、栀子清泄肝火，当归养血祛风，白鲜皮止痒。全方滋补肝肾阴精，清泄肝火，阴复火去则瘙痒可宁。

加减：临床若见赤白带下加白及、茜草、海螵蛸；白带量多加马齿苋、土茯苓；烘热汗出加牡蛎、黄芩；外阴干枯加首乌、木瓜、生甘草；瘙痒不止加防风、徐长卿、薄荷。

3. 湿虫滋生证

主要证候：阴部瘙痒，如虫行状，甚则奇痒难忍，灼热疼痛，带下量多，色黄呈泡沫状，或色白如豆渣状，臭秽，心烦少寐，胸闷呃逆，口苦咽干，小便黄赤，舌红，苔黄腻，脉滑数。

证候分析：湿热与病虫，互相滋生，其虫作势，则阴部瘙痒，如虫行状，甚则奇痒难忍，灼热疼痛；湿热下注，秽液下流，则带下量多，色黄呈泡沫状，或色白如豆渣状，臭秽；湿热与瘙痒共扰心神，则心烦少寐；湿热内蕴，则胸闷呃逆；湿热熏蒸，则口苦咽干；湿热伤津，则小便短赤。舌红，苔黄腻，脉滑数，为湿热病虫互相滋生之征。

治法：清热利湿，解毒杀虫。

方药：萆薢渗湿汤（《疡科心得集》）加白头翁、苦参、防风。

萆薢　薏苡仁　黄柏　赤茯苓　丹皮　泽泻　通草　滑石

（二）外治法

1. 熏洗盆浴。蛇床子 30g，百部 30g，苦参 30g，徐长卿 15g，黄柏 20g，荆芥（或薄荷）20g（后下）。亦可选用市售洁尔阴等中药制剂。

2. 阴道纳药。根据白带检查结果，针对病原体选药（参见带下过多）。

3. 若阴痒，疼痛，外阴皮肤色素脱失变白，西医称之为“外阴白色病变”，据报道有 2% 为癌前病变，故严重者要局部活检送病理。内服外治基本可参见上述方法，有学者以温肾活血法治之。更有学者通过临床和实验研究结果表明：肝肾不足、精血虚少是本病发生的主要内因；血虚风燥、脉络瘀阻是本病的病理机制；补泻兼施、内外同治为本病的主要治则；滋养肝肾、养血活血，佐以祛风除湿止痒则为本病的主要治法。临床对本病的治疗以外治法为主，除药物外，还可配合针灸、穴位注射、激光穴位照射等治疗。

（三）转归与预后

阴痒者，经积极治疗，保持外阴部清洁卫生，多可治愈。部分患者因治疗不当，可发展成阴疮。因全身性疾病所致者，随原发病的进退，或愈或反复迁延日久。也有少数患者阴痒日久不愈，病情迁延日久，致使阴部长期失于滋养而转为恶证。

（四）预防与调摄

保持会阴部的清洁卫生，及时更换内衣裤，瘙痒者避免肥皂水烫洗及搔抓等强刺激损伤。

（五）临证参考

阴痒与带下关系密切，其虚实辨证，除了依据瘙痒主证的性质、程度，结合年龄与兼证、舌脉分析，所伴带下的量、色、质、气味亦是辨证的重要参考。本病与女性生殖器的某些炎症，尤其是阴道炎有一定的相关性，论治之时，可根据妇科及白带检查的阳性结果，针对性地选择用药或内外合治之。对病情反复、病程迁延、经久难愈的患者，又当注意查明导致阴痒的原发疾病，辨病与辨证结合施治。

细目六　阴　　疮

要点一　概述

妇人外阴部结块红肿，或溃烂成疮，黄水淋漓，局部肿痛，甚则溃疡如虫蚀者，称“阴疮”，又称“阴蚀”“阴蚀疮”。

本病多见于西医的外阴溃疡、前庭大腺脓肿。

要点二　病因病机

主要由热毒炽盛，或寒湿凝滞，侵蚀外阴部肌肤所致。

1. 热毒　经行产后，卫生护理不当，邪毒侵袭，或湿热蕴积，伏于肝脉，滞于冲任，侵蚀外阴肌肤，破溃成疮。

2. 寒湿　久居阴寒湿冷之所，寒湿乘虚侵袭，凝滞于内，邪气不能外达，内陷于冲任肌肤；或阳气虚衰，气血失和，与痰湿凝结，肌肤失养，日久则溃腐成疮。

要点三　诊断及鉴别诊断

（一）诊断

1. 病史　有经期、产后外阴部感染、外阴溃疡、前庭大腺脓肿等病史。

2. 临床表现 外阴红肿结块或外阴及阴道的皮肤黏膜肿痛破溃,脓水淋漓,甚至身热不适,带下量多。

3. 妇科检查 外阴局部,多见于小阴唇及大阴唇内侧,次为前庭黏膜及阴道的周围溃疡、糜烂、破溃流脓,或覆有脓苔。

(二)鉴别诊断

阴痒以外阴部瘙痒为主要症状,局部可有抓痕。阴疮虽可伴有痒痛,但以外阴部皮肤黏膜破溃肿胀,脓水淋漓为主要症状。临证要与外阴恶性肿瘤,如外阴癌相鉴别。还要与梅毒、艾滋病等性传播疾病所引起的外阴溃烂相鉴别。

要点四 辨证论治

阴疮有寒热之别,发病急骤,外阴部红肿热痛,甚至脓水淋漓,伴身热者,为实为热。外阴部破溃处质硬,不痛不痒,日久不消,形体虚羸者,多属虚寒。若疮疡溃腐,久不收口,脓水淋漓,恶臭难闻,往往属气血衰败之候。治疗应内外兼顾,在全身用药的同时,重视局部治疗。

(一)分证论治

1. 热毒证

主要证候:外阴部皮肤局限性焮红肿胀,破溃糜烂,灼热结块,脓苔稠黏,或脓水淋漓;全身见身热心烦,口干纳少,便秘尿黄。舌红,苔黄腻,脉弦滑数。

证候分析:湿热之邪内侵,与阴部气血相搏结,经脉阻塞,蕴结成毒,腐肉酿脓,故局部皮肤焮红肿胀,破溃糜烂,脓汁黏稠,淋漓不尽。热毒与正气相争则身热,扰心则烦,伤津则口干便秘,湿热下注则尿黄。舌脉所见为热毒之征。

治法:清热利湿,解毒消疮。

方药:龙胆泻肝汤(见阴痒)。

加减:若局部灼热疼痛加金银花、败酱草、大黄,肿痛不宁加乳香、没药、川楝子,肿胀酿脓未破加炮山甲、皂角刺、红藤、白蔹。若会阴部一侧或双侧局限性红肿疼痛,灼热结块,酿脓未破,身热口渴,舌红,苔黄,为热毒壅盛,治宜清热解毒,消肿止痛。方用仙方活命饮(《校注妇人良方》)。

2. 寒湿证

主要证候:阴部肌肤肿溃,触之坚硬,色晦暗不泽,日久不愈,脓水淋漓,疼痛绵绵;伴面色白,精神不振,疲乏无力,畏寒肢冷,食少纳呆;舌淡,苔白腻,脉沉细缓。

证候分析:寒湿相结,凝滞经脉,瘀阻于前阴,肌肤失于温养,则肿溃蚀烂,晦暗不泽,脓水淋漓。日久不愈,伤气耗血,阳气虚衰,脾气不振则精神萎靡,疲乏无力,畏寒肢冷,食少纳呆。舌脉所见均为寒湿凝滞,正气不足之征。

治法:温经散寒,除湿消疮。

方药:阳和汤或托里消毒散。

(1)阳和汤(《外科证治全生集》)加防己、黄芪。

熟地 麻黄 鹿角胶 白芥子 肉桂 生甘草 炮姜炭

原方治阴疽、乳岩、结核等阴凝证。

方中重用熟地、鹿角胶滋阴补阳为君;辅以肉桂、炮姜、麻黄、白芥子温通血脉,助阳活血为臣;生甘草解毒调和诸药而为佐使;加黄芪补气,防己利水,二者合用,化气行水而除湿,且能托疮收肌。全方共奏温经通络、祛寒除湿、解毒消疮之功。

(2)托里消毒散(《外科正宗》)。

适用于阴疮日久,正虚邪盛,气短神疲,中气不足,气血两虚者。

(二)外治法

1. 阴蚀生疮方(《备急千金要方》) 雄黄、矾石、麝香共研细末,搽于患处。

2. 紫金锭 醋调,敷于肌肤破溃处。

3. 金黄散 香油调敷,适于阴疮初起未溃者。

4. 引流 脓肿形成未溃破者,疼痛难忍,可切开引流排脓。

(三)转归与预后

病程短者,热毒为患,及时治疗,多可在短期内治愈。寒湿日久,则不易在短期内痊愈,常迁延日久,反复缠绵。发生癌变者则预后不良。

(四)预防与调摄

保持会阴部清洁卫生。有异常痒痛,带下增多者,应及时就医诊治。坚持月经期及产褥期卫生保健。

(五)临证参考

阴疮病因复杂。若按上述论治,久不收口者,要与外阴癌或梅毒所呈现的溃疡相鉴别。

细目七　阴　挺

要点一　概述

子宫从正常位置沿阴道下降，宫颈外口达坐骨棘水平以下，甚至子宫全部脱出于阴道口以外，称为“阴挺”。常合并阴道前壁和后壁膨出。

子宫脱垂是西医病名。中医文献又称其为阴脱、阴菌、阴痔、产肠不收、葫芦颓等。

要点二　病因病机

阴挺与分娩损伤有关，产伤未复，中气不足，或肾气不固，带脉失约，日渐下垂脱出。亦见于长期慢性咳嗽、便秘、年老体衰之体，冲任不固，带脉提摄无力而子宫脱出。

1. 气虚　素体虚弱，中气不足，分娩损伤，冲任不固，带脉失约，或经行产后负重操劳，耗气伤中；或久居湿秽之地，寒湿袭于胞络，损伤冲任带脉而失于固摄，久则子宫坠落下脱。

2. 肾虚　先天不足，或房劳多产，伤精损肾；或年老体弱，肾气亏虚，冲任不固，带脉弛纵，无力系胞，而致子宫脱出。

要点三　诊断及鉴别诊断

（一）诊断

1. 病史　多有分娩损伤史，或产后过早操劳负重，或长期咳嗽，或便秘努责史。

2. 临床表现　自觉小腹下坠隐痛，阴道口有物脱出，持重、站立则脱出加重，卧床休息则可缩复还纳。亦可见带下淋漓，外阴湿秽不适，小便频数或失禁。

3. 妇科检查　患者取膀胱截石位后，检查判断子宫脱垂的程度，阴道前后壁膨出及会阴撕裂的程度。

根据患者平卧用力屏气时子宫下降的程度，划分为3度。

Ⅰ度：轻型宫颈外口距处女膜缘 <4cm，未达处女膜缘；重型宫颈外口已达处女膜缘，阴道口可见宫颈。

Ⅱ度：轻型宫颈已脱出阴道口；重型宫颈及部分宫体已脱出阴道口。

Ⅲ度：宫颈及宫体全部脱出至阴道口外。

（二）鉴别诊断

1. 宫颈延长　宫体仍在盆腔内，宫颈细长如柱状，阴道前后壁无膨出，前后穹隆位置无下降。

2. 宫颈肌瘤、宫颈息肉、子宫黏膜下肌瘤　可脱出至阴道口，但脱出物下界见不到宫颈外口，阴道内可触及宫颈。

要点四　辨证论治

中医治疗阴挺，主要根据临床证候特点，分别予以补虚、举陷、固脱，或补中气，或补肾气，佐以升提。合并湿热者，宜先清热利湿，热清湿去仍以补气扶正为主。除中药全身治疗外，还要重视局部熏洗、护理及卫生保健，必要时可手术修补治疗。

（一）分证论治

1. 气虚证

主要证候：子宫下移或脱出于阴道口外，阴道壁松弛膨出，劳则加重，小腹下坠；身倦懒言，面色不华，四肢乏力，小便频数，带下量多，质稀色淡；舌淡，苔薄，脉缓弱。

证候分析：脾虚中气不振，气陷于下，冲任不固，带脉失约，无力提系则子宫下垂，小腹下坠。脾主肌肉四肢，气虚则身倦懒言，四肢无力，面色不华。脾虚而失约故小便频数，湿邪下注则带下量多。舌脉亦为脾气虚弱之征。

治法：补中益气，升阳举陷。

方药：补中益气汤（见月经先期）加金樱子、杜仲、续断。

方中人参、黄芪、甘草益气升提，白术健脾除湿，升麻、柴胡升阳，当归补血，陈皮理气。全方健脾益气，升清降浊，固摄冲任，提系子宫。“胞络者，系于肾”，故加金樱子、杜仲、续断以加强提系子宫之效。

加减：若带下量多清稀加茯苓、车前子、莲子；小便频数加益智仁、乌药、桑螵蛸；腰痛加菟丝子、桑寄生；小腹胀痛加香附、茴香；阴中痛加白芍、郁金、川楝子。

2. 肾虚证

主要证候：子宫下脱，日久不愈；头晕耳鸣，腰膝酸软冷痛，小腹下坠，小便频数，入夜尤甚，带下清稀；舌淡红，脉沉弱。

证候分析：肾藏精而系胞，肾虚则冲任不固，带脉失约，系胞无力，故子宫下脱，小腹下坠。腰为肾之府,肾虚腰府失养,膀胱失温,则腰膝酸软冷痛,小便频,带下清稀。舌脉等皆为肾虚之候。

治法:补肾固脱,益气升提。

方药:大补元煎(见月经后期)加黄芪。

方以熟地、当归滋阴养血,山茱萸、枸杞、杜仲补肾滋肾,人参、山药、黄芪、甘草益气升提,健脾固带而益生化之源。全方补肾滋阴,健脾肾之气而固脱。

加减:若腰腹冷痛加茴香、补骨脂、肉桂;日久气陷加升麻、芡实、金樱子;带下量多加白芷、牡蛎;小便频数加益智仁、桑螵蛸;便溏加炒白术、葛根;若子宫脱出日久,局部破溃,红肿不消,黄水淋漓,灼热痒痛,带下量多,小便黄赤,先以龙胆泻肝汤加减,清泄肝经湿热。

(二)外治法及其他疗法

1. 草药单方

(1) 鲜马齿苋 100g,蒲公英 50g,枯矾 10g,水煎,温洗,适用于黄水淋漓者。

(2) 蛇床子 50g,乌梅 30g,水煎熏洗,然后用猪油调藜芦末敷之。适用于子宫脱出破溃者。

2. 子宫托 适用于Ⅰ、Ⅱ度子宫脱出,且符合子宫托适应证者。常用的为塑料制的环状及喇叭形子宫托,放入阴道内将子宫上托,早放晚取,月经期、妊娠期停放。

3. 手术治疗 保守治疗效果不理想者,可手术。按患者阴挺的程度、年龄、对生育的要求等选用相应的术式。

(三)转归与预后

轻度阴挺者,坚持卫生保健、中医药治疗,病情可好转或治愈;较重者,尤其是合并阴道前后壁膨出者,药物治疗效果欠佳;随着年龄的增长,子宫脱出常加重,易伴有小便失禁,影响身心健康。

(四)预防与调摄

坚持新法接生,到医院分娩,会阴裂伤者及时修补,坚持产褥期卫生保健;脱垂者应避免重体力劳动,经常保持大便通畅,有慢性咳嗽者,要积极治疗。

(五)临证参考

阴挺以虚为主,常见气虚、肾虚。本着“陷者举之”“脱者固之”的原则,主以益气升提,补肾固脱,或补脾或固肾或脾肾同治之。唯局部破溃,黄水淋漓者,当先以清热除湿以治其标。一般而言,Ⅰ~Ⅱ度脱垂,在内服药物治疗的同时,辅以针灸、药物注射,或使用子宫托等方法,综合施治,疗效较佳,并可望痊愈。对病程长,反复发作,治疗鲜效或病情严重者,可根据患者年龄、对生育的要求及其健康状况,选择适当的手术方式治疗。

第十三单元　计划生育

细目一　工具避孕

要点一　工具避孕的原理

是利用器具防止精液泄入阴道，阻止泄入阴道内的精子进入子宫腔，或改变子宫腔内的环境，以实现避孕目的的方法。

要点二　避孕工具的种类

目前临床上常用的避孕工具有宫内节育器、阴道隔膜、阴茎套（避孕套）。

要点三　放置宫内节育器的禁忌证

放置节育器前，必须排除妊娠的存在；生殖器官炎症，如急性盆腔炎、阴道炎、重度宫颈糜烂等；月经紊乱，如近3个月月经过多，月经频发或不规则阴道流血，重度痛经等；生殖器肿瘤、宫颈口过松、重度子宫脱垂等；严重的全身性疾患，如心力衰竭、重度贫血等；严重的出血性疾患。

要点四　放置宫内节育器的时间

月经干净后3~7天；人工流产术后，其经过顺利且宫腔在10cm以内，无感染或出血倾向者；自然流产转经后；足月产及孕中期引产后3个月或剖宫产术后半年。

要点五　宫内节育器的取出及置换

1. 放置期限　不锈钢金属节育器可放置20年；塑料或硅胶节育器可放置3~5年；带铜节育器可放置3~5年，有铜套时可放置10~15年；带孕酮节育器一般可放置10年。

2. 取器指征　放置年限已到需更换者；计划再生育；宫内节育器并发症较重，治疗无效者；宫内节育器变形或异位者；要求改用其他避孕措施或节育者；已绝经半年以上，或丧偶、离婚者；有感染化脓、嵌顿等并发症。

3. 取器时间　月经干净后3~7天，或绝经后半年至1年为宜；如因为盆腔肿瘤需取出，则随时可取；带器妊娠者，妊娠终止时同时取出；疑有感染者术前、术后应给抗生素。

4. 取器方法　有尾丝者，用止血钳夹住尾丝后轻轻牵引取出；无尾丝者，其方法的前三步与放置方法相同，然后用子宫探针探测节育器位置，再将取环钩呈水平位送达宫腔底部节育器所在的位置，旋转90°，钩住节育器下缘轻轻拉出。

5. 更换节育器　旧节育器取出后，可立即放置新的，或待下次月经干净后再放置。

要点六　放置宫内节育器的并发症及处理

1. 宫内节育器嵌顿　指节育器部分或全部嵌入子宫内膜、子宫肌层，甚或其尖端突出于子宫浆膜下层。诊断要点：下腹坠痛，经治疗后无好转；不规则阴道流血；取环时发生困难；B超检查呈环嵌顿反应；子宫碘油造影显像嵌顿。处理：嵌于子宫内膜者，先用刮匙刮除内膜再取器。累及浅肌层者，可自宫颈口钳住节育器轻轻外拉，如为金属单环或麻花环可用取环钩钩住环下缘，牵出环丝，自一侧近端剪断，牵拉另一端，轻轻将环丝抽出。嵌入子宫肌壁深层或浆膜下者，定位后开腹取出。

2. 子宫穿孔　即放、取节育器时，手术器械穿破子宫进入腹腔，或可能将节育器直接放入腹腔。诊断要点：术中发生急性腹痛；探针在宫腔内未探及节育器；宫腔深度大于术前测量的大小；腹部透视时可见节育器距宫腔甚远；B超检查示节育器位于子宫腔以外。处理：已穿孔并有急腹症表现者，立即手术，修补子宫，取出节育器；事后确诊者，根据情况行穹隆切开、腹腔镜下或开腹手术取出节育器。

3. **盆腔炎** 指放器后近期发生盆腔炎或盆腔脓肿。诊断要点:有放、取节育器史,临床症状及体征均同盆腔炎。处理:并发感染者同盆腔炎中、西医治疗;并发化脓性感染者,治疗同相关章节。

细目二 药物避孕

要点一 药物避孕的禁忌证

严重高血压、糖尿病、肝肾疾病及甲状腺功能亢进者不宜应用;血栓性疾病、充血性心力衰竭、血液病及哺乳期不宜应用;子宫肌瘤、恶性肿瘤或乳房内有肿块者不宜应用。严重偏头痛、精神病者不宜应用。

要点二 短效避孕药的服用方法

在月经周期的第5天起每晚服1片,连服22天。复方去氧孕烯片、屈螺酮炔雌醇片和炔雌醇环丙孕酮片,于月经第1日服,连服21日。如漏服,应在24小时内补服。一般停药后1~3天月经来潮,服药当月能避孕。如停药7天后月经未来者,从此日起服下一周期药,连续3个月经周期停药后月经不来者,应停药改用其他方法避孕。

要点三 避孕药物的副反应

有类早孕反应、闭经、过敏反应、月经不调、突破性出血。

要点四 避孕药物副反应的治疗

1. **类早孕反应** 少数人服药后可出现类早孕反应,如恶心、头晕、乏力、食欲不振、呕吐等,轻者2~3个月能自然消失或减轻,重者考虑更换制剂或用其他措施。

2. **闭经** 除外妊娠后的闭经,可用黄体酮肌内注射,每次20mg,1次/d,连续使用3天,或用黄体酮胶丸口服,每次0.1g,2次/d,连续使用6天,以达到撤退性出血的目的,连续闭经3个周期以上应停药,采用其他方法避孕。

3. **过敏反应** 个别妇女注射避孕针后可出现过敏反应。因此每次注射避孕针后应观察15分钟左右,无异常反应方可离去,如有过敏反应者应停药,采用其他方法避孕。

4. **月经不调** 常见周期缩短、经期延长、经量增多或减少。周期缩短者适当增加服药天数可使周期延长;经血量多、经期延长者可口服维生素K_3,每次8mg,3次/日,或6-氨基己酸,每次0.5g,3次/日;经量少者可加用炔雌醇1~2片,连续2个月。

5. **突破性出血** 是短效口服避孕药常见的症状,指按正常规定服药没有漏服或错服情况下发生阴道出血。月经前半周期出血且量不多者,每晚加服炔雌醇1片,与避孕药片同时服到第22天后停药;出血多者则每晚加服炔雌醇2片;月经后半周期出血量不多者,每晚加服避孕药1片,连续服至22天;出血量多如月经或出血已近月经期者,可停止服药,将此次出血作月经处理,在出血的第5天开始重新服药;对连续2个周期发生出血者,可采用预防性加药,于每次出血前两天加服炔雌醇片或避孕药至第22天,一般需连续加服一个月经周期。

要点五 药物避孕的注意事项

避孕药片的主要成分在糖衣上,应将药瓶置阴凉、干燥处保存,以免失效;按时服药,漏服应于次日补服;定期检查乳房,如发现有肿块应停止用药;用药期间应注意其他药物对避孕药避孕效果的影响,以及避孕药对其他药药效的影响;停用长效药时,最后一次服药后,应改用短效药1~2个月作为过渡,以免发生月经不调;哺乳期妇女宜在产后6~8个月后开始服药,以免乳汁减少;如准备生育,复方短效避孕药,停药后即可妊娠;长效避孕药最好停服半年再妊娠,此期间可采用工具避孕。

细目三 人工流产

要点一 人工流产的适应证

妊娠10周内要求终止妊娠而无禁忌证者;妊娠10周内因某种疾病而不宜继续妊娠者。

要点二 人工流产的禁忌证

1. 生殖器官急性炎症,如阴道炎、宫颈炎、盆腔炎等(治疗后方可手术)。

2. 各种疾病的急性期，或严重的全身性疾病不能耐受手术者。

3. 妊娠剧吐酸中毒尚未纠正者。

4. 术前相隔 4 小时两次体温在 37.5℃以上者。

要点三　人工流产并发症的诊断

1. 人流综合征　术中出现头晕、恶心、呕吐、面色苍白及出冷汗，甚至晕厥；心跳过缓，<60 次 / 分，心律不齐，血压下降，多在吸引术中或结束时发生。

2. 子宫穿孔　宫腔深度超过应有深度，且无到底感；吸引过程中突感阻力消失或有突破感，同时吸管进入而无到底的感觉；腹痛剧烈，或有内脏牵拉感，严重时可有出汗、面色苍白、血压下降；内出血或腹膜刺激征；吸出物或夹出物系宫腔以外的组织，如脂肪、肠管或输卵管等；双合诊时子宫穿孔局部有明显压痛。

3. 人流不全　人流术后阴道持续或间断出血超过 10 天，或出血量大于月经量，夹有黑色血块或烂肉样组织；人流术后腰酸腹痛，有下坠感，常在阵发性腹痛后阴道出血增加，或夹有血块；妇科检查子宫体软，较正常稍大，宫颈口松弛，甚至可见残留组织；人工流产术后 2 周，尿绒促性素阳性，或血 β- 绒促性素未降至正常水平；B 超检查宫腔内有组织物残留。

4. 宫腔或颈管内口粘连　人流术后闭经或月经过少，伴周期性下腹胀痛，肛门坠胀感；妇科检查子宫稍大，压痛明显，宫颈举痛，附件压痛，探针探查宫腔时不能顺利进入，或进入后引流出暗紫色血液；继发不孕或反复流产或早产；子宫碘油造影宫腔有狭窄，或充盈缺损，或根本无法显影；宫腔镜检查可直接观察到粘连部位、形态及萎缩内膜的面积。

5. 人流术后感染　人流术后 2 周内出现下腹疼痛、发热、腰痛、阴道分泌物浑浊等症状；白细胞增高，达 $(10\sim15)\times10^9$/L 以上，中性粒细胞增加；妇科检查子宫体压痛，稍大而软，双侧附件增厚，或有包块，压痛明显。

要点四　人工流产并发症的防治

1. 人流综合征　手术动作轻柔；扩张宫颈缓慢；负压不宜过高，特别是宫腔已收缩后；勿过度、多次吸引或吸刮；精神过度紧张者术前给予止痛处理；心脏病及原心率偏慢者术前给予阿托品 0.5mg。人流综合征发生在手术结束时且不重者可平卧，待其自然恢复后再起床；反应较重，心率在 50 次 / 分以下者应静脉注射阿托品 0.5mg，并吸氧。

2. 子宫穿孔　凡子宫穿孔较小（探针或小号吸管造成），且在穿孔后无吸引操作，受术者症状很轻，宫腔内容物已清除干净，无内出血症状者，可保守治疗；若在胚胎未吸出前发生上述穿孔，可换有经验医师避开穿孔部位，完成吸宫术后再行保守治疗。卧床休息，选用加强宫缩、止血、抗感染的药物治疗。严密观察受术者的血压、脉搏、体温，以及有无腹痛、腹胀、恶心、呕吐、内出血等征象。上述治疗进行 1 周后无明显异常征象即保守治疗成功，若出现内出血或内脏损伤征象应及早剖腹探查。

3. 人流不全　流血不多者可先用 2~3 天抗生素，并服中药治疗；流血多应立即清宫，术后用抗生素和宫缩剂；不全流产伴有大出血、失血性休克时，应先行休克抢救，情况好转时再进行刮宫；伴有急性感染，应将大块胎盘组织轻轻夹出，同时应用大量抗生素控制感染后再行刮宫；所有宫腔刮出物均送病理检查。

4. 宫腔或颈管内口粘连　正确选用吸管，避免负压过高；吸管进出宫颈口不带负压；疑感染时，及早使用抗生素预防感染。如属宫颈内口粘连，用探针伸入颈管，慢慢分离并探入宫腔，即可见暗红色黏稠经血流出，积血流净后再用宫颈扩张器扩至 7~8 号；如属宫腔粘连，用探针或 4 号扩张器伸入宫腔后左右横向摆动，分离宫腔粘连，或在宫腔镜检查直视下分离粘连。

5. 人流术后感染　严格把握适应证，有炎症者需抗感染治疗后方可人流；注意手术中无菌操作；术后注意外阴部卫生，禁性交。广谱抗生素静脉注射或肌内注射给药，疗程至少 1 周。

要点五　药物流产的适应证

正常宫内妊娠，孕龄 7 周以内，自愿要求药物终止妊娠的健康育龄妇女；高危人流对象；对手术流产有恐惧心理者。

要点六　药物流产的禁忌证

1. 肾上腺疾病或与内分泌有关的肿瘤，糖尿病，肝、肾功能异常，血液病和血栓性疾患患者。

2. 心血管系统疾病，青光眼，胃肠功能紊乱，哮喘，高血压（血压在 150/100mmHg 以上），贫血（血红蛋白低于 95g/L）患者。

3. 过敏体质者。

4. 带器妊娠或可疑宫外孕者。

5. 妊娠剧吐患者。

6. 生殖器官急性炎症者。

7. 长期服用下列药物:利福平、异烟肼、抗抑郁药、西咪替丁、前列腺素抑制剂(阿司匹林、吲哚美辛等)、巴比妥类药物。

8. 距医疗单位较远而不能及时就诊者。

第十四单元　女性生殖功能的调节与周期性变化

细目一　卵巢分泌的激素及其生理作用

要点一　雌激素

雌激素排卵前由卵泡内膜细胞、颗粒细胞分泌，排卵后由黄体细胞分泌，肾上腺皮质亦能分泌少量雌激素。生育年龄妇女，血中雌激素水平呈周期性变化。一般月经周期第1周甚少，排卵前一天达第一个高峰，排卵后有所下降，月经周期21天左右，形成第二个高峰，待黄体萎缩时其水平急速下降，至月经前期达最低水平。雌激素的生理作用主要表现在如下方面。

1. 能促进卵泡发育，且能协同卵泡刺激素（FSH）促进卵泡内膜细胞和颗粒细胞合成黄体生成素（LH）受体，以支持LH调节卵泡的分泌功能。也有助于卵巢积储胆固醇。

2. 雌激素可增加子宫的血液循环，能促进子宫发育及肌层增厚，提高子宫平滑肌对缩宫素的敏感性，使子宫内膜呈增生变化，使宫颈口松弛，宫颈黏液分泌量增加，质变稀薄，易拉成丝状，以利精子的通过。

3. 使输卵管发育，使输卵管蠕动增强、纤毛生长，有利于卵子的输送。

4. 促使阴道上皮细胞增生、角化、黏膜变厚，并能增加细胞内糖原储存量，在乳酸杆菌作用下使阴道呈酸性，不利细菌在阴道内繁殖。

5. 促使大小阴唇增大丰满，并使脂肪沉积和色素沉着。

6. 使乳腺管增生，并与孕激素、生乳素和肾上腺皮质激素协同，促进乳腺的发育和增加乳头乳晕的着色。

7. 促进第二性征发育。

8. 对丘脑下部和垂体产生反馈调节，包括抑制性的负反馈和促进性的正反馈作用，从而间接对卵巢功能产生调节作用。

9. 能促进钠、水的潴留。在脂肪代谢方面，可增加血中与蛋白结合的甲状腺素，从而降低血液胆固醇与磷脂的比例，也能使β-脂蛋白减少，对防止高血压及冠状动脉硬化症发展有一定作用。

10. 促进骨中钙的沉积，青春期后加速骨骼闭合。

要点二　孕激素

孕激素由颗粒黄体细胞、卵泡膜黄体细胞所分泌，排卵前卵泡中颗粒细胞及肾上腺皮质激素亦能分泌少量孕激素。一般排卵后1周，即月经周期的第20天左右黄体发育成熟，分泌量达最高峰，以后随黄体萎缩分泌量逐渐下降，至月经来潮时，恢复到排卵前的水平。临床常用测定尿中孕二醇作为诊断有无排卵的一个重要指标。孕激素生理作用主要表现在如下方面。

1. 能抑制子宫肌的自发性收缩，降低妊娠子宫对缩宫素的敏感性，利于孕卵的种植与生长发育。使受雌激素影响的增殖期子宫内膜转变为分泌期子宫内膜，为孕卵着床做准备。使宫颈口闭合，分泌黏液减少并变黏稠，拉丝度减少，不利精子穿透。

2. 抑制输卵管的收缩及纤毛生长，调节孕卵的运行。

3. 使阴道上皮细胞脱落加快。

4. 与雌激素和催乳素协同作用，促使乳腺腺泡发育，大剂量孕激素抑制乳汁分泌。

5. 通过中枢神经系统有升温作用，正常妇女排卵后体温一般升高0.3~0.5℃，临床常用基础体温测定作为诊断有无排卵的指标之一。

6. 通过对丘脑下部促性腺激素释放激素（GnRH）的负反馈作用，抑制垂体LH及FSH的分泌。

7. 肾上腺皮质功能正常者，孕激素可促进水、钠排泄。

8. 有促进蛋白分解的作用,从而增加尿素氮的排出量。也能促进肝脏中某些酶的合成。

要点三　雄激素

雄激素主要由肾上腺皮质产生,极少量由卵巢间质部分泌。能促进阴毛、腋毛生长,促进青春期少年肌细胞生长和骨骼的发育,使青春后期骨骺愈合。促进蛋白合成及骨髓造血。可能与性欲有关。

细目二　子宫内膜的周期性变化

要点一　增生期

行经时功能层子宫内膜剥脱,随月经血排出,仅留下基底层。在雌激素影响下,内膜很快修复,逐渐生长变厚,细胞增生。增生期又可分为早、中、晚三期。

增生早期:内膜的增生与修复在月经期即已开始。约在月经周期的 5~7 日,此期内膜较薄,约 1mm。

增生中期:约在月经周期的第 8~10 日,此期特征是间质水肿明显,腺体数增多、增长,呈弯曲形;腺上皮细胞表现为增生活跃,细胞呈柱状,且有分裂相。

增生晚期:约在月经周期的第 11~14 日。此期内膜增厚至 3~5mm,表面高低不平,略呈波浪形。

要点二　分泌期

分泌期为月经周期的后半期。排卵后,卵巢内形成黄体,分泌雌激素与孕激素,能使子宫内膜继续增厚,腺体增大。分泌期也分早、中、晚三期。

分泌早期:约在月经周期的第 15~19 日。此期内膜腺体更长,弯曲更明显。腺上皮细胞的核下开始出现含糖原的小泡,间质水肿,螺旋小动脉继续增生。

分泌中期:约在月经周期的第 20~23 日。内膜较前更厚并呈锯齿状。腺体内的分泌上皮细胞顶端胞膜破碎,细胞内的糖原溢入腺体,称为顶浆分泌。

分泌晚期:约在月经周期的第 24~28 日。此期为月经来潮前期。子宫内膜厚达 10mm,并呈海绵状。

要点三　月经期

约在月经周期的第 1~4 日。体内雌激素水平更低,已无孕激素存在。内膜中血液循环障碍加剧,组织变性、坏死加重,出血较多,可直接来自毛细血管和小动脉的破裂,或间接来自破裂后所形成的血肿,也有部分来自血管壁的渗出及组织剥脱时静脉出血。变性、坏死的内膜与血液相混而排出,形成月经血。

上面的分期描述实际上并不能截然分开,其变化是连续的,在各期之间存在相互交叉的关系。近年来,通过电镜观察子宫内膜的超微结构,发现在月经周期的任何阶段,内膜腺腔中均存在分泌现象。

第十五单元　妇产科特殊检查与常用诊断技术

细目一　妇科检查

要点一　双合诊

双合诊检查即检查者用一手的两指或一指放入阴道，另一手在腹部配合检查的方法。是盆腔检查中最重要、最常用的方法，通过扪触阴道、宫颈、子宫、附件、宫旁组织和韧带，以及盆腔内壁，可直接感觉内生殖器有无异常。

检查时检查者一手戴好橡皮手套(或一次性手套)，示、中指涂抹润滑剂，轻轻沿阴道后壁进入阴道，了解阴道畅通度、深度及阴道壁的弹性，有无畸形、瘢痕、肿块，宫颈质地，有无举痛，外口是否松弛。然后将阴道内两指放在宫颈后方，另一手平放腹部平脐处，阴道内手指向上向前方抬举宫颈，将置于腹部的手指自脐部开始逐渐下移，手指往下往后，按压腹壁，内外配合检查子宫的位置(前倾或后倾，前屈或后屈位)、大小、质地、活动度及有否压痛。继而阴道内两指移向侧穹隆，腹部的手指亦随同移至同侧下腹部，自髂嵴水平开始，边按压腹壁，边向下移，内、外手指相互对合，触摸子宫旁附件区有无增厚、肿块或压痛，如有肿块尤须注意其位置、大小、形状、质地、活动度、与子宫的关系及有无压痛等。但有时可扪及活动的约 4cm × 3cm × 1cm 大之卵巢，触时有酸痛感，切勿作肿瘤对待。若扪及索状物，提示输卵管有病变。一般情况下输卵管不能扪及。

要点二　三合诊

三合诊检查即腹部、阴道、直肠联合检查。除以一手示指放入阴道，中指放入直肠以替代双合诊时阴道内的两指外，其余具体检查步骤与双合诊时相同。三合诊的目的是弥补双合诊的不足。能更清楚地了解极度后位的子宫大小，发现子宫后壁、直肠子宫陷凹、骶韧带、骨盆腔内侧壁及后部病变。凡疑有生殖器结核、恶性肿瘤、子宫内膜异位症、炎性包块等，三合诊尤显重要。

细目二　妇科特殊诊断技术

要点一　基础体温测定

基础体温(BBT)是机体处于静息状态下的体温。由于卵巢排卵后有黄体形成，产生的孕酮作用于下丘脑体温调节中枢，有致热作用而使体温升高。

(一) 测定方法

每日清晨醒后，不要说话，不要起床，不要活动，立即将体温表放于舌下，测口腔体温 5 分钟，每日测量时间最好固定。夜班工作者应在睡眠休息 6~8 小时后，按上述方法测定体温。一般需连续测，至少需测 3 个月经周期。

(二) 临床应用

1. 检查不孕原因　常规测量基础体温，了解其卵巢功能，有无排卵，以及黄体功能。

2. 指导避孕与受孕　妇女每月只排卵 1 次，排卵期约在月经周期的中期。基础体温上升 4 日左右可以肯定已排卵，从该时到月经来潮前约 10 日，此间若有性生活一般不会受孕，称为安全期，安全期可用以指导避孕。该方法并不十分可靠，失败率高，不宜推广。基础体温上升前后 2~3 日是排卵期，此期最易受孕，称为易孕期，故可用以指导不孕妇女掌握易受孕的时期进行性生活。

3. 协助诊断妊娠　妊娠后由于妊娠黄体的作用，雌、孕激素水平均增高，故基础体温于排卵后持续升高。若基础体温上升持续 3 周以上,则提示有妊娠可能。

4. 协助诊断月经失调 基础体温可以反映排卵功能,例如无排卵性异常子宫出血患者,基础体温为单相型。此外,基础体温上升持续的时间、体温的高低,以及下降的方式又可以反映黄体的功能状态。因此,基础体温可用以诊断月经失调及观察药物疗效。

要点二 阴道脱落细胞检查

阴道脱落细胞是指脱落在阴道的上皮细胞,主要包括阴道上段、宫颈阴道部、内生殖器及腹腔的上皮细胞,其中以阴道上段、宫颈阴道部为主。阴道上皮细胞受卵巢激素的影响而有周期性变化。因此,检查阴道脱落细胞可反映体内性激素水平,但必须定期连续观察,才能正确掌握其动态变化。

(一) 涂片种类及标本的采取

1. 阴道涂片 主要目的是了解卵巢功能。常用的标本采取方法有:

(1) 阴道侧壁刮片法:一般应从阴道侧壁上 1/3 处刮取分泌物及细胞做涂片。采取标本时,以阴道窥器扩张阴道(窥器不要蘸润滑剂),用干燥无菌木刮板从阴道侧壁上 1/3 处,轻轻刮取分泌物少许,切勿用力,以免将深层细胞混入,薄而均匀地涂于玻片上,置于 95% 的乙醇内固定。

(2) 棉签采取法:对未婚妇女可用卷紧的无菌棉签先蘸生理盐水少许润湿,然后伸入阴道,在其侧壁的上 1/3 处轻卷后,徐徐取出棉签,横放在玻片上向一个方向滚涂,置固定液内。

2. 宫颈刮片 为早期发现宫颈癌的重要方法,简便易行,结果可靠。在宫颈外口鳞柱上皮交接处,以宫颈外口为圆心,用木质刮板,轻轻刮取一周,不要过分用力,以免损伤,引起出血。若白带过多,应先用无菌干棉球轻轻拭去,再刮取标本。

阴道鳞状上皮细胞的成熟程度与体内雌激素水平成正比。雌激素水平越高,阴道细胞越成熟。因此,利用阴道细胞学观察其鳞状上皮细胞各层细胞的比例,可反映体内雌激素水平。一般有雌激素影响的涂片,基本上无底层细胞,轻度影响表层细胞占 20% 以下,中度影响表层细胞占 20%~60%,高度影响表层细胞占 60% 以上。在卵巢功能低落时则出现底层细胞:轻度低落底层细胞占 20% 以下,中度低落底层细胞占 20%~40%,高度低落底层细胞占 40% 以上。

3. 临床应用 其临床应用主要包括如下方面。

(1) 闭经:用阴道细胞随内分泌变化了解卵巢功能状况,涂片检查见有正常周期性变化,提示闭经原因在子宫,如子宫内膜结核等。涂片中见中层和底层细胞,表层细胞极少或无,无周期性变化,若 FSH 升高,提示病变在卵巢(年轻妇女)。涂片表现不同程度雌激素低落,或持续雌激素轻度影响,若 FSH、LH 均低,提示为垂体或以上中枢功能低下引起的闭经。

(2) 排卵障碍性异常子宫出血(简称“功血”):其中无排卵性功血一般涂片表现中度至高度雌激素影响,但也有较长期处于低、中度雌激素影响。有排卵性功血涂片表现周期性变化,但排卵后,细胞堆积和皱褶较差或持续时间短。

(二) 阴道细胞学诊断标准

临床常用的是 TBS 分类法及其描述性诊断。

1. 良性细胞学改变

(1) 感染:包括原虫、细菌、真菌、病毒等。

(2) 反应性细胞学改变:包括细胞对炎症、损伤(物理性损伤)、放疗、化疗、宫内节育器、激素治疗等引起的反应性改变。

2. 鳞状上皮细胞异常

(1) 不典型鳞状细胞:包括不能明确意义的非典型鳞状细胞,不排除高度鳞状上皮内病变。

(2) 低度鳞状上皮内病变:与 CIN(子宫颈上皮内病变) Ⅰ 术语符合。

(3) 高度鳞状上皮内病变:包括 CINⅡ、CINⅢ和原位癌。

(4) 鳞状细胞癌:若能明确组织类型,应按下述报告:角化型鳞癌;非角化型鳞癌;小细胞型鳞癌。

3. 腺上皮细胞改变

(1) 不典型腺上皮细胞(AGC):包括宫颈管细胞 AGC 和宫内膜细胞 AGC。

(2) 腺原位癌(AIS)

(3) 腺癌:若可能,则判断来源于颈管、子宫内膜或子宫外。

4. 其他恶性肿瘤

要点三 活体组织检查

(一) 外阴活组织检查

1. 适应证 确定外阴白色病变的类型及

排除恶变；外阴部赘生物或久治不愈的溃疡需明确诊断及排除恶变者。

2. 方法　患者取膀胱截石位，消毒外阴，铺盖洞巾。于取材部位用1%普鲁卡因行浸润麻醉。小赘生物可自蒂部剪下或用活体钳钳取，局部压迫止血；病灶面积大者行长1cm、宽0.5cm左右的梭形切口，范围要包括病灶外围的部分正常皮肤，注意应切除皮肤的全层及皮下组织，切口以丝线缝合1~2针，外覆无菌纱布，5日后拆线。标本固定于10%的甲醛溶液中，送病理检查。

（二）宫颈活组织检查

适用于宫颈溃疡或有赘生物需要明确诊断者；宫颈细胞学检查异常者；临床有宫颈接触出血或可疑宫颈癌者；宫颈特异性炎症如结核、阿米巴、尖锐湿疣等。

1. 术前准备及要求

(1) 无阴道炎症，白带滴虫、念珠菌皆为阴性。若有炎症应先治疗，控制后再行活检。

(2) 无出血性疾患者。有出血性疾病又需行活检时，应复查出凝血时间及血小板计数。异常者先予以纠正，并做好止血准备。

(3) 避免在月经来潮前1周内行活检，以免盆腔充血以致切口出血较多或月经来潮时切口仍未愈合，增加内膜组织在切口上种植的机会。

(4) 宫颈锥形切除应在月经净后3~7日施行。

2. 方法

(1) 钳取法：有单点及多点取材2种。单点取材一般用于较晚期宫颈癌患者的最后确诊；多点活检适用于病变不典型或仅细胞学检出可疑恶性细胞或癌细胞者。单点活检可以在病变明显处钳取，多点活检通常在阴道镜下病变最严重处取材，宜在鳞状与柱状上皮或正常与异常上皮交界处取材，取的组织应包括上皮及上皮下组织，以便观察间质的浸润情况。病变不明显者可借助碘试验，即席勒试验，在宫颈表面涂以复方碘溶液，在着色浅或不着色的区域取材可提高确诊率。活检后局部填塞纱布，一端留于阴道口外或用带尾纱球，尾线用胶布固定于大腿内侧，嘱患者次日取出，标本固定于10%甲醛溶液中，送病检。

(2) 宫颈锥形切除术：用于宫颈刮片多次异常而宫颈活组织检查未能发现病变，或怀疑宫颈管内有癌变者；宫颈活检为鳞状细胞癌组织，但因组织碎小不能确定有无浸润。

3. 注意事项　用于诊断者，不宜用电刀、激光刀，以免破坏切缘组织，影响诊断；术后6周可由宫颈上皮组织覆盖创面，分泌物恢复正常。术后2个月内禁止性生活，用于治疗者，应在月经净后3~7日施行。

要点四　诊断性刮宫

刮宫术简称诊刮术，主要目的为刮取子宫内膜，进行病理检查，明确诊断以指导治疗，如同时疑有颈管病变，则需行分段诊刮。

1. 适应证　子宫异常出血，须证实或排除子宫内膜癌、宫颈管癌者；月经失调，需了解子宫内膜变化及其对性激素的反应者；不孕症，需了解有无排卵者；疑有子宫内膜结核者；因宫腔残留组织或子宫内膜脱落不全导致长时间多量出血者，不仅起诊断作用，还起治疗作用。

2. 禁忌证　急性或亚急性生殖道炎症；疑有妊娠者；急性或严重的全身性疾病；手术前体温高于37.5℃者。

3. 术前准备与操作　前三步同子宫内膜活组织检查。若宫颈内口过紧影响操作，可用宫颈扩张器扩张至满意的宽度。取盐水纱布一块垫于阴道后穹隆处，以小号刮匙刮取宫颈管组织一周。取下纱布将其上积存的组织全部装瓶，固定并标记。凡疑有宫颈管病变者应重视这一步（分段诊刮）。再垫一块盐水纱布，顺序刮取宫腔内组织，应特别注意宫角部与宫底部，直至满意。取下纱布上全部组织，固定于另一小瓶，标记后一并送检。查看无活动性出血时术毕。

4. 注意事项　因不孕症进行诊刮，应选择月经前或月经来潮12小时内，以便判断有无排卵。异常出血疑癌变者随时可行诊刮，刮出组织经肉眼检查高度疑为癌组织时，只要已够检查用，不必全面刮宫，以防子宫穿孔、出血、癌组织扩散，若未见明显癌组织，则应全面刮宫，以获得诊断依据和治疗效果。若为双子宫或双角子宫，应将两处的宫内膜全部刮除，以免漏诊与术后淋漓出血。

要点五　阴道后穹隆穿刺

（一）适应证

常用以辨明直肠子宫陷凹积液或贴接该部肿块的性质及原因，若为异位妊娠或卵泡破裂等所引起的内出血、盆腔炎性积液或积脓，多积聚或贴接于直肠子宫陷凹部，经此处穿刺吸取标本送检，可以明确诊断。此外，对贴接阴道后穹隆疑为肿瘤而性质不明者，也可用此法采取标本进行细胞学和 / 或组织学检查判定。

（二）方法

1. 排尿或导尿后，取膀胱截石位。外阴、阴道常规消毒，覆以无菌洞巾。阴道窥器暴露宫颈及阴道穹隆部，再次消毒，用宫颈钳夹持宫颈后唇向前牵引，充分暴露阴道后穹隆。

2. 以 18 号腰麻针接 10mL 注射器，于宫颈后唇与阴道后壁之间（后穹隆中央部），取与宫颈平行而稍向后的方向刺入 2~3cm，然后抽吸。若为肿块，则于最突出或囊感最显著部位穿刺。

3. 吸取完毕，拔针。若有渗血，可用无菌干纱布填塞，压迫片刻，待血止后取出阴道窥器。

（三）注意事项

吸取标本肉眼观察及送检项目基本同腹腔穿刺，疑有腹水者，一般多经腹壁穿刺。经阴道后穹隆穿刺最常用于内出血及炎症，故肉眼观察更为重要。若抽出鲜血，放置 4~5 分钟，血凝者为血管内血液，应改变穿刺部位、方向或深度；若抽出不凝血（放置 6 分钟以上确定），则为内出血，可结合病史及体征确定诊断。若抽出淡红色、稀薄、微浑浊液体，多为盆腔炎症渗出液。若为脓液，则一目了然。抽取液一般有 5~10mL 即足供诊断用。应注意进针方向、深度，避免伤及子宫或直肠。如未抽出血液亦不能排除宫外孕，可能为内出血量少、血肿位置高或与周围组织粘连而出现假阴性结果。

要点六　阴道镜检查

阴道镜检查是利用阴道镜将宫颈阴道部黏膜放大 10~40 倍，以观察肉眼看不到的宫颈表面层较微小的病变。可用于发现宫颈部与癌有关的异型上皮、异型血管及早期癌变的所在，以便准确地选择可疑部位进行活组织检查。对早期宫颈癌、外阴癌、阴道癌的普查及早期诊断有一定的临床应用价值。在有条件的机构，宫颈刮片细胞学检查、阴道镜检查及病理学检查，已成为早期诊查宫颈癌的三结合步骤。

要点七　宫腔镜检查

采用各种膨胀宫腔的方法膨胀子宫腔，并通过一套装置将光源和子宫腔镜直接导入子宫腔内，使其能在直视下对子宫腔内生理的和病理的情况进行观察和治疗。

1. 适用范围　诊断主要用于探查异常子宫出血、原发或继发不孕的子宫内病因（可以作为取活检或诊刮的“向导”）；治疗用于宫内节育器的定位与取出、输卵管粘堵等。

2. 禁忌证　活动性子宫出血；急性或亚急性生殖道炎症；近期子宫穿孔或子宫手术史；希望继续妊娠者；宫颈难以扩张及宫颈恶性肿瘤等。

要点八　腹腔镜检查

腹腔镜检查是将腹腔镜自腹壁插入腹腔（妇科主要为盆腔）内观察病变的形态、部位，必要时取有关组织进行病理学检查，以明确诊断的方法。

1. 适应证　常用于临床诊断不能确定的情况，如内生殖器发育异常、肿瘤、炎症、异位妊娠、子宫内膜异位症、子宫穿孔、原因不明的下腹痛等。

2. 禁忌证　由于腹腔镜检查前须行人工气腹，检查时又须取头低臀高位，故凡有严重的心、肺疾患或膈疝者禁行此项检查；由于结核性腹膜炎、腹壁广泛粘连或其他原因所致腹腔粘连，亦忌行腹腔镜检查，以免造成脏器损伤。

第十六单元　西医妇科常见疾病

细目一　排卵障碍性异常子宫出血

要点一　概述

正常月经的发生是基于排卵后黄体生命期结束，雌激素和孕激素撤退，使子宫内膜功能层皱缩坏死而脱落出血。正常月经的周期、持续时间和血量，表现为明显的规律性和自限性。当机体受内部和外界各种因素，诸如精神紧张、营养不良、代谢紊乱、慢性疾病、环境及气候骤变、饮食紊乱、过度运动、酗酒及其他药物等影响时，可通过大脑皮质和中枢神经系统，引起下丘脑-垂体-卵巢轴功能调节或靶细胞效应异常而导致月经失调。排卵障碍性异常子宫出血（简称"功血"）好发于青春期和绝经过渡期，但也可以发生于生育年龄。在青春期，下丘脑-垂体-卵巢轴激素间的反馈调节尚未成熟，大脑中枢对雌激素的正反馈作用存在缺陷，FSH呈持续低水平，无促排卵性LH陡直高峰形成而不能排卵；在绝经过渡期，卵巢功能不断衰退，卵巢对垂体促性腺激素的反应性低下，卵泡发育受阻而不能排卵；生育年龄妇女有时因应激等因素干扰，也可发生无排卵。

要点二　病因病理

（一）病因

当机体受到内部和外部各种因素，如精神紧张、情绪变化、营养不良、代谢紊乱，以及环境、气候骤变等影响时，可通过大脑皮质和中枢神经系统引起下丘脑-垂体-卵巢轴功能调节或靶细胞效应异常导致月经失调。

（二）病理

1. 不同时期功血的病理变化　不同时期的功血的发病机制亦有异。排卵障碍性异常子宫出血一般好发生在青春期和绝经过渡期，但也有发生在育龄期的。青春期下丘脑-垂体-卵巢轴激素间的反馈调节尚未成熟，大脑中枢对雌激素的正反馈调节存在缺陷，此时期垂体分泌FSH呈持续低水平，无促排卵性LH高峰形成，因而卵巢中虽有成批的卵泡发育，但无排卵；绝经过渡期妇女，由于卵巢功能不断衰退，卵巢对垂体促性腺激素的反应性低下，卵泡在发育过程中因退行性而不能排卵；育龄期妇女有时因应激等因素干扰也可发生无排卵。各种原因导致的无排卵均可引起子宫内膜受单一雌激素刺激而无黄体酮对抗发生雌激素突破出血（breakthrough bleeding）。一为低水平雌激素维持在阈值水平，可见有间断性少量出血，内膜修复慢，出血时间延长；二为高水平雌激素维持在有效浓度，引起长时间的闭经，因缺乏孕激素的参与，子宫内膜厚而不牢固，易发生急性突破性出血，出血量汹涌。排卵障碍性异常子宫出血也可以由于雌激素撤退出血（withdrawal bleeding）而致，子宫内膜在单一雌激素的刺激下出现持续增生，这时可因一批卵泡闭锁导致雌激素水平下降，内膜失去激素支持而剥脱出血。

2. 子宫内膜出血的自限机制缺陷　排卵障碍性异常子宫出血还与子宫内膜出血的自限机制缺陷有关，主要为以下几种情况。①组织脆性增加。子宫出血是受雌、孕激素直接控制，当排卵受阻时卵巢则不能正常地产生孕激素，子宫内膜受单一雌激素的刺激而呈增生的状态，与此同时，却无致密坚固的间质支持，致使组织变脆，易自发溃破出血。②子宫内膜脱落不完全导致修复困难。③血管结构与功能异常。内膜中的血管不发生节段性收缩和松弛，子宫内膜不能同步脱落，致使一处修复，另一处又破裂出血，不规则的组织破损和多处血管断裂，又因螺旋小动脉的螺旋化不佳，造成流血时间长，流血量多且不易自止。④凝血与纤溶异常。多次组织的破损活化了纤溶酶，引起更多的纤维蛋白裂解，子宫内膜纤溶亢进，凝血功能缺陷。⑤血管舒张因子异常。增生期子宫内膜含血管舒张因子 PGE_2，在无排卵性功血中 PGE_2 含量更高，使血管扩张，出血增加。

要点三　子宫内膜的病理改变

排卵障碍性异常子宫出血患者的子宫内膜受雌激素持续作用而无孕激素拮抗，可发生不同程度的增生性改变，少数可呈萎缩性改变。

1. 子宫内膜增生　根据 2014 年《世界卫生组织（WHO）女性生殖器官肿瘤组织学分类》，分为：

（1）不伴有不典型的增生：指子宫内膜腺体过度增生，大小和形态不规则，腺体和间质比例高于增殖期子宫内膜，但无明显的细胞不典型。包括既往所称的单纯性增生和复杂性增生，是长期雌激素作用而无孕激素拮抗所致，发展为子宫内膜癌的风险极低。

（2）不典型增生 / 子宫内膜上皮内瘤变：指子宫内膜增生伴有细胞不典型。镜下表现为管状或分支腺体排列拥挤，并伴有细胞不典型（包括细胞核增大、多形性、圆形、极性丧失和核仁），病变区域内腺体比例超过间质，腺体拥挤，仅有少量间质分隔。发生子宫内膜癌的风险较高，属于癌前病变。

2. 增殖期子宫内膜　子宫内膜所见与正常月经周期中的增生期内膜无区别，只是在月经周期后半期甚至月经期仍表现为增生期形态。

3. 萎缩型子宫内膜　子宫内膜菲薄萎缩，腺体少而小，腺管狭而直，腺上皮为单层立方形或低柱状细胞，间质少而致密，胶原纤维相对增多。

要点四　临床表现

多发于青春期及绝经过渡期妇女。本病的发病特点是不规则子宫出血。常表现为月经周期紊乱，经期长短不一，出血量不定，甚或大量出血。有时先有数周或数月停经，然后阴道流血，出血量通常较多；也可开始阴道不规则流血，量少淋漓不净；也有一开始表现类似正常月经的周期性出血。出血期间一般无腹痛或其他不适，出血量多或时间长时可继发贫血，大量出血可导致休克。

妇科检查子宫大小正常，出血时子宫较软。基础体温呈单相型；阴道脱落细胞涂片无排卵的周期性变化；宫颈黏液结晶呈羊齿状或不典型；经前或经期子宫内膜检查可见不同程度的增生期变化，无分泌期改变。

要点五　诊断及鉴别诊断

（一）诊断

1. 病史　详细了解异常子宫出血的类型、发病时间、病程经过、出血前有无停经史及以往治疗经过。注意患者的年龄、月经史、婚育史、避孕措施、激素类药物使用史，以及全身与生殖系统有无相关疾病，如肝病、血液病、糖尿病、甲状腺功能亢进症或减退症等。

2. 体格检查　包括妇科检查和全身检查，排除生殖器官及全身性器质性病变。

3. 辅助检查

（1）子宫内膜取样：①诊断性刮宫，简称诊刮。其目的是止血和明确子宫内膜病理诊断。年龄 >35 岁、药物治疗无效或存在子宫内膜癌高危因素的异常子宫出血患者，应行诊刮明确子宫内膜病变。为确定卵巢排卵和黄体功能，应在经前期或月经来潮 6 小时内刮宫。不规则阴道流血或大量出血时可随时刮宫。诊刮时必须搔刮整个宫腔，尤其是两宫角，并注意宫腔大小、形态，宫壁是否平滑，刮出物的性质和数量。疑有子宫内膜癌时，应行分段诊刮。无性生活史患者若激素治疗失败或疑有器质性病变，应经患者或其家属知情同意后考虑诊刮。②子宫内膜活组织检查。目前国外推荐使用 Karman 套管或小刮匙等进行内膜活检，其优点是创伤小，能获得足够组织标本用于诊断。

（2）超声检查：经阴道 B 型超声检查可了解子宫大小、形状，子宫内膜厚度及宫腔内病变等。

（3）宫腔镜检查：在宫腔镜直视下，选择病变区进行活检可诊断各种宫腔内病变，如子宫内膜息肉、子宫黏膜下肌瘤、子宫内膜癌等。

（4）基础体温测定：基础体温呈单相型，提示无排卵。

（5）激素测定：于月经周期黄体期合适时间（第 21 日）测定血孕酮值，若升高提示近期有排卵。但常因出血频繁，难以选择测定孕激素的时间。测定血睾酮、催乳激素水平及甲状腺功能，以排除其他内分泌疾病。

（6）妊娠试验：有性生活史者应行妊娠试

验，排除妊娠及妊娠相关疾病。

(7) 宫颈细胞学检查：排除宫颈癌。

(8) 感染病原体检测：对年轻性活跃者，应检测淋病双球菌、解脲支原体、人型支原体和沙眼衣原体。

(9) 血红细胞计数及血细胞比容：了解贫血情况。

(10) 血凝功能测定：血小板计数、出凝血时间、凝血酶原时间、活化部分凝血酶原时间等。

(二) 鉴别诊断

在诊断功血前，必须排除生殖器官病变或全身性疾病所导致的生殖器官出血，需注意鉴别的有：

1. 异常妊娠或妊娠并发症　如流产、异位妊娠、葡萄胎、子宫复旧不良、胎盘残留、胎盘息肉等。

2. 生殖器官肿瘤　如子宫内膜癌、宫颈癌、滋养细胞肿瘤、子宫肌瘤、卵巢肿瘤等。

3. 生殖器官感染　如急性或慢性子宫内膜炎、子宫肌炎，以及生殖道淋病双球菌、支原体和衣原体感染等。

4. 激素类药物使用不当及宫内节育器或异物引起的子宫不规则出血

5. 全身性疾病　如血液病、肝肾衰竭、甲状腺功能亢进症或减退症等。

要点六　治疗

(一) 一般性治疗

贫血者应补充铁剂、维生素 C 和蛋白质，严重贫血需输血。流血时间长者给予抗生素预防感染。出血期间应加强营养，避免过度劳累，保证充分休息。

(二) 药物治疗

功血的一线治疗是药物治疗。青春期及生育年龄排卵障碍性异常子宫出血以止血、调整周期、促排卵为主；绝经过渡期功血以止血、调整周期、减少经量、防止子宫内膜病变为治疗原则。常采用性激素止血和调整月经周期。出血期可辅以促进凝血和抗纤溶药物，促进止血。

1. 止血　需根据出血量选择合适的制剂和使用方法。对少量出血患者，使用最低有效量激素，减少药物副反应。对大量出血患者，要求性激素治疗 8 小时内见效，24~48 小时内出血基本停止。96 小时以上仍不止血，应考虑更改功血诊断。

(1) 联合用药：性激素联合用药的止血效果优于单一药物。口服避孕药在治疗青春期和生育年龄排卵障碍性异常子宫出血时常常有效。出血量不多、轻度贫血的青春期和生育年龄功血患者，可于月经第 1 日口服复方低剂量避孕药，共 21 日，停药 7 日，共 28 日为一周期。也可采用前 21 日服含有药物活性的药片，后 7 日服无药物活性的药片，连续 3~6 个周期。急性大出血，病情稳定，可用复方单相口服避孕药，每 6~8 小时 1 片，血止后每 3 日递减 1/3 量直至维持量（每日 1 片），共 21 日停药。可在雌孕激素联合的基础上加用雄激素，以达到加速止血的目的，如三合激素（黄体酮 12.5mg，苯甲酸雌二醇 1.25mg，睾酮 25mg）2mL 肌内注射，每 8~12 小时一次，血止后逐渐递减（每 3 日减量一次）至维持量，共 21 日停药。

(2) 雌激素：应用大剂量雌激素可迅速促使子宫内膜生长，短期内修复创面而止血，适用于急性大量出血时，口服戊酸雌二醇，2mg，每 6~8 小时一次。口服结合雌激素 2.5mg，每 6~8 小时一次，血止后每 3 日递减 1/3 量直至维持量，如戊酸雌二醇 1~2mg，或结合雌激素 1.25~2.5mg，每日 1 次。也可用苯甲酸雌二醇肌内注射，从血止日期算起第 21 日停药。大剂量雌激素止血对有血液高凝或血栓性疾病史的患者应禁忌应用。

间断性少量长期出血者的雌激素水平常较低，应用雌激素治疗也是好方法。多采用生理替代剂量，如结合雌激素 1.25mg，每日 1 次，共 21 日，最后 7~10 日应加用孕激素，如醋酸甲羟孕酮 10mg，每日 1 次。但需注意停药后出血量会较多，一般 7 日内血止。

(3) 孕激素：止血作用机制是使雌激素作用下持续增生的子宫内膜转化为分泌期，达到止血效果。停药后子宫内膜脱落较完全，起到药物性刮宫作用。适用于体内已有一定雌激素水平的功血患者。因停药后短期内必然会引起撤药性出血，故不适用于严重贫血者。具体用法：地屈孕酮片 10mg，口服，每日 2 次，共 10 日；微粒化孕酮 200~300mg，口服，每日 1 次，共 10 日；黄体酮 20~40mg，肌内注射，每日 1 次，共 3~5 日；醋酸甲羟孕酮（MPA）6~10mg，口服，每日 1 次，共 10 日。此外，高效合成孕激素可使内膜萎缩，达到止血目的，此法不适用于青春期患者。如炔诺酮，首剂量 5mg，每 8 小时 1

次,血止后每隔 3 日递减 1/3 量,直至维持量为 2.5~5.0mg/d;持续用药至血止后 21 日停药,停药后 3~7 日发生撤药性出血。

(4) 雄激素:雄激素有拮抗雌激素、增强子宫平滑肌及子宫血管张力的作用,可减轻盆腔充血而减少出血量。适用于绝经过渡期功血。大量出血时单独应用效果不佳。

(5) 宫内孕激素释放系统:常用于治疗严重月经过多。在宫腔内放置含孕酮或左炔诺孕酮的宫内节育器,使孕激素在局部直接作用于子宫内膜,能减少经量的 80%~90%,有时甚至出现闭经。

(6) 其他:非甾体抗炎药和其他止血药有减少出血量的辅助作用,但不能赖以止血。

2. 调整月经周期 应用性激素止血后必须调整月经周期。青春期及生育年龄排卵障碍性异常子宫出血患者需恢复正常的内分泌功能,以建立正常月经周期;绝经过渡期患者需控制出血及预防子宫内膜增生症的发生。常用方法有:

(1) 雌、孕激素序贯法:即人工周期。模拟自然月经周期中卵巢的内分泌变化,序贯应用雌、孕激素,使子宫内膜发生相应变化,引起周期性脱落。适用于青春期及生育年龄功血内源性雌激素水平较低者。雌激素自血止周期撤药性月经第 5 日起使用,生理替代全量为结合雌激素 1.25mg 或戊酸雌二醇 2mg,每晚 1 次,连服 21 日,服雌激素 11 日起加用醋酸甲羟孕酮,每日 10mg,连用 10 日。连续 3 个周期为一疗程。若正常月经仍未建立,应重复上述序贯疗法。若患者体内有一定雌激素水平,雌激素可采用半量或 1/4 量。

(2) 雌、孕激素联合法:此法开始即用孕激素,限制雌激素的促内膜生长作用,使撤药性出血逐步减少,其中雌激素可预防治疗过程中孕激素突破性出血。适用于生育年龄功血内源性雌激素水平较高者或绝经过渡期功血。常用低剂量给药,如口服避孕药自血止周期撤药性出血第 5 日起每晚 1 片,连服 21 日,一周为撤药性出血间隔,连续 3 个周期为一个疗程。对停药后仍未能建立正常月经周期者,可重复上述联合疗法。

(3) 后半周期疗法:适用于青春期或活组织检查为增殖期内膜功血。可于月经周期后半期(撤药性出血的第 16~25 日)服用醋酸甲羟孕酮 10mg,每日 1 次,或肌内注射黄体酮 20mg,每日 1 次,口服地屈孕酮 10~20mg/d,或微粒化黄体酮 200~300mg/d,连用 10 日为一周期,共 3 个周期为一疗程。

3. 促排卵 功血患者经上述调整周期药物治疗几个疗程后,通过雌、孕激素对中枢的反馈调节作用,部分患者可恢复自发排卵。青春期一般不提倡使用促排卵药物,对有生育要求的无排卵不孕患者,可针对病因采取促排卵。

(三) 手术治疗

1. 刮宫术 适用于急性大出血或存在子宫内膜癌高危因素的功血患者。

2. 子宫内膜切除术 利用宫腔镜下电切割或激光切除子宫内膜,或采用滚动球电凝或热疗等方法,使子宫内膜凝固或坏死。适用于经量多的绝经过渡期功血和经激素治疗无效且无生育要求的生育年龄功血。术前 1 个月口服达那唑 600mg,每日 1 次,以减少所切除的组织量,增加手术安全性。治疗优点是微创、有效,可减少月经量的 80%~90%,部分患者可达到闭经。缺点是除宫腔镜下电切割外,其他治疗后组织受热效应破坏影响病理诊断,因此术前必须有明确的病理学诊断,以避免误诊和误切子宫内膜癌。

3. 子宫切除术 因功血而行子宫切除术约占子宫切除术的 20%。患者经各种治疗效果不佳,并了解了所有治疗功血的可行方法后,可由患者和家属知情选择接受子宫切除。

细目二 闭 经

要点一 概述

闭经为常见的妇科症状,表现为无月经或月经停止。根据既往有无月经来潮,分为原发性闭经和继发性闭经两类。原发性闭经指年龄超过 16 岁、第二性征已发育、月经还未来潮,或年龄超过 14 岁、第二性征未发育者。继发性闭经指正常月经建立后月经停止 6 个月,或按自身原有月经周期计算停止 3 个周期以上者。青春期前、妊娠期、哺乳期及绝经后的月经不来潮属生理现象。

要点二　病因

正常月经的建立和维持有赖于下丘脑 - 垂体 - 卵巢轴的神经内分泌调节、靶器官子宫内膜对性激素的周期性反应和下生殖道的通畅，其中任何一个环节发生障碍均可导致闭经。

（一）原发性闭经

较少见，多为遗传学原因或先天性发育缺陷引起。约 30% 患者伴有生殖道异常。根据第二性征的发育情况，分为第二性征存在和第二性征缺乏两类。

1. 第二性征存在的原发性闭经

（1）米勒管发育不全综合征：约占青春期原发性闭经的 20%。由副中肾管发育障碍引起的先天畸形，可能系基因突变所致，和半乳糖代谢异常相关，但染色体核型正常，为 46，XX。促性腺激素正常，有排卵，外生殖器、输卵管、卵巢及女性第二性征正常。主要异常表现为始基子宫或无子宫、无阴道。

（2）雄激素不敏感综合征：又称睾丸女性化完全型。为男性假两性畸形，染色体核型为 46，XY，但 X 染色体上的雄激素受体基因缺陷，性腺为睾丸，位于腹腔内或腹股沟。睾酮水平在男性范围，靶细胞睾酮受体缺陷，不发挥生物学效应，睾酮能通过芳香化酶转化为雌激素，故表型为女性，致青春期乳房隆起丰满，但乳头发育不良，乳晕苍白，阴毛、腋毛稀少，阴道为盲端，较短浅，子宫及输卵管缺如。

（3）对抗性卵巢综合征：或称卵巢不敏感综合征。其特征有：①卵巢内多数为始基卵泡及初级卵泡。②内源性促性腺激素，特别是 FSH 升高。③卵巢对外源性促性腺激素不敏感。④临床表现为原发性闭经，女性第二性征存在。

（4）生殖道闭锁：任何生殖道闭锁引起的横向阻断均可导致闭经，如阴道横隔、无孔处女膜等。

（5）真两性畸形：非常少见，同时存在男性和女性性腺，染色体核型可为 XX，XY 或嵌合体。女性第二性征存在。

2. 第二性征缺乏的原发性闭经

（1）低促性腺激素性功能减退：多因下丘脑分泌 GnRH 不足或垂体分泌促性腺激素不足而致原发性闭经。最常见为体质性青春发育延迟。其次为嗅觉缺失综合征，为下丘脑 GnRH 先天性分泌缺乏同时伴嗅觉丧失或减退。临床表现为原发性闭经，女性第二性征缺如，嗅觉减退或丧失，但女性内生殖器分化正常。

（2）高促性腺激素性腺功能减退：原发性腺衰竭所致的性激素分泌减少，可引起反馈性 LH 和 FSH 升高，常与生殖道异常同时出现。

1）特纳综合征：属于性腺先天性发育不全。性染色体异常，核型为 45，X0 或 45，X0/46，XX 或 45，X0/47，XXX。表现为原发性闭经，卵巢不发育，身材矮小，第二性征发育不良，常有蹼颈、盾胸、后发际低、腭高耳低、鱼样嘴、肘外翻等临床特征，可伴主动脉缩窄、肾及骨骼畸形、自身免疫性甲状腺炎、听力下降及高血压等。

2）46，XX 单纯性生殖腺发育不全：体格发育无异常，卵巢呈条索状，无功能实体，子宫发育不良，女性第二性征发育差，但外生殖器为女型。

3）46，XY 单纯性生殖腺发育不全：又称 Swyer 综合征。主要表现为条索状性腺及原发性闭经。具有女性生殖系统，但无青春期性发育，女性第二性征发育不良。由于存在 Y 染色体，患者在 10~20 岁时易发生性腺母细胞瘤或无性细胞瘤，故诊断确定后应切除条索状性腺。

（二）继发性闭经

发生率明显高于原发性闭经。病因复杂，根据控制正常月经周期的 4 个主要环节，以下丘脑性最常见，依次为垂体、卵巢及子宫性闭经。

1. 下丘脑性闭经　最常见，以功能性原因为主。

（1）精神应激：突然或长期精神压抑、紧张、忧虑、环境改变、过度劳累、情感变化、寒冷等，均可能引起神经内分泌障碍而导致闭经，其机制可能与应激状态下下丘脑分泌的促肾上腺皮质激素释放激素和皮质激素分泌增加，进而刺激内源性阿片肽分泌，抑制下丘脑分泌促性腺激素释放激素和垂体分泌促性腺激素有关。

（2）体重下降和神经性厌食：中枢神经对体重急剧下降极敏感，1 年内体重下降 10% 左右，即使仍在正常范围也可引发闭经。饮食习惯改变也是原因之一。严重的神经性厌食通常在内在情感的剧烈矛盾或为保持体型强迫节食时发生，特征性表现为极度厌食、严重消瘦和闭经，其死亡率达 9%。持续进行性消瘦还可使 GnRH 降至青春期前水平，使促性腺激素和雌激素水平低下。

(3) 运动性闭经:长期剧烈运动或芭蕾舞、现代舞等训练易致闭经。初潮发生和月经维持有赖于一定比例(17%~22%)的机体脂肪,肌肉/脂肪比率增加或总体脂肪减少,均可使月经异常。运动剧增后 GnRH 释放受抑制,使 LH 释放受抑制,也可引起闭经。

(4) 药物性闭经:长期应用甾体避孕药及某些药物,如吩噻嗪衍生物(奋乃静、氯丙嗪)、利血平等,可引起继发性闭经,其机制是药物抑制下丘脑分泌 GnRH 或通过抑制下丘脑多巴胺,使垂体分泌催乳激素增多。药物性闭经通常是可逆的,停药后 3~6 个月月经多能自然恢复。

(5) 颅咽管瘤:瘤体增大可压迫下丘脑和垂体柄引起闭经、生殖器萎缩、肥胖、颅内压增高、视力障碍等症状,也称肥胖生殖无能营养不良症。

2. 垂体性闭经 主要病变在垂体。腺垂体器质性病变或功能失调,均可影响促性腺激素分泌,继而影响卵巢功能引起闭经。

(1) 垂体梗死:常见的为希恩综合征。由于产后大出血休克,导致垂体尤其是腺垂体促性腺激素分泌细胞缺血坏死,引起腺垂体功能低下而出现一系列症状,如闭经、无泌乳、性欲减退、毛发脱落等,第二性征衰退,生殖器官萎缩,以及肾上腺皮质、甲状腺功能减退,出现畏寒、嗜睡、低血压,可伴有严重而局限的眼眶后方疼痛、视野缺损及视力减退等症状,基础代谢率降低。

(2) 垂体肿瘤:蝶鞍内的腺垂体各种腺细胞发生催乳激素腺瘤、生长激素腺瘤、促甲状腺激素腺瘤、促肾上腺皮质激素腺瘤及无功能的垂体腺瘤时,可出现闭经及相应症状,系因肿瘤分泌激素抑制 GnRH 分泌和/或压迫分泌细胞,使促性腺激素分泌减少所致。如常见的催乳激素细胞肿瘤引起闭经溢乳综合征。

(3) 空蝶鞍综合征:蝶鞍膈因先天性发育不全、肿瘤或手术破坏,使脑脊液流入蝶鞍的垂体窝,使蝶鞍扩大,垂体受压缩小,称空蝶鞍。当垂体柄受脑脊液压迫而使下丘脑与垂体间的门脉循环受阻时,出现闭经和高催乳激素血症。X 线检查仅见蝶鞍稍增大,CT 或 MRI 检查精确显示在扩大的垂体窝中见萎缩的垂体和低密度的脑脊液。

3. 卵巢性闭经 闭经的原因在卵巢。卵巢分泌的性激素水平低下,子宫内膜不发生周期性变化而导致闭经。

(1) 卵巢早衰:女性 40 岁前由于卵巢内卵泡耗竭或医源性损伤导致卵巢功能衰竭,称为卵巢早衰。可因遗传因素、自身免疫性疾病、医源性损伤(放疗、化疗对性腺的破坏或手术所致的卵巢血供受影响)或特发性原因引起。以低雌激素及高促性腺激素为特征,表现为继发性闭经,常伴围绝经期症状。

(2) 卵巢功能性肿瘤:分泌雄激素的卵巢支持 - 间质细胞瘤,产生过量雄激素抑制下丘脑 - 垂体 - 卵巢轴功能而闭经。分泌雌激素的卵巢颗粒 - 卵泡膜细胞瘤,持续分泌雌激素抑制排卵,使子宫内膜持续增生而闭经。

(3) 多囊卵巢综合征:以长期无排卵及高雄激素血症为特征。临床表现为闭经、不孕、多毛和肥胖。

4. 子宫性闭经 闭经原因在子宫。月经调节功能正常,第二性征发育也正常,由于子宫内膜受破坏,或对卵巢激素不能产生正常反应,均可出现闭经。

(1) 子宫腔粘连综合征(Asherman 综合征):为子宫性闭经最常见原因。多因人工流产刮宫过度或产后、流产后出血刮宫损伤子宫内膜,导致宫腔粘连而闭经。流产后感染、产褥感染、子宫内膜结核感染及各种宫腔手术所致的感染也可造成闭经。因子宫颈上皮内病变而行各种宫颈锥切手术所致的宫颈管粘连、狭窄也可致闭经。当仅有宫颈管粘连时有月经产生而不能流出,宫腔完全粘连时则无月经。

(2) 手术切除子宫或放疗破坏子宫内膜而闭经

5. 其他内分泌功能异常 甲状腺、肾上腺、胰腺等功能紊乱也可引起闭经。常见的疾病有甲状腺功能减退或亢进、肾上腺皮质功能亢进、肾上腺皮质肿瘤等。

要点三　诊断

(一) 病史

详细询问月经史,包括初潮年龄、月经周期、经期、经量和闭经期限及伴随症状等。发病前有无导致闭经的诱因,如精神因素、环境改变、体重增减、饮食习惯、剧烈运动、各种疾病及用药情况、职业或学习成绩等。已婚妇女应询问生育史及产后并发症史。原发性闭经应询问第二性征发育情况，了解生长发育史，有无先天缺陷或其他疾病及家族史。

（二）体格检查

检查全身发育状况，有无畸形（包括骨骼）。测量体重、身高，四肢与躯干比例，五官特征。观察精神状态、智力发育、营养和健康情况。妇科检查应注意内外生殖器发育，有无先天缺陷、畸形，腹股沟区有无肿块，第二性征如毛发分布、乳房发育是否正常，乳房有无乳汁分泌等。其中第二性征检查有助于鉴别原发性闭经的病因，缺乏女性第二性征提示从未受过雌激素刺激。多数解剖异常可以通过体格检查发现，但无阳性体征仍不能排除有解剖异常。

（三）辅助检查

生育年龄妇女闭经首先需排除妊娠。通过病史及体格检查对闭经的病因及病变部位有初步了解，再通过有选择的辅助检查明确诊断。

1. 功能试验

（1）药物撤退试验：用于评估体内雌激素水平，以确定闭经程度。

1）孕激素试验：黄体酮注射液，每日肌内注射 20mg，连续 5 日；或口服醋酸甲羟孕酮，每日 10mg，连用 5 日。停药后出现撤药性出血（阳性反应），提示子宫内膜已受一定水平雌激素影响，为Ⅰ度闭经。停药后无撤药性出血（阴性反应），应进一步行雌孕激素序贯试验。

2）雌孕激素序贯试验：适用于孕激素试验阴性的闭经患者。每晚睡前服戊酸雌二醇 2mg 或结合雌激素 1.25mg，连续 20 日，最后 10 日加用醋酸甲羟孕酮或地屈孕酮，停药后发生撤药性出血者为阳性，提示子宫内膜功能正常，可排除子宫性闭经，引起闭经的原因是患者体内雌激素水平低落，为Ⅱ度闭经，应进一步寻找原因。无撤药性出血者为阴性，应重复一次试验，若仍无出血，提示子宫内膜有缺陷或被破坏，可诊断为子宫性闭经。

（2）垂体兴奋试验：又称 GnRH 刺激试验，了解垂体对 GnRH 的反应性。典型方法：将促黄体素释放激素（LHRH）100μg 溶于 0.9% 氯化钠射液 5mL 中，30 秒内静脉注射完毕。于注射前及注射后 15、30、60、120 分钟分别采血测定 LH 含量。注射后 15~60 分钟 LH 高峰值较注射前升高 2~4 倍，说明垂体功能正常，病变在下丘脑；经多次重复试验 LH 值无升高或升高不显著，说明垂体功能减退，如希恩综合征。

2. 激素测定

（1）血甾体激素测定。包括雌二醇、孕酮及睾酮测定。血孕酮水平升高，提示排卵；雌激素水平低，提示卵巢功能不正常或衰竭；睾酮水平高，提示可能为多囊卵巢综合征或卵巢支持 - 间质细胞瘤等。

（2）催乳激素及垂体促性腺激素测定。PRL>25μg/L 时称为高催乳激素血症。PRL 升高者，测定促甲状腺激素（TSH），TSH 升高为甲状腺功能减退；TSH 正常，而 PRL 大于 100μg/L，应行头颅 MRI 或 CT 检查，排除垂体肿瘤。若 PRL 正常，应测定垂体促性腺激素。月经周期中 FSH 正常值为 5~20U/L，LH 为 5~25U/L。若两次测定 FSH>25~40U/L，为高促性腺激素性腺功能减退，提示卵巢功能衰竭；若 LH>25U/L 或 LH/FSH 比例 >3 时，应高度怀疑多囊卵巢综合征；若 FSH、LH 均小于 5U/L，为低促性腺激素性腺功能减退，提示垂体功能减退，病变可能在垂体或下丘脑。

（3）肥胖、多毛、痤疮患者还需测定胰岛素、雄激素（血睾酮、硫酸脱氢表雄酮，尿 17- 酮等），以确定是否存在胰岛素抵抗、高雄激素血症或先天性 21- 羟化酶功能缺陷等。库欣综合征可通过测定 24 小时尿皮质醇或 1mg 地塞米松抑制试验排除。

3. 影像学检查

（1）盆腔 B 型超声检查：观察盆腔有无子宫，子宫形态、大小及内膜厚度，卵巢大小、形态、卵泡数目等。

（2）子宫输卵管造影：了解有无宫腔病变和宫腔粘连。

（3）CT 或磁共振显像（MRI）：用于盆腔及头部蝶鞍区检查，了解盆腔肿块和中枢神经系统病变性质，诊断卵巢肿瘤、下丘脑病变、垂体微腺瘤、空蝶鞍等。

（4）静脉肾盂造影：怀疑米勒管发育不全综合征时，用以确定有无肾脏畸形。

4. 宫腔镜检查　能精确诊断宫腔粘连。

5. 腹腔镜检查　能在直视下观察卵巢形态、子宫大小，对诊断多囊卵巢综合征等有价值。

6. 染色体检查　对鉴别性腺发育不全的病因及指导临床处理有重要意义。

7. 其他检查　如靶器官反应检查，包括基础体温测定、子宫内膜取样等。怀疑结核或血吸虫病应行内膜培养。

要点四　治疗

(一) 全身治疗

包括积极治疗全身性疾病,提高机体体质,供给足够营养,保持标准体重。运动性闭经者应适当减少运动量。对应激或精神因素所致闭经,应进行耐心的心理治疗,消除精神紧张和焦虑。对肿瘤、多囊卵巢综合征等引起的闭经,应进行特异性治疗。

(二) 激素治疗

明确病变环节及病因后,给予相应激素治疗以补充机体激素不足或拮抗其过多,达到治疗目的。

1. 性激素补充治疗

(1) 雌激素补充治疗:适用于无子宫者。戊酸雌二醇 1mg/d,结合雌激素 0.625mg/d 或微粒化 17-β 雌二醇 1mg/d,连用 21 日,停药 1 周后重复给药。

(2) 雌、孕激素人工周期疗法:适用于有子宫者。上述雌激素连服 21 日,最后 10 日同时给予地屈孕酮 10~20mg/d,或醋酸甲羟孕酮 6~10mg/d。

(3) 孕激素疗法:适用于体内有一定内源性雌激素水平的Ⅰ度闭经患者,可于月经周期后半期(或撤药性出血第 16~25 日)口服地屈孕酮 10~20mg/d,或醋酸甲羟孕酮,每日 6~10mg,共 10 日。

2. 促排卵　适用于有生育要求的患者。

(1) 氯米芬:是最常用的促排卵药物。适用于有一定内源性雌激素水平的无排卵者。作用机制是通过竞争性结合下丘脑细胞内的雌激素受体,以阻断内源性雌激素对下丘脑的负反馈作用,促使下丘脑分泌更多的 GnRH 及垂体促性腺激素。给药方法为月经第 5 日始,每日 50~100mg,连用 5 日。

(2) 促性腺激素:适用于低促性腺激素闭经及氯米芬促排卵失败者,促卵泡发育的制剂有:

1) 尿促性素(HMG),内含 FSH 和 LH 各 75U。

2) 卵泡刺激素,包括尿提取 FSH、纯化 FSH、基因重组 FSH。促成熟卵泡排卵的制剂为绒促性素(HCG)。常用 HMG 或 FSH 和 HCG 联合用药促排卵。HMG 或 FSH 一般每日剂量 75~150U,于撤药性出血第 3~5 日开始,连续 7~12 日,待优势卵泡达成熟标准时,再使用 HCG 5000~10000U 促排卵。并发症为多胎妊娠和卵巢过度刺激综合征。

(3) 促性腺激素释放激素(GnRH):利用其天然制品促排卵,用脉冲皮下注射或静脉给药,适用于下丘脑性闭经。

3. 溴隐亭　为多巴胺受体激动剂。通过与垂体多巴胺受体结合直接抑制垂体 PRL 分泌,恢复排卵;溴隐亭还可直接抑制垂体分泌 PRL 肿瘤细胞生长。单纯高 PRL 血症患者,每日 2.5~5mg,一般在服药的第 5~6 周能使月经恢复。垂体催乳激素瘤患者,每日 5~7.5mg,敏感者在服药 3 个月后肿瘤明显缩小,较少采用手术。

4. 其他激素治疗

(1) 肾上腺皮质激素:适用于先天性肾上腺皮质增生所致的闭经,一般用泼尼松或地塞米松。

(2) 甲状腺素:如甲状腺片,适用于甲状腺功能减退引起的闭经。

(三) 辅助生殖技术

内容从略。

(四) 手术治疗

针对各种器质性病因,采用相应的手术治疗。

1. 生殖器畸形　如处女膜闭锁、阴道横隔或阴道闭锁,均可通过手术切开或成形术,使经血流畅。宫颈发育不良若无法手术矫正,则应行子宫切除术。

2. Asherman 综合征　多采用宫腔镜直视下分离粘连,随后加用大剂量雌激素和放置宫腔内支撑的治疗方法。术后宫腔内支撑放置 7~10 日,每日口服妊马雌酮 2.5mg,第 3 周始用醋酸甲羟孕酮每日 10mg,共 7 日,根据撤药出血量,重复上述用药 3~6 个月。宫颈狭窄和粘连可通过宫颈扩张治疗。

3. 肿瘤　卵巢肿瘤一经确诊应予手术治疗。对于垂体肿瘤患者,应根据肿瘤部位、大小及性质确定治疗方案。催乳激素瘤常采用药物治疗,手术多用于药物治疗无效或巨腺瘤产生压迫症状者。其他中枢神经系统肿瘤多采用手术和/或放疗。含 Y 染色体的高促性腺激素闭经者,性腺易发生肿瘤,应行手术治疗。

细目三　多囊卵巢综合征

要点一　临床表现

1. 月经失调　多表现为月经稀发或闭经。闭经前常有经量过少或月经稀发。

2. 不孕　生育期妇女因排卵障碍导致不孕。

3. 多毛、痤疮　是高雄激素血症最常见的表现。出现不同程度多毛，以阴毛为主，阴毛浓密且呈男性型倾向，延及肛周、腹股沟或腹中线，也有上唇细须或乳晕周围有长毛出现等。油脂性皮肤及痤疮常见，与体内雄激素积聚刺激皮脂腺分泌旺盛有关。

4. 肥胖　50%以上患者肥胖。肥胖与胰岛素抵抗、雄激素过多、游离睾酮比例增加及与瘦素抵抗有关。

5. 黑棘皮症　阴唇、颈背部、腋下、乳房下和腹股沟等处皮肤皱褶部位出现灰褐色色素沉着，呈对称性，皮肤增厚，质地柔软。

要点二　诊断

1. 稀发排卵或无排卵。

2. 高雄激素的临床表现和/或高雄激素血症。

3. 卵巢多囊改变：超声提示一侧或双侧卵巢直径2~9mm的卵泡≥12个，和/或卵巢体积≥10mL。

3项中符合2项并排除其他高雄激素病因，先天性肾上腺皮质增生、库欣综合征、分泌雄激素的肿瘤。血LH增高、LH/FSH比值增高是非肥胖型多囊卵巢综合征的特征。对肥胖型多囊卵巢综合征，应检查有无胰岛素抵抗、糖耐量异常和异常脂质血症。

要点三　西医治疗

（一）一般治疗

对肥胖型多囊卵巢综合征患者，应控制饮食和增加运动，降低体重和腰围，可增加胰岛素敏感性，降低胰岛素、睾酮水平，从而恢复排卵及生育功能。

（二）药物治疗

1. 调节月经周期　定期合理应用药物，对抗雌激素作用并控制月经周期，这些非常重要。

（1）口服避孕药：为雌孕激素联合周期疗法，孕激素通过负反馈抑制垂体LH异常高分泌，减少卵巢产生雄激素，并可直接作用于子宫内膜，抑制子宫内膜过度增生和调节月经周期。雌激素可促进肝脏产生性激素结合球蛋白（SHBG），导致游离睾酮减少。常用口服短效避孕药，周期性服用，疗程一般为3~6个月，可重复使用。能有效抑制毛发生长和治疗痤疮。

（2）孕激素后半周期疗法：可调节月经并保护子宫内膜。对LH过高分泌同样有抑制作用。亦可达到恢复排卵效果。

2. 降低血雄激素水平

（1）糖皮质类固醇：适用于多囊卵巢综合征的雄激素过多为肾上腺来源或肾上腺和卵巢混合来源者。常用药物为地塞米松，每晚0.25mg，口服，能有效抑制脱氢表雄酮硫酸盐浓度。剂量不宜超过每日0.5mg，以免过度抑制垂体-肾上腺轴功能。

（2）环丙孕酮：为17-羟孕酮类衍生物，具有很强的抗雄激素作用，能抑制垂体促性腺激素的分泌，使体内睾酮水平降低。与炔雌醇组成口服避孕药，对降低高雄激素血症和治疗高雄激素体征有效。

（3）螺内酯：是醛固酮受体的竞争性抑制剂，抗雄激素机制是抑制卵巢和肾上腺合成雄激素，增强雄激素分解，并有在毛囊竞争雄激素受体的作用。抗雄激素剂量为每日40~200mg，治疗多毛需用药6~9个月。出现月经不规则，可与口服避孕药联合应用。

3. 改善胰岛素抵抗　对肥胖或有胰岛素抵抗患者常用胰岛素增敏剂。二甲双胍可抑制肝脏合成葡萄糖，增加外周组织对胰岛素的敏感性。通过降低血胰岛素纠正患者高雄激素状态，改善卵巢排卵功能，提高促排卵治疗效果。常用剂量为每次口服500mg，每日2~3次。

4. 诱发排卵　对有生育要求的患者在生活方式调整、抗雄激素和改善胰岛素抵抗等基础治疗后，进行促排卵治疗。氯米芬为一线促排卵药物，氯米芬抵抗患者可给予二线促排卵药物。诱发排卵时易发生卵巢过度刺激综合征，需严密监测，加强预防措施。

（三）手术治疗

1. 腹腔镜下卵巢打孔术　对LH和游离睾

酮升高者效果较好。在腹腔镜下对多囊卵巢应用电针或激光打孔，每侧卵巢打孔 4 个为宜，可获得 90% 的排卵率和 70% 的妊娠率。

2. 卵巢楔形切除术 将双侧卵巢各楔形切除 1/3，可降低雄激素水平，减轻多毛症状，提高妊娠率。术后卵巢周围粘连发生率较高，临床已不常用。

要点四 中医治疗

(一) 分证论治

辨证施治根据中医理论审证求因，本病责之于肾、肝、脾三脏，故临床常分为肾虚、痰湿阻滞、气滞血瘀、肝经湿热等证型辨证论治。

1. 肾虚证

主要证候：月经迟至，月经周期延迟，经量少，色淡质稀，渐至经闭，或月经周期紊乱，经量多或淋漓不净；或婚久不孕，腰腿酸软，头晕耳鸣，面色不华，身疲倦怠，畏寒，便溏；舌淡苔薄，脉沉细。

治法：益肾调冲。

方药：右归丸(方见崩漏)加石楠叶、仙茅。

2. 痰湿阻滞证

主要证候：月经周期延后，经量少，色淡质黏稠，渐致闭经，或婚久不孕，带下量多，胸闷泛恶，形体丰满或肥胖，喉间多痰，毛发浓密，神疲肢重，苔白腻，脉滑或沉滑。

治法：化痰燥湿，活血调经。

方药：苍附导痰丸(方见月经过少)加桃仁、当归、红花、夏枯草。

3. 气滞血瘀证

主要证候：月经周期延后，经量多或少，经期淋漓不净，色暗红，质稠或有血块，渐致闭经，或婚久不孕；伴乳房胀痛，小腹胀痛拒按，胸胁胀痛；舌暗红或有瘀点，苔薄，脉沉涩。

治法：理气活血，祛瘀通经。

方药：膈下逐瘀汤(方见痛经)。

4. 肝经湿热证

主要证候：月经稀发，月经稀少或闭经，或月经紊乱，婚久不孕；体形壮实，毛发浓密，面部痤疮，经前乳房胀痛，大便秘结；苔薄黄，脉弦或弦数。

治法：泻肝清热，除湿调经。

方药：龙胆泻肝汤。

(二) 辨病论治

根据本病特点及病因病机拟专方随证加减或中药周期治疗。如有学者报道用龙胆泻肝汤治疗本病 40 例，每日 1 剂，大便秘结者酌加大黄、芒硝，或用当归龙荟丸；行经期停服或服活血通经药物，连续治疗 3 个月以上，获得满意疗效。也有报道认为本病以脾肾虚弱为本，以自拟健脾益肾化痰汤为主，随证加减，日服 1 剂，7 剂为 1 疗程。共 30 例。治愈 24 例，好转 4 例，无效 2 例。

细目四 复发性流产

要点一 概述

妊娠不足 28 周、胎儿体重不足 1000g 而终止者，称为流产。妊娠 12 周前终止者，称为早期流产；妊娠 12 周至不足 28 周终止者，称为晚期流产。流产分为自然流产和人工流产。自然流产占妊娠总数的 10%~15%，其中早期流产占 80% 以上。

要点二 病因

病因包括胚胎因素、母体因素、免疫功能异常和环境因素。

(一) 胚胎因素

染色体异常是早期流产最常见的原因，半数以上与胚胎染色体异常有关。染色体异常包括数目异常和结构异常。除遗传因素外，感染、药物等因素也可引起胚胎染色体异常。若发生流产，多为空孕囊或已退化的胚胎。少数至妊娠足月可能娩出畸形儿，或有代谢及功能缺陷。

(二) 母体因素

1. 全身性疾病 孕妇患全身性疾病(如严重感染、高热疾病等)刺激子宫强烈收缩导致流产；引发胎儿缺氧(如严重贫血或心力衰竭)、胎儿死亡(如细菌毒素和某些病毒，如巨细胞病毒、单纯疱疹病毒经胎盘进入胎儿血液循环)或胎盘梗死(如孕妇患慢性肾炎或高血压)均可导致流产。

2. 生殖器官异常 子宫畸形(如子宫发育不良、双子宫、子宫纵隔等)、子宫肿瘤(如黏膜下肌瘤等)均可影响胚胎着床发育而导致流产。宫颈重度裂伤、宫颈内口松弛引发胎膜早破而发生晚期自然流产。

3. 内分泌异常　黄体功能不足、甲状腺功能减退、严重糖尿病血糖未能控制等，均可导致流产。

4. 强烈应激与不良习惯　妊娠期无论严重的躯体（如手术、直接撞击腹部、性交过频）或心理（过度紧张、焦虑、恐惧、忧伤等精神创伤）的不良刺激均可导致流产。孕妇过量吸烟、酗酒，过量饮咖啡，使用海洛因等毒品，均有导致流产的报道。

（三）免疫功能异常

胚胎及胎儿属于同种异体移植物。母体对胚胎及胎儿的免疫耐受是胎儿在母体内得以生存的基础。若孕妇于妊娠期间对胎儿免疫耐受降低可致流产，如父方的人白细胞抗原、胎儿抗原、母胎血型抗原不合，母体抗磷脂抗体过多、抗精子抗体存在、封闭抗体不足等，均是引发流产的危险因素。

（四）环境因素

过多接触放射线和砷、铅、甲醛、苯、氯丁二烯、氧化乙烯等化学物质，均可能引起流产。

要点三　临床类型

1. 先兆流产　指妊娠28周前先出现少量阴道流血，常为暗红色或血性白带，无妊娠物排出，随后出现阵发性下腹痛或腰背痛。妇科检查宫颈口未开，胎膜未破，子宫大小与停经周数相符。经休息及治疗后症状消失，可继续妊娠，若阴道流血量增多或下腹痛加剧，可发展为难免流产。

2. 难免流产　指流产不可避免。在先兆流产基础上，阴道流血量增多，阵发性下腹痛加剧，或出现阴道流液（胎膜破裂）。妇科检查宫颈口已扩张，有时可见胚胎组织或胎囊堵塞于宫颈口内，子宫大小与停经周数基本相符或略小。

3. 不全流产　难免流产继续发展，部分妊娠物排出宫腔，且部分残留于宫腔内或嵌顿于宫颈口处，或胎儿排出后胎盘滞留宫腔或嵌顿于宫颈口，影响子宫收缩，导致大量出血，甚至发生休克。妇科检查见宫颈口已扩张，宫颈口有妊娠物堵塞及持续性血液流出，子宫小于停经周数。

4. 完全流产　指妊娠物已全部排出，阴道流血逐渐停止，腹痛逐渐消失。妇科检查宫颈口已关闭，子宫接近正常大小。

此外，流产有3种特殊情况。①稽留流产：又称过期流产。指胚胎或胎儿已死亡，滞留宫腔内未能及时自然排出者。典型表现为早孕反应消失，有先兆流产症状或无任何症状，子宫不再增大反而缩小。若已到中期妊娠，孕妇腹部不见增大，胎动消失。妇科检查宫颈口未开，子宫较停经周数小，质地不软，未闻及胎心。②习惯性流产：指连续自然流产3次及3次以上者。近年常用复发性流产取代习惯性流产，改为连续2次及2次以上的自然流产。每次流产多发生于同一妊娠月份，其临床经过与一般流产相同。③流产合并感染：流产过程中，若阴道流血时间长，有组织残留于宫腔内或非法堕胎，有可能引起宫腔感染，常为厌氧菌及需氧菌混合感染，严重感染可扩展至盆腔、腹腔，甚至全身，并发盆腔炎、腹膜炎、败血症及感染性休克。

要点四　处理

确诊流产后，应根据自然流产的不同类型进行相应处理。

1. 先兆流产　卧床休息，禁性生活，必要时给予对胎儿危害小的镇静剂。黄体功能不足者可肌内注射黄体酮注射液10~20mg，每日或隔日一次，也可口服维生素E保胎治疗，甲状腺功能减退者可口服小剂量甲状腺片。经治疗2周，若阴道流血停止，B型超声提示胚胎存活，可继续妊娠。若临床症状加重，B型超声发现胚胎发育不良，β-HCG持续不升或下降，表明流产不可避免，应终止妊娠。此外，应重视心理治疗，使其情绪安定，增强信心。

2. 难免流产　一旦确诊，应尽早使胚胎及胎盘组织完全排出。早期流产应及时行刮宫术，对妊娠物应仔细检查，并送病理检查。晚期流产时，子宫较大，出血较多，可将缩宫素10~20U加于5%葡萄糖注射液500mL中静脉滴注，促进子宫收缩。当胎儿及胎盘排出后检查是否完全，必要时刮宫以清除宫腔内残留的妊娠物。应给予抗生素预防感染。

3. 不全流产　一经确诊，应尽快行刮宫术或钳刮术，清除宫腔内残留组织。阴道大量出血伴休克者，应同时输血输液，并给予抗生素预防感染。

4. 完全流产　流产症状消失，B型超声检查证实宫腔内无残留物，若无感染征象，不需特殊处理。

5. 稽留流产 处理较困难。胎盘组织机化,与子宫壁紧密粘连,致使刮宫困难。稽留时间过长可能发生凝血功能障碍,导致弥散性血管内凝血(DIC),造成严重出血。处理前应查血常规、出凝血时间、血小板计数、血纤维蛋白原、凝血酶原时间、凝血块收缩试验及血浆鱼精蛋白副凝试验(3P 试验)等,并做好输血准备。若凝血功能正常,先口服炔雌醇 1mg,每日 2 次,连用 5 日,或苯甲酸雌二醇 2mg 肌内注射,每日 2 次,连用 3 日,可提高子宫肌对缩宫素的敏感性。子宫 <12 孕周者,可行刮宫术,术中肌内注射缩宫素,手术应特别小心,避免子宫穿孔,一次不能刮净,于 5~7 日后再次刮宫。子宫 >12 孕周者,应静脉滴注缩宫素,促使胎儿、胎盘排出。若出现凝血功能障碍,应尽早使用肝素、纤维蛋白原,输新鲜血、新鲜冰冻血浆等,待凝血功能好转后,再行刮宫。

6. 复发性流产 染色体异常夫妇应于孕前进行遗传咨询,确定是否可以妊娠;女方通过妇科检查、子宫输卵管造影及宫腔镜检查明确子宫有无畸形与病变,有无宫颈内口松弛等。宫颈内口松弛者应在妊娠前行宫颈内口修补术,或于孕 12~18 周行宫颈内口环扎术,术后定期随诊,提前住院,待分娩发动前拆除缝线。若环扎术后有流产征象,治疗失败,应及时拆除缝线,以免造成宫颈撕裂。当原因不明的复发性流产妇女出现妊娠征兆时,应及时补充维生素 E、肌内注射黄体酮注射液 10~20mg,每日 1 次,或肌内注射绒促性素 3000U,隔日 1 次,用药直至妊娠 10 周或超过以往发生流产的月份,应安定患者情绪并嘱卧床休息,禁性生活。

7. 流产合并感染 治疗原则为控制感染的同时尽快清除宫内残留物。若阴道流血不多,先选用广谱抗生素 2~3 日,待感染控制后再行刮宫。若阴道流血量多,静脉滴注抗生素及输血的同时,先用卵圆钳将宫腔内残留大块组织夹出,使出血减少,切不可用刮匙全面搔刮宫腔,以免造成感染扩散。术后应继续用广谱抗生素,待感染控制后再行彻底刮宫。若已合并感染性休克者,应积极进行抗休克治疗,病情稳定后再行彻底刮宫。若感染严重或盆腔脓肿形成,应行手术引流,必要时切除子宫。

细目五 异位妊娠

要点一 概述

受精卵在子宫体腔以外着床称为异位妊娠,习称宫外孕。异位妊娠依受精卵在子宫体腔外种植部位不同而分为:输卵管妊娠、卵巢妊娠、腹腔妊娠、阔韧带妊娠、宫颈妊娠。

异位妊娠是妇产科常见的急腹症,发病率约 1%,是孕产妇的主要死亡原因之一。以输卵管妊娠最常见,约占异位妊娠的 95%,其中壶腹部妊娠最多见,约占 78%,其次为峡部、伞部,间质部妊娠较少见。

要点二 输卵管妊娠的病因

1. 输卵管炎症 是异位妊娠的主要病因。可分为输卵管黏膜炎和输卵管周围炎。输卵管黏膜炎轻者可使黏膜皱褶粘连,管腔变窄,或使纤毛功能受损,从而导致受精卵在输卵管内运行受阻而于该处着床。输卵管周围炎病变主要在输卵管浆膜层或浆肌层,常造成输卵管周围粘连,输卵管扭曲,管腔狭窄,蠕动减弱,影响受精卵运行。

2. 输卵管手术史 输卵管绝育史及手术史者,输卵管妊娠的发生率为 10%~20%。尤其是腹腔镜下电凝输卵管及硅胶环套术绝育,可因输卵管瘘或再通而导致输卵管妊娠。曾因不孕接受输卵管粘连分离术、输卵管成形术(输卵管吻合术或输卵管造口术)者,再妊娠时输卵管妊娠的可能性亦增加。

3. 输卵管发育不良或功能异常 输卵管过长、肌层发育差、黏膜纤毛缺乏、双输卵管、输卵管憩室或有输卵管副伞等,均可造成输卵管妊娠。

4. 辅助生殖技术 近年由于辅助生殖技术的应用,输卵管妊娠发生率增加,既往少见的异位妊娠,如卵巢妊娠、宫颈妊娠、腹腔妊娠的发生率增加。1998 年美国报道,因助孕技术应用所致输卵管妊娠的发生率为 2.8%。

5. 避孕失败 宫内节育器避孕失败,发生异位妊娠的机会较大。

6. 其他 子宫肌瘤或卵巢肿瘤压迫输卵管,影响输卵管管腔通畅,使受精卵运行受阻。输卵管子宫内膜异位可增加受精卵着床于输卵管的可能性。

要点三 输卵管妊娠的临床表现

（一）症状

典型症状为停经后腹痛与阴道流血。

1. 停经 除输卵管间质部妊娠停经时间较长外，多有6~8周停经史。有20%~30%患者无停经史，将异位妊娠时出现的不规则阴道流血误认为月经，或由于月经过期仅数日而不认为是停经。

2. 腹痛 是输卵管妊娠患者的主要症状。在输卵管妊娠发生流产或破裂之前，由于胚胎在输卵管内逐渐增大，常表现为一侧下腹部隐痛或酸胀感。当发生输卵管妊娠流产或破裂时，突感一侧下腹部撕裂样疼痛，常伴有恶心、呕吐。若血液局限于病变区，主要表现为下腹部疼痛，当血液积聚于直肠子宫陷凹时，可出现肛门坠胀感。随着血液由下腹部流向全腹，疼痛可由下腹部向全腹部扩散，血液刺激膈肌，可引起肩胛部放射性疼痛及胸部疼痛。

3. 阴道流血 胚胎死亡后，常有不规则阴道流血，色暗红或深褐，量少呈点滴状，一般不超过月经量，少数患者阴道流血量较多，类似月经。阴道流血可伴有蜕膜管型或蜕膜碎片排出，系子宫蜕膜剥离所致。阴道流血一般在病灶去除后方能停止。

4. 晕厥与休克 由于腹腔内出血及剧烈腹痛，轻者出现晕厥，严重者出现失血性休克。出血量越多越快，症状出现越迅速越严重，但与阴道流血量不成正比。

5. 腹部包块 输卵管妊娠流产或破裂时所形成的血肿时间较久者，由于血液凝固并与周围组织或器官（如子宫、输卵管、卵巢、肠管或大网膜等）发生粘连形成包块，包块较大或位置较高者，腹部可扪及。

（二）体征

1. 一般情况 腹腔内出血较多时，患者呈贫血貌。可出现面色苍白、脉快而细弱、血压下降等休克表现。通常体温正常，休克时体温略低，腹腔内血液吸收时体温略升高，但不超过38℃。

2. 腹部检查 下腹有明显压痛及反跳痛，尤以患侧为著，但腹肌紧张轻微。出血较多时，叩诊有移动性浊音。有些患者下腹可触及包块，若反复出血并积聚，包块可不断增大变硬。

3. 盆腔检查 阴道内常有来自宫腔的少许血液。输卵管妊娠未发生流产或破裂者，除子宫略大较软外，仔细检查可触及胀大的输卵管并有轻度压痛。输卵管妊娠流产或破裂者，阴道后穹隆饱满，有触痛。宫颈举痛或摇摆痛，此为输卵管妊娠的主要体征之一，是因加重对腹膜的刺激所致。内出血多时，检查子宫有漂浮感。子宫一侧或其后方可触及肿块，其大小、形状、质地常有变化，边界多不清楚，触痛明显。病变持续较久时，肿块机化变硬，边界亦渐清楚。输卵管间质部妊娠时，子宫大小与停经月份基本符合，但子宫不对称，一侧角部突出，破裂所致的征象与子宫破裂极相似。

要点四 输卵管妊娠的诊断及鉴别诊断

（一）诊断

输卵管妊娠未发生流产或破裂时，临床表现不明显，诊断较困难，需采用辅助检查方能确诊。输卵管妊娠流产或破裂后，诊断多无困难。如有困难应严密观察病情变化，若阴道流血淋漓不断，腹痛加剧，盆腔包块增大，血红蛋白呈下降趋势等，有助于确诊。必要时可采用下列检查方法协助诊断。

1. 血β-HCG测定 血β-HCG测定是早期诊断异位妊娠的重要方法。异位妊娠时，患者体内HCG水平较宫内妊娠低。

2. 超声诊断 B型超声显像有助于诊断异位妊娠。阴道B型超声检查较腹部B型超声检查准确性高。异位妊娠的声像特点：宫腔内空虚，宫旁出现低回声区，其内探及胚芽及原始心管搏动。

3. 阴道后穹隆穿刺 是一种简单可靠的诊断方法，适用于疑有腹腔内出血的患者。腹腔内出血最易积聚于直肠子宫陷凹，即使血量不多，也能经阴道后穹隆穿刺抽出血液。抽出暗红色不凝血液，说明有血腹症存在。陈旧性宫外孕时，可抽出小块或不凝固的陈旧血液。若穿刺针头误入静脉，则血液较红，将标本放置10分钟左右即可凝结。无内出血、内出血量很少、血肿位置较高或直肠子宫陷凹有粘连时，可能抽不出血液，因此阴道后穹隆穿刺阴性不能否定输卵管妊娠存在。

4. 腹腔镜检查 腹腔镜检查不再是异位妊娠诊断的“金标准”，且有3%~4%的患者因妊娠囊过小而被漏诊，也可能因输卵管扩张和颜色改变而误诊为异位妊娠。目前很少将腹腔镜作为检查的手段,而更多作为手术治疗。

5. 子宫内膜病理检查 目前很少依靠诊断性刮宫协助诊断,诊刮仅适用于阴道流血较多的患者,目的在于排除同时合并宫内妊娠流产。将宫腔排出物或刮出物进行病理检查,切片中见到绒毛,可诊断为宫内妊娠;仅见蜕膜未见绒毛,有助于诊断异位妊娠。

(二) 鉴别诊断

1. 流产 停经后出现阴道出血,伴下腹中央阵发性坠痛,出血逐渐增多,色红,有小血块或绒毛;流产可出现休克,但流产的休克程度与外出血成正比;妇科检查宫口稍开,或见组织嵌顿,子宫增大变软;血 HCG 阳性;B 超检查宫内可见妊娠囊或组织残留。

2. 急性输卵管炎 急性输卵管炎无停经史;一侧或两侧下腹持续性疼痛;一般无明显不规则阴道出血;体温明显升高;举宫颈时两侧下腹疼痛,仅在输卵管积水时触及肿块;白细胞升高,血红蛋白正常,血 HCG 阴性;阴道后穹隆穿刺可抽出渗出液或脓液;B 超检查两侧附件低回声区。

3. 急性阑尾炎 急性阑尾炎无停经史;为转移性右下腹痛;无不规则阴道出血;体温明显升高;妇科检查无肿块触及,直肠指检右侧高位压痛;白细胞升高,血红蛋白正常,血 HCG 阴性;B 超检查子宫附件无异常。

4. 黄体破裂 黄体破裂无停经史;于月经后半期或经期,下腹一侧突发性疼痛;无不规则阴道出血;妇科检查一侧附件增厚压痛或触及肿块;血 HCG 阴性;B 超检查仅见一侧附件低回声区及盆腔积液。

5. 卵巢囊肿蒂扭转 卵巢囊肿蒂扭转无停经史;下腹一侧突发性疼痛;妇科检查宫颈举痛,卵巢肿块边缘清晰,蒂部触痛明显;血 HCG 阴性;B 超检查一侧附件低回声区,边缘清晰,有条索状蒂。

要点五 输卵管妊娠的治疗

(一) 期待疗法

少数输卵管妊娠可能发生自然流产或被吸收,症状较轻而无须手术或药物治疗。期待疗法适用于:①疼痛轻微,出血少。②随诊可靠。③无输卵管妊娠破裂证据。④血 β-HCG<1500U/L 且继续下降。⑤输卵管妊娠包块直径 <3cm 或未探及。⑥无腹腔内出血。

在期待过程中应注意生命体征、腹痛变化,并进行 B 型超声和血 β-HCG 监测。若在观察中发现患者血 β-HCG 水平下降不明显或又升高者,或患者出现内出血征象,均应及时改行药物治疗或手术治疗。

(二) 药物治疗

1. 化学药物治疗 主要适用于早期输卵管妊娠,要求保存生育能力的年轻患者。符合下列条件可采用此法:①无药物治疗的禁忌证。②输卵管妊娠未发生破裂或流产。③输卵管妊娠包块直径≤4cm。④血 β-HCG<2000U/L。⑤无明显内出血。

化疗一般采用全身用药,亦可采用局部用药。全身用药常用甲氨蝶呤(MTX),治疗机制是抑制滋养细胞增生,破坏绒毛,使胚胎组织坏死、脱落、吸收。

应用化学药物治疗,未必每例均获成功,故应在 MTX 治疗期间,应用 B 型超声和 β-HCG 进行严密监护,并注意患者的病情变化及药物毒副反应。若用药后 14 日血 β-HCG 下降并连续 3 次阴性,腹痛缓解或消失,阴道流血减少或停止者为显效。若病情无改善,甚至发生急性腹痛或输卵管破裂症状,则应立即进行手术治疗。局部用药可采用在 B 型超声引导下穿刺或在腹腔镜下将甲氨蝶呤直接注入输卵管的妊娠囊内。

2. 中药治疗 中医学认为本病属血瘀少腹,不通则痛的实证。以活血化瘀、消癥为治则,但应严格掌握指征。

(三) 手术治疗

分为保守手术和根治手术。保守手术为保留患侧输卵管,根治手术为切除患侧输卵管。手术治疗适用于:①生命体征不稳定或有腹腔内出血征象者。②诊断不明确者。③异位妊娠有进展者(如血 β-HCG 处于高水平,附件区大包块等)。④随诊不可靠者。⑤期待疗法或药物治疗禁忌证者。

细目六 阴 道 炎

一、滴虫阴道炎

要点一 病原体及病因

滴虫阴道炎是由阴道毛滴虫引起的常见阴道炎。滴虫能消耗或吞噬阴道上皮细胞内的糖原，阻碍乳酸生成，使阴道 pH 升高。滴虫阴道炎患者的阴道 pH 为 5.0~6.5。

要点二 传染方式

1. 经性交直接传播 由于男性感染滴虫后常无症状，易成为感染源。

2. 间接传播 经公共浴池、浴盆、浴巾、游泳池、坐便器、衣物、污染的器械及敷料等传播。

要点三 临床表现

潜伏期为 4~28 日。25%~50% 患者感染初期无症状。主要症状是阴道分泌物增多及外阴瘙痒，间或有灼热、疼痛、性交痛等。分泌物典型特点为稀薄脓性、黄绿色、泡沫状、有臭味。若合并尿道感染，可有尿频、尿痛，有时可见血尿。阴道毛滴虫能吞噬精子，并能阻碍乳酸生成，影响精子在阴道内存活，可致不孕。检查见阴道黏膜充血，严重者有散在出血点，甚至宫颈有出血斑点，形成“草莓样”宫颈，后穹隆有多量白带，呈灰黄色、黄白色稀薄液体或黄绿色脓性分泌物，常呈泡沫状。带虫者阴道黏膜无异常改变。

要点四 诊断

典型病例容易诊断，若在阴道分泌物中找到滴虫即可确诊。最简便的方法是 0.9% 氯化钠溶液湿片法。具体方法是：取温 0.9% 氯化钠溶液一滴放于玻片上，在阴道侧壁取典型分泌物混于 0.9% 氯化钠溶液中，立即在低倍光镜下寻找滴虫。显微镜下可见到呈波状运动的滴虫及增多的白细胞被推移。此方法的敏感性为 60%~70%。对可疑患者，若多次湿片法未能发现滴虫，可送培养，准确性达 98% 左右。取分泌物前 24~48 小时避免性交、阴道灌洗或局部用药，取分泌物时阴道窥器不涂润滑剂，分泌物取出后应及时送检并注意保暖，否则滴虫活动力减弱，造成辨认困难。

要点五 治疗

1. 全身用药 初次治疗可选择甲硝唑 2g，单次口服；或替硝唑 2g，单次口服；或甲硝唑 400mg，每日 2 次，连服 7 日。口服药物的治愈率为 90%~95%。服药后偶见胃肠道反应，如食欲减退、恶心、呕吐。此外，偶见头痛、皮疹、白细胞减少等，一旦发现应停药。甲硝唑用药期间及停药 24 小时内、替硝唑用药期间及停药 72 小时内禁止饮酒，哺乳期用药不宜哺乳。

2. 性伴侣的治疗 滴虫阴道炎主要由性行为传播，性伴侣应同时进行治疗，治疗期间禁止性交。

3. 随访 治疗后无症状者不需随访。对甲硝唑 2g 单次口服治疗失败且排除再次感染者，增加甲硝唑疗程及剂量仍有效。若为初次治疗失败，可重复应用甲硝唑 400mg，每日 2 次，连服 7 日；或替硝唑 2g，单次口服。若治疗仍失败，给予甲硝唑 2g，每日 1 次，连服 5 日，或替硝唑 2g，每日 1 次，连服 5 日。

4. 妊娠合并滴虫阴道炎的治疗 甲硝唑 2g 顿服，或甲硝唑 400mg，每日 2 次，连服 7 日。应用甲硝唑时，最好取得患者及其家属的知情同意。

5. 治疗中的注意事项 有复发症状的病例多数为重复感染，为避免重复感染，内裤及洗涤用的毛巾应煮沸 5~10 分钟以消灭病原体，并应对其性伴侣进行治疗。因滴虫阴道炎可合并其他性传播疾病，应注意有无其他性传播疾病。

二、外阴阴道假丝酵母菌病（VVC）

要点一 病原体及病因

80%~90% 的病原体为白假丝酵母菌，10%~20% 为光滑假丝酵母菌、近平滑假丝酵母菌、热带假丝酵母菌等。酸性环境适宜假丝酵母菌生长，有假丝酵母菌感染的阴道 pH 多在 4.0~4.7，通常 <4.5。白假丝酵母菌为双相菌，有酵母相和菌丝相，酵母相为芽生孢子，在无症状寄居及传播中起作用，菌丝相为芽生孢子伸长成假菌丝，侵袭组织能力加强。假丝酵母菌对热的抵抗力不强，加热至 60℃ 1 小时即死亡，

但对干燥、日光、紫外线及化学制剂等抵抗力较强。

白假丝酵母菌为机会致病菌,10%~20%的非孕妇女及30%的孕妇阴道中有此菌寄生,但菌量极少,呈酵母相,并不引起症状。只有在全身及阴道局部细胞免疫能力下降、假丝酵母菌大量繁殖并转变为菌丝相,才出现症状。常见发病诱因有:应用广谱抗生素、妊娠、糖尿病、大量应用免疫抑制剂。其他诱因有胃肠道假丝酵母菌、应用含高剂量雌激素的避孕药、穿紧身化纤内裤及肥胖。

要点二 传染方式

1. 主要为内源性传染,假丝酵母菌除作为机会致病菌寄生于阴道外,也可寄生于人的口腔、肠道,一旦条件适宜可引起感染。这3个部位的假丝酵母菌可互相传染。

2. 少部分患者可通过性交直接传染。

3. 极少通过接触污染的衣物间接传染。

要点三 临床表现

主要表现为外阴瘙痒、灼痛、性交痛及尿痛,部分患者阴道分泌物增多。尿痛特点是排尿时尿液刺激水肿的外阴及前庭导致疼痛。分泌物由脱落上皮细胞和菌丝体、酵母菌和假菌丝组成,其特征为白色稠厚,呈凝乳或豆腐渣样。妇科检查可见外阴红斑、水肿,常伴有抓痕,严重者可见皮肤皲裂、表皮脱落。阴道黏膜红肿,小阴唇内侧及阴道黏膜附有白色块状物,擦除后露出红肿黏膜面,急性期还可能见到糜烂及浅表溃疡。

目前,根据其流行情况、临床表现、微生物学、宿主情况分为单纯性VVC和复杂性VVC。单纯性VVC的特点是散发或非经常发作,临床表现轻到中度,主要是白假丝酵母菌致病,患者的免疫功能正常。复杂性VVC的特点是反复发作,临床表现重,主要由非白假丝酵母菌致病,患者的免疫功能低下,或应用免疫抑制剂,或为糖尿病、妊娠。

要点四 诊断

对有阴道炎症状或体征的妇女,若在阴道分泌物中找到假丝酵母菌的芽生孢子或假菌丝即可确诊。可用0.9%氯化钠溶液湿片法或10%氢氧化钾溶液湿片法或革兰染色检查分泌物中的芽生孢子和假菌丝。由于10%氢氧化钾溶液可溶解其他细胞成分,假丝酵母菌检出率高于0.9%氯化钠溶液。若有症状而多次湿片检查为阴性,或为顽固病例,为确诊是否为非白假丝酵母菌感染,可采用培养法。pH测定具有重要鉴别意义,若pH<4.5,可能为单纯假丝酵母菌感染;若pH>4.5且涂片中有多量白细胞,可能存在混合感染。

要点五 治疗

(一)消除诱因

若有糖尿病应给予积极治疗,及时停用广谱抗生素、雌激素及皮质类固醇激素。勤换内裤,用过的内裤、盆及毛巾均应用开水烫洗。

(二)单纯性VVC的治疗

可局部用药,也可全身用药,主要以局部短疗程抗真菌药物为主。全身用药与局部用药的疗效相似,治愈率80%~90%。唑类药物的疗效高于制霉菌素。

1. 局部用药 可选用下列药物放于阴道内。

(1)咪康唑栓剂:每晚1粒(200mg),连用7日;或每晚1粒(400mg),连用3日;或1粒(1200mg),单次用药。

(2)克霉唑栓剂:每晚1粒(150mg),塞入阴道深部,连用7日;或每日早、晚各1粒(150mg),连用3日;或1粒(500mg),单次用药。

(3)制霉菌素栓剂:每晚1粒(10万U),连用10~14日。

2. 全身用药 对不能耐受局部用药者、未婚妇女及不愿采用局部用药者,可选用口服药物。常用药物:氟康唑150mg,顿服。也可选用伊曲康唑每次200mg,每日1次,连用3~5日;或采用1日疗法,400mg分2次口服。

(三)复杂性VVC的治疗

1. 严重VVC 无论局部用药还是口服药物均应延长治疗时间。若为局部用药,延长为7~14日;若口服氟康唑150mg,则72小时后加服1次。

2. 复发性外阴阴道假丝酵母菌病(RVVC)的治疗 一年内有症状并经真菌学证实的VVC发作4次或以上,称为RVVC,发生率约5%。多数患者复发机制不明确。抗真菌治疗分为初始治疗及维持治疗。初始治疗若为局部治疗,延长治疗时间为7~14日;若口服氟康唑150mg,则第4日、第7日各加服1次。常用的维持治疗：氟康唑 150mg，每周 1 次，共 6 个月；或克霉唑栓剂 500mg，每周 1 次，连用 6 个月；或选用其他局部唑类药物间断应用。在治疗前应进行真菌培养确诊。治疗期间定期复查监测疗效及药物不良反应，一旦发现不良反应，立即停药。

3. 妊娠合并外阴阴道假丝酵母菌病的治疗　局部治疗为主，7 日疗法效果佳，禁用口服唑类药物。

（四）性伴侣治疗

无须对性伴侣进行常规治疗。约 15% 的男性与女性患者接触后患有龟头炎，对有症状男性应进行假丝酵母菌检查及治疗，预防女性重复感染。

（五）随访

若症状持续存在或诊断后 2 个月内复发者，需再次复诊。

三、细菌性阴道病

要点一　病原体及病因

细菌性阴道病为阴道内正常菌群失调所致的一种混合感染，但临床及病理特征无炎症改变。正常阴道内以产生过氧化氢的乳杆菌占优势。细菌性阴道病时，阴道内能产生过氧化氢的乳杆菌减少，导致其他细菌大量繁殖，主要有加德纳菌、厌氧菌及人型支原体，其中以厌氧菌居多，厌氧菌数量可增加 100~1000 倍。促使阴道菌群发生变化的原因仍不清楚，推测可能与频繁性交或阴道灌洗使阴道碱化有关。

要点二　临床表现

10%~40% 患者无临床症状，有症状者主要表现为阴道分泌物增多，有鱼腥臭味，尤其性交后加重，可伴有轻度外阴瘙痒或烧灼感。分泌物呈鱼腥臭味是由于厌氧菌繁殖的同时可产生胺类物质所致。检查见阴道黏膜无充血的炎症表现，分泌物特点为灰白色，均匀一致，稀薄，常黏附于阴道壁，但黏度很低，容易将分泌物从阴道壁拭去。

细菌性阴道病除导致阴道炎症外，还可引起其他不良结局，如妊娠期细菌性阴道病可导致绒毛膜羊膜炎、胎膜早破、早产，非孕妇女可引起子宫内膜炎、盆腔炎、子宫切除术后阴道断端感染。

要点三　诊断

下列 4 项中有 3 项阳性即可临床诊断为细菌性阴道病。

1. 匀质、稀薄、白色阴道分泌物，常黏附于阴道壁。

2. 线索细胞阳性。取少许阴道分泌物放在玻片上，加一滴 0.9% 氯化钠溶液混合，高倍显微镜下寻找线索细胞，与滴虫阴道炎不同的是白细胞极少。线索细胞即阴道脱落的表层细胞，于细胞边缘黏附颗粒状物，即各种厌氧菌，尤其是加德纳菌，细胞边缘不清。

3. 阴道分泌物 pH>4.5。

4. 胺试验（whiff test）阳性。取阴道分泌物少许放在玻片上，加入 10% 氢氧化钾溶液 1~2 滴，产生烂鱼肉样腥臭气味，系因胺遇碱释放氨所致。

除临床诊断标准外，还可应用革兰染色，根据各种细菌的相对浓度进行诊断。细菌性阴道病为正常菌群失调，细菌定性培养在诊断中意义不大。

要点四　治疗

治疗原则为选用抗厌氧菌药物，主要有甲硝唑、克林霉素。甲硝唑抑制厌氧菌生长，不影响乳杆菌生长，是较理想的治疗药物，但对支原体效果差。

1. 口服药物　首选甲硝唑 400mg，每日 2 次，口服，共 7 日；或克林霉素 300mg，每日 2 次，连服 7 日。

2. 局部药物治疗　含甲硝唑栓剂，每晚 1 次，连用 7 日；或 2% 克林霉素软膏阴道涂布，每次 5g，每晚 1 次，连用 7 日。口服药物与局部用药疗效相似，治愈率 80% 左右。

3. 妊娠期细菌性阴道病的治疗　由于本病与不良妊娠结局如绒毛膜羊膜炎、胎膜早破、早产有关，任何有症状的细菌性阴道病孕妇及无症状的高危孕妇（有胎膜早破、早产史）均需治疗。由于本病在妊娠期有合并上生殖道感染的可能，多选择口服用药，甲硝唑 200mg，每日 3 次，连服 7 日，或克林霉素 300mg，每日 2 次，连服 7 日。

4. 随访　治疗后无症状者不需常规随访。细菌性阴道病复发较常见，对症状持续或症状重复出现者，应告知患者复诊，接受治疗。可选择与初次治疗不同的药物。

四、萎缩性阴道炎

要点一　病因

萎缩性阴道炎常见于自然绝经及人工绝经后妇女，也可见于产后闭经或药物假绝经治疗的妇女。因卵巢功能衰退，雌激素水平降低，阴道壁萎缩，黏膜变薄，上皮细胞内糖原减少，阴道内 pH 增高，多为 5.0~7.0，嗜酸性的乳杆菌不再为优势菌，局部抵抗力降低，其他致病菌过度繁殖或容易入侵引起炎症。

要点二　临床表现

主要症状为外阴灼热不适、瘙痒及阴道分泌物增多。阴道分泌物稀薄，呈淡黄色，感染严重者呈脓血性白带。由于阴道黏膜萎缩，可伴有性交痛。检查见阴道呈萎缩性改变，上皮皱襞消失，萎缩，菲薄。阴道黏膜充血，有散在小出血点或点状出血斑，有时见浅表溃疡。溃疡面可与对侧粘连，严重时造成狭窄甚至闭锁，炎症分泌物引流不畅形成阴道积脓或宫腔积脓。

要点三　诊断

根据绝经、卵巢手术史、盆腔放射治疗史或药物性闭经史及临床表现，诊断一般不难，但应排除其他疾病才能诊断。应取阴道分泌物检查，显微镜下见大量基底层细胞及白细胞而无滴虫及假丝酵母菌。

要点四　治疗

治疗原则为抑制细菌生长，补充雌激素，增强阴道抵抗力。

1. 抑制细菌生长　阴道局部应用抗生素，如甲硝唑 200mg 或诺氟沙星 100mg，放于阴道深部，每日 1 次，7~10 日为 1 疗程。对阴道局部干涩明显者，可应用润滑剂。

2. 增加阴道抵抗力　针对病因，补充雌激素是萎缩性阴道炎的主要治疗方法。雌激素制剂可局部给药，也可全身给药。可用 0.5% 己烯雌酚软膏，或结合雌激素软膏局部涂抹，每日 1~2 次，连用 14 日。全身用药可口服尼尔雌醇，首次 4mg，以后每 2~4 周 1 次，每次 2mg，维持 2~3 个月。对同时需要性激素替代治疗的患者，可给予结合雌激素 0.625mg 和醋酸甲羟孕酮 2mg，也可选用其他雌激素制剂。乳腺癌或子宫内膜癌患者，慎用雌激素制剂。

细目七　盆腔炎性疾病

要点一　病原体及致病特点

1. 外源性病原体　主要为性传播疾病的病原体，如沙眼衣原体、淋病奈瑟球菌。其他有支原体，包括人型支原体、生殖支原体及解脲支原体。

2. 内源性病原体　来自原寄居于阴道内的菌群，包括需氧菌及厌氧菌，可以仅为需氧菌或仅为厌氧菌感染，但以需氧菌及厌氧菌混合感染多见。主要的需氧菌及兼性厌氧菌有金黄色葡萄球菌、溶血性链球菌、大肠埃希菌；厌氧菌有脆弱拟杆菌、消化球菌、消化链球菌。厌氧菌感染的特点是容易形成盆腔脓肿、感染性血栓静脉炎，脓液有粪臭并有气泡。

要点二　感染途径

1. 沿生殖道黏膜上行蔓延　病原体侵入外阴、阴道后，或阴道内的菌群沿宫颈黏膜、子宫内膜、输卵管黏膜蔓延至卵巢及腹腔，是非妊娠期、非产褥期盆腔炎性疾病的主要感染途径。淋病奈瑟球菌、沙眼衣原体及葡萄球菌等，常沿此途径扩散。

2. 经淋巴系统蔓延　病原体经外阴、阴道、宫颈及宫体创伤处的淋巴管侵入盆腔结缔组织及内生殖器其他部分，是产褥感染、流产后感染及放置宫内节育器后感染的主要感染途径。链球菌、大肠埃希菌、厌氧菌多沿此途径蔓延。

3. 经血液循环传播　病原体先侵入人体的其他系统，再经血液循环感染生殖器，为结核菌感染的主要途径。

4. 直接蔓延　腹腔其他脏器感染后，直接蔓延到内生殖器，如阑尾炎可引起右侧输卵管炎。

要点三　高危因素

了解高危因素有利于盆腔炎性疾病的正确诊断及治疗。

1. 年龄　盆腔炎性疾病的高发年龄为 15~25 岁。年轻妇女容易发生盆腔炎性疾病可能与频繁性活动、宫颈柱状上皮生理性向外移动、宫颈黏液机械防御功能较差有关。

2. 性活动　盆腔炎性疾病多发生在性活跃期妇女，尤其是初次性交年龄小、有多个性伴侣、性交过频及性伴侣有性传播疾病者。

3. 下生殖道感染　下生殖道感染和淋病奈瑟球菌性宫颈炎、衣原体性宫颈炎及细菌性阴道病与盆腔炎性疾病的发生密切相关。

4. 宫腔内手术操作后感染　如刮宫术、输卵管通液术、子宫输卵管造影术、宫腔镜检查等，由于手术导致生殖道黏膜损伤、出血、坏死，导致下生殖道内源性菌群的病原体上行感染。

5. 性卫生不良　经期性交、使用不洁月经垫等均可使病原体入侵而引起炎症。此外，低收入群体不注意性卫生保健，阴道冲洗者，盆腔炎性疾病的发生率高。

6. 邻近器官炎症直接蔓延　如阑尾炎、腹膜炎等蔓延至盆腔，病原体以大肠埃希菌为主。

7. 盆腔炎性疾病再次急性发作　盆腔炎性疾病所致的盆腔广泛粘连、输卵管损伤、输卵管防御功能下降，容易造成再次感染，导致急性发作。

要点四　临床表现

可因炎症轻重及范围大小而有不同的临床表现。轻者无症状或症状轻微。常见症状为下腹痛、发热、阴道分泌物增多。腹痛为持续性，活动或性交后加重。若病情严重可有寒战、高热、头痛、食欲缺乏。月经期发病可出现经量增多、经期延长。若有腹膜炎，出现消化系统症状，如恶心、呕吐、腹胀、腹泻等。若有脓肿形成，可有下腹包块及局部压迫刺激症状；包块位于子宫前方可出现膀胱刺激症状，如排尿困难、尿频，若引起膀胱肌炎还可有尿痛等；包块位于子宫后方可有直肠刺激症状；若在腹膜外可致腹泻、里急后重感和排便困难。

患者体征差异较大，轻者无明显异常发现，或妇科检查仅发现宫颈举痛或宫体压痛或附件区压痛。严重病例呈急性病容，体温升高，心率加快，下腹部有压痛、反跳痛及肌紧张，叩诊鼓音明显，肠鸣音减弱或消失。盆腔检查：阴道可见脓性臭味分泌物；宫颈充血、水肿，将宫颈表面分泌物拭净，若见脓性分泌物从宫颈口流出，说明宫颈管黏膜或宫腔有急性炎症。穹隆触痛明显，须注意是否饱满；宫颈举痛；宫体稍大，有压痛，活动受限；子宫两侧压痛明显，若为单纯输卵管炎，可触及增粗的输卵管，压痛明显；若为输卵管积脓或输卵管卵巢脓肿，可触及包块且压痛明显，不活动；宫旁结缔组织炎时，可扪及宫旁一侧或两侧片状增厚，或两侧宫骶韧带高度水肿、增粗，压痛明显；若有盆腔脓肿形成且位置较低时，可扪及后穹隆或侧穹隆有肿块且有波动感，三合诊常能协助进一步了解盆腔情况。

要点五　诊断标准

盆腔炎性疾病的诊断标准(2015 年美国 CDC 诊断标准)为：

(一) 最低标准

宫颈举痛或子宫压痛或附件区压痛。

(二) 附加标准

1. 体温超过 38.3℃（口温）。
2. 宫颈异常黏液脓性分泌物或脆性增加。
3. 阴道分泌物用 0.9% 氯化钠溶液涂片见到大量白细胞。
4. 红细胞沉降率升高。
5. 血 C 反应蛋白升高。
6. 实验室证实的宫颈淋病奈瑟球菌或衣原体阳性。

(三) 特异标准

1. 子宫内膜活检组织学证实子宫内膜炎。
2. 阴道超声或磁共振检查显示输卵管增粗、输卵管积液，伴或不伴有盆腔积液、输卵管卵巢肿块，以及腹腔镜检查发现盆腔炎性疾病征象。

最低诊断标准提示，性活跃的年轻女性或者具有性传播疾病的高危人群若出现下腹痛，并可排除其他引起下腹痛的原因，妇科检查符合最低诊断标准，即可给予经验性抗生素治疗。

附加标准可增加诊断的特异性，多数盆腔炎性疾病患者有宫颈异常黏液脓性分泌物，或阴道分泌物用 0.9% 氯化钠溶液涂片见到白细胞，若宫颈分泌物正常并且镜下见不到白细胞，盆腔炎性疾病的诊断需慎重。

特异标准基本可诊断盆腔炎性疾病，但由于除 B 型超声检查外，均为有创检查或费用较高，特异标准仅适用于一些有选择的病例。腹腔镜诊断盆腔炎性疾病标准包括：①输卵管表面明显充血；②输卵管壁水肿；③输卵管伞端或浆膜面有脓性渗出物。腹腔镜诊断输卵管炎准确率高，并能直接采取感染部位的分泌物进行细菌培养,但临床应用有一定局限性,并非所有怀疑盆腔炎性疾病的患者均能接受这一检查,对轻度输卵管炎的诊断准确性降低。此外,对单独存在的子宫内膜炎无诊断价值。

要点六　盆腔炎性疾病后遗症的临床表现

1. 不孕　输卵管粘连阻塞可致不孕。急性盆腔炎性疾病后不孕发生率为20%~30%。

2. 异位妊娠　盆腔炎性疾病后异位妊娠发生率是正常妇女的8~10倍。

3. 慢性盆腔痛　炎症形成的粘连、瘢痕及盆腔充血常引起下腹部坠胀、疼痛及腰骶部酸痛,常在劳累、性交后及月经前后加剧。

4. 盆腔炎性疾病反复发作　由于盆腔炎性疾病造成输卵管组织结构的破坏,局部防御功能减退,若患者仍处于同样的高危因素,可造成盆腔炎的再次感染导致反复发作。有盆腔炎性疾病病史者,约25%将再次发作。

细目八　子宫肌瘤

要点一　分类

(一)按肌瘤生长部位分类

分为宫体肌瘤(90%)和宫颈肌瘤(10%)。

(二)按肌瘤与子宫肌壁的关系分类

1. 肌壁间肌瘤　占60%~70%,肌瘤位于子宫肌壁间,周围被肌层包围。

2. 浆膜下肌瘤　约占20%,肌瘤向子宫浆膜面生长,并突出于子宫表面,肌瘤表面仅由子宫浆膜覆盖。若肌瘤位于宫体侧壁向宫旁生长,突出于阔韧带两叶之间,称为阔韧带肌瘤。

3. 黏膜下肌瘤　占10%~15%。肌瘤向宫腔方向生长,突出于宫腔,表面仅为黏膜层覆盖。黏膜下肌瘤易形成蒂,在宫腔内生长犹如异物,常引起子宫收缩,肌瘤可被挤出宫颈外口而突入阴道。

各种类型的肌瘤可发生在同一子宫,称为多发性子宫肌瘤。

要点二　肌瘤变性

1. 玻璃样变　又称透明变性,最常见。肌瘤剖面漩涡状结构消失,由均匀透明样物质取代。

2. 囊性变　子宫肌瘤玻璃样变继续发展,肌细胞坏死液化即可发生囊性变,此时子宫肌瘤变软,很难与妊娠子宫或卵巢囊肿区别。肌瘤内出现大小不等的囊腔,其间有结缔组织相隔,数个囊腔也可融合成大囊腔,腔内含清亮无色液体,也可凝固成胶冻状。

3. 红色样变　多见于妊娠期或产褥期,为肌瘤的一种特殊类型坏死,发生机制不清,可能与肌瘤内小血管退行性变引起血栓及溶血、血红蛋白渗入肌瘤内有关。患者可有剧烈腹痛,伴恶心呕吐、发热,白细胞计数升高,检查发现肌瘤迅速增大、压痛。肌瘤剖面为暗红色,如半熟的牛肉,有腥臭味,质软,漩涡状结构消失。

4. 肉瘤样变　肌瘤恶变为肉瘤仅占0.4%~0.8%,多见于年龄较大的妇女。肌瘤在短期内迅速长大或伴有不规则阴道流血者,应考虑有恶变的可能。若绝经后妇女肌瘤增大更应警惕恶变可能。肌瘤恶变后,组织变软且脆,切面灰黄色,似生鱼肉状,与周围组织界限不清。

5. 钙化　多见于蒂部细小、血供不足的浆膜下肌瘤及绝经后妇女的肌瘤。常在脂肪变性后进一步分解成甘油三酯,再与钙盐结合,沉积在肌瘤内。X线摄片可清楚看到钙化阴影。

要点三　临床表现

(一)症状

多无明显症状,仅在体检时偶然发现。症状与肌瘤部位、有无变性相关,而与肌瘤大小、数目关系不大。常见症状有:

1. 经量增多及经期延长　多见于大的肌壁间肌瘤及黏膜下肌瘤,肌瘤使宫腔增大,子宫内膜面积增加并影响子宫收缩。此外,肌瘤可能使肿瘤附近的静脉受挤压,导致子宫内膜静脉丛充血与扩张,从而引起经量增多、经期延长。黏膜下肌瘤伴有坏死感染时,可有不规则阴道流血或血样脓性排液。长期经量增多可继发贫血,出现乏力、心悸等症状。

2. 下腹包块　肌瘤较小时在腹部摸不到肿块,当肌瘤逐渐增大使子宫超过3个月妊娠大时可从腹部触及。巨大的黏膜下肌瘤可脱出于阴道外,患者可因外阴脱出肿物就医。

3. 白带增多　肌壁间肌瘤使宫腔面积增大,内膜腺体分泌增多,并伴有盆腔充血致使白带增多。子宫黏膜下肌瘤一旦感染,可有大量脓样白带。若有溃烂、坏死、出血时，可有血性或脓血性、有恶臭的阴道溢液。

4. 压迫症状　子宫前壁下段肌瘤可压迫膀胱引起尿频、尿急；宫颈肌瘤可引起排尿困难、尿潴留；子宫后壁肌瘤（峡部或后壁）可引起下腹坠胀不适、便秘等症状。阔韧带肌瘤或宫颈巨型肌瘤向侧方发展，嵌入盆腔内压迫输尿管使上泌尿道受阻，形成输尿管扩张甚至发生肾盂积水。

5. 其他　常见下腹坠胀、腰酸背痛，经期加重。可引起不孕或流产。肌瘤红色样变时有急性下腹痛，伴呕吐、发热及肿瘤局部压痛；浆膜下肌瘤蒂扭转可有急性腹痛；子宫黏膜下肌瘤由宫腔向外排出时也可引起腹痛。

（二）体征

与肌瘤大小、位置、数目及有无变性相关。大肌瘤可在下腹部扪及实质性不规则肿块。妇科检查子宫增大，表面有不规则单个或多个结节状突起。浆膜下肌瘤可扪及单个实质性球状肿块，与子宫有蒂相连。黏膜下肌瘤位于宫腔内者子宫均匀增大，脱出于宫颈外口者，窥器检查即可看到宫颈口处有肿物，粉红色，表面光滑，宫颈四周边缘清楚。若伴感染时可有坏死、出血及脓性分泌物。

要点四　治疗

子宫肌瘤的治疗应根据患者年龄、症状和生育要求，以及肌瘤的类型、大小、数目全面考虑。

1. 观察　无症状肌瘤一般不需治疗，特别是近绝经期妇女，绝经后肌瘤多可萎缩。3~6个月随访一次，若出现症状可考虑进一步治疗。

2. 药物治疗　适用于症状轻、近绝经年龄或全身情况不宜手术者。

（1）促性腺激素释放激素类似物（GnRH-α）。采用大剂量连续或长期非脉冲式给药，可抑制卵泡刺激素（FSH）和黄体生成素（LH）分泌，使雌激素降低至绝经后水平，以缓解症状并抑制肌瘤生长使其萎缩，但停药后又逐渐增大。用药后可引起绝经综合征，长期使用可引起骨质疏松等不良反应，故不推荐长期用药。应用指征：①缩小肌瘤以利于妊娠。②术前用药控制症状、纠正贫血。③术前用药缩小肌瘤，降低手术难度，或使经阴道或腹腔镜手术成为可能。④对近绝经妇女，提前过渡到自然绝经，避免手术。一般应用长效制剂，每月1次。

（2）其他药物。米非司酮，每日10mg或12.5mg口服，可作为术前用药或提前绝经使用，但不宜长期使用，子宫内膜长期受雌激素刺激，会增加子宫内膜病变的风险。

3. 手术治疗

（1）手术适应证：①因肌瘤导致月经过多，致继发贫血。②严重腹痛、性交痛或慢性腹痛、有蒂肌瘤扭转引起的急性腹痛。③肌瘤体积大压迫膀胱、直肠等引起相应症状。④因肌瘤造成不孕或反复流产。⑤疑有肉瘤变。

（2）手术方式

1）肌瘤切除术：适用于希望保留生育功能的患者，包括肌瘤经腹剔除、黏膜下肌瘤和突向宫腔的肌壁间肌瘤宫腔镜下切除及突入阴道的黏膜下肌瘤阴道内摘除。术后有残留或复发可能。

2）子宫切除术：适用于不要求保留生育功能或疑有恶变者，包括全子宫切除和次全子宫切除术。术前应行子宫颈细胞学检查，排除子宫颈鳞状上皮内病变或子宫颈癌。发生于围绝经期的子宫肌瘤要注意排除合并子宫内膜癌。

4. 其他治疗

主要适用于不能耐受或不愿手术者，非主流治疗方法。

（1）子宫动脉栓塞术（UAE）：通过阻断子宫动脉及其分支，减少肌瘤的血供，从而延缓肌瘤的生长，缓解症状。但该方法可能引起卵巢功能减退并增加潜在的妊娠并发症的风险，有生育要求的妇女一般不建议使用。

（2）高能聚焦超声（HIFU）：通过物理能量使肌瘤组织坏死，逐渐吸收或瘢痕化，但存在肌瘤残留、复发的可能，并需要除外恶性病变。

（3）子宫内膜切除术（TCRE）：经宫腔镜切除子宫内膜以减少月经量或造成闭经。

细目九　子宫颈上皮内病变

要点一　概述与病因

（一）概述

子宫颈上皮内病变（CIN）是与宫颈浸润癌密切相关的一组癌前病变，它反映宫颈癌发生发展中的连续过程，常发生于25~35岁妇女。CIN具有两种不同结局：一是病变自然消退，很少发展为浸润癌;二是病变具有癌变潜能,可能发展为浸润癌。

（二）病因

流行病学调查发现 CIN 与性活跃、人乳头瘤病毒(HPV)感染、吸烟、性生活过早(<16 岁)、性传播疾病、经济状况低下、口服避孕药和免疫抑制相关。

1. 人乳头瘤病毒感染 接近 90% 的 CIN 患者有 HPV 感染。约 20% 有性生活妇女感染 HPV,但 HPV 感染多不能持久,常可自然消退而无临床症状。当 HPV 感染持续存在时,在吸烟、使用避孕药、性传播疾病等因素作用下,可诱发子宫颈上皮内病变。

2. 宫颈组织学特性 宫颈上皮由宫颈阴道部鳞状上皮和宫颈管柱状上皮组成。

要点二　病理学诊断和分级

子宫颈上皮内病变既往分为 3 级。2014 年《世界卫生组织(WHO)女性生殖器官肿瘤组织学分类》建议使用二级分类法[即低级别鳞状上皮内病变(LSIL)和高级别鳞状上皮内病变(HSIL)]。LSIL 相当于 CINⅠ,HSIL 包括 CINⅢ和大部分 CINⅡ。CINⅡ可用 p16 免疫组化染色进行分流,p16 染色阴性者按 LSIL 处理,阳性者按 HSIL 处理。

LSIL:鳞状上皮基底及副基底样细胞增生,细胞核极性轻度紊乱,有轻度异型性,核分裂象少,局限于上皮下 1/3 层,p16 染色阴性或在上皮内散在点状阳性。

HSIL:细胞核极性紊乱,核浆比例增加,核分裂象增多,异型细胞扩展到上皮下 2/3 层甚至全层,p16 在上皮 >2/3 层面内呈弥漫连续阳性。

要点三　治疗

1. LSIL 60% 会自然消退,故对满意阴道镜检查者活检证实的 LSIL,并能每 6 个月复查一次细胞学或高危型 HPV-DNA(脱氧核糖核酸)者可仅观察随访。若在随访过程中病变发展或持续存在 2 年,应进行治疗。治疗方法有冷冻和激光治疗等。

2. HSIL 可发展为浸润癌,故所有的 HSIL 均需要治疗。宜采用宫颈锥切术,包括宫颈环形电切除术(LEEP)和冷刀锥切术。经宫颈锥切确诊、年龄较大、无生育要求合并有其他妇科良性疾病手术指征的 HSIL 患者也可行全子宫切除术。

细目十　子宫内膜异位症

要点一　概述

具有活性的子宫内膜组织(腺体和间质)出现在子宫内膜以外部位时称为子宫内膜异位症,简称“内异症”。异位内膜可侵犯全身任何部位,如脐、膀胱、肾、输尿管、肺、胸膜、乳腺,甚至手臂、大腿等处,但绝大多数位于盆腔内,以卵巢及宫骶韧带最常见,其次为子宫、直肠子宫陷凹、腹膜脏层、直肠阴道隔等部位,故有盆腔子宫内膜异位症之称。绝经或切除双侧卵巢后,异位内膜可逐渐萎缩吸收,妊娠或使用性激素抑制卵巢功能,可暂时阻止疾病发展,故内异症是激素依赖性疾病。本病在病理上呈良性形态学表现,但具有类似恶性肿瘤的种植、侵蚀及远处转移能力。持续加重的盆腔粘连、疼痛、不孕是患者的主要临床表现。

流行病学研究认为,育龄期是内异症的高发年龄,76% 在 25~45 岁,生育少、生育晚的妇女发病明显多于多生育者,有报道称,绝经后用激素替代的妇女也有发病者。

要点二　病因

异位子宫内膜来源至今尚未阐明,目前主要学说有:

1. 子宫内膜种植学说 1921 年 Sampson 首先提出经期时子宫内膜腺上皮和间质细胞可随经血逆流,经输卵管进入盆腔,种植于卵巢和邻近的盆腔腹膜,并在该处继续生长、蔓延,形成盆腔内异症。

2. 淋巴及静脉播散学说 不少学者在光镜检查时发现盆腔淋巴管、淋巴结和盆腔静脉中有子宫内膜组织,提出子宫内膜可通过淋巴和静脉向远处播散。临床上所见远离盆腔的器官,如肺或四肢皮肤、肌肉等发生内异症,可能就是内膜通过血行和淋巴播散的结果。

3. 体腔上皮化生学说 卵巢表面上皮、盆腔腹膜均是由胚胎期具有高度化生潜能的体腔上皮分化而来,玛伊尔(Mayer)提出,体腔上皮分化来的组织在受到持续卵巢激素或经血及慢性炎症的刺激后,能被激活转化为子宫内膜样组织。

4. 诱导学说　未分化的腹膜组织在内源性生物化学因素诱导下可发展成为子宫内膜组织。此学说是体腔上皮化生学说的延伸。

5. 遗传学说　本病具有家族聚集性，患者一级亲属的发病风险是无家族史者的 7 倍，单卵双胎孪生姐妹发病率高达 75%。有研究发现内异症与谷胱甘肽转移酶、半乳糖转移酶和雌激素受体的基因多态性有关，在人类子宫内膜和卵巢异位囊肿中还发现有各种编码的孕激素信使核糖核酸（mRNAs）存在，提示该病可能通过多基因或多因素遗传。

6. 免疫调节学说　越来越多的证据表明免疫调节异常在内异症的发生、发展各环节起重要作用，表现为免疫监视、免疫杀伤功能的细胞如自然杀伤细胞等细胞毒作用减弱而不能有效清除异位内膜，免疫活性细胞释放白介素 -6（IL-6）、表皮生长因子（EGF）、成纤维细胞生长因子（FGF）等细胞因子促进异位内膜存活和增殖，并导致局部纤维增生、粘连，细胞黏附分子异常表达，协同参与异位内膜的移植、定位和黏附等。

7. 其他因素　有研究认为，血管生成参与了内异症的发生机制，患者腹腔液中血管内皮生长因子（VEGF）等血管生长因子增多，使盆腔微血管生长增加，导致异位内膜得以成功地种植生长。另外，异位内膜有芳香化酶 mRNA 和细胞色素 P450 蛋白的高表达，而Ⅱ型 17-β 羟类固醇脱氢酶表达下降，表明异位内膜除自分泌雌激素外，还可削弱对 17-β 雌二醇的灭活作用，促进自身增殖。

要点三　临床表现

内异症的临床表现因人和病变部位的不同而多种多样，症状特征与月经周期密切相关。有 25% 的患者无任何症状。

（一）症状

1. 下腹痛和痛经　疼痛是本病的主要症状，其原因为异位病灶受周期性卵巢激素影响而出现类似月经期变化，特点是痛经。继发性痛经、进行性加重是内异症的典型症状。疼痛多位于下腹、腰骶及盆腔中部，有时可放射至会阴部、肛门及大腿，常于月经来潮时出现，并持续至整个经期。疼痛严重程度与病灶大小不一定成正比，粘连严重、卵巢异位囊肿患者可能并无疼痛，而盆腔内小的散在病灶却可引起难以忍受的疼痛。少数患者长期下腹痛，经期加剧。有 27%~40% 的患者无痛经。

2. 不孕　本病患者不孕率高达 40%。引起不孕的原因复杂，如盆腔微环境改变影响精卵结合及运送，免疫功能异常导致抗子宫内膜抗体增加而破坏子宫内膜的正常代谢及生理功能，卵巢功能异常导致排卵障碍和黄体形成不良等。中、重度患者可因卵巢、输卵管周围粘连而影响受精卵运输。

3. 月经异常　15%~30% 患者有经量增多、经期延长或月经淋漓不尽。可能与卵巢实质病变、无排卵、黄体功能不足或合并有子宫腺肌病和子宫肌瘤有关。

4. 性交不适　多见于直肠子宫陷凹有异位病灶或因局部粘连使子宫后倾固定者。性交时碰撞或子宫收缩上提而引起疼痛，一般表现为深部性交痛，月经来潮前性交痛最明显。

5. 其他特殊症状　盆腔外任何部位有异位内膜种植生长时均可在局部出现周期性疼痛、出血和肿块，并出现相应症状。肠道内异症可出现腹痛、腹泻、便秘或周期性少量便血，严重者可因肿块压迫肠腔而出现肠梗阻症状。膀胱内异症常在经期出现尿痛和尿频，但多被痛经症状掩盖而被忽视。异位病灶侵犯和 / 或压迫输尿管时，引起输尿管狭窄、阻塞，出现腰痛和血尿，甚至形成肾盂积水和继发性肾萎缩。手术瘢痕异位症患者常在剖宫产或会阴侧切术后数月至数年出现周期性瘢痕处疼痛，在瘢痕深部扪及剧痛包块，随时间延长，包块逐渐增大，疼痛加剧。

除上述症状外，卵巢子宫内膜异位囊肿破裂时，囊内容物流入盆腹腔引起突发性剧烈腹痛，伴恶心、呕吐和肛门坠胀。疼痛多发生于经期前后或性交后，症状类似输卵管妊娠破裂，但无腹腔内出血。

（二）体征

较大的卵巢异位囊肿在妇科检查时可扪及与子宫粘连的肿块。囊肿破裂时腹膜刺激征阳性。典型盆腔内异症双合诊检查时可发现子宫后倾固定，直肠子宫陷凹、宫骶韧带或子宫后壁下方可扪及触痛性结节，一侧或双侧附件处触及囊实性包块，活动度差。病变累及直肠阴道间隙时可在阴道后穹隆触及，或直接看到局部隆起的小结节或紫蓝色斑点。

要点四　诊断及鉴别诊断

（一）诊断

1. 临床表现　本病最典型的症状是继发性、进行性加剧的下腹部及腰骶部痛经，可放射至阴道、会阴、肛门或大腿内侧。常于经潮前1~2 天发作，经期第一天最甚，而后渐减，多在经净时消失。亦可见月经提前、经量增多、经期延长或经前点滴出血、性交痛、不孕等。肠道子宫内膜异位症患者还可出现腹痛、腹泻或便秘，甚至周期性少量便血。

2. 妇科检查 宫颈后上方、子宫后壁、宫骶韧带或直肠子宫陷凹处扪及一个或数个豆粒或米粒大小的触痛性结节，经前尤为明显，子宫不大或略增大，多后倾固定，活动受限。病变累及卵巢者，可于子宫一侧或双侧触及包块，表面呈结节囊性感，常与子宫及阔韧带粘连而固定，可有压痛。病变位于宫颈及阴道者，可见宫颈表面有稍突出的紫蓝色小点或出血点，或阴道后穹隆有紫蓝色结节，质硬光滑而有触痛，有时呈息肉样突出。发生在阴道、腹壁切口及脐部等其他部位的子宫内膜异位症，在相应部位可触到硬韧、不活动、边界不甚清楚的触痛性结节，其大小可随月经周期改变。

3. 辅助检查

(1) 腹腔镜：目前最具诊断价值的检查方法，尤其是在早期诊断和鉴别诊断中有着重要意义。

(2) B 超：可确定卵巢子宫内膜异位囊肿的位置、大小和形状。能发现盆腔包块。

（二）鉴别诊断

1. 卵巢囊肿 良性卵巢囊肿多为一侧性，囊肿光滑、活动，常无症状；恶性卵巢肿瘤多呈实性，表面不规则，生长迅速，体积较大，无内异症的痛经等周期性症状。

2. 卵巢囊肿蒂扭转 常在体位改变后突然发生腹痛，有别于卵巢子宫内膜异位囊肿破裂发生于月经周期的特定时间阶段，妇科检查可鉴别。

3. 慢性盆腔炎 慢性盆腔炎亦可引起腹痛及宫旁组织增厚或形成肿块，但本病多有急慢性盆腔炎病史，形成的包块大多表面光滑而无结节感。盆腔结核性包块患者则常有原发不孕、经量减少、闭经等症状，并伴有结核性包块特有的症状和体征。

4. 子宫腺肌病 痛经症状甚似内异症，妇科检查、B 超可鉴别。

要点五 西医治疗

治疗内异症的根本目的是“缩减和去除病灶，减轻和控制疼痛，治疗和促进生育，预防和减少复发”。治疗方法应根据患者年龄、症状、病变部位和范围及对生育的要求等加以选择，强调治疗个体化。症状轻或无症状的轻微病变选用期待疗法。有生育要求的轻度患者先行药物治疗，重者行保留生育功能手术；年轻无生育要求的重度患者可行保留卵巢功能手术，并辅以性激素治疗；症状及病变均严重的无生育要求者考虑行根治性手术。

（一）期待治疗

对患者定期随访，并对症处理病变引起的轻微经期腹痛，可给予前列腺素合成酶抑制剂（吲哚美辛、萘普生、布洛芬等）。希望生育者应尽早行不孕的各项检查，如子宫输卵管造影或输卵管通畅试验，特别是行腹腔镜下输卵管通液检查，或在镜下对轻微病灶进行处理，解除输卵管粘连扭曲，促使其尽早受孕。

（二）药物治疗

包括抑制疼痛的对症治疗、抑制雌激素合成使异位内膜萎缩、阻断下丘脑 - 垂体 - 卵巢轴的刺激和出血周期为目的的性激素抑制治疗，适用于有慢性盆腔痛、经期痛经症状明显、有生育要求及无卵巢囊肿形成患者。采用使患者假孕或假绝经的性激素治疗已成为临床治疗内异症的常用方法。但对较大的卵巢内膜异位囊肿，特别是卵巢包块性质未明者，不宜用药物治疗。

1. 口服避孕药 其目的是降低垂体促性腺激素水平，并直接作用于子宫内膜和异位内膜，导致内膜萎缩和经量减少。长期连续服用避孕药造成类似妊娠的人工闭经，称假孕疗法。目前，临床上常用低剂量高效孕激素和炔雌醇复合制剂，用法为每日 1 片，连续用 6~9 个月，此法适用于轻度内异症患者。

2. 孕激素 单用人工合成高效孕激素，通过抑制垂体促性腺激素分泌，造成无周期性的低雌激素状态，并与内源性雌激素共同作用，造成高孕激素性闭经和内膜蜕膜化，形成假孕。各种制剂疗效相近且费用较低。所用剂量为避孕剂量的 3~4 倍，连续应用 6 个月，如甲羟孕酮 30mg/d，副反应有恶心、轻度抑郁、水钠潴留、体重增加及阴道不规则点滴出血等。患者在停药数月后痛经缓解，月经恢复。

3. 孕激素受体水平拮抗剂 米非司酮有较强的抗孕激素作用，每日口服 25~100mg，造成闭经，使病灶萎缩。副反应轻，无雌激素样影响，亦无骨质丢失危险，长期疗效有待证实。

4. **孕三烯酮** 有抗孕激素、中度抗雌激素和抗性腺效应，能增加游离睾酮含量，减少性激素结合球蛋白水平，抑制 FSH、LH 峰值并减少 LH 均值，使体内雌激素水平下降，异位内膜萎缩、吸收，也是一种假绝经疗法。该药在血浆中半衰期长达 28 小时，每周仅需用药两次，每次 2.5mg，于月经第一日开始服药，6 个月为一疗程，治疗后 50%~100% 患者发生闭经，症状缓解率达 95% 以上。孕三烯酮与达那唑相比，疗效相近，但副反应较低，对肝功能影响较小且可逆，很少因转氨酶过高而中途停药，且用药量少、方便。孕妇忌服。

5. **达那唑** 抑制 FSH、LH 峰；抑制卵巢甾体激素生成并增加雌、孕激素代谢；直接与子宫内膜雌、孕激素受体结合抑制内膜细胞增生，最终导致子宫内膜萎缩，出现闭经。因 FSH、LH 呈低水平，又称假绝经疗法。适用于轻度及中度内异症痛经明显的患者。用法：月经第 1 日开始口服 200mg，每日 2~3 次，持续用药 6 个月。若痛经不缓解或未闭经，可加至每日 4 次。疗程结束后约 90% 的症状消失。停药后 4~6 周恢复月经及排卵。副反应有恶心、头痛、潮热、乳房缩小、体重增加、性欲减退、多毛、痤疮、皮脂增加、肌痛性痉挛等，一般能耐受。药物主要在肝脏代谢，已有肝功能损害者不宜使用，也不适用于高血压、心力衰竭、肾功能不全者。妊娠禁用。

6. **促性腺激素释放激素激动剂** 为人工合成的十肽类化合物，其作用与体内 GnRH 相同，能促进垂体 LH 和 FSH 释放，其活性较天然 GnRH 高百倍。可抑制垂体分泌促性腺激素，导致卵巢激素水平明显下降，出现暂时性闭经，此疗法又称药物性卵巢切除。我国目前常用的 GnRH-a 类药物有：亮丙瑞林 3.75mg，月经第 1 日皮下注射后，每隔 28 日注射一次，共 3~6 次；戈舍瑞林 3.6mg，用法同前。一般用药后第 2 个月开始闭经，可使痛经缓解，停药后在短期内排卵可恢复。副反应主要有潮热、阴道干燥、性欲减退和骨质丢失等绝经症状，停药后多可消失。但骨质丢失需要一年才能逐渐恢复正常。

（三）手术治疗

适用于药物治疗后症状不缓解、局部病变加剧或生育功能未恢复者，较大的卵巢内膜异位囊肿且迫切希望生育者。腹腔镜手术是本病的首选治疗方法，目前认为以腹腔镜确诊、手术加药物为内异症的金标准治疗。手术方式有：

1. **保留生育功能手术** 切净或破坏所有可见的异位内膜病灶，但保留子宫、一侧或双侧卵巢，至少保留部分卵巢组织。适用于药物治疗无效、年轻和有生育要求的患者。术后复发率约 40%。

2. **保留卵巢功能手术** 切除盆腔内病灶及子宫，保留至少一侧或部分卵巢。适用于症状明显且无生育要求的 45 岁以下患者。术后复发率约 5%。

3. **根治性手术** 将子宫、双附件及盆腔内所有异位内膜病灶予以切除和清除，适用于 45 岁以上的重症患者。术后不用雌激素补充治疗者，几乎不复发。双侧卵巢切除后，即使盆腔内残留部分异位内膜病灶，也能逐渐自行萎缩退化直至消失。

（四）手术与药物联合治疗

手术治疗前给予 3~6 个月的药物治疗，使异位病灶缩小、软化，有可能缩小手术范围并利于手术操作。对手术不彻底或术后疼痛不缓解者，术后给予 6 个月的药物治疗推迟复发。

（五）不孕的治疗

药物治疗对改善生育状况帮助不大。腹腔镜手术能提高术后妊娠率，治疗效果取决于病变程度。希望妊娠者术后不宜应用药物巩固治疗，应行促排卵治疗，争取尽早妊娠。手术后 2 年内未妊娠者再妊娠机会甚微。

要点六 中医病因病机

辨病与辨证相结合，是现阶段中医药治疗本病的主要思路与方法。在辨证上，常谨守“瘀阻胞宫、冲任”这一基本病机，治以“活血化瘀”之法，同时根据疼痛的部位、性质、程度及伴随症状，以及舌脉象，结合病史寻求血瘀的成因，分别予以理气行滞、温经散寒、补肾温阳、健脾益气、清热凉血、化痰除湿诸法。瘀久积而成癥者，又当散结消癥。同时注意月经周期的不同阶段治有侧重，经期以调经止痛为先，平时重在化瘀攻破。病程长者，常因瘀久成癥，多需配用散结消癥药物。由于本病疗程较长，用药又多为攻伐之剂，宜择时佐配补肾、益气、养血之品，以预培其损。

要点七 中医治疗

（一）分证论治

1. 气滞血瘀证

主要证候：经行下腹坠胀剧痛，拒按，甚或

前后阴坠胀欲便;经血或多或少,经色暗夹有血块;盆腔有结节、包块;胸闷乳胀,口干便结;舌紫暗或有瘀斑,脉弦或涩。

治法:理气行滞,化瘀止痛。

方药:膈下逐瘀汤或血竭散。

(1) 膈下逐瘀汤(见痛经)。

加减:前阴坠胀,加柴胡、橘叶、炒川楝理气行滞。肛门坠胀欲便或便结者,加大黄化瘀通腑。盆腔有结节、包块,酌加血竭、三棱、穿山甲化瘀消癥。经血量多加茜草根、炒蒲黄、三七粉、益母草化瘀止血。

(2) 血竭散(朱南孙经验方)。

2. 寒凝血瘀证

主要证候:经前或经期小腹绞痛、冷痛、坠胀痛,拒按,得热痛减;经量少,色暗红,经血淋漓难净,或见月经愆期、不孕;畏寒肢冷,或大便不实;舌质淡胖而紫暗,苔白,脉沉弦或紧。

治法:温经散寒,活血化瘀。

方药:少腹逐瘀汤(见痛经)。

加减:经血淋漓难净,加艾叶、炮姜、益母草温经止血。素体阳虚,畏寒肢冷,脉沉细者,加补骨脂、制附子、巴戟天温肾助阳。见盆腔包块者,酌加桃仁、三棱、莪术、土鳖虫活血消癥。

3. 肾虚血瘀证

主要证候:经行腹痛,腰脊酸软;月经先后无定,经量或多或少,不孕;神疲体倦,头晕耳鸣,面色晦暗,性欲减退;盆腔有结节包块;舌质暗淡,苔白,脉沉细。

治法:补肾益气,活血化瘀。

方药:仙蓉合剂或补肾祛瘀方。

(1) 仙蓉合剂(经验方)。

淫羊藿　肉苁蓉　制首乌　菟丝子　党参　黄芪　莪术　丹参　赤芍　延胡索　川楝子　牛膝

方中淫羊藿、肉苁蓉补肾助阳,制首乌、菟丝子滋肾补肾,党参、黄芪健脾益气,莪术、丹参、赤芍活血化瘀,延胡索、川楝子行滞止痛,牛膝引诸药下行以达病所。

加减:腰脊酸软加桑寄生、续断、杜仲补肾壮腰。若经血量多,加炒蒲黄、茜草、益母草化瘀止血。腹痛甚,加五灵脂、血竭、三七化瘀止痛。盆腔结节包块,酌加桃仁、乳香、没药化瘀消癥。

(2) 补肾祛瘀方(李祥云经验方)。

4. 气虚血瘀证

主要证候:经行腹痛;量或多或少,色暗淡、质稀或夹血块,肛门坠胀不适;面色无华,神疲乏力,纳差便溏;或见盆腔结节包块;舌淡胖,边尖有瘀点,苔白或白腻,脉细或细涩。

治法:益气温阳,活血化瘀。

方药:举元煎(方见月经过多)合桃红四物汤(《医宗金鉴》)。

加减:若经血量多,行经期宜去桃仁、红花,加茜草、乌贼骨、三七化瘀止血。腹痛甚,加蒲黄、五灵脂、延胡索、乌药化瘀止痛。胸闷泛恶,痰多,盆腔有结节、包块,苔腻者,为痰湿瘀阻之候,酌加皂角刺、昆布、海藻、苡仁、穿山甲、三棱、浙贝母化痰除湿、软坚散结。

5. 热灼血瘀证

主要证候:经前或经行发热,小腹灼热疼痛拒按;月经提前、量多、色红质稠有块或淋漓不净;烦躁易怒,溲黄便结;盆腔结节包块触痛明显;舌红有瘀点,苔黄,脉弦数。

治法:清热凉血,活血化瘀。

方药:小柴胡汤(《伤寒论》)合桃核承气汤(《伤寒论》)加丹皮、红藤、败酱草。

柴胡行气解郁,性微寒,气芳香,疏散退热;黄芩苦寒泄热;人参、甘草、大枣扶正祛邪;半夏、生姜和胃降逆;桃仁活血祛瘀;桂枝温经通脉;大黄、芒硝清热泻火、泻下软坚,以荡涤热积、破坚积热块。两方合用共奏清热凉血、化瘀散结之功。加丹皮、红藤、败酱草以增清热解毒、凉血活血之力。

加减:经量多或淋漓不净,加茜草、益母草、大小蓟凉血化瘀止血。疼痛甚加炒蒲黄、五灵脂、延胡索化瘀止痛。盆腔结节包块,酌加三棱、莪术、鳖甲、半枝莲消癥散结。

(二) 其他疗法

1. 中药保留灌肠　通常应用于子宫内膜异位症痛经较剧,或盆腔包块、后穹隆结节触痛明显者,可选方:①三棱、莪术、蜂房、赤芍、皂角刺。②红藤、败酱草、三棱、莪术、延胡索、丹皮、白花蛇舌草、紫草根、黄柏。

方法:浓煎至100~150mL,于临睡前排便后,保留灌肠,每晚一次,经期停用。

2. 局部上药　结节、包块位于直肠子宫陷凹,可选用钟乳石、乳香、没药各等份,研末,均匀过筛消毒,于经净后上于后穹隆处,有缩小结节、包块的作用。

(三) 预防与调摄

1. 月经期减少剧烈运动。

2. 经期严禁性生活。

3. 防止经血倒流。对宫颈管狭窄或闭锁、宫颈粘连、阴道横隔、子宫极度前后屈等可引起经行不畅者，及时纠正。月经期避免不必要的盆腔检查，如有必要，操作应轻柔，不可重力挤压子宫。

4. 避免手术操作所引起的子宫内膜种植。经前禁止各种输卵管通畅试验，宫颈冷冻、电灼等均不宜在经前进行，否则有导致子宫内膜种植在手术创面的危险。人工流产吸宫时，不要突然降低宫内负压以防止碎片随宫腔血水倒流入腹腔。剖宫手术时，要注意保护手术术野和子宫切口，缝合子宫时缝针要避免穿过子宫内膜层，以防内膜异位于腹壁切口。

5. 适龄婚育和药物避孕。妊娠可以延缓此病的发生，对已属婚龄或婚后患痛经的妇女，宜及时婚育。已有子女者，长期服用避孕药物抑制排卵，可促使子宫内膜萎缩和经量减少，因而可减少经血及内膜碎屑逆流入腹腔的机会，从而避免子宫内膜异位症的发生。

（四）临证参考

子宫内膜异位症以“瘀血阻滞胞宫、冲任”为基本病机，故治疗本病须坚持以“活血化瘀”为主要方法，同时根据“血瘀”之因，辅以相应的理气、温经、补肾、益气、凉血诸法。加减用药须照顾主证，如经期疼痛甚者，经前、经期宜配用相应止痛药，经血量多，当调经止血。见结节、包块，又当于活血化瘀之中，伍以软坚散结消癥之品。因本病疗程较长，且用药多属攻伐之类，故又应根据患者素体情况、病程、疗程诸因素综合考虑，酌情选加补肾、益气、养血药以培其损。也可根据经期、平时的不同阶段，灵活掌握化瘀、止痛、散结、消癥、补益药物的配伍比例，主次分明地施治。

因子宫内膜异位症逐年增高的发病率，也因于激素类药物治疗本病长期使用有一定副反应，所以即便手术治疗也存在复发率，因此发掘与研制治疗内异症安全、有效的中药复方制剂，探寻其疗效机制，已成为近年来中医妇科学术界甚为关注的研究方向。

如天津中医药大学第二附属医院“活血化瘀、软坚散结法治疗子宫内膜异位症临床与实验研究”、成都中医药大学“化瘀止痛片治疗子宫内膜异位症的临床与实验研究”等科研课题，不仅通过临床试验，证实了“妇痛宁颗粒冲剂”“化瘀止痛片”治疗本病的较好疗效，而且通过血液流变学、甲皱微循环、血浆前列腺素、血清性激素等实验检测，说明方药具有改善全身及局部微循环，促使局部病灶吸收，降低前列腺素的浓度，使临床症状缓解的作用。模型动物（大鼠、家兔）的相关组织形态学研究也各自表明这些药物对异位内膜细胞尤其是上皮细胞有明显的萎缩作用。这些课题均在一定程度上论证了活血化瘀、软坚散结中药治疗子宫内膜异位症的疗效及机制。

还有应用中西药结合方法施治本病的研究报道，如先用达那唑从月经周期的第 2 天开始，每次 200mg，口服，每日 3 次，连服 1 个月。第 2 个月开始，改每日口服 2 次，连服 2 个月，第 4 个月开始每日减至 1 次，连服 3 个月。6 个月后停服达那唑，改用中药少腹逐瘀汤加减治疗，其临床疗效明显优于单用达那唑组。作者认为这种方法既可巩固治疗效果，缓解临床症状，控制体征，且能调整卵巢功能，服药期间又不影响受孕。

细目十一　女性不孕症

要点一　概述与病因

（一）概述

有正常性生活，未经避孕一年未妊娠者，称为不孕症。未避孕而从未妊娠者称为原发性不孕；曾有过妊娠而后未避孕连续一年不孕者称为继发性不孕。不孕症发病率因国家、民族和地区不同存在差别。我国不孕症发病率为 7%~10%。反复流产和异位妊娠而未获得活婴，目前也属于不孕不育范围。

（二）病因

不孕因素可能在女方、男方或男女双方。女方因素约占 40%，男方因素占 30%~40%，男女双方因素占 10%~20%。

1. 女性不孕因素　以排卵障碍和输卵管因素居多。

(1) 排卵障碍：占 25%~35%。排卵功能紊乱导致不排卵，主要原因有下丘脑 - 垂体 - 卵巢轴功能紊乱，包括下丘脑、垂体器质性病变或功能障碍。卵巢病变，如先天性卵巢发育不良、多囊卵巢综合征、卵巢早衰、卵巢功能性肿瘤、卵巢不敏感综合征等。肾上腺及甲状腺功能异常也能影响卵巢功能。

(2) 输卵管因素:输卵管阻塞或输卵管通而不畅约占女性不孕因素的1/2。慢性输卵管炎(淋病奈瑟球菌、结核分枝杆菌、沙眼衣原体等)引起伞端闭锁或输卵管黏膜破坏,可使输卵管完全阻塞导致不孕。此外,输卵管发育不全、盆腔炎性疾病后遗症、子宫内膜异位症也可导致输卵管性不孕。

(3) 子宫因素:子宫畸形、子宫黏膜下肌瘤、子宫内膜炎、子宫内膜结核、子宫内膜息肉、宫腔粘连等均能影响受精卵着床,导致不孕。

(4) 宫颈因素:宫颈黏液分泌异常、宫颈炎症及宫颈黏液免疫环境异常,影响精子通过,均可造成不孕。

2. 男性不育因素 主要是生精障碍与输精障碍。

(1) 精液异常:性功能正常,先天或后天原因而致精液异常,表现为无精、弱精、少精、精子发育停滞、畸精症或精液液化不全等。

(2) 性功能异常:外生殖器发育不良或勃起障碍、早泄、不射精、逆行射精等使精子不能正常射入阴道内,均可造成男性不育。

(3) 免疫因素:在男性生殖道免疫屏障被破坏的条件下,精子、精浆在体内产生抗精子抗体,使射出的精子产生凝集而不能穿过宫颈黏液。

3. 男女双方因素

(1) 性生活不能或不正常。

(2) 免疫因素。同种免疫:精子、精浆或受精卵抗原物质经被破坏的天然屏障进入循环,产生抗体,使精子与卵子不能结合或受精卵不能着床。自身免疫:某些不孕妇女血清中存在多种自身抗体,可能阻止精子与卵子结合而影响受孕。

(3) 不明原因不孕症。经临床系统检查仍不能确认不孕原因。

要点二 检查

通过男女双方全面检查找出不孕原因是诊断不孕症的关键。

(一) 男方检查

询问既往有无慢性疾病,如结核、腮腺炎等;了解性生活情况,有无性交困难。检查外生殖器有无畸形、感染和病变。不孕夫妇初诊第一步检查是精液常规。正常精液量为2~6mL,平均3mL;pH 7.0~7.8;在室温中放置30分钟内液化;精子密度(20~200)×10^9/L;精子活率>50%;正常形态精子占66%~88%。

(二) 女方检查

1. 询问病史 初诊时,应详细询问与不孕有关的病史。

2. 体格检查 注意检查第二性征及内外生殖器发育情况,有无畸形、炎症、包块、触痛及泌乳等。

3. 女性不孕的特殊检查

(1) 卵巢功能检查:包括排卵监测和黄体功能检查。常用方法有:B型超声监测卵泡发育及排卵;基础体温测定、宫颈黏液检查、黄体期子宫内膜活组织检查,以及女性激素如卵泡刺激素(FSH)、黄体生成素(LH)、雌二醇(E_2)、催乳素(PRL)、睾酮(T)、孕酮(P)测定等。测定孕酮应在黄体中期进行,反映是否排卵和黄体功能;测定FSH等在月经周期第2~3日进行,反映卵巢基础状态。

(2) 输卵管通畅试验:常用方法有输卵管通液术、子宫输卵管造影及子宫输卵管超声造影。输卵管通液术准确性差,诊断价值有限,宫腔镜下输卵管插管通液有诊断价值;子宫输卵管造影能明确输卵管异常部位,是目前应用最广、诊断价值最高的方法,临床资料证明,碘油造影对输卵管的诊断更准确,并有一定治疗作用;子宫超声造影对诊断宫腔占位敏感性较高,但其临床意义尚有争议。

(3) 宫腔镜检查:了解宫腔内情况,能发现宫腔粘连、黏膜下肌瘤、内膜息肉、子宫畸形等与不孕有关的病理情况。

(4) 腹腔镜检查:上述检查未见异常者,可行腹腔镜了解盆腔情况,直接观察子宫、输卵管、卵巢有无病变或粘连,发现子宫内膜异位症病灶,可行输卵管通亚甲蓝液,直视下确定输卵管是否通畅。

(5) 其他:性交后试验。不明原因的不孕夫妇选择在预测的排卵前进行。在性交后2~8小时内取阴道后穹隆液检查有无活动精子,验证性交是否成功,再取宫颈黏液观察,每高倍视野有20个活动精子为正常。磁共振成像对女性生殖道形态和畸形导致的不孕有较好的诊断价值。

附录　中医妇科学（中级）专业技术资格考试大纲

第一部分　基础知识

考试学科	单　元	细　目	要　　点	考试科目
中医基础理论	一、中医学理论体系的主要特点	（一）整体观念	1. 人是一个有机整体	1
			2. 人与自然环境的统一性	1
			3. 人与社会环境的统一性	1
		（二）辨证论治	1. 症、证、病的概念	1
			2. 辨证论治的概念	1
			3. 同病异治和异病同治	1
	二、气一元论	气一元论在中医学中的应用	1. 构建天人合一整体观	1
			2. 阐释人体生命活动	1
			3. 解释人体疾病变化	1
			4. 指导疾病的诊治	1
	三、阴阳五行学说	（一）阴阳学说的基本内容	1. 阴阳交感	1
			2. 阴阳对立	1
			3. 阴阳互根	1
			4. 阴阳消长	1
			5. 阴阳转化	1
			6. 阴阳自和	1
		（二）阴阳学说在中医学中的应用	1. 说明人体的组织结构	1
			2. 说明人体的生理功能	1
			3. 说明人体的病理变化	1
			4. 指导疾病的诊治	1
		（三）五行学说的基本内容	1. 五行生克制化	1
			2. 五行生克异常	1
		（四）五行学说在中医学中的应用	1. 构建天人一体的五脏系统	1
			2. 说明五脏生理功能及相互关系	1
			3. 说明五脏病变的相互影响	1
			4. 指导疾病的诊治	1

续表

考试学科	单　元	细　目	要　点	考试科目
中医基础理论	四、藏象	（一）藏象学说的概念和特点	1. 藏象的基本概念	1
			2. 脏腑分类及各自的生理特点	1
		（二）心	1. 生理功能与特性	1
			2. 与形、窍、志、液、时的系统联系	1
		（三）肺	1. 生理功能与特性	1
			2. 与形、窍、志、液、时的系统联系	1
		（四）脾	1. 生理功能与特性	1
			2. 与形、窍、志、液、时的系统联系	1
		（五）肝	1. 生理功能与特性	1
			2. 与形、窍、志、液、时的系统联系	1
		（六）肾	1. 生理功能与特性	1
			2. 与形、窍、志、液、时的系统联系	1
		（七）胆	胆的生理功能	1
		（八）胃	胃的生理功能	1
		（九）小肠	小肠的生理功能	1
		（十）大肠	大肠的生理功能	1
		（十一）膀胱	膀胱的生理功能	1
		（十二）三焦	三焦的生理功能	1
		（十三）脑	脑的生理功能	1
		（十四）女子胞	女子胞的生理功能	1
		（十五）脏腑之间的关系	1. 脏与脏之间的关系	1
			2. 腑与腑之间的关系	1
			3. 脏与腑之间的关系	1
			4. 五脏与奇恒之腑之间的关系	1
	五、精气血津液神	（一）精	1. 人体之精的生成、贮藏与施泄	1
			2. 人体之精的功能	1
		（二）气	1. 气的生成	1
			2. 气的运动与变化	1
			3. 气的生理功能	1
			4. 气的分类	1
		（三）血	1. 血的生成	1
			2. 血的运行	1
			3. 血的生理功能	1

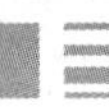

续表

考试学科	单　元	细　目	要　点	考试科目
中医基础理论	五、精气血津液神	(四) 津液	1. 津液的概念	1
			2. 津液的生成、输布与排泄	1
			3. 津液的生理功能	1
		(五) 神	神的生成与功能	1
		(六) 气与血的关系	1. 气为血之帅	1
			2. 血为气之母	1
		(七) 气与津液的关系	1. 气能生津	1
			2. 气能行津	1
			3. 气能摄津	1
			4. 津能化气	1
			5. 津能载气	1
		(八) 精血津液之间的关系	1. 精血同源	1
			2. 津血同源	1
		(九) 精气神之间的关系	1. 精气相关	1
			2. 精神互用	1
			3. 神气互生	1
	六、经络	(一) 经络学说	1. 经络的基本概念	1
			2. 经络系统的组成	1
		(二) 十二经脉	1. 十二经脉的走向交接规律	1
			2. 十二经脉的分布规律	1
			3. 十二经脉的表里关系	1
			4. 十二经脉的流注次序	1
		(三) 奇经八脉	1. 奇经八脉的主要特点	1
			2. 督脉的循行部位及基本功能	1
			3. 任脉的循行部位及基本功能	1
			4. 冲脉的循行部位及基本功能	1
			5. 带脉的循行部位及基本功能	1
		(四) 经络的生理功能	1. 沟通联系作用	1
			2. 运行气血作用	1
			3. 感应传导作用	1
			4. 调节功能平衡	1
		(五) 经络学说的应用	1. 阐释病理变化及其传变	1
			2. 指导疾病的诊断	1
			3. 指导疾病的治疗	1

续表

考试学科	单元	细目	要点	考试科目
中医基础理论	七、病因	(一) 六淫	1. 六淫共同的致病特点	1
			2. 六淫各自的性质和致病特点	1
		(二) 疠气	1. 疠气的致病特点	1
			2. 影响疠气产生的因素	1
		(三) 七情内伤	七情内伤致病的特点	1
		(四) 饮食失宜	1. 饮食不节	1
			2. 饮食不洁	1
			3. 饮食偏嗜	1
		(五) 劳逸失度	1. 过劳	1
			2. 过逸	1
		(六) 痰饮	1. 痰饮的形成	1
			2. 痰饮的致病特点	1
		(七) 瘀血	1. 瘀血的形成	1
			2. 瘀血的致病特点	1
			3. 瘀血的症状特点	1
		(八) 结石	1. 结石的形成	1
			2. 结石的致病特点	1
	八、发病	(一) 发病的基本原理	1. 正气不足是疾病发生的内在因素	1
			2. 邪气是发病的重要条件	1
		(二) 影响发病的主要因素	1. 环境与发病	1
			2. 体质与发病	1
			3. 精神状态与发病	1
		(三) 发病类型	1. 感邪即发	1
			2. 徐发	1
			3. 伏发	1
			4. 继发	1
			5. 复发	1
			6. 合病与并病	1
	九、病机	(一) 邪正盛衰	邪正盛衰与虚实变化	1
		(二) 阴阳失调	1. 阴阳偏胜	1
			2. 阴阳偏衰	1
			3. 阴阳互损	1
			4. 阴阳格拒	1
			5. 阴阳转化	1
			6. 阴阳亡失	1

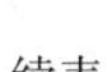

续表

考试学科	单　元	细　目	要　　点	考试科目
中医基础理论	九、病机	(三) 气的失常	1. 气虚	1
			2. 气滞	1
			3. 气逆	1
			4. 气陷	1
			5. 气闭	1
			6. 气脱	1
		(四) 血的失常	1. 血虚	1
			2. 血行失常	1
		(五) 气与血关系失调	1. 气滞血瘀	1
			2. 气虚血瘀	1
			3. 气不摄血	1
			4. 气随血脱	1
			5. 气血两虚	1
		(六) 津液代谢失常	1. 津液不足	1
			2. 津液输布、排泄障碍	1
		(七) 津液与气血关系失调	1. 水停气阻	1
			2. 气随津脱	1
			3. 津枯血燥	1
			4. 津亏血瘀	1
			5. 血瘀水停	1
		(八) 内生五邪	1. 风气内动	1
			2. 寒从中生	1
			3. 湿浊内生	1
			4. 津伤化燥	1
			5. 火热内生	1
		(九) 疾病传变	1. 病位传变	1
			2. 病性转化	1
			3. 影响疾病传变的因素	1
	十、养生与防治原则	(一) 养生	养生的基本原则	1
		(二) 治未病	1. 未病先防	1
			2. 既病防变	1
			3. 愈后防复	1
		(三) 治则	1. 正治与反治	1
			2. 治标与治本	1

续表

考试学科	单　元	细　目	要　点	考试科目
中医基础理论	十、养生与防治原则	（三）治则	3. 扶正与祛邪	1
			4. 调整阴阳	1
			5. 调和脏腑	1
			6. 调理精气血津液	1
			7. 三因制宜	1
内经	《素问·上古天真论》		1. “上古之人，其知道者，法于阴阳……故半百而衰也。”	1
			2. “黄帝曰：人年老而无子者，材力尽耶？……行步不正，而无子耳。”	1
	《素问·生气通天论》		“阳气者，若天与日……郁乃痤。”	1
	《素问·阴阳应象大论》		1. “阴阳者，天地之道也……清阳发腠理，浊阴走五脏。”	1
			2. “风胜则动，热胜则肿，燥胜则干，寒胜则浮，湿胜则濡泻。”	1
			3. “病之始起也，可刺而已……气虚宜掣引之。”	1
	《素问·六节藏象论》		“心者，生之本……凡十一藏取决于胆也。”	1
	《素问·脉要精微论》		1. “诊法常以平旦……故乃可诊有过之脉。”	1
			2. “夫脉者，血之府也……绵绵其去如弦绝，死。”	1
	《素问·玉机真脏论》		“余闻虚实以决死生……身汗得后利，则实者活。”	1
	《素问·脏气法时论》		“肝苦急，急食甘以缓之……开腠理，致津液，通气也。”	1
	《素问·热论》		“帝曰：治之奈何？岐伯曰：治之各通其脏脉……食肉则复，多食则遗，此其禁也。”	1
	《素问·咳论》		“黄帝问曰：肺之令人咳，何也？……非其时，各传以与之。”	1
	《素问·举痛论》		1. “余闻善言天者……客于脉中则气不通，故卒然而痛。”	1
			2. “余知百病生于气也……正气留而不行，故气结矣。”	1
	《素问·痹论》		“黄帝问曰：痹之安生？……湿气胜者为著痹也。”	1
	《素问·刺禁论》		“肝生于左……胃为之市。”	1
	《素问·至真要大论》		“夫百病之生也，皆生于风寒暑湿燥火，以之化之变也……令其调达，而致和平，此之谓也。”	1

续表

考试学科	单　元	细　目	要　点	考试科目
内经	《灵枢·本神》		“肝藏血，血舍魂……肾气虚则厥，实则胀，五脏不安。”	1
	《灵枢·百病始生》		“三部之气各不同……不可胜数。”	1
伤寒论	一、辨太阳病脉证并治	（一）桂枝汤证	1.“太阳中风，阳浮而阴弱……桂枝汤主之。”（12条）	1
			2.“太阳病，初服桂枝汤……却与桂枝汤则愈。”（24条）	1
			3.“病常自汗出者，此为荣气和……宜桂枝汤。”（53条）	1
			4.“病人脏无他病，时发热，自汗出而不愈者……宜桂枝汤。”（54条）	1
		（二）葛根汤证	1.“太阳病，项背强几几……葛根汤主之。”（31条）	1
			2.“太阳与阳明合病者……葛根汤主之。”（32条）	1
		（三）葛根黄芩黄连汤证	“太阳病，桂枝证，医反下之，利遂不止……葛根黄芩黄连汤主之。”（34条）	1
		（四）麻黄汤证	1.“太阳病，头痛发热……无汗而喘者，麻黄汤主之。”（35条）	1
			2.“太阳与阳明合病，喘而胸满者……宜麻黄汤。”（36条）	1
		（五）大青龙汤证	“太阳中风，脉浮紧，发热恶寒，身疼痛，不汗出而烦躁者，大青龙汤主之……此为逆也。”（38条）	1
		（六）小青龙汤证	“伤寒表不解，心下有水气，干呕，发热而咳……小青龙汤主之。”（40条）	1
		（七）麻黄杏仁甘草石膏汤证	“发汗后，不可更行桂枝汤。汗出而喘……可与麻黄杏仁甘草石膏汤。”（63条）	1
		（八）桂枝甘草汤证	“发汗过多，其人叉手自冒心……桂枝甘草汤主之。”（64条）	1
		（九）茯苓桂枝白术甘草汤证	“伤寒若吐、若下后，心下逆满……茯苓桂枝白术甘草汤主之。”（67条）	1
		（十）五苓散证	“太阳病，发汗后，大汗出……微热消渴者，五苓散主之。”（71条）	1
		（十一）真武汤证	“太阳病发汗，汗出不解，其人仍发热……真武汤主之。”（82条）	1
		（十二）小柴胡汤证	1.“伤寒五六日中风，往来寒热，胸胁苦满……小柴胡汤主之。”（96条）	1
			2.“伤寒中风，有柴胡证，但见一证便是，不必悉具……却发热汗出而解。”（101条）	1
		（十三）小建中汤证	“伤寒二三日，心中悸而烦者，小建中汤主之。”（102条）	1

续表

考试学科	单 元	细 目	要 点	考试科目
伤寒论	一、辨太阳病脉证并治	(十四) 大柴胡汤证	“太阳病,过经十余日,反二三下之……郁郁微烦者,为未解也,与大柴胡汤,下之则愈。”(103 条)	1
		(十五) 桃核承气汤证	“太阳病不解,热结膀胱,其人如狂……但少腹急结者,乃可攻之,宜桃核承气汤。”(106 条)	1
		(十六) 桂枝加桂汤证	“烧针令其汗,针处被寒,核起而赤者……与桂枝加桂汤更加桂二两也。”(117 条)	1
		(十七) 小陷胸汤证	“小结胸病,正在心下,按之则痛,脉浮滑者,小陷胸汤主之。”(138 条)	1
		(十八) 柴胡桂枝汤证	“伤寒六七日,发热微恶寒,支节烦疼……柴胡桂枝汤主之。”(146 条)	1
		(十九) 半夏泻心汤证	“伤寒五六日,呕而发热者,柴胡汤证具,而以他药下之……但满而不痛者,此为痞,柴胡不中与之,宜半夏泻心汤。”(149 条)	1
		(二十) 旋覆代赭汤证	“伤寒发汗,若吐若下,解后心下痞鞕,噫气不除者,旋覆代赭汤主之。”(161 条)	1
		(二十一) 大柴胡汤证	“伤寒,发热,汗出不解,心中痞硬,呕吐而下利者,大柴胡汤主之。”(165 条)	1
		(二十二) 白虎加人参汤证	“伤寒,若吐若下后,七八日不解,热结在里,表里俱热,时时恶风……白虎加人参汤主之。”(168 条)	1
		(二十三) 炙甘草汤证	“伤寒,脉结代,心动悸,炙甘草汤主之。”(177 条)	1
	二、辨阳明病脉证并治	(一) 大承气汤证	“阳明病,脉迟,虽汗出不恶寒者……大承气汤主之。”(208 条)	1
		(二) 小承气汤证	“阳明病,其人多汗,以津液外出,胃中燥,大便必硬,硬则谵语,小承气汤主之。若一服谵语止者,更莫复服。”(213 条)	1
		(三) 茵陈蒿汤证	“阳明病,发热汗出者,此为热越,不能发黄也。但头汗出,身无汗……茵陈蒿汤主之。”(236 条)	1
		(四) 吴茱萸汤证	“食谷欲呕,属阳明也,吴茱萸汤主之。得汤反剧者,属上焦也。”(243 条)	1
		(五) 麻子仁丸证	“趺阳脉浮而涩,浮则胃气强,涩则小便数……麻子仁丸主之。”(247 条)	1
		(六) 调胃承气汤证	“太阳病三日,发汗不解,蒸蒸发热者,属胃也,调胃承气汤主之。”(248 条)	1
	三、辨太阴病脉证并治	桂枝加芍药汤证、桂枝加大黄汤证	“本太阳病,医反下之,因尔腹满时痛者,属太阴也,桂枝加芍药汤主之。大实痛者,桂枝加大黄汤主之。”(279 条)	1
	四、辨少阴病脉证并治	(一) 麻黄细辛附子汤证	“少阴病,始得之,反发热,脉沉者,麻黄细辛附子汤主之。”(301 条)	1

续表

考试学科	单　元	细　目	要　点	考试科目
伤寒论	四、辨少阴病脉证并治	(二) 黄连阿胶汤证	“少阴病,得之二三日以上,心中烦,不得卧,黄连阿胶汤主之。”(303 条)	1
		(三) 甘草汤证、桔梗汤证	“少阴病二三日,咽痛者,可与甘草汤,不差,与桔梗汤。”(311 条)	1
		(四) 真武汤证	“少阴病,二三日不已,至四五日,腹痛,小便不利……真武汤主之。”(316 条)	1
		(五) 通脉四逆汤证	“少阴病,下利清谷,里寒外热,手足厥逆……通脉四逆汤主之。”(317 条)	1
		(六) 四逆散证	“少阴病,四逆……或泄利下重者,四逆散主之。”(318 条)	1
		(七) 猪苓汤证	“少阴病,下利六七日,咳而呕渴,心烦不得眠者,猪苓汤主之。”(319 条)	1
		(八) 四逆汤证	“少阴病,脉沉者,急温之,宜四逆汤。”(323 条)	1
	五、辨厥阴病脉证并治	(一) 乌梅丸证	“伤寒,脉微而厥,至七八日肤冷……蚘厥者,乌梅丸主之。又主久利。”(338 条)	1
		(二) 当归四逆汤证	“手足厥寒,脉细欲绝者,当归四逆汤主之。”(351 条)	1
		(三) 白头翁汤证	“热利下重者,白头翁汤主之。”(371 条)	1
		(四) 吴茱萸汤证	“干呕吐涎沫,头痛者,吴茱萸汤主之。”(378 条)	1
	六、辨霍乱病脉证并治	五苓散证、理中丸证	“霍乱,头痛发热,身疼痛,热多欲饮水者,五苓散主之。寒多不用水者,理中丸主之。”(386 条)	1
	七、辨阴阳易瘥后劳复病脉证并治	(一) 理中丸证	“大病差后,喜唾,久不了了,胸上有寒,当以丸药温之,宜理中丸。”(396 条)	1
		(二) 竹叶石膏汤证	“伤寒解后,虚羸少气,气逆欲吐,竹叶石膏汤主之。”(397 条)	1
金匮要略	一、脏腑经络先后病脉证	(一) 已病防传,虚实异治	“问曰:上工治未病,何也?师曰:夫治未病者,见肝之病,知肝传脾,当先实脾……余脏准此。”(1)	1
		(二) 发病与预防	“夫人禀五常,因风气而生长,风气虽能生万物,亦能害万物,如水能浮舟,亦能覆舟……理者,是皮肤脏腑之文理也。”(2)	1
	二、痉湿暍病脉证治	(一) 柔痉证治	“太阳病,其证备,身体强,几几然,脉反沉迟,此为痉,瓜蒌桂枝汤主之。”(11)	1
		(二) 湿病证治	1. “病者一身尽疼,发热,日晡所剧者,名风湿……可与麻黄杏仁薏苡甘草汤。”(21)	1
			2. “风湿,脉浮,身重,汗出,恶风者,防己黄芪汤主之。”(22)	1

续表

考试学科	单元	细目	要点	考试科目
金匮要略	三、百合狐蜮阴阳毒病脉证治	(一) 百合病脉证与病机	“论曰：百合病者，百脉一宗，悉致其病也……各随证治之。”(22)	1
		(二) 百合病正治法	“百合病，不经吐、下、发汗，病形如初者，百合地黄汤主之。”(5)	1
		(三) 狐蜮病证治	“狐蜮之为病，状如伤寒，默默欲眠，目不得闭……蚀于上部则声喝一作嗄，甘草泻心汤主之。”(10)	1
		(四) 狐蜮病酿脓证治	“病者脉数，无热，微烦，默默但欲卧，汗出……若能食者，脓已成也，赤小豆当归散主之。”(13)	1
	四、中风历节病脉证并治	(一) 风湿历节证治	“诸肢节疼痛，身体魁羸，脚肿如脱，头眩短气，温温欲吐，桂枝芍药知母汤主之。”(8)	1
		(二) 寒湿历节证治	“病历节，不可屈伸，疼痛，乌头汤主之。”(10)	1
	五、血痹虚劳病脉证并治	(一) 血痹重症证治	“血痹阴阳俱微，寸口关上微，尺中小紧，外证身体不仁，如风痹状，黄芪桂枝五物汤主之。”(2)	1
		(二) 虚劳失精证治	“夫失精家，少腹弦急，阴头寒……男子失精，女子梦交，桂枝加龙骨牡蛎汤主之。”(8)	1
		(三) 虚劳腰痛证治	“虚劳腰痛，少腹拘急，小便不利者，八味肾气丸主之。”(15)	1
		(四) 虚劳不寐证治	“虚劳虚烦不得眠，酸枣仁汤主之。”(17)	1
	六、肺痿肺痈咳嗽上气病脉证治	(一) 虚热肺痿证治	“大逆上气，咽喉不利，止逆下气者，麦门冬汤主之。”(10)	1
		(二) 虚寒肺痿证治	“肺痿吐涎沫而不咳者，其人不渴，必遗尿，小便数……此为肺中冷，必眩，多涎唾，甘草干姜汤以温之。若服汤已渴者，属消渴。”(5)	1
		(三) 肺痈邪实壅滞证治	“肺痈，喘不得卧，葶苈大枣泻肺汤主之。”(11)	1
		(四) 咳嗽上气寒饮郁肺证治	“咳而上气，喉中水鸡声，射干麻黄汤主之。”(6)	1
	七、胸痹心痛短气病脉证治	(一) 胸痹病机	“师曰：夫脉当取太过不及，阳微阴弦，即胸痹而痛……以其阴弦故也。”(1)	1
		(二) 胸痹主证证治	“胸痹之病，喘息咳唾，胸背痛，短气，寸口脉沉而迟，关上小紧数，瓜蒌薤白白酒汤主之。”(3)	1
		(三) 胸痹急症证治	“胸痹缓急者，薏苡附子散主之。”(7)	1
		(四) 心痛重症证治	“心痛彻背，背痛彻心，乌头赤石脂丸主之。”(9)	1
	八、腹满寒疝宿食病脉证治	(一) 脾虚寒盛证治	“心胸中大寒痛，呕不能饮食，腹中寒……上下痛而不可触近，大建中汤主之。”(14)	1
		(二) 寒实内结证治	“胁下偏痛，发热，其脉紧弦，此寒也，以温药下之，宜大黄附子汤。”(15)	1

续表

考试学科	单　元	细　目	要　点	考试科目
金匮要略	九、五脏风寒积聚病脉证并治	(一) 肾着证治	“肾着之病,其人身体重,腰中冷,如坐水中……腰以下冷痛,腹重如带五千钱,甘姜苓术汤主之。”(16)	1
		(二) 肝着证治	“肝着,其人常欲蹈其胸上,先未苦时,但欲饮热,旋覆花汤主之。臣亿等校诸本旋覆花汤方,皆同。”(7)	1
	十、痰饮咳嗽病脉证并治	(一) 痰饮病治则	“病痰饮者,当以温药和之。”(15)	1
		(二) 饮停心下证治	“心下有痰饮,胸胁支满,目眩,苓桂术甘汤主之。”(16)	1
		(三) 饮逆致呕兼眩悸证治	“卒呕吐,心下痞,膈间有水,眩悸者,小半夏加茯苓汤主之。”(30)	1
		(四) 痰饮冒眩证治	“心下有支饮,其人苦冒眩,泽泻汤主之。”(25)	1
	十一、消渴小便不利淋病脉证并治	消渴证治	“渴欲饮水,口干舌燥者,白虎加人参汤主之。”(12)	1
	十二、水气病脉证并治	(一) 风水夹热证治	“风水恶风,一身悉肿,脉浮不渴,续自汗出,无大热,越婢汤主之。”(23)	1
		(二) 脾虚气滞证治	“心下坚,大如盘,边如旋盘,水饮所作,枳术汤主之。”(32)	1
	十三、黄疸病脉证并治	(一) 湿热并重证治	“谷疸之为病,寒热不食,食即头眩,心胸不安,久久发黄,为谷疸,茵陈蒿汤主之。”(13)	1
		(二) 湿重于热证治	“黄疸病,茵陈五苓散主之。”(18)	1
	十四、妇人妊娠病脉证并治	(一) 胎与癥的鉴别及癥病证治	“妇人宿有癥病,经断未及三月,而得漏下不止,胎动在脐上者,为癥痼害……所以血不止者,其癥不去故也,当下其癥,桂枝茯苓丸主之。”(2)	1
		(二) 腹痛肝脾失调证治	“妇人怀娠,腹中㽲痛,当归芍药散主之。”(5)	1
	十五、妇人杂病脉证并治	(一) 月经病冲任虚寒夹瘀证治	“问曰:妇人年五十所,病下利,数十日不止,暮即发热,少腹里急,腹满,手掌烦热,唇口干燥……当以温经汤主之。”(9)	1
		(二) 梅核气气滞痰凝证治	“妇人咽中如有炙脔,半夏厚朴汤主之。”(5)	1
		(三) 脏躁证治	“妇人脏躁,喜悲伤欲哭,象如神灵所作,数欠伸,甘麦大枣汤主之。”(6)	1
温病学	一、温热类温病	(一) 主要温热类温病的传变规律	1. 风温病的传变规律	1
			2. 春温病的传变规律	1
			3. 暑温病的传变规律	1
		(二) 温热类温病主要证治	1. 卫分证治(银翘散、桑菊饮)	1
			2. 气分证治(宣白承气汤、清燥救肺汤)	1

续表

考试学科	单　元	细　目	要　　点	考试科目
温病学	一、温热类温病	(二) 温热类温病主要证治	3. 营分证治(清营汤)	1
			4. 热陷心包证治(清宫汤、安宫牛黄丸、紫雪丹、至宝丹)	1
			5. 热盛动风证治(羚角钩藤汤)	1
			6. 血分证治(犀角地黄汤)	1
			7. 真阴耗竭证治(加减复脉汤)	1
			8. 虚风内动证治(三甲复脉汤、大定风珠)	1
			9. 后期正虚邪恋证治(黄连阿胶汤、青蒿鳖甲汤)	1
	二、湿热类温病	(一) 主要湿热类温病的传变规律	1. 湿温病的传变规律	1
			2. 伏暑病的传变规律	1
		(二) 湿热类温病主要证治	1. 湿温病初发证治(三仁汤、藿朴夏苓汤)	1
			2. 湿困中焦证治(雷氏芳香化浊法合三仁汤)	1
			3. 湿阻膜原证治(雷氏宣透膜原法)	1
			4. 湿热中阻证治(王氏连朴饮)	1
			5. 湿热蕴毒证治(甘露消毒丹)	1
			6. 湿热酿痰蒙蔽心包证治(菖蒲郁金汤、苏合香丸、至宝丹)	1
			7. 暑湿郁阻少阳证治(蒿芩清胆汤)	1
			8. 暑湿夹滞,阻结肠道证(枳实导滞汤)	1
			9. 暑湿弥漫三焦证治(三石汤)	1
			10. 余湿留恋证治(薛氏五叶芦根汤)	1
	三、温毒类温病	温毒类温病主要证治	1. 大头瘟毒壅肺胃证治(普济消毒饮)	1
			2. 烂喉痧毒燔气营(血)证治(凉营清气汤)	1
中药学	一、中药的产地	产地	主要道地药材	1
	二、中药炮制	炮制目的与方法	1. 炮制目的	1
			2. 常用炮制方法	1
	三、药性理论	(一) 四气	1. 四气所表示药物的作用	1
			2. 四气对临床用药的指导意义	1
		(二) 五味	五味所表示药物的作用、性味合参的意义	1
		(三) 升降浮沉	1. 影响升降浮沉的因素	1
			2. 升浮与沉降的不同作用	1
			3. 升浮沉降对临床用药的指导意义	1
		(四) 归经	1. 归经的理论基础和依据	1
			2. 归经理论对临床用药的指导意义	1

续表

考试学科	单　元	细　目	要　　点	考试科目
中药学	三、药性理论	(五) 毒性	1. 毒性的含义	1
			2. 不良反应及副作用	1
			3. 正确对待中药的毒性	1
			4. 引起中药中毒的主要原因	1
			5. 掌握药物毒性对指导临床用药的意义	1
	四、中药的配伍与用药禁忌	(一) 中药的配伍	1. 配伍的意义	1
			2. 配伍的内容	1
		(二) 中药的用药禁忌	1. 配伍禁忌	1
			2. 妊娠用药禁忌	1
			3. 证候用药禁忌	1
			4. 服药时的饮食禁忌	1
	五、中药的剂量与用法	(一) 剂量	确定剂量的因素	1
		(二) 用法	1. 特殊煎法	1
			2. 服药法	1
	六、解表药	(一) 概述	1. 解表药的性能特点	1
			2. 解表药的功效	1
			3. 解表药的适应范围	1
			4. 解表药的使用注意事项	1
			5. 解表药的分类	1
			6. 各类解表药的性能特点	1
			7. 各类解表药的功效	1
			8. 各类解表药的适应范围	1
		(二) 发散风寒药	麻黄、桂枝、紫苏、生姜、香薷、荆芥、防风、羌活、白芷、细辛、藁本、苍耳子、辛夷的性能、功效、应用、用法用量、使用注意及相似药物功用异同点	1
		(三) 发散风热药	薄荷、牛蒡子、蝉蜕、桑叶、菊花、蔓荆子、柴胡、升麻、葛根、淡豆豉的性能、功效、应用、用法用量、使用注意及相似药物功用异同点	1
	七、清热药	(一) 概述	1. 清热药的性能特点	1
			2. 清热药的功效	1
			3. 清热药的适应范围	1
			4. 清热药的使用注意事项	1
			5. 清热药的分类	1
			6. 各类清热药的性能特点	1
			7. 各类清热药的功效	1
			8. 各类清热药的适应范围	1

续表

考试学科	单　元	细　目	要　　点	考试科目
中药学	七、清热药	(二) 清热泻火药	石膏、知母、芦根、天花粉、竹叶、淡竹叶、栀子、夏枯草、决明子、谷精草、密蒙花的性能、功效、应用、用法用量、使用注意及相似药物功用异同点	1
		(三) 清热燥湿药	黄芩、黄连、黄柏、龙胆、秦皮、苦参、白鲜皮的性能、功效、应用、用法用量、使用注意及相似药物功用异同点	1
		(四) 清热解毒药	金银花、连翘、穿心莲、大青叶、板蓝根、青黛、贯众、蒲公英、紫花地丁、野菊花、重楼、土茯苓、鱼腥草、金荞麦、大血藤、败酱草、射干、山豆根、马勃、白头翁、马齿苋、地锦草、鸦胆子、半边莲、白花蛇舌草、山慈菇、熊胆粉、白蔹的性能、功效、应用、用法用量、使用注意及相似药物功用异同点	1
		(五) 清热凉血药	生地黄、玄参、牡丹皮、赤芍、紫草、水牛角的性能、功效、应用、用法用量、使用注意及相似药物功用异同点	1
		(六) 清虚热药	青蒿、白薇、地骨皮、银柴胡、胡黄连的性能、功效、应用、用法用量、使用注意及相似药物功用异同点	1
	八、泻下药	(一) 概述	1. 泻下药的性能特点	1
			2. 泻下药的功效	1
			3. 泻下药的适应范围	1
			4. 泻下药的使用注意事项	1
			5. 泻下药的分类	1
			6. 各类泻下药的性能特点	1
			7. 各类泻下药的功效	1
			8. 各类泻下药的适应范围	1
		(二) 攻下药	大黄、芒硝、番泻叶、芦荟的性能、功效、应用、用法用量、使用注意及相似药物功用异同点	1
		(三) 润下药	火麻仁、郁李仁、松子仁的性能、功效、应用、用法用量、使用注意及相似药物功用异同点	1
		(四) 峻下逐水药	甘遂、京大戟、芫花、商陆、牵牛子、巴豆霜的性能、功效、应用、用法用量、使用注意及相似药物功用异同点	1
	九、祛风湿药	(一) 概述	1. 祛风湿药的性能特点	1
			2. 祛风湿药的功效	1
			3. 祛风湿药的适应范围	1
			4. 祛风湿药的使用注意事项	1
			5. 祛风湿药的分类	1
			6. 各类祛风湿药的性能特点	1

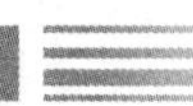

续表

考试学科	单　元	细　目	要　　点	考试科目
中药学	九、祛风湿药	(一) 概述	7. 各类祛风湿药的功效	1
			8. 各类祛风湿药的适应范围	1
		(二) 祛风寒湿药	独活、威灵仙、川乌、蕲蛇、木瓜、乌梢蛇、蚕沙、伸筋草、寻骨风、松节、海风藤、路路通的性能、功效、应用、用法用量、使用注意及相似药物功用异同点	1
		(三) 祛风湿热药	秦艽、防己、桑枝、豨莶草、臭梧桐、络石藤、雷公藤、丝瓜络的性能、功效、应用、用法用量、使用注意及相似药物功用异同点	1
		(四) 祛风湿强筋骨药	五加皮、桑寄生、狗脊、千年健、鹿衔草的性能、功效、应用、用法用量、使用注意及相似药物功用异同点	1
	十、化湿药	(一) 概述	1. 化湿药的性能特点	1
			2. 化湿药的功效	1
			3. 化湿药的适应范围	1
			4. 化湿药的使用注意事项	1
		(二) 具体药物	广藿香、佩兰、苍术、厚朴、砂仁、豆蔻、草豆蔻、草果的性能、功效、应用、用法用量、使用注意及相似药物功用异同点	1
	十一、利水渗湿药	(一) 概述	1. 利水渗湿药的性能特点	1
			2. 利水渗湿药的功效	1
			3. 利水渗湿药的适应范围	1
			4. 利水渗湿药的使用注意事项	1
			5. 利水渗湿药的分类	1
			6. 各类利水渗湿药的性能特点	1
			7. 各类利水渗湿药的功效	1
			8. 各类利水渗湿药的适应范围	1
		(二) 利水消肿药	茯苓、薏苡仁、猪苓、泽泻、冬瓜皮、玉米须、香加皮的性能、功效、应用、用法用量、使用注意及相似药物功用异同点	1
		(三) 利尿通淋药	车前子、滑石、木通、通草、瞿麦、萹蓄、地肤子、海金沙、石韦、冬葵子、灯心草、萆薢的性能、功效、应用、用法用量、使用注意及相似药物功用异同点	1
		(四) 利湿退黄药	茵陈、金钱草、虎杖、垂盆草的性能、功效、应用、用法用量、使用注意及相似药物功用异同点	1
	十二、温里药	(一) 概述	1. 温里药的性能特点	1
			2. 温里药的功效	1
			3. 温里药的适应范围	1
			4. 温里药的使用注意事项	1

续表

考试学科	单　元	细　目	要　　点	考试科目
中药学	十二、温里药	（二）具体药物	附子、干姜、肉桂、吴茱萸、小茴香、丁香、高良姜、花椒的性能、功效、应用、用法用量、使用注意及相似药物功用异同点	1
	十三、理气药	（一）概述	1. 理气药的性能特点	1
			2. 理气药的功效	1
			3. 理气药的适应范围	1
			4. 理气药的使用注意事项	1
		（二）具体药物	陈皮、青皮、枳实、木香、沉香、檀香、川楝子、乌药、荔枝核、香附、佛手、薤白、柿蒂、大腹皮的性能、功效、应用、用法用量、使用注意及相似药物功用异同点	1
	十四、消食药	（一）概述	1. 消食药的性能特点	1
			2. 消食药的功效	1
			3. 消食药的适应范围	1
			4. 消食药的使用注意事项	1
		（二）具体药物	山楂、神曲、麦芽、谷芽、莱菔子、鸡内金的性能、功效、应用、用法用量、使用注意及相似药物功用异同点	1
	十五、驱虫药	（一）概述	1. 驱虫药的性能特点	1
			2. 驱虫药的功效	1
			3. 驱虫药的适应范围	1
			4. 驱虫药的使用注意事项	1
		（二）具体药物	使君子、苦楝皮、槟榔、南瓜子的性能、功效、应用、用法用量、使用注意及相似药物功用异同点	1
	十六、止血药	（一）概述	1. 止血药的性能特点	1
			2. 止血药的功效	1
			3. 止血药的适应范围	1
			4. 止血药的使用注意事项	1
			5. 止血药的分类	1
			6. 各类止血药的性能特点	1
			7. 各类止血药的功效	1
			8. 各类止血药的适应范围	1
		（二）凉血止血药	小蓟、大蓟、地榆、槐花、侧柏叶、白茅根、苎麻根的性能、功效、应用、用法用量、使用注意及相似药物功用异同点	1
		（三）化瘀止血药	三七、茜草、蒲黄、花蕊石、降香的性能、功效、应用、用法用量、使用注意及相似药物功用异同点	1

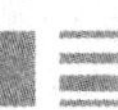

续表

考试学科	单 元	细 目	要 点	考试科目
中药学	十六、止血药	(四) 收敛止血药	白及、仙鹤草、棕榈炭、血余炭、藕节的性能、功效、应用、用法用量、使用注意及相似药物功用异同点	1
		(五) 温经止血药	艾叶、炮姜的性能、功效、应用、用法用量、使用注意及相似药物功用异同点	1
	十七、活血化瘀药	(一) 概述	1. 活血化瘀药的性能特点	1
			2. 活血化瘀药的功效	1
			3. 活血化瘀药的适应范围	1
			4. 活血化瘀药的使用注意事项	1
			5. 活血化瘀药的分类	1
			6. 各类活血化瘀药的性能特点	1
			7. 各类活血化瘀药的功效	1
			8. 各类活血化瘀药的适应范围	1
		(二) 活血止痛药	川芎、延胡索、郁金、姜黄、乳香、没药、五灵脂的性能、功效、应用、用法用量、使用注意及相似药物功用异同点	1
		(三) 活血调经药	丹参、红花、桃仁、益母草、泽兰、牛膝、鸡血藤、王不留行、凌霄花的性能、功效、应用、用法用量、使用注意及相似药物功用异同点	1
		(四) 活血疗伤药	土鳖虫、马钱子、自然铜、苏木、骨碎补、血竭、刘寄奴的性能、功效、应用、用法用量、使用注意及相似药物功用异同点	1
		(五) 破血消癥药	莪术、三棱、水蛭、斑蝥、穿山甲的性能、功效、应用、用法用量、使用注意及相似药物功用异同点	1
	十八、化痰止咳平喘药	(一) 概述	1. 化痰止咳平喘药的性能特点	1
			2. 化痰止咳平喘药的功效	1
			3. 化痰止咳平喘药的适应范围	1
			4. 化痰止咳平喘药的使用注意事项	1
			5. 化痰止咳平喘药的分类	1
			6. 各类化痰止咳平喘药的性能特点	1
			7. 各类化痰止咳平喘药的功效	1
			8. 各类化痰止咳平喘药的适应范围	1
		(二) 温化寒痰药	半夏、天南星、白附子、芥子、皂荚、旋覆花、白前的性能、功效、应用、用法用量、使用注意及相似药物功用异同点	1
		(三) 清化热痰药	川贝母、浙贝母、瓜蒌、竹茹、竹沥、天竺黄、前胡、桔梗、胖大海、海藻、昆布、海蛤壳、浮海石、瓦楞子的性能、功效、应用、用法用量、使用注意及相似药物功用异同点	1

续表

考试学科	单　元	细　目	要　点	考试科目
中药学	十八、化痰止咳平喘药	(四) 止咳平喘药	苦杏仁、紫苏子、百部、紫菀、款冬花、枇杷叶、桑白皮、葶苈子、白果的性能、功效、应用、用法用量、使用注意及相似药物功用异同点	1
	十九、安神药	(一) 概述	1. 安神药的性能特点	1
			2. 安神药的功效	1
			3. 安神药的适应范围	1
			4. 安神药的使用注意事项	1
			5. 安神药的分类	1
			6. 各类安神药的性能特点	1
			7. 各类安神药的功效	1
			8. 各类安神药的适应范围	1
		(二) 重镇安神药	朱砂、磁石、龙骨、琥珀的性能、功效、应用、用法用量、使用注意及相似药物功用异同点	1
		(三) 养心安神药	酸枣仁、柏子仁、首乌藤、合欢皮、远志的性能、功效、应用、用法用量、使用注意及相似药物功用异同点	1
	二十、平肝息风药	(一) 概述	1. 平肝息风药的性能特点	1
			2. 平肝息风药的功效	1
			3. 平肝息风药的适应范围	1
			4. 平肝息风药的使用注意事项	1
			5. 平肝息风药的分类	1
			6. 各类平肝息风药的性能特点	1
			7. 各类平肝息风药的功效	1
			8. 各类平肝息风药的适应范围	1
		(二) 平抑肝阳药	石决明、珍珠母、牡蛎、赭石、蒺藜、罗布麻叶的性能、功效、应用、用法用量、使用注意及相似药物功用异同点	1
		(三) 息风止痉药	羚羊角、牛黄、珍珠、钩藤、天麻、地龙、全蝎、蜈蚣、僵蚕的性能、功效、应用、用法用量、使用注意及相似药物功用异同点	1
	二十一、开窍药	(一) 概述	1. 开窍药的性能特点	1
			2. 开窍药的功效	1
			3. 开窍药的适应范围	1
			4. 开窍药的使用注意事项	1
		(二) 具体药物	麝香、冰片、苏合香、石菖蒲的性能、功效、应用、用法用量、使用注意及相似药物功用异同点	1

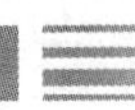

续表

考试学科	单　元	细　目	要　点	考试科目
中药学	二十二、补虚药	(一) 概述	1. 补虚药的性能特点	1
			2. 补虚药的功效	1
			3. 补虚药的适应范围	1
			4. 补虚药的使用注意事项	1
			5. 补虚药的分类	1
			6. 各类补虚药的性能特点	1
			7. 各类补虚药的功效	1
			8. 各类补虚药的适应范围	1
		(二) 补气药	人参、西洋参、党参、太子参、黄芪、白术、山药、白扁豆、甘草、大枣、饴糖、蜂蜜的性能、功效、应用、用法用量、使用注意及相似药物功用异同点	1
		(三) 补阳药	鹿茸、淫羊藿、巴戟天、仙茅、杜仲、续断、肉苁蓉、锁阳、补骨脂、益智仁、菟丝子、沙苑子、蛤蚧、冬虫夏草的性能、功效、应用、用法用量、使用注意及相似药物功用异同点	1
		(四) 补血药	当归、熟地黄、白芍、阿胶、何首乌、龙眼肉的性能、功效、应用、用法用量、使用注意及相似药物功用异同点	1
		(五) 补阴药	北沙参、南沙参、百合、麦冬、天冬、石斛、玉竹、黄精、枸杞子、墨旱莲、女贞子、黑芝麻、龟甲、鳖甲的性能、功效、应用、用法用量、使用注意及相似药物功用异同点	1
	二十三、收涩药	(一) 概述	1. 收涩药的性能特点	1
			2. 收涩药的功效	1
			3. 收涩药的适应范围	1
			4. 收涩药的使用注意事项	1
			5. 收涩药的分类	1
			6. 各类收涩药的性能特点	1
			7. 各类收涩药的功效	1
			8. 各类收涩药的适应范围	1
		(二) 固表止汗药	麻黄根、浮小麦、糯稻根须的性能、功效、应用、用法用量、使用注意及相似药物功用异同点	1
		(三) 敛肺涩肠药	五味子、乌梅、五倍子、诃子、肉豆蔻、赤石脂的性能、功效、应用、用法用量、使用注意及相似药物功用异同点	1
		(四) 固精缩尿止带药	山茱萸、覆盆子、桑螵蛸、金樱子、海螵蛸、莲子、芡实、椿皮的性能、功效、应用、用法用量、使用注意及相似药物功用异同点	1

续表

考试学科	单　元	细　目	要　点	考试科目
中药学	二十四、涌吐药	(一)概述	1. 涌吐药的性能特点	1
			2. 涌吐药的功效	1
			3. 涌吐药的适应范围	1
			4. 涌吐药的使用注意事项	1
		(二)具体药物	常山、甜瓜蒂、胆矾的性能、功效、应用、用法用量、使用注意及相似药物功用异同点	1
	二十五、攻毒杀虫止痒药	(一)概述	1. 攻毒杀虫止痒药的性能特点	1
			2. 攻毒杀虫止痒药的功效	1
			3. 攻毒杀虫止痒药的适应范围	1
			4. 攻毒杀虫止痒药的使用注意事项	1
		(二)具体药物	雄黄、硫黄、白矾、蛇床子、蟾酥、大蒜的性能、功效、应用、用法用量、使用注意及相似药物功用异同点	1
	二十六、拔毒化腐生肌药	(一)概述	1. 拔毒化腐生肌药的性能特点	1
			2. 拔毒化腐生肌药的功效	1
			3. 拔毒化腐生肌药的适应范围	1
			4. 拔毒化腐生肌药的使用注意事项	1
		(二)具体药物	升药、轻粉、砒石、铅丹、炉甘石、硼砂的性能、功效、应用、用法用量、使用注意及相似药物功用异同点	1
方剂学	一、概述	(一)方剂与治法	1. 方剂与治法的关系	1
			2. 常用治法	1
		(二)方剂的组成与变化	1. 方剂配伍的目的	1
			2. 方剂的组方原则	1
			3. 方剂的变化形式	1
		(三)常用剂型	常用剂型的特点及临床意义	1
	二、解表剂	(一)概述	1. 解表剂的适用范围	1
			2. 解表剂的应用注意事项	1
		(二)辛温解表	1. 麻黄汤的组成药物、功用、主治证候、配伍意义	1
			2. 桂枝汤的组成药物、功用、主治证候、配伍意义、全方配伍特点、加减化裁及其与麻黄汤的鉴别应用	1
			3. 九味羌活汤的组成药物、功用、主治证候、配伍意义、全方配伍特点及加减化裁	1
			4. 小青龙汤的组成药物、功用、主治证候、配伍意义、全方配伍特点及加减化裁	1
			5. 止嗽散的组成药物、功用、主治证候、配伍意义、全方配伍特点	1

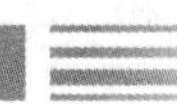

续表

考试学科	单　元	细　目	要　　点	考试科目
方剂学	二、解表剂	（二）辛温解表	6. 香苏散的组成药物、功用、主治证候、配伍意义、全方配伍特点及加减化裁	1
			7. 正柴胡饮的组成药物、功用、主治证候、配伍意义、全方配伍特点	1
		（三）辛凉解表	1. 银翘散的组成药物、功用、主治证候、配伍意义、全方配伍特点、加减化裁	1
			2. 桑菊饮的组成药物、功用、主治证候、配伍意义、全方配伍特点、加减化裁及其与银翘散的鉴别应用	1
			3. 麻黄杏仁甘草石膏汤的组成药物、功用、主治证候、配伍意义、全方配伍特点、加减化裁	1
			4. 柴葛解肌汤的组成药物、功用、主治证候、配伍意义、全方配伍特点	1
			5. 升麻葛根汤的组成药物、功用、主治证候、配伍意义、全方配伍特点	1
		（四）扶正解表	1. 人参败毒散的组成药物、功用、主治证候、配伍意义、全方配伍特点、加减化裁	1
			2. 参苏饮的组成药物、功用、主治证候、配伍意义、全方配伍特点及其与人参败毒散的鉴别应用	1
			3. 麻黄细辛附子汤的组成药物、功用、主治证候、配伍意义、全方配伍特点及加减化裁	1
			4. 加减葳蕤汤的组成药物、功用、主治证候、配伍意义、全方配伍特点及其与银翘散的鉴别应用	1
	三、泻下剂	（一）概述	1. 泻下剂的适用范围	1
			2. 泻下剂的应用注意事项	1
		（二）寒下	1. 大承气汤的组成药物、功用、主治证候、配伍意义、全方配伍特点及其与小承气汤、调胃承气汤的鉴别应用	1
			2. 大陷胸汤的组成药物、功用、主治证候、配伍意义、全方配伍特点	1
		（三）温下	1. 大黄附子汤的组成药物、功用、主治证候、配伍意义	1
			2. 温脾汤的组成药物、功用、主治证候、配伍意义、全方配伍特点及其与大黄附子汤的鉴别应用	1
			3. 三物备急丸的组成药物、功用、主治证候、配伍意义、全方配伍特点	1
		（四）润下	1. 麻子仁丸的组成药物、功用、主治证候、配伍意义、全方配伍特点	1
			2. 济川煎的组成药物、功用、主治证候、配伍意义、全方配伍特点及其与麻子仁丸的鉴别应用	1

续表

考试学科	单　元	细　目	要　点	考试科目
方剂学	三、泻下剂	（五）逐水	1. 十枣汤的组成药物、功用、主治证候、配伍意义、全方配伍特点、应用注意事项	1
			2. 舟车丸的组成药物、功用、主治证候、配伍意义、全方配伍特点	1
		（六）攻补兼施	1. 黄龙汤的组成药物、功用、主治证候、配伍意义、全方配伍特点及其与新加黄龙汤的鉴别应用	1
			2. 增液承气汤的组成药物、功用、主治证候、配伍意义、全方配伍特点	1
	四、和解剂	（一）概述	1. 和解剂的适用范围	1
			2. 和解剂的应用注意事项	1
		（二）和解少阳	1. 小柴胡汤的组成药物、功用、主治证候、配伍意义、全方配伍特点及加减化裁	1
			2. 蒿芩清胆汤的组成药物、功用、主治证候、配伍意义、全方配伍特点及其与小柴胡汤的鉴别应用	1
			3. 达原饮的组成药物、功用、主治证候、配伍意义、全方配伍特点	1
		（三）调和肝脾	1. 四逆散的组成药物、功用、主治证候、配伍意义、全方配伍特点及加减化裁	1
			2. 逍遥散的组成药物、功用、主治证候、配伍意义、全方配伍特点、加减化裁及其与四逆散的鉴别应用	1
			3. 痛泻要方的组成药物、功用、主治证候、配伍意义、全方配伍特点及其与逍遥散的鉴别应用	1
		（四）调和肠胃	半夏泻心汤的组成药物、功用、主治证候、配伍意义、全方配伍特点及加减化裁	1
	五、清热剂	（一）概述	1. 清热剂的适用范围	1
			2. 清热剂的应用注意事项	1
		（二）清气分热	1. 白虎汤的组成药物、功用、主治证候、配伍意义、全方配伍特点及加减化裁	1
			2. 竹叶石膏汤的组成药物、功用、主治证候、配伍意义、全方配伍特点及其与白虎汤的鉴别应用	1
		（三）清营凉血	1. 清营汤的组成药物、功用、主治证候、配伍意义、全方配伍特点	1
			2. 犀角地黄汤的组成药物、功用、主治证候、配伍意义、全方配伍特点及其与清营汤的鉴别应用	1
		（四）清热解毒	1. 黄连解毒汤的组成药物、功用、主治证候、配伍意义、全方配伍特点及加减化裁	1
			2. 清瘟败毒饮的组成药物、功用、主治证候、配伍意义、全方配伍特点	1

续表

考试学科	单 元	细 目	要 点	考试科目
方剂学	五、清热剂	(四) 清热解毒	3. 凉膈散的组成药物、功用、主治证候、配伍意义、全方配伍特点	1
			4. 普济消毒饮的组成药物、功用、主治证候、配伍意义、全方配伍特点及其与银翘散的鉴别应用	1
		(五) 清脏腑热	1. 导赤散的组成药物、功用、主治证候、配伍意义、全方配伍特点	1
			2. 龙胆泻肝汤的组成药物、功用、主治证候、配伍意义、全方配伍特点及其与当归龙荟丸的鉴别应用	1
			3. 左金丸的组成药物、功用、主治证候、配伍意义、全方配伍特点及其与龙胆泻肝汤的鉴别应用	1
			4. 清胃散的组成药物、功用、主治证候、配伍意义、全方配伍特点、加减化裁及其与泻黄散的鉴别应用	1
			5. 玉女煎的组成药物、功用、主治证候、配伍意义、全方配伍特点及其与清胃散的鉴别应用	1
			6. 泻白散的组成药物、功用、主治证候、配伍意义、全方配伍特点及其与麻黄杏仁甘草石膏汤的鉴别应用	1
			7. 芍药汤的组成药物、功用、主治证候、配伍意义、全方配伍特点	1
			8. 白头翁汤的组成药物、功用、主治证候、配伍意义、全方配伍特点及其与芍药汤的鉴别应用	1
		(六) 清虚热	1. 青蒿鳖甲汤的组成药物、功用、主治证候、配伍意义、全方配伍特点及其与清骨散的鉴别应用	1
			2. 当归六黄汤的组成药物、功用、主治证候、配伍意义、全方配伍特点	1
	六、祛暑剂	(一) 概述	1. 祛暑剂的适用范围	1
			2. 祛暑剂的应用注意事项	1
		(二) 祛暑解表	香薷散的组成药物、功用、主治证候、配伍意义、全方配伍特点及加减化裁	1
		(三) 祛暑利湿	1. 六一散的组成药物、功用、主治证候、配伍意义、全方配伍特点、加减化裁	1
			2. 桂苓甘露饮的组成药物、功用、主治证候、配伍意义、全方配伍特点	1
		(四) 清暑益气	清暑益气汤的组成药物、功用、主治证候、配伍意义、全方配伍特点及其与竹叶石膏汤的鉴别应用	1
	七、温里剂	(一) 概述	1. 温里剂的适用范围	1
			2. 温里剂的应用注意事项	1
		(二) 温中祛寒	1. 理中丸的组成药物、功用、主治证候、配伍意义、全方配伍特点及加减化裁	1

续表

考试学科	单　元	细　目	要　　点	考试科目
方剂学	七、温里剂	(二) 温中祛寒	2. 小建中汤的组成药物、功用、主治证候、配伍意义、全方配伍特点、加减化裁及其与理中丸的鉴别应用	1
			3. 吴茱萸汤的组成药物、功用、主治证候、配伍意义、全方配伍特点及其与理中丸、左金丸的鉴别应用	1
			4. 大建中汤的组成药物、功用、主治证候、配伍意义、全方配伍特点	1
		(三) 回阳救逆	1. 四逆汤的组成药物、功用、主治证候、配伍意义、全方配伍特点、加减化裁及其与参附汤的鉴别应用	1
			2. 回阳救急汤的组成药物、功用、主治证候、配伍意义、全方配伍特点	1
		(四) 温经散寒	1. 当归四逆汤的组成药物、功用、主治证候、配伍意义、全方配伍特点及加减化裁	1
			2. 黄芪桂枝五物汤的组成药物、功用、主治证候、配伍意义、全方配伍特点及其与当归四逆汤的鉴别应用	1
			3. 暖肝煎的组成药物、功用、主治证候、配伍意义、全方配伍特点	1
	八、表里双解剂	(一) 概述	1. 表里双解剂的适用范围	1
			2. 表里双解剂的应用注意事项	1
		(二) 解表清里	葛根黄芩黄连汤的组成药物、功用、主治证候、配伍意义、全方配伍特点	1
		(三) 解表攻里	大柴胡汤的组成药物、功用、主治证候、配伍意义、全方配伍特点及其与小柴胡汤的鉴别应用	1
	九、补益剂	(一) 概述	1. 补益剂的适用范围及配伍规律	1
			2. 补益剂的应用注意事项	1
		(二) 补气	1. 四君子汤的组成药物、功用、主治证候、配伍意义、全方配伍特点及加减化裁	1
			2. 参苓白术散的组成药物、功用、主治证候、配伍意义、全方配伍特点及其与四君子汤的鉴别应用	1
			3. 补中益气汤的组成药物、功用、主治证候、配伍意义、全方配伍特点	1
			4. 生脉散的组成药物、功用、主治证候、配伍意义、全方配伍特点及其与竹叶石膏汤的鉴别应用	1
			5. 玉屏风散的组成药物、功用、主治证候、配伍意义、全方配伍特点及其与桂枝汤的鉴别应用	1

续表

考试学科	单　元	细　目	要　点	考试科目
方剂学	九、补益剂	(三) 补血	1. 四物汤的组成药物、功用、主治证候、配伍意义、全方配伍特点及加减化裁	1
			2. 当归补血汤的组成药物、功用、主治证候、配伍意义、全方配伍特点	1
			3. 归脾汤的组成药物、功用、主治证候、配伍意义、全方配伍特点、加减化裁	1
		(四) 气血双补	1. 炙甘草汤的组成药物、功用、主治证候、配伍意义、全方配伍特点、加减化裁及其与生脉散的鉴别应用	1
			2. 八珍汤的组成药物、功用、主治证候、配伍意义、全方配伍特点及其与十全大补汤、人参养荣汤的鉴别应用	1
			3. 泰山磐石散的组成药物、功用、主治证候、配伍意义、全方配伍特点	1
		(五) 补阴	1. 六味地黄丸的组成药物、功用、主治证候、配伍意义、全方配伍特点及加减化裁	1
			2. 大补阴丸的组成药物、功用、主治证候、配伍意义、全方配伍特点、加减化裁及其与六味地黄丸的鉴别应用	1
			3. 一贯煎的组成药物、功用、主治证候、配伍意义、全方配伍特点及其与逍遥散的鉴别应用	1
			4. 左归丸的组成药物、功用、主治证候、配伍意义、全方配伍特点及其与六味地黄丸的鉴别应用	1
		(六) 补阳	1. 肾气丸的组成药物、功用、主治证候、配伍意义、全方配伍特点及加减化裁	1
			2. 右归丸的组成药物、功用、主治证候、配伍意义、全方配伍特点及其与肾气丸的鉴别应用	1
		(七) 阴阳双补	1. 地黄饮子的组成药物、功用、主治证候、配伍意义、全方配伍特点	1
			2. 龟鹿二仙胶的组成药物、功用、主治证候、配伍意义、全方配伍特点	1
			3. 七宝美髯丹的组成药物、功用、主治证候、配伍意义、全方配伍特点	1
	十、固涩剂	(一) 概述	1. 固涩剂的适用范围	1
			2. 固涩剂的应用注意事项	1
		(二) 固表止汗	牡蛎散的组成药物、功用、主治证候、配伍意义、全方配伍特点及其与玉屏风散的鉴别应用	1
		(三) 敛肺止咳	九仙散的组成药物、功用、主治证候、配伍意义、全方配伍特点	1

续表

考试学科	单 元	细 目	要 点	考试科目
方剂学	十、固涩剂	（四）涩肠固脱	1. 真人养脏汤的组成药物、功用、主治证候、配伍意义、全方配伍特点及其与芍药汤的鉴别应用	1
			2. 四神丸的组成药物、功用、主治证候、配伍意义、全方配伍特点及其与真人养脏汤的鉴别应用	1
		（五）涩精止遗	1. 金锁固精丸的组成药物、功用、主治证候、配伍意义、全方配伍特点	1
			2. 桑螵蛸散的组成药物、功用、主治证候、配伍意义、全方配伍特点	1
			3. 缩泉丸的组成药物、功用、主治证候、配伍意义、全方配伍特点及其与桑螵蛸散的鉴别应用	1
		（六）固崩止带	1. 固冲汤的组成药物、功用、主治证候、配伍意义、全方配伍特点及其与归脾汤的鉴别应用	1
			2. 固经丸的组成药物、功用、主治证候、配伍意义、全方配伍特点及其与大补阴丸的鉴别应用	1
			3. 易黄汤的组成药物、功用、主治证候、配伍意义、全方配伍特点及其与龙胆泻肝汤的鉴别应用	1
	十一、安神剂	（一）概述	1. 安神剂的适用范围	1
			2. 安神剂的应用注意事项	1
		（二）重镇安神	1. 朱砂安神丸的组成药物、功用、主治证候、配伍意义、全方配伍特点	1
			2. 珍珠母丸的组成药物、功用、主治证候、配伍意义、全方配伍特点及其与磁朱丸的鉴别应用	1
		（三）滋养安神	1. 酸枣仁汤的组成药物、功用、主治证候、配伍意义、全方配伍特点	1
			2. 天王补心丹的组成药物、功用、主治证候、配伍意义、全方配伍特点及其与柏子养心丸的鉴别应用	1
			3. 甘麦大枣汤的组成药物、功用、主治证候、配伍意义、全方配伍特点	1
	十二、开窍剂	（一）概述	1. 开窍剂的适用范围	1
			2. 开窍剂的应用注意事项	1
		（二）凉开	1. 安宫牛黄丸的组成药物、功用、主治证候、配伍意义、全方配伍特点及其与牛黄清心丸的鉴别应用	1
			2. 至宝丹与安宫牛黄丸、紫雪的鉴别应用	1
		（三）温开	1. 苏合香丸的组成药物、功用、主治证候、配伍意义、全方配伍特点	1
			2. 紫金锭的组成药物、功用、主治证候、配伍意义、全方配伍特点	1

续表

考试学科	单　元	细　目	要　　点	考试科目
方剂学	十三、理气剂	(一)概述	1. 理气剂的适用范围	1
			2. 理气剂的应用注意事项	1
		(二)行气	1. 越鞠丸的组成药物、功用、主治证候、配伍意义、全方配伍特点及加减化裁	1
			2. 瓜蒌薤白白酒汤的组成药物、功用、主治证候、配伍意义、全方配伍特点及其与枳实薤白桂枝汤、瓜蒌薤白半夏汤的鉴别应用	1
			3. 半夏厚朴汤的组成药物、功用、主治证候、配伍意义、全方配伍特点	1
			4. 厚朴温中汤的组成药物、功用、主治证候、配伍意义、全方配伍特点及其与理中丸的鉴别应用	1
			5. 枳实消痞丸的组成药物、功用、主治证候、配伍意义、全方配伍特点	1
			6. 天台乌药散的组成药物、功用、主治证候、配伍意义、全方配伍特点及其与橘核丸的鉴别应用	1
			7. 加味乌药汤的组成药物、功用、主治证候、配伍意义、全方配伍特点	1
		(三)降气	1. 苏子降气汤的组成药物、功用、主治证候、配伍意义、全方配伍特点	1
			2. 定喘汤的组成药物、功用、主治证候、配伍意义、全方配伍特点	1
			3. 旋覆代赭汤的组成药物、功用、主治证候、配伍意义、全方配伍特点	1
			4. 橘皮竹茹汤的组成药物、功用、主治证候、配伍意义、全方配伍特点	1
			5. 丁香柿蒂汤的组成药物、功用、主治证候、配伍意义、全方配伍特点及其与吴茱萸汤的鉴别应用	1
	十四、理血剂	(一)概述	1. 理血剂的适用范围及配伍规律	1
			2. 理血剂的应用注意事项	1
		(二)活血祛瘀	1. 桃核承气汤的组成药物、功用、主治证候、配伍意义、全方配伍特点	1
			2. 血府逐瘀汤的组成药物、功用、主治证候、配伍意义、全方配伍特点及加减化裁	1
			3. 补阳还五汤的组成药物、功用、主治证候、配伍意义、全方配伍特点	1
			4. 复元活血汤的组成药物、功用、主治证候、配伍意义、全方配伍特点及其与血府逐瘀汤的鉴别应用	1

续表

考试学科	单　元	细　目	要　点	考试科目
方剂学	十四、理血剂	（二）活血祛瘀	5. 七厘散的组成药物、功用、主治证候、配伍意义、全方配伍特点及其与活络效灵丹的鉴别应用	1
			6. 温经汤的组成药物、功用、主治证候、配伍意义、全方配伍特点	1
			7. 生化汤的组成药物、功用、主治证候、配伍意义、全方配伍特点及其与温经汤的鉴别应用	1
			8. 失笑散的组成药物、功用、主治证候、配伍意义、全方配伍特点及其与金铃子散的鉴别应用	1
			9. 桂枝茯苓丸的组成药物、功用、主治证候、配伍意义、全方配伍特点及其与鳖甲煎丸的鉴别应用	1
		（三）止血	1. 十灰散的组成药物、功用、主治证候、配伍意义、全方配伍特点	1
			2. 咳血方的组成药物、功用、主治证候、配伍意义、全方配伍特点	1
			3. 小蓟饮子的组成药物、功用、主治证候、配伍意义、全方配伍特点	1
			4. 槐花散的组成药物、功用、主治证候、配伍意义、全方配伍特点	1
			5. 黄土汤的组成药物、功用、主治证候、配伍意义、全方配伍特点及其与归脾汤的鉴别应用	1
	十五、治风剂	（一）概述	1. 治风剂的适用范围	1
			2. 治风剂的应用注意事项	1
		（二）疏散外风	1. 川芎茶调散的组成药物、功用、主治证候、配伍意义、全方配伍特点及其与九味羌活汤的鉴别应用	1
			2. 大秦艽汤的组成药物、功用、主治证候、配伍意义、全方配伍特点	1
			3. 牵正散的组成药物、功用、主治证候、配伍意义、全方配伍特点	1
			4. 小活络丹的组成药物、功用、主治证候、配伍意义、全方配伍特点	1
			5. 消风散的组成药物、功用、主治证候、配伍意义、全方配伍特点及其与防风通圣散的鉴别应用	1
		（三）平息内风	1. 羚角钩藤汤的组成药物、功用、主治证候、配伍意义、全方配伍特点及其与紫雪的鉴别应用	1
			2. 镇肝熄风汤的组成药物、功用、主治证候、配伍意义、全方配伍特点及其与建瓴汤的鉴别应用	1
			3. 天麻钩藤饮的组成药物、功用、主治证候、配伍意义、全方配伍特点及其与镇肝熄风汤的鉴别应用	1

续表

考试学科	单　元	细　目	要　　点	考试科目
方剂学	十五、治风剂	(三) 平息内风	4. 大定风珠的组成药物、功用、主治证候、配伍意义、全方配伍特点	1
	十六、治燥剂	(一) 概述	1. 治燥剂的适用范围	1
			2. 治燥剂的应用注意事项	1
		(二) 轻宣外燥	1. 杏苏散的组成药物、功用、主治证候、配伍意义、全方配伍特点	1
			2. 桑杏汤的组成药物、功用、主治证候、配伍意义、全方配伍特点及其与桑菊饮的鉴别应用	1
			3. 清燥救肺汤的组成药物、功用、主治证候、配伍意义、全方配伍特点及其与桑杏汤的鉴别应用	1
		(三) 滋阴润燥	1. 增液汤的组成药物、功用、主治证候、配伍意义、全方配伍特点及加减化裁	1
			2. 麦门冬汤的组成药物、功用、主治证候、配伍意义、全方配伍特点及其与炙甘草汤、清燥救肺汤的鉴别应用	1
			3. 益胃汤的组成药物、功用、主治证候、配伍意义、全方配伍特点及其与玉液汤的鉴别应用	1
			4. 百合固金汤的组成药物、功用、主治证候、配伍意义、全方配伍特点及其与咳血方的鉴别应用	1
			5. 养阴清肺汤的组成药物、功用、主治证候、配伍意义、全方配伍特点	1
	十七、祛湿剂	(一) 概述	1. 祛湿剂的适用范围	1
			2. 祛湿剂的应用注意事项	1
		(二) 燥湿和胃	1. 平胃散的组成药物、功用、主治证候、配伍意义、全方配伍特点及加减化裁	1
			2. 藿香正气散的组成药物、功用、主治证候、配伍意义、全方配伍特点及其与香薷散的鉴别应用	1
		(三) 清热祛湿	1. 茵陈蒿汤的组成药物、功用、主治证候、配伍意义、全方配伍特点及加减化裁	1
			2. 八正散的组成药物、功用、主治证候、配伍意义、全方配伍特点及其与小蓟饮子的鉴别应用	1
			3. 三仁汤的组成药物、功用、主治证候、配伍意义、全方配伍特点	1
			4. 甘露消毒丹的组成药物、功用、主治证候、配伍意义、全方配伍特点及其与三仁汤的鉴别应用	1
			5. 连朴饮的组成药物、功用、主治证候、配伍意义、全方配伍特点	1

续表

考试学科	单 元	细 目	要 点	考试科目
方剂学	十七、祛湿剂	(三) 清热祛湿	6. 二妙散的组成药物、功用、主治证候、配伍意义、全方配伍特点及加减化裁	1
			7. 当归拈痛汤的组成药物、功用、主治证候、配伍意义、全方配伍特点	1
		(四) 利水渗湿	1. 五苓散的组成药物、功用、主治证候、配伍意义、全方配伍特点及加减化裁	1
			2. 猪苓汤的组成药物、功用、主治证候、配伍意义、全方配伍特点及其与五苓散的鉴别应用	1
			3. 防己黄芪汤的组成药物、功用、主治证候、配伍意义、全方配伍特点及其与玉屏风散的鉴别应用	1
			4. 五皮散的组成药物、功用、主治证候、配伍意义、全方配伍特点	1
		(五) 温化寒湿	1. 苓桂术甘汤的组成药物、功用、主治证候、配伍意义、全方配伍特点	1
			2. 真武汤的组成药物、功用、主治证候、配伍意义、全方配伍特点及加减化裁	1
			3. 实脾散的组成药物、功用、主治证候、配伍意义、全方配伍特点及其与真武汤的鉴别应用	1
		(六) 祛湿化浊	1. 萆薢分清饮的组成药物、功用、主治证候、配伍意义、全方配伍特点及其与缩泉丸的鉴别应用	1
			2. 完带汤的组成药物、功用、主治证候、配伍意义、全方配伍特点	1
		(七) 祛风胜湿	1. 羌活胜湿汤的组成药物、功用、主治证候、配伍意义、全方配伍特点及其与九味羌活汤的鉴别应用	1
			2. 独活寄生汤的组成药物、功用、主治证候、配伍意义、全方配伍特点及加减化裁	1
	十八、祛痰剂	(一) 概述	1. 祛痰剂的适用范围及配伍规律	1
			2. 祛痰剂的应用注意事项	1
		(二) 燥湿化痰	1. 二陈汤的组成药物、功用、主治证候、配伍意义、全方配伍特点及加减化裁	1
			2. 温胆汤的组成药物、功用、主治证候、配伍意义、全方配伍特点、加减化裁及其与蒿芩清胆汤的鉴别应用	1
			3. 茯苓丸的组成药物、功用、主治证候、配伍意义、全方配伍特点	1
		(三) 清热化痰	1. 清气化痰丸的组成药物、功用、主治证候、配伍意义、全方配伍特点	1

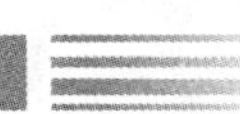

续表

考试学科	单　元	细　目	要　　点	考试科目
方剂学	十八、祛痰剂	（三）清热化痰	2. 小陷胸汤的组成药物、功用、主治证候、配伍意义、全方配伍特点及加减化裁	1
			3. 滚痰丸的组成药物、功用、主治证候、配伍意义、全方配伍特点	1
		（四）润燥化痰	贝母瓜蒌散的组成药物、功用、主治证候、配伍意义、全方配伍特点	1
		（五）温化寒痰	1. 三子养亲汤的组成药物、功用、主治证候、配伍意义、全方配伍特点	1
			2. 苓甘五味姜辛汤的组成药物、功用、主治证候、配伍意义、全方配伍特点及其与苓桂术甘汤的鉴别应用	1
		（六）治风化痰	半夏白术天麻汤的组成药物、功用、主治证候、配伍意义、全方配伍特点及其与天麻钩藤饮的鉴别应用	1
	十九、消食剂	（一）概述	1. 消食剂的适用范围	1
			2. 消食剂的应用注意事项	1
		（二）消食化滞	1. 保和丸的组成药物、功用、主治证候、配伍意义、全方配伍特点	1
			2. 枳实导滞丸的组成药物、功用、主治证候、配伍意义、全方配伍特点	1
			3. 木香槟榔丸的组成药物、功用、主治证候、配伍意义、全方配伍特点及其与枳实导滞丸的鉴别应用	1
		（三）健脾消食	健脾丸的组成药物、功用、主治证候、配伍意义、全方配伍特点及其与参苓白术散的鉴别应用	1
	二十、驱虫剂	概述	1. 驱虫剂的适用范围	1
			2. 驱虫剂的应用注意事项	1
			乌梅丸的组成药物、功用、主治证候、配伍意义、全方配伍特点	1
	二十一、治痈疡剂	（一）概述	1. 治痈疡剂的适用范围	1
			2. 治痈疡剂的应用注意事项	1
		（二）散结消痈	1. 仙方活命饮的组成药物、功用、主治证候、配伍意义、全方配伍特点	1
			2. 阳和汤的组成药物、功用、主治证候、配伍意义、全方配伍特点	1
			3. 苇茎汤的组成药物、功用、主治证候、配伍意义、全方配伍特点	1
			4. 大黄牡丹汤的组成药物、功用、主治证候、配伍意义、全方配伍特点	1
			5. 四妙勇安汤的组成药物、功用、主治证候、配伍意义、全方配伍特点	1

第二部分　相关专业知识

考试学科	单　元	细　目	要　点	考试科目
中医诊断学	一、绪论	(一) 中医诊断的基本原理	1. 司外揣内	2
			2. 见微知著	2
			3. 以常衡变	2
			4. 因发知受	2
		(二) 中医诊断的基本原则	1. 整体审察	2
			2. 四诊合参	2
			3. 病证结合	2
			4. 动静统一	2
	二、望诊	(一) 望神	1. 得神、少神、失神、假神的临床表现、相关鉴别及临床意义	2
			2. 神乱的临床表现及意义	2
		(二) 望面色	1. 常色的分类、临床表现及意义	2
			2. 病色的分类、临床表现及意义	2
			3. 五色主病的具体临床表现及意义	2
			4. 望色十法的含义及具体内容	2
		(三) 望形	形体强弱胖瘦的临床表现及意义	2
		(四) 望态	动静姿态、异常动作的临床表现及意义	2
		(五) 望头面	1. 望头部病变的临床表现及意义	2
			2. 望面部病变的临床表现及意义	2
		(六) 望五官	1. 望目部病变的临床表现及意义	2
			2. 望口与唇病变的临床表现及意义	2
			3. 望齿与龈病变的临床表现及意义	2
			4. 望咽喉病变的临床表现及意义	2
		(七) 望躯体	1. 望颈项病变的临床表现及意义	2
			2. 望四肢病变的临床表现及意义	2
		(八) 望皮肤	1. 皮肤色泽、形态异常的临床表现及意义	2
			2. 皮肤病症的临床表现及意义	2
		(九) 望排出物	1. 望痰、望涕的临床表现及意义	2
			2. 望呕吐物的临床表现及意义	2
		(十) 望小儿指纹	1. 望小儿指纹的方法及临床表现	2
			2. 小儿指纹异常的临床表现及意义	2
	三、舌诊	(一) 舌诊原理	舌诊原理	2
		(二) 正常舌象	正常舌象的特点及临床意义	2

续表

考试学科	单元	细目	要点	考试科目
中医诊断学	三、舌诊	(三) 望舌质	1. 舌色异常的表现特征及临床意义	2
			2. 舌形异常的表现特征及临床意义	2
			3. 舌态异常的表现特征及临床意义	2
			4. 舌下络脉异常的表现特征及临床意义	2
		(四) 望舌苔	1. 望苔质的内容及临床意义	2
			2. 望苔色的内容及临床意义	2
		(五) 舌质舌苔的综合分析及临床意义	1. 舌质舌苔的综合分析	2
			2. 舌诊的临床意义	2
	四、问诊	(一) 问诊的内容	十问歌的内容	2
		(二) 问寒热	1. 问寒热的含义	2
			2. 寒热症状的常见类型、临床表现及意义	2
		(三) 问汗	异常汗出的常见类型、临床表现及意义	2
		(四) 问疼痛	1. 疼痛的性质及其临床意义	2
			2. 疼痛的部位及其临床意义	2
		(五) 问头身胸腹	头晕、胸闷、心悸、胁胀、脘痞、腹胀的临床表现及意义	2
		(六) 问耳目	1. 耳部病变的临床表现及意义	2
			2. 目部病变的临床表现及意义	2
		(七) 问睡眠	失眠、嗜睡的临床表现及意义	2
		(八) 问饮食口味	1. 口渴与饮水异常的临床表现及意义	2
			2. 食欲与食量异常的临床表现及意义	2
			3. 口味异常的临床表现及意义	2
		(九) 问二便	1. 大便异常的临床表现及意义	2
			2. 小便异常的临床表现及意义	2
		(十) 问经带	1. 月经异常的临床表现及意义	2
			2. 带下异常的临床表现及意义	2
	五、闻诊	(一) 听声音	1. 声音异常的表现及临床意义	2
			2. 语言异常的表现及临床意义	2
			3. 呼吸异常的表现及临床意义	2
			4. 咳嗽的表现及临床意义	2
			5. 呕吐、呃逆、嗳气、肠鸣的临床表现及意义	2
		(二) 嗅气味	口气、病室气味异常的表现及临床意义	2
	六、脉诊	(一) 诊脉概说	1. 寸口诊法的部位、原理及寸口分候脏腑	2
			2. 诊脉方法	2
			3. 脉象要素	2

续表

考试学科	单元	细目	要点	考试科目
中医诊断学	六、脉诊	(二) 正常脉象	1. 正常脉象的特点	2
			2. 胃、神、根的含义	2
		(三) 常见病脉	1. 常见病脉的脉象特征及鉴别	2
			2. 常见病脉的临床意义	2
		(四) 相兼脉	常见相兼脉的表现及临床意义	2
	七、按诊	(一) 按诊的方法与意义	1. 按诊的手法	2
			2. 按诊的意义	2
		(二) 按诊的内容	1. 按虚里的内容及临床意义	2
			2. 按脘腹的内容及临床意义	2
			3. 按肌肤的内容及临床意义	2
			4. 按手足的内容及临床意义	2
			5. 按腧穴的内容及临床意义	2
	八、八纲辨证	(一) 八纲基本证	1. 表里证的临床表现及鉴别要点	2
			2. 寒热证、寒热真假的临床表现及鉴别要点	2
			3. 虚实证、虚实真假的临床表现及鉴别要点	2
			4. 阴阳证的临床表现及鉴别要点	2
		(二) 八纲证间的关系	1. 证的相兼	2
			2. 证的错杂	2
			3. 证的转化	2
	九、病性辨证	(一) 六淫辨证	风淫证、寒淫证、暑淫证、湿淫证、燥淫证、火淫证的临床表现及意义	2
		(二) 阴阳虚损辨证	1. 阳虚证、阴虚证的临床表现及意义	2
			2. 亡阳证、亡阴证的临床表现、鉴别要点及意义	2
		(三) 气病辨证	气病类证的临床表现及鉴别要点	2
		(四) 血病辨证	血病类证的临床表现及鉴别要点	2
		(五) 气血同病辨证	气血同病类证的临床表现及鉴别要点	2
		(六) 津液辨证	痰证、饮证、水停证、津液亏虚证的临床表现、病证鉴别与临床意义	2
	十、脏腑辨证	(一) 心与小肠病辨证	1. 心与小肠病各证的临床表现	2
			2. 心与小肠病各证的鉴别要点	2
		(二) 肺与大肠病辨证	1. 肺与大肠病各证的临床表现	2
			2. 肺与大肠病各证的鉴别要点	2
		(三) 脾与胃病辨证	1. 脾与胃病各证的临床表现	2
			2. 脾与胃病各证的鉴别要点	2

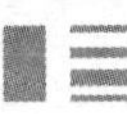

续表

考试学科	单　元	细　目	要　　点	考试科目
中医诊断学	十、脏腑辨证	(四) 肝与胆病辨证	1. 肝与胆病各证的临床表现	2
			2. 肝与胆病各证的鉴别要点	2
		(五) 肾与膀胱病辨证	1. 肾与膀胱病各证的临床表现	2
			2. 肾与膀胱病各证的鉴别要点	2
		(六) 辨脏腑兼病证	1. 脏腑兼病各证的临床表现	2
			2. 脏腑兼病各证的鉴别要点	2
	十一、其他辨证方法概要	(一) 辨六经病证	1. 太阳病证的概念、临床表现、辨证要点	2
			2. 阳明病证的概念、临床表现、辨证要点	2
			3. 少阳病证的概念、临床表现、辨证要点	2
			4. 太阴病证的概念、临床表现、辨证要点	2
			5. 少阴病证的概念、临床表现、辨证要点	2
			6. 厥阴病证的概念、临床表现、辨证要点	2
			7. 六经病证的传变	2
		(二) 辨卫气营血病证	1. 卫分证的概念、临床表现、辨证要点	2
			2. 气分证的概念、临床表现、辨证要点	2
			3. 营分证的概念、临床表现、辨证要点	2
			4. 血分证的概念、临床表现、辨证要点	2
			5. 卫气营血病证的传变	2
		(三) 辨三焦病证	1. 上焦病证的概念、临床表现、辨证要点	2
			2. 中焦病证的概念、临床表现、辨证要点	2
			3. 下焦病证的概念、临床表现、辨证要点	2
			4. 三焦病证的传变	2
	十二、中医诊断思维与应用		中医思维的综合应用	2
诊断学基础	一、常见症状	(一) 发热	1. 发热病因	2
			2. 发热临床表现	2
			3. 发热伴随症状	2
			4. 发热问诊要点	2
			5. 发热检查要点	2
		(二) 头痛	1. 头痛病因	2
			2. 头痛问诊要点	2
			3. 头痛检查要点	2
		(三) 胸痛	1. 胸痛病因	2
			2. 胸痛问诊要点	2
			3. 胸痛检查要点	2

续表

考试学科	单　元	细　目	要　点	考试科目
诊断学基础	一、常见症状	(四) 腹痛	1. 腹痛病因	2
			2. 腹痛问诊要点	2
			3. 腹痛检查要点	2
		(五) 咳嗽与咯痰	1. 咳嗽与咯痰病因	2
			2. 咳嗽与咯痰问诊要点	2
			3. 咳嗽与咯痰检查要点	2
		(六) 咯血	1. 咯血病因	2
			2. 咯血问诊要点	2
			3. 咯血检查要点	2
		(七) 呼吸困难	1. 呼吸困难病因	2
			2. 呼吸困难临床表现	2
			3. 呼吸困难问诊要点	2
			4. 呼吸困难检查要点	2
		(八) 发绀	1. 发绀病因与临床表现	2
			2. 发绀问诊要点	2
		(九) 心悸	1. 心悸病因	2
			2. 心悸问诊要点	2
		(十) 水肿	1. 水肿病因	2
			2. 水肿问诊要点	2
		(十一) 恶心与呕吐	1. 恶心与呕吐病因	2
			2. 恶心与呕吐问诊要点	2
		(十二) 呕血与黑便	1. 呕血与黑便病因	2
			2. 呕血与黑便临床表现	2
			3. 呕血与黑便问诊要点	2
			4. 呕血与黑便检查要点	2
		(十三) 腹泻	1. 腹泻病因	2
			2. 腹泻问诊要点	2
		(十四) 黄疸	1. 黄疸的病因及临床表现	2
			2. 黄疸的问诊要点	2
			3. 黄疸的检查要点	2
		(十五) 尿频、尿急、尿痛	1. 尿频、尿急、尿痛问诊要点	2
			2. 尿频、尿急、尿痛检查要点	2
		(十六) 皮肤黏膜出血	1. 皮肤黏膜出血病因	2
			2. 皮肤黏膜出血临床表现	2
			3. 皮肤黏膜出血问诊要点	2

续表

考试学科	单　元	细　目	要　　点	考试科目
诊断学基础	一、常见症状	(十七) 关节痛	1. 关节痛问诊要点	2
			2. 关节痛检查要点	2
		(十八) 眩晕	1. 眩晕病因	2
			2. 眩晕问诊要点	2
		(十九) 晕厥	1. 晕厥病因	2
			2. 晕厥问诊要点	2
		(二十) 抽搐	1. 抽搐病因	2
			2. 抽搐临床表现	2
			3. 抽搐问诊要点	2
		(二十一) 意识障碍	1. 意识障碍病因	2
			2. 意识障碍临床表现	2
			3. 意识障碍问诊要点	2
			4. 意识障碍检查要点	2
	二、问诊	问诊的方法及内容	1. 问诊的方法	2
			2. 问诊的内容	2
			3. 问诊的技巧	2
	三、体格检查	(一) 基本检查法	1. 视诊	2
			2. 触诊	2
			3. 叩诊	2
			4. 听诊	2
			5. 嗅诊	2
		(二) 一般检查	1. 全身状态检查	2
			2. 皮肤检查	2
			3. 淋巴结检查	2
		(三) 头部检查	1. 头颅及颜面	2
			2. 头部器官	2
		(四) 颈部检查	1. 颈部姿势与运动	2
			2. 颈部包块与颈部血管	2
			3. 甲状腺检查	2
			4. 气管检查	2
		(五) 胸廓、胸壁与乳房检查	1. 胸部体表标志及分区	2
			2. 胸廓检查	2
			3. 胸壁检查	2
			4. 乳房检查	2

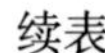
续表

考试学科	单　元	细　目	要　　点	考试科目
诊断学基础	三、体格检查	（六）肺和胸膜检查	1. 视诊	2
			2. 触诊	2
			3. 叩诊	2
			4. 听诊	2
			5. 常见呼吸系统病变的体征	2
		（七）心脏、血管检查	1. 视诊	2
			2. 触诊	2
			3. 叩诊	2
			4. 听诊	2
			5. 血管检查	2
			6. 常见循环系统病变的体征	2
		（八）腹部检查	1. 视诊	2
			2. 触诊	2
			3. 叩诊	2
			4. 听诊	2
			5. 腹部常见病变的体征	2
		（九）肛门、直肠检查	肛门、直肠检查体位与触诊	2
		（十）脊柱与四肢检查	1. 脊柱检查	2
			2. 四肢与关节检查	2
		（十一）神经系统检查	1. 脑神经检查	2
			2. 感觉功能检查	2
			3. 运动功能检查	2
			4. 中枢性与周围性瘫痪的鉴别方法	2
			5. 神经反射检查	2
	四、实验室检查	（一）血液的一般检查	1. 红细胞的检测	2
			2. 白细胞计数及分类计数	2
			3. 血小板的检测	2
			4. 网织红细胞计数	2
			5. 红细胞沉降率的测定	2
		（二）骨髓细胞学检查	1. 骨髓细胞学检查的临床价值	2
			2. 骨髓增生程度的分级	2
		（三）血型鉴定与交叉配血试验	1. ABO 血型系统	2
			2. 交叉配血试验	2

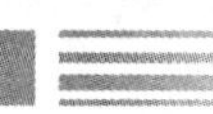

续表

考试学科	单　元	细　目	要　点	考试科目
诊断学基础	四、实验室检查	（四）血栓与止血检查	1. 毛细血管抵抗力试验	2
			2. 出血时间测定	2
			3. 活化部分凝血活酶时间测定	2
			4. 血浆凝血酶原时间测定	2
			5. D-二聚体测定	2
			6. DIC 检查法	2
		（五）排泄物、分泌物及体液检查	1. 尿液的一般性状检查	2
			2. 尿液的化学检查	2
			3. 尿液的显微镜检查	2
			4. 粪便的一般性状检查	2
			5. 粪便的显微镜检查	2
			6. 粪便的化学检查	2
			7. 粪便的细菌学检查	2
			8. 痰液的一般性状检查	2
			9. 痰液的显微镜检查	2
			10. 浆膜腔积液的分类	2
			11. 渗出液与漏出液鉴别要点	2
			12. 脑脊液检查的适应证	2
			13. 常见中枢神经系统疾病的脑脊液特点	2
			14. 阴道分泌物检查	2
			15. 精液检查	2
			16. 前列腺液检查	2
		（六）肝脏病常用的实验室检查	1. 蛋白质代谢功能的检查	2
			2. 胆红素代谢检查	2
			3. 肝脏疾病常用的血清酶检查	2
			4. 肝炎病毒相关检测	2
		（七）肾功能检查	1. 内生肌酐清除率测定	2
			2. 血清肌酐测定	2
			3. 血清尿素氮测定	2
			4. 昼夜尿比密试验	2
			5. 血尿酸测定	2
			6. 血浆二氧化碳结合力测定	2
		（八）临床常用生化检查	1. 空腹血糖测定	2
			2. 口服葡萄糖耐量试验	2
			3. 血糖化血红蛋白检测	2

续表

考试学科	单　元	细　目	要　　点	考试科目
诊断学基础	四、实验室检查	(八) 临床常用生化检查	4. 血清总胆固醇测定	2
			5. 血清甘油三酯测定	2
			6. 血清脂蛋白测定	2
			7. 血清钾测定	2
			8. 血清钠测定	2
			9. 血清氯测定	2
			10. 血清钙测定	2
			11. 血清无机磷测定	2
			12. 血清铁测定	2
			13. 血清心肌酶及其同工酶测定	2
			14. 心肌肌钙蛋白 T 测定	2
			15. 心肌肌钙蛋白 I 测定	2
			16. 血清肌红蛋白测定	2
			17. B 型心钠素测定	2
			18. 血、尿淀粉酶测定	2
			19. 血气分析的指标	2
			20. 常见酸碱平衡失衡的类型及病因	2
		(九) 临床常用免疫学检查	1. 血清免疫球蛋白测定	2
			2. 血清补体测定	2
			3. 抗链球菌溶血素“O”测定	2
			4. 肥达反应测定	2
			5. 梅毒血清学测定	2
			6. 艾滋病病毒抗体测定	2
			7. 蛋白质类肿瘤标志物检测	2
			8. 糖脂肿瘤标志物检测	2
			9. 抗核抗体检测	2
			10. 循环免疫复合物测定	2
			11. C 反应蛋白测定	2
	五、器械检查	(一) 心电图检查	1. 心电图各波段的组成和命名	2
			2. 常用心电图导联	2
			3. 心电图测量方法	2
			4. 心电轴测定	2
			5. 心电图各波段的正常范围及其变化的意义	2
			6. 心房、心室肥大的心电图表现	2
			7. 心肌缺血与心肌梗死的心电图表现	2

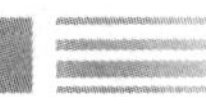

续表

考试学科	单　元	细　目	要　点	考试科目
诊断学基础	五、器械检查	(一) 心电图检查	8. 常见心律失常的心电图表现	2
			9. 动态心电图监测适应证	2
			10. 心电图运动负荷试验适应证和禁忌证	2
		(二) 肺功能检查	1. 肺容积检查	2
			2. 肺容量检查	2
			3. 通气功能检查	2
			4. 换气功能检查	2
		(三) 内镜检查	1. 上消化道内镜检查	2
			2. 下消化道内镜检查	2
			3. 支气管镜检查	2
			4. 腹腔镜检查	2
	六、影像学检查	(一) 超声检查	1. 超声检查的临床应用	2
			2. 肝脏常见病的声像图表现	2
			3. 胆道系统常见病的声像图表现	2
			4. 女性生殖系统常见病的声像图表现	2
			5. 心脏常见病的声像图表现	2
			6. 甲状腺常见病的声像图表现	2
			7. 乳腺常见病的声像图表现	2
		(二) 放射检查	1. 呼吸系统常见疾病的影像学表现	2
			2. 循环系统常见疾病的影像学表现	2
			3. 消化系统常见疾病的影像学表现	2
			4. 泌尿系统常见疾病的影像学表现	2
			5. 骨与关节常见疾病的影像学表现	2
			6. 中枢神经系统常见疾病的影像学表现	2
		(三) 介入诊疗技术	1. 血管性、非血管性介入技术的临床应用	2
			2. 常见疾病的介入治疗	2
		(四) 放射性核素检查	1. 甲状腺吸 ^{131}I 功能测定	2
			2. 血清甲状腺素和促甲状腺激素测定	2
传染病学	一、传染病学总论	(一) 传染病的流行过程与特征	1. 传染病的流行过程	2
			2. 传染病的特征	2
		(二) 传染病的诊治与预防	1. 传染病的诊断	2
			2. 传染病的治疗	2
			3. 传染病的预防	2
			4. 中医药在传染病防治中的作用	2

续表

考试学科	单　元	细　目	要　　点	考试科目
传染病学	二、常见传染病	（一）病毒性肝炎	1. 病原学	2
			2. 流行病学	2
			3. 病机病理	2
			4. 临床表现	2
			5. 实验室检查及其他检查	2
			6. 诊断与鉴别诊断	2
			7. 治疗	2
			8. 预防	2
		（二）肾综合征出血热	1. 病原学	2
			2. 流行病学	2
			3. 病机病理	2
			4. 临床表现	2
			5. 实验室检查	2
			6. 诊断与鉴别诊断	2
			7. 治疗	2
			8. 预防	2
		（三）艾滋病	1. 病原学	2
			2. 流行病学	2
			3. 病机病理	2
			4. 临床表现	2
			5. 实验室检查及其他检查	2
			6. 诊断	2
			7. 治疗	2
			8. 预防	2
		（四）流行性感冒	1. 病原学	2
			2. 流行病学	2
			3. 病机病理	2
			4. 临床表现	2
			5. 实验室检查	2
			6. 诊断与鉴别诊断	2
			7. 治疗	2
			8. 预防	2
		（五）流行性乙型脑炎	1. 病原学	2
			2. 流行病学	2

续表

考试学科	单　元	细　目	要　　点	考试科目
传染病学	二、常见传染病	(五)流行性乙型脑炎	3. 病机病理	2
			4. 临床表现	2
			5. 实验室检查	2
			6. 诊断与鉴别诊断	2
			7. 治疗	2
			8. 预防	2
		(六)流行性脑脊髓膜炎	1. 病原学	2
			2. 流行病学	2
			3. 病机病理	2
			4. 临床表现	2
			5. 实验室检查	2
			6. 诊断与鉴别诊断	2
			7. 治疗	2
			8. 预防	2
		(七)伤寒	1. 病原学	2
			2. 流行病学	2
			3. 病机病理	2
			4. 临床表现	2
			5. 实验室检查	2
			6. 诊断与鉴别诊断	2
			7. 治疗	2
			8. 预防	2
		(八)细菌性痢疾	1. 病原学	2
			2. 流行病学	2
			3. 病机病理	2
			4. 临床表现	2
			5. 实验室检查	2
			6. 诊断与鉴别诊断	2
			7. 治疗	2
			8. 预防	2
		(九)结核病	1. 病原学	2
			2. 流行病学	2
			3. 病机病理	2
			4. 临床表现	2

续表

考试学科	单　元	细　目	要　点	考试科目
传染病学	二、常见传染病	(九) 结核病	5. 实验室检查及其他检查	2
			6. 诊断与鉴别诊断	2
			7. 治疗	2
			8. 预防	2
	三、其他	(一) 医院感染	1. 病原学	2
			2. 流行病学	2
			3. 发病机制	2
			4. 常见的医院感染	2
			5. 诊断与鉴别诊断	2
			6. 治疗	2
			7. 预防与控制	2
		(二) 新发传染病	1. 新发传染病概况	2
			2. 新发传染病的中医认识	2
		(三) 消毒	1. 消毒种类	2
			2. 消毒方法	2
		(四) 隔离	1. 隔离的原则与方法	2
			2. 隔离的种类	2
医学心理学	一、心理学基础知识	人的心理现象	1. 心理学的内容及医学心理学概述	2
			2. 认知过程:感觉、知觉、记忆、思维、想象和注意	2
			3. 情感过程:情绪和情感的定义、分类和作用	2
			4. 意志过程:意志的概述及心理过程	2
			5. 个性和人格的定义、内容和个性心理特征	2
			6. 心理评估和心理测验的概念、方法	2
			7. 医学心理学基本理论	2
			8. 心理咨询与心理治疗的概述及常用技术	2
	二、心理应激	应激反应	1. 应激、应激源及种类	2
			2. 中介机制和应激反应	2
			3. 应对与心理防御机制	2
	三、心身疾病	(一) 心身疾病的概述	1. 心身疾病的特点	2
			2. 心身疾病的诊断要点	2
			3. 心身疾病的治疗原则	2
		(二) 临床心身相关问题	1. 临床典型的心身疾病	2
			2. 疼痛心理	2
			3. 妇科和儿科心身疾病	2

续表

考试学科	单　元	细　目	要　点	考试科目
医学心理学	四、心理障碍	(一) 心理障碍的概述	1. 心理障碍的判断标准	2
			2. 心理障碍的分类	2
		(二) 神经症性障碍	1. 神经症性障碍的临床特征与常见症状	2
			2. 临床常见神经症性障碍:焦虑障碍,强迫障碍,恐惧症,躯体形式障碍	2
		(三) 抑郁障碍	抑郁障碍的常见症状与处置	2
		(四) 其他类型的心理障碍	1. 人格障碍及类型	2
			2. 行为不良及睡眠障碍	2
	五、心理发展与心理健康	(一) 心理健康概述	1. 心理健康的意义	2
			2. 心理健康的标准	2
		(二) 心理健康的发展	1. 不同年龄阶段的心理健康:婴幼儿期、儿童期、青少年期、成年期、中年期和老年期	2
			2. 不同群体的心理健康:家庭、学校和职业	2
	六、患者心理与医患关系	(一) 患者的心理问题	1. 患者角色	2
			2. 患者的心理需要	2
			3. 患者的一般心理问题	2
			4. 各类患者的心理特点:门诊、住院和手术患者	2
		(二) 医患关系	1. 医患关系的模式与重要性	2
			2. 医务人员的心理素质培养	2
			3. 医务人员与患者的沟通技巧	2
医学伦理学	一、医学的道德传统	(一) 中国医学的道德传统	1. 中国医学道德规范	2
			2. 中国古代医学家的道德论述	2
			3. 中国古代医学家的道德风范	2
		(二) 外国医学的道德传统	1. 外国医学道德规范	2
			2. 外国医学家的道德风范	2
	二、医学伦理学的基本原则与范畴	(一) 医学伦理学的基本原则	1. 不伤害原则	2
			2. 有利原则	2
			3. 尊重原则	2
			4. 公正原则	2
		(二) 医学伦理学的基本范畴	1. 权利与义务	2
			2. 情感与良心	2
			3. 审慎与保密	2
			4. 荣誉与幸福	2

续表

考试学科	单　元	细　目	要　点	考试科目
医学伦理学	三、临床诊疗的道德要求	(一) 临床诊断的道德要求	1. 中医诊断的道德要求	2
			2. 体格检查的道德要求	2
			3. 辅助检查的道德要求	2
			4. 转诊、会诊的道德要求	2
		(二) 临床治疗的道德要求	1. 药物治疗的道德要求	2
			2. 非药物治疗的道德要求	2
	四、疾病预防的道德要求	(一) 卫生防疫道德	1. 卫生防疫的道德内涵	2
			2. 卫生防疫的道德要求	2
		(二) “治未病”理论的道德内涵	1. “治未病”理论	2
			2. “治未病”的道德准则	2
	五、医学研究的道德要求	(一) 人体试验的道德准则	1. 有利于医学和社会发展	2
			2. 维护受试者利益	2
			3. 受试者知情同意	2
			4. 严谨的科学态度	2
		(二) 医学研究的伦理审查	1. 伦理审查程序	2
			2. 利益冲突的预防	2
			3. 中医药研究伦理审查的原则	2
	六、医德修养与评价	(一) 医德修养	1. 医德修养含义	2
			2. 医德修养的途径、方法	2
		(二) 医德评价	1. 医德评价及标准	2
			2. 医德评价方式	2
卫生法规	一、卫生法中的法律责任	(一) 卫生法中的民事责任	1. 民事责任的构成	2
			2. 承担民事责任的方式	2
		(二) 卫生法中的行政责任	1. 行政责任的构成	2
			2. 行政责任的形式	2
		(三) 卫生法中的刑事责任	1. 刑事责任的构成	2
			2. 刑事责任的形式	2
	二、相关卫生法律法规	(一)《中华人民共和国基本医疗卫生与健康促进法》	1. 医疗卫生事业的原则	2
			2. 基本医疗卫生服务	2
			3. 医疗卫生机构和人员	2
			4. 健康促进	2
			5. 资金保障与监督管理	2
			6. 法律责任	2

续表

<table>
<tr><th>考试学科</th><th>单　元</th><th>细　目</th><th>要　　点</th><th>考试科目</th></tr>
<tr><td rowspan="38">卫生法规</td><td rowspan="38">二、相关卫生法律法规</td><td rowspan="5">(二)《中华人民共和国医师法》</td><td>1. 医师的基本要求与职责</td><td>2</td></tr>
<tr><td>2. 执业注册</td><td>2</td></tr>
<tr><td>3. 执业规则</td><td>2</td></tr>
<tr><td>4. 考核和培训</td><td>2</td></tr>
<tr><td>5. 法律责任</td><td>2</td></tr>
<tr><td rowspan="7">(三)《中华人民共和国传染病防治法》</td><td>1. 传染病防治方针与原则</td><td>2</td></tr>
<tr><td>2. 法定传染病的分类</td><td>2</td></tr>
<tr><td>3. 传染病预防</td><td>2</td></tr>
<tr><td>4. 疫情报告、通报和公布</td><td>2</td></tr>
<tr><td>5. 疫情控制措施</td><td>2</td></tr>
<tr><td>6. 医疗救治</td><td>2</td></tr>
<tr><td>7. 法律责任</td><td>2</td></tr>
<tr><td rowspan="4">(四)《突发公共卫生事件应急条例》</td><td>1. 突发公共卫生事件预防与应急准备</td><td>2</td></tr>
<tr><td>2. 报告与信息发布</td><td>2</td></tr>
<tr><td>3. 应急处理</td><td>2</td></tr>
<tr><td>4. 法律责任</td><td>2</td></tr>
<tr><td rowspan="3">(五)《医疗机构管理条例》及其实施细则</td><td>1. 医疗机构执业</td><td>2</td></tr>
<tr><td>2. 登记和校验</td><td>2</td></tr>
<tr><td>3. 法律责任</td><td>2</td></tr>
<tr><td rowspan="4">(六)《医疗纠纷预防和处理条例》</td><td>1. 处理医疗纠纷的原则</td><td>2</td></tr>
<tr><td>2. 医疗纠纷的预防</td><td>2</td></tr>
<tr><td>3. 医疗纠纷的处理</td><td>2</td></tr>
<tr><td>4. 法律责任</td><td>2</td></tr>
<tr><td rowspan="5">(七)(《中华人民共和国民法典》第七编第六章)医疗损害责任</td><td>1. 医疗机构承担赔偿责任的情形</td><td>2</td></tr>
<tr><td>2. 推定医疗机构有过错的情形</td><td>2</td></tr>
<tr><td>3. 医疗机构不承担赔偿责任的情形</td><td>2</td></tr>
<tr><td>4. 紧急情况医疗措施的实施</td><td>2</td></tr>
<tr><td>5. 病历资料的书写、复制</td><td>2</td></tr>
<tr><td rowspan="3">(八)《医疗事故处理条例》</td><td>1. 医疗事故的处理原则与基本要求</td><td>2</td></tr>
<tr><td>2. 行政处理与监督</td><td>2</td></tr>
<tr><td>3. 法律责任</td><td>2</td></tr>
<tr><td rowspan="3">(九)《中华人民共和国中医药法》</td><td>1. 发展中医药事业的方针、基本原则与保障措施</td><td>2</td></tr>
<tr><td>2. 中医药服务</td><td>2</td></tr>
<tr><td>3. 中药保护与发展</td><td>2</td></tr>
</table>

续表

考试学科	单　元	细　目	要　　点	考试科目
卫生法规	二、相关卫生法律法规	（九）《中华人民共和国中医药法》	4. 中医药人才培养	2
			5. 中医药科学研究	2
			6. 中医药传承与文化传播	2
			7. 法律责任	2
		（十）《中华人民共和国药品管理法》及相关法规	1. 药品研制	2
			2. 医疗机构药事管理	2
			3. 假药和劣药	2
			4. 特殊管理的药品	2
			5. 法律责任	2
		（十一）《处方管理办法》	1. 处方开具与调剂的原则	2
			2. 处方权的获得	2
			3. 处方的开具	2
			4. 处方的调剂	2
			5. 监督管理	2
			6. 法律责任	2
		（十二）《医疗机构从业人员行为规范》	1. 总则	2
			2. 医疗机构从业人员基本行为规范	2
			3. 管理人员行为规范	2
			4. 医师行为规范	2
			5. 实施与监督	2

第三、四部分　专业知识与专业实践能力

考试学科	单　元	细　目	要　点	考试科目
中医妇科学	一、绪论	中医妇科学概述及范围	1. 概述,《金匮要略》《妇人大全良方》《景岳全书·妇人规》《傅青主女科》的学术成就	3、4
			2. 范围	3、4
	二、女性生殖器官	(一) 外生殖器官	1. 位置及形态	3、4
			2. 功能	3、4
		(二) 内生殖器官	1. 胞宫与子宫的含义	3、4
			2. 位置及形态	3、4
			3. 功能	3、4
	三、女性生殖生理	(一) 月经的生理	1. 月经的生理表现	3、4
			2. 月经的特殊生理现象	3、4
			3. 月经产生的机理	3、4
			4. 月经周期的调节	3、4
			5. 绝经机理	3、4
		(二) 带下生理	1. 带下的生理现象及作用	3、4
			2. 带下产生、调节的机理	3、4
		(三) 妊娠生理	1. 受孕机理	3、4
			2. 妊娠的生理现象	3、4
		(四) 产育生理	1. 预产期的计算方法	3、4
			2. 临产现象、正产现象	3、4
			3. 影响分娩的因素	3、4
			4. 产褥生理	3、4
		(五) 哺乳生理	1. 乳汁的产生	3、4
			2. 产后开始哺乳时间	3、4
			3. 哺乳期的断乳时间	3、4
	四、妇科疾病的病因病机	(一) 病因	1. 寒热湿邪	3、4
			2. 七情内伤	3、4
			3. 生活因素	3、4
			4. 体质因素	3、4

续表

考试学科	单　元	细　目	要　点	考试科目
中医妇科学	四、妇科疾病的病因病机	(二) 病机	1. 脏腑功能失常	3、4
			2. 气血失调	3、4
			3. 冲任督带损伤	3、4
			4. 胞宫、胞脉、胞络受损	3、4
	五、妇科疾病的诊断与辨证	(一) 四诊	1. 问诊	3、4
			2. 望诊	3、4
			3. 闻诊	3、4
			4. 切诊	3、4
		(二) 辨证	1. 常用辨证方法	3、4
			2. 月经病、带下病、妊娠病、产后病的辨别要点	3、4
			3. 辨病与辨证	3、4
	六、妇科疾病的治疗	(一) 常用内治法	1. 调补脏腑	3、4
			2. 调理气血	3、4
			3. 温经散寒	3、4
			4. 利湿除痰	3、4
			5. 调治冲任督带	3、4
			6. 调养胞宫	3、4
			7. 调控肾 - 天癸 - 冲任 - 胞宫生殖轴	3、4
		(二) 常用外治法	1. 坐浴	3、4
			2. 外阴、阴道冲洗	3、4
			3. 阴道纳药	3、4
			4. 贴敷法	3、4
			5. 宫腔注入	3、4
			6. 肛门导入	3、4
			7. 中药离子导入	3、4
			8. 介入治疗	3、4
		(三) 中医妇科急症治疗	1. 血崩证	3、4
			2. 急腹证	3、4
			3. 高热证	3、4
			4. 厥脱证	3、4
	七、预防与保健	保健	1. 青春期保健	3、4
			2. 月经期保健	3、4
			3. 新婚期保健	3、4

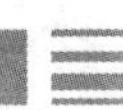

续表

考试学科	单　元	细　目	要　点	考试科目
中医妇科学	七、预防与保健	保健	4. 妊娠期保健	3、4
			5. 产褥期保健	3、4
			6. 哺乳期保健	3、4
			7. 绝经期保健	3、4
			8. 老年期保健	3、4
	八、月经病	(一)概述	1. 月经病的概述	3、4
			2. 月经病的范围	3、4
			3. 月经病的病因病机	3、4
			4. 月经病的治疗原则	3、4
			5. 治疗月经病的注意事项	3、4
		(二)月经先期	1. 概述	3、4
			2. 病因病机	3、4
			3. 诊断及鉴别诊断	3、4
			4. 辨证论治	3、4
		(三)月经后期	1. 概述	3、4
			2. 病因病机	3、4
			3. 诊断及鉴别诊断	3、4
			4. 辨证论治	3、4
		(四)月经先后无定期	1. 概述	3、4
			2. 病因病机	3、4
			3. 诊断及鉴别诊断	3、4
			4. 辨证论治	3、4
		(五)月经过多	1. 概述	3、4
			2. 病因病机	3、4
			3. 诊断及鉴别诊断	3、4
			4. 辨证论治	3、4
		(六)月经过少	1. 概述	3、4
			2. 病因病机	3、4
			3. 诊断及鉴别诊断	3、4
			4. 辨证论治	3、4
		(七)经期延长	1. 概述	3、4
			2. 病因病机	3、4
			3. 诊断及鉴别诊断	3、4
			4. 辨证论治	3、4

续表

考试学科	单　元	细　目	要　　点	考试科目
中医妇科学	八、月经病	(八) 经间期出血	1. 概述	3、4
			2. 病因病机	3、4
			3. 诊断及鉴别诊断	3、4
			4. 辨证论治	3、4
		(九) 崩漏	1. 概述	3、4
			2. 病因病机	3、4
			3. 诊断及鉴别诊断	3、4
			4. 治疗原则	3、4
			5. 塞流、澄源、复旧的含义	3、4
			6. 出血期的急症处理	3、4
			7. 出血期的辨证论治	3、4
		(十) 闭经	1. 概述	3、4
			2. 病因病机	3、4
			3. 诊断及鉴别诊断	3、4
			4. 闭经的治疗原则	3、4
			5. 辨证论治	3、4
		(十一) 痛经	1. 概述	3、4
			2. 病因病机	3、4
			3. 诊断及鉴别诊断	3、4
			4. 辨证论治	3、4
			5. 急症处理	3、4
			6. 辨证要点	3、4
		(十二) 经行乳房胀痛	1. 概述	3、4
			2. 病因病机	3、4
			3. 诊断及鉴别诊断	3、4
			4. 辨证论治	3、4
		(十三) 经行头痛	1. 概述	3、4
			2. 病因病机	3、4
			3. 诊断及鉴别诊断	3、4
			4. 辨证论治	3、4
		(十四) 经行口糜	1. 概述	3、4
			2. 病因病机	3、4
			3. 诊断及鉴别诊断	3、4
			4. 辨证论治	3、4

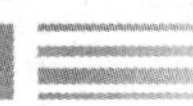

续表

考试学科	单　元	细　目	要　点	考试科目
中医妇科学	八、月经病	(十五)经行泄泻	1. 概述	3、4
			2. 病因病机	3、4
			3. 诊断及鉴别诊断	3、4
			4. 辨证论治	3、4
		(十六)经行浮肿	1. 概述	3、4
			2. 病因病机	3、4
			3. 诊断及鉴别诊断	3、4
			4. 辨证论治	3、4
		(十七)经行吐衄	1. 概述	3、4
			2. 病因病机	3、4
			3. 诊断及鉴别诊断	3、4
			4. 辨证论治	3、4
		(十八)经行情志异常	1. 概述	3、4
			2. 病因病机	3、4
			3. 诊断及鉴别诊断	3、4
			4. 辨证论治	3、4
		(十九)绝经前后诸证	1. 概述	3、4
			2. 病因病机	3、4
			3. 诊断及鉴别诊断	3、4
			4. 辨证论治	3、4
		(二十)经水早断	1. 概述	3、4
			2. 病因病机	3、4
			3. 诊断及鉴别诊断	3、4
			4. 辨证论治	3、4
		(二十一)经断复来	1. 概述	3、4
			2. 病因病机	3、4
			3. 诊断及鉴别诊断	3、4
			4. 辨证论治	3、4
	九、带下病	(一)概述	带下病的概述	3、4
		(二)带下过多	1. 概述,《傅青主女科》对带下过多的病机认识、治法及代表方剂	3、4
			2. 病因病机	3、4
			3. 诊断及鉴别诊断	3、4
			4. 辨证要点	3、4
			5. 治疗大法	3、4
			6. 辨证论治	3、4

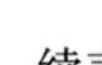

续表

考试学科	单　元	细　目	要　点	考试科目
中医妇科学	九、带下病	(三) 带下过少	1. 概述	3、4
			2. 病因病机	3、4
			3. 诊断及鉴别诊断	3、4
			4. 辨证论治	3、4
	十、妊娠病	(一) 概述	1. 妊娠病的概述	3、4
			2. 妊娠病的范围	3、4
			3. 妊娠病的病因病机	3、4
			4. 妊娠病的治疗原则	3、4
			5. 妊娠期间用药的注意事项	3、4
		(二) 妊娠恶阻	1. 概述	3、4
			2. 病因病机	3、4
			3. 诊断及鉴别诊断	3、4
			4. 辨证论治	3、4
		(三) 异位妊娠	1. 病因病机	3、4
			2. 诊断及鉴别诊断	3、4
			3. 急症处理	3、4
			4. 辨证论治	3、4
			5. 手术指征	3、4
		(四) 胎漏、胎动不安	1. 胎漏的概述	3、4
			2. 胎动不安的概述	3、4
			3. 病因病机	3、4
			4. 诊断及鉴别诊断	3、4
			5. 辨证论治	3、4
		(五) 堕胎、小产	1. 堕胎的概述	3、4
			2. 小产的概述	3、4
			3. 暗产的概述	3、4
			4. 堕胎、小产的病因病机	3、4
			5. 诊断及鉴别诊断	3、4
			6. 治疗原则	3、4
			7. 急症处理	3、4
		(六) 滑胎	1. 概述	3、4
			2. 病因病机	3、4
			3. 诊断	3、4
			4. 辨证论治	3、4

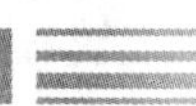

续表

考试学科	单　元	细　目	要　点	考试科目
中医妇科学	十、妊娠病	(七) 胎萎不长	1. 概述	3、4
			2. 病因病机	3、4
			3. 诊断及鉴别诊断	3、4
			4. 辨证论治	3、4
		(八) 子满	1. 概述	3、4
			2. 病因病机	3、4
			3. 诊断	3、4
			4. 辨证论治	3、4
		(九) 子肿	1. 子肿的概述	3、4
			2. 子气的概述	3、4
			3. 皱脚的概述	3、4
			4. 脆脚的概述	3、4
			5. 病因病机	3、4
			6. 诊断及鉴别诊断	3、4
			7. 辨证论治	3、4
		(十) 子晕	1. 概述	3、4
			2. 病因病机	3、4
			3. 诊断	3、4
			4. 辨证论治	3、4
		(十一) 子痫	1. 概述	3、4
			2. 病因病机	3、4
			3. 诊断及鉴别诊断	3、4
			4. 辨证论治	3、4
			5. 急症处理	3、4
		(十二) 子嗽	1. 概述	3、4
			2. 病因病机	3、4
			3. 诊断及鉴别诊断	3、4
			4. 辨证论治	3、4
		(十三) 妊娠小便淋痛	1. 概述	3、4
			2. 病因病机	3、4
			3. 诊断及鉴别诊断	3、4
			4. 辨证论治	3、4
		(十四) 妊娠小便不通	1. 概述	3、4
			2. 病因病机	3、4
			3. 诊断及鉴别诊断	3、4
			4. 辨证论治	3、4

续表

考试学科	单　元	细　目	要　点	考试科目
中医妇科学	十一、产后病	（一）概述	1. 产后病的概述	3、4
			2. 产后“三冲”的内容	3、4
			3. 产后“三病”的内容	3、4
			4. 产后“三急”的内容	3、4
			5. 产后病机特点	3、4
			6. 产后病的病因病机	3、4
			7. 产后“三审”	3、4
			8. 产后病的治疗原则	3、4
			9. 产后用药三禁	3、4
		（二）产后血晕	1. 概述	3、4
			2. 病因病机	3、4
			3. 诊断及鉴别诊断	3、4
			4. 急症处理	3、4
		（三）产后发热	1. 概述	3、4
			2. 病因病机	3、4
			3. 诊断及鉴别诊断	3、4
			4. 急症处理	3、4
			5. 辨证论治	3、4
		（四）产后腹痛	1. 概述	3、4
			2. 病因病机	3、4
			3. 诊断及鉴别诊断	3、4
			4. 辨证论治	3、4
		（五）产后小便不通	1. 概述	3、4
			2. 病因病机	3、4
			3. 诊断及鉴别诊断	3、4
			4. 辨证论治	3、4
		（六）产后小便淋痛	1. 概述	3、4
			2. 病因病机	3、4
			3. 诊断及鉴别诊断	3、4
			4. 辨证论治	3、4
		（七）产后身痛	1. 概述	3、4
			2. 病因病机	3、4
			3. 诊断及鉴别诊断	3、4
			4. 辨证论治	3、4

续表

考试学科	单 元	细 目	要 点	考试科目
中医妇科学	十一、产后病	(八) 产后恶露不绝	1. 概述	3、4
			2. 病因病机	3、4
			3. 诊断及鉴别诊断	3、4
			4. 辨证论治	3、4
		(九) 产后汗证	1. 概述	3、4
			2. 病因病机	3、4
			3. 诊断及鉴别诊断	3、4
			4. 辨证论治	3、4
		(十) 缺乳	1. 概述	3、4
			2. 病因病机	3、4
			3. 诊断及鉴别诊断	3、4
			4. 辨证论治	3、4
		(十一) 乳汁自出	1. 概述	3、4
			2. 病因病机	3、4
			3. 诊断及鉴别诊断	3、4
			4. 辨证论治	3、4
			5. 回乳	3、4
		(十二) 产后情志异常	1. 概述	3、4
			2. 病因病机	3、4
			3. 诊断及鉴别诊断	3、4
			4. 辨证论治	3、4
	十二、妇科杂病	(一) 概述	1. 妇科杂病的概述	3、4
			2. 妇科杂病的范围	3、4
		(二) 癥瘕	1. 概述	3、4
			2. 病因病机	3、4
			3. 诊断及鉴别诊断	3、4
			4. 辨证论治	3、4
			5. 施治中应注意的问题	3、4
		(三) 盆腔炎	1. 概述	3、4
			2. 病因病机	3、4
			3. 诊断及鉴别诊断	3、4
			4. 辨证论治	3、4

续表

考试学科	单元	细目	要点	考试科目
中医妇科学	十二、妇科杂病	(四)不孕症	1. 概述	3、4
			2. 病因病机	3、4
			3. 诊断及鉴别诊断	3、4
			4. 辨证论治	3、4
			5. 辨病与辨证相结合	3、4
		(五)阴痒	1. 概述	3、4
			2. 病因病机	3、4
			3. 诊断及鉴别诊断	3、4
			4. 辨证论治	3、4
		(六)阴疮	1. 概述	3、4
			2. 病因病机	3、4
			3. 诊断及鉴别诊断	3、4
			4. 辨证论治	3、4
		(七)阴挺	1. 概述	3、4
			2. 病因病机	3、4
			3. 诊断及鉴别诊断	3、4
			4. 辨证论治	3、4
	十三、计划生育	(一)工具避孕	1. 工具避孕的原理	3、4
			2. 避孕工具的种类	3、4
			3. 放置宫内节育器的禁忌证	3、4
			4. 放置宫内节育器的时间	3、4
			5. 宫内节育器的取出及置换	3、4
			6. 放置宫内节育器的并发症及处理	3、4
		(二)药物避孕	1. 药物避孕的禁忌证	3、4
			2. 短效避孕药的服用方法	3、4
			3. 避孕药物的副反应	3、4
			4. 避孕药物副反应的治疗	3、4
			5. 药物避孕的注意事项	3、4
		(三)人工流产	1. 人工流产的适应证	3、4
			2. 人工流产的禁忌证	3、4
			3. 人工流产并发症的诊断	3、4
			4. 人工流产并发症的防治	3、4
			5. 药物流产的适应证	3、4
			6. 药物流产的禁忌证	3、4

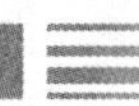

续表

考试学科	单　元	细　目	要　点	考试科目
中医妇科学	十四、女性生殖功能的调节与周期性变化	(一)卵巢分泌的激素及其生理作用	1. 雌激素	3、4
			2. 孕激素	3、4
			3. 雄激素	3、4
		(二)子宫内膜的周期性变化	1. 增生期	3、4
			2. 分泌期	3、4
			3. 月经期	3、4
	十五、妇产科特殊检查与常用诊断技术	(一)妇科检查	1. 双合诊	3、4
			2. 三合诊	3、4
		(二)妇科特殊诊断技术	1. 基础体温测定	3、4
			2. 阴道脱落细胞检查	3、4
			3. 活体组织检查	3、4
			4. 诊断性刮宫	3、4
			5. 阴道后穹隆穿刺	3、4
			6. 阴道镜检查	3、4
			7. 宫腔镜检查	3、4
			8. 腹腔镜检查	3、4
	十六、西医妇科常见疾病	(一)排卵障碍性异常子宫出血	1. 概述	3、4
			2. 病因病理	3、4
			3. 子宫内膜的病理改变	3、4
			4. 临床表现	3、4
			5. 诊断及鉴别诊断	3、4
			6. 治疗	3、4
		(二)闭经	1. 概述	3、4
			2. 病因	3、4
			3. 诊断	3、4
			4. 治疗	3、4
		(三)多囊卵巢综合征	1. 临床表现	3、4
			2. 诊断	3、4
			3. 西医治疗	3、4
			4. 中医治疗	3、4
		(四)复发性流产	1. 概述	3、4
			2. 病因	3、4
			3. 临床类型	3、4
			4. 处理	3、4

续表

考试学科	单　元	细　目	要　点	考试科目
中医妇科学	十六、西医妇科常见疾病	(五) 异位妊娠	1. 概述	3、4
			2. 输卵管妊娠的病因	3、4
			3. 输卵管妊娠的临床表现	3、4
			4. 输卵管妊娠的诊断及鉴别诊断	3、4
			5. 输卵管妊娠的治疗	3、4
		(六) 阴道炎(滴虫阴道炎、外阴阴道假丝酵母菌病、细菌性阴道病、萎缩性阴道炎)	1. 病原体及病因	3、4
			2. 传染方式	3、4
			3. 临床表现	3、4
			4. 诊断	3、4
			5. 治疗	3、4
		(七) 盆腔炎性疾病	1. 病原体及致病特点	3、4
			2. 感染途径	3、4
			3. 高危因素	3、4
			4. 临床表现	3、4
			5. 诊断标准	3、4
			6. 盆腔炎性疾病后遗症的临床表现	3、4
		(八) 子宫肌瘤	1. 分类	3、4
			2. 肌瘤变性	3、4
			3. 临床表现	3、4
			4. 治疗	3、4
		(九) 子宫颈上皮内病变	1. 概述与病因	3、4
			2. 病理学诊断和分级	3、4
			3. 治疗	3、4
		(十) 子宫内膜异位症	1. 概述	3、4
			2. 病因	3、4
			3. 临床表现	3、4
			4. 诊断及鉴别诊断	3、4
			5. 西医治疗	3、4
			6. 中医病因病机	3、4
			7. 中医治疗	3、4
		(十一) 女性不孕症	1. 概述与病因	3、4
			2. 检查	3、4